Medizin

Hans-Ulrich Hill
Wolfgang Huber
Kurt E. Müller

Multiple Chemikalien-Sensitivität (MCS)

Ein Krankheitsbild der chronischen Multisystemerkrankungen (CMI)

Umweltmedizinische, toxikologische und sozialpolitische Aspekte

Ein Blick auf den aktuellen Forschungsstand

3. neu bearbeitete und erweiterte Auflage

Shaker Verlag
Aachen 2010

Berichte aus der Medizin

Hans-Ulrich Hill, Wolfgang Huber, Kurt E. Müller

Multiple Chemikalien-Sensitivität (MCS)

Ein Krankheitsbild der chronischen Multisystemerkrankungen (CMI)

Umweltmedizinische, toxikologische und sozialpolitische Aspekte

Ein Blick auf den aktuellen Forschungsstand

3. neu bearbeitete und erweiterte Auflage

Shaker Verlag
Aachen 2010

Bibliografische Information der Deutschen Nationalbibliothek
Die Deutsche Nationalbibliothek verzeichnet diese Publikation in der Deutschen Nationalbibliografie; detaillierte bibliografische Daten sind im Internet über http://dnb.d-nb.de abrufbar.

Printed in Germany.

ISBN 978-3-8322-9046-7
ISSN 0945-0890

Shaker Verlag GmbH • Postfach 101818 • 52018 Aachen
Telefon: 02407 / 95 96 - 0 • Telefax: 02407 / 95 96 - 9
Internet: www.shaker.de • E-Mail: info@shaker.de

Vorwort zur 2. Auflage

Die 2. Auflage des Buchs Multiple Chemikalien-Sensitivität (MCS) liegt vor. Es werden interessante neue und komplexe wissenschaftliche Erkenntnisse bearbeitet, die es erlauben, Pathomechanismen von MCS genauer zu verstehen und die Erkrankung in einem weiter reichenden Zusammenhang zu sehen. Metabolische, immunologische, neurogene und endokrine Wechselwirkungen funktioneller Regelkreise werden in ihrer Bedeutung für MCS dargestellt und Fragen der individuellen funktionellen und genetischen Suszeptibilität behandelt. Es wird mehr und mehr deutlich, dass MCS eine Variante von Multisystemerkrankungen (Chronic Multisystem Illnesses, CMI) darstellt, zu denen nach gegenwärtigem Verständnis auch Chronisches Erschöpfungssyndrom (Chronic Fatigue Syndrome, CFS), Burn-Out-Syndrome (BOS), Fibromyalgie-Syndrom (FMS), Chronisches Schmerzsyndrom, Posttraumatisches Stress-Syndrom (Post-Traumatic Stress Disorder, PTSD) und möglicherweise auch das Übertrainingssyndrom (Overtrained Athlete-Syndrome, OTS) zu zählen sind. Mit dem Eintritt in das Kommunikationszeitalter ist das Verständnis für Krankheiten gewachsen, bei denen die anhaltende Modulation und Störung der endogenen Kommunikation wesentliche Ursachen sind.

Die Medizin wird sich bei diesen Fragen von den Vorstellungen der Organpathologie verabschieden und sich intensiver mit den Mechanismen der Deregulation funktioneller Regelkreise wissenschaftlich auseinandersetzen müssen. In diesem Buch sind die aktuellen Kenntnisse in ihrer ganzen Vielschichtigkeit in einem bisher im deutschen Sprachraum nicht gekanntem Maß aufgegriffen und sorgfältig dargestellt worden. Es ist eine umfassende Quelle für das aktuelle Wissen und die weitere Beschäftigung mit dieser Thematik. Es wird die künftige Aufgabe sein, die Mechanismen der Auslösung noch genauer zu erforschen, die Unterschiede und die Gemeinsamkeiten dieser Krankheiten zu erkennen, aber auch festzustellen, welche Mechanismen zu einem Wechsel der Syndrome untereinander bei den Patienten führen können. Das Buch weist auch Wege, die Entwicklung der Chronizität von Krankheiten besser zu verstehen und behandelt dabei Grundlagen, die für alle medizinischen Disziplinen von Interesse sind. Es macht aber auch eindringlich deutlich, dass bei der vorschnellen Zuordnung von MCS zu psychosomatischen oder somatoformen Störungen moderne Kenntnisse ignoriert werden. Auch wird verständlich, dass die in vielen Universitätsabteilungen und Institutionen gebrauchte konventionelle Allergiediagnostik für die Untersuchung dieser Krankheit unzureichend ist.

Politische Mandatsträger werden in die Pflicht genommen, die in der Schlussresolution der Ministerkonferenzen von Budapest 2004 und Wien 2007 getroffene Zusage der Förderung der Umweltmedizin in die Tat umzusetzen. Renten- und Krankenversicherungen müssen endlich die Notwendigkeit erkennen, sich konstruktiv einzubringen und ihre Möglichkeiten besonders bei der genaueren Erfassung und Bereitstellung epidemiologischer Daten besser zu nutzen. Berufsgenossenschaften dürfen sich der Problematik der besonderen Häufung von

MCS in einzelnen Berufsgruppen nicht länger verschließen, wie sie von Cullen vor mehr als zwanzig Jahren bereits berichtet wurde. Die Sozialgerichte sind aufgefordert, die oftmals unter schwierigen Bedingungen erarbeiten Kenntnisse besser zu beachten und in ihrer juristischen Einschätzung zu berücksichtigen.

Dieses Buch ist innovativ und wird dankbare Quelle für die Vertiefung der Kenntnis zu den angesprochenen Problemen sein. Es wird Diskussion hervorrufen, die dann hilfreich ist, wenn sie konstruktiv erfolgt und zu Lösungen beiträgt. Es ist eine Herausforderung an die Universitäten und die staatlichen Institutionen, sich an der Bewältigung der noch vor uns liegenden Aufgaben mit mehr Sensibilität und Kreativität zu beteiligen. Das Buch legt auch nahe, die fachspezifische Subjektivität zu beenden. Es ermutigt zu dem Zweifel daran, mit der Kenntnis von gestern die Probleme von heute angemessen verstehen zu können. Die niedergelassenen Ärzte bestärkt es, unvoreingenommen und wertfrei wahr zu nehmen, was sie hören und sehen sowie als Befund erheben. Denjenigen, die sich seit langem mit der Weiterentwicklung der Grundlagenkenntnisse beschäftigen, wird es neue Impulse für die weitere Arbeit geben. Den Medizinstudenten ist es unverzichtbarer Fundus für jede Disziplin ihres Studiums, auch wenn die Sachverhalte in den Examina derzeit nicht geprüft werden. Den betroffenen Patienten wird es die Hoffnung auf sinnvolle Diagnostik, effektivere Therapie und respektvolleren Umgang mit ihnen und ihren Problemen und die notwendige Beachtung im Gesundheitswesen und in der Gesellschaft sein. Denjenigen, die sich als Förderer der Forschung verpflichtet sehen, bietet sich in der dargestellten Thematik ein wichtiges Feld für verantwortungsvolles und zukunftsweisendes Engagement.

Isny, den 24. Februar 2008

Dr. med. Kurt E. Müller
Vorstand und Past-Präsident des Deutschen
Berufsverbandes der Umweltmediziner (dbu)
Chairman der European Academy for
Environmental Medicine (EUROPAEM)

Vorwort zur 2. Auflage 2007

Die erste Auflage des Buches „Multiple Chemikalien-Sensitivität (MCS) – Ein Krankheitsbild der chronischen Multisystem-Erkrankungen“ war Anfang 2005 als Abschlussarbeit für das Postgradualstudium „Toxikologie für Naturwissenschaftler“ an der Universität Leipzig erschienen. Inzwischen hat sich der Stand der Erkenntnisse durch eine Fülle neuer Studien und Untersuchungen erheblich erweitert. Martin Pall, Professor für Biochemie an der Washington State University in Pullman, USA, hat in seinem Anfang 2007 veröffentlichten Buch mit dem Titel „Explaining Unexplained Illnesses“ die Erkenntnisse von weit über 2000 Publikationen in Fachzeitschriften zum Thema chronische Multisystem-Erkrankungen ähnlich einem Puzzle zu einem für diese Krankheiten gemeinsam gültigen Krankheitsmechanismus zusammengefügt. Bisherige Befunde und

Theorien zu MCS erscheinen nun im Zusammenhang mit einem plausiblen Modell für diese chronischen Krankheiten und stehen damit in einem neuen und grundsätzlicheren Licht, möglicherweise einem neuen Paradigma der Medizin überhaupt, dessen Tragweite für die theoretische und praktische (Umwelt-)Medizin noch nicht abgeschätzt werden kann.

Bislang gab es eine Reihe von so genannten „unerklärlichen", aber dennoch schweren Krankheitsbildern wie MCS, das Chronische Erschöpfungssyndrom (Chronic Fatigue Syndome, CFS), das Posttraumatische Stress-Syndrom, die Fibromyalgie oder das so genannte „Golfkriegssysndrom", für die weder die routinemäßig durchgeführten klinischen Laborparameter noch die internistische Anamnese beim Hausarzt eine kausal überzeugende Erklärung liefern konnten. Die abschließende Diagnose von derartigen bislang „unerklärlichen" Krankheiten führte in dieser Routine-Medizin automatisch zu einer psychosomatisch oder gar psychiatrisch bedingten Krankheitsursache, mit schwerwiegenden Folgen für die Betroffenen: Die Therapie beschränkte sich im Wesentlichen auf eine begleitende Psychotherapie sowie die Verabreichung von Psychopharmaka, darunter meist Antidepressiva oder Neuroleptika, ohne dass – nach übereinstimmenden Berichten vieler betroffener Patienten – eine wesentliche Verbesserung der Symptome und des Krankheitsverlaufs erzielt wurde. Im Gegenteil: Psychopharmaka verschlechtern in der Regel den gesamten Krankheitsverlauf wesentlich in den meisten Fällen von MCS, und zwar immer dann, wenn eine Expositionssituation gegenüber Fremdchemikalien nachgewiesen oder im Lebenslauf plausibel begründet werden kann. Selbst vorgebliche umweltmedizinische Ambulanzen an den Universitätskliniken wie Gießen oder München verfahren bis heute (2007) im Wesentlichen nicht anders, indem sie von vornherein rund 90 Prozent der „so genannten" umweltmedizinischen Patienten einer psychischen oder psychiatrischen Diagnose ausliefern.

Darüber hinaus spitzt sich die öffentliche Diskussion über die Ursachen der Krankheit MCS in letzter Zeit (2007) weiter zu: Institute der „offiziellen" Umweltmedizin, im Wesentlichen die umweltmedizinischen Ambulanzen an den Universitätskliniken, behaupten weiterhin, möglicherweise wider besseres Wissen, dass es keine kausale Beziehung gebe zwischen Umweltchemikalien, bestimmten Bestandteilen von Nahrungsmitteln, Medikamenten und dem komplexen Beschwerdebild MCS. Es handele sich um eine Art „esoterisches Glaubenssystem", das durch „iatrogene Fixierung" der Patienten sowie durch die „Sensationspresse" verstärkt würde (zitiert nach T. Eikmann auf dem GSF-Fortbildungsseminar für Ärzte am 26.7.07 in Frankfurt). Dagegen betont eine zunehmende Zahl von Umweltmedizinern, dass die wissenschaftlichen Belege von nahezu unzähligen weltweit durchgeführten Forschungsarbeiten ausreichen, um eine umweltbedingte Krankheitsursache von MCS und einigen weiteren chronischen Krankheiten zu begründen.

Nach den u.a. von Pall (2007) zusammengefassten Erkenntnissen muss die Medizin bezüglich dieser chronischen Multisystem-Erkrankungen und insbesondere bezüglich MCS umdenken: Es handelt sich um einen in vielen Einzelheiten nachgewiesenen Mechanismus, bei dem Signalwege an bestimmten Rezeptoren im zentralen und peripheren Nervensystem beginnen und in einer kausal begründbaren Kette von Reaktionen zu einem biochemischen

Entzündungsmechanismus führen, der schließlich die Krankheitssymptome ausprägt.

Kein ernsthafter Umweltmediziner kann nach Kenntnisnahme des Standes der Wissenschaft in Zukunft wie bisher betroffene MCS-Patienten einer rein psychischen oder psychiatrischen Diagnose zuordnen, wenn er nicht zuvor sorgfältig die Umweltfaktoren in der Lebens- und Arbeitswelt des Patienten erfasst und analysiert sowie entsprechende klinisch-chemische Laborparameter ausgewertet hat. Nach den neuen Erkenntnissen der biochemischen, pharmakologischen und genetischen Forschung können aus dem biochemischen Signal-Mechanismus eine Reihe von Laborparametern abgeleitet werden, die eine klinisch-chemische Anamnese der chronischen Multisystem-Erkrankungen einschließlich MCS auch dann ermöglicht, wenn die sonstigen Routine-Laborwerte der klinisch-internistischen Diagnostik noch keinen Hinweis auf eine Erkrankung ergeben haben.

Krankenkassen und Berufsgenossenschaften müssen sich darauf einstellen, dass die „neuen" chronischen Multisystem-Erkrankungen einen zusätzlichen und kostenintensiven Aufwand für die Diagnostik erfordern, wenn man dem Recht der betroffenen Patienten auf adäquate und fachgerechte Behandlung Geltung verschaffen will. Die Politik, d.h. Parteien und Abgeordnete des Bundes und der Länder, sind aufgerufen, die gesetzlichen Grundlagen für die notwendige Kostenerstattung dieser Behandlungen durch die Krankenkassen und Berufsgenossenschaften zu schaffen. Es handelt sich also um ein eminent gesundheitspolitisches Anliegen, das mit diesem Buch gefördert werden soll. Ein „Weiter so wie bisher" in der Behandlung der Betroffenen würde angesichts der neuen Erkenntnisse zu diesen Krankheiten dem Bereich „ärztlicher Kunstfehler" zuzurechnen sein.

Wegen der Komplexität der beschriebenen Mechanismen sind die fachlichen Inhalte dieses Buches bisweilen für Laien schwer verständlich. Das Buch richtet sich daher auch in erster Linie auch an die Hausärzte und Internisten, die „an der Front" ihren schweren Dienst versehen, sowie an Institutionen des Gesundheitswesens (Krankenkassen, Berufsgenossenschaften, Gesundheitsämter, Kliniken und Pflegeeinrichtungen), die für das Konzept der umweltbedingten chronischen Multisystem-Erkrankungen überzeugt werden müssen. Darüber hinaus sind die Autoren wegen der derzeitigen kontroversen wissenschaftlichen Diskussion gezwungen, die fachlichen Inhalte qualifiziert, d.h. auch in der üblichen Fachsprache und anhand vieler Zitate aus Fachpublikationen zu belegen. Wissenschaftliche Laien, insbesondere Betroffene und Patienten, sollen dennoch nicht abgeschreckt werden: Sie sind aufgefordert, sich mit den dargelegten Inhalten fundiert zu beschäftigen. Ein „Laien-Leser" sollte sich daher ein Fachlexikon, wie z.B. den „Pschyrembel", oder auch Lehrbücher der Inneren Medizin und Biochemie bereitlegen und nachschlagen, wenn immer ein Begriff oder ein Zusammenhang unklar erscheint. Das Glossar am Ende des Buches soll als Hilfe dienen, kann aber – ebenso wie die Inhalte des Buches insgesamt - wegen der Fülle des Stoffes nicht vollständig sein.

Wiesbaden, im Januar 2008,
Hans-Ulrich Hill

Vorwort zur 3. Auflage 2010

Die wissenschaftlichen Erkenntnisse zu MCS und den chronisch entzündlichen Multisystem-Erkrankungen schreiten rasant voran, nicht zuletzt durch die wichtigen Publikationen von Prof. Martin L. Pall von der Washington State University, der Ende 2009 einen zusammenfassenden Grundsatzartikel zum Pathomechanismus der Krankheit MCS veröffentlicht hat (siehe Pall, 2009). Hinzu kommen eine Reihe weiterer Publikationen (beispielsweise zusammengefasst in Lajtha et al., 2007; und Veasey et al., 2009), die einen prinzipiellen Zusammenhang der biochemischen und pathophysiologischen Mechanismen von chronisch-entzündlichen Multisystemerkrankungen wie MCS und neurodegenerativen (Demenz-) Erkrankungen wie die Alzheimer- und Parkinson-Krankheit nahe legen. Weitere Befunde aus der epidemiologischen und pathophysiologischen Forschung belegen, dass Schad- und Fremdstoffe nicht nur MCS, sondern auch die genannten neurodegenerativen Krankheiten langfristig auslösen können. Umweltbelastungen durch Chemikalien, insbesondere durch verschiedene Pestizide, geraten somit in den Verdacht, für die rasante Zunahme der Demenzerkrankungen in der Bevölkerung der Industrieländer beizutragen. Damit erhebt sich die grundsätzliche Frage, ob MCS sowie weitere chronisch-entzündliche Multisystemkrankheiten nicht Vorstufen oder Frühstadien chronisch-neurodegenerativer Krankheiten darstellen. Die Zusammenstellung der vielen wissenschaftlichen Befunde im vorliegenden Buch ist geeignet, diese Vermutung in wesentlichen Punkten zu begründen.

Einige betroffene Patienten haben sich über den Inhalt von Kapitel 7.4 (S. 286 f.) „Rückschritt ins Mittelalter: der Einfluss komplementärer und Esoterik-Ideologien" beschwert und mit Nachdruck die Streichung des Kapitels gefordert. Statt dessen sollten die kritisierten komplementären Diagnose- und Therapieverfahren der Homöopathie, der Kinesiologie, der Bioresonanz und anderer aufgenommen und ausführlich dargestellt werden. Das Kapitel enthielte außerdem eine „Verhöhnung der Patienten, die von der Schulmedizin im Stich gelassen" würden.

Leider kann dieser Wunsch aus grundsätzlichen Erwägungen nicht erfüllt werden: Das Buch wurde hauptsächlich zu dem Zweck geschrieben, den Tausenden von Hausärzten, Fachmedizinern und Angehörigen anderer medizinischer Berufe sowie den Gesundheitspolitikern und Vertretern von Krankenkassen, Berufsgenossenschaften und Fachjuristen wissenschaftlich fundierte und belegte Argumente für die Existenz der Krankheit MCS im Rahmen chronisch-entzündlicher Multisystemkrankheiten zu liefern und sie davon zu überzeugen, dass sie die Aufgabe haben, den Betroffenen fachlich qualifiziert zu helfen. Argumente, die aus wissenschaftlich nicht abgesicherten Glaubenssystemen stammen, würden dieses Anliegen zunichte machen und die Autoren sowie alle Patienten, die unter MCS und verwandten Krankheiten zu leiden haben, mit ihren Anliegen in der Fachwelt unglaubwürdig machen.

Wiesbaden, März 2010

Hans-Ulrich Hill

Über die Autoren:

Prof. Dr. Wolfgang Huber, Internist, Nephrologe, Umweltmediziner, arbeitet seit 1998 als niedergelassener Arzt in Heidelberg. Arbeitsschwerpunkte: Diagnostik und Therapie von Nierenerkrankungen, chronisch entzündlichen Krankheiten, Allergien und Nahrungsmittel-Unverträglichkeiten. Da er im Laufe seiner Tätigkeit immer häufiger feststellte, dass viele Erkrankungen auf Umweltfaktoren zurückzuführen sind, bildete er sich Mitte der 90-er Jahre auf dem Gebiet der Umweltmedizin weiter. Viele Patienten kommen nach einer Odyssee durch verschiedenste medizinische Behandlungen und Kliniken in seine Privatpraxis, in der eine umweltmedizinische Anamnese erhoben und eine danach abgestimmte Therapie ausgearbeitet wird.

Prof. Huber arbeitete zuvor an der Fakultät für klinische Medizin Mannheim der Universität Heidelberg, absolvierte dort seine Facharzt-Ausbildung, spezialisierte sich auf dem Gebiet der Nierenheilkunde, habilitierte sich im Fachgebiet Innere Medizin und wurde zum Professor (außerplanmäßige Professur) ernannt. Zahlreiche Veröffentlichungen, Mitglied im Vorstand des Deutschen Berufsverbands für Umweltmediziner e.V. (dbu) sowie in der European Academy for Environmental Medicine e.V.

Dr. Kurt E. Müller, geb. am 3. August 1947, 1966-1972 Studium der Medizin an den Universitäten Köln und Würzburg. Promotion über die metabolischen Effekte von Betablockern. Nach internistischer Weiterbildung mit dem Schwerpunkt Onkologie ab 1977 Weiterbildung zum Facharzt für Dermatologie an der Universität Ulm. Seit 1981 als Dermatologe in eigener Praxis tätig. Tätigkeitsschwerpunkte: Allergologie, Umweltmedizin, Berufsdermatologie und Präventive Medizin. Dozent für die Bereiche Umweltmedizin und Präventive Medizin, Tutor für Umweltmedizin. Sachverständiger in nationalen und internationalen Kommissionen. Zahlreiche wissenschaftliche und berufspolitische Publikationen, Buchbeiträge und umfangreiche Vortragstätigkeit. Wissenschaftlicher Beirat in Fachzeitschriften und bei wissenschaftlichen Studien. Gründungsmitglied des Deutschen Berufsverbands der Umweltmediziner (dbu) und dessen Vorsitzender von 1996 bis 2004. Seit 2003 Mitglied des Vorstands und Chairman der European Academy for Environmental Medicine (EUROPAEM).

Dr. Hans-Ulrich Hill, geb. 1946, Diplombiologe (Fachrichtung medizinische Mikrobiologie), I. und II. Staatsexamen in Biologie und Chemie, Lehrtätigkeit an Berufsfachschulen für Technische Assistenten und an Gymnasien in den Fächern Biologie und Chemie, Mikrobiologie, Immunologie. Fachschwerpunkte: Immunologie, Biochemie, 2005 Erwerb der Zusatzqualifikation eines Fachtoxikologen nach Postgradualstudium „Toxikologie und Umweltschutz“ an der Med. Fakultät der Universität Leipzig, seitdem als freier Fachbuchautor und als Umwelt- und Gesundheitsberater schwerpunktmäßig im Bereich Umweltchemikalien und Umweltmedizin tätig.

Inhalt **Seite**

1. Einleitung

1.1. Problemstellung

Nach dem Einsturz des World Trade Center in New York am 11.9.2001 waren mehrere Tausend Feuerwehrleute mit den Rettungs- und Aufräumarbeiten beschäftigt und dabei einer Vielzahl von giftigen Substanzen ausgesetzt, darunter Benzol und andere aromatische Kohlenwasserstoffe, Dioxine, Polychlorierte Biphenyle, Asbest, feinste Glasfasern und verschiedene Reizgase. Bei den meisten Feuerwehrleuten traten massive Gesundheitsprobleme aber erst etwa einen Monat nach der Katastrophe auf, dabei vor allem starke Atembeschwerden, anhaltende Müdigkeit und Erschöpfung, Schwächegefühl, stark verminderte körperliche Belastbarkeit, chronischer Husten mit oft blutigem Auswurf (siehe Fallschilderungen im Kapitel 1.3.). Über 700 der eingesetzten Beamten haben allein bei einem Rechtsanwalt ihre Gesundheitsbeschwerden aktenkundig gemacht. Die Anzahl der insgesamt betroffenen Beamten ist noch nicht bekannt.

Die „Helden von New York" haben noch einen weiteren Verdienst erworben: sie sind unfreiwillige Versuchspersonen geworden, die in einem großen „Experiment" und in großer Zahl den statistisch signifikanten Zusammenhang zwischen massiver Schadstoffexposition und dem verzögerten und langzeitigen Auftreten eines Krankheitsbildes verdeutlichten, das dem der Multiplen Chemikalien-Sensitivität (MCS) in wesentlichen Merkmalen ähnelte (Spiegel 10, 1.3.04, S.170;).

Seit den 1950-er Jahren wurden vor allem in den USA erstmals massenhafte Fälle eines neuen Krankheitsbildes beschrieben, das durch eher diffuse Symptome gekennzeichnet war und nicht bestimmten Organ-Fehlfunktionen zugeordnet werden konnte. Oft traten die Krankheitsfälle in einem mehr oder weniger direkten Zusammenhang mit bestimmten Schadstoffexpositionen auf und wurden dementsprechend auch als Pestizid-, Sick-Building-, Lösungsmittel- oder Holzschutzmittel-Syndrom bezeichnet (Maschewsky, 1996).

Das „neue" Krankheitsbild MCS ist im Zusammenhang mit einer zunehmenden Häufigkeit von Symptomen von so genannten Multisystem Erkrankungen in der Bevölkerung der westlichen Industrieländer zu sehen. Nahrungsmittel- und Medikamentenunverträglichkeiten, Überempfindlichkeiten gegenüber Luftschadstoffen im Wohn- und Arbeitsbereich, Allergien sowohl gegen natürliche als auch künstliche Stoffe gehören zum „modernen" medizinischen Alltag. Durchschnittlich 30% der Bevölkerung in den westlichen Ländern leiden an Allergien und Überempfindlichkeiten. Noch vor 100 Jahren galt in der Medizin die „Keimtheorie" als wesentliche Erklärung der meisten Krankheiten, da Infektionskrankheiten überwogen. Heute hat in der Medizin ein Paradigmenwechsel stattgefunden, nach dem Multisystemerkrankungen mit unspezifischer Symptomatik als Folge von „Zivilisationseinwirkungen" im weitesten Sinne überwiegen. Nach Miller (2001) entwickeln verschiedene demographische Gruppen Überempfindlichkeiten mit Entzündungssymptomen als Folge von gemeinsamen Lebens- und Expositionsbedingungen. Wesentliche Faktoren seien dabei langzeitig einwirkende Chemikalien-Expositionen im Alltag, sodass man von einem „Schadstoff-induzierten Toleranzverlust" („Toxicant-Induced Loss of Tolerance", TILT) sprechen müsse, der zusammen mit weiteren krankmachenden Bedingungen wie falsche Ernährung, Stress und Bewegungsmangel zur Ausprägung chronischer Entzündungskrankheiten führe. Mit dem TILT-Konzept können u.a. verschiedene Formen von Allergien und Asthma, Migräne, Depressionen, Chronisches Erschöpfungssyndrom (CFS), Fibromyalgie, Golf-Kriegs-Syndrom und auch MCS erklärt werden, wobei noch offen blieb, ob die verschiedenen Krankheitsbilder nach unterschiedlichen Mechanismen zu ordnen sind, oder ob ihnen ein gemeinsamer Mechanismus zu Grunde liegt. Heute (2010) ist zumindest klar, dass zwischen spezifischen Auslösungsmechanismen des Immunsystems bei den allergischen Erkrankungen und unspezifischen Sensibilisierungsmechanismen bei den chronischen Überempfindlichkeitskrankheiten vom Typ MCS oder CFS zu unterscheiden ist.

Für MCS ist ein weitgehender Zusammenbruch einer natürlichen Toleranz gegenüber akuter oder chronischer Exposition von Fremdstoffen charakteristisch. Vormals noch vertragene Chemikalien wie Autoabgase, Duftstoffe, Benzindämpfe, aber auch bestimmte Nahrungsmittel, Medikamente und Genussmittel (Alkohol, Kaffee) werden plötzlich nicht vertragen und lösen teilweise schwere Krankheitssymptome aus (Miller, 2001).

In den USA haben zwei besondere Ereignisse die allgemeine Akzeptanz von MCS sowie dem verwandten Chronischen Erschöpfungssyndrom (CFS) als umweltbedingte Krankheiten in der Öffentlichkeit gefördert:

1. Das Auftreten von schweren unspezifischen Krankheitssymptomen bei 30000 ehemaligen Golfkriegs-Soldaten (Shayevitz, 1993; Haley, 1997; Schmidt, 2003),
2. Schwere unspezifische Krankheitssymptome bei Angestellten der US-Umweltbehörde EPA, die 1985 gerade ein neues Gebäude in der Waterside Mall von Washington D.C. bezogen hatten. Die Behörde hatte dort großflächig neue Teppichböden verlegt, und kurz darauf klagten über 200 Beschäftigte über Gesundheitsprobleme. Einige Dutzend dieser betroffenen Personen entwickelten später chronische Beschwerden (EPA, 1989).

Da die Opfer jeweils den gleichen äußeren Bedingungen ausgesetzt waren und gleiche Krankheitssymptome auftraten, konnte eine Korrelation zwischen den Auslösefaktoren und Krankheitssymptomen als statistisch signifikant nachgewiesen werden. Bei den EPA-Angestellten waren es Insektizide, u.a. der Wirkstoff Diethyltoluamid, der im Insekten-Mittel Autan der Fa. Bayer enthalten ist, sowie weitere Innenraum-Schadstoffe (EPA, 1989; Maschewski, 1996).

1.2. Zunehmende Umweltbelastung durch Chemieprodukte

Eine allgemeine Zunahme chronisch entzündlicher Krankheiten, darunter MCS, wird mit den vielfältigen umweltbedingten Expositionsfaktoren, denen die Bevölkerung in den modernen Industriegesellschaften ausgesetzt ist, in Verbindung gebracht (Maschewski, 1996; Bartram, 2005). Synthetische Chemikalien spielen eine zunehmende Rolle in verschiedenen Umweltbereichen: Belastungen von Luft, Trinkwasser, Lebensmitteln, Innenraumschadstoffe und Schimmelpilz-Belastungen, durch die Industrieproduktion freigesetzte Schadstoffe, Zahnwerkstoffe, Putz- und Reinigungsmittel, chemische Textilveredelung, Medikamente, Kosmetika und die weit verbreiteten Duftstoffe.

Innenraumschadstoffe, die als Folge der Wärmedämmungen der Neubauten auftreten und die nach Energiesparverordnung vorgeschrieben sind, stellen ein zunehmendes Problem dar. Hinzu kommt eine zunehmende Belastung durch elektromagnetische Felder durch den Ausbau des Mobilfunks, die offenbar mit der Chemikalienbelastung bei der Auslösung von Beschwerden und Krankheiten zusammenwirkt (siehe z.B. Warnke, 2004, und Kapitel 6.8).

Es gibt einige Bereiche der Verwendung von Chemikalien im Alltag, die zu besonderen gesundheitlichen Risiken für die Bevölkerung führen. Hier einige Beispiele:

- Das Vorkommen von chemisch ungebundenen Weichmachern (fast durchweg Phthalate) in Verpackungsfolien und Kunststoffverpackungen von Lebensmitteln in Supermärkten sowie in medizinischen Behandlungsgeräten (Infusionsbestecken, Kathetern, Blutkonservenbeuteln usw.) und Kunststoff-Spielwaren für Kleinkinder,
- Die Begasung von Frachtkontainern bei Überseetransporten mit gasförmigen Pestiziden vom Typ der halogenierten Kohlenwasserstoffe (Dibromethan, Dichlorethan) (Spiegel 6, 5.2.07, 51f.),
- Der Einsatz von Insektiziden vom Typ der Pyrethroide im Haushalt, in privaten und öffentlichen (Schul-)Gärten, in Flugzeugkabinen und Bahnwaggons,
- Der Verkauf hochtoxischer Pestizide, Desinfektionsmittel und Biozide in Reinigungsmitteln über ein breites und lückenloses Netz von Drogeriemärkten,
- Die zunehmende kombinierte Belastung von Lebensmitteln, hauptsächlich Obst und Gemüse aus konventionellem Anbau, mit bis zu 16 verschiedenen Pestiziden (in Weintrauben), und mit Überschreitung der gesetzlichen Grenzwerte in etwa 15% der untersuchten Proben (Greenpeace, 2003 und 2006; Fokken, 2004). Selbst die Regierungskoalition des Deutschen Bundestages hält die Belastung der Lebensmittel mit Pestizid-Rückständen „regelmäßig oberhalb der Grenzwerte" für „nicht akzeptabel" und fordert „eine umfassende Strategie" gegen diese Defizite des bestehenden Kontrollsystems (Bundestag, Presseerklärung 14.11.07).
- Synthetische Duftstoffe in Seifen, Wasch-, Spül- und Reinigungsmitteln,
- Der Handel mit Computern und elektronischen Geräten, aus denen beim Betrieb Flammschutzmittel wie Polybromierten Diphenylether (PBDE), Tetrabrom-Bisphenol-A (TBBA) und/oder Trialkylphosphate wie Tris-(2-butoxyethyl)-phosphat ausgasen,
- Flammschutzmittel, Insektizide und Fungizide, sowie Weichmacher und Kunststoff-Monomere, die aus Bodenbelägen, Möbeln und Textilien ausgasen und zu besonders gesundheitsschädlicher Innenraumbelastung führen,
- Immer höhere Anteile von Aromastoffen, Emulgatoren, Farbstoffen, synthetischen Süßstoffen und Zucker in industriellen Lebensmittel-Zubereitungen,
- Der weitere nahezu flächendeckende Ausbau der Müllverbrennungsanlagen und die in letzter Zeit auch zunehmende Verbrennung von Sondermüll in Müll-Heizkraftwerken und Ersatzbrennstoff-Kraftwerken, die zwar Filteranlagen enthalten, die aber gerade bei den Heizkraftwerken nicht dem Stand der Technik entsprechen und meist gerade noch die hohen Schadstoff-Emissionsgrenzwerte der TA-Luft einhalten. Aus den Zulassungsunterlagen dieser Anlagen geht

hervor, dass sie pro Tag geringe Mengen **chlorierte Dioxine** und **Biphenyle** abgeben, die pro Jahr aber zu einer Anreicherung im Grammbereich in der Umgebung der Standorte führen. Beim Menschen kommt es zu einer Akkumulation im Fettgewebe, was besonders im Gehirn zu hohen Konzentrationen führt. Die Akkumulation dieser Stoffe wird durch ihre chemische Stabilität gefördert, sie besitzen eine hohe Halbwertszeit und verbleiben daher lange im Körper.

- Die zunehmende Verbreitung von Perfluorverbindungen (PFCs) in der Umwelt und deren Anreicherung in Nahrungsketten und im menschlichen Organismus, ohne dass deren langzeitige toxische Wirkungen annähernd bekannt sind,
- Die Herstellung und Verwendung vieler weiterer persistenter, umweltgefährdender und toxischer organischer Chemieprodukte (POPs, Persitant Organic Polluants), von denen viele hormonartige Wirkungen im Organismus ausüben,
- Gleiches gilt für die Vielzahl der in der Umwelt verbreiteten krebserregenden, mutagenen und entwicklungsstörenden Chemikalien (CMR-Stoffe: carcinogen, mutagen, reproduktionstoxisch).

Die Liste ließe sich weiter fortsetzen. In diesem Rahmen kann die Belastungssituation in ihrem Ausmaß und Risikopotential nur angedeutet werden. Auf die Phthalate soll dennoch etwas genauer eingegangen werden, um die Bedenkenlosigkeit der Anwendung von Fremdstoffen bezüglich des Gesundheitsrisikos für den Menschen zu verdeutlichen.

Vielfach unbekannt ist die Tatsache, dass Phthalate als Weichmacher in nahezu allen Kunststoffprodukten vorkommen. Da sie chemisch ungebunden sind, gasen sie ständig wenn auch in geringen Mengen aus. Auf die Dauer können sie sich ebenso wie PCB oder Dioxine in der Umwelt anreichern, sich z.B. an Oberflächen der Wände in Wohnungen niederschlagen und bei ansteigenden Temperaturen wieder verdampfen, sodass kurzzeitig hohe Belastungen in Innenräumen auftreten können.

Hinzu kommt, dass Phthalate auch aus den Verpackungsfolien ungehindert in Lebensmittel, besonders solche mit hohem Fettgehalt (Käse, Wurst, Schinken, Fleisch), übergehen (siehe Tabelle 1). Der Trend zu derartig abgepackten Lebensmitteln nimmt immer mehr zu, weil der Anteil der großen Supermärkte im Einzelhandel ebenfalls immer mehr zunimmt, und weil die Ware dort angeblich aus „organisatorischen Gründen" nicht anders angeboten werden könne. Gründe der Vermarktung haben offenbar Vorrang vor der Gesundheit der Verbraucher. Die Anreicherung von Di-(2-ethylhexyl)phthalat (DEHP) in der Nahrungskette lässt sich anhand der folgenden Konzentrationswerte aufzeigen: Flusswasser: >1 µg/l; Sedimente und Organismen: >10 µg/kg; Brustmilch: >100 µg/kg Fett (Greenpeace, 2003, 22). Die Bevölkerung nimmt daher deutlich mehr Phthalate aus der Umwelt auf als bisher vermutet, und zwar so viel, dass schädliche Auswirkungen wahrscheinlich sind (Breyer, Hiltrud, 2004).

Tabelle 1: Zusammenstellung von Phthalat-Belastungen in Lebensmitteln

Lebensmittel	Belastung in mg DEHP/kg
Weichkäse	114 000
Erdnüsse	38 000
Geflügel	8 800
Pflanzenöle	bis zu 40
Kuhmilch (Deutschland) „ (Norwegen) „ (England)	20-150 60-380 10-90
Babynahrung (Deutschland), Milch-Fertignahrung Gläschenkost	 50-200 50-210
Muttermilch (Deutschland)	70-160 (DEHP) 50 (DBP) Spuren (DIBP)

(Angaben nach BUND-Studie 2005, und dpa,16.12.05).

Besonders fatal ist, dass gesundheitlich geschwächte Personengruppen durch medizinische Behandlungen übermäßig mit DEHP belastet werden, verglichen mit der Normalbevölkerung. Medizinprodukte wie Kunststoffschläuche und Blutbeutel können bis zu 50% Weichmacheranteil enthalten (BUND-Studie, 2005). Aus diesem Material diffundieren die Weichmacher, zumeist Phthalate, ungehindert in die Infusionslösungen und werden den Patienten somit „ärztlich verabreicht". Dies war zumindest bis 2006 in den Kliniken die Regel, und man könnte es als fahrlässige (oder vorsätzliche?) Körperverletzung werten.

Der aktuelle Trend zu zunehmender und vielfältiger Belastung mit Chemikalien in Umwelt und Alltag lässt einen Zusammenhang mit der Zunahme chronisch entzündlicher Krankheiten vermuten (Renz-Polster et al., 2004). Bis 2009 gab es noch eine heftige wissenschaftliche und politische Kontroverse insbesondere zu den folgenden Fragen,

- ob ein Zusammenhang zwischen Schadstoffexposition(-en) und dem Auftreten der Krankheit statistisch signifikant nachweisbar und damit kausal zu begründen ist,
- ob das chronische Krankheitsbild MCS gegenüber anderen verwandten Krankheitsbildern eindeutig diagnostisch abgrenzbar ist,
- ob es einen allgemein gültigen Pathomechanismus für MCS gibt,
- und welche Rolle psychische oder psychosomatische Faktoren sowohl bei der Krankheitsursache als auch bei den pathologischen Ausprägungen der Symptome spielen.

Besonders der letztgenannte Fragenkomplex zu den psychischen Faktoren wird von den Vertretern der klinischen Umweltmedizin an den Universitätsambulanzen in den Vordergrund gestellt. Dort werden Krankheiten wie MCS und CFS grundsätzlich in Zweifel gezogen. "Wir haben MCS noch nicht nachgewiesen", sagt Th. Eikmann, Leiter der umweltmedizinischen Ambulanz der Universität Gießen, in einem Interview der Frankfurter Rundschau vom 3.11.07. „Alles, was die Patienten angeben, können wir wissenschaftlich nicht nachweisen", bilanziert Eikmann im gleichen Interview. Dem ist zu entgegnen: Es kommt darauf an, welcher Stand der Wissenschaft zu Grunde gelegt wird. Mit den folgenden Ausführungen soll versucht werden, einige Fakten und Argumente aus der aktuellen Fachliteratur zu diesen Fragen zusammenzustellen und zu werten. Ein Anspruch auf Vollständigkeit kann angesichts der Vielfalt von Informationen dennoch nicht erfüllt werden.

1.3. Fallschilderungen

Ausschnitte aus Lebensläufen von Betroffenen lassen erahnen, um welche Krankheitsproblematik es sich bei dem Thema Chemikalienüberempfindlichkeit handelt, und zwar vor allem hinsichtlich der Auswirkungen auf die Bewältigung des Alltags, der Anforderungen am Arbeitsplatz, der sozialen Kontakte und letztlich der gesamten Lebensqualität. Schließlich wird auch deutlich, welche Schwierigkeiten und Widerstände die Betroffenen von Seiten des Gesundheitswesens (Krankenkassen, Versicherungen, Berufsgenossenschaften), der Institutionen der sozialen Versorgung, den Arbeitgebern und der politischen Öffentlichkeit zu erwarten und zu dulden haben.

Fall 1 (nach Silvia K. Müller, CSN – Chemical Sensitivity Network, Juli 2009, CSN-Blog 1.8.09)

„Chemical Sensitivity – Eine Krankheit, die ein Zeichen für uns alle setzt
Es war im Jahr 1945, als die erste Veröffentlichung über Menschen, die plötzlich auf minimale Spuren von Alltagschemikalien reagierten, mit denen sie zuvor keine Probleme hatten, in einer medizinischen Fachzeitschrift für Allergologen in den USA erschien.

Das Schlüsselerlebnis, Randolph's Fallbeschreibung aus dem Jahr 1947:
Eine 41jährige Kosmetikverkäuferin, die Frau eines Arztes, litt unter häufigen Kopfschmerzen, chronischer Erschöpfung, ständigem Schnupfen, Ausschlag, Irritiertheit, etc. Jedes Mal, wenn sie Nagellack auftrug, bekam sie spontan Ödeme und Ausschlag an den Augenlidern. Sie hatte ganz offensichtlich eine Hypersensitivität gegenüber Parfums, Kosmetika mit Duftstoffen und vielen Medikamenten.

Das Spektrum der Substanzen, auf die die Frau Reaktionen entwickelte, weitete sich immer weiter aus. Randolph berichtet, dass diese Frau beispielsweise jedes Mal, wenn sie zu ihm nach Chicago zur Behandlung fuhr, akuten Husten, Asthmaanfälle und Kopfschmerzen bekam, wenn sie eine Gegend im nördlichen Indiana erreichte, in der eine große Ölraffinerie ihren Stützpunkt hatte. An nebligen oder regnerischen Tagen ging es ihr noch schlechter, weil die Emissionen der Ölraffinerie nach unten gedrückt wurden.

Auch auf Autoabgase, insbesondere Dieselabgase, reagierte die ehemalige Kosmetikverkäuferin sehr stark. So konnte sie im Hotel nur im obersten Stockwerk übernachten, wo sie keinen Abgasen ausgesetzt war. Hielt sie sich im zwanzigsten Stock des Hotels auf, verbesserte sich ihr Zustand innerhalb vierundzwanzig

Stunden. Hielt sie sich im Parterre des Hotels auf, ging es ihr zunehmend schlechter. Randolph musste zusehen, wie sich die Gesundheit der Frau zunehmend verschlechterte. Sie bekam Phasen, in denen sie wie betrunken herum torkelte und das Bewusstsein verlor. Dreimal lief sie in einen Wagen in einem solchen Zustand.

Karenz – doch wie und wo?

Der Allergologe Randolph verschrieb eine möglichst weiträumige Karenz gegenüber allen Auslösern der Reaktionen, die ihm und der Patientin bekannt waren, und siehe da, die Frau stabilisierte sich und Randolph war klar, dass Vermeidung ein Grundpfeiler der Behandlung von Patienten sein musste, die besondere Empfindlichkeit gegenüber Alltagschemikalien zeigten.

Theron Randolph, der Autor dieses Fallberichtes, stand damals noch in den Anfängen seiner Beobachtungen, die er im weiteren Verlauf intensivierte und die er 1962 im ersten Buch über die Krankheit Chemikalien-Sensitivität ausführlich darlegte. Wenig später sollte der Allergologe die erste Umweltklinik weltweit gründen. Diese Klinik hatte sehr streng kontrollierte Umweltbedingungen, die bis heute in ihrer Perfektion nicht oft erreicht wurden. In Deutschland gibt es bis heute keine Umweltklinik mit solchen Umweltbedingungen, wie sie Randolph damals schon als essentiell erachtete.

Der Aufschrei blieb bis heute aus

Eigentlich hätte mit Erscheinen von Randolphs erstem Buch und seinen vielen damaligen Publikationen in medizinischen Zeitschriften ein Aufschrei erfolgen müssen, und gleichzeitig hätte die Medizin beginnen müssen, diese anschaulich vermittelten Erkenntnisse in die Praxis einfließen zu lassen. Doch weit gefehlt, nichts geschah, denn man befand sich gerade im Rausch der Möglichkeiten, die ständig neu auf den Markt kommende Chemikalien boten. Nylonstrümpfe, Haarspray, Nagellack, Putzmittel, die im Nu jeden Fleck tilgen, erste synthetische Parfums, wetterfeste Farben und wunderschöne chromblitzende, benzinfressende Straßenkreuzer, die Statussymbol einer ganzen Ära wurden."

Fall 2.: Eine berufsunfähige Laborantin aus der Chemie-Industrie

Ein Schreiben einer ehemaligen Biologielaborantin, heute berufsunfähig und chronisch krank, schildert beispielhaft einen Leidensweg nach langzeitiger beruflicher Chemikalienbelastung:
„1990 begann ich als Biologielaborantin in im pathologischen Institut einer bekannten Chemiefirma im Rhein-Main-Gebiet zu arbeiten. Ich hatte permanent Kontakt zu toxischen Chemikalien und Farben. Hauptsächlich hatte ich Kontakt zu Formalin, Xylol, Isopropanol, Aceton, Methanol ... Durch den ständigen Stress war es oft nicht möglich, die Arbeitshandschuhe rechtzeitig zu wechseln. Xylol „zerfrisst" bekanntlich Latex, somit hatte ich fast ständig Hautkontakt mit den Stoffen.

Beim Bearbeiten von Biopsien gab es keinen Abzug und Formalin war ständig in der Raumluft. Antragsscheine, die regelmäßig durch ausgelaufene Gefäße mit Formalin getränkt waren, wurden bei 60°C im Brutschrank ohne Abzug getrocknet.

Einmal habe ich mit meinem Privat-PKW Untersuchungsmaterial bei einem Arzt abgeholt. Das Gefäß war nicht richtig zugeschraubt und das ganze Formalin lief mir in den Beifahrersitz. Ich habe das Auto danach noch 5 Jahre lang gefahren.

Seit meinem 16. Lebensjahr lebte ich in einer Wohnung, in der in jedem Raum Holzdecken waren, die mit Holzschutzmittel (Xyladecor) behandelt waren.

Die ersten Symptome begannen im September 1993 nach einem Marokko-Urlaub: Plötzlich auftretende starke Kopfschmerzen, die ca. 7 Tage lang anhielten. Sie kamen dann im Abstand von 3 Wochen immer wieder. Irgendwann bemerkte ich zusätzlich eine Bläschenbildung auf der Kopfhaut. Irgendwann später hatte ich jeden Tag heftigste Kopfschmerzen. Die Kiefergelenke fingen an sich zu entzünden und dann die Halswirbelsäule. Diese wurde instabil und hatte sich zur Skoliose (Seitenverbiegung der Wirbelsäule) verdreht. Dazu kamen die Muskelschmerzen, ständige Übelkeit, Hautjucken und Ekzeme.

Ich habe unzählige Ärzte aufgesucht, aber keiner konnte mir helfen. Immer öfter hörte ich die Diagnose „psychosomatisch", aber ich wusste immer genau, dass etwas nicht stimmt und versuchte immer weiter zu kämpfen und tapfer zu sein.

Nach einer Eigenblut- und Infusionstherapie hatten sich die Symptome noch verschlimmert und ich stellte leichte psychische Veränderungen fest. Ich wurde ängstlich und zeitweise menschenscheu.

Im April 2001 war ich dann wegen meiner HWS in einer Klinik für manuelle Therapie. Auch diese Behandlung war erfolglos und ich wurde zu einer „Störfelduntersuchung" geschickt. Der Arzt sagte mir, dass Amalgam sehr wahrscheinlich der Verursacher wäre. Daraufhin habe ich mir alle Amalgamfüllungen (14) in 3 Sitzungen gegen Kunststoff austauschen lassen.

Dann habe ich eine Ausleitungstherapie mit DMPS-Spritzen begonnen. Ich bekam die Spritzen (eine komplette Ampulle) im Abstand von 10 Tagen. Nach der 3. Spritze kam der absolute Zusammenbruch. Ich konnte keine 10 Meter mehr laufen, ohne ohnmächtig zusammenzubrechen. Meine Haut juckte am ganzen Körper, alles war übersät mit offenen Stellen, mit fielen fast alle Haare aus, ich konnte nichts mehr essen. Flüssigkeit habe ich direkt wieder rausgebrochen. Dann habe ich heftigste Hirn-Symptome bekommen: Panikattacken, Aggressionen, starke Unruhe, schwere Depressionen. Habe mir die Spritzen in meinem Urlaub geben lassen mit der Hoffnung, danach wieder fit zu sein. Ich hätte niemals geahnt, dass ich nie wieder arbeiten gehen kann.

Ich kam dann zum ersten Mal in die Psychiatrie. Ich wurde mit sehr vielen Medikamenten vollgepumpt, doch mein Zustand verschlechterte sich immer weiter. Es kam noch ein sehr quälendes Symptom hinzu, was ich bis heute behalten habe, und niemand kann mir sagen, woher es kommt: ich muss permanent, zwanghaft meinen Kopf drehen.

Ich war dann noch in einigen anderen Psychiatrien, habe in der Uniklinik Bonn 20 mal Elektrokrampf-Therapie bekommen. Danach wurden meine Unruhezustände und Depressionen noch schlimmer.

Im Herbst 2003 habe ich zum ersten Mal eine Geruchsempfindlichkeit gespürt, als in der Psychiatrie frisch gestrichen wurde. Es kamen immer mehr Dinge hinzu, auf die ich mit Übelkeit, Schwindel, Atemnot und Hustenanfällen reagierte. Ich reagiere seitdem auf Autoabgase, Parfüm, Reinigungsmittel, Waschmittel, Zeitungsdruck, Kerzen, usw.

Im April 2004 habe ich mir die HWS von Wirbel C1 bis C3 versteifen lassen. Ich habe aber noch nicht mal das Titan vertragen. Nach 4 Tagen musste ich erneut operiert werden, und alle Platten und Schrauben mussten wieder entfernt werden.

Im Herbst 2004 habe ich mir 6 Zähne mit Entzündungsherden ziehen und den Kiefer ausfräßen lassen. Danach habe ich wieder heftigste „Schübe“ bekommen, und ich habe mich nicht mehr getraut, mir noch weitere Zähne ziehen zu lassen.

Meine Symptome jetzt (Oktober 2005):
Geruchsempfindlichkeit (Husten und Brechreiz bei Autoabgasen, Duftstoffen, Reinigungsmittel, usw.), Kopfschmerzen, Gesichtsschmerzen, Schmerzen in der Wirbelsäule, Muskelschmerzen, HWS-Instabilität, Skoliose, Blockaden (Knacken und Knirschen bei Bewegung), Schmerzen in Kiefer und Kiefergelenken, in der Brust, Restless Legs, Zwang zum Kopfdrehen, Zittern der Hände, Übelkeit, Blähungen, Hautjucken und Hautausschläge, taube Hände und Füße, Muskelzucken, Atemnot, Lymphknotenschwellungen am Hals.
Psychisch: schwere Depressionen, permanente innere Unruhe, Gereiztheit, Aggressionen, Persönlichkeitsabbau,
geistige Symptome: keine Konzentration, verstehe Gelesenes nicht mehr, kann keinem Film mehr folgen, kann mir nichts merken, vergesse alles, kein Orientierungssinn mehr, kann nicht mehr richtig denken, kann beim Zuhören nicht mehr folgen, oft verwirrt.“ (SHG Wiesbaden, 2005)

Fall 3: Ein Ehepaar und Insektizide

Die Krankheit wurde bei beiden Partnern des Ehepaares F. gleichzeitig durch einen toxischen Schock ausgelöst, der nach der Anwendung von Haushalts-Insektiziden eintrat. Die Verwaltung der Wohnanlage, in der das Ehepaar F. lebte, schickte regelmäßig Kammerjäger ins Haus, die das – inzwischen verbotene – Organophosphat „Durbesan“ des Herstellers DOW Elanco mit dem Wirkstoff Chlorpyriphos versprühten. Gleichzeitig waren beide F. einer Pyrethroid-Belastung u.a. mit dem Wirkstoff Permethrin im Hausstaub ausgesetzt, die vermutlich aus dem Mittel Advantix von Bayer gegen Hundeflöhe stammte. Die Kammerjäger hatten bewusst und gezielt eigene Mischungen verschiedener Pestizide angerührt, um eine Pestizid-Resistenz der potentiellen Schädlinge „nach guter Kammerjäger-Praxis“ zu vermeiden. Folge: Beide Partner leiden seitdem an chronischen Krankheitssymptomen wie Schlaflosigkeit und erhöhter unspezifischer Chemikalien-Überempfindlichkeit. Frau F. ist inzwischen andauernd bettlägerig und zeigt auf geringste Chemikalienspuren im Alltag schwere Reaktionen.

Versuche, in Deutschland eine geeignete medizinische Therapie zu erhalten, scheiterten an der Blockade der Schulmedizin im Zusammenwirken mit den industriellen Herstellern der Pestizide. Nach einem Antrag bei den Gesundheitsbehörden auf Finanzbeihilfen für eine giftfreie Wohnung reagierte diese mit der Diagnose „psychische Beschwerden“ und leitete ein Entmündigungsverfahren gegen Frau F. ein. Herr F. zog vor das Amtsgericht, das im Urteil „schwere neurotoxische Schäden sämtlicher Organsysteme nach Vergiftung durch Organophosphate“ bestätigte. Vor den Sozialgerichten läuft ferner seit 3 Jahren ein Verfahren gegen die Krankenkasse, die eine Höherstufung der Pflegestufe I zur Stufe II für Frau F. verweigerte und seitdem auf Zeit spielt. Seit 8

Jahren läuft außerdem in den USA ein Verfahren gegen die Kammerjäger-Berufsversicherung. Alle bisher benannten Gutachter bestätigten den Zusammenhang zwischen der Insektizid-Ausbringung und der Erkrankung - mit Ausnahme der deutschen Gutachter. In den USA haben nämlich die Behörde „US Department of Housing and Urban Development" sowie die Umweltbehörde EPA (Environmental Protection Agency) MCS offiziell anerkannt. In einer Stellungnahme der EPA heißt es: „Chlorpyriphos und andere Insektizide stehen ... in Zusammenhang mit chronischen Schädigungen beim Menschen wie periphere Neuropathie, chronischen Verhaltensstörungen nach Nervenschäden, sowie einer Überempfindlichkeit gegenüber vormals keinerlei negative Reaktionen hervorrufende Chemikalien". Mit dieser amtlichen Bestätigung der Ursachen von MCS gingen 70% der Klagen vor den Sozialgerichten in den USA zugunsten der Opfer aus. Dennoch arbeiten die Mühlen der Justiz für das Ehepaar F. auch in den USA zu langsam (zit. nach Pehrke, J., 2005).

Fall 4: Die Feuerwehr am World Trade Center nach dem 11.9.2001

Der Feuerwehrmann hat nach dem Einsatz am eingestürzten World Trade Center massive Gesundheitsprobleme. Sie begannen etwa 1 Monat nach seinem Einsatz am Ground Zero. „Manchmal kann ich nicht tief durchatmen", beschreibt er seine Beklemmungen. Ziemlich schnell gerate er außer Puste, sein Job strenge ihn ungewöhnlich an und erfühle sich ständig müde. Diese und ähnliche Beschwerden teilt er sich mit vielen „Helden" der New Yorker Feuerwehr. „Darunter sind Männer, die jeden Tag mit einem furchtbaren Husten aufwachen und Blut spucken", erzählt Rechtsanwalt Michael Barasch, der die über 700 betroffenen Beamten bei einer Klage gegen die Stadt vertreten will. Er kenne auch einen Feuerwehrmann, der früher Marathon gelaufen sei und nun nicht einmal mehr seine dreijährige Tochter die Treppe hinauf tragen könne. Beim Zusammenbruch der beiden Türme des World Trade Centers nach den Terroranschlägen am 11.September 2001 traten aus den 1,2 Millionen Tonnen Schutt viele giftige oder schädliche Substanzen aus, darunter Asbest, Benzol, Dioxine und Polychlorierte Biphenyle (PCB). Dazu kam eine Mischung aus Mineralstaub, pulverisiertem Glas, Glasfasern und Reizgasen (Stickoxide, Salzsäuregas, Ozon und andere). Die meisten Helfer atmeten in den ersten Tagen den Staub und die Gase ungeschützt ein, Gasmasken gab es kaum (zit. nach Ritter, 2002)

Fall 5: Soldaten mit Golf-Kriegs-Syndrom

Während 2003 hunderttausende amerikanischer Soldaten im Einsatz gegen den Irak sind, kämpfen Veteranen aus dem vorangegangenen Golfkrieg von 1990/91 noch immer gegen das so genannte Golfkriegs-Syndrom. Die Symptome sind vor allem Schlaflosigkeit, Einbußen der geistigen Leistungsfähigkeit wie Konzentrationsmangel und schwaches Kurzzeit-Gedächtnis, Müdigkeit, Kopfschmerzen, Schwindel, Übelkeit, Erbrechen, Magen-Darm-Störungen, Bewegungsstörungen. Tausende von ca. 700 000 ehemaligen Soldaten warten noch heute vor Gericht auf die Anerkennung der anhaltenden Symptome als eine Kriegsfolge. Jeder sechste Veteran, also über 100 000 ehemalige Soldaten, sollen betroffen sein. Einer von ihnen ist James Brown. Der damals (2003) 39-jährige hatte vom September 1990 bis 18. Februar 1991 an der „Operation Wüstensturm“ teilgenommen. Er wird schon während des Krieges mit zahlreichen der genannten Symptome krank nach Hause geschickt. Bei einer Anhörung über das Golfkriegs-Syndrom Ende der 90-er Jahre vor dem US-Kongress berichtete er, welchen biologischen und chemischen Stoffen die Soldaten vor und während des Krieges ausgesetzt waren: Impfungen gegen Hirnhaut-Entzündung durch Bakterien (Meningokokken), gegen Typhus, Botulinus-Toxin und Milzbrand kurz vor der Verlegung an den Persischen Golf, dann während der Invasion Pyridostigminbromid-Tabletten als Schutz vor Nervengas. Körper und Uniformen wurden mit Insektiziden wie DEET und Permethrin behandelt. „Außerdem haben wir stark gechlortes Trinkwasser getrunken, uns mit ölverschmutztem Wasser geduscht und waren dem Fallout von zerstörten irakischen Munitionslagern und Scud-Raketen ausgesetzt, die chemischen Alarm auslösten“. Bei den Angriffen der amerikanischen Luftwaffe waren auch 18 Munitionslager mit chemischen Waffen zerstört worden, dabei sind vermutlich auch Nervenkampfstoffe wie Sarin, Senfgas und VX freigesetzt worden. Welchen dieser chemischen Kampfstoffe die Soldaten ausgesetzt waren, und über welche Zeitdauer, lässt sich nicht mehr feststellen, weil detaillierte Protokolle über die entsprechenden Militäreinsätze vernichtet wurden.

Neben den US-Soldaten klagten auch britische, kanadische und tschechische Soldaten über Symptome des Golfkriegs-Syndroms, während französische Soldaten nicht betroffen waren. Sie hatten keine Physostigmin-Tabletten erhalten und waren nicht gegen Botulinus-Toxin und Milzbrand geimpft worden.

Obwohl die Ärzte bei James Brown objektive Krankheitszeichen wie Blut in Stuhl und Urin feststellten, kommen sie – wie bei den meisten anderen Veteranen, die ein Golfkriegs-Syndrom reklamieren – zu dem Schluss, es handele sich um ein posttraumatisches Stress-Syndrom mit anhaltenden Zeichen von Stress nach seelischen und körperlichen Traumata (Siegmund-Schulze, 2003).

Fall 6: Eine Lehrerin an einer PCB-belasteten Schule (Auszug)

… Nach Abschluss meines Studiums kam ich an die oben beschriebene belastete Schule. Ich freute mich auf meinen Beruf. Mit meiner Klasse, einem 3. Schuljahr von fast 40 Kindern, hatte ich schnell Kontakt… Ich fühlte mich damals recht schnell müde, ich begann erstmals in meinem Leben mit dem Mittagsschlaf. Was ich zuvor hasste wie die Pest, wurde mir in den nächsten Jahrzehnten zum innigsten Bedürfnis. Sehr bald kamen Kopfschmerzen mittags stets zur gleichen Zeit. Es traten heftige Schweißattacken bei meinen Schülern und mir auf. … Ich zog mich in der Zeit mehrmals am Tag um, ich duschte oft, weil ich mich selbst nicht mehr riechen konnte, im direkten, nicht im übertragenen Sinne. Dennoch kam immer wieder dieser unangenehme Geruch hervor. … Bei mir vermehrten sich die Symptome: der ewige Schnupfen, Knoten an den Schilddrüsen, immer wieder Lungenentzündungen, zuletzt gab es Entzündungen ohne Fieber, der Magen rebellierte, schließlich kamen Bauchspeicheldrüse und Zwölffingerdarm hinzu, der Darm war ständig entzündet, die Milz war vergrößert, die Beine verloren an Kraft, die Hände, Arme und Beine schmerzten andauernd, meine Gehstörungen waren fast

Lähmungen, der Geruchssinn war dahin, sehen war nicht mehr richtig möglich, Ohnmachtsanfälle waren an der Tagesordnung. Obwohl ich ständig am Essen war (Vollwertkost), magerte ich ab und die Leute fragten mich schon, ob ich AIDS habe. Immer wieder gab es seltsame Hautveränderungen, blumenkohlartige Gebilde. Ein Polyp wurde noch rechtzeitig vor dem Umkippen ins Bösartige entdeckt. Ein Jahr später waren an der gleichen Stelle neue kleine Polypen gewachsen. Ich hatte außergewöhnlich starke Blutungen, ein Myom vergrößerte sich. Seit ich nun in Pension bin, haben viele Beschwerden aufgehört...

Erst ab 1995, als ich mit Medikamenten entgiftet wurde, kam mein Geruchssinn zurück, nun aber mit solcher Macht, dass ich von Düften geradezu erschlagen wurde. Zunächst waren es auch die natürlichen Düfte von Blumen, jetzt sind es die synthetisch erzeugten Duftprodukte. Meine teuren Parfüms sind schon lange vernichtet.... In einem Lokal passierte etwas, als eine übertrieben geschminkte Frau das Lokal betrat, und der ganze Raum augenblicklich von einer Duftwolke eingehüllt war. Ich fühlte mich wie benebelt. Beim Verlassen des Raumes bekam ich wieder die typischen wahnsinnigen Kopfschmerzen, die ich jahrelang hatte.
(Anmerkung: Nach mehreren fachärztlichen und klinischen Stellungnahmen bestand eine „erhebliche PCB-Exposition" am Arbeitsplatz der o.g. Lehrerin.)

Fall 7: Die US-amerikanische Umweltaktivistin Cindy Duehring

Einer der bekanntesten Fälle ist derjenige der US-amerikanischen Umwelt- und Patienten-Aktivistin Cindy Duehring, die wegen ihres Engagements den Alternativen Nobelpreis erhielt. Sie starb mit 36 Jahren im Juni 1999, nachdem sie 1984 schwer mit einer hohen Dosis Pestiziden belastet und vergiftet wurde. Ein „Kammerjäger" hatte ihr Studenten-Appartement massiv mit Pestziden eingenebelt, um Flöhe zu bekämpfen. Seit diesem Vorfall versuchte die Frau vergeblich, ihre Gesundheit wieder zu erlangen. Sie wurde überempfindlich gegen Spuren vieler Fremd- und Duftstoffe und war gezwungen, mit ihrer Familie in ein extra für sie nach außen versiegeltes und nach biologischen Gesichtspunkten eingerichtetes Haus zu ziehen. Doch die Krankheit schritt weiter fort und zwang sie, sich weiter von ihrer Umwelt zu isolieren. Geringste Spuren von Fremdstoffen in der Luft, die beispielsweise ihr Mann in seiner Kleidung vom Arbeitsplatz mitbrachte, bewirkten bei ihr epilepsieartige Krampfanfälle.

Dennoch gab C. Duehring zunächst nicht auf. Sie beschaffte sich alle möglichen Informationen über ihre Krankheit und über Toxikologie allgemein und war bestrebt, diese Informationen an andere Betroffene weiterzugeben. Sie gründete eine Selbsthilfeorganisation, das „Environmental Access Research Network", und bearbeitete täglich eine Vielzahl von Anfragen und Recherchen. Nach Jahren meist unbeachteter Arbeit erhielt sie öffentliche Anerkennung durch die Verleihung des Alternativen Nobelpreises (Right Livelihood Award) in Schweden, den ihr Mann in Vertretung entgegennahm. Außerdem wurde sie 1998 eingeladen, in einem Planungskomitee für eine Konferenz zur Chemikalienbelastung und zu MCS bei Golfkriegs-Veteranen mitzuarbeiten. Sie wurde in den USA so bekannt, dass viele Zeitschriften und Magazine Beiträge über sie und MCS veröffentlichten.

Weil sich jedoch ihre Krankheit Anfang 1999 weiter verschlechterte, zog sie sich zunehmend aus der Öffentlichkeit zurück. Schließlich wurde die Arbeit, die ihrem

Leben einen Sinn gab, völlig unmöglich. Sie wurde andauernd bettlägerig und pflegebedürftig. Familienangehörige mussten rund um die Uhr am Bett wachen, bis sie schließlich an allgemeinem Organversagen starb (nach Winter, Deena, 1999).

2. Krankheitsbild: Häufigkeit und Symptome

Unter dem Begriff „Multiple Chemikaliensensitivität" (MCS) wird ein Krankheitsbild mit unspezifischen Allgemeinsymptomen zusammengefasst, dessen Ursachen und Mechanismen bis heute (2010) von einigen Vertretern der Arbeits- und Schulmedizin in Frage gestellt werden. MCS zählte bislang zu den so genannten „unsichtbaren Krankheiten", die den standardisierten Labortests der internistischen Arztpraxis entgehen und dennoch erhebliche bis schwere Krankheitssymptome verursachen, die bei Betroffenen zu einschneidenden Einschränkungen im sozialen und Arbeitsleben führen (Davidoff, Keyl, 1996). Auffällig ist, dass fast alle befragten Patienten angeben, auf geringste Spuren von Chemikalien in der Luft wie insbesondere von Duftstoffen, Lösungsmitteldämpfen, Autoabgasen und Zigarettenrauch, mit akuten Symptomen wie Unwohlsein und Übelkeit zu reagieren (Umweltbundesamt, RKI-Studie, 2003; Lipson, J.G., 2004). Die Betroffenen sind etwa 100- bis 1000-fach empfindlicher gegenüber diesen Stoffen als gesunde, unempfindliche Personen (Pall, 2002; Fiedler und Kipen, 2001), d.h. sie reagieren auf 100- bis 1000-fach geringere Konzentrationen dieser Stoffe in Luft, Nahrung oder Wasser mit Krankheitssymptomen.

Besonders in den USA haben umfangreiche epidemiologische Studien zur Abklärung und Abgrenzung der MCS-Symptomatik gegenüber verwandten Krankheitsbildern (Chronisches Erschöpfungssyndrom CFS, chronische Virus-Infektionen, Fibromyalgie und andere rheumatische Erkrankungen, Autoimmunerkrankungen, Allergien und Asthma) beigetragen (Heuser et al., 1995; Meggs, 1993, 1995; Rea et al., 1995; Caress, Steinemann, 2004b). Das Environmental Health Center (EHC) in Dallas, USA, hat unter der Leitung von W.J. Rea eine große Zahl von Studien mit über 20 000 Patienten durchgeführt und ausgewertet. Als Ergebnis dieser Arbeiten entstand das vierbändige Standardwerk „Chemical Sensitivity" (Rea, 1992, 1994, 1996, 1997), in dem die bis dahin bekannten epidemiologischen und pathophysiologischen Grundlagen zu MCS zusammengeführt wurden. Auch Kipen und Fiedler (1999) sowie Davidoff und Keyl (1996) betonen die „erstaunlichen Ähnlichkeiten" der Symptome, die aus „bemerkenswert verschiedenen Ursachen" in der Umwelt hervorgerufen werden. Die Gemeinsamkeiten dieser Symptome könnten dafür genutzt werden, das Krankheitsbild wissenschaftlich genauer zu erfassen.

Trotz vielfacher Beschreibungen des Krankheitsbildes MCS, die 1999 von 89 amerikanischen Wissenschaftlern und Ärzten zu den so genannten Consensus-Kriterien für die Diagnostik von MCS zusammengefasst wurden (MCS Consensus Conference, 1999), lehnt der größte Teil der „offiziellen" Schulmedizin in Deutschland, wie er von den Universitätskliniken vertreten wird, die Existenz eines Krankheitsbildes MCS (bis 2009) grundsätzlich ab mit der Begründung, es gebe keine ausreichende wissenschaftlichen Beweise für die Auslösung der Krankheit durch Chemikalien (siehe Ergebnisse der „RKI-Studie", 2003, 2005). Andere Wissenschaftler erkennen die Krankheit MCS indirekt an, indem sie den Begriff „MCS" in ihren Publikationen vermeiden und von „pseudoallergischen Reaktionen" und „nicht-allergischer Anaphylaxie" sprechen, bei denen auslösende Stoffe „eine direkte Aktivierung von vasoaktiven Mediatorsubstanzen und des Komplementsystems sowie psycho-neurogene Reflexmechanismen" bewirken

(Klimek, Pfaar, 2008). Diese im Wesentlichen richtige Kurzbeschreibung entspricht den biochemischen und physiologischen Mechanismen, wie sie bei den Akutreaktionen der MCS-Patienten auf Chemikalien ablaufen. Darauf wird später genauer eingegangen werden.

2.1. Häufigkeit der Chemikalien-Überempfindlichkeit (MCS und verwandte Krankheiten) in der Bevölkerung

Seit den 90-er Jahren nimmt vor allem in den USA die Häufigkeit von registrierten MCS-Fällen deutlich zu. Schätzungen gehen von 4 bis 34% Fällen einer Chemikalien-Überempfindlichkeit in der Weltbevölkerung aus, abhängig davon, ob Allergiker miteinbezogen wurden oder nicht, und wie Chemikalien-Überempfindlichkeit jeweils definiert ist (Kreuzter et al., 1999; Kutsogiannis, Davidoff, 2001; Lipson, 2004; Ivins, 1998; Meggs et al., 1996; Caress und Steinemann, 2004b). Etwa 31 bis 33% der Bevölkerung in den USA geben eine Chemikalien-Überempfindlichkeit an, die durch ein Unwohlsein oder ein Krankheitsgefühl nach Wahrnehmung verschiedener Geruchsstoffe (Parfum, Pestizide, Innenraumfarben, Zigarettenrauch, Auto-Abgase usw.) gekennzeichnet ist. Dabei wurde eine breitere Definition für Chemikalien-Überempfindlichkeit zu Grunde gelegt, die auch leichtere Befindlichkeitsstörungen einschloss. Etwa die Hälfte dieser Personen haben gleichzeitig eine Allergie gegen mindestens eine der häufigen Allergene (z.B. Gräserpollen, Schimmelpilze, bestimmte Nahrungsmittel), was ähnliche Krankheitsmechanismen des Immunsystems bei der Chemikalien-Überempfindlichkeit und bei der Allergie vermuten lässt (Meggs et al., 1996; Lohmann,et al., 1996). Legt man strengere Kriterien für das Krankheitsbild MCS an, wie z.B. täglich auftretende Intoleranzreaktionen nach Kontakt mit einzelnen Chemikalien oder MCS-Diagnosen durch Ärzte, so ergibt sich eine Häufigkeit zwischen 0,6 bis 4,1% (Hausteiner et al., 2005; Caress et al., 2002; Gibson et al., 2003; Schwarz, Bauer, 2006). Nach anderen Untersuchungen sollen aber 11,2 bis 15,9 Prozent der Bevölkerung von einer chronischen Chemikalien-Überempfindlichkeit betroffen sein, die dem typischen MCS-Bild nahe kommt (National Research Council, 1981; Kreutzer, et al., 1999; Caress, Steinemann, 2004a und 2004b). Beispielsweise leiden 18,2 % der Bevölkerung von North Carolina an einer Chemikalien-Überempfindlichkeit ohne Allergie-Anteil (Meggs et al., 1996). Bei diesen Studien wurden teilweise mehr als 1000 Fälle analysiert, sodass eine hohe statistische Annäherung an tatsächliche Verhältnisse erreicht wurde. So fand eine Studie mit 1582 Bewohnern von Atlanta, USA, eine Häufigkeit von 12,5% für eine Chemikalien-Überempfindlichkeit und eine Häufigkeit von 3,1% für Patienten mit ausdrücklicher MCS-Diagnose. 66,7 Prozent der Befragten mit Chemikalien-Überempfindlichkeit gaben mäßig schwere bis schwere Symptome an (Caress, Steinemann, 2004b), sodass der Anteil von schweren MCS-Fällen in der Bevölkerung nach Auswertung verschiedener hier zitierter Studien letztlich auf 3 bis 7% geschätzt werden kann. 42,7% der Patienten mit Überempfindlichkeit konnten eine Ursache der Krankheit benennen, davon führte die Mehrzahl Chemikalien als Ursache an (Caress, Steinemann, 2004a). Rund 50% der befragten Personen mit Chemikalien-Überempfindlichkeit gaben eine Dauer der Krankheit von

10 bis über 20 Jahre an (Caress, Steinemann, 2004b). Diese Feststellung spricht für einen überwiegend lang andauernden, chronischen und möglicherweise größtenteils irreversiblen Verlauf der Krankheit.

Auch in Deutschland ist in den letzten Jahren ein starker Anstieg der MCS-Patientenzahlen zu verzeichnen, wie das Hauptgutachten des Rates von Sachverständigen für Umweltfragen (SRU, 2004) feststellt. Geht man entsprechend der Ergebnisse der oben zitierten epidemiologischen Studien von einer mittleren Häufigkeit schwerer MCS-Fälle von 5% der Bevölkerung auch in Deutschland aus, so leiden vermutlich rund 4 Millionen Menschen in Deutschland an dieser Krankheit (Stand 2007), mit steigender Tendenz. Jeder deutsche Hausarzt hat demnach durchschnittlich mit rund 100 MCS-Fällen in seinem Patientenbestand zu tun, ohne dass die Krankheit in den meisten Fällen erkannt oder richtig diagnostiziert wird.

Folgende Faktoren für die Häufigkeitszunahme bei den Chemikalien-Überempfindlichkeiten lassen sich aus den Studien (zusammengefasst in SRU, 2004) entnehmen:

a) die zunehmenden vollklimatisierten und hermetisch abgedichteten Innenräume, wie sie nach der Energie-Einsparverordnung vorgeschrieben sind und in Niedrigenergie-Bauweisen nach den RAL-Gütezeichen durchgeführt werden,

b) die zunehmende Anwendung von Konsumprodukten, die flüchtige organische Stoffe (VOC, „volatile organic carbons") abgeben,

c) die zunehmende Produktion und Vermarktung synthetischer Chemikalien (Ashford, Miller, 1998),

d) von diesen Chemikalien wird ein großer Teil als toxikologisch bedenklich eingeschätzt, wie z.B. die so genannten „POPs", „Persistant Organic Carbons", die durch eine hohe Umweltstabilität, Fettlöslichkeit und damit verbundene Anreicherung im Fettgewebe, Anreicherung in Nahrungsnetzen und chronisch toxische Wirkungen gekennzeichnet sind (EU-Kommission, 1999; OSPAR-Fact Sheets).

2.2. Krankheitsbild und Symptome

Mit der so genannten „RKI-Studie" (Umweltbundesamt, 2003; RKI ist das die Studie maßgeblich koordinierende Robert Koch-Institut) wurde auch in Deutschland versucht, das für MCS charakteristische Krankheitsbild genauer zu definieren und von anderen Krankheiten abzugrenzen. Dazu wurden umfangreiche Fragebögen ausgewertet, in denen Patienten von den 6 beteiligten Umweltambulanzen nach ihren Beschwerden und Befindlichkeiten befragt wurden. Zur Auswahl der befragten Patienten und deren Einordnung als MCS-Kranke dienten im Wesentlichen die Krankheitskriterien nach Cullen (1987, siehe Kapitel 4).

Die Ergebnisse zeigten u.a. folgende Merkmale des Krankheitsbildes: Danach sind MCS-Patienten viel stärker betroffen von verschiedenen Schmerzsymptomen in Kopf, Muskeln und anderen Organen sowie von häufiger auftretenden Erkrankungen wie Allergien, Magen-Darm-, Atemwegs- und psychischen Erkrankungen als Kontrollpersonen mit psychischen, psychiatrischen und psychosomatischen Krankheitsbildern. Dazu kommen häufig eine besondere

Geruchsempfindlichkeit, Geschmacksstörungen, Ohrgeräusche (Tinnitus), abnehmendes Leistungsvermögen sowie chronische Müdigkeit und Erschöpfungsgefühl, die mindestens über 6 Monate andauern. Die Patienten bejahen überwiegend eine besondere Infektanfälligkeit, Textil-Unverträglichkeiten sowie eine generelle Unverträglichkeit gegenüber chemischen Stoffen. Die Patientengruppe, die sich selbst als „MCS-krank" („sMCS-Gruppe") einstufte, fühlt sich signifikant häufiger durch Gerüche im Haushalt, insbesondere von Emissionen durch Baumaterialien, Wand- und Bodenbeläge, Anstriche, Möbel, Dentalwerkstoffe, Bedarfsgegenstände sowie durch allgemeine Umweltchemikalien im Wohnumfeld und am Arbeitsplatz belästigt bzw. belastet als die Kontrollgruppe. Die befragten Patienten lehnten psychosoziale Ursachen der Beschwerden, wie z.B. finanzielle Sorgen, Vereinsamung, Beziehungsprobleme, familiäre Belastungen, Nachbarschaftsprobleme, fast einhellig ab.

SMCS-Patienten bezeichnen ihre Lebensqualität bezüglich Schmerzen, körperliche Funktionsfähigkeit und körperlicher Rollenfunktion signifikant als niedriger sowie das körperliche Unwohlsein als stärker im Vergleich zur Kontrollgruppe. Das Beschwerdenprofil der Umweltambulanz-Patienten unterscheidet sich signifikant von dem der psychosomatischen und psychiatrischen Patienten. Die Beschwerden werden von sMCS-Patienten insgesamt als stärker wahrgenommen als von Patienten anderer schwerer Krankheitsbilder wie Herzinsuffzienz, verschiedene Organ- und psychiatrische Erkrankungen.

MCS erweist sich nach diesen Befunden der „RKI-Studie" als eine chronische Krankheit mit einer deutlichen Schwächung der allgemeinen physischen Konstitution, die von kognitiven und emotionalen Symptomen begleitet ist. Besonders deutlich war dabei die Verminderung der Vitalität und die Beeinträchtigung bei der täglichen Arbeit („körperliche Rollenfunktion"). Im Vergleich mit der Durchschnittsbevölkerung (Normstichprobe) haben die in der Studie untersuchten MCS-Patienten eine signifikant schlechtere Lebensqualität, die sich in einer Verminderung der allgemeinen körperlichen Funktionsfähigkeit, der allgemeinen Gesundheitswahrnehmung, der Vitalität, der sozialen Funktionsfähigkeit, dem psychischen Wohlbefinden äußerte. Die Einschätzung der Lebensqualität der MCS-Patienten ergab sogar noch niedrigere Bewertungspunkte als die Mittelwerte der Patientengruppen mit verschiedenen schweren chronischen Krankheitsbildern wie Krebs, Allergien, chronische Krankheiten des Magen- und Darmtraktes, Herzinsuffizienz.

Die MCS-Patienten gaben mit signifikanter Häufigkeit Beschwerden aus den folgenden Symptombereichen an: spezifische negative Emotionen, allgemeine Desaktivierung, Erregung, Schmerzen, Beschwerden in den Luftwegen und im Magen-Darm-Bereich, Herz-Kreislauf-Beschwerden und neurologische Beschwerden. Die Betroffenen reagieren auch auf physikalische Reize wie Licht und Lärm deutlich stärker als Nicht-Betroffene (Miller, Prihoda, 1999). Dies könnte mit einer insgesamt erniedrigten Schwelle für Stressreize und einer entsprechend erhöhten Stressanfälligkeit zusammenhängen, was nach der Betrachtung der physiologischen Krankheitsmechanismen (Kapitel 6) noch verständlich werden wird. Besonders auffallend waren bei den sMCS-Patienten (mit Selbstdiagnose MCS) Augenbeschwerden, Kopfschmerzen, Müdigkeit, Übelkeit und Schnupfen als akute Reaktionen auf aktuelle Expositionen durch gering konzentrierte

Umweltstoffe. Man muss demnach zwischen andauernden Allgemeinsymptomen und akuten Reaktionen auf aktuelle Fremdstoffexpositionen wie z.B. Duftstoffe unterscheiden.

Diese Befunde der „RKI-Studie“ (Umweltbundesamt, 2003) stimmen weitgehend überein mit den Ergebnissen, die in der vielfältigen internationalen Literatur besonders in den USA dokumentiert sind (Rea, 1992, 1994 und folgende Bände; Lohmann et al., 1996). Die Symptome konzentrieren sich auf drei körperliche Funktionssysteme: das Nervensystem, die Schleimhäute der Atemwege sowie gastro-intestinale Beschwerden, und dies unabhängig von der Art der während der Sensibilisierungsphase I einwirkenden Chemikalien. Bei einem Vergleich der Symptome verschiedener Patientengruppen mit Chemikalien-Überempfindlichkeit, die sich bezüglich der Art der während der Sensibilisierungsphase exponierten Chemikalien unterschieden (Baustoffe, Lösungsmittel, Organophosphat-Pestizide und Chlordioxid), zeigte sich kein signifikanter Unterschied in Art und Anzahl der Beschwerdesymptome, während diese in einer zufällig ausgewählten Kontrollgruppe breit streuten. Das allgemeine Krankheitsbild von MCS-Patienten, die durch unterschiedliche Chemikalien sensibilisiert wurden, erscheint somit weitgehend ähnlich, und deren Gesundheitszustand hat sich innerhalb der vorangegangenen zwei bis vier Jahre wesentlich zum negativen verändert (Davidoff, Keyl, 1996).

Die Krankheit führt in den meisten Fällen zur völligen Arbeitsunfähigkeit bis hin zum weitgehenden Verlust jeglicher Lebensqualität. Dabei ist das subjektive Empfinden der Betroffenen von einem schweren allgemeinen Krankheitsgefühl geprägt, das teilweise als belastender empfunden wird als das von Patienten anderer schwerer Erkrankungen wie z.B. Krebs. 60 bis 80 Prozent der MCS-Patienten empfinden auch die Einschränkungen ihres Soziallebens, die als Folge der durchschnittlich 17 bis 20 verschiedenen Krankheitssymptome zu erklären sind, als besonders schwerwiegend. Die Kontrollgruppe aus der „Normalbevölkerung“ gab hingegen durchschnittlich nur 5,6 Symptome pro Woche an, ohne dadurch an sozialer Isolierung zu leiden (Davidoff, Keyl, 1996; Umweltbundesamt, 2003). Die Erkrankungen verlaufen ausgeprägt chronisch und sind häufig zusätzlich von Intoleranzen gegenüber Nahrungsmitteln und Medikamenten begleitet, sodass Fehl- oder Mangelernährungszustände erschwerend auftreten und Medikamente zur Therapie von Begleiterkrankungen praktisch nicht in Frage kommen (Schwarz, Bauer, 2006).

Auch **Narkosemittel** und Anästhetika wie Thiopental, Lidocain, Morphin und alle flüchtigen und gasförmigen Mittel werden von MCS und/oder CFS-Patienten in den meisten Fällen schlecht oder gar nicht vertragen. Eine Studie zu den Folgewirkungen von Anästhetika bei MCS-/CFS-Patienten (Fisher und Rose, 2008) beschreibt folgende Symptome: Neben Verengungen der oberen Luftwege mit Atemnot traten weitere Sofortreaktionen sowie auch Stunden nach dem Aufwachen Langzeiteffekte wie Störungen im Herz-Kreislauf-System, orthostatische Intoleranz (Blutdruckabfall und Schwindel nach Lageveränderung des Körpers), länger andauernde Panik-Attacken, Schüttelanfälle, Muskel- und Extremitäten-Schmerzen, Müdigkeit, Schwächegefühl, Erschöpfungsgefühl, Übelkeit mit Brechreiz auf.

Diese akuten und chronischen Reaktionen auf Anästhetika bedeuten für die betroffenen Patienten eine erhebliche Einschränkung ihrer medizinischen Behandlungsmöglichkeiten. Viele Operationen können, wenn überhaupt, nur unter erschwerten Bedingungen, oft mit erheblicher Schmerzbelastung bei verminderter Dosis der Narkose, durchgeführt werden.

Bei MCS handelt es sich offenbar um einen chronisch-kranken Dauerzustand: Innerhalb eines 10-jährigen Beobachtungszeitraumes hatte kein einziger der untersuchten MCS-Patienten seine Chemikalien-Überempfindlichkeit überwunden (Ziem, McTamney, 1997). Die Folgen für Betroffene sind oft völlige soziale Isolierung und Vereinsamung. Der Einsatz von Medikamenten und Narkosen zur ärztlichen Therapie oder bei Behandlungen in Krankenhäusern ist häufig stark eingeschränkt, wenn nicht gar unmöglich.

Die psychischen und neurologischen Symptome ähneln denjenigen einer Porphyrie, wie sie häufig bei Alkoholikern beobachtet wird. Tatsächlich wurden bei einem großen Teil der untersuchten MCS-Patienten im Urin erhöhte Konzentrationen von Porphyrin-Abbauprodukten (Coproporphyrin, Pentacarboxyl-Porphyrin, Uroporphyrin) gefunden (Ziem, McTamney, 1997). Bei etwa der Hälfte der Patienten konnten gleichzeitig eine Verminderung mehrerer Enzymaktivitäten bei den Enzymen des Porphyrinabbaus festgestellt werden. Da es sich um multiple Enzymdefekte handelte, war ein genetisch bedingter Enzymdefekt, der sich meist nur auf ein einziges Enzym beschränkt, ausgeschlossen. Nach Erkenntnissen der Toxikologie können Pestizide vom Typ der halogenierten zyklischen Kohlenwasserstoffe wie Hexachlorbenzol und chlorierte Dioxine den Porphyrinstoffwechsel am Enzym Uroporphyrinogen-Decarboxylase hemmen. Dies führt zu einer verstärkten Ansammlung von Uroporphyrin, das u.a. in der Haut abgelagert oder mit dem Urin ausgeschieden wird (Menk, 2004). Ob auch bei MCS-Patienten eine ähnliche toxische Veränderung des Stoffwechsels nach Einwirkung bestimmter Chemikalien stattfindet, ist noch nicht endgültig geklärt. Offenbar wird aber der Porphyrin-Stoffwechsel bei MCS-Patienten durch verschiedene Chemikalien an verschiedenen Stellen gehemmt. Wie später in den Kapiteln 5 und 6.1.6. noch genauer erläutert wird, spielen neurotoxische Pestizide bei der Auslösung von MCS offenbar eine besondere Rolle. Somit kann deren Hemmwirkung auf den Porphyrinstoffwechsel als zusätzliches Indiz für eine neurotoxische Auslösung des MCS-Krankheitsmechanismus aufgefasst werden.

Unterschiedliche Schweregrade

Das Krankheitsbild von MCS ist nicht einheitlich, sondern individuell unterschiedlich ausgeprägt, was die Art und den Schweregrad der Symptome betrifft. Nach Gibson und Vogel (2009) können die Symptome vier verschiedenen Schweregraden zugeordnet werden. Bei den Patienten mit dem höchsten Schweregrad dominieren schwere Erschöpfung, allgemeine Schwäche, Konzentrations- und Gedächtnisstörungen und Muskelschmerzen neben den für MCS typischen Überempfindlichkeitsreaktionen auf aktuelle Fremdstoffexpositionen. Diese Betroffenen sind absolut arbeitsunfähig und auch stark behindert bei den täglichen Verrichtungen zum Lebensunterhalt.

Diese Befunde stimmen überein mit Berichten von etwa 50 Betroffenen aus der Selbsthilfegruppe Chemikaliengeschädigte Wiesbaden (SHG-Wiesbaden, 2010). Darunter befanden sich einige besonders schwere Fälle mit fortschreitendem Krankheitsverlauf. Diese Personen können sich auch nach mehrfachen Sanierungen ihrer Wohnungen mit Anstrichen, Farben und Bodenbelägen aus dem Bio-Fachhandel dort nicht mehr längere Zeit aufhalten, ohne teilweise unerträgliche Symptome zu bekommen. Sie reagieren offenbar auf geringste Spuren von flüchtigen organischen Stoffen auch aus den biologisch zertifizierten Bauprodukten und Möbeln, beispielsweise Terpenen aus Holzmaterialien oder auf Duftstoffe und Parfüms von Vormietern, die auch nach Wohnungssanierung noch spürbar waren.

Einige reagieren besonders stark auf Kontakt mit bestimmten Fremdstoffen über die Haut, z.B. auf Lösungsmittel oder Reinigungs- und Waschmittel und deren Komponenten. Dann zeigen sich akute Hautausschläge und großflächige Rötungen, gefolgt von den oben beschriebenen Allgemeinsymptomen (Lennert, 2010).

Der fortschreitende Krankheitsverlauf ist erklärbar durch die später in Kapitel 6 erörterten biochemischen Selbstverstärkungsmechanismen, aber auch durch die andauernde Expositionssituation vieler Betroffener, die sich aus finanziellen Gründen eine schadstoffarme Umgebung nicht herstellen können. Diese Patienten werden auch von qualifizierten Umweltmedizinern als „austherapiert" entlassen mit dem Hinweis, zunächst eine schadstofffreie Umgebung zu schaffen, bevor Therapiemaßnahmen sinnvoll sind. Wenn dies aber aus finanziellen Gründen nicht möglich ist, entsteht ein tödlicher Teufelskreis: Die Ausweglosigkeit der Situation veranlasst viele Betroffene zur Selbsttötung, wie dies auch im Umkreis der SHG Wiesbaden der Fall war. Im Spätstadium liegen einige dieser MCS-Patienten völlig entkräftet im Bett und können selbst die notwendigsten täglichen Verrichtungen wie Einkaufen, Essenzubereitung und Körperhygiene ohne fremde Hilfe nicht mehr bewältigen. Das Endstadium von MCS ist offenbar die Pflegebedürftigkeit mit Pflegestufe II bis III.

Schlussfolgernd kann man die Krankheit MCS als einen Zustand zusammenfassen, bei dem die betroffene Person bereits gegenüber „normalen" Konzentrationen von Umweltchemikalien intolerant bzw. überempfindlich geworden ist, die bei der gesunden Durchschnittsbevölkerung keinerlei Wirkungen hervorrufen (Ashford, Miller, 1998). Akute Reaktionen der MCS-Patienten gegenüber Chemikalien in der Luft treten bereits bei bis zu 1000-fach geringeren Konzentrationen als bei gesunden Personen auf (Fiedler und Kipen, 2001; Pall, 2007). Die Überempfindlichkeitsreaktion erfolgt unspezifisch auf eine Vielzahl von körperfremden Chemikalien. Viele Wissenschaftler sehen die Zunahme der Häufigkeit von Patienten mit MCS-Symptomen im Zusammenhang mit dem „explosiven Wachstum von Herstellung und Nutzung synthetischer Chemikalien im Alltag und im Arbeitsbereich", der gesetzlich vorgeschriebenen Wärmeisolierung von Neubauten, Veränderung der Ernährungsgewohnheiten, der industriell hergestellten Fertignahrungsmittel, und der zunehmenden Anreicherung von hormonell störenden Substanzen (endocrine disrupting chemicals) in der Umwelt (Lipson, 2004).

Die relativ großen Schwankungsbreite bei den Häufigkeitsangaben ist vermutlich auf eine in vielen früheren Publikationen noch unklare bzw. umstrittene Abgrenzung von MCS gegenüber verwandten Krankheitsbildern wie Chemikalien-Allergien und dem Chronischen Erschöpfungssyndrom (Chronic Fatigue Syndrome, CFS) (Lipson, 2004; Kreuzter et al., 1999) zurückzuführen. Diese Tatsache wird von Kritikern des MCS-Konzeptes gerne dazu verwendet, das gesamte Krankheitsbild in Frage zu stellen und dem Komplex der psychosomatisch oder psychiatrisch begründeten Krankheiten zuzuordnen (siehe Kapitel 3.1). Mittlerweile gibt es jedoch Fragebögen wie den QEESI (Quick Environmental Exposure and Sensitivity Inventory) nach Miller und Mitzel (1995) und Miller und Prohoda (1999), die mit hoher Sensitivität und Spezifität das Krankheitsbild MCS bestätigen oder ausschließen und gleichzeitig einen Zusammenhang mit Chemikalien-Expositionen mit hoher Sicherheit feststellen können (Fabig, 2000).

3. Krankheitsursachen von MCS

3.1. Der psychogene Ansatz

Obwohl MCS seit den 80-er Jahren in der medizinischen Fachliteratur zumindest in den USA als eindeutig definiertes Krankheitsbild gilt (Cullen, 1987; Ashford, Miller, 1998; Rea, 1992, 1994, 1995, 1997, Pall, 2007), ist es bis heute Gegenstand heftiger Kontroversen bezüglich der Frage, ob die Ursachen vorwiegend psychogener oder organisch-toxischer Natur seien. Hauptprobleme bei Diagnose und epidemiologischen Untersuchungen zu MCS stellten die unterschiedlichen Erscheinungsformen der Krankheit in den verschiedenen Studien sowie eine häufig immer noch nicht einheitliche Definition des Krankheitsbildes dar. Mit der Begründung, dass aufgrund dieser Mängel eine umweltbedingte Ursache der Krankheit nicht eindeutig nachweisbar sei, verweisen Kritiker des MCS-Konzeptes auf psychische Faktoren als wahrscheinlichere Ursache bei MCS und schlagen anstelle der Bezeichnung MCS „IEI“, Idiopathic Environmental Intolerance“ vor. Damit vermeiden sie eine Assoziation zu umweltbedingten Ursachen der Erkrankung und bringen zum Ausdruck, dass die Krankheit „unerklärlich“ sei (Lipson, 2004; Eis et al., 2005a; Greim, Zilker, in Mücke, 1999).

Eine Reihe von Studien sind darauf angelegt, die psychogene These von MCS zu bestätigen: Sie weisen bei umweltmedizinischen Patienten mit MCS-Krankheitsbild anhand von verschiedenen psychologischen Testverfahren psychische oder psychosomatisch bedingte Auffälligkeiten und Symptome nach und ziehen daraus den Schluss auf psychogene Ursachen der Krankheit (Kraus et al., 1995; Schulze-Röbecke et al., 1999; Zilker, 2000; Bornschein et al., 2000; 2001; Eis et al., 2005a; Witthöft et al., 2006).

Insbesondere die zusammenfassenden Abschlussberichte zur Phase II der deutschen MCS-Verbundstudie („RKI-Studie“) betonen einen angeblich fehlenden Zusammenhang zwischen Krankheitssymptomen und den Schadstoffexpositionen, die von den befragten 291 Umweltambulanz-Patienten angegeben worden waren. Weil der Anteil der Umweltambulanz-Patienten mit psychischen Störungen bei ca. 76% gegenüber 37% einer Normstichprobe liege, ziehen sie daraus den Schluss, dass psychische bzw. psychosomatische Beeinträchtigungen bei „Umweltpatienten“ von hoher Bedeutung seien, „da keine eindeutigen Anhaltspunkte für eine toxikogen-somatische Grundlage des MCS-Phänomens erkennbar waren“. Für die Studie wurden die vielfältigen Daten aus den Patientenbefragungen zu wenigen Beschwerden- und Umweltnoxen-Kategorien zusammengefasst und statistische Korrelationen zwischen diesen Kategorien berechnet. Da keine statistisch signifikanten Zusammenhänge zwischen diesen Kategorien nachweisbar waren, soll der Zusammenhang auch zwischen Umweltchemikalien als Auslöser und der MCS-Symptomatik grundsätzlich nicht gegeben sein. Bei rund 80% der Umweltambulanz-Patienten sollen außerdem die festgestellten psychischen Probleme den berichteten somatischen Krankheitssymptomen zeitlich vorausgegangen sein, im Mittel sogar 17 Jahre (Eis et al., 2005b; Eis et al., 2003). Damit wäre eine durch Chemikalien-Exposition bedingte Krankheitsursache von MCS ausgeschlossen, und die Hypothese von MCS als Umweltkrankheit müsse damit als widerlegt gelten, wenn die Studie repräsentativ für alle betroffenen MCS-Fälle wäre. Die Autoren verweisen allerdings auf den beschränkten Stichprobenumfang im gegebenen geringen Zeitraum, der eine derart weitgehende Verallgemeinerung eigentlich nicht zulasse.

Zusätzliche Zweifel an diesen Ergebnissen ergeben sich aus der Tatsache, dass es eine erste Studie mit 200 Probanden gab, bei der keine Zusammenhänge mit psychosomatischen, somatoformen oder psychischen Erkrankungen bei den MCS-Patienten belegt wurden. Im Gegensatz zur 2. Studie wurde die erste Studie unter Aufsicht eines wissenschaftliche Beirates durchgeführt, dessen Mitglieder paritätisch aus verschiedenen Institutionen wie Umweltmedizin, Wissenschaft und Forschung besetzt waren. Bei der darauf folgenden zweiten Studie wurden kleine Probandengruppen gebildet, bestimmten Fragestellungen zugeordnet und ausgewertet. Die Bearbeitung der Ergebnisse erfolgte ohne Kontrolle durch den wissenschaftlichen Beirat (Müller, 2008a).

Einen Schwerpunkt der Untersuchungen im Rahmen der zweiten RKI-Studie bilden psychometrische Befunde, bei denen aus den Ergebnissen eines umfangreichen Gesundheitsfragebogens insbesondere die psychischen und psychosozialen Problemlagen erfasst wurden. So werden Hypochondrie, somatosensorische Selbstverstärkung, „Umweltbesorgnis", Angststörungen, disthyme und psychotische Störungen, Zwangsstörungen, Persönlichkeitsdefekte wie Pessimismus und allgemeine Unzufriedenheit und noch einige andere „Defekte" mit Hilfe von „wissenschaftlichen" Skalierungsverfahren eingeordnet und gewertet. Die so erhaltenen Scoring-Werte wurden in Kreuztabellen mit Beschwerdekategorie-Kombinationen in Beziehung gesetzt.

Die Zuordnung der Patienten zu verschiedenen Kategorien sowie deren Wichtung bei der Endauswertung lassen Zweifel an der Aussagefähigkeit aufkommen. So stützt sich die „f1-MCS-Kategorie" wesentlich auf Angaben der Patienten, während die f2-MCS-Kategorie überwiegend auf Angaben der untersuchenden Ärzte zurückgreift. Schließlich gibt es noch eine 3. Kategorie „cMCS", die Patienten umfasst, die den Cullen-Kriterien nach klinischen Befunden am ehesten entsprechen. Zitat: „Da ein Goldstandard zur Validierung des Systems nicht existierte, wurde der cut off pragmatisch so gewählt, dass die resultierenden MCS-Anteile innerhalb der Umweltambulanz-Patienten-Stichprobe sukzessive von sMCS über f1-MCS und f2-MCS nach cMCS abnehmen" (Eis et al., 2005b). Anders ausgedrückt: Daten, nicht in die gewünschte Auswertung passen, wurden weggelassen. Heraus kam, dass fast alle vormals als MCS diagnostizierten Fälle psychische Defekte aufwiesen, die „keinen globalen Zusammenhang" mit Krankheitsbeschwerden-Kategorien zeigten (Eis et al., 2005a).

Beispielhaft seien auch die Fallstudien von Wiesner et al. (2005) und Hausteiner et al. (2007) genannt. Wiesner et al. untersuchten 9 Patienten der Münchner

Umweltambulanz mit labordiagnostischen Standardverfahren sowie mit dem standardisierten „Münchner Composite International Diagnostic Interview“ (M-CIDI) zur Erfassung psychischer Erkrankungen. Da labordiagnostisch keine pathologischen Parameter nachzuweisen waren, die psychologische Befragung aber Diagnosen für psychische Störungen nach ICD-10-Schlüssel (International Classification of Diseases, 10-th edition) ergab, wurden 7 Patienten von der Diagnose MCS ausgeschlossen und einer psychischen Krankheit zugewiesen. Selbst der Fall eines 13-jährigen Mädchens, das nach eigenen Angaben seit dem 8. Lebensjahr auf eine Vielzahl von alltagsrelevanten Chemikalien mit teilweise schweren Allgemeinsymptomen wie Übelkeit, Oberbauchschmerzen, drückenden Kopfschmerzen, Gliederschmerzen und Schlaflosigkeit, reagierte, wurde aufgrund mangelnder Befunde bei der internistischen Routinediagnostik als Somatisierungsstörung, die durch den Einfluss der Mutter verstärkt worden sei, diagnostisiert. Auf eine Ortsbegehung sowie ein darauf abgestimmtes Biomonitoring wurde verzichtet, mit der Begründung, dass aus der Anamnese dafür keine Indikation gegeben sei (Hausteiner et al., 2007). Man sollte jedoch von Kindern im Alter zwischen 8 und 13 Jahren annehmen, dass noch keine psychische Fixierung auf eine Selbstdiagnose „MCS“ stattfinden kann, und dass die im Zusammenhang mit bestimmten chemischen Belastungen auftretenden Symptome, wie z.B. nach einem Schwimmbadbesuch mit chloriertem Badewasser, nicht „eingebildet“ sein können. Die Diagnose „Somatisierungsstörung“ muss bei diesem Fall daher als fragwürdig betrachtet werden. Andere Studien stellen psychische Ursachen von MCS nämlich in Frage: In der Untersuchung von Hüppe und Ohnsorge (2000) konnte eine Somatisierungsstörung sowie „Hypochondrie“ als mögliche Ursache der Krankheit MCS ausgeschlossen werden.

Wie MCS-Patienten in die Psychiatrie gelangen

MCS-Patienten zeigen bei der internistischen Routinediagnostik oft „normale“ Befunde und keinerlei auffällige Laborwerte. Dies veranlasst viele praktizierende Ärzte zur Schlussfolgerung, dass der Patient organisch nicht krank sei. Hinzu kommt, dass bei dieser Routinediagnostik spezifische labordiagnostische Parameter für MCS oder verwandte Umweltkrankheiten nicht erfasst werden, und dass bei Anwendung dieser Routine-Tests im Rahmen kontrollierter Studien dann auch keine Korrelation der Symptome mit Fremdstoffexpositionen gefunden wird (Staudenmayer et al., 1993). Die Folge ist dann der Fehlschluss, dass eine Krankheit, die bei der Routinediagnostik nicht nachgewiesen wird, auch nicht existieren könne. Die Schlussfolgerung aus dieser alltäglichen medizinischen Praxis wird schnell getroffen: Die Krankheitsbilder MCS, CFS, Sick-Building- oder Golfkriegssyndrom seien wegen fehlender labordiagnostischer Evidenz grundsätzlich in Frage zu stellen. Zitat: „Vom toxikologischen Standpunkt aus erscheint die Existenz von MCS nicht plausibel, da chemisch völlig unterschiedliche Substanzen … stets ein gleiches Beschwerdebild verursachen und substanztypische Effekte fehlen“ (Wolf, Barth, 2002). Da das unspezifische Krankheitsbild MCS in einigen Merkmalen verschiedenen psychischen Syndromen ähnelt, liegt der Schluss nahe, dass die Krankheitsursache in psychiatrischen Pathomechanismen zu suchen sei. In der psychiatrischen Medizin gelten Multisystem-Symptome, die häufig zu schweren

Beschwerdebildern führen, gleichzeitig aber nicht mit labordiagnostischen Auffälligkeiten assoziiert sind, als „Somatisierungsstörung" und als Teilsymptome psychiatrischer Krankheiten (Kellner, 1990). Die davon betroffenen Patienten würden dazu verleitet, ihre Krankheit auf physisch organische Ursachen zu beziehen und gleichzeitig ihre psychosozialen Probleme zu verdrängen. Negativer Stress, auch „Disstress" genannt, sowie auch bestimmte kognitive Einstellungen („cognitive styles") seien meist mit diesen Symptomen verbunden. Zu diesen kognitiven Haltungen gehöre auch eine „Hypochonder-Mentalität" („hypochondrial attitude"), mit der die Symptome einer Krankheit zugeordnet würden. Daraus folge das Bestreben, die Lösung persönlicher Probleme auf eine medizinische Therapie zu konzentrieren. Die einschlägige Literatur spricht auch von „eingeübten Krankheitsrollen", einer „Krankheitskultur", die nur dem Zweck diene, sich aus sozialen Verantwortungen oder beschwerlichen Arbeitsverhältnissen zurückzuziehen. MCS und verwandte Krankheiten seien „Phantom-Krankheiten", die im Milieu der Krankheitskultur entstanden seien und den Betroffenen einen Ausweg aus verschiedenen sozialen Zwängen ermöglichen würden.

Eine weitere Art des „Missbrauchs" des Krankheitsbildes MCS beträfe die so genannten „Somatisierer", das sind Patienten, bei denen nicht verarbeiteter psychosozialer Stress ursächlich mit den psychosomatischen chronischen Allgemeinsymptomen verbunden sei. (Staudenmayer et al., 2003).

Da ferner das Krankheitsbild der „Neurasthenie" nach ICD-10-Schlüssel in auffälliger Weise mit den Symptomen der behaupteten Multiplen Chemikalien-Sensitivität übereinstimme, wie z.B. andauernde Müdigkeit und Erschöpfung, Reizbarkeit, Kopfschmerzen, Depressionen, Schlafstörungen, Konzentrationsstörungen usw., müsse auch MCS bzw. die IEI (Idiopathic Environmental Intolerance, ein Synonym für MCS) nach ICD-10 dem psychiatrischen Formenkreis zugeordnet werden. Derartige Allgemeinsymptome seien keine Krankheit, sondern lediglich eine Beschreibung von „funktionalen Multisystem-Syndromen", die zu einer niedrigen Schwelle für Schmerzen und Unwohlsein führen (Staudenmayer et al., 2003).

„Lernprozess" oder „Neuronale Sensibilisierung"?

Einige Autoren weisen immerhin darauf hin, dass wiederholte Reizungen des Limbischen Systems durch chemische Signale aus der olfaktorischen Schleimhaut zu einer Beeinträchtigung der Befindlichkeit führen können (Bell et al., 1992). Man folgerte aber daraus, dass viele Symptome dann durch Konditionierung, also durch bestimmte „Lernprozesse", im Zusammenhang mit den olfaktorischen Reizen entstehen, und spricht dann auch von einer „gelernten Sensitivität" (Staudenmayer et al., 2003). Negative Reizempfindungen sollen dabei mit negativen Gefühlen verknüpft werden, die dann zu psychosomatischen Symptomen führen (Bornschein et al., 2001). Eine derartige Interpretation der Befunde von Bell et al. stimmt jedoch nicht mit dem Konzept der „Neuronalen Sensibilisierung" überein, mit dem der Mechanismus bei MCS wesentlich erklärt werden kann (siehe Kapitel 6.1.).

Provokationsexperimente mit Chemikalien, wie z.B. Einatmung erhöhter CO_2-Konzentrationen, hatten außerdem zu psychischen Symptomen geführt, die als Angst- und Panik-Attacken interpretiert wurden (Binkley, Kutcher, 1997; Poonai et al., 2000). Demnach sollen Angst- und Panik-Mechanismen, die über den präfrontalen Cortex (vordere Großhirnrinde) und Teile des Limbischen Systems (Hippocampus, Amygdala) gesteuert werden, durch Vorwegnahme einer Schädigung durch Chemikalien-Exposition entstehen und bei den IEI/MCS-Patienten Ursache für Krankheitssymptome sein (Sinha et al., 2000). Nach Staudenmayer et al. (2003) sind diese Panikreaktionen ein Anzeichen dafür, dass die MCS-Krankheitssymptome letztlich auf einen „fixierten Glauben" bezüglich einer schädlichen Wirkung von Umweltchemikalien zurückzuführen seien. „Umweltangst" sei auch nach Auffassung maßgeblicher klinischer Umweltmediziner ein stärkerer pathogener Faktor als die Toxizität der in Frage kommenden Umweltchemikalien (Eikmann, 2002). Diese Annahme wurde in der ersten MCS-Studie nicht bestätigt.

Wie später noch gezeigt wird (siehe Kapitel 6.1.4), gibt es tatsächlich Anhaltspunkte dafür, dass bei den durch Chemikalien ausgelösten emotionalen und psychischen Symptomen neuronale Sensibilisierungsvorgänge („limbic kindling") im Gehirn eine Rolle spielen können, die vergleichbar sind mit der Stärkung bestimmter Nervenverknüpfungen bei Lernvorgängen. Diese Sensibilisierungsmechanismen sind eng verknüpft sind mit den durch Chemikalien ausgelösten biochemischen Pathomechanismen, die zur Auslösung von MCS führen. Dabei kommt dem so genannten NMDA-Rezeptor in bestimmten für das Lernen zuständigen Hirnzentren eine besondere Rolle zu. Dieser Rezeptor bindet das von bestimmten Nervenzellen ausgeschüttete Glutamat und löst in der angeschlossenen Nervenzelle verschiedene biochemische Reaktionskaskaden aus, die für das gesamte Krankheitsgeschehen bei MCS und anderen chronischen Multisystemerkrankungen von besonderer Bedeutung sind. Davon wird in den folgenden Kapiteln noch ausführlich die Rede sein.

Der NMDA-Rezeptor ist außerdem sowohl für die Auslösung von degenerativern Prozesse als auch von Entzündungsvorgängen im Gehirn verantwortlich. Es ist bekannt, dass die wiederholte Aktivierung dieses Rezeptors durch Glutaminsäure (Glutamat) einerseits Wachstum von Nervenfasern (Neuriten) und die Neubildung von Synapsen (Verknüpfungsstellen zwischen Nervenzellen) besonders bei Neugeborenen und im jugendlichen Alter bewirkt (Mattson, 1989), andererseits aber zur Auslösung chronischer Entzündungs- und Degenerationsvorgänge beiträgt . Der NMDA-Rezeptor an der postsynaptischen Zelle aktiviert dabei bestimmte biochemische Reaktionskaskaden, bei denen u.a. Stickstoffmonoxid (NO) gebildet wird, das an die präsynaptische (der Synapse vorgelagerte) Zelle eine Rückmeldung schickt, die zu einer Absenkung der Reaktionsschwellen für die Signalübertragung an der betroffenen Synapse führt (Arancio et al., 1996). Es liegt dort also ein Verstärkungsmechanismus für eine Informationsübertragung vor, den man als Langzeit-Potenzierung, Neuronale Sensibilisierung oder auch als „Lernprozess" i.w.S. bezeichnen kann (Kennedy, 1989), und der beim „Limbic Kindling" nach Bell (1992) und Staudenmayer (2003) eine Rolle spielt. Gleichzeitig sind die Stellen an den Dendriten und am Zellsoma einer Nervenzelle im Gehirn, an denen sich jeweils ein NMDA-Rezeptor befindet, identisch mit den Stellen, an denen sich im Laufe von Entwicklungsvorgängen im Gehirn neue Synapsen bilden (Mattson, 1988b). Fazit: Der NMDA-Rezeptor, über den noch häufig die Rede sein wird, verknüpft offenbar zwei verschiedene Prozesse, die bei der Auslösung der Krankheit eine Rolle spielen: Sensibilisierungsprozesse und degenerativ-entzündliche Prozesse im Gehirn.

Zwei sich widersprechende Konzepte zu MCS

Man kann die wissenschaftliche Literatur zu MCS und ebenso auch die Forschungsinstitute sowie die umweltmedizinischen Kliniken und Ambulanzen zwei verschiedenen inhaltlichen Richtungen oder „Schulen" zuordnen: der psychosomatisch-psychiatrischen Richtung, die statt MCS die Bezeichnung die IEI (Idiopathic Environmental Intolerance) als ein Synonym für MCS bevorzugt und fordert, und der umweltmedizinisch-toxikologischen Richtung, die eine toxikologische Ursache befürwortet. Mit IEI wird eine „selbstbehauptete Umwelt-Unverträglichkeit" bezeichnet, die eher auf persönlichen Vorstellungen über Umwelt-Ursachen der Krankheit als auf objektiven Krankheitsursachen beruht (Staudenmayer, 2003).

Es fällt auf, dass die Ergebnisse von Studien zu den Ursachen von MCS von der Zugehörigkeit zu einer dieser „Schulen" geprägt sind, wie auch die RKI-Studie (Umweltbundesamt, 2003) deutlich gezeigt hat. So kommt die RKI-Studie zum Schluss, dass die durch Befragung von MCS-Patienten erzielten Ergebnisse eindeutig gegen die Hypothese sprechen, dass die festgestellten psychischen Störungen lediglich eine Begleiterscheinung oder Folge der „Umwelterkrankung" seien (Umweltbundesamt, 2005, S. 206). Dieser Feststellung widersprechen die eigenen Befunde (Umweltbundesamt, 2003): Bei Merkmalen verschiedener psychischer Erkrankungen wie Depressionen, Angst, Aggressivität, Paranoides Denken, Psychotisches Verhalten, war die Bewertung der Symptomstärke bei den MCS-Patienten signifikant niedriger als die Werte der psychiatrischen Patienten wie auch der Patienten mit psychosomatischen Störungen, aber noch über den Werten der Normstichprobe. Dieser Befund deutet somit auf eine geringere Rolle psychischer Faktoren bei MCS-Patienten im Vergleich zu den Patienten mit psychiatrischen Krankheitsbildern hin.

Die Beurteilung der Krankheitsursachen der MCS-Patienten war auch vom Ort der Untersuchung abhängig: So ordnete die umweltmedizinische Ambulanz der Uni-Klinik Gießen sämtliche dort untersuchten MCS-Patienten dem psychosomatischen und psychiatrischen Formenkreis zu, während das umweltmedizinische Krankenhaus Bredstedt über 80% der Probanden umweltbedingte Krankheitsursachen bescheinigte. Professor Th. Eikmann von der Umweltambulanz der Uni-Klinik Gießen hält grundsätzlich rund 70 bis 90 Prozent der dorthin überwiesenen Patienten für psychosomatisch oder psychiatrisch begründete Fälle und ordnet die Diagnosen des Restes der Patienten den Allergien, den Hautkrankheiten und Krankheiten der inneren Organe zu, ohne ausdrücklich auf MCS hinzuweisen (Eikmann, 2002). Für das Gießener Institut gelten offenbar bestimmte diagnostische Prioritäten der „psychosomatischen MCS-Schule". Hinzu kommt, dass man sich in diesem Institut lediglich auf die klassische Allergiediagnostik beschränkt, obwohl eine allergische Auslösung der Krankheit MCS in der Wissenschaft nicht belegt ist. Das Institut erhebt in der Öffentlichkeit dennoch den Anspruch, eine umfassende umweltmedizinische Diagnostik zu betreiben. Dies ist aber offensichtlich nicht der Fall (Müller, 2008a).

Auch andere Studien kommen zu ähnlichen Schlussfolgerungen. Wiesner at al. (2005) schlossen mit einem speziellen diagnostischen Befragungsverfahren („Münchner Composite International Diagnostic Interview“, M-CIDI) 7 von 9 untersuchten Patienten einer Umweltambulanz von der Diagnose „MCS“ aus. Begründung: Eine fachärztlich psychiatrische und psychosomatische Untersuchung würde vorschnell getroffene Einstufungen als MCS „berichtigen“ und sei als Ausschlussdiagnostik unerlässlich. Kritisch zu hinterfragen ist, ob Psychiater und Psychotherapeuten umweltbedingte organische chronische Krankheiten mit ihren Mitteln richtig diagnostizieren und einordnen können.

Auch im „Leitfaden für Umweltmedizin“ (Böse-O´Reilly, Kammerer, 1997) wird eine „irreale Einschätzung“ der Gefährdung durch Umweltchemikalien für psychosomatische Allgemeinsymptome verantwortlich gemacht. Selbsthilfegruppen werden dort auch als Verursacher einer „subjektiven Bedrohung durch Umweltgifte“ bezeichnet. In der Neuauflage von 2001 (Böse-O´Reilly et al., 2001) werden „Umweltkrankheiten“ unter dem psychologischen Aspekt grundsätzlich in Frage gestellt. Wegen der Schwierigkeit, die Krankheitsursachen physikalisch und klinisch-chemisch nachzuweisen, werden die zunehmend häufig beobachteten unspezifischen Multiorgan-Beschwerden einem „neuen Typ umwelt-informationsbedingter psychosomatischer Störungen“ oder den so genannten „Umweltpsychosomatosen“ zugeordnet. Begriffe wie „umwelthysterisches Syndrom“, „Amalgamphobie“, „Lösungsmittel-Hypochonder“ werden zur Diskussion gestellt und sollen bei den medizinischen Praktikern den Eindruck erwecken, dass psychische Faktoren bei behaupteten Umweltkrankheiten vorrangig zu berücksichtigen seien.

Auch Publikationen der Bundesversicherungsanstalt für Angestellte (BfA), beziehen sich auf die oben genannten Befunde, stellen Umweltkrankheiten folglich als „Laientheorien von Patienten“ dar und bezeichnen Betroffene als „sozialmedizinische Problempatienten“ (Irle, 2002). Bezüglich der umweltmedizinischen Krankheitsbilder CFS (Chronic Fatigue Syndrome) und MCS heißt es dort: „Insgesamt sprechen die BfA-internen Erfahrungen ... deutlich für die Kultur- und Kontextgebundenheit der einzelnen Syndrome. Diese spiegelt sich auch in den Aktivitäten verschiedener Selbsthilfegruppe wieder.“ Befunde von wissenschaftlichen Publikationen, die Chemikalien als Krankheitsursache postulieren, werden häufig nicht zitiert, dagegen wird „die ausgeprägte Ablehnung möglicher psychischer Erklärungsmuster durch die Patienten“ deren „psychischer Konstitution“ zugeordnet.

Die BfA ist auch in ihren Empfehlungen für Gutachter (Irle, s.o.) konsequent: „Die psychische und soziale Situation ist in die Beurteilung des einzelnen Versicherten einzubeziehen“. Dabei „muss die psychopathologisch relevante Einengung auf die unterschiedlichen körperlichen Beschwerden erfasst und beschrieben werden“. Das heißt nichts Anderes als mögliche Schadstoffbelastungen als Ursache bzw. Auslöser der Krankheit grundsätzlich und weitgehend auszuschließen und einer alleinigen Psychiatrie-Behandlung den Vorrang zu geben.

Noch bevor die epidemiologischen und pathophysiologischen Befunde zur Begründung des Krankheitsbildes MCS und anderer verwandter chronisch entzündlicher Systemerkrankungen genauer dargelegt werden, sei bereits jetzt darauf hingewiesen, dass die Anhänger der psychischen und psychiatrischen Theorie für MCS und ähnliche Krankheiten den Beweis einer rein psychischen Ätiologie dieser Krankheiten bislang schuldig geblieben sind. Zur Begründung ist festzustellen, dass Psychotherapien bislang in der Regel bei MCS-Patienten zu keiner Besserung der Krankheitsverläufe geführt haben, und dass Psychopharmaka teilweise paradoxe oder keine Wirkungen zeigen, wie viele entsprechend behandelte Patienten regelmäßig berichten. Leider gibt es hierzu bis 2009 keine aussagekräftigen Studien. Die Behauptung einer grundsätzlichen Somatisierung psychischer Störungen sowie einer Konditionierung von Krankheitsrollen bei MCS-Patienten sind dennoch als nicht verifizierte Theorien zu betrachten.

Im Folgenden sollen wissenschaftliche Befunde dargelegt werden, die der Frage nachgehen, ob ein grundsätzlicher Ausschluss umweltbedingter Krankheitsursachen bei diagnostizierten MCS-Fällen gerechtfertigt ist. Die Befunde sollten Bedeutung für die umweltmedizinisch-therapeutische Praxis haben, bei der bislang häufig eine alleinige psychiatrische Therapie von MCS-Patienten stattfindet.

3.2. Hinweise für Chemikalien-Expositionen als Krankheitsursache

Aus den Fallbeispielen ist bereits ersichtlich, dass Betroffene übereinstimmend berichten, dass sie auf wahrgenommene Chemikalien in der Umwelt, hauptsächlich in der Luft, aber auch im (Trink-)Wasser, in Lebensmitteln oder auch im Boden mehr oder weniger heftig mit den akuten Symptomen reagieren, wie sie in Kapitel 2 beschrieben sind. Die Symptome treten unmittelbar beim Kontakt mit den Stoffen auf und dauern Stunden, Tage oder auch Wochen an und klingen dann langsam wieder ab. Häufig werden die Stoffe am Geruch oder Geschmack erkannt, oder eine äußerlich sichtbare Freisetzung der Stoffe wird mit dem Auge registriert, wie z.B. Rauch, Autoabgase, verfärbtes Wasser, veränderter Geschmack von Lebensmitteln, usw. Vergleicht man die verschiedenen Fallberichte der Betroffenen, dann hat in deren Lebenslauf regelmäßig eine massive oder auch schleichende, häufig berufsbedingte Chemikalienexposition stattgefunden, die als Auslöser der Chemikalien-Überempfindlichkeit in Frage kommt. Im weiteren Verlauf wurde die Reaktionsschwelle gegenüber Chemikalien so stark herabgesetzt, dass geringste Spuren bei akuten Expositionen symptomauslösend wirken, in Konzentrationen, die bei gesunden Personen noch unwirksam sind.

Beispiel: Der Klimawandel fördert MCS-Symptome

Beispielhaft berichtet Heidemarie H., eine Patientin, die sich bereits in einem sehr schweren Spätstadium von MCS befindet, von der Auslösung akuter Symptome (SHG Wiesbaden, 2010). Bei ihrer jahrelangen Flucht aus unerträglichen Wohnungen glaubte sie im Schwarzwald, weit ab von der „Zivilisation“, vor den akuten Krankheitsschüben durch Chemikalien-Emissionen aus Bau- und Einrichtungsgegenständen einigermaßen geschützt zu sein. Bei einer Hitzperiode im Sommer wurde jedoch auch der Aufenthalt im Wald unerträglich: Die Ozonwerte in der Luft erreichten im dort Rekordmarken, sodass das Ozon mit den organischen Emissionen der Bäume reagierte und dabei einen ätzenden Sommersmog aus oxidierten Terpenen bildete. Die Frau war gezwungen, aus dem Wald und ihrer dortigen Wohnung wiederum in Stadtgebiete zu flüchten. Dort bauen bekanntlich die Stickoxide, die aus den Abgasen von Autos und der Industrie stammen, das Ozon in einer chemischen Reaktion ab. Dieses Beispiel verdeutlicht, dass Wetterlagen, die durch den Klimawandel in Zukunft häufiger auftreten werden, die Lebensbedingungen für MCS-Patienten weiter verschlechtern können, sodass selbst die „reine Natur" für diese Personen unerträglich wird.

Für wissenschaftlich anerkannte Belege genügen jedoch Interpretationen einzelner Fallbeispiele nicht. Daher wird im Folgenden auf epidemiologische und pathophysiologische Studien eingegangen.

3.2.1. Epidemiologische Hinweise

Spektakuläre Ereignisse mit massiver Chemikalieneinwirkung, die mit zeitlicher Verzögerung Zunahmen chronischer Erkrankungen in den betroffenen Bevölkerungsgruppen zur Folge haben, liefern besonders eindrucksvolle Hinweise für die These einer Chemikalien-Exposition als Krankheitsursache. So entsprechen viele der chronischen Krankheitssymptome der Überlebenden der Bhopal-Katastrophe in Indien dem Krankheitsbild MCS (Ross, 2000; Nemery, 1996).

Nach Angaben des Arztes Madhava Prasad Dwivedi, der im Auftrag der indischen Regierung die Opfer in Bhopal untersucht, litten im Jahr 2000 noch immer 200000 Menschen unter Spätschäden vor allem an Lunge und Augen. Dazu kommen geistige Behinderungen und Missbildungen bei Kindern, Chromosomenschäden und chronische Krankheiten. Ständige Erschöpfung, Nervenleiden, Schlaflosigkeit, Schwächeanfälle sind die Symptome bei den Betroffenen. Es gibt keine wirksame Therapie gegen das Bhopal-Syndrom. Seit Jahren sterben jeden Monat 10 bis 15 Menschen an den Vergiftungsfolgen. 2009 war die Situation weitgehend unverändert. Aus Unwissenheit werden die Betroffenen jahrelang mit Antibiotika, Schmerzmitteln und Psychopharmaka behandelt, ohne jemals Linderung oder Besserung ihres Gesundheitszustandes zu erfahren, wie ein Arzt der Sambhavna-Klinik im Armenviertel im Norden Bhopals berichtet. Die Nebenwirkungen der vielen Medikamente hätten die durch das Giftgas verursachten Langzeitschäden oft noch verstärkt (dpa-Berichte 3.12.09).

Als Beispiel kann ferner der eingangs erwähnte Anschlag auf das World Trade Center am 11. September 2001 dienen. Der darauf folgende Einsturz einiger Hochhäuser am Ground Zero hatte eine dokumentierte Zunahme chronischer Krankheiten bei der betroffenen Bevölkerung zur Folge, darunter auch Krankheiten wie die Sarkoidose. Nach einer Studie des New Yorker Albert Einstein Colleges nahm die Zahl der Sarkoidose-Erkrankungen bei Feuerwehrleuten, die am Ground Zero im Einsatz waren, in den ersten 12 Monaten nach dem Anschlag um mehr als das Fünffache zu. Nach Lehrbüchern der Inneren Medizin (z.B. Renz-Polster et al., 2006) gilt die Sarkoidose als eine häufige granulomatöse Systemerkrankung angeblich „unbekannter Ätiologie", bei der in der Lunge und im weiteren Verlauf auch in Gelenken, Haut, Gehirn, Herz, Leber, Milz und Niere epitheloidzellige Granulome bei gleichzeitiger Störung der T-Zellfunktionen vorherrschen. Der Verlauf ist bei 70% der Patienten chronisch, es handelt sich somit um eine vorwiegend chronisch entzündliche Systemerkrankung, die neuerdings als

Sonderform der Typ IV, von manchen Autoren auch als eigenständige Typ V-Allergie bezeichnet wird. Bezüge zur Chemikalien-Überempfindlichkeit sind wahrscheinlich.

Die Ärztin Dr. Joan Reibman vom Bellevue Hospital hat in den Jahren nach dem Anschlag des 11.September bei Tausenden von Bewohnern von Lower Manhattan Atemwegserkrankungen und psychische Störungen festgestellt. Auf politischen Druck behauptete sie später, man könne „nicht hundertprozentig sicher sein, dass es eine Verbindung zwischen dem Staub und diesen Erkrankungen gebe". Dr. Robin Herbert hatte am Mount Sinai Hospital über 20 000 Arbeitern und Rettungskräften untersucht, die am Ground Zero mit den Aufräumungsarbeiten beschäftigt waren, und bei 69% Atemprobleme während der Arbeiten festgestellt. 59 Prozent der untersuchten Personen hatten bei der Untersuchung immer noch Atemprobleme, die sich oft zu chronischem Husten entwickeln. Ein Drittel der Rettungskräfte zeigte abnormale Befunde bei Atemtests, meist Einschränkungen des Lungenvolumens, 40 Prozent hatten psychische Probleme, wie z.B. posttraumatischen Stress und Angstzustände. Hinzu kommen Asthma und Magenbeschwerden. Im Jahr 2007 stieg die Zahl der Personen mit gesundheitlichen Beschwerden wöchentlich um 10 bis 100: darunter Schilddrüsenkrebs, Schilddrüsen-Beschwerden, Atembeschwerden, Nierenleiden, schlechte Blutwerte für die Organe Niere, Leber, Lunge, Schilddrüse. Die Zahl der Personen mit Schilddrüsenkrebs nimmt besonders in den letzten Jahren stark zu, ferner auch Leukämie und andere Blutkrebs-Formen.

Die Anwälte David Worby und Richard Bennett wenden sich gegen Verdrängung und Leugnung der Ursachen: „Das sind verschiedene toxisch wirkende Stoffe, wie z.B. Hunderte Tonnen Asbest, PCB, Cadmium, Thallium, Blei, Dioxin, 60 000 Liter brennendes Flugbenzin, feinste Glassplitter". 400 000 Bewohner New Yorks und 70 000 Hilfskräfte seien in den Wochen nach dem 11. September den „giftigsten Staubwolken seit Hiroshima" ausgesetzt gewesen. Es muss mit einer hohen Dunkelziffer chronischer Erkrankungen nach dem Anschlag gerechnet werden (Der Spiegel, 2007).

Da es sich bei der Sarkoidose um eine vorwiegend chronisch entzündliche Systemerkrankung handelt, sind Bezüge zur Chemikalien-Überempfindlichkeit wahrscheinlich. Möglicherweise ist diese Krankheit mit dem Initialereignis einer lebenslang andauernden Chemikalien-Überempfindlichkeit in Zusammenhang zu bringen. Die Ergebnisse wissenschaftlicher Untersuchungen zur Auslösung chronischer Erkrankungen wie MCS durch Einwirkung von Fremdchemikalien werden im Folgenden genauer dargestellt.

Es gibt eine Reihe von Befunden aus Studien, die auf einen Bezug der MCS-Krankheitssymptome zu Chemikalienexpositionen hindeuten (Zusammengefasst in Pall, 2007; Miller, 2000). In den meisten der zitierten Studien wurde die Symptomatik der Patienten den Kriterien für die Krankheit als „MCS" von Cullen (1987) oder des „American Consensus" für MCS (1999) zugeordnet, die vereinfacht wie folgt lauten:

- unspezifische, nicht auf einen bestimmten Stoff und ein einziges Organ beschränkte Krankheitssymptome,
- schweren Allgemeinsymptome als Folge von nachweisbaren Umwelt-Expositionen,

- stark erhöhte unspezifische Überempfindlichkeit gegenüber geringsten Konzentrationen von gasförmigen Fremdstoffen in der Luft, die bei gesunden Personen keinerlei Wirkungen hervorrufen.

Ausschlusskriterien wie andere chronische Krankheiten sind bei den meisten Studien in der Regel definiert und abgeklärt. Die verwendeten epidemiologischen Befragungsinstrumente (z.B. EESI, QEESI; Quick Environmental Exposure and Sensitivity Inventory) sind standardisiert und haben eine hohe Zuverlässigkeit und Validität, sodass zwischen Personen mit ausgeprägter Chemikalien-Überempfindlichkeit und nicht selektierten Kontrollpersonen mit hoher Sensitivität und Spezifität unterschieden werden kann (Miller, Prihoda, 1999; Fabig, 2000).

Miller (2000) nennt allein 23 verschiedene Studien oder Untersuchungen, in denen Gruppen von Betroffenen eine Chemikalien-Überempfindlichkeit nach wohldefinierten Ereignissen von Chemikalienexpositionen erworben haben. Bei einer dieser Befragungsstudien (Miller, Prihoda, 1999) nannten die betroffenen Patienten als auslösende Chemikalien Lösungs- und Reinigungsmittel (54%), Innenraum-Schadstoffe (45%), Pestizide (24%), Drogen (6%) und Parfums (5%) in abnehmender Häufigkeit der Fälle bezogen auf die MCS-Untersuchungsgruppe. In der gleichen Studie sahen Veteranen des Golfkriegs Öldämpfe sowie das Insektenabwehrmittel (Repellent) Pyridostigmin als wichtigste Auslöser im Zusammenhang mit ihrer Erkrankung. In allen untersuchten Patientengruppen war die Stärke der erfassten Krankheitssymptome signifikant erhöht gegenüber der Kontrollgruppe. Bei den MCS-Patienten fielen besonders kognitive Einschränkungen als Symptome aus dem neurologischen Bereich auf. Alle Patienten der Krankheitsgruppen reagierten nach eigenen Angaben um ein Vielfaches stärker auf flüchtige Stoffe aus verschiedenen Materialien (Tabakrauch, Autoabgase, Benzindämpfe, Insektizide, Farben, Reinigungsmittel, Einrichtungsgegenständen aus Kunststoff) als die Kontrollgruppe.

Ähnliche Ergebnisse erzielten auch Wiesmüller et al. (2008) mit 99 Versuchspersonen, von denen 59 einer selbst-berichteten MCS-Gruppe (sMCS) zugeordnet wurden. Die MCS-Personen gaben mit hohen Prozentanteilen vielfach häufiger starke bis sehr starke negative Reaktionen auf Chemikalien, Kosmetika, Duftstoffe und Zahnwerkstoffe als die Kontrollgruppe an. Sie berichteten von starken Einschränkungen ihrer gesamten Lebensqualität, häufigerem Verlust ihrer Arbeitsplätze und den damit verbundenen Problemen, ihren Lebensunterhalt zu sichern, und von stark eingeschränkter Freizeitgestaltung: Theater-, Konzertbesuche und Reisen wurden deutlich weniger durchgeführt als bei den Kontrollpersonen. Zudem haben Erfahrungen der Umwelt-(Zahn-)Mediziner gezeigt, dass fast alle Patienten mit Multisystemerkrankungen auch Krankheitsursachen im oralen Bereich haben (Höhne, 2009). Gemeint sind hier Zahnwerkstoffe, angefangen von Amalgamfüllungen bis hin zu Gold- und Palladiumkronen.

Innenraumluft-Belastungen spielen eine große Rolle.

In einer Fallstudie mit vier Büroangestellten in einem neu gebauten Großraumbüro, die schon vor Antritt ihrer Arbeitsstelle eine Chemikalienüberempfindlichkeit besaßen, reagierten drei dieser Angestellten mit akuten Symptomen über einen

Zeitraum von fast 2 Jahren, wenn sie sich in dem Raum aufhielten, der mit flüchtigen organischen Kohlenwasserstoffen (VOC) in Konzentrationen zwischen 50 und 200 µg/m³ belastet war (Miller et al., 1999). Da die übrigen rund 170 Angestellten diese VOC-Belastung in der Raumluft vertrugen, lässt sich daraus schließen, dass relativ geringe Konzentrationen flüchtiger Kohlenwasserstoffe, wie sie in Büro-Neubauten üblicherweise vorkommen, bei Personen mit bereits erworbener Chemikalien-Überempfindlichkeit wiederholt akute Krankheitssymptome auslösen können. Ähnliche Ergebnisse erzielten auch Ziem und McTamney (1997) in einer Studie mit 90 Patienten und einem speziell entwickelten Standard-Fragebogen. Die Autoren betonen zusätzlich, dass die klinischen Krankheitssymptome bei verminderter Chemikalien-Exposition in der Regel deutlich zurückgingen und erst dann wieder zunahmen, wenn die Patienten den Chemikalien erneut exponiert waren. Auch die diagnostisch eindeutig feststellbaren Veränderungen im Immunsystem, bei den Atmungsfunktionen, beim Porphyrin-Stoffwechsel, bei Blutgefäßspasmen und bei Funktionen des Nervensystems seien nicht vereinbar mit einer rein psychisch bedingten Krankheitsursache.

Damit wurde deutlich, dass im Krankheitsgeschehen von MCS zwischen zwei Phasen unterschieden werden muss: einer Auslösungsphase (Phase I) mit einer Initialexposition durch Chemikalien, in der ein Sensibilisierungsprozess im Nerven- und Immunsystem stattfindet, und einer Phase II, in der die Sensibilisierung abgeschlossen ist und eine unspezifische Überempfindlichkeit gegenüber vielen verschiedenen flüchtigen Stoffen vorliegt, die bei jeweiliger Exposition kurzfristige Akutsymptome auslösen (Miller, Prihoda, 1999). Nach Rea (1992ff.) kann die Chemikalien-Überempfindlichkeit in Phase I zudem auch durch bestimmte schwere Infektionen ausgelöst werden.

Wärmeisolierung von Gebäuden fördert Chemikalien-Überempfindlichkeit

Das gehäufte Auftreten von MCS oder MCS-ähnlichen Symptomen (Sick-Building-Syndrom) seit den 1980-er Jahren wird auch im Zusammenhang gesehen mit dem verminderten Luftaustausch und der verstärkten Wärmeisolierung der Gebäude, die seit der Energiekrise der 1970-er Jahre in den USA üblich wurde (Ashford, Miller, 1998), und die mit der Energieeinspar-Verordnung in Deutschland in den 1990-er Jahren obligatorisch wurde.

Gebäude und Innenräume spielen als Schadstoffquelle in der Umweltmedizin eine zunehmend wichtige Rolle. Ashford und Miller (1991) stellten einen Zusammenhang zwischen der erhöhten Chemikalienbelastung in Innenräumen, dem Ausbau von Wärmeisolierungen von Gebäuden und der Häufigkeit der Auslösung von MCS fest. Dieser Zusammenhang wurde deutlich, seitdem in den USA ab Mitte der 80-er Jahre verbreitet Maßnahmen zur energiesparenden Isolierung von Gebäuden durchgeführt wurden. Möglicherweise beruht auch das so genannte „Sick-Building-Syndrom“ auf einem ähnlichen Krankheitsmechanismus wie MCS und könnte als eine Sonderform oder auch als ein Anfangsstadium einer typischen MCS aufgefasst werden. Ende der 80-er Jahre berichtete die US-Umweltbehörde (EPA), dass rund 50 Prozent der Meldungen von umweltbedingten Erkrankungen das Sick-Building-Syndrom betrafen (zit. nach Pall, 2007, S. 219). Von 1945 bis 1980 nahm die

Produktion synthetischer organischer Chemikalien um das 15-Fache zu (Ashford, Miller, 1998, S. 18). Die meisten dieser Stoffe wurden bei Bau und Ausstattung von Innenräumen verwendet, die etwa zur gleichen Zeit (ab 1980) hermetisch gegen Luftzug isoliert wurden. Da viele dieser Chemikalien relativ niedrige Siedepunkte besitzen, gasen sie im Laufe der Zeit langsam aus Möbeln, Bodenbelägen und Teppichen, Farben und Lacken aus und reichern sich in der Innenraumluft an. Nach Studien der US-Umweltbehörde wurden in Gebäuden mehr als 800 gasförmige Substanzen nachgewiesen, die im wesentlichen aus Baumaterialien und Einrichtungsgegenständen stammen, darunter hauptsächlich 1,1,1-Trichlorethan, Xylol, Benzol, Ethylenbenzol, Tetrachlor-ethylen, Dichlorbenzol, Chloroform, Styrol, jeweils in Konzentrationen von 1 bis 20 µg/m³ (zit. nach Maschewski, 1996).

Nicht verwunderlich erscheint in diesem Zusammenhang die von Donnay (2006) in der Zeit zwischen 1986 und 1995 dokumentierte deutliche Zunahme von Fachpublikationen über MCS, die als ein indirektes Maß für eine entsprechende Zunahme von MCS-Fällen in Kliniken und Arztpraxen gelten könnte. Diese Zunahme steht offenbar wiederum im Zusammenhang mit der in der gleichen Zeit ebenfalls zunehmenden Chemikalienbelastung in Innenräumen.

Ashford und Miller (1991) kommen nach Auswertung einer Vielzahl von Krankheitsverläufen zu folgender Einteilung von drei verschiedenen Populationen in der Bevölkerung mit besonders hohem Risiko, eine andauernde Überempfindlichkeit gegenüber sehr niedrigen Konzentrationen von Umweltchemikalien zu erlangen:

1. Personen mit unspezifischer Überempfindlichkeit gegenüber dem Aufenthalt in bestimmten Gebäuden („sick building syndrom),
2. Personen mit Beschäftigungsverhältnissen in der Industrie,
3. Personen, die in mit Umweltchemikalien belasteten Gemeinden leben.

Allein diese Zusammenstellung deutet darauf hin, dass die Personengruppe mit erworbener Chemikalien-Überempfindlichkeit nicht zufällig in der Bevölkerung verteilt ist.

Eine Untersuchung von 157 MCS-Patienten am Fachkrankenhaus Nordfriesland in Bredstedt ergab bei den meisten dieser Patienten einen Zusammenhang mit spezifischen Schadstoffexpositionen bei gleichzeitiger Einwirkung weiterer Krankheitsfaktoren wie familiäre Disposition, psychosoziale Faktoren, und einer allergischen Disposition. Eine deutliche Erhöhung des MCS-Risikos resultiert demnach aus der Kombination von Schadstoffexpositionen und den anderen Krankheitsfaktoren, vor allem psychosoziale Belastung (Stress). Eine relativ geringe Schadstoffmenge reicht bei Vorliegen der zusätzlichen Krankheitsfaktoren aus, um ein ähnliches Krankheitsbild zu erzeugen wie bei hoher Schadstoffbelastung ohne zusätzliche Faktoren. Patienten, die einer Kombination von Schadstoffen, z.B. Biozide und Lösungsmittel, sowie psychosozialen Belastungen ausgesetzt sind, haben ein deutlich erhöhtes MCS-Risiko, das wesentlich über demjenigen bei Einwirkung einzelner Faktoren liegt (Bauer et al., 2004).

Widersprüchliche Aussagen der RKI-Studie

Bestätigt wird die Annahme einer erworbenen Chemikalienüberempfindlichkeit auch durch die Ergebnisse der Befragungen und Geruchsreiz-Untersuchungen im Rahmen der RKI-Studie (Umweltbundesamt, 2003 und 2005). Danach sind MCS-Patienten viel häufiger von einer besonderen Geruchsempfindlichkeit, Geschmacksstörungen, Ohrgeräusche (Tinnitus), abnehmendes Leistungsvermögen, sowie chronischer Müdigkeit nach akuter und/oder chronischer Fremdstoffexposition über die Atemluft betroffen als Kontrollpersonen.

Eine systematische Befragung bei den MCS-Patienten der RKI-Studie (Umweltbundesamt, 2003) ergab eine besondere Empfindlichkeit gegenüber 28 ausgewählten chemischen Stoffen. Die Patienten reagierten auf diese Stoffe in der Regel mit starken bis sehr starken Beschwerden. Besonders starke Wirkungen verursachten bestimmte Parfumstoffe sowie Pilz-Allergene. Die MCS-Patienten empfanden die von den Stoffen ausgelösten Symptome häufiger als sehr stark als die zum Vergleich befragten Allergiker. Die Patienten, die sich selbst einer MCS zuordneten („sMCS-Patienten") führten in hochsignifikanter Mehrzahl ihre starken Beschwerden ursächlich auf die Einwirkung von Umweltstoffen zurück.

In einer speziellen Teilstudie (Erlangener multizentrische Teilstudie; Umweltbundesamt, 2000) wurde bei den Patienten mit MCS-Verdacht die Riechschleimhaut mit geringen Konzentrationen verschiedener Geruchsstoffe und Lösungsmittel gereizt. Damit sollte beispielhaft die Wirkung von Chemikalien auf das olfaktorische System, bestehend aus Riechschleimhaut der Nase, dem Riechnerv sowie den sensorischen Zentren des Geruchssinns in der Großhirnrinde, nachgewiesen werden. Dabei zeigte 2-Propanol im Hintergrund-EEG bei nicht wahrnehmbaren Geruchskozentrationen deutliche Veränderungen. Durchweg schätzten die MCS-Patienten ihre Müdigkeit nach Einwirkung der Geruchsstoffe als stärker ein als die Kontrollgruppe. Die Wachheit (Vigilanz) sowie die motorische Koordinationsfähigkeit scheint bei den MCS-Patienten im täglichen Leben ebenfalls stärker beeinträchtigt zu sein. Die Autoren der Studie werten diese Ergebnisse dennoch als Artefakte, die in weiteren Studien zu überprüfen seien, und halten sie somit für nicht verwertbar, vermutlich weil das Endergebnis der Studie keinen begründeten Nachweis für Chemikalien als Krankheitsursache erbringen sollte.

Dementsprechend bezeichnen die an der RKI-Studie beteiligten Wissenschaftler einen Kausalzusammenhang zwischen einer Belastung mit Umweltchemikalien und den berichteten Beschwerden in 66% der Fälle als „eher unwahrscheinlich". Eine umweltbedingte Erkrankung „im engeren Sinne" wurde nur bei 22% der Patienten bejaht (siehe die Zusammenfassung auf S. 27, Umweltbundesamt, 2003).

In der Endanalyse kommen die Autoren der Studie – im Gegensatz zu den oben dargestellten Befunden – zum Schluss, dass für eine Einstufung von MCS als „im engeren Sinne umweltbedingte Erkrankung" „keine völlig eindeutigen Kriterien" gebe. Statt dessen müsse „jeder einzelne Fall auf Grund seiner besonderen Entwicklung und Problemlage" gesondert begutachtet und beurteilt werden (S. 308). Dementsprechend lehnte die Mehrzahl der begutachtenden Ärzte eine Einordnung der untersuchten MCS-Patienten zu den „im engeren Sinne den umweltbedingten Krankheiten" ab. In 67% der Fälle soll ein Einfluss von schädigenden Umweltfaktoren (Umweltnoxen) „eher unwahrscheinlich" sein. Die

Umweltambulanz Gießen (Leitung Prof. Eikmann) bescheinigte keinem einzigen der untersuchten Fälle eine Umweltrelevanz, sondern diagnostizierte in 70% der Fälle eine psychische bzw. psychosomatische Störung. Der relativ hohe Anteil einer Zuordnung von Umwelteinflüssen bei den Patienten der Umweltambulanz Bredstedt, der von der Einschätzung der übrigen Institute stark abwich, wurde auf „das besondere Profil“ dieser Klinik zurückgeführt.

Flüchtige organische Stoffe (VOC) sind besonders wirksam.

Es gibt – im Gegensatz zur oben erwähnten RKI-Studie – eine Vielzahl von weiteren Studien, die einen Zusammenhang zwischen Chemikalien-Exposition und den teilweise schweren allgemeinen Krankheitssymptomen nachweisen oder nahe legen (siehe Miller, 2000). Sinnvollerweise sollte eine Studie zu den Ursachen von MCS eine Befragung der diagnostizierten MCS-Patienten nach Symptomen und Befindlichkeit mit einem Biomonitoring von vermuteten auslösenden Umweltchemikalien verknüpfen. Darauf hatte die RKI-Studie verzichtet.

Mehrere Studien untersuchen die Wirkung von flüchtigen organischen Stoffgemischen (VOC), wie sie in Wohn- und Arbeitsräumen häufig vorkommen (siehe Ashford, Miller, 1991). Dabei spielen Einwirkungen und Reizungen der oberen Luftwege durch flüchtige organische Stoffe offenbar eine besondere Rolle. Eine Studie des MIT (Massachusetts Institute of Technology) zeigte mit einem doppelblinden Provokationstest, dass Lösungsmittel- und VOC-Gemische in niedrigen Konzentrationen typische MCS-Symptome auslösen können. Die untersuchten 50 MCS-Patienten reagierten auf die Provokation mit verschiedenen VOC-Stoffen (Formaldehyd, Alkohol, Erdgas, Phenol und Dinitrophenol) signifikant häufig mit Krankheitssymptomen im Vergleich zu den Personen, die mit Placebos gereizt worden waren. Damit war ein plausibler Zusammenhang zwischen den Symptomen einer Chemikalien-Sensibilisierung und Fremdstoffexpositionen beschrieben (Ashford, 1999).

Patienten, die auf Chemikalien und Duftstoffe in der Luft mit Symptomen der oberen Luftwege (Husten, Sekretfluss) reagieren, dabei aber keine typischen Merkmale für allergische oder asthmatische Reaktionen zeigen, besitzen eine erhöhte Empfindlichkeit gegenüber niedrigen Konzentrationen des Reizstoffs Capsaicin und reagieren darauf mit Hustenanfällen. Diese Überempfindlichkeit bleibt über mehr als 5 Jahre erhalten und ist mit einer deutlichen Verminderung der Lebensqualität verbunden. Es handelt sich also um eine Sensibilisierung der Schleimhäute der Luftwege, die durch einen speziellen Chemikalien-Rezeptor, den TRPV1-Rezeptor, ausgelöst und vermittelt wird. Dass dieser Rezeptor bei der Auslösung von MCS und bei der Ausprägung der Symptome eine besondere Rolle spielt, wird später in Kapitel 6.1.3 noch Gegenstand der Erörterung sein. Die dadurch erworbene Überempfindlichkeit bleibt später auch gegenüber anderen Fremdchemikalien bestehen. Dies stellt ein für MCS typisches Merkmal dar (Johansson et al., 2002; Millqvist, 2000; Ternesten-Hasseus, et al. 2007;). Wie später noch genauer erläutert wird, deutet diese Capsaicin-Überempfindlichkeit auf einen zentralen biochemischen Mechanismus bei MCS hin, bei dem der so genannte NMDA-Rezeptor eine Rolle spielt.

Baines et al. (2004) stellten bei einem Biomonitoring mit diagnostisch überprüften MCS-Patienten signifikant erhöhte Konzentrationen verschiedener flüchtiger organischer Substanzen (VOC, volatile organic compounds) im Blutserum fest, die typisch für die Belastungen durch kontaminierte Raumluft sind: Chloroform und Benzol zeigten erhöhte Serum-Konzentrationen, bei verschiedenen Trimethylbenzol-Isomeren und gesättigten aliphatischen Kohlenwasserstoffen wie Hexan waren die Serumkonzentrationen signifikant erniedrigt. Der erhöhte Chloroform-Wert wurde mit dem Konsum von chloriertem Trinkwasser der Stadt Toronto, Kanada, oder dem Einatmen des chlorierten Wasserdampfes beim Duschen in Verbindung gebracht. Die höheren Chloroform-Konzentrationen im Serum können auf Polymorphismen bei den Genen für den Fremdstoffmechanismus beruhen, die zu einem verlangsamten Metabolismus der Fremdstoffe und damit zu deren Anreicherung bei MCS-Patienten führen („Slow Metabolizers"; Dybing, Soderlund, 1999). Die erniedrigten Werte verschiedener VOC-Verbindungen deuten andererseits auf einen verstärkten Metabolismus bei MCS-Patienten hin, durch den toxische Zwischenprodukte gebildet werden, die möglicherweise die Symptome auslösen.

Nach einer weiteren US-amerikanischen epidemiologischen Studie sind verschiedene Chemikalien bei einem größeren Teil der Testpersonen (56%) Auslöser von „ernsten Krankheitssymptomen". Dazu gehören: Reinigungsmittel (88,3%), Tabakrauch (82,6%), Parfum (81,2%), Pestizide (81,2%), Autoabgase (72,5%). Lediglich bei 1,4% der Betroffenen gab es Berichte über vorherige seelische Probleme, und bei 37,7% entstanden seelische Probleme erst nach Auftreten der Überempfindlichkeit. Die betroffenen Patienten hatten in Fragebögen eine Überempfindlichkeit gegen allgemein übliche chemische Produkte angegeben (Caress et al., 2002). In einer weiteren Studie mit 1582 Personen aus Atlanta, USA wurde gezeigt, dass 12,5% von diesen an einer Überempfindlichkeit gegenüber alltäglichen Chemikalien litten. Dieser Wert liegt nahe bei dem Wert von 15% der amerikanischen Bevölkerung, die gegenüber geringen Konzentrationen von Chemikalien überempfindlich sind. 13,5% von diesen überempfindlichen Personen mussten deswegen ihren Beruf aufgeben. 55% von diesen Patienten waren zuvor Pestiziden (27,5%) oder Lösungsmitteln (27,5%) ausgesetzt. 74% der Betroffenen hatte gleichzeitig Allergien gegen natürliche Substanzen (Caress, Steinemann, 2003).

Dauerexposition von Personen durch flüchtige organische Verbindungen (VOC, Volatile Organic Carbons) und anderer Chemikalien in niedrigen Konzentrationen in der Umgebungsluft führt zu zwei verschiedenen Symptomkomplexen: zu andauernden allgemeinen und unspezifischen Krankheitssymptomen sowie zu einer erworbenen Überempfindlichkeit gegenüber erneuter akuter Exposition von Fremdstoffen, z.B. Duftstoffen in Parfum-Mischungen. Wenn also die unspezifische Chemikalien-Überempfindlichkeit nach Ablauf einer bestimmten Latenzzeit einmal erworben wurde, löst eine erneute Exposition gegenüber flüchtigen organischen Stoffen in geringsten Konzentrationen in der Luft sofortige Allgemeinsymptome aus. Diese Konzentrationen liegen in der Regel weit unterhalb der Richtwerte der WHO und des Umweltweltbundesamtes (UBA) für Innenraum-Belastungen und auch um Größenordnungen unterhalb der Werte, die bei nicht sensibilisierten Kontrollpersonen Überempfindlichkeits-Symptome auslösen (Umweltbundesamt, „RKI-Studie", 2003; Shinohara et al., 2004; Saito et al., 2005). Auch andere

Befunde bestätigen, dass die Schwellenwerte, die Symptome hervorrufen, extrem niedrig, d.h. unterhalb des 95. Perzentils für Reaktionen der Allgemeinbevölkerung, liegt. (Der 95. Perzentil gibt die niedrigsten Konzentrationen von Fremdstoffen in der Luft an, bei denen bei lediglich 5% der Bevölkerung noch Symptome auftreten, d.h. bei 95% der Bevölkerung treten dann keine Symptome auf) (Hornberg, 1999).

Die Luftwege scheinen bei all diesen Fällen eine besondere Rolle bei der Auslösung von MCS zu spielen. Damit liefern die zitierten epidemiologischen Studien zur Wirkung flüchtiger organischer Substanzen erste Hinweise zum Auslösungsmechanismus bei MCS. Die Funktion der Schleimhäute der Luftwege hat bei der bei der Auslösung des Krankheitsmechanismus eine besondere Bedeutung und wird Thema späterer Kapitel sein.

Chemikalien-Überempfindlichkeit bedeutet oft Medikamenten-Überempfindlichkeit.

MCS-Patienten haben große Probleme bei der Therapie anderer Krankheiten mit Medikamenten. Deren Nebenwirkungen werden von Menschen mit Chemikalien-Überempfindlichkeit (Golfkriegssyndrom, MCS) in weitaus höherem Maße wahrgenommen als von gesunden Kontrollpersonen (Miller, Prihoda, 1999). Wirkstoffe in Medikamenten stellen für den Körper bekanntlich Fremdstoffe dar, die den verschiedenen Mechanismen des Fremdstoffmetabolismus unterliegen. Eine japanische Studie hat gezeigt, dass etwa 60% der Patienten, die von Ärzten mit der Diagnose „MCS“ belegt worden waren, Probleme oder Unverträglichkeiten mit den eingesetzten Pharmaka und Anästhetika hatten. Hier besteht das Problem, dass die Patienten bei chirurgischen Eingriffen teilweise auf Anästhetika verzichten müssen, um schwere Krankheitssymptome zu vermeiden, wie auch aus deutschen Selbsthilfegruppen berichtet wird. Die Studie ergab ferner, dass sich besonders Lidocain für MCS-Patienten unverträglich erwies. Weitere Wirkstoffe wie Coffein, Aspirin, Chlorphenylamin-Maleat, Minocyclin-Hydrochlorid, Levofloxacin, und andere zeigten ebenfalls signifikant häufiger schwere Nebenwirkungen bei MCS-Patienten. Bei vielen betroffenen Patienten traten in der persönlichen Krankheitsgeschichte auch Allergien auf, sodass die Unverträglichkeiten der MCS-Patienten auch mit Allergien in Verbindung gebracht wurden (Suzuki, J., et al., 2004).

Bei einem großen Teil der bei einer japanischen Studie befragten Patienten wurden im Blut mehrere der die Symptome auslösenden Chemikalien in erhöhten Konzentrationen nachgewiesen. Wenn die Patienten in ihrem täglichen Leben die Chemikalien vermieden, verringerten sich die Krankheitssymptome regelmäßig (Saito et al., 2005).

Überempfindlichkeiten gegenüber Medikamenten werden auch von Patienten mit den verwandten neurodegenerativen Krankheiten wie die Parkinson-Krankheit berichtet. So zeigten sich einige der untersuchten Parkinson-Patienten als äußerst empfindlich gegenüber der damals noch üblichen Therapie mit L-Dopa. Nach wiederholter Verabreichung reagieren sie auf abnehmende geringste Dosen mit schweren motorischen Symptomen und Verhaltensstörungen („Tics“, Grimassen, Wutausbrüchen, usw.). Gleichzeitig nahm auch die Sensitivität gegenüber anderen Einflüssen und Beeinträchtigungen aus der Umwelt zu, wie z.B. gegenüber Lärm und anderen Stressreizen (Sacks, 1991). Dies deutet auf einen fortschreitenden Krankheitsverlauf mit immer weiter verstärkter Sensibilisierung bestimmter Hirnbereiche gegenüber der verabreichten Substanz hin, ähnlich wie dies auch bei MCS-Patienten der Fall ist. Gleichzeitig verliert der Organismus sein im gesunden Zustand durch das intakte Hormon-, Immun- und Nervensystem aufrechterhaltene labile physiologische Gleichgewicht. Parkinson-Patienen empfinden die kurzen relativ beschwerdefreien Phasen, die mit der L-Dopa-Therapie erreicht wurden, wie „einen Nagel, den man auf der Spitze zu balancieren versucht“. Im weiteren Verlauf der Therapie „gab es diesen gewissen kritischen Punkt. War er überschritten, begann die Situation instabil zu werden, die Instabilitäten weiteten sich aus. ... Diese extremen Zustände wurden immer zahlreicher, in furchterregender Weise demonstrierten sie eine positive Rückkopplung ...“ (Sacks, 1991). Hier wird deutlich, wie eng die Mechanismen der Sensibilisierung bei Parkinson- und MCS-Patienten offenbar zusammenhängen.

Umweltgifte wirken in therapeutischen Konzentrationen von Medikamenten.

Hinweise für toxische Wirkungen von Chemikalien, die auch für die Auslösung von MCS in Frage kommen, ergeben sich auch aus Daten über die Belastungssituation von Personen mit Chemikalien-Überempfindlichkeit: Danach liegen die Konzentrationen einiger in der Umwelt verbreitet vorkommender Pestizide (Endosulfan, Dieldrin, DDT, DDE) sowie chlorierter Kohlenwasserstoffen im Blut von 200 Testpersonen mit bis zu 1 ng/ml (Nanogramm pro Milliliter) im Bereich der therapeutischen Wirkkonzentrationen vieler Medikamenten-Wirkstoffe mit ähnlicher Strukturformel (Digoxin, Haloperidol, Clonidin). Die Blutkonzentrationen einiger Organochlor-Pestizide mit Östrogen-artiger Wirkung liegen außerdem weitaus höher als die natürlicher Hormone im Blut des Menschen (Rea et al., 2001). Damit erscheinen pharmakologische Wirkungen dieser Fremdstoffe sowie störende Wechselwirkungen und synergistische toxische Wirkungen mit den Medikamenten-Wirkstoffen zumindest nicht ausgeschlossen.

Besonders starke Nebenwirkungen von Medikamenten wurden bei Personen mit Chemikalien-Überempfindlichkeit schon früher beobachtet (Rea, 1996). Die gefundenen hohen Blutkonzentrationen von Chloroform und Trichlorethylen liegen außerdem in einem Bereich, in dem langzeitige toxische Symptome wie Übelkeit, Müdigkeit, Gedächtnisstörungen, Kopfschmerzen auftreten können. Die Symptome ähneln denen von Patienten, die gerade aus einer Anästhesie erwacht sind. Da im Blut häufig mehr als 6 verschiedene Umweltschadstoffe vom Typ der chlorierten Kohlenwasserstoffe nachzuweisen sind, addieren sich die Wirkkonzentrationen dieser Stoffe zu Werten, die über die therapeutischen Wirkkonzentrationen häufiger Medikamente hinaus gehen. Die Vermutung, dass bestimmte chemische Umweltgifte und Pharma-Wirkstoffe mit vergleichbarer Toxizität bei den verbreitet gegebenen Blutkonzentrationen einen starken Einfluss auf den Gesundheitszustand und die Auslösung von Krankheiten haben, liegt daher sehr nahe. Hinzu kommt, dass einige dieser Stoffe in den festgestellten Konzentrationen Einflüsse auf das Hormonsystem haben, wie an Veränderungen des Menstruationszyklus bei Frauen mit Chemikalien-Überempfindlichkeit festgestellt wurde (Rea, 1996).

Das TILT-Konzept von Ashford und Miller: Der durch Schadstoffe induzierte Toleranzverlust

Es besteht also ein Zusammenhang zwischen den Krankheitssymptomen und einer inneren Belastung durch Chemikalien, die Folge einer vorangegangenen Chemikalienexposition ist. Die Einwirkung toxischer Stoffe kann demnach zu einem Verlust der Toleranz gegenüber einem breiten Spektrum von Chemikalien führen. Ashford und Miller (1998) formulierten ein entsprechendes Konzept zur Erklärung dieses Phänomens, das so genannte „TILT-Konzept" (toxicant induced loss of tolerance), das in mehreren Studien auch an Tiermodellen aufgezeigt und bestätigt wurde (Overstreet et al., 1996; Sorg, 1996; Rogers et al., 1999). Danach führen entweder chronisch einwirkende Dauerexpositionen niedriger Chemikalien-Konzentrationen oder auch massive kurzzeitige Einwirkungen hoher Schadstoff-Konzentrationen, wie sie z.B. bei Rauchvergiftungen nach Bränden auftreten, zur unspezifischen Chemikalien-Überempfindlichkeit, also einem Toleranzverlust gegenüber niedrigen Konzentrationen von körperfremden Stoffen.

Ein weiterer starker Hinweis auf einen unspezifischen Sensibilisierungsmechanismus stellen die Ergebnisse der Anwendung des so genannten Immuntoleranztests (ITT) der Firma Immumed Diagnostics (später AntOx GmbH und Lab4more GmbH) in München dar. Er dient zur Feststellung einer unspezifischen Überempfindlichkeit von Immunzellen gegenüber Fremdstoffen (siehe Kapitel 6.10., Diagnostische Marker von MCS). Dabei werden die Immunzellen des Patienten mit dem zu testenden Fremdstoff „in vitro", d.h. im Reagenzglas exponiert und anschließend die Abgabe von immunologischen Botenstoffen (Zytokinen) bestimmt. Bei MCS-Patienten induzieren Fremdstoffe in subtoxischen Konzentrationen wie z.B. eine Lösungsmittel-Mischung die Abgabe von Interferon-Gamma (Ifn-γ) und Interleukin-10 (Il-10). Die Lymphozyten gesunder Personen reagieren nicht auf die Schadstoffe, jedoch deutlich auf ein Influenzavirus-Referenzantigen. Dies wurde in einer Studie mit 40 MCS-Patienten nachgewiesen. Damit konnte gezeigt werden, dass die Immunzellen von MCS-Patienten hochempfindlich auf Schadstoffe ansprechen und offenbar durch eine vorangegangene Schadstoff-Exposition sensibilisiert worden sind. Darüber hinaus lassen sich die meisten der bei MCS beobachteten Krankheitssymptome, insbesondere die der Müdigkeit, Abgeschlagenheit und Erschöpfung und auf die Wirkung des Ifn-γ zurückführen, das von den sensibilisierten Zellen ins Blut ausgeschieden wird. (Mayer et al., 2002). Auf diese Krankheitsmechanismen wird in Kapitel 6 noch genauer eingegangen.

Ferner ist zu erwähnen, dass die erhobenen klinisch-chemischen Laborparameter von Patienten mit erwiesener Chemikalienüberempfindlichkeit in der Regel nicht übereinstimmen mit denjenigen der Patienten, die zwar eine Chemikalienüberempfindlichkeit behaupten, aber an einer psychischen oder psychosomatischen Erkrankung leiden (Ziem, McTamney, 1997). In der gleichen Studie betonen die Autoren, dass die Symptome stets erst nach einer Chemikalien-Exposition auftraten. Die untersuchten Patienten berichteten, dass in der Zeit vor der jeweiligen Exposition keinerlei Symptome von MCS oder anderen chronischen Krankheiten wahrgenommen wurden. Darüber hinaus hatte nur ein kleiner Teil der befragten Patienten mit Chemikalien-Überempfindlichkeit (10,3%) „emotionale

Probleme“ vor der Auslösung der Überempfindlichkeit, während 19,5% der Patienten diese Probleme nach Auslösung der Krankheit verspürten, was ebenfalls gegen eine Somatisierung psychischer Störungen spricht (Caress, Steinemann, 2004b).

Ähnliche Befunde berichten Bauer et al. (2007) von einer Studie mit 113 MCS-Patienten im Vergleich zu 42 Patienten mit psychosomatischen Erkrankungen und 47 gesunden Personen. Die MCS-Patienten unterschieden sich von der gesunden Kontrollgruppe signifikant in allen untersuchten Variablen. Zusätzlich zeigten die MCS-Patienten im Vergleich zur psychosomatischen Kontrollgruppe signifikant häufiger und schwerer Symptome des zentralen und peripheren Nervensystems, der Schleimhautreizung und der Infektanfälligkeit. Die neuropsychologischen Symptome unterschieden sich dagegen in den beiden Patientengruppen nicht signifikant. Dagegen waren Ängstlichkeit und Depressionen bei der psychosomatischen Vergleichsgruppe deutlich stärker ausgeprägt als bei den MCS-Patienten (Bauer et al., 2007). MCS-Patienten sind als Fazit dieser Studie offenbar stark durch eine psychosomatische Begleiterkrankung beeinträchtigt, die jedoch eindeutig mit einem organischen Verlauf der Krankheit zusammenhängt und von den Symptomen rein psychosomatischer Patienten zu unterscheiden ist.

Betrachtet man die genannten Fakten in ihrer Gesamtheit, muss MCS als chronische Systemerkrankung aufgefasst werden, die in fast allen in der Literatur beschriebenen Fällen auf Chemikalienexpositionen zurückzuführen ist.

Nicht zuletzt sei auf eine Vielzahl von **Tiermodellen** hingewiesen, bei denen durch verschiedene Chemikalien stets das gleiche oder ähnliche Krankheitsbild mit den typischen MCS-Symptomen „künstlich“ erzeugt werden konnte (siehe Zusammenstellung bei Pall, 2008). Dabei zeigte sich, dass unterschiedliche Chemikalien, vor allem aber verschiedene Pestizide vom Typ der Organophosphate und Pyrethroide sowie leicht flüchtige organische Kohlenwasserstoffe bei den Tieren MCS-ähnliche Krankheitsverläufe auslösen, die außerdem mit ähnlichen oder gleichen diagnostischen Parametern verbunden sind wie bei menschlichen MCS-Patienten, darunter Marker wie 3-Nitrotyrosin, Peroxynitrit, Oxidativer Stress, Schädigung der Blut-Hirn-Schranke, und erhöhte Werte von Stickstoff-Monoxid (siehe z.B. Abou-Donia et al., 2002; Abu-Quare und Abou-Donia, 2001; Abu-Quare et al., 2001; Abdel-Rahman et al., 2002). Die Ergebnisse verschiedener Tierstudien werden in Kapitel 6.2.6. genauer dargestellt.

3.2.2 Das Golfkriegssyndrom als Variante von MCS

Epidemiologische Untersuchungen mit Soldaten des Golfkriegs von 1992 liefern weitere Befunde dafür, dass massive Chemikalien-Einwirkungen zu chronischen Krankheiten führen können. Die Ergebnisse dieser Studien führten zu einem neuen Krankheitsbild, dem „Golfkriegssyndrom“, das je nach Lehrmeinung als Spezialfall oder Vorstufe von MCS gedeutet werden kann. Als Beispiel sei eine Studie mit 186 MCS-Patienten und 72 Golfkriegsveteranen genannt, bei denen eine vorangegangene Exposition durch Pestizide oder Innenraum-Luftschadstoffe in signifikantem Zusammenhang mit einer Überempfindlichkeit gegenüber Chemikalien, Nahrungsbestandteilen und Medikamenten stand (Miller, Prihoda, 1999).

Bei Golfkriegs-Veteranen ist die Häufigkeit des Vorkommens einer Multiplen Chemikalien-Überempfindlichkeit oder einer chronischen Multisymptom-Krankheit nach CDC-Kriterien (Center of Disease Control) etwa 3,5-fach erhöht im Vergleich zu Veteranen, die nicht beim Golfkrieg eingesetzt waren. Zudem erwies sich ein militärischer Einsatz am Golfkrieg als streng korreliert mit dem Erwerb eines chronischen Erschöpfungssyndroms (CFS) sowie mit chronisch andauernden Schmerzzuständen, beides Multisystem-Merkmale, wie sie auch bei MCS-Patienten vorkommen (Thomas et al., 2006a und 2006b). Golfkriegs-Veteranen waren bekanntlich einer Vielfalt von Chemikalien exponiert, wie z.B. Abgase, Ruß und Feinstaub von Ölbränden und Granaten, Pestizide vom Typ der Organophosphate und Pyrethroide, Pyridostigmin-bromid als Gegenmittel gegen Kampfstoffe, Flammschutzmitteln, Lösungsmitteln, besonderen militärischen Treibstoffen wie z.B. „JP-8“ , Uranstaub, dem Insekten-Repellant DEET (N,N-Diethyl-m-toluamid) und Psychopharmaka (Haley, 1997; Pall, 2008) (siehe auch Kapitel 6.3). Psychopharmaka vom Typ der Serotonin-Wiederaufnahmehemmer hemmen mindestens 5 verschiedene Enzyme des Cytochrom-P450-Entgiftungssystems (Gleiter, 1998) und machen die Soldaten offenbar besonders empfindlich gegenüber Chemikalien-Wirkungen.

Das Golfkriegssyndrom erweist sich somit als eine Folge einer additiven oder auch synergistischen Wirkung verschiedener Umweltfaktoren. Die Kriegsveteranen erscheinen damit als eine geeignete Gruppe von besonders exponierten Personen im Vergleich zu Personen mit „Normalexposition“ für toxikologische Kohortenstudien. Die erhöhte Prävalenz (Häufigkeit) von MCS und CFS bei Golfkriegsveteranen legt somit einen Zusammenhang mit der erhöhten Chemikalienexposition nahe. Zur gleichen Aussage kamen auch eine Metastudie von Thomas et al. (2006a und 2006b), die insgesamt mehrere Tausend US-amerikanische Golfkriegsveteranen erfasste, sowie weitere Studien von Bell et al. (1998); Miller, Prihoda, (1999); Kipen et al., (1999). Die betroffenen Veteranen klagten über Mehrfachsymptome, darunter Müdigkeit, Depressionen, Reizbarkeit, Gedächtnis- und Konzentrationsschwierigkeiten, Muskelschmerzen, Kurzatmigkeit, Hautausschläge, Magen-Darm-Beschwerden mit Durchfall, also Symptome, die auch bei MCS auftreten.

Merz (2004) interpretiert das „Golfkriegs-MCS“ als Folge eines Synergismus von mindestens 4 verschiedenen Stoffen: Chlorpyrifos (Insektizid gegen Flöhe), Pyridostigminbromid (PB, ein Carbamat als Vorbeugung gegen Nervengas gespritzt), Diethyltoluamid (DEET, Insektizid gegen Stechmücken), Permethrin (Desinfektion der Uniformen) (Haley, 1997).

3.3. Berufliche Chemikalien-Expositionen und MCS

Offenbar gibt es auch einen Zusammenhang zwischen der Häufigkeit des Auftretens von MCS und bestimmten Berufsgruppen, in denen eine Chemikalienexposition zum Arbeitsalltag gehört, wie eine Studie von W. Maschewsky (2000) mit über 600 untersuchten MCS-Erkrankten aufzeigte. Maschewsky fand demnach typische „MCS-Berufe“ wie Chemielaboranten, Drucker, Raumausstatter, Maler/Lackierer, verschiedene Gesundheitsberufe,

Ingenieure und auch Lehrer. Technische Sonderfachkräfte, darunter Laboranten, Technische Assistenten (MTAs und BTAs), Biotechniker, Chemie-Facharbeiter, Metallberufe, Gesundheits-Dienstberufe wie Arzthelferinnen und Krankenschwestern haben danach sogar ein 10-fach erhöhtes MCS-Risiko (Odds-Ratio, OR >= 10).

Die erhöhte Zahl von MCS-Kranken bei diesen Berufen lässt sich als Expositionseffekt und nicht als Zufalls-, Dispositions-, Selektions- oder Thematisierungseffekt erklären. Hohe Umweltbelastungen, besonders chemische Luftbelastungen und direkter Chemikalien-Kontakt, sind also noch vor speziellen psychosozialen Belastungen an der Auslösung von MCS beteiligt, wenn auch die psychosozialen Belastungen, wie sie z.B. beim Lehrerberuf gegeben sind, den Krankheitsverlauf förderten. Häufigkeit und Schwere der Krankheitssymptome korrelierten mit chemischer, arbeitshygienischer und schwach mit psychosozialer Belastung. Zu den am häufigsten der genannten belastenden Chemikalien zählen Formaldehyd (55%), Pestizide (49%), Lösungsmittel (43%), Autoabgase (42%), Luftbelastungen durch Tabakrauch (35%), Pyrethroide (32%), Reinigungsmittel (30%), Schimmel-Ausdünstungen (30%). Bei den genannten bzw. nachgewiesenen Chemikalien überwogen auffällig die neurotoxischen Substanzen (u.a. Lösungsmittel, Pestizide, Desinfektionsmittel, Holzschutzmittel, Pyrethroide, Amalgam). Bei Lehrern, einigen Gesundheitsberufen und Ingenieuren wird auch Arbeitsstress neben anderen Umwelt-Expositionen als wesentlicher Faktor für das MCS-Risiko genannt. Auch eine schlechte Wohnlage z.B. in Gewerbegebieten, nahe Mülldeponien und Verbrennungsanlagen, stark befahrene Straßen, Ölheizungen, sowie holzverkleidete Decken und Wände werden von MCS-Patienten häufig genannt und korrelieren mit dem Krankheitsbild. Unterschiedliche Expositionen führen demnach zu einer relativ homogenen Ansammlung von Krankheitssymptomen des MCS (Maschewsky, 2000).

Mehrere Studien berichten von MCS-ähnlichen Symptomen bei Arbeitnehmern, die bei ihrer Arbeit regelmäßig Chemikalien ausgesetzt sind (Morrow et al., 1990; McKeown-Eyssen et al., 2001; Zibrowski und Robertson, 2006). Die Häufigkeit des Auftretens MCS-ähnlicher Symptome kann bei betroffenen Arbeitern bis zu 60% betragen (Morrow et al., 1990). Laboranten oder Arbeiter, die häufig mit organischen Lösungsmitteln umgehen, sind offenbar einem höheren Risiko des Erwerbs einer Chemikalienüberempfindlichkeit im Vergleich zu nicht exponierten Kontrollpersonen ausgesetzt (Yu et al., 2004; Zibrowski und Robertson, 2006).

Ein Viertel (26 %) einer Gruppe von Arbeitern, die chronisch Benzindämpfen ausgesetzt war, berichtete von einer Chemikalienüberempfindlichkeit, die den MCS-Kriterien weitgehend entsprach (Davidoff et al., 1998). Ähnliche Reaktionen zeigten 13% von 160 Arbeitern, die organischen Lösungsmitteldämpfen ausgesetzt waren (Gyntelberg et al., 1986) sowie 63% von 19 Arbeitern nach Pestizid- und Lösungsmittel-Exposition (Cone, Sult, 1992).

Beispielhaft sei ferner die Kasuistik eines Patienten (Malermeister) nach andauernder beruflicher Toluol-Exposition genannt, der unspezifische Krankheitssymptome wie Schlaflosigkeit, Schwindel, Kopfschmerzen, Gedächtnisschwäche und Depressionen immer in Zeiten der aktuellen Exposition entwickelte, der aber bei längerer Expositions-Unterbrechung, z.B. durch Urlaub, nahezu beschwerdefrei wurde (Lee et al., 2003). Im Umkreis der Selbsthilfegruppe für Chemikaliengeschädigte Wiesbaden gibt es drei weitere Beispiele von Malermeistern mit selbst berichteten schweren und weitgehend übereinstimmenden Allgemeinsymptomen, die in zwei Fällen zu völliger Arbeitsunfähigkeit führten (eigene Erkenntnisse, 2002-2005).

Pall (2009) nennt mindestens 12 weitere Studien über eine erhöhte Häufigkeit von reaktiven Atemwegserkrankungen bei Beschäftigten, die berufsbedingt organischen Lösungsmitteln ausgesetzt waren. Eine derartige nicht-allergische Überempfindlichkeit von Atemwegen gilt als besondere Variante von MCS.

Moen et al. (2008) berichten von einer stark erhöhten Häufigkeit neurologischer Symptome einschließlich MCS-ähnlicher Symptome bei Zahntechnikern, die Quecksilber ausgesetzt waren. Damit gerät auch das flüchtige Schwermetall Quecksilber in den Verdacht, MCS auszulösen.

3.4. Zusammenfassung der Befunde

Die vielen zitierten Studien sprechen für einen deutlichen Zusammenhang zwischen Chemikalien-Expositionen und dem Erwerb einer unspezifischen Chemikalien-Überempfindlichkeit, und dies sowohl beim Menschen als auch im Säugetiermodell. Die Krankheit MCS ist somit – entgegen allen Einwänden aus dem Fachbereich Psychiatrie - als eine umweltbedingte Krankheit zu betrachten. Diese Feststellung gilt auch unter der Voraussetzung der Anwendung eines strengen Kausalitätsbegriffs, wie er in der Toxikologie üblich ist. Danach müsse eine eindeutige Dosis-Wirkung bei der Auslösung von Symptomen nachgewiesen werden. Die weiteren Darlegungen zum biochemischen Krankheitsmechanismus werden jedoch zeigen, dass Verstärkungsmechanismen nachweisbare Wirkungen in bereits so geringen Konzentrationen verursachen, dass eine Dosisabhängigkeit nicht nachweisbar ist. Statt dessen gleicht die Wirkung einer eher eine Alles-oder-Nichts-Reaktion: die Symptome erscheinen anfallartig bereits bei Reaktionsschwellen, die bis zu 1000-fach niedriger liegen als bei gesunden Kontrollpersonen (Pall, 2007).

Zu erwähnen ist noch, dass chronische Belastungen mit **Schwermetallen** wie Quecksilber und Kupfer aus Amalgamfüllungen in Zähnen, sowie Cadmium, Blei, Zinn, Nickel, Cobalt chronisch-entzündliche Krankheitsmechanismen verstärken können, indem sie vielfältig in Regulations- und Stoffwechselvorgänge der Zellen eingreifen. Genannt seien dazu nur die folgenden Wirkungen in Stichpunkten:

- Hemmung von Enzymaktivitäten durch Komplexbildung mit Proteinen,
- Veränderung der Genexpression durch Hemmung oder Aktivierung von Transkriptionsfaktoren,
- Hemmung oder Aktivierung von Hormonrezeptoren, insbesondere von Östrogen- und Thyroxin-Rezeptoren, und dadurch Veränderung der Stoffwechsel- und Zellzyklus-Regulation der Zelle,
- Veränderung oder Blockierung der Funktion von Ionenkanälen und dadurch Beeinträchtigung der Funktion von Nervenzellen,
- Aktivierung des NMDA-Rezeptors im Gehirn (insbesondere durch Methyl-Quecksilber) und dadurch Auslösung chronisch-entzündlicher und degenerativer Prozesse im Gehirn, u.a. durch oxidativen und nitrosativen Stress (NO, Peroxynitrit),

- Förderung von Zellmembranschäden durch Sauerstoffradikalbildung und Auslösung einer Radikalkettenreaktion wie die Lipid-Peroxidation,
- Auslösung von Signalwegen, die zu chronischen Entzündungen führen, wie z.B. durch (indirekte) Aktivierung von Induktionsfaktoren wie NF-κB (zit. nach Jennrich, 2009 und 2007).

All diese genannten biochemischen Krankheitsmechanismen spielen bei den chronisch-entzündlichen Multisystem-Erkrankungen wesentliche Rollen und werden in Kapitel 6 genauer erläutert.

Angesichts dieser Faktenlage dürfte die These von einer rein psychisch bedingten Krankheitsursache zu vernachlässigen sein. Patienten mit schweren chronischen Krankheiten wie Krebs, Multiple Sklerose oder Rheumatoider Arthritis zeigen erfahrungsgemäß auch verschiedene psychische oder psychiatrische Symptome. Daraus folgt aber noch nicht schlüssig, dass diese Krankheiten psychisch bedingt sind. In gleicher Weise sollte dieses Argument auch für MCS und weitere chronisch entzündliche Multisystem-Erkrankungen gelten.

Ein wesentliches Argument zur Bestätigung der psychischen These fehlte bis 2007 noch: Psychotherapien und Psychopharmaka haben nämlich bislang nicht signifikant zu einer Verbesserung der beobachteten Krankheitssymptome und Krankheitsmechanismen geführt. Selbst Pall (2007) konnte in seiner Auswertung von über 2000 Fachzeitschriftenartikeln keine derartigen Hinweise oder Ergebnisse finden. Im Gegenteil zeigen betroffene Patienten eine deutliche Verschlechterung ihres Krankheitsbildes, wie dies beispielhaft in einer der Fallschilderungen (Kap. 1.2) zum Ausdruck kommt. Darüber hinaus beweisen erfolgreiche Therapien, die am physiologischen Krankheitsmechanismus von MCS und verwandten Multisystem-Krankheiten ansetzen, dass das rein auf psychische Faktoren beschränkte Krankheitsmodell hier nicht zutreffen kann. Erfolge bei den Therapien, die auf eine Verbesserung der Mitochondrien-Funktion, einer Verminderung der NMDA-Aktivität und Erniedrigung der NO-Konzentrationen durch NMDA-Anragonisten, einer Verminderung freier Radikale und reaktiver Sauerstoffverbindungen durch Antioxidantien, gerichtet sind, stimmen nicht überein mit dem rein psychischen oder psychiatrischen Modell dieser Erkrankungen (Pall, 2007, S. 211). Ferner deuten Veränderungen verschiedener laboranalytischer Parameter, wie z.B. erhöhte Werte entzündungsfördernder Zytokine, Chemikalien-empfindliche T-Zellen im ITT-Test, erhöhte Parameter für oxidativen Stress und Membran-Peroxidation sowie für neuroendokrine Fehlfunktionen (Substanz P, Hirnschrankenprotein S 100) bei diesen Krankheiten auf einen physiologisch-biochemisch bedingten Krankheitsmechanismus hin. Die weiteren Betrachtungen zum Krankheitsmechanismus in Kapitel 6 werden diesen Aspekt noch vertiefen. Dabei wird auch deutlich werden, dass neuroendokrine Mechanismen wie beispielsweise die Aktivierung der neurohormonellen Stressachse (Hypothalamus-Hypophysen-Nebennierenrinden-Wirkungskette) selbstverständlich auf die psychische Befindlichkeit einwirken und eine Veränderung psychischen Verhaltens bewirken können. Diese psychischen Veränderungen täuschen einen psychisch bedingten Mechanismus nur dann vor, wenn andere mögliche und plausible Krankheitsmechanismen schlicht ausgeblendet und negiert werden.

4. Definition des Krankheitsbildes MCS

Nach den dargelegten Befunden erweist sich MCS als komplexes Krankheitsbild mit meist unspezifischen Allgemeinsymptomen, die wiederholt und kurzfristig nach Kontakt mit geringsten Spuren verschiedener Chemikalien auftreten, nachdem zuvor eine unspezifische Sensibilisierung als Folge von Chemikalien-Expositionen stattgefunden hat. Betroffene nennen meist unspezifische Symptome wie Kopfschmerzen, Erschöpfungsgefühl, Muskelschwäche, Hautausschläge, Schwellungen, Schwindel, Gedächtnis- und Konzentrationsstörungen, Angstgefühle, Depressionen, Reizung der oberen Luftwege und Verdauungsstörungen bis zum Durchfall. Dabei weisen sie häufig auf eine besondere Geruchssensibilität und Reaktionsbereitschaft gegenüber Spuren von körperfremden Stoffen hin, wie z.B. Duftstoffe aus Kosmetika oder Zigarettenrauch, auf die die Patienten mit sofortigen Überempfindlichkeitsreaktionen antworten.

Um MCS eindeutiger von anderen ähnlichen Krankheitsbildern wie psychosomatische Störungen abzugrenzen, galten bis 1993 die so genannten MCS-Kriterien nach Cullen (1987, siehe Kasten).

Die Kriterien für das Vorliegen von MCS nach Cullen:

- Die Störung tritt im Zusammengang mit einer nachweisbaren Umwelt-Exposition, -Verletzung oder -Krankheit auf,
- die Symptome treten an mehreren Organsystemen auf,
- einige Symptome treten vorübergehend auf vorhersagbare Umweltreize auf,
- die Symptome werden hervorgerufen durch Stoffe aus verschiedenen chemischen Gruppen und mit verschiedenen toxischen Wirkungsmechanismen,
- die Symptome werden auch durch nachweisbare, niedrig dosierte Expositionen hervorgerufen, d.h. viele Standardabweichungen unterhalb der durchschnittlichen Expositionsmenge, die sonst beim Menschen eine Schadwirkung hervorruft,
- kein einziger der bis Dato (1987) angewendeten verbreiteten labormedizinischen Tests von Organfunktionen kann die Symptome erklären.

Die MCS-Studie des Umweltbundesamtes (Umweltbundesamt, 2003) nennt ähnliche aktualisierte Kriterien (siehe Anhang). In letzter Zeit werden in internationalen Fachkreisen die Diagnosekriterien des so genannten **American Consensus (1999)** als typische Krankheitsmerkmale anerkannt, die auf einem Merkmalskatalog von Nethercott et al. (1993) aufbauen. Nach Befragung von 212 Umweltmedizinern und anderen Experten in den USA ergaben sich zunächst 5 Hauptkriterien für eine Diagnose von MCS, mit denen die Cullen-Kriterien ergänzt und präzisiert werden, und die 1999 durch ein weiteres Kriterium ergänzt wurden (Nethercott et al., 1993; siehe auch Kipen, Fiedler, 2002; Lacour et al., 2005):

Die MCS-Kriterien nach American Consensus (1999):
1. Die Symptome sind mit einer wiederholten Chemikalienexposition reproduzierbar,
2. Der Krankheitsverlauf ist chronisch, d.h. er erstreckt sich über eine längere Zeitperiode,
3. Die Symptome treten bei niedrigen Konzentrationen der Stoffe auf, die weit niedriger liegen als vormals toleriert,
4. Die Symptome vermindern sich, wenn die auslösende Exposition beseitigt ist,
5. Die betroffenen Personen reagieren auf eine Vielzahl miteinander nicht verwandter chemischer Stoffe.
6. Die Symptome betreffen mehrere Organsysteme (1999 ergänzt).

Nach Meinung von Pall (2008) müssen die alten Cullen-Kriterien wegen neuer Erkenntnisse weiter ergänzt und verändert werden (siehe folgenden Kasten), beispielsweise wegen der Tatsache, dass es für MCS mittlerweile eine Vielzahl von diagnostischen Labortests zur Abgrenzung des Krankheitsbildes von verwandten Krankheiten gibt. Auch sollte die wesentliche Beteiligung des Gehirns am Krankheitsprozess benannt werden, um Patienten ohne Symptome des Zentral-Nervensystems auszuschließen. Eine von Pall (2008) vorgeschlagene neue Falldefinition für MCS streicht somit das letzte der Cullen-Kriterien (fehlender Labornachweis für MCS) und ersetzt das 5. Consensus-Kriterium (siehe Kasten oben) durch den folgenden Satz:

5. Die Symptome schließen diejenigen ein, die durch eine Überempfindlichkeit des Zentralnervensystems (ZNS) ausgelöst werden: den Chemikalien-induzierten Kopfschmerz, chronische Müdigkeit, Depressionen, übermäßige Ängstlichkeit, Gedächtnis- und Konzentrationsstörungen, Verwirrtheit und kognitive Dysfunktion.

Mit den folgenden Darlegungen zum Krankheitsmechanismus wird die besondere Bedeutung und Funktion des Zentralnervensystems bei der Ausprägung des Krankheitsbildes MCS noch genauer begründet werden.

Syndrombeschreibungen sind wissenschaftlich legitime Verfahren zur Definition einer Krankheit, solange diagnostische Untersuchungsverfahren fehlen. Somit sind die genannten Kriterien ausreichend, um die Krankheit MCS zu definieren und von verwandten Krankheitsbildern wie z.B. Chemikalien-Allergien oder das Chronische Erschöpfungssyndrom (CFS) abzugrenzen.

Nach diesen Kriterien ist als Ursache von MCS eine vorangegangene chemische Belastung anzunehmen, die entweder lang andauernd bei geringen Schadstoff-Konzentrationen bestand, oder auch einmalig mit hohen Dosen eines oder mehrerer Stoffe erfolgte. Akute Überempfindlichkeits- bzw. Krankheitssymptome können daraufhin kurzfristig durch sehr geringe bis extrem niedrige Dosen von Chemikalien ausgelöst werden. Gleichzeitig liegt aber eine erworbene Disposition für diese Überempfindlichkeitsreaktionen vor, die mit chronischen allgemeinen und andauernden Krankheitssymptomen verbunden ist.

Im Krankheitsverlauf sind zwei Phasen zu unterscheiden: Die **Sensibilisierungsphase I**, bei der eine oder mehrere Chemikalien einwirken und dadurch die Empfindlichkeitsschwelle für Chemikalien unspezifisch herabsetzen, und eine zweite Phase, die eigentliche **Sensibilitätsphase II**, in der wiederholt akute Symptome durch erneute Exposition mit bereits sehr geringen Chemikaliendosen ausgelöst werden, und in der gleichzeitig chronisch andauernde allgemeine und systemische Krankheitssymptome vorherrschen. William J. Rea weist in seinem Standardwerk „Chemical Sensitivity“ bereits 1992 darauf hin, dass zwischen der Auslösung der Krankheit, also dem Ereignis, das den biochemischen Mechanismus der Chemikalien-Überempfindlichkeit in Gang setzt, und der erworbenen Eigenschaft, auf geringste Spuren von Fremdchemikalien mit Symptomen der Überempfindlichkeit zu reagieren, eine signifikante Zeitspanne, die so genannte Sensibilisierungsphase, liegt (Rea, 1992). Vom Beginn der Exposition durch eine toxische Substanz oder durch ein Gemisch derartiger Substanzen bis zum Endstadium der Krankheit MCS, das durch häufige akute Überempfindlichkeitsreaktionen auf weit verbreitete Umweltchemikalien in den üblichen Hintergrund-Konzentrationen gekennzeichnet ist, liegt diese Phase, die durch vielfältige Anzeichen und Symptome eines chronischen Krankheitsgeschehens gekennzeichnet ist, und in der sich der biochemische chronische Krankheitsmechanismus entwickelt. Die Dauer dieser Sensibilisierungsphase kann zwischen 2 und 4,3 Jahren betragen (Davidoff, Keyl, 1996). Die auslösende Chemikalie der Phase I kann, aber muss nicht die gleiche sein wie die Substanzen, die danach die Reaktionen der Phase II auslösen. Die Sensibilisierungsphase I kann durch eine einmalige Exposition eines chemischen Stoffes in hoher Konzentration oder auch durch vielfältige chemische Reizungen niedrig konzentrierter Stoffgemische geprägt sein. In der anschließenden Phase II besteht dann eine andauernde und unspezifische Sensibilisierung gegenüber körperfremden Stoffen, und dies bei Konzentrationen, die weit unterhalb der Schwellenkonzentrationen liegen, die bei gesunden Personen zu Reizungen und toxischen Wirkungen führen.

Das Krankheitsbild MCS kann demnach kurz wie folgt definiert werden:

MCS wird ausgelöst durch ein nachweisbares Initialereignis mit einer Chemikalie oder einem Gemisch von Chemikalien oder auch durch einen Infekt. Diesem Ereignis folgt nach einer kurzen Zeit eine Vielzahl von teilweise unspezifischen und allgemeinen Krankheitssymptomen, die durch weitere Niedrigdosis-Expositionen gegenüber einer großen Zahl von chemisch voneinander unabhängigen Substanzen ausgelöst werden. Man spricht auch von einem „toxisch induzierten Verlust der Toleranz (TILT)“ (Ashford, Miller, 1998).

Diese Definition widerspricht dem in Deutschland noch weithin vertretenen psychosomatischen Erklärungsansatz für MCS, stützt sich aber auf eine Vielzahl von Beobachtungen und Befragungen betroffener Personen vor allem in den USA (siehe Kapitel 3.2.). Dabei klagen die Patienten über Intoleranzen gegenüber winzigen Dosen inhalierter Chemikalien, wie z.B. Lösungsmittel, Duftstoffe, Pestizide, Desinfektionsmittel z.B. in Kliniken, und flüchtigen organischen Verbindungen (VOC), darunter insbesondere Terpene, wie die Erfahrung aus der umweltmedizinischen Praxis zeigt (Müller, 2008a). Akute Reaktionen erfolgen aber auch gegenüber Bestandteilen von Nahrungsmitteln, wie Konservierungsstoffe, Farbstoffe, Koffein, Alkohol und Arzneien (Rea, 1992, 1994, und folgende Bände). Die symptomauslösenden Konzentrationen dieser Fremdstoffe liegen dabei weit unterhalb von denjenigen, die bei gesunden Personen Wirkungen verursachen. Dies stellt offenbar ein wesentliches Merkmal von MCS dar. Außerdem besteht eine erhöhte und unspezifische Reaktionsbereitschaft gegenüber einer Vielfalt von

Chemikalien; sie unterscheidet sich damit grundsätzlich von allergischen Mechanismen. Die Fremdstoff-Wirkungen bei der Auslösung der MCS-Krankheit widersprechen damit einem Grundsatz der Toxikologie, nach dem bestimmte Chemikalien bestimmte vorhersagbare Wirkungen hervorrufen, die auf spezifische Organsysteme beschränkt sind, und die außerdem stets als Dosis-Wirkungs-Effekte zu charakterisieren seien (Sullivan, Krieger, 1992). Da dies bei MCS-Patienten in der Regel nicht feststellbar ist, wird verständlich, warum das Krankheitsbild MCS in Toxikologie und Umweltmedizin bis heute umstritten ist. Offenbar müssen neue Kriterien für die Diagnose von MCS geltend gemacht werden, was im Folgenden nachzuweisen sein wird.

Bevor eine MCS-Krankheit voll zur Ausprägung kommt, hat der Patient sehr häufig eine primär mit Schadstoffen assoziierte Krankheit erlitten, wie z.B. das Lösungsmittel-Syndrom, Sick-Building-Syndrom, Holzschutzmittel-Syndrom, das oben beschriebene Golfkriegssyndrom, die „Malerkrankheit“ und andere. Diese Krankheiten stellen offenbar Vorstufen für MCS dar, bei denen die Patienten zunächst akut oder chronisch erkranken. Die dabei einwirkenden Schadstoff-Expositionen lösen offenbar die Sensibilisierungsprozesse aus, die anschließend zur Chronifizierung der Krankheit und schließlich zu MCS führen (Reid et al., 2001; Bauer et al., 2001; Bauer et al., 2004; Schwarz, Bauer, 2006).

Umfangreiche Forschungsarbeiten haben seit 1985 einige Erkenntnisse zum Pathomechanismus der Krankheit erbracht. Damit deutet sich an, dass ein bestimmter, allgemein auf alle MCS-Patienten anwendbarer unspezifischer Reaktionsmechanismus anzunehmen ist, der als Folge von Chemikalienreizen ausgelöst wird. Beteiligt sind demnach Mechanismen des Nerven-, Immun- und Hormonsystems, wie sie im Folgenden genauer dargestellt werden. Die bislang erforschten Mechanismen stimmen in einigen Merkmalen mit denen anderer chronischer und entzündlicher Krankheiten überein, sodass MCS neuerdings dem Bereich der „**Chronischen Multisystem-Erkrankungen**“ (Chronic Multisystem-Illnesses, CMI) zugeordnet wird (Mayer, Bieger, 2003; Pall, 2007). Auch dieser Aspekt wird noch genauer zu erläutern sein.

5. Zur Frage der Spezifität der Auslösung einer Chemikalien-Überempfindlichkeit: Die besondere Rolle neurotoxischer Pestizide

Es bestand bislang eine Kontroverse, ob der chronische Krankheitsprozess bei MCS unspezifisch durch eine Vielfalt von Chemikalien oder spezifisch durch eine oder mehrere Gruppen bzw. Typen von Chemikalien ausgelöst wird. Hierbei muss unterschieden werden zwischen dem Auslösungsmechanismus des gesamten pathophysiologischen Prozesses, der zur Ausprägung des Krankheitsbildes von MCS führt (die Sensibilisierungsphase I), und der Auslösung der kurzfristig auftretenden Akutsymptome, die typischerweise innerhalb von Minuten nach Einatmung von flüchtigen Duftstoffen, Lösungsmittel- und Benzindämpfen, Autoabgasen und anderen organischen Verbindungen (VOC) auftreten (Phase II). Zunächst soll der Auslösungsmechanismus der Phase I betrachtet werden. Viele Befunde und Studien berücksichtigen diese Unterscheidung jedoch meist nicht.

Da sich der Pathomechanismus von MCS offenbar von dem einer Chemikalien-Allergie grundsätzlich unterscheidet (siehe Kapitel 6), ist anzunehmen, dass spezifische molekulare Strukturen, wie z.B. Antigene und die dazu gehörenden Antigen-Rezeptoren auf T-Lymphozyten (wie z.B. der T-Zell-Rezeptor) an diesem Auslösungsprozess nicht beteiligt sind. Dies ist auch deshalb plausibel, weil die akuten Überempfindlichkeitssymptome in der Phase II des Krankheitsmechanismus unabhängig von der Art bzw. Struktur der einwirkenden Schad- bzw. Fremdstoffe auftreten. Dennoch könnte der Prozess der Auslösung der Chemikalien-Überempfindlichkeit in Phase I schwerpunktmäßig auf bestimmte Gruppen bzw. Strukturtypen von Chemikalien beschränkt sein. Dafür gibt es Hinweise. In Frage kommen z.B. Pestizide von Typ der Organophosphate und/oder der organischen Kohlenwasserstoffe sowie leicht flüchtige organische Kohlenwasserstoffe („Volatile Organic Carbons“, VOC) (Pall, 2007, 2008).

Es gibt Hinweise dafür, dass neurotoxische Pestizide eine besondere Rolle bei der Auslösung von Chemikalien-Überempfindlichkeit spielen. Zunächst sollen drei Fallschilderungen mögliche Wirkungen neurotoxischer Pestizide veranschaulichen.

5.1. Fallschilderungen

Fall 1

Die erste Fallschilderung stammt aus dem Dokumentarfilm „Multiple Chemical Sensitivity (MCS): How Chemical Exposures May be Affecting Your Health“ von Alison Johnson, USA (2004). Ein Gärtner aus Connecticut namens Michael berichtet: „Ich startete 1980 eine Baumschule in Connecticut, hatte schließlich viele Beschäftigte, viele Lastwagen. In einem Zeitraum von 90 Tagen im Frühling versprühten wir über 100 000 Gallonen (zu je 3,78 Liter) an Pestiziden. Als ich schließlich merkte, dass ich sensibel reagierte, war die erste Sache, die ich wahrnahm, dass ich Probleme mit Nahrungsmitteln hatte und stellte aber nicht die Verbindung dazu her, dass ich mit Pestiziden selbst Probleme hatte, bis ich wahrnahm, dass ich bei den Lastwagen krank wurde, auf denen die Pestizide geladen waren. Das schien zunächst nicht viel Sinn zu machen, aber ich begann, es zu vermeiden, mich bei den Lastwagen voll mit den Pestiziden aufzuhalten. Eines Morgens, als ich gerade ein Krankenhaus sprühte, bekam ich einen Ausschlag von Kopf bis Fuß, obwohl ich die Chemikalien noch nicht mal selbst versprühte. Ich war lediglich in der Nähe und überwachte das Ganze.

Und ich wurde richtig krank, bekam, was ich damals für eine Grippe hielt, und habe mich im Prinzip nie wieder erholt. Ich muss immer noch ziemlich vorsichtig sein, weil ich nur eine leichte Exposition brauche, und aus irgend einem Grund haut mich Petroleum echt um, verschiedene Sorten Haushaltsreiniger, verschiedene Sachen werfen mich wieder zurück. Eines der Dinge, die passierten, nachdem ich krank wurde, war die Geschichte mit der Müdigkeit. Ich konnte nicht länger als 3 bis 4 Stunden am Stück wach bleiben, und das dauerte locker länger als 6 Monate. Ich kann mich erinnern, morgens aufzustehen, die Jungs zur Arbeit raus zu schicken, dann um 10 halb 11 nach Hause zu kommen, einzuschlafen und bis zur Mitte des Nachmittags weiterzuschlafen, aufzuwachen, wenn sie wieder zurück kommen sollten, wissen Sie, die Lastwagen wegstellen und anderes Zeug, und dann gleich nach dem Abendessen wieder schlafen zu gehen, ich meine 12 Stunden zu schlafen und aufzustehen und immer noch erschöpft zu sein, als ob keine noch so große Menge Schlaf das hätte ausgleichen können" (zit. nach Johnson, Alison, 2004).

Fall 2

Die zweite Fallschilderung betrifft eine Patientin, die seit der frühen Kindheit bis zum späten Kindesalter einer Mischexposition durch verschiedene Organophosphat- und Chlorkohlenwasserstoff-Pestizide ausgesetzt war. Im weiteren Lebenslauf kamen Belastungen durch Zahn-Amalgam sowie verschiedene Behandlungen mit Antibiotika infolge einer verstärkten Neigung zu Entzündungs- und Infektionskrankheiten hinzu.

Die Patientin berichtet: Ab 1964: häufiger direkter Kontakt mit Herbi-, Fungi- und Insektiziden, (weil der Vater als Obstbauer sehr viel davon Gebrauch machte),
1975: (nach Einsetzen der ersten Amalgam-Plomben) wiederholte Hals- und Mandelentzündungen, wieder offene Hände, Krankenhausaufenthalt wg. Penicillin-Allergie nach Einnahme von 2 Penicillin-Tabletten gegen Mandelentzündung.
1980-1983: Ausbildung zur Tischlergesellin, (ungeschützt schnell-härtenden Lacken ausgesetzt, sowie formaldehydhaltigen Spanplatten etc.) bis ca. zu diesem Zeitpunkt waren insgesamt 9 Amalgamplomben eingesetzt worden (der größte Teil in der Jugend)
Ab 1982: Hautprobleme, erstes Auftreten am Oberschenkel (nicht-eitrige, tiefsitzende „Knoten"), dann am Gesäß, Rücken, Hals, auf der Kopfhaut, im Ohr und im Gesicht. Diese Knoten drücken und jucken, als ob harte Talgbrocken und körnige harte Teilchen durch die Hautoberfläche gedrückt werden. Einmal aufgekratzt, kommt zeitweilig ein „Fluß" von Lymphe. - gleichzeitig unregelmäßiges (ca 4-7 Wochen-Abstand) Auftreten von 24 Stunden andauernden „Kopfschmerz-Brech-Attacken" (Beginn mit anschwellendem Gesicht, heftigen Kopfschmerzen, unmittelbares starkes Schlafbedürfnis (wie narkotisiert), unterbrochen von wiederholtem Übergeben), was bis 1990 anhielt. In den folgenden 7 Jahren beständige Wiederholungen von o.g. „Brechattacken", Nebenhöhlen-, Blasen-, Unterleibsentzündungen, (häufiger Einsatz von Antibiotika), Eierstockzysten, Pilzen, Hautflechten, Verschlimmerung der o.g. Hautkrankheit, ungeklärte, lang anhaltende subfebrile Erhöhung der Temperatur, zunehmende dumpfe Schwäche, Gelenkschmerzen, Stiche in Finger- und Zehenkuppen, Unterarmen und Unterschenkeln, zeitweilig: unkontrollierbare Beschleunigung beim Sprechen und der Motorik, verwaschene Aussprache.

1990: Entfernung aller 9 Amalgamplomben in 3 oder 4 Sitzungen über ca 6 Monate ohne Kofferdamm, ohne Ausleitung, ohne jegliche Maßnahmen ! Die Folge: ca 9 Monate ständiger Schwindel im Kopf (die Welt schwankt ununterbrochen), permanente Übelkeit und Kopfschmerzen, zeitweilig starke Schmerzen i.d. Lunge und anderen Organen.
Zunehmender Kräfteverfall, mehrfach Ohnmacht (manchmal mit darauf folgendem Erbrechen), räumliche Wahrnehmungsstörungen (Anecken, „Danebentreten" beim Gehen etc.), schwächer werdendes Erinnerungsvermögen, Leseschwäche, absolute Arbeitsunfähigkeit (Anstrengungen von mehr als 1 Stunde nicht mehr durchzuhalten, danach hinlegen, von 6/94 bis 2/95 absolute Erschöpfung schon nach 5 Minuten, kaum noch kommunikationsfähig), Persönlichkeitsveränderung (z.B.

Initiativlosigkeit), Fortsetzung der o.g. Blasen-, Unterleibs-, Nebenhöhlenentzündungen (bis zu 6 Monate im Jahr Infekte), Haarausfall, wiederholt sehr niedrige Eisenwerte, Magen-Darmprobleme (chronisch bis heute), 1 Jahr lang Sehnenansatzreiz, schmerzende Muskulatur, HWS-Syndrom (bis heute mit Verschlechterung), Veränderungen an der Schilddrüse,

1994: ab Juni: ständige Kopf und Gleiderschmerzen, Übelkeit, nicht mehr stehen können, schneller Verlust der Aufmerksamkeit (keinem normalen Gespräch mehr folgen können), generelle, lähmende Erschöpfung nach wenigen Minuten jedweder alltäglichen Anstrengung bis hin zum kompletten Energieverlust (deshalb über viele Monate überwiegend liegend verbracht), Sprach- und Denkstörungen, starke Verlangsamung des Denkens, Konzentration nur geringfügig möglich, Wahrnehmungs-, Gleichgewichts-, Gehstörungen (alles lief zu schnell ab, stoßen an den Türrahmen beim Duchqueren der Tür, beim Auftreten das Gefühl, ständig in unsichtbare Löcher zu treten, Schwindel), Persönlichkeitsveränderung, Siechtum, unsägliche Schwäche, das Gefühl, langsam zu sterben...

1994-1995 Aufbau des Immunsystems, Behandlung der Candida Albicans (Amphomoronal und Sanum Kehlbeck-Produkte), Entfernung eines entzündeten Wurzelrestes (Weisheitszahn) im Oberkiefer.

1995 ff. ab Sommer: Beginn der DMPS-Therapie mit Tabletten (1 Tablette braucht 4 Wochen Erholung), bis Ende 1997: 22 DMPS-Tabletten, 2 Dimaval-Tbl. Nach DMPS-Gabe jeweils ca 2-3 Monate relativ beschwerdefrei, aber bis 1997 weitere ernsthafte Beeinträchtigung des Konzentrationsvermögens (Lesen, Merken, Wiedergabe), des Energiehaushalts, weiterhin schnelle physische und mentale Erschöpfbarkeit, vorübergehende Besserung ab Sommer 1997. Seitdem Unverträglichkeit gegen Zigarettenrauch: 1 Std. in einem verrauchten Lokal verursacht unmittelbar stechenden Kopfschmerz (Hinterkopf), der bis zu 6 Tage anhält, Übelkeit, Schwindel, Herzrasen, Schlafprobleme, nervöse Erschöpfung.

Nach Saunabesuch: wochenlange Kopfschmerzen, Schwindel, Übelkeit, bekannte Symptomatik...

August/September 2000: Diagnosen: Polymorphismus GST: GST T1 vorhanden, GST M1 nicht vorhanden, GST P1 mutiert, NAT2: Langsamacetyliererin. Detoxifikationstest (Coffein-Metaboliten) ergab extrem hohe CYP1A2, relativ niedrige NAT2 und CYP2A6 Enzymaktivität, Xanthinoxidase leicht erhöht. Kryptopyrrolurie (Wert: 40, Normwert: 15).

November 2000: anhaltende „Grippesymptomatik“: Beim Betreten des Büros häufig Würgegefühl im Hals, dann Leberkapselschmerz, dann Schwindelgefühle und Kopfschmerz, grauer Schleier über der Wahrnehmung, eingeschränkte Denkkapazität, allgemeine Verlangsamung, Empfindlichkeit gegen äußere Reize (auch starke Geräuschempfindlichkeit), körperliche Schwäche, abends und am Wochenende liegen und absolute Ruhe ohne wirklichen Regenerationswert. Zustand anhaltend.

Exposition: Einatmen von angerührtem (nicht versprühten) Ammoniak-Pestizid verursacht Zungenbrennen und eine Stunde später Pickel auf der Zunge. Schwäche, das Gefühl, aus meiner Haut zu wollen, der bekannte graue Schleier vor der Wahrnehmung, Unruhe, Kopfschmerz, Übelkeit (besonders am nächsten Morgen).

Juni 2001: Exposition (fremde Wohnung): Paral-Mottenpulver (hing in Plastik-Verpackung im Kleiderschrank und emittierte durch den Türspalt); bemerkt durch

Brennen und süßlichen Geschmack auf der Zunge. Durch Auffinden und Entfernen (durch eine andere Person) Kontakt mit ca. 1 Meter Abstand. Danach körperlicher Zusammenbruch: Kälteattacke, schwere Erschöpfung und große Schwäche, auch Muskelschwäche, Schwindel, massiver Druck auf Ohren und Augen, sich im Kopf bewegender Schmerz, Wahrnehmungsstörungen (Entfernungswahrnehmung + „der dumpfe, graue Schleier über allem“ u.a.). Brennen auf der Zunge nach Expositionsende noch 7 Stunden lang, ebenso Muskelschwäche und Wahrnehmung (im Stehen das Gefühl, aus drei Metern Entfernung nach unten zu sehen)

Juli/August 2001: Schlafstörungen, massiver Haarausfall, heißer Kopf, kalter Körper, Kopfdruck, bes. morgens aufgeschwollenes Gesicht, weißer geschwollener Ring um die Augen, auch am ganzen Körper Wassereinlagerungen, schlimme Hautprobleme v. a. im Gesicht, Wundheilung sehr verzögert.

November/Dezember 2001: zunehmender Erschöpfungszustand, hoher Schlafbedarf, Darmprobleme, geschwollener Bauch. Ende November plötzlich auftretender Bauchschmerz mit Schüttelfrost, Fieber, Zusammenbruch: Verdacht auf Tuboovarialabszess im linken Eileiter, Antikörper auf Chlamydien (IgA 200). Behandlung mit Ciprofloxacin (14 Tage gut verträglich!) und (5 Tage) Metronidazol (Grund: u.a. auch wg. des leicht erhöhten Helicobacter-Antikörper-Befundes). Metronidazol ist schlecht verträglich (Übelkeit, Schwindel, Durchfall).

Die weitere Krankengeschichte bis 2004 ist geprägt von sich häufig wiederholenden Entzündungen innerer Organe. Durch systematische Entgiftung der Schwermetalle, Ersatz aller Zahnmetalle (Amalgam, Palladium, Gold), einer Antioxidantien- und Vitamin-Therapie meist durch Infusionen sowie strikter Meidung von Chemikalienbelastungen im Wohnumfeld und der Nahrung konnte eine allmähliche Verbesserung des Zustandes seit 2004 erreicht werden.

Fall 3

„Es ereignete sich ein multiples Desaster, bevor in unseren ärztlichen Befunden diese 3 Buchstaben MCS (Multiple Chemical Sensitivity) überhaupt manifestiert wurden.

Was in der BRD etwa anderthalb Jahre nach den sehr gut dokumentierten Insektizid-Intoxikationen mit Dursban/ Chlorpyrifos, Cypermethrin, Permethrin und Piperonilbutoxyd aus dem Jahr 1992 in Florida, mittels Gas-Chromatographie im Nov. 1993, sich zweifelsfrei in einem Bremer Labor nach einer sehr umfassenden Hausstaubuntersuchung darstellte. Erst nach diesem Zeitraum stellten sich bei uns schwerwiegende Intoleranzen gegen die verschiedenartigsten spezifischen und unspezifischen Düfte und Umweltnoxen ein.

Keiner der zahlreichen Ärzte in den USA oder der BRD hatte bis zum Nov. 1993 eine Pestizidintoxikation überhaupt in Erwägung gezogen.

Bis Anfang 1992 wurden nach bis dahin bester Gesundheit die diffusen und multiplen Symptome, Ganzkörperschmerzen, unterschiedliche Blutungen, zeitweilige Blindheit, Synkope aus ungeklärter Ursache, von zahlreichen medizinischen Einrichtungen in Florida mit diversen Krebs -Verdachtsdiagnosen versehen, weshalb eine sofortige Überführung in die Uni-Klinik Düsseldorf erfolgte. Dort wurde nach mehrwöchigen stationären Explorationen eine “Depressive Psychose” und eine “Osteoporose” als Symptom- Ursachen diagnostiziert. Da die multiplen Ganzkörper-Symptome und Blutungen sich noch weiter verschlechterten, wurde im Sommer 1993 erstmalig ein MRI des Gehirns durch den Röntgenologen Dr. Rausch in Düsseldorf angefertigt, das schwerwiegende Auffälligkeiten im Gehirn dokumentierte, weshalb eine Düsseldorfer Ärztin eine Überweisung in die Uniklinik Köln veranlasste, wo in der Stereotaxie von Prof. Sturm, die erwähnten Veränderungen evaluiert werden sollten. Leider war dieser Gehirnchirurg bei unserer Ankunft ortsabwesend, so dass wir von dessen Oberarzt in diese Klinik zu einem 16-köpfigen Konsil einbestellt wurden, das überwiegend aus PsychosomatikerInnen bestand. Die Diagnose war dementsprechend.

Zwischenzeitlich war die Krankheit in eine therapieresistente Phase geraten, weil kein Arzt erkannt hatte, dass in der Tat die Insektizide bereits irreparable Schäden angerichtet hatten.

Erst am 13.Nov. 1993, nach Auswertung der Hausstaubproben aus Florida, führte uns Herr Prof. Müller Mohnssen, an den wir durch Herrn Prof. Godehard Hoffmann vom Bundesinstitut für Entomologie in Berlin verwiesen wurden, zu der Erkenntnis, dass die aufgelisteten Noxen die irreparablen gesundheitlichen Folgen ausgelöst haben. Dies wurde anschließend in der Universitätsklinik von L.A. nach mehrwöchigen medizinischen Explorationen - und Jahre später durch das St.Luke's Hospital in Tokio bestätigt.

Entsprechend wurden wir bereits 1995 durch das Gesundheitsamt Düsseldorf zu Geisteskranken erklärt und entsprechend behördlich verfolgt, obwohl das Amtsgericht und Landgericht Düsseldorf und das Landessozialgericht Essen durch ihre Offizialgutachter ausdrücklich das Vorliegen einer seelischen und psychischen Krankheit verneint, wohl aber schwerwiegende toxische Schäden an allen Organsystemen durch Organophosphate bestätigt hatten.

Hieraus folgte eine über die Jahre fortschreitende absolute Entsorgung aus der Solidargemeinschaft, zumal die vorliegende Krankheit aus dem Kanon der deutschen Universitäten gestrichen wurde. Daraus folgt, dass Ärzte keine Therapie für eine Krankheit entwickeln müssen, die es nach der herrschenden deutschen Lehrmeinung nicht gibt und ihnen somit kein Kunstfehler angelastet werden kann, wenn sie keine ärztliche Hilfe leisten. Hierzu bedarf es offenbar der Absegnung durch die Konvention.

Die fatalen Folgen von sozialer Ausgrenzung sind allen Mitgeschädigten bestens bekannt und finden außerdem vollumfängliche Bestätigung durch jahrzehntelange weltweite Studien aus der Tierwelt."

(Autor: Siegfried Fischer, CSN Blog 2008)

5.2. Hinweise für neurotoxische Pestizide als Auslöser

Viele Fallschilderungen wie die vorhergehend dargestellten legen eine Wirkung neurotoxischer Pestizide vom Typ der Organophpsphate und Chlor-Kohlenwasserstoffe als Auslöser von chronischen, langjährig andauernden Krankheitssymptomen nahe. Oft sind diese Symptome mit einer allgemeinen und unspezifischen Chemikalien-Überempfindlichkeit verbunden. Die nötige Beweiskraft liefern jedoch erst Studien mit statistisch abgesicherten epidemiologischen Befunden. Die gängigen Testmethoden, wie sie von den

Chemikalien-Produzenten zur toxikologischen Stoffprüfung für das REACH-Verfahren angewendet werden, können jedoch nicht die neurotoxischen Eigenschaften von Pestiziden, insbesondere auch die Wirkungen auf die Entwicklung von Gehirn und Nervensystem bei Föten und Neugeborenen, erfassen (Greenpeace, 2008).

Es gibt dennoch eine Reihe von Studien und Befunden, die eine Auslösung der unspezifischen Chemikalien-Überempfindlichkeit (MCS) durch neurotoxische Pestizide bestätigen oder nahe legen. So zeigen Patienten mit einer ausgeprägten Überempfindlichkeit gegenüber Pestizid-Gerüchen in der Mehrzahl gleichzeitig typische MCS-Symptome (Lee et al., 2007). Die US-amerikanische Umweltmedizinerin Grace Ziem berichtet, dass im Sommer regelmäßig Notrufe von Patienten bei ihr eingehen, die nach Anwendung von Pestiziden in der näheren Umgebung krank geworden sind. Wenn diese Patienten zuvor aber mit einer Kombination von speziellen Wirkstoffen behandelt worden waren, die in den Ablauf der Signalketten von der Auslösung durch Pestizide bis zu den Krankheitssymptomen hemmend eingreifen, dann unterblieben die Überempfindlichkeitsreaktionen (zit. nach Pall, 2007, S. 313; siehe Kapitel 9.4.2).

Lohmann et al. (1996) stellten bei 63 Prozent der 136 untersuchten Patienten mit Multipler Chemikalien-Sensitivität und gleichzeitigen neurotoxischen Krankheitssymptomen eine vorangegangene und meist über 10 Jahre dauernde Exposition zu neurotoxischen Stoffen wie hauptsächlich Pentachlorphenol und Lindan fest. Diese zu den organischen Chlorverbindungen gehörenden Pestizide haben – neben den unspezifisch toxischen Wirkungen auf Zellmembranen – eine Hemmwirkung auf den GABAa-Rezeptor im Zentralnervensystem (siehe auch Kapitel 6.1.3), einer Bindungsstelle für den Nerven-Botenstoff Gamma-amino-buttersäure. Die Funktion von Rezeptoren im Nervensystem wird später in Kapitel 6.1.3. genauer erläutert. Soviel sei aber hier schon vorweggenommen: Wird die natürliche Hemmwirkung der Gamma-amino-Buttersäure am GABA-Rezeptor durch Chemikalien gehemmt, kommt es zu Überreaktionen der motorischen Nervenzellen und damit zu Muskelkrämpfen bis hin zu epileptischen Anfällen. Verschiedene neurotoxische Insektizide wie Endosulfan, Chlordimeform, Amitraz, Chlorpyrifos und Lindan können bei wiederholter Exposition in niedrigen Konzentrationen tatsächlich solche Epilepsie-ähnlichen Anfälle auslösen. Mit zunehmender Häufigkeit der Expositionen sinkt die Konzentrationsschwelle für die Anfälle. Diese Epilepsie-fördernde Wirkung hängt somit offenbar mit der Hemmung der Funktion des GABAa-Rezeptors zusammen. Einige Wissenschaftler halten diesen Effekt für eine Art von Konditionierung des Verhaltens auf neurotoxische chemische Reize, die bei bestimmten Pestiziden besonders stark ausgeprägt sei (Gilbert,1994). Ohne diese Konditionierungs-Hypothese hier abschließend zu werten, wird damit dennoch deutlich, dass neurotoxische Pestizide eine Überempfindlichkeit für die Auslösung von Epilepsie verursachen können, und dass Epilepsie möglicherweise Bezüge zur Chemikalien-Überempfindlichkeit hat. Einen Zusammenhang zwischen MCS und Epilepsie-Symptomen findet auch Altenkirch (2000) in einer Fallstudie, bei der eine Ameisensäure-Exposition als Auslösung in Frage kommt.

Weitere Untersuchungen machen spezielle neurotoxische Pestizide vom Typ der Cholinesterase-Hemmstoffe (Carbamate, Organophosphate) für die Auslösung einer Chemikalien-Überempfindlichkeit verantwortlich (Ashford, Miller, 1991; Miller und

Mitzel, 1995; Cone und Sult, 1992). In allen Fällen folgte auf eine dokumentierte Exposition mit Organophosphat- oder Carbamat-Pestiziden die Auslösung einer andauernden Überempfindlichkeit gegenüber flüchtigen organischen Stoffen wie Parfum-Duftstoffen, Benzindämpfen und Lösungsmitteln. Gleichzeitig waren bei der Mehrzahl der Betroffenen die für MCS typischen chronischen Krankheitssymptome wie andauernder Kopfschmerz, chronische Müdigkeit und Erschöpfung, Konzentrations- und Gedächtnisstörungen, Depressionen und Magen-Darm-Beschwerden ausgeprägt, neben den durch Organophosphate verursachten neurotoxischen Symptomen wie Sehstörungen, Störungen der Farbwahrnehmung, Schwindel, übermäßiges Schwitzen, Muskelkrämpfe, Tremor, verminderte Nervenleitgeschwindigkeit und Muskelkrämpfe, teilweise in sehr schwerer Ausprägung bis hin zu einer toxischen Enzephalopathie. Die Symptome korrelierten mit einer gleichzeitigen signifikanten Erniedrigung der Aktivität der Cholinesterase in den roten Blutkörperchen. Die Cholinesterase ist ein Enzym das den Nerven-Botenstoff spaltet und damit eine Übererregung der Acetylcholin-empfindlichen Nerven und Muskeln verhindert. Wird deren Aktivität durch Organophosphat-Pestizide oder Carbamate gehemmt, kommt es zu ungeregelter Erhöhung der Erregung von Acetylcholin-empfindlichen Nerven und Muskeln, Krämpfe und Epilepsie-Anfälle können die Folge sein.

Außerdem gab es Hinweise dafür, dass eine ausgeprägte Chemikalien-Überempfindlichkeit hauptsächlich erst nach länger andauernder Exposition gegenüber den Pestiziden ausgelöst wurde, während die Wirkungen kurzzeitiger Expositionen in der Regel reversibel waren (Cone, Sult, 1992). Fernandez-Sola et al. (2005) berichten von 26 Patienten, die nach einer Insektizid-Bedampfung ihres Arbeitsplatzes in Spanien an einen chronischen Erschöpfungssyndrom litten. Ein Drittel dieser Fälle entwickelte im weiteren Verlauf das typische MCS-Krankheitsbild.

Hinweise dafür, dass Organophosphate eine Rolle bei der Auslösung von MCS spielen, kommen auch aus einer Untersuchung von Golfkriegs-Veteranen, die an dem so genannten Golfkriegssyndrom erkrankt waren. Beim Golfkrieg von 1991 hatte zum Beispiel ein großer Teil der britischen Soldaten als Spätfolge chronische Krankheiten wie MCS und CFS (Chronisches Erschöpfungssyndrom) erworben. Bei den Soldaten mit MCS war ein statistisch hoch signifikanter Zusammenhang zwischen MCS und dem Kontakt mit Pestiziden nachzuweisen (Odds Ratio OR = 10,6 für die persönliche Verwendung von Pestiziden als Mückenschutz, und OR = 11,3 für den Kontakt mit Pestiziden in der Kleidung) (Reid et al., 2001). Wer Kontakt mit anderen Chemikalien wie Dieselöl, Farbstoffen, Lösungsmittel oder giftige Gase hatte, zeigte diesen hoch signifikanten Zusammenhang nicht. Dieser Befund deutet bereits darauf hin, dass es zwischen den Mechanismen der Auslösung von MCS (Phase I) und der Auslösung der akuten Überempfindlichkeitsreaktionen bei MCS (Phase II) einen Unterschied gibt, und dass für Phase I die Pestizide von besonderer Bedeutung sind.

Weitere Hinweise für den Zusammenhang zwischen MCS und der Pestizidwirkung kommen von genetischen Studien. Ein genetischer Defekt im Entgiftungssystem für Organophosphat-Pestizide müsste mit einem erhöhten Risiko des Erwerbs von MCS und verwandten Krankheiten verbunden sein. Tatsächlich lässt sich ein Zusammenhang zwischen bestimmten genetischen Defekten bei dem Enzym

Paraoxonase 1 (PON1) und der Ausprägung der Symptome des Golfkriegssyndroms nachweisen (Costa et al., 2003; Haley et al., 2000). Die Paraoxonase 1 baut Organophosphat-Pestizide im Körper ab und gehört damit zum körpereigenen Entgiftungssystem, das vor Vergiftungen schützt und die Empfindlichkeitsschwelle gegenüber giftigen Fremdstoffen erhöht. Ein Gendefekt für das Enzym PON 1 würde bei Exposition zu einer erhöhten Konzentration von Organophosphat-Pestiziden im Körper führen und damit die toxischen Wirkungen verstärken. Im Fall der Golfkriegsveteranen führte der PON1-Gendefekt zu einer Überempfindlichkeit gegenüber dem Organophosphat-Kampfstoff Sarin, der bei den Bombardements im Irak in Spuren freigesetzt worden war. Daraus wurde gefolgert, dass das Sarin-Gas eine Schlüsselrolle bei der Ausprägung neurologischer Krankheitssymptome bei den Golfkriegsveteranen mit PON1-Gendefekten haben musste, und dass sich daraus eine allgemeine Chemikalien-Überempfindlichkeit mit MCS-ähnlichen Symptomen entwickelte (Pall, 2007).

Auch bei Mäusen ist die Empfindlichkeit gegenüber dem Organophosphat Chlorpyrifos bei einem Defekt des Enzyms Paraoxonase deutlich erhöht, und in bestimmten Bereichen der Großhirnrinde kommt es auch durch niedrige Konzentrationen des Pestizids zu Schäden an Nervenzellen und unregelmäßiger Anordnung der Nervenzellen (Furlong et al., 2005). Demnach würde ein mangelnder Abbau von Organophosphat-Pestiziden im Organismus zu einer verstärkten Ausprägung der unspezifischen Krankheitssymptome des Golfkriegssyndroms und damit möglicherweise auch zu MCS führen.

Bei 3531 untersuchten britischen Golfkriegsveteranen war das Krankheitsbild MCS hochsignifikant assoziiert mit Pestizid-Expositionen (Odds Ratio 12,3) (Reid et al., 2001). Bei 76 niederländischen Soldaten mit Symptomen einer Chemikalien-Überempfindlichkeit war der Anteil der Personen, die DEET (N,N-diethyl-meta-toluamid) als Insektenabwehrmittel angewendet hatten, signifikant größer als derjenige in einer Kontrollgruppe ohne Symptome (Bischoff et al., 2003). Einen ähnlichen Befund ergab die Befragung von 41 US-amerikanischen Golfkriegsveteranen, von denen die Gruppe mit Symptomen einer Chemikalien-Überempfindlichkeit ebenfalls eine signifikant größere Häufigkeit einer vorangegangenen Exposition gegenüber Pestizid- und Insektenabwehrstoffen im Vergleich zu einer Kontrollgruppe ohne Symptome aufwies (Bell et al., 1998).

Caress und Steinemann (2003) untersuchten eine zufällig ausgewählte Gruppe von 1582 Personen, von denen 199 (12,6%) angaben, an einer Chemikalien-Überempfindlichkeit zu leiden. Von diesen wiederum berichteten jeweils 54 Personen (27,5%), dass ihre Überempfindlichkeit entweder durch eine Pestizid-Exposition oder durch Lösungsmittel ausgelöst worden sei. Bei einer Gruppe von 114 Personen, die in einem Industriebetrieb chronisch mit Organophosphat-Pestiziden belastet worden war, entwickelte sich in 19 Prozent der Fälle eine unspezifische Überempfindlichkeit gegenüber niedrigen Konzentrationen von Umweltchemikalien (Tabershaw und Cooper, 1966). Vergleiche der Symptomatik von MCS-Patienten, deren Krankheit durch Organophosphat-Pestizide oder niedrig konzentrierte Lösungsmittelgemische ausgelöst worden war, ergaben deutlich stärkere Krankheitssymptome bei der Organophosphat-Gruppe im Vergleich zur Lösungsmittel-Gruppe (Miller und Mitzel, 1995).

Neurotoxische Stoffe und hier insbesondere Insektizide vom Typ der Organophosphate scheinen demnach als bis zu einem gewissen Grad spezifische Auslöser der Chemikalien-Überempfindlichkeit vom Typ MCS in Frage zu kommen. Die Befunde deuten also darauf hin, dass die Auslösung von MCS zumindest teilweise auf einem spezifischen Vorgang bezüglich der beteiligten räumlichen Molekülstrukturen beruht. Damit steht die bisher häufig vertretene These von einer unspezifischen Auslösung von MCS in Frage.

Die These von einer spezifischen Auslösung einer Chemikalien-Überempfindlichkeit durch Organophosphat-Pestizide wird durch weitere Hinweise aus Tierversuchen gestützt. Durch gezielte Züchtung haben Wissenschaftler einen Stamm von Labor-Ratten gezüchtet, der gegenüber dem Pestizid-Wirkstoff und Acetylcholinesterase-Hemmstoff Diisopropylfluoro-phosphat (DFP) hoch empfindlich ist (Russell et al., 1982; Overstreet et al., 1979). Diese Ratten zeigen eine ähnlich ausgeprägte Intoleranz gegenüber verschiedenen Medikamenten sowie viele ähnliche Symptome wie MCS-Patienten. Besondere Wirkstoffe, so genannte Muskarin-Rezeptor-Agonisten wie z.B. Pilocarpin, Arecolin, und Oxotremorin, lösten bei den überempfindlichen Ratten besonders starke Wirkungen aus. Diese hingen offenbar mit einer höheren Dichte von Muscarin-Rezeptoren im Hippocampus und Striatum der überempfindlichen Ratten zusammen (Overstreet et al., 1984). Möglicherweise spielen Rezeptoren für bestimmte Wirkstoffe, so genannte Neurotransmitter, in bestimmten Teilen des Stammhirns bei der Auslösung von MCS eine Rolle, wie später noch genauer dargelegt wird (siehe Kapitel 6.1.2 und 6.3).

Auch H. Altenkirch betont, dass eine Chemikalien-Überempfindlichkeit regelmäßig die Folge einer Einwirkung neurotoxischer Stoffe, hier durch Pyrethroide, auf das Zentralnervensystem ist. Die MCS-Symptome setzen demnach mit zeitlicher Verzögerung gegenüber der neurologischen Symptomatik ein und erreichen ihr Maximum, wenn die neurologischen Symptome entweder elektrophysiologisch nicht mehr nachweisbar sind oder den stationären Zustand der Defektheilung erreicht haben. Altenkirch sieht MCS nicht als selbständige Krankheit, sondern als Begleitsymptomatik einer Intoxikation durch neurotoxische Stoffe. Dabei soll eine Konditionierung des Organismus stattfinden: Chemikalien-empfindliche Sinnesnerven werden mit peripheren Erfolgsorganen derart verschaltet, dass bestimmte chemische Sinnesreize anfallartige MCS-Symptome hervorrufen. Ein bestimmter Geruch erinnert eine betroffene Person an eine frühere neurotoxische Belastung und löst automatisch Vergiftungssymptome aus (Altenkirch, H., 1995). Kritisch anzumerken ist hier, dass diese Art von Konditionierung bis heute nicht bewiesen ist, sondern nur eine Hypothese zur Erklärung von MCS darstellt.

In einer späteren Publikation distanziert sich Altenkirch allerdings von seiner Darstellung der Wirkungen der Pyrethroide: Die neurotoxischen Symptome seien stets reversibel, für chronische und irreversible Schädigungen des peripheren und zentralen Nervensystems gäbe es auch nach 20 Jahren toxikologischer Forschung keinen „gültigen Beweis“. Er stellt die auslösende Wirkung von neurotoxischen Stoffen bei MCS grundsätzlich in Frage mit der Begründung, dass diese Wirkung auf sehr spezifischen Mechanismen an Rezeptoren im peripheren und zentralen Nervensystem beruhe. Diese Mechanismen stünden in vollständigem Gegensatz zum

Modell der unspezifischen Schädigung von Multiorgansystemen bei MCS. Er folgert daraus, dass MCS allen Regeln der klassischen Neurotoxikologie widerspräche (Altenkirch, 2000). Diesem Argument ist zu entgegnen, dass eine spezifische Auslösung der Krankheitsmechanismen von MCS in der Phase I durchaus möglich erscheint, während die unspezifische Ausprägung der Symptome erst in der späteren Phase II unter Beteiligung der Entzündungsprozesse des Immunsystems erfolgt, wie später in Kapitel 6 genauer dargelegt wird.

Die oben aufgeführten Befunde zur Wirkung neurotoxischer Substanzen deuten somit auf eine wesentliche Beteiligung des Nervensystems bei der Auslösung des Krankheitsmechanismus hin, wie in Kapitel 6.1. zum Konzept der neurogenen Entzündung noch genauer dargelegt wird. Inwieweit bei diesem Auslösungsmechanismus spezifische Rezeptoren-Strukturen, wie z.B. der NMDA-Rezeptor, beteiligt sind, wird später noch genauer dargestellt (Siehe Kapitel 6.1.4).

Pestizide in Lebensmitteln: relevant für MCS?

Eine genauere Betrachtung der Krankengeschichten von Personen mit Chemikalien-Überempfindlichkeit scheint die besondere Rolle der Pestizide bei Chemikalien-Überempfindlichkeit zu bestätigen. Viele betroffene Mitglieder von Selbsthilfegruppen berichten immer wieder, dass sich ihr Krankheitsbild anhaltend verschlechtert, wenn sie Lebensmittel wie Obst, Gemüse, Honig und Tee aus konventionellem Anbau verzehrt haben (eigene Beobachtungen, 2006). Erst nach Umstellung ihrer Ernährung durch Lebensmittel aus ökologisch kontrolliertem Anbau verbesserte sich zumeist der Gesundheitszustand. Seitdem mehrere Studien der Umweltorganisation Greenpeace auf eine weit verbreitete hohe Pestizid-Belastung von pflanzlichen Lebensmitteln wie Salate, Obst, Gemüse, Kaffee, Tee usw. hingewiesen haben (Greenpeace, 2006), erscheint es plausibel, dass der zunehmende Anteil der Fälle von Chemikalien-Überempfindlichkeit in der Bevölkerung nicht zuletzt auch durch die hohe Mischbelastung der Lebensmittel mit Pestiziden zurückzuführen ist. Die dokumentierten Pestizid-Belastungen hatten die Grenzwerte für die jeweiligen Lebensmittel in über 20 Prozent der untersuchten Proben teilweise weit überschritten. Die Belastungen sind somit gesundheitlich relevant. Berechnungen der Greenpeace Studie „Pestizide außer Kontrolle II" (2006) zeigten, dass in vielen Fällen auch die akute Referenzdosis für Kleinkinder zum Teil massiv überschritten wurde. In 7 von 8 untersuchten Lebensmittelarten einer EU-Studie kamen Proben vor, bei denen ein gesundheitliches Risiko nicht auszuschließen war (EC 2004a). Selbst EU-Verbraucherkommissar David Byrne schloss daher ein Gesundheitsrisiko für Kinder, Alte und Kranke nicht aus.

Im Jahr 2003 hatte die Verbraucherschutz-Ministerin Künast von der Partei „Die Grünen" trotz oder gerade wegen der Kenntnis von der hohen Pestizidbelastung der Lebensmittel die Grenzwerte für Pestizidrückstände teilweise um das 100-bis 1000-fache erhöht, darunter auch Pestizide mit krebsauslösenden und hormonartigen Wirkungen, wie z.B. das krebsverdächtige Pestizid Prochloraz in Bananen. Der Grenzwert für das Fungizid Chlorthalonil im Hopfen wurde sogar 5000-fach erhöht. Im Jahr 2003 wurden 391 Grenzwerte angehoben. Trotz der Erhöhungen der Grenzwerte für Pestizide wurden diese im Jahr 2004 häufiger überschritten als jemals zuvor. Die Häufungen von Allergien, verschiedenen Krebsarten und

Verhaltensstörungen bei Kindern werden damit in Verbindung gebracht (Greenpeace, 2004). Nach Angaben des Bundesverbraucherschutz-Ministeriums ging 2004 der Anteil der mit Pestiziden belasteten Gemüse- und Obstproben angeblich auf 30 bzw. 66% zurück, wobei die neuen Grenzwerte als Maßstab benutzt wurden (dpa-Meldung vom 10.12.04). Damit wurde die Funktion der Grenzwerterhöhung klar: Mit einem Federstrich wird die Belastung „vermindert".

Mit diesen „Verwaltungstricks" der Behörden werden Pestizide als möglicher Auslösungsfaktor für Chemikalien-Überempfindlichkeit auf Dauer legalisiert. Wegen dieses Rückzugs des Staates aus seiner Verantwortung, offenbar aus Rücksicht vor der Agrar- und Chemielobby, bleibt es - wie so oft – dem Einzelnen überlassen, sich durch Kauf von Bio-Lebensmitteln und strikter Meidung der konventionell erzeugten Massenware in Supermärkten vor einer schweren Krankheit einigermaßen zu schützen.

Die Hypothese, dass MCS bevorzugt durch neurotoxische Pestizide ausgelöst wird, gilt allerdings nicht uneingeschränkt, wie z.B. die Untersuchungen von Davidoff und Keel (1996) zeigten. Die Wissenschaftler untersuchten 4 verschiedene Patientengruppen, die längere Zeit durch jeweils eine von 4 verschiedenen Chemikaliengruppen belastet gewesen waren: organische Lösungsmittel in der Industrie, Organophosphat-Pestizide, Chemikalien aus Baustoffen und Einrichtungsgegenständen (Sick Building-Syndrom) und einer gasförmigen Belastung (Chlordioxid). Im Ergebnis unterschied sich das Spektrum der Krankheitssymptome sowie die Intensität der Beschwerden zwischen den 4 Personengruppen nur unwesentlich, während die Unterschiede zu einer zufällig ausgewählten Kontrollgruppe signifikant waren.

Bestimmte Chemikalienklassen lösen MCS aus.

Eine weitere Studie (Lohmann et al., 1996) bestätigte die Bedeutung verschiedener Chemikalien bei der Auslösung von MCS: Demnach sollen organische Lösungsmittel (25%), Formaldehyd (15%), Zahnwerkstoffe (15%) und andere Biozide (19%) neben Pyrethroiden (13%) in Frage kommen. In Klammern sind die Häufigkeitsanteile der MCS- und neurotoxischen Symptom-Patienten angegeben, die diese Stoffe als Auslöser nannten. Mischexpositionen waren häufig. Große Anteile dieser Patienten litten außerdem an Chronischem Erschöpfungssyndrom (39%) sowie einer Allergie-Disposition (53%).

Die Aussagekraft beider Studien muss allerdings als eingeschränkt betrachtet werden, weil die untersuchten Patientengruppen (mit z.B. je 20 ausgewählte Personen) relativ klein waren, um statistisch signifikante Werte zu liefern. Außerdem konnten die befragten Patienten möglicherweise nicht zwischen der Auslösung der gesamten Krankheit (Phase I) und der jeweiligen Akutsymptome (Phase II) durch Chemikalien unterscheiden.

Gemeinsames Merkmal aller Substanzen, die im Zusammenhang mit der Auslösung von MCS genannt werden, ist eine hohe Affinität zum Nervensystem. Zusammenfassend gelten derzeit (2007) folgende Stoffe und Stoffgruppen als MCS-auslösend: verschiedene organische Lösungsmittel, darunter Benzol und Tetrachlorkohlenstoff, ferner bestimmte neurotoxischen Pestizide aus der Gruppe der zyklischen Chlor-Kohlenwasserstoffe (Lindan, DDT, PCP, u.a.), der

Organophosphate, Carbamate und der Pyrethroide, sowie bestimmte flüchtige organische Kohlenwasserstoffe (VOC) wie Formaldehyd. Pall (2008) nennt insgesamt 7 verschiedene Klassen von Chemikalien, die an der Auslösung von MCS beteiligt sein können. Allen diesen Stoffklassen können spezifische chemische Strukturen im Nervensystem als Angriffspunkte zugeordnet werden, also z.B. Enzyme und/oder Rezeptoren. Durch Wechselwirkung der auslösenden Chemikalien mit diesen Strukturen kommt es im betroffenen Gewebe zu einem Anstieg der Konzentration von Stickstoffmonoxid (NO), einem wichtigen Signalstoff bei der Auslösung von Entzündungsprozessen (Pall, 2007). Alle sieben Gruppen von Chemikalien führen über verschiedene Signalwege gleichsam zu einer Aktivierung des NMDA-Rezeptors, die wiederum mit der Erhöhung der NO-Konzentration in Zusammenhang steht. Offenbar gibt es für alle diese Stoffe einen gemeinsamen biochemischen Mechanismus, der nach seiner Auslösung durch unterschiedliche Stoffe im Wesentlichen gleich abläuft. Unterschiedlich ist lediglich der Auslösungsmechanismus durch unterschiedliche Stoffe. Dabei scheinen die neurotoxischen Pestizide eine bevorzugte Rolle zu spielen. Inwieweit die verschiedenen Auslösungsmechanismen stoffspezifisch sind, kann erst nach genauerer Betrachtung der Mechanismen an den verschiedenen beteiligten Rezeptoren beurteilt werden. Tatsache ist jedoch, dass diese Rezeptoren gemäß ihrer biochemischen Natur mehr oder weniger spezifische Angriffspunkte für Chemikalien darstellen. Somit besteht offenbar eine in gewissem Maße spezifische Komponente beim Auslösungsmechanismus von MCS. Diese vermutete Spezifität der Reaktionen an den Rezeptoren ist aber vermutlich eingeschränkt oder vermindert, sonst gäbe es nicht ein so breites Spektrum an auslösenden Chemikalien.

Diese verminderte Spezifität der Chemikalien-Rezeptoren im Nervensystem könnte erst als Folge der Einwirkung von reaktiven Sauerstoffverbindungen (ROS) verursacht worden sein. Die ROS werden im Verlauf des Sensibilisierungsprozesses beim Fremdstoffmetabolismus gebildet, wie später noch genauer dargelegt wird (siehe Kapitel 6.2). Daraus wäre weiter zu folgern, dass die Spezifität der Auslösungsmechanismen von MCS, die über bestimmte Rezeptoren im ZNS (NMDA-, GABAa-Rezeptoren, siehe Kapitel 6.2.2) in Gang gesetzt werden, im weiteren Verlauf des Krankheitsprozesses abnimmt. Dies geschieht offenbar als eine Folge von Schädigungen der Rezeptoren durch Schadstoffmetaboliten. Die geringe stoffliche Spezifität der Auslösung von MCS wäre demnach eine Folge von pathologischen Prozessen, die durch Fremdstoffe ausgelöst werden, und die im Körper noch vor der Ausprägung der sichtbaren Symptome stattfinden.

Der zuvor in Kapitel 3.2 und in der Fachliteratur beschriebene Zusammenhang zwischen einer Exposition zu flüchtigen organischen Stoffen (VOC, wie z.B. Lösungsmitteldämpfe) und MCS stellt keinen Widerspruch zur Annahme einer Auslösung der Krankheit durch Pestizide dar. Denn die meisten Studien zur Wirkung der VOC-Stoffe unterscheiden nicht zwischen der Auslösung der Krankheit und der Auslösung der akuten Krankheitssymptome. So kann die Krankheit, d.h. die Disposition zur unspezifischen Überempfindlichkeitsreaktion gegenüber einer Vielzahl von Chemikalien, demnach durch neurotoxische Pestizide ausgelöst worden sein, während die Akutsymptome offenbar als eine Folge der Wirkung von flüchtigen organischen Stoffen z.B. auf die Riechnerven angenommen wurden. Pall (2008) betont, dass die Auslösung der Krankheit MCS durch Organophorphat- und

Carbamat-Pestizide sowie durch flüchtige organische Kohlenwasserstoffe nicht in ihrer Eigenschaft als Geruchsstoffe erfolgt, die über Rezeptoren in der Nasenschleimhaut wirken. Die Wirkungen von Geruchsstoffen äußern sich eben erst dann, wenn die Krankheit MCS, also die unspezifische Chemikalien-Überempfindlichkeit, bereits manifest geworden ist.

Pall begründet dies damit, dass es MCS-Patienten mit defektem oder durch Virus-Infektionen ausgeschaltetem Geruchssinn gibt, die dennoch von Überempfindlichkeitsreaktionen auf Chemikalien berichten. Der Geruchssinn ist demnach nicht der Hauptansatzpunkt der Chemikalienwirkung beim Mechanismus der Auslösung der Krankheit.

Demnach muss der Verlauf der Krankheit MCS in zwei zeitlich getrennten Phasen I und II betrachtet werden: Phase I ist die Auslösungs- oder Sensibilisierungsphase, in der verschiedene Arten von neurotoxischen Pestizid-Wirkstoffen (Organophosphate, Carbamate, Organochlor-Verbindungen, Pyrethroide, füchtige organische Kohlenwasserstoff-Verbindungen, VOC) den Prozess der unspezifischen Sensibilisierung gegenüber Fremdchemikalien in Gang setzen, wobei geruchssensible Rezeptoren offenbar keine wesentliche Rolle spielen. In der Phase II ist die Chemikalien-Überempfindlichkeit manifest geworden, sie äußert sich u.a. durch akute Reaktionen auf Geruchsreize, wobei erst dann die Geruchsrezeptoren eine wesentliche Rolle spielen.

Die folgenden Betrachtungen zum physiologischen Pathomechanismus der Krankheit sollen zeigen, ob diese Hypothese als plausibel zu betrachten ist. Die Wirkung neurotoxischer Pestizide bei der Auslösung des Krankheitsbildes MCS deutet bereits auf eine Beteiligung des Nervensystems beim Pathomechanismus von MCS hin, wie später noch dargelegt wird.

6. Toxikologische Ansätze zur Erklärung des Pathomechanismus von MCS

Um die Ursache von MCS auf toxikologischer Ebene genauer zu erklären, greift man auf Daten und Ergebnisse epidemiologischer Forschung zur Chemikalien-Exposition zurück, um daraus Anhaltspunkte für physiologisch-biochemische Pathomechanismen zu gewinnen. Grundlage derartiger Betrachtungen sind oft bestimmte Patientenkollektive mit gemeinsamen Krankheitsmerkmalen, die nach bestimmten, eindeutig feststellbaren Fremd- bzw. Schadstoffexpositionen auftraten, wie z.B. die Betroffenen der US-Umweltbehörde EPA (EPA, 1989) , sowie die große Gruppe der US-Golfkriegsveteranen mit MCS-ähnlichen Symptomen (Bell et al., 1998; Miller, Prihoda, 1999; Kipen et al., 1999; siehe Kapitel 3.2). Diese und ähnliche Beobachtungen von anderen Fallstudien führten zunächst zu verschiedenen Hypothesen und Modellvorstellungen zur Erklärung von MCS (Ashford, Miller, 1998)

- giftstoffinduzierter Toleranzverlust,
- Konditionierung und Lernen,
- psycho-neuro-immunologische Mechanismen,
- neurogene Entzündung
- chemisch ausgelöste Entzündung
- Entstehung einer zeitabhängigen Sensibilisierung.

Im Folgenden wird schwerpunktmäßig auf die Konzepte der chemischen und der neurogenen Entzündung eingegangen, weil die meisten systematischen Untersuchungen diese Mechanismen bei MCS als plausibel erscheinen lassen, und weil sie somit auf toxikologisch begründete Mechanismen im Organismus hinweisen und daher die übrigen Hypothesen in letzter Zeit zunehmend in den Hintergrund gedrängt haben.

6.1. Das Modell der neurogenen Entzündung

6.1.1. Epidemiologische und symptomatische Hinweise auf Schädigungen von Gehirn und Nervensystem

Viele über den Luftweg aufgenommene Fremdstoffe können zu neurologischen Wirkungen im zentralen, peripheren und autonomen Nervensystem führen, wodurch vielfältige Symptome und Krankheiten in mehreren Organen gleichzeitig ausgelöst werden können. Man spricht dabei von Multisystem-Erkrankungen. Offenbar ist die Chemikalien-Exposition über den Luftweg wesentlich an der Auslösung und Ausprägung des Krankheitsbildes einer Chemikalien-Überempfindlichkeit beteiligt, ohne dass dabei Geruchsrezeptoren vorrangig beteiligt sein müssen. Jedoch muss nicht jede Chemikalienexposition über diesen Weg zu MCS führen.

Zahlreiche Studien und Befunde, die auf epidemiologischer und symptomatischer Ebene erhoben wurden, deuten auf eine wesentliche Beteiligung des Nervensystems einschließlich des Gehirns beim Krankheitsprozess hin. Pall (2008) weist darauf hin, dass 6 von den 9 Hauptsymptomen der Krankheit MCS, darunter Kopfschmerzen, extreme Müdigkeit, Schwindel, Ängstlichkeit, Depressionen, Gedächtnis- und Konzentrationsstörungen, eindeutig bestimmten Veränderungen im Zentralnervensystem zuzuordnen sind. Veränderungen von Hirnfunktionen wurden auch durch funktionelle bildgebende Verfahren wie PET und SPECT sowie mit EEG-Untersuchungen festgestellt, wie in 13 zitierten Studien nach Pall (2009 und 2009b) festgestellt wird. In einer dieser Studien wurde beispielsweise nachgewiesen, dass MCS-Patienten in bestimmten Teilen der Großhirnrinde, so in rechtsseitigen Bereichen (Temporallappen), den beiden Schläfenregionen und den präfrontalen Bereichen der Großhirnrinde eine verminderte Durchblutung in SPECT-Aufnahmen aufwiesen, und dies offenbar permanent, also bereits vor der Provokation mit Chemikalien. Bei den Kontrollpersonen war dies nicht der Fall. Wurden diese Patienten mit geringen Konzentrationen flüchtiger organischer Stoffe provoziert, so zeigten sie zusätzlich verminderte Durchblutung in einer ganzen Reihe von Hirnbereichen, darunter im Riechhirn, im rechten und linken Hippocampus, im rechten Parahippocampus, im rechten Mandelkern (Amygdala), im rechten Thalamus, und in der rechten unteren Hirnrinde. Im Gegensatz dazu zeigten die Kontrollpersonen ohne MCS-Merkmale bei der Chemikalien-Provokation ein völlig anderes Muster der Hirnbereiche mit verminderter Durchblutung. Gleichzeitig berichteten die Patienten im Gegensatz zu den Kontrollpersonen eine wesentlich verminderte Lebensqualität, verminderte Leistungen in neurokognitiven Tests und eine deutliche Verschlechterung dieser Leistungen nach Chemikalien-Provokation (Orriols et al., 2009). Die Studien bestätigen die ähnlichen Ergebnisse von Fabig (1990 und 2000) mit SPECT-Untersuchungen von Gehirnen von MCS-Patienten. Besonders die nachgewiesenen Fehlfunktionen in den Teilen der Großhirnrinde, die zur Verarbeitung von Geruchsreizen dienen, deuten auf einen neurogenen Mechanimus sowohl bei der Auslösung der Krankheit MCS als auch bei der Ausprägung akuter Reaktionen auf Chemikalien hin. Orriols et al. (2009) vermuten, dass die nach Chemikalien-Exposition verminderte Aktivität in der geruchsverarbeitenden Region der Großhirnrinde bei den Patienten, die MCS durch einen Chemieunfall erworben hatten, auf eine Schädigung eines Hemmungsmechanismus bei der Geruchsreiz-Verarbeitung hinweist. Hillert et al (2007) hatten beobachtet, dass MCS-Patienten nach Chemikalien-Provokation die Geruchsreiz-verarbeitenden Regionen nicht mehr inaktivieren konnten. Diese Deaktivierung von Hemmungsmechanismen bei der Geruchsreiz-Verarbeitung durch Chemikalienwirkung könnte zu einer Verstärkung der Geruchsreiz-Wahrnehmung führen und daher mit der Entstehung von MCS zusammenhängen.

Bei den durch Chemikalien ausgelösten Veränderungen im Nervensystem und im Gehirn handelt es sich offenbar um Entzündungsprozesse. Fremdstoffe in der Atemluft rufen nämlich neurogene Entzündungen, also Entzündungen, die über das Nervensystem vermittelt werden, hervor, und dies in den Hirnbereichen, die mit der Geruchswahrnehmung in Verbindung stehen (siehe die Befunde von Orriols et al., 2009). In Tierversuchen können wiederholte Expositionen gegenüber chemischen, aber auch physikalischen und psychischen Stressoren geringer Intensität plötzlich eine überschießende Reaktion („kindling") und eine Ausprägung von Krankheitssymptomen auslösen. Beispielsweise führt die Exposition von Mäusen gegenüber niedrigen Formaldehyd- und Toluol-Konzentrationen zu immunologischen und neurogenen Entzündungsreaktionen, wobei bestimmte

Nervensignale die Entzündungsreaktionen beeinflussen sollen (Fujimaki et al., 2007). Auf den Menschen übertragen spricht man von einer Gesamtlast an auslösenden Faktoren, die biologische, chemische, physische und psychologische Stressbelastungen umfassen, und die beim Überschreiten einer Summenschwelle, ähnlich einem überlaufenden Fass, die chemische Intoleranz erzeugen sollen (Ashford, Miller, 1998).

Die charakteristischen Symptome bei MCS-Patienten, d.h. also die sofortigen Überempfindlichkeitsreaktionen in der Phase II der Krankheit, werden durch sehr niedrige Konzentrationen von Chemikalien ausgelöst, wobei intranasale Chemorezeptoren sowie deren nachgeschaltete sensorische Zentren des ZNS eine Rolle spielen sollen (Hummel et al., 1996). Auch Georgellis et al. (2003) verweisen auf die stärkere Auslösung von kognitiven Prozessen im ZNS durch olfaktorische Reizung mit Furfuryl-Mercaptan bei Malern mit definiertem MCS-Krankheitsbild im Vergleich mit einer gesunden Kontrollgruppe. MCS-Patienten, die zuvor mit Hilfe von standardisierten Fragebögen ausgewählt worden waren, reagierten dosisabhängig auf eingeatmete Chemikalien wie Ameisensäure, Essigsäure, Ethylacetat und Cyclohexylamin mit Symptomen wie Übelkeit, Schleimhautreizung und Husten in deutlich stärkerem Maße wie Kontrollpersonen ohne Chemikalien-Überempfindlickeit. Die Stärke der Reaktion war korreliert mit dem zuvor festgestellten Grad der Chemikalien-Überempfindlichkeit, d.h. die Patienten mit dem höchsten Grand der MCS („MCS-Score") reagierten am heftigsten bezüglich der getesteten Symptome (Van Thriel et al., 2008).

Die Chemikalien-Exposition ist häufig mit einem erhöhten Nasenwiderstand beim Einatmen verbunden (Doty et al., 1988). Man vermutet, dass eine dabei ausgelöste Entzündung der Nasenschleimhaut zusammen mit einer neurogenen Entzündung in Teilen des olfaktorisch-sensorischen Appatates (N. olfactorius, Riechzentrum im Gehirn, Limbisches System) zu einer erhöhten Reaktionsbereitschaft bzw. einer Herabsetzung der Reaktionsschwelle gegenüber Chemikalien in der Atemluft führt. Die erhöhte Reaktionsbereitschaft der Nasenschleimhaut könnte auf eine erhöhte Empfindlichkeit des nociceptiven C-Fasersystems zurückzuführen sein (Renner, 2000; Fiedler, Kipen, 1997). Arbeiter, die Lösungsmitteln ausgesetzt waren, zeigten eine „Kakosmie", d.h. eine Überempfindlichkeit gegen chemische Stoffe nach Geruchswahrnehmung (Ryan et al., 1988). Nach Meggs (1995, 1999, Meggs et al., 1996a) gibt es einen Zusammenhang oder auch eine Überlappung zwischen dem so genannten Reaktiven Luftwegssyndrom (RADS, Reactive Airways Dysfunction Syndrome) und MCS, zu dem auch das „Chemikalien-Asthma" und die Chemikalien-Rhinitis gehört. Es handelt sich also um durch Chemikalien ausgelöste Entzündungen von Geweben in den oberen Luftwegen, die nicht durch Geruchsrezeptoren oder allergische Mechanismen vermittelt sind, sondern eine Art von „peripherer MCS" darstellen, bei der das Gewebe des olfaktorisch-sensorischen Apparates in der Nasenschleimhaut erst sekundär, d.h. nach Einwirkung von Chemikalien, durch Entzündung angegriffen ist (Cometto-Muniz et al., 1998). Es kommt zu einer Reizwirkung von Chemikalien auf die Nasenschleimhaut, die mit zunehmender Kettenlänge der verabreichten Substanzen zunimmt. Die Betroffenen haben in der Regel ein Krankheitsbild, das sowohl den Kriterien von nicht-allergischem Asthma, als auch denen von MCS nach Cullen entspricht (Meggs et al.,

1996a; Pall, 2008; Nielsen, 2001), bei dem aber nicht das für allergisches Asthma typische Immunglobulin E (IgE) nachzuweisen ist (Butala et al., 2004).

Neurogene Chemikalienwirkungen können zu Veränderungen von Gehirnfunktionen führen, die möglicherweise zum Krankheitsmechanismus bei MCS beitragen. Bei EEG-Untersuchungen von MCS-Patienten im Rahmen der RKI-Studie (Renner, 2000) wurden signifikante Änderungen in den Latenzzeiten der Potentiale nach Provokation mit Lösungsmitteln wie z.B. 2-Propanol gefunden. Die Reize durch Geruchsstoffe werden außerdem von MCS-Patienten auf andere Weise verarbeitet als von gesunden Personen: Gehirnregionen, die normalerweise zur Verarbeitung von Geruchsreizen dienen, werden weniger stark aktiviert als bei gesunden Personen, dagegen zeigt der vordere Gyrus Cinguli, der Bestandteil des Limbischen Systems im Gehirn ist, in der Positronen-Emissions-Tomografie (PET) eine verstärkte Aktivität (Hillert et al., 2007). Die Wissenschaftler deuteten beide Befunde als Beleg für einen Einfluss von Chemikalien auf die zentralnervöse Verarbeitung von Geruchsreizen. Der Einfluss von Chemikalien auf das Limbische System hat möglicherweise etwas mit der Ausprägung der Krankheitssymptome bei MCS-Patienten zu tun. Die dadurch ausgelösten MCS-Symptome entstehen unabhängig von der Art der Stoffe, die den olfaktorischen Reiz auslösten. Offenbar handelt es sich bei MCS um eine unspezifische Überempfindlichkeit gegenüber unterschiedlichen Substanzen (Hummel et al., 1996).

Die Frage, ob Chemikalien in der Atmungsluft die Krankheitssymptome über Entzündungsmechanismen oder über direkte toxische Effekte auf Sinneszellen und Neuronen auslösen, ist umstritten. Neurotoxische Störungen werden als eine von 10 Hauptursachen arbeitsbedingter Erkrankungen in den USA angenommen, und 17 von 25 der wichtigsten chemischen Stoffe mit toxischem Potential haben neurotoxische Wirkungen (zit. nach Maschewsky, 1996). Auch die Tatsache, dass verschiedene auf das Nervensystem wirkende Pestizide, wie Carbamate und Organophosphate, ein MCS-typisches Krankheitsbild auslösen, deuten darauf hin, dass MCS möglicherweise auch über einen neurotoxischen Mechanismus ausgelöst wird. Seit Jahren gilt als gesichert, dass länger andauernde und wiederholte Einwirkung von häufig verwendeten organischen Lösungsmitteln eine toxische Enzephalopathie auslösen können. Nach einer Studie von Kilburn (1993) gaben 20% der Patienten mit toxischer Enzephalopathie eine Unverträglichkeit gegenüber chemischen Substanzen an, wie sie für MCS typisch ist. Zu betonen ist hier, dass eine toxische Enzephalopathie diagnostisch eindeutig von MCS abgegrenzt werden kann und lediglich als Begleitsyndrom von MCS zu werten ist.

Verhaltensänderungen durch Chemikalien-Einwirkung: Hinweis auf neurotoxische Wirkungen

Auch Studien zu Veränderungen von Verhaltensmerkmalen nach akuter und/oder chronischer Einwirkung von Fremd- und Schadstoffen deuten auf neurogene Mechanismen bei MCS-Patienten hin. Bei Golfkriegsveteranen, die durch Schadstoffe vielfältig vorbelastet waren, verursachte eine erneute Exposition mit Dämpfen des militärischen Flugzeug-Treibstoffs „JP-8“ immer dann eine deutliche Verkürzung der Reaktionszeit in einem visuellen Aufmerksamkeitstest, wenn die Testpersonen bereits eine Überempfindlichkeit gegenüber Chemikalien erworben hatten. Wenn die Patienten jedoch an anderen systemischen Krankheiten litten, war dieser Effekt nicht festzustellen. Die Verkürzung der Aufmerksamkeitszeit erfolgte nach wiederholter Exposition mit sehr niedrigen Konzentrationen des Treibstoffs. Der Treibstoff JP-8, der unter anderem 1,2-Dibromethan enthält, wirkte offenbar wie eine stimulierende Substanz auf Aufmerksamkeits-Funktionen des Gehirns. Durch die bereits bestehende Chemikalien-Überempfindlichkeit wurde im Dopamin-Nervensystem des Gehirns offenbar ein Aktivierungszustand erzeugt, der zu einer Beschleunigung der Reaktionszeit in einer Art von Stressreaktion auf die erneute Provokation durch Fremdstoffe führte (Bell et al., 2005). Marion Hahn (2001) berichtet in ihrem Buch von mehreren Fällen mit MCS in der Umgebung eines NATO-Militärflughafens, dessen Flugzeuge ebenfalls den JP-8-Treibstoff verwenden. Offenbar besitzt der JP-8-Treibstoff ein neurotoxischen Potential, das auf 1,2-Dibromethan zurückzuführen ist, und das zur Auslösung der unspezifischen Chemikalien-Überempfindlichkeit (MCS) generell sowie auch der akuten Krankheitssymptome führen kann.

Flüchtige organische Verbindungen, seien dies Ausdünstungen aus Schimmelpilzen oder synthetische chemische Stoffe, bewirkten messbare Veränderungen bei Verhaltensmerkmalen, die in speziellen neurologischen und psychologischen Tests erfasst werden. Die unnormalen Abweichungen bei den exponierten Testpersonen waren um einen Faktor 6 bis 7 vermehrt im Vergleich zu unbelasteten Kontrollpersonen (Kilburn, 2009). So waren Reaktions- und Reflexzeiten verlängert, der Gleichgewichtssinn war gestört, das Farbunterscheidungsvermögen, das kognitive Leistungsvermögen und die Gedächtnisleistungen waren vermindert, ebenso wie eine ganze Reihe anderer Gehirnfunktionen. Die den synthetischen Chemikalien ausgesetzten Testpersonen zeigten nur bei einem Schreibtest ein schlechteres Ergebnis als die den Schimmelpilz-Stoffen exponierten Personen, ansonsten waren die Testergebnisse bei beiden exponierten Personengruppen (je etwa 100 Personen) vergleichbar abweichend von denen der Kontrollpersonen. Die Testergebnisse wiesen auf neurotoxische Wirkungen flüchtiger organischer Stoffe hin, auch wenn die betroffenen Personen noch keine ausgeprägte MCS zeigten.

Eine **Chemotherapie bei Krebspatienten** hat offenbar ihren Preis: Frauen, die Brustkrebs nach einer Chemotherapie überlebten, zeigten eine Reihe von Symptomen, die ebenfalls auf Wirkungen der verwendeten Medikamente im Zentralen Nervensystem hindeuteten: Gedächtnisverlust, Konzentrations- und Denkstörungen und weitere kognitive Beeinträchtigungen. Die Informationsverarbeitung war bei einigen Testpersonen so gestört, dass sie arbeitsunfähig wurden oder ihre Tätigkeiten nur stark verlangsamt oder eingeschränkt ausführen konnten. Die Symptome waren so stark, dass die Lebensqualität und die Fähigkeit zur Alltagsbewältigung stark eingeschränkt waren. Die Autoren sprechen hier von einem „Chemiehirn-Syndrom" („Chemobrain") (Boykoff et al., 2007).

Wissenschaftler haben auch ein **neurotoxisches Tiermodell für MCS** mit Ratten vorgestellt. Die Ratten wurden mehrmals niedrigen Konzentrationen von Formaldehyd ausgesetzt und anschließend mit speziellen Verhaltenstests nach Chemikalien-Provokation untersucht. Männliche Ratten zeigten verstärktes Angst- und Vermeidungsverhalten während der Exposition gegenüber Geruchsstoffen und nach Konditionierung mit gleichzeitig verabreichten Schreckreizen, wenn sie zuvor einige Wochenlang mit niedrigen Konzentrationen von Formaldehyd exponiert waren. Kontrolltiere zeigten dieses Verhalten nicht. Demnach bewirken wiederholte niedrig konzentrierte Formaldehyd-Expositionen eine Sensibilisierung in olfaktorisch-limbischen Funktionsbereichen des ZNS, wie dies auch für die Auslösung von MCS allgemein angenommen wird (Sorg et al., 2004; Sorg, Newlin, 2003). Man nimmt an, dass wiederholte Chemikalien-Expositionen eine verstärkte Angstreaktion auf olfaktorische Reize verursachen, die auf neurologische Veränderungen im olfaktorisch-limbischen Funktioskomplex des ZNS sowie auch in der Hypothalamus-Hypophysen-Nebennierenrinden-Achse zurückgeführt werden kann. Gestützt wird diese Annahme durch den Befund, dass die Sensibilisierung durch Formaldehyd mit einem erhöhten Cortisol-Spiegel korreliert war (Sorg et al., 2004). Andere Wissenschaftler postulieren Lernprozesse bzw. Konditionierungen im Zusammenhang mit der Einwirkung von Duft- oder Fremdstoffen. Diese verursachen demnach in der Nasenschleimhaut Entzündungen, die eine Verengung der Luftwege und damit negative Gefühle bewirken, die später bei erneuter Duftstoff-Exposition zu konditionierten Stress- und Angstreaktionen führen sollen (Ojima et al., 2002; Ternesten-Hasseus et al., 2002). Damit würde – eine genauere wissenschaftliche Bestätigung für die Gültigkeit dieses Modells zur Auslösung von MCS vorausgesetzt – ein chemischer Reiz einen Signalweg an bestimmten Chemorezeptoren in der Nasenschleimhaut auslösen und über sensorische Fasern zum Gehirn führen, wo er schließlich psychische Reaktionen verursacht. Die Verknüpfung zwischen chemischem Reiz und psychischer Reaktion wäre damit erwiesen.

Ashford und Miller (1998) betonen, dass chronisch lang dauernde Einwirkungen geringer Chemikalien-Konzentrationen auch eine Art Anpassungsmechanismus des Organismus ähnlich einer Drogensucht verursachen. Die Folge ist, wie in vielen Fällen beobachtet wurde, dass ein Wechsel der Umgebung oder eine gezielte Vermeidung der Chemikalien-Exposition nicht sofort zu einer Besserung, sondern teilweise sogar zu einer Verschlechterung der Symptome führte, wie z.B. Müdigkeit, Depressionen, Kopfschmerzen. Man vergleicht dies mit Entzugserscheinungen beim Drogenentzug. Im Unterschied dazu treten aber die Krankheitssymptome nach erneuter Chemikalien-Exposition schneller und stärker wieder auf. Dies trifft besonders auf Lösungsmittel zu, nach deren Einwirkung vor allem Symptome des zentralen Nervensystems (Schwindel, Sehstörungen, Kopfschmerzen, Übelkeit, Konzentrations- und Gedächtnisschwäche u.a.) festzustellen sind. (Ashford, Miller, 1998).

Bei einer weiteren Studie mit selbst-bezeichneten MCS-Patienten lösten Natriumlaktat-Infusionen als Provokation Panik-Attacken aus, denen typische MCS-Symptome folgten (Binkley, Kutcher, 1997). Ähnliche Wirkungen zeigten Provokationen mit erhöhten CO2-Konzentrationen (Poonai et al., 2000). Der Laktat-Befund ist insofern interessant, als Laktat bekanntlich ein Produkt unvollständiger Kohlenhydrat-Oxidation des Energiestoffwechsels ist und bei Sauserstoffmangelsyndromen auftritt. MCS wird nämlich auch mit entzündlichen Prozessen in Verbindung gebracht, bei denen nach Aktivierung der NO-Synthetase erhöhte NO-Konzentrationen hemmend auf den Energiestoffwechsel der Mitochondrien einwirken (Pall, 2003, Kuklinski, 2005). Die Laktat-Provokation simuliert offenbar einen Zustand des gestörten Kohlenhydrat-Katabolismus, der als Folge von Entzündungsprozessen auftritt und sich neurotoxisch im ZNS auswirkt.

Zusammenfassend können Angst- und Panik-Attacken somit im Zusammenhang mit der Einwirkung von Chemikalien auf das olfaktorisch-limbische System gesehen werden. Daraus nun aber den Schluss zu ziehen, dass Angst- und Panikattacken ursächlich mit MCS-Auslösung verknüpft seien, würde in diesem Kontext eine Verwechslung von Ursache und Wirkung bedeuten.

Die oben zitierten Befunde bestätigen die 2 Phasen der MCS-Krankheit, die mit den Wirkungen der Chemikalien korreliert werden: eine Sensibilisierungsphase I, in der niedrige Konzentrationen von Chemikalien über eine längere Zeit oder hohe Konzentrationen in kurzer Zeit zu einer Sensibilisierung von Funktionen des Nervensystems führt, sowie eine darauf folgenden Phase II, die durch eine andauernde Herabsetzung der Reaktionsschwelle gegenüber sekundär exponierten Fremdstoffen, vor allem Geruchsstoffen, gekennzeichnet ist. Dabei werden in der Phase II akute Krankheitssymptome kurzfristig immer dann ausgelöst, wenn eine Exposition gegenüber niedrigen Konzentrationen von Fremdstoffen erfolgt, und zwar unspezifisch bezüglich der Art der auslösenden Chemikalien. Diese charakteristischen Wirkungen stimmen überein mit der Definition des Krankheitsbildes von MCS, das schon von Cullen (1987) und Ashford, Miller (1998) postuliert worden war. Daraus ergibt sich die Frage, ob die hier beschriebenen Wirkungen von Chemikalien auf Funktionen des Nervensystems durch molekulare bzw. biochemische Mechanismen bestätigt werden können.

6.1.2 Hinweise zu Wirkungsmechanismen der neurogenen Entzündung auf zytologischer und molekularer Ebene

Für eine Beteiligung des Nervensystems einschließlich der damit verbundenen Sinnesorgane bei der Auslösung und Ausprägung einer Chemikalien-Überempfindlichkeit spricht eine Vielzahl von Befunden. So lassen sich bei Personen mit nachgewiesener Chemikalien-Überempfindlichkeit mit den üblichen Methoden der neurologischen Diagnostik (SPECT, Nerven-Leitfähigkeit, EEG, ausgelöste Nervenpotentiale, neurokognitive Testverfahren) vielfältige neurologische Störungen nachweisen (Ziem, McTamney, 1997; Heuser, et al., 1992).

Die Wirkung von Fremdstoffen auf das Nervensystem kann entweder direkt auf die Nervenfasern und Nervenzellen des peripheren und zentralen Nervensystems, oder auch indirekt über Wirkungen auf Sinneszellen in den Sinnesorganen erfolgen. Dabei spielen offenbar die freien Nervenenden in den Schleimhäuten der oberen Luftwege und Nase sowie so genannte Vanilloid-Rezeptoren, neuerdings auch TRP-Rezeptoren genannt, auf den C-Fasern des Schmerz-wahrnehmenden (nociceptiven) Systems eine besondere Rolle (Kimata, 2004).

Auch ein direkter Transport von Chemikalien über das olfaktorische System zum Hypothalamus wird für möglich gehalten (Hornberg et al., 2003) und ist für Polychlorierte Biphenyle (PCB) bei Ratten bereits nachgewiesen worden (Apfelbach et al., 1998). Dabei wird die Blut-Hirn-Schranke umgangen, und Schadstoffe können direkt auf das Gehirn toxisch einwirken. Nervenfasern verlaufen nämlich von der

Riechschleimhaut zum Bulbus olfactorius, dem 1. Hirnnerven, und von da weiter zur Amygdala, und von dort diffus in das limbische System und über den Thalamus zum Frontalcortex.

Die Bedeutung dieses Eintrittspfades von Schadstoffen für die Ausprägung von MCS ist offenbar groß und kann derzeit noch nicht abgeschätzt werden. Hierbei ist besonders zu bedenken, dass Schadstoffe unverdünnt durch Körperflüssigkeiten über die Luft direkt am Wirkort, nämlich an bestimmten Chemikalien-Rezeptoren (TRP-Rezeptoren) in der Riechschleimhaut gelangen. Zur Funktion dieser TRP-Rezeptoren bei der Auslösung von MCS wird noch genauer zu berichten sein. Weiterhin ist von großer Bedeutung, dass es auch einen Chemikalien-Transportweg direkt über die sensorischen Nervenfasern (Axonen) von der Riechschleimhaut über den Bulbus olfactorius ins Stammhirn und ins Vorderhirn (Präfrontaler Cortex) gibt. Damit sind diese Hirnbereiche einer besonders hohen Chemikalien-Belastung ausgesetzt, wenn die Exposition über Luftwege erfolgt. Wie später noch gezeigt wird, sind die genannten betroffenen Hirnbereiche, besonders der präfrontale Cortex, für die Informationsverarbeitung, für Lernvorgänge und für die Verknüpfung von Gefühlsregungen mit gespeicherten Gedächtnisinhalten zuständig. Schädigungen durch Chemikalien können hier zum Verlust wesentlicher Fähigkeiten und Fertigkeiten führen, wodurch die Lebensqualität der Betroffenen stark eingeschränkt werden kann (Ohnsorge, 1999).

Bei den neurogenen Mechanismen der Chemikalien-Überempfindlichkeit sollte genauer unterschieden werden zwischen denjenigen, die grundsätzlich eine chronische Sensibilisierung gegenüber Chemikalien hervorrufen (Phase I), und dem Mechanismen, die – nach Ausprägung der Chemikalien-Überempfindlichkeit – am Nervensystem die akuten Krankheitssymptome bei Einwirkung von Chemikalien erzeugen (Phase II). Nach dem Modell der neurogenen Entzündung können sowohl die Sensibilisierung (Phase I), als auch die akuten Überempfindlichkeitsreaktionen in Phase II über das Nervensystem ausgelöst werden. Wirkungen über bestimmte Rezeptoren des Nervensystems (NMDA, GABA), die an der Sensibilisierung, also der Auslösung der Chemikalien-Überempfindlichkeit in der Phase I beteiligt sind, spielen offenbar eine große Rolle (Pall, 2007), und werden in den Kapiteln 6.1.3., 6.1.4. und 6.1.6. noch genauer dargestellt.

Das Konzept der neuronalen Sensibilisierung

Frühere Beobachtungen von Oliver Sacks (1991) bei Parkinson-Patienten weisen bereits auf das Phänomen der neuronalen Sensibilisierung hin. Danach „*werden bei einem ausstrahlenden, sich ausbreitenden Prozess immer mehr Gehirnfunktionen, mehr und mehr Neuronengruppen aktiviert oder <angeschaltet>. Wenn dies erst einmal geschehen ist, dann, so scheint es, tritt eine überdauernde Änderung auf: Die neuronalen Gruppen werden sensibilisiert oder vor-entzündet*“. „*Der Abstieg in die Krankheit kann sich allein fortsetzen, führt unverzüglich zu zahllosen Teufelskreisen, positiven Feedbacks, Kettenreaktionen, … einem Zusammenbruch folgen weitere, … und all das vollzieht sich mit der Dynamik, die den Kern der Krankheit bildet*“ (Sacks, 1991).

Offenbar finden neuronale Sensibilisierungsprozesse sowohl bei Patienten mit neurodegenerativen Erkrankungen als auch bei MCS-Patienten statt. Dieser

Zusammenhang zwischen entzündlichen Multisystem-Erkrankungen und neurodegenerativen Erkrankungen wird im weiteren Verlauf der Betrachtungen zu den Krankheitsmechanismen noch eine Rolle spielen.

Nach Bell et al. (1996, 1998, 1999) und anderen entsteht im Gehirn eine Sensibilisierung, also eine Steigerung der Empfindlichkeit gegenüber Chemikalien, durch einen Verstärkungsmechanismus, der zu einer Festigung bestimmter Nervenverknüpfungen führt. Damit ist dieser Vorgang im Prinzip mit „Lernprozessen" vergleichbar. Dabei stellen Chemikalien einen Reiz dar, dessen Nervenerregungen über bestimmte Nervenbahnen im Gehirn verlaufen und durch häufige Reizung zu einer Festigung der beteiligten Nervenverknüpfungen (Synapsen) führen. Dadurch kommt es zu einer Herabsetzung der Empfindlichkeitsschwelle für Chemikalienreize, ein Vorgang, der auch als Langzeitpotenzierung (LTP) oder „Limbic Kindling" bezeichnet wird, weil die Vorgänge vorwiegend im Limbischen System stattfinden.

Einige Forschungsarbeiten zum Pathomechanismus von MCS beschäftigen sich mit der Rolle des so genannten „Vomeronasalen Organs", in dem Fremdstoffe Reize ausüben und chronische Entzündungen auslösen können (Renner, 2000; Umweltbundesamt, 2005; Meggs, Cleveland, 1993; Green, Kipen, 2002). Man nimmt an, dass es einen direkten Signalweg von der Nasenschleimhaut, über den N. olfactorius zum Limbischen System des ZNS gibt, das wiederum wesentliche Lebensfunktionen wie Schlaf, Nahrungsaufnahme und die allgemeine Gefühls- und Stimmungslage beeinflusst. Durch wiederholte Erregung dieser Nervenverknüpfung kommt es in Teilen des Gehirns, speziell im Limbischen System, zu einer Bahnung oder Sensibilisierung von Erregungswegen, die mit der Selektion von bestimmten Nervenverknüpfungen bei Lernprozessen vergleichbar ist, und die im Sinne einer Verstärkung die Schwelle für spätere Reaktionen auf Chemikalien absenkt. Dieser Langzeit-Potenzierungsmechanismus („limbic kindling" oder „limbische Sensibilisierung") (Meggs, Cleveland, 1993; Bell et al., 1992) ist mit einer Konditionierung nach Pawlow vergleichbar (Siegel, Kreutzer, 1997).

Wie später noch genauer erläutert wird, sind an diesem Verstärkungsmechanismus biochemische Signalwege beteiligt, die von einer Aktivierung des NMDA-Rezeptors ausgehen, und die zu einem biochemischen Verstärkungskreislauf, den **Stickstoffoxid-Peroxynitrit-Zyklus (NO-ONOO-Zyklus)** führen (Pall, 2009). Das dabei vermehrt gebildete Stickstoffmonoxid (NO) wirkt im Sinne einer positiven Rückkopplung auf die Aktivität der präsynaptischen Nervenzelle verstärkend zurück, wodurch die betreffende synaptische Nervenverknüpfung verstärkt wird. Ähnliche Mechanismen laufen auch bei Lernprozessen ab, an denen Glutamat als Neurotransmitter und der NMDA-Rezeptor beteiligt sind. Im Falle von Nervenerregungen, die durch Chemikalien ausgelöst werden, z.B. über die TRP-Rezeptoren, kommt es jedoch zu einer übermäßigen Aktivierung des NO-ONOO-Zyklus, der in Folge zu chronischen Entzündungsprozessen führt.

Nach Umschaltung dieser Nervenerregungen auf andere Nervenbahnen werden entzündungsaktive Substanzen wie z.B. die Substanz P in verschiedenen Körperregionen freigesetzt („neurogene Entzündung"). Damit könnten einige der unspezifischen Krankheitssymptome bei MCS, u.a. andauernde Müdigkeit, Erschöpfungs- und Schwächegefühl, zu erklären sein. Die „limbische Sensibilisierung" soll außerdem zu einer unspezifischen Reaktionsbereitschaft gegenüber neuen Substanzen führen, zu denen es bisher noch keine Exposition gegeben hat (Bell et al., 1992). Kognitive, emotionale und somatische Funktionen werden demnach im Gehirn integriert und bewirken schließlich die überempfindliche Reaktionsfähigkeit auf Chemikalienspuren.

Die Schlüsselrolle der NMDA-Aktivierung bei der Langzeit-Potenzierung und die Tatsache, dass bestimmte Chemikalienklassen MCS auslösen, gelten zusammen als zentrales vereinheitlichendes Konzept zur Erklärung der Krankheit MCS (Pall, 2009). Pall schreibt hierzu: „*Eine stark ausgeprägte Chemikalienexposition, die einen massiven Anstieg der NMDA-Aktivität in Gehirnregionen sowie einen massiven Anstieg der nachgeschalteten Reaktionen bei intrazellulärem Calcium, Stickoxid und Peroxynitrit auslöst, erzeugt erwartungsgemäß eine massive Stimulierung der LTP (Langzeitpotenzierung). Während die LTP-Stimulierung ausgesprochen selektiv an der Erhöhung der Empfindlichkeit bestimmter Synapsen bei Lern- und Gedächtnisleistungen beteiligt ist, führt eine derartig massive Stimulierung (der LTP-Mechanismen) durch eine Chemikalienexposition zu pathophysiologischen Reaktionen. Da die massiven Reaktionen direkt nur in den Gehirnregionen auftreten, in denen die Chemikalienexposition eine NMDA-Stimulierung bewirkt, führt dies zu einer ausgeprägten Chemikaliensensibilität, da es sich hierbei genau um die Gehirnregionen handelt, die bei bereits sensibilisierten Personen durch anschließende Chemikalienexpositionen stimuliert werden“ (aus Pall, 2009, S. 17).*

Das heißt anders ausgedrückt, dass die Akutsymptome, die bei MCS-Patienten bei akuter Chemikalienexposition auftreten, durch die gleichen Hirnregionen ausgelöst werden, die als Folge einer auslösenden Chemikalienexposition die Überempfindlichkeit durch Langzeit-Potenzierung in Phase I der Krankheit erworben haben.

In einer Studie, bei der das Gehirn von MCS-Patienten im Vergleich zu Kontrollpersonen mit dem bildgebenden Verfahren SPECT untersucht wurde, konnten in bestimmten Regionen des Limbischen Systems im Gehirn eine erhöhte Chemikaliensensibilität festgestellt werden (Hillert et al., 2007). Damit war das Modell der neuronalen Sensibilisierung als Mechanismus der Entstehung der Chemikalien-Überempfindlichkeit (MCS) auch auf einem anderen Weg bestätigt worden.

Nachweise für die Auslösung neurogener Entzündungsmechanismen in Gehirn und Nervensystem durch Chemikalien

Erst seit wenigen Jahren gibt es genauere Hinweise zu den beteiligten Mechanismen auf zellulärer und molekularer Ebene. Beispielsweise wurden bei MCS-Patienten eine erhöhte Zahl von eosinophilen Leukozyten im Blut festgestellt (Baines et al., 2004). Da Eosinophile den Nervenwachstumsfaktor (NGF) produzieren, vermutet man einen Zusammenhang mit neurogenen Entzündungsprozessen nach Sensibilisierung des Nervensystems durch Chemikalien (Sanico et al., 2000).

Neuere Forschungsergebnisse weisen auf eine Reaktionskette hin, die direkt im Gehirn abläuft und durch eine Wirkung von Chemikalien auf die Gliazellen ausgelöst wird. Gliazellen sind immunologisch aktive Zellen, die einen Teil der Blut-Hirn-Schranke darstellen und in direkter Verbindung zu Nervenfasern im Gehirn stehen. Es gibt eine Reihe von Studien, bei denen mit der Chemikalie Trimethyl-Zinn sowohl in Zellkulturen mit Gliazellen (Harry et al., 2002), als auch in Versuchstieren im Gehirn, und dort besonders im Hippokampus, eine Ausschüttung verschiedener Zytokine, darunter die Interleukine IL-1α, IL-6 und der Tumor-Nekrose-Faktor TNFα, hervorgerufen werden kann. Folge davon sind Entzündungen und Degeneration von Nervenzellen, und dies bevorzugt in einer Hirnregion (Hippokampus), die für Lernen und Gedächtnis von besonderer Bedeutung ist (Haga et al., 2002; Shintani et al., 2007). Organische Zinnverbindungen spielen als Umweltchemikalien eine besondere Rolle: Sie werden u.a. zur „Textilveredelung“ und als Biozide bei Schiffsanstrichen verwendet. Ein Zusammenhang zwischen den Wirkungen von Organo-Zinnverbindungen im Gehirn und neurodegenerativen Prozessen ist wahrscheinlich. Dies weist auch auf eine mögliche Beziehung zwischen MCS und neurodegenerativen Erkrankungen wie Alzheimer, Parkinson oder Multiple Sklerose hin. Mehr dazu siehe die Kapitel 6.9.5.1. bis 6.9.5.8.

Die Rolle der Nasenschleimhaut

Eine Reaktionskette, die möglicherweise mit den Symptomen von MCS zusammenhängt, könnte mit Wechselwirkungen von Fremdstoffen mit Rezeptoren des peripheren und Zentralen Nervensystems, also auch an sensorischen Nervenendigungen in der Nasenschleimhaut, beginnen. Um diese Reaktionskette zu verstehen, sollen zunächst verschiedene Befunde von biochemischen Untersuchungen im Zusammenhang mit Fremdstoffwirkungen im Nervensystem betrachtet werden.

Es gibt Hinweise dafür, dass MCS-Patienten mehr Neuropeptide und Eicosanoide (aus Fettsäuren gebildete Entzündungs-Wirkstoffe) als Reaktion auf Reizstoffe der Nasenschleimhaut bilden als Kontrollpersonen ohne MCS-Merkmale. Dadurch sind möglicherweise die Konzentrationen von Prostaglandinen und Leukotrienen in der Nasenschleimhaut erhöht (RKI-Studie, Sachbericht Nasenschleimhaut, 2000, S.7). Folglich entsteht eine Entzündungskettenreaktion, die sich auf das Zentrale Nervensystem und auch bis in die peripheren Organe ausweitet. Betroffen ist das olfaktorisch-limbische System, das die Riechnerven, das Riechhirn sowie den präfrontalen Cortex des Großhirns umfasst, die wiederum mit dem limbischen System in Verbindung stehen. Welche weiteren biochemischen Reaktionen führen nun zu diesen Entzündungserscheinungen?

Die besondere Rolle der Chemorezeptoren (Nocizeptoren, Vanilloid- und TRP-Rezeptoren) für das „Lernmodell“ des „Limbic Kindling“

Die erhöhte Reaktionsbereitschaft der Nasenschleimhaut könnte nämlich auf eine erhöhte Empfindlichkeit des nociceptiven C-Fasersystems zurückzuführen sein (Renner, 2000). Nozizeptoren sind Schmerzreiz-wahrnehmende Rezeptoren, wie z.B. die Vanilloid- oder TRP-Rezeptoren an Nervenfasern, die zu bestimmten Bereichen des Stammhirns führen und dort die Schmerzwahrnehmung auslösen.

Freie Nervenenden dieser Fasern mit diesem Rezeptor befinden sich in der Haut, den Skelettmuskeln, Sehnen, Gelenken sowie auch in den Schleimhäuten der Nase. Die Gruppe der Vanilloid- bzw. TRP-Rezeptoren kann bestimmte chemische Stoffe binden und eine Nervenerregung in den C-Fasern auslösen (Caterina et al., 1997). Offenbar haben MCS-Patienten eine in den Zielbereichen des nociceptiven Systems im Zentral-Nervensystem verankerte Überempfindlichkeit gegenüber Chemikalien erworben (Renner, 2000).

Bestimmte Fremd- oder Schadstoffe binden an die genannten Chemo- und Nocirezeptoren sensibler C-Nervenfasern in Haut, Schleimhäuten der Atemwege und inneren Organen, und bewirken somit eine Erregung dieser Fasern, die zum Zentral-Nervensystem weitergeleitet werden. Die wichtigsten dieser Nociceptoren sind die **Vanilloid- oder TRP-Rezeptoren** (transient receptor potential-Rezeptoren), die einen Teil des nociceptiven Systems der C-Fasern darstellen. Sie bestehen aus einem Komplex aus verschiedenen Eiweißmolekülen, die mit einem Membrankanal für Calcium- und Natriumionen verbunden sind. Nach kovalenter Bindung bestimmter Chemikalien öffnet sich der Ionenkanal, Calcium- und/oder Natriumionen strömen in das Innere der Zelle und lösen dort verschiedene biochemische Vorgänge und Signalketten sowie eine Änderung des Membranpotentials und damit die Erregung der betreffenden Nervenfaser aus. Die Vanilloid- bzw. TRP-Rezeptoren können durch eine große Zahl verschiedener chemischer Stoffe aktiviert werden, darunter das **Capsaicin**, der Inhaltsstoff der scharf schmeckenden Chili-Paprikaschote (Pall, Anderson, 2004; Stoll et al., 2002; Wada et al., 1998; Lewen et al., 2000), ferner durch reaktive Sauerstoffverbindungen (ROS), die beim Fremdstoffmetabolismus sowie bei Entzündungsvorgängen gebildet werden (Schultz, Ustinova, 1998), sowie durch flüchtige Pilzgifte vom Typ der Dialdehyde, darunter das Isovalleral, das von Schimmelpilzen in feuchten Wohnungen freigesetzt wird. Auch andere durch flüchtige organische Ausgasungen (VOC, volatile organic carbons) in Gebäuden (Nielsen, 1991), darunter auch Formaldehyd (Pall, Anderson, 2004), binden und aktivieren die TRP-Rezeptoren. Diese haben somit eine große Bedeutung für die Auslösung der Symptome in der Phase II der MCS-Krankheit, aber möglicherweise auch bei der Ausprägung der Chemikalien-Überempfindlichkeit in der Phase I. Zusätzlich reagieren einige dieser Rezeptoren auch auf Hitze, sodass es nicht wundert, dass die Wahrnehmung des scharfen Geschmacks von Capsaicin an Hitze erinnert.

Die Aktivierung der Vanilloid- bzw. TRP-Rezeptoren hat eine Kette von Nervenaktivierungen und biochemischen Reaktionen zur Folge. So senden die von den Vanilloid- bzw. TRP-Rezeptoren erregten C-Fasern Signale an das Rückenmark und die Medulla, wo sie Glutamat ausschütten und dadurch den NMDA-Rezeptor aktivieren. Der NMDA-Rezeptor wird dabei phosphoryliert und somit anhaltend in einen aktivierten Zustand versetzt. Die Folge ist eine erhöhte Reizempfindlichkeit der betroffenen Nervenzelle, also eine erniedrigte Erregungsschwelle (Briani et al., 2007). Ein Teil der so aktivierten Nervenzellen wiederum schüttet in Teilen des ZNS und auch in der Peripherie die Substanz P (SP) aus. SP gilt als Transmitter zur Auslösung von Entzündungs- und Schmerzreaktionen in verschiedenen Organen, die später in diesem Kapitel genauer erläutert werden, und die vermutlich bei der Ausprägung akuter Krankheitssymptome eine große Rolle spielen (Sanico et al., 2000; Meggs, 1999). Auch das schmerzhafte Krankheitsbild der Fibromyalgie, eine häufige Begleiterkrankung von MCS-Patienten, wird offenbar durch diesen Mechanismus ausgeprägt (Pall, 2007).

Aktuelle Forschungsergebnisse haben gezeigt, dass die Vanilliod-Rezeptoren identisch sind mit den an anderer Stelle beschriebenen TRP-Rezeptoren (TRP = „Transient-Rezeptor-Potential-Kanal“). Von diesen Rezeptoren ist der TRPA1-Rezeptor genauer untersucht, ein mit Kationen-Kanälen verbundener und G-Protein-gekoppelter Rezeptor an C-Fasern von sensorischen Nervenzellen, der durch scharfe Gewürzsubstanzen wie Allicin, Gingerol, Senföl, Zimtaldehyd, Allyl-Isothiocyanat sowie durch Isovelleral, einem Reizstoff der Schimmelpilze, gereizt wird. Durch die Reizung von TRPA1 entsteht z.B. der scharfe und bisweilen schmerzhafte Geschmack bestimmter Gewürze wie Pepperoni. TRPA1 ist ein Chemorezeptor, der ferner verschiedene Umweltschadstoffe wie Acrolein, Isothiocyanate und weitere organische Reizstoffe in Abgasen sowie verschiedene Aldehyd-Bestandteile des Zigarettenrauchs bindet. MCS-Patienten reagieren bekanntlich besonders empfindlich auf Zigarettenrauch, was auf eine Funktion des TRPA1-Rezeptors bei der Auslösung der Symptome hindeutet. Auch Metaboliten verschiedener Medikamente sowie 4-Hydroxy-2-Nonenal binden an TRPA1 und aktivieren diesen (Trevisani et al., 2007). Letzteres ist ein ungesättigter Aldehyd, der als Abbauprodukt der Lipid-Peroxidation gebildet wird. Vermutlich lösen die Isocyanate, die aus Polyurethanschäumen ausgasen, die gleichen Überempfindlichkeits-Mechanismen über TRP-Rezeptoren aus. Polyurethanschäume werden fast in allen Neubauten zum Abdichten von Fugen an Tür- und Fensterrahmen eingesetzt, weil es schnell, einfach und billig ist. MCS-Patienten sollen sich vor derartigen Baustoffen hüten.

Die genannten Stoffe bilden am TRPA1-Rezeptor vorübergehend chemisch feste (kovalente) Bindungen (Hinman et al., 2006) und lösen im Tiermodell Entzündungen und Schmerzen aus (McNamara et al., 2007). Die lang anhaltende Reizwirkung am TRPA1-Rezeptor ist durch diese kovalente Bindung der Stoffe am aktiven Zentrum des Rezeptors zu erklären. Sie kommt dadurch zustande, dass stark elektrophile Stoffe, bei denen beispielsweise eine Carbonylgruppe (-C=O) in konjugierter Stellung zu einer C-C-Doppelbindung steht, mit einer SH-Gruppe eines Cysteinrestes am TRPA1-Rezeptor reagieren. Derartige Stoffe kommen gehäuft z.B. im Zigarettenrauch, im fotochemischen Smog und im Brandrauch vor und sind für die lebensgefährliche Atemnot bei der Rauchvergiftung verantwortlich. Außerdem können Sauerstoffradikalverbindungen ebenfalls durch die Cystein-SH-Gruppe am Rezeptor gebunden werden. In Frage kommen auch praktisch alle Produkte des oxidativen Stresses und der Lipid-Peroxidation, wie z.B. 4-Hydroxy-nonenal, die am TRPA1-Rezeptor eine Reaktion auslösen können (Macpherson et al., 2007; Bessac und Jordt, 2008).

Nach Bindung des auslösenden Stoffes an den TRP-Rezeptor öffnet sich ein Calcium-Kanal, und Calcium-Ionen (Ca++) strömen in das Innere der Nervenzelle. Die dadurch erhöhte Calcium-Konzentration im Zellinneren verstärkt die Erregung der Nervenszelle und damit die Erregungsleitung auf die folgenden Nervenzellen z.B. über die Substanz P. Wenn außerdem von außen hinzugefügtes Calcium an TRP-Rezeptoren bindet, aktiviert es diese Rezeptoren ebenfalls. Es handelt sich also um einen positiven Rückkopplungsmechanismus, bei dem das verstärkt in die Zellen aufgenommene Calcium benachbarte TRP-Rezeptoren auch dann aktivieren kann, wenn diese keine Chemikalien gebunden haben. Dies trägt vermutlich zum chronisch andauernden Entzündungszustand von denjenigen peripheren und zentralen Nervenfasern bei, die TRP-Rezeptoren besitzen (Bessac und Jordt, 2008). Zudem ist es möglich, dass das eingeströmte Calcium bereits in den TRP-Nervenzellen den unten genauer erklärten Mechanismus des NO-Peroxynitrit-Zyklus nach Pall (2007) auslöst.

Wenn gleichzeitig bei Personen mit chronischen Entzündungskrankheiten der Spiegel des reduzierten Glutathions stark erniedrigt ist, dann reagieren die TRPA1-Rezeptoren nachweislich deutlich empfindlicher und stärker auf die mit der Luft eingeatmeten Reizstoffe. Hier zeigt sich ein weiterer kumulativer Verstärkungseffekt: Die Empfindlichkeitsschwelle der TRPA1-Rezeptoren sinkt immer weiter, je mehr Reizstoffe auf die Rezeptoren einwirken und über Entzündungsmechanismen den Glutathion-Spiegel absenken (Bessac und Jordt, 2008). Wegen der kovalenten Bindung der Reizstoffe an den Rezeptor bleibt der aktive Zustand des Rezeptors auch noch längere Zeit nach der Einwirkung der Stoffe bestehen. Es kommt zu einer andauernden neuronalen Sensibilisierung und Herabsetzung der Empfindlichkeitsschwelle, die sich in verschiedenen Symptomen und Krankheiten der Luftwege (Asthma, Rhinitis, Chronisch obstruktive Lungenentzündung COPD) oder auch MCS äußern kann.

Im Organismus laufen nach Aktivierung über die TRP-Rezeptoren offenbar heftige Überempfindlichkeitsreaktionen ab, die als „neurogene Entzündung" in akuter und/oder chronischer Form vorliegen. Im weiteren Verlauf der neurogenen Entzündung ist der Mechanismus der so genannten **Lipid-Peroxidation** zu beobachten. Es handelt sich um eine Kettenreaktion von Radikalen an den ungesättigten Fettsäuren der Membranen, die durch reaktive Sauerstoffverbindungen (ROS) ausgelöst wird. Die ROS wiederum entstehen als Zwischenprodukte des Fremdstoffmetabolismus. Die Schäden in den Zellmembranen können im Nervensystem zur Degeneration und bis zum programmierten Zelltod (Apoptose) führen (siehe Kapitel 6.2.5). Ein Abbauprodukt der Zellmembran-Lipide, das bei der Lipid-Peroxidation freigesetzt wird, ist das Hydroxy-Nonenal, das an den TRPA1-Rezeptor bindet und diesen aktiviert (Macpherson et al., 2007). Es gibt also eine Signalkette, die von Fremdstoffen ausgeht und über deren Metabolismus, die ROS, die dadurch ausgelöste Lipid-Peroxidation und dem dabei gebildeten Hydroxy-Nonenal zum Rezeptor TRPA1 und dessen Aktivierung führt. Diese Signalkette spielt sowohl für die Sensibilisierungsphase von MCS als auch für die Auslösung akuter Symptome eine Rolle.

Sehr wahrscheinlich sind die Chemikalien-Überempfindlichkeitsreaktionen in den Schleimhäuten der oberen Luftwege, die an eine Rhinitis oder ein Asthma erinnern, auf die Funktion der TRP-Rezeptoren zurückzuführen. Pall (2008) unterscheidet diese lokalen Überempfindlichkeitsreaktionen von den zentralen Reaktionen, die im Gehirn ablaufen. Man spricht hier auch vom „**Reactive Airways Dysfunktion Syndrome**" (RADS) (Meggs, 1994, 1995, 1999), das vorwiegend von organischen Lösungsmitteln und einigen Pestiziden ausgelöst wird (Proudfoot, 2005; Hernandez et al., 2008). Dabei muss hervorgehoben werden, dass dieses „Asthma" keine allergische Ursache hat, da keine Allergen-spezifischen Antikörper oder T-Lymphozyten nachweisbar sind, wohl aber aktivierte Effektorzellen des

Immunsystems, wie z.B. aktivierte Mastzellen. Es handelt sich offenbar um eine Art „peripheres MCS“, das sowohl als Variante von MCS oder auch als Begleitsyndrom bei MCS auftritt (Pall, 2008).

Als Folge der Erregung von Nervenzellen durch Chemorezeptoren wie TRPA1 wird das Neuropeptid „Substanz P“ (SP) sowie weitere entzündungs- und schmerzauslösende Peptide wie CGRP (Calcitonin Gene-Related Peptide) an den Nervenenden im peripheren und zentralen Nervensystem und dort vorwiegend im Rückenmark freigesetzt (Trevisani et al., 2007). Die Substanz P (SP) gilt als wichtiger Überträger von Nervenimpulsen im schmerzwahrnehmenden (nozizeptiven) System und fördert außerdem Entzündungsödeme durch Wirkungen auf die Endothelzellen des Gefäßsystems (Geppetti, Holzer, 1996). Somit wird deutlich, dass die vom Fremdstoffmetabolismus ausgehende Signalkette über Hydroxy-Nonenal, den TRPA1-Rezeptor und die SP-Ausschüttung zu Entzündungsprozessen führt. SP spielt auch eine große Rolle bei entzündlichen Multisystemerkrankungen. Folglich findet man auch bei MCS-Patienten im Blutplasma erhöhte Spiegel der Substanz P (SP) sowie auch von weiteren Wirkstoffen und Hormonen, die direkt oder indirekt aus dem Nervensystem stammen, wie z.B. Nervenwachstumsfaktor (NGF) und das vasoaktive intestinale Peptid (VIP). Nach Provokation von MCS-Patienten mit niedrigen Konzentrationen (3 bis 3,5 mg/m³) von flüchtigen organischen Lösungsmitteldämpfen erhöhten sich die Serumspiegel der drei Markersubstanzen SP, NGF und VIP sowie Histamin nochmals deutlich über den Basalspiegel, während dies bei Patienten mit Atopischem Ekzem/ Dermatitis-Syndrom (AEDS) nicht der Fall war (Kimata, 2004). Damit ergibt sich eine Möglichkeit, MCS-Patienten von Allergikern labordiagnostisch eindeutig abzugrenzen.

Bei den Chemikalien-Allergikern mit AEDS-Syndrom war außerdem der Histamin-Spiegel deutlich erhöht im Vergleich zu den MCS-Patienten. Dagegen bewirkte die Provokation mit den Lösungsmitteldämpfen bei den MCS-Patienten eine Verdopplung des Histaminspiegels im Vergleich zu den AEDS-Patienten, bei denen dies nicht der Fall war (Kimata, 2004). Damit wird deutlich, dass der Krankheitsmechanismus bei MCS-Patienten anders verläuft als bei Allergikern, wobei Histamin bei MCS offenbar eine besondere Rolle spielt. Niedrige Konzentrationen flüchtiger Chemikalien führen demnach bei MCS-Patienten zu akuter, kuzzeitiger Erhöhung der Spiegel der genannten 4 Markersubstanzen und damit zu Schüben von neurogener Entzündung, die bei den Allergikern in dieser Weise nicht geschehen.

Der Nervenwachstumsfaktor NGF hat möglicherweise eine besondere Funktion beim Krankheitsmechanismus von MCS: Er fördert die Neubildung von Synapsen und verstärkt somit bestimmte Nervenverknüpfungen, wie sie nach dem Modell des „**Limbic-Kindling**“ (neuronale Sensibilisierung) für die Entstehung der Überempfindlichkeit angenommen werden (Bell et al., 1992, 1997, 1999). Die Überempfindlichkeit beruht demnach auf einer Art von „Lernprozess“, der durch Verstärkung bestimmter Nervenverknüpfungen zustande kommt (siehe oben, neuronale Sensibilisierung). Wenn dieser Vorgang sich über größere Bereiche des Gehirns erstreckt, und wenn dadurch im Gehirn (über den NMDA-Rezeptor) Entzündungsprozesse ausgelöst werden, könnte dies nach Pall (2008) die Chemikalien-Überempfindlichkeit erklären. Näheres zu diesen

Entzündungsprozessen findet sich in Kapitel 6.1.4., wenn die besondere Rolle des NMDA-Rezeptors erläutert wird.

Damit erscheint die Empfindlichkeitssteigerung gegenüber Chemikalien bei MCS-Patienten als Folge eines sich selbst verstärkenden neuronalen Prozesses, der nach dem Prinzip der positiven Rückkopplung funktioniert: Ein Vorgang wirkt auf seine Auslösung verstärkend zurück.

Dieses Selbstverstärkungs-Prinzip hat also bei den biochemischen Prozessen, die zur Überempfindlichkeit führen, eine besondere Bedeutung (siehe Kapitel 6.1.3. und folgende). Pestizide aus der Gruppe der organischen Chlor-Kohlenwasserstoffverbindungen, wie Lindan und Pentachlorphenol, wirken nach diesem Verstärkungsprinzip, indem sie bestimmte Nervenverknüpfungen derart fördern, dass die Neigung zu epileptischen Anfällen stark erhöht ist (Gilbert, 2001). Es gibt demnach Zusammenhänge zwischen Epilepsie und der Krankheit MCS, die nach den späteren Erörterungen noch verständlicher werden.

Nach akuter Exposition mit flüchtigen organischen Verbindungen (VOC) steigt der Spiegel von NGF und VIP bei MCS-Patienten nochmals über den ohnehin erhöhten Grundspiegel an (Kimata, 2004). Diese Reaktion findet nicht statt bei VOC-exponierten Patienten mit allergischen Ekzemen oder allergischer Dermatitis. Damit ergibt sich hier eine Möglichkeit zur diagnostischen Abgrenzung von MCS als neurogener Entzündungskrankheit gegenüber Krankheiten des atopischen (allergischen) Formenkreises. Hinzu kommt noch, dass eine Exposition von MCS-Patienten gegenüber flüchtigen organischen Verbindungen (VOC) eine Histamin-induzierte Hautentzündung verstärkt, während diese Reaktion nach Schadstoff-Provokation bei den Allergikern nicht festzustellen war (Kimata, 2004). Offenbar bewirken sowohl die drei neurogenen Peptide NGF, VIP und SP als auch Histamin eine Mastzell-Aktivierung und –Degranulation mit Freisetzung weiterer Entzündungsmediatoren, die bei chronisch verlängerter Dauer zu den MCS-Symptomen beitragen.

Hinweise zu Überempfindlichkeitsreaktionen nach Reizung von TRP-Rezeptoren ergeben sich auch aus Berichten über Todesfälle nach Einsatz von Pfefferspray durch die Polizei. Im Pfefferspray ist Capsaicin enthalten, das in der Toxikologie als Modellsubstanz für die Wirkungen an den TRP-Rezeptoren gilt. Es gibt angeblich Dutzende von Fällen, bei denen die Polizei versucht hat, Drogensüchtige mit Pfefferspray zu bändigen, die 15 bis 30 Minuten nach dem Einsatz tot oder im Koma waren. Allein 26 Menschen starben nach Pfefferspray-Einsätzen in Kalifornien zwischen 1993 und 1995, wie die US-Bügrerrechtsbewegung ACLU berichtete (zit. nach Spiegel 53, 2009). Alle bis auf zwei Gestorbene standen unter Drogen, die anderen beiden waren psychisch krank. Der Suchtmediziner John Mendelson vom California Pacific Medical Center in San Francisco stellt als Ergebnis seiner Studie fest: Wer unter Drogen oder Psychopharmaka stehe, für den könne Pfefferspray tödlich wirken. Im 2. Halbjahr 2009 waren in Deutschland mindestens drei Menschen nach einem Pfefferspray-Einsatz der Polizei gestorben. Zwei von ihnen standen unter Drogen, der Dritte hatte starke Beruhigungsmittel verabreicht bekommen (Spiegel 53, 28.12.09, S.28)

Im Pfefferspray ist Capsaicin in einem Ethanol-Wasser-Gemisch gelöst. Es wirkt auf TRP-Rezeptoren etwa 600 mal stärker als der schärfste Cayenne-Pfeffer. Bei den genannten Todesfällen ist eine Kombinationswirkung zwischen den Drogen-

Wirkstoffen und Capsaicin an den TRP-Rezeptoren anzunehmen, die zur tödlichen Überempfindlichkeitsreaktion beigetragen hat. Hinzu kommen vermutlich verstärkende Nervenerregungen, die bei Wahnvorstellungen im Rahmen von psychischen Erkrankungen auftreten, wie Mendelson betont. In einem deutschen Fall ist als Todesursache eine Kombinationswirkung von Metamphetamin aus der Droge „Crystal“ und Capsaicin aus Pfefferspray dokumentiert. Auch ist eine Wechselwirkung von Psychopharmaka mit Capsaicin aus Pfefferspray anzunehmen, die in einigen Fällen offenbar zum Tod geführt hat. Der Einsatz von Pfefferspray durch die Polizei gegen Drogensüchtige und psychisch Kranke muss nach diesen Erkenntnissen als äußerst fragwürdig angesehen werden.

Es ist anzunehmen, dass andauernder Drogenkonsum im Zentralnervensystem bereits einen Zustand von latenter Chemikalien-Überempfindlichkeit erzeugt hat, der durch die massive Erregung von TRP-Rezeptoren durch das Capsaicin im Pfefferspray eine lebensgefährliche akute Überempfindlichkeitsreaktion auslöste.

Zur Rolle des Neuropeptids „Substanz P“ (SP) bei der Neurogenen Entzündung

Mit der Sekretion von Neuropeptiden wie SP ist die Auslösung von Schmerz, Kontraktion glatter Muskelzellen (z.B. in Arterien, Luftwegen) und Ausweitung der Kapillargefäße (Vasodilatation) verbunden. SP wirkt über so genannte Neurokinin-Rezeptoren im Gehirn, Rückenmark und auch in verschiedenen peripheren Organen und Geweben wie Lunge, Darm und auch in Lymphozyten. In den Zielzellen löst SP nach Bindung an die Neurokinin-Rezeptoren über mehrere Signalketten eine Reihe von biochemischen Reaktionen aus, die mit einer Erhöhung der intrazellulären Calcium-Konzentration verbunden sind (Fong, 1996). Wie später (Kapitel 6.1.4) noch genauer dargestellt wird, ist eine Erhöhung von Calcium-Konzentrationen besonders in Nervenzellen des Gehirns mit vielfältigen pathologisch wirksamen biochemischen Reaktionen verbunden, darunter auch die Bildung des toxischen Peroxynitrits. Außerdem kann SP direkt zur Degranulation von Mastzellen führen, verbunden mit einer Ausschüttung von Histamin und einer Aktivierung des Immunsystems.

Nervenfasern mit entzündungsfördernden Peptiden wie SP als Transmitter-Substanz münden auch in alle lymphoiden Organe wie Lymphknoten, Thymus, Milz und Knochenmark, wo sie die Aktivität verschiedener Zellen des Immunsystems beeinflussen. Da derartige „peptiderge“ Nervenfasern nachweislich mit sensorischen Nervenbahnen verknüpft sind, besteht offenbar ein direkter Signalweg von den Chemorezeptoren zum Immunsystem (Elenkov et al., 2000; siehe Abb. 6, Kap. 6.4). In den lymphoiden Organen besteht dann eine enge räumliche Beziehung zwischen den Enden der Peptid-abgebenden Nervenfasern und verschiedenen Zellen des Immunsystems, wie Mastzellen, T-Zellen und Makrophagen (Weihe et al., 1991). Diese enge Verknüpfung von Immunzellen mit Nervenfasern wurde auch histochemisch in Lymphknoten im Darmbereich („Peyersche Plaques“) nachgewiesen (Ma et al., 2007). Man spricht hier sogar von einer „Immunsynapse“. Bei Mastzellen und Lymphozyten wurden nämlich Rezeptoren für die Substanz P nachgewiesen. So kann die Substanz P über den SP-Rezeptor und ohne Beteiligung entsprechender Antigene eine Vermehrung der Lymphozyten auslösen (Tsalik, 2006) und TH2-Zellen (T-Helferzellen vom Typ2) zur Sekretion von Zytokinen wie

Interleukin-4 (IL-4), Interleukin-10 (IL-10) sowie die TH1-Zellen (T-Helferzellen vom Typ 1) zur Sekretion von Interferon-gamma (IFN-γ) und Interleukin-2 (IL-2) veranlassen (Knabenschuh et al. 2003; Santoni et al., 2002-2003). IL-4 und IL-10 sind TH2-typische Zytokine, und IFN-gamma und IL-2 gehören zu den TH-1-typischen Zytokinen.

Die Substanz P (SP) sowie weitere Neurokinine und das Calcitonin-related Protein (CGRP) aktivieren im Immunsystem außerdem die Phagozytose-Aktivität von Monozyten und Makrophagen, die Freisetzung weiterer entzündungsfördernder Zytokine wie Il-1, Il-6, Il-8, und TNF-α (Tumornekrose-Faktor alfa) sowie die Degranulation von Mastzellen mit Histamin-Freisetzung (Pavlovic et al., 2008; Tsalik, 2006; Fiebich et al., 2006). SP wirkt dabei über den Neurokinin-Rezeptor NK-1 auf den Zellen des Immunsystems und aktiviert dabei G-Proteine, verschiedene Proteinkinasen und Transkriptionsfaktoren und führt schließlich zur Aktivierung von Genen für die verschiedenen Zytokine (Fiebich et al., 2006). Damit reagiert das Immunsystem hier deutlich schneller als bei der Typ-IV-Allergie. Dabei verliert der betroffene Patient nach wiederholtem Kontakt mit den auslösenden Chemikalien immer mehr seine Chemikalientoleranz („TILT"- Toxicant induced loss of tolerance, nach Miller, 2000). Offenbar steht die Auslösung von Sofortsymptomen bei MCS-Patienten nach akuter niedrigdosierter Fremdstoff-Exposition mit dem beschriebenen Substanz-P-Mechanismus in Zusammenhang.

Die gesteigerte Ausschüttung der Substanz P kann im ZNS eine chronische Entzündung (Reineke et al., 2006) und in den lymphoiden Organen der Peripherie Überempfindlichkeitsreaktionen auslösen. Die letztere Reaktion ist vergleichbar mit der als „**Allodynie**" bezeichneten Schmerzüberempfindlichkeit, bei der normalerweise nicht-schmerzhafte Reize eine Schmerzempfindung auslösen, und an der die Substanz P ebenfalls beteiligt ist (Ji, Strichartz, 2004). Diese Sensibilisierung der Reaktionsfähigkeit von Nervenzellen kann sowohl peripher als auch zentral im Gehirn stattfinden. Sie ist gekennzeichnet durch eine starke Absenkung der Erregungsschwelle der Nervenzelle nach wiederholter Erregungsauslösung. Dabei werden spannungsgesteuerte Natrium-Kanäle in den Membranen der Nervenzelle hochreguliert, Kalium-Kanäle dagegen herunterreguliert, und bei den für verschiedene Chemikalien empfindlichen TRP-Rezeptoren (siehe folgende Kapitel) wird die Reaktionsschwelle deutlich herabgesetzt. Somit wird verständlich, dass Schmerzen und andere Empfindlichkeitsreaktionen auch bei weitaus niedrigeren Konzentrationen von Chemikalien ausgelöst werden können, als die Konzentrationen, die normalerweise Reaktionen oder Schmerzen auslösen. Eine Auslösung von Schmerz-Überempfindlichkeitsreaktionen (Hyperalgesie) im peripheren und zentralen Nervensystem wurde bei mehreren Chemikalien nachgewiesen, darunter Alkohol, Arsen, Thallium, anorganisches Quecksilber, Gold, organische Lösungsmittel, Acrylamid, Disulfiram (Briani et al., 2007).

Entsprechend sind typische „Schmerzkrankheiten" wie Migräne und Fibromyalgie in vielen Merkmalen vergleichbar und verwandt mit MCS: Schmerzen werden durch Reize mit vielfach geringerer Intensität ausgelöst als bei gesunden Personen, die erworbene „Hyperalgesie" ähnelt also der erworbenen Chemikalien-Überempfindlichkeit (Meggs, 1993). Dies erscheint plausibel, wenn man bedenkt, dass die Substanz P sowohl bei der Schmerzempfindung über die C-Fasern als auch beim Mechanismus von MCS eine große Rolle spielt.

MCS ist eine Krankheit des neuro-immuno-endokrinen Systems

Über das Netzwerk von Hormondrüsen, Nerven und des Immunsystems kann schließlich das komplexe Bild von MCS ausgeprägt werden. Die freigesetzten Neuropeptide wie SP verursachen in den Endorganen lang andauernde Entzündungsprozesse, in denen Stickstoffmonoxid, der NMDA-Rezeptor, Kinine, Cyclooxigenasen und Histamin beteiligt sind. Makrophagen in den Bronchien produzieren unter Einfluss von SP weitere reaktive Sauerstoff-Verbindungen. Dies deutet auf eine Förderung von entzündlichen Reaktionen hin, die ähnlich denen bei Asthma sind. Auch im Gehirn werden radikalische Oxidationsprozesse u.a. an den Nervenzellmembranen ausgelöst, mit entsprechenden Ausfallserscheinungen bei Gehirnfunktionen. Damit geht die Funktion der Neuropeptide weit über eine reine Aktivierung entzündlicher Reaktionen hinaus und stellt ein zentrales Element der Neuro-Immunachse dar. Eine Folge ist u.a. eine Überreaktivität von Mastzellen der Nasenschleimhaut gegen die Chemikalien, die zuvor die neurogene Entzündung ausgelöst haben, wie z.B. Formaldehyd, Lindan, Dioxine. Im Verlauf der neurogenen Entzündung werden über die Substanz P nämlich Mastzellen aktiviert, die an der Ausprägung der Krankheitssymptome beteiligt sind (Kuklinski, 2003; Tsalik, 2006).

Es gibt also eine Fülle von Hinweisen dafür, dass MCS - im Gegensatz zur Typ-IV-Allergie, die durch eine Vermehrung fremdstoffspezifischer T-Zell-Populationen gekennzeichnet ist - nach dem Prinzip der neurogenen Entzündung abläuft, wobei der Substanz P eine wesentliche Rolle im Entzündungsgeschehen zukommt.

Diese Feststellung wird auch durch die Befunde von Knabenschuh et al. (2003) nicht widerlegt, bei denen MCS-Patienten um bis zu 50% verminderte Substanz-P-Serumspiegel nach akuter Provokation mit einem Lösungsmittelgemisch zeigten. Die Forscher interpretierten diesen Befund mit einer im fortgeschrittenen MCS-Stadium durch die Entzündung bewirkten Zerstörung von Nervenfasern, die verbunden sei mit einem fortschreitenden Abbau von Neuropeptiden und einem Abklingen der Entzündungsreaktion (Knabenschuh et al., 2003). Kuklinski (2002) hat dagegen bei MCS-Patienten erhöhte Serumwerte von Substanz-P gefunden.

6.1.3 Die Auslösung der Chemikalien-Überempfindlichkeit durch Wirkungen über Rezeptoren und Transportsysteme

Neben den Vanilloid- oder TRP-Rezeptoren, die als „Nozizeptoren“ and der Auslösung der Chemikalien-Überempfindlichkeit vom Typ MCS beteiligt sind, spielen offenbar noch weitere Rezeptoren im zentralen und peripheren Nervensystem eine bei der Auslösung von MCS eine Rolle. In diesem Kapitel geht es um die biochemischen Mechanismen zur Auslösung von MCS, also um die Vorgänge der Sensibilisierung während der Phase I der Krankheit, die zur Ausprägung einer Chemikalien-Überempfindlichkeit führen. Diese Vorgänge beginnen offensichtlich mit Wirkungen von Fremdstoffen auf Rezeptoren in Zellmembranen. Im Gehirn gibt es viele verschiedene Rezeptoren, deren Aufgabe die Bindung von extrazellulären Botenstoffen ist, also meist Neurotransmitter oder Neurohormone, wie im vorigen Kapitel mit der Aktivierung des TRPA1-Rezeptors durch verschiedene exogene und endogene Chemikalien und der darauf folgenden Ausschüttung der Substanz P bereits aufgezeigt wurde.

Die Funktion bestimmter Gehirnbereiche wird wesentlich von der Art der Rezeptoren und der an diese bindenden Botenstoffe bestimmt. Rezeptoren sind Eiweißmoleküle, die üblicherweise an Zellmembranen sitzen und zur Signalübertragung zwischen der Außenseite einer Zelle und dem Zellinneren dienen. Als Signalgeber wirken die Botenstoffe, die von außen an spezifische Bindungsstellen der Rezeptoren binden. Die Bindung erfolgt wie bei Enzymen nach dem Schlüssel-Schloss-Prinzip: Wenn das Hormon bzw. der Neurotransmitter genau in die Bindungsstelle des Rezeptors passt, reagiert der Rezeptor mit einer Änderung seiner Raumstruktur, wodurch im Zellinneren ein chemisches Signal erzeugt wird, das meist in einem zweiten Botenstoff (Second Messenger), zum Beispiel Cyclisches Adenosin-Monophosphat (cAMP), besteht. Dieser löst im weiteren Verlauf eine ganze Signalkaskade aus, bei der Enzyme aktiviert werden, die wiederum andere Enzyme aktivieren. Dabei spielen meistens **Proteinkinasen** eine Rolle, das sind Enzyme, die ein Phosphat-Molekül an ein anderes Enzym anheften und dieses dadurch aktivieren. Diese Kaskade von Aktivierungsreaktionen ist mit einem enormen **Verstärkungseffekt** verbunden, d.h. geringste Hormonmengen können im Zellinneren große Wirkungen entfalten.

Bei anderen Arten von Rezeptoren wird durch die Bindung des Botenstoffs ein Ionenkanal geöffnet, und bestimmte Ionen (Kalium, Natrium, Calcium, Chlorid) strömen in das Zellinnere, die dann in den Stoffwechsel der Zelle eingreifen oder bei der Erregungsleitung der Nervenfasern Membranpotentiale verändern. So können bestimmte Enzyme, wie z.B. die induzierbare Stickstoffoxid-Synthase (iNOS), nur bei Überschreitung einer bestimmten Konzentration von Calciumionen (Ca^{++}) aktiviert werden. Das Enzym iNOS ist für die Synthese von Stickstoffmonoxid (NO) verantwortlich. Daraus folgt, dass die Bildung von NO, einem wichtigen Botenstoff bei Entzündungsreaktionen, durch die Ca^{++}-Konzentration in der Zelle reguliert wird. Verantwortlich für diese Regulation von Enzym-Aktivitäten über die Ca^{++}-Konzentration ist u.a. der NMDA-Rezeptor (N-Methyl-D-Aspartat-Rezeptor), der die Öffnung eines Ca^{++}-Kanals in der Zellmembran steuert. Die Funktion dieses Rezeptors, der eine zentrale Rolle im Krankheitsgeschehen bei MCS spielt, wird unten noch genauer erläutert.

Grundsätzlich ist nun denkbar, dass anstelle der natürlichen Hormone oder Neurotransmitter auch Fremdstoffe an Rezeptoren im Nervensystem und auch im Gehirn binden können. Dabei müssen sie eine ähnliche räumliche Struktur wie die natürlichen Botenstoffe oder Neurotransmitter besitzen, um eine hormonartige oder auch toxische Wirkung in Gehirn und Nervensystem auslösen zu können. Fremdstoffe können am Rezeptor auf zwei verschiedene Arten wirken:

1. Sie binden an die Bindungsstelle des Rezeptors, blockieren dabei aber dessen Aktivierung und damit seine gesamte Funktion. Dadurch werden die natürlichen Botenstoffe an ihrer Funktion gehindert, es kommt zu Ausfallserscheinungen und Funktionshemmungen in den betroffenen Organen einschließlich Gehirn und Nervensystem. Dieses Wirkungsprinzip nennt man Antagonismus, die entsprechenden Wirkstoffe **Antagonisten**. Antagonisten haben oft eine gegenüber dem natürlichen Botenstoff etwas veränderte Raumstruktur.

2. Sie binden an den Rezeptor und aktivieren diesen dabei. Folge: Die Signalkaskaden werden auch in Abwesenheit der natürlichen Botenstoffe ausgelöst, wobei deren Verstärkungseffekt oft dafür verantwortlich ist, dass selbst geringste Spuren von Fremdstoffen starke Wirkungen hervorrufen können. Dieser Effekt kann gerade für eine Chemikalien-Überempfindlichkeit von besonderer Bedeutung sein. Das Prinzip nennt man Agonismus, und die entsprechenden Wirkstoffe **Agonisten**, die somit den natürlichen Botenstoff in Struktur und Funktion völlig ersetzen. Agonisten wirken auch dann, wenn der Organismus gerade diese Wirkung nicht benötigt; sie stören also das labile Gleichgewicht (Homöostase) im komplizierten Netzwerk der Hormonwirkungen und können zu schweren Krankheitssymptomen führen.

Im Folgenden werden einige wissenschaftliche Befunde über Wirkungen von Fremdstoffen an Rezeptoren des Nervensystems und des Gehirns auf ihre Relevanz für die Auslösung einer Chemikalien-Überempfindlichkeit überprüft.

Für den **N-Methyl-D-Aspartat-Rezeptor (NMDA-Rezeptor)** an Nervenzellen wird eine zentrale Rolle der beim Mechanismus der Auslösung einer Chemikalien-Überempfindlichkeit angenommen (siehe umfangreiche Literatur bei Pall, 2007). Der NMDA-Rezeptor kommt in bestimmten Nervenzellen des Gehirns, des Rückenmarks und auch im peripheren Nervensystem vor und wird normalerweise von den Glutaminsäuren (Glutamat) und Asparaginsäure (Aspartat) aktiviert. Glutamat ist der wichtigste Erregungen auslösende Neurotransmitter im Gehirn, über den viele verschiedene Hirnfunktionen aktiviert werden.

Einige Nervenzellen, die Glutamat als Transmitter ausschütten, besitzen den **Muscarin-Rezeptor**, der Acetylcholin bindet. Von diesem gibt es 4 verschiedene Typen (M1 bis M4). M1- und M4-Rezeptoren kommen im Gehirn und dort besonders im Vorderhirn, Hippocampus und Striatum sowie in Ganglien vor. Sie sind an Gedächtnis- und Lernvorgängen beteiligt. Es gibt somit eine Wirkungskette, die vom Acetylcholin ausgeht und über die Muscarin-Rezeptoren und die anschließende Ausschüttung von Glutamat zum NMDA-Rezeptor verläuft. Dass eine übermäßige Aktivierung des NMDA-Rezeptors zu pathologischen Prozessen und damit zur Krankheit führt, wird später genauer erläutert. Es kommt offenbar darauf an, dass diese übermäßige Aktivierung des NMDA-Rezeptors verhindert wird, um den „gesunden" Gleichgewichtszustand der Nervenerregungen im Gehirn aufrecht zu erhalten. Bestimmte Trizyklische Antidepressiva (Amitriptylin, Imipramin, und andere) hemmen den NMDA-Rezeptor und damit auch die Entstehung einer Schmerzüberempfindlichkeit, wie sie bei der so genannten Allodynie beobachtet wird (Briani et al., 2007). Damit wird deutlich, dass die häufig beobachtete durch geringe physikalische Reize ausgelöste übermäßige Schmerzreaktion etwas mit den Grundlagen des Mechanismus von MCS zu tun hat, bei denen der NMDA-Rezeptor eine entscheidende Rolle spielt.

Überschießende Reaktionen des Gehirns werden durch einen hemmenden Neurotransmitter, die Gamma-Aminobuttersäure (GABA) über spezielle hemmende Rezeptoren, die **GABA-Rezeptoren**, reguliert. Zu einer geordneten Funktion des Gehirns ist ein bestimmtes Verhältnis aktivierender und hemmender Neurotransmitter, hier also Glutamat und GABA, erforderlich. Toxische Einflüsse können dieses Verhältnis stören, wie noch im Folgenden dargestellt wird. Bei verschiedenen neurodegenerativen Erkrankungen wie die Parkinson- und Alzheimer

Krankheit überwiegt die Aktivierung des NMDA-Rezeptors durch Glutamat gegenüber der Wirkung der GABA-Rezeptoren.

Anstelle von Glutamat können auch einige organische Fremdstoff-Moleküle wie z.B. bestimmte chlorierte Lösungsmittel an NMDA-Rezeptoren binden und diese aktivieren (Pall, Fukunaga, 2007; Pall, 2003). Zusätzlich wird der NMDA-Rezeptor indirekt durch Chemikalien aktiviert. Die Chemikalien, insbesondere Pestizide vom Typ der Organophosphate und Carbamate, binden zunächst an andere Rezeptoren, wie die Vanilloid- (TRP-) und Muscarin-Rezeptoren. Dadurch entstehen Erregungen in Nervenfasern, die daraufhin Glutamat ausschütten, das anschließend den NMDA-Rezeptor aktiviert (Pall, 2002). Folge ist ein Calcium- und Wassereinstrom mit Schwellung der betroffenen Nervenzellen. Der Anstieg der Calcium-Konzentration bewirkt die Aktivierung von Stickoxid-Synthetasen eNOS und nNOS (endotheliale und neuronale NO-Synthetase) (Pall, 2008), die zur Bildung einer erhöhten Menge von Stickstoffmonoxid (NO) und Peroxinitrit (ONOO) führt. Beide Stoffe wirken als Botenstoffe im weiteren Verlauf von Entzündungsreaktionen und sind wesentlich an der Ausprägung von Krankheitssymptomen bei MCS, CFS (Chronisches Erschöpfungssyndrom) sowie einigen weiteren chronisch-entzündlichen Multisystemerkrankungen beteiligt (Pall, 2007).

Das NO wirkt außerdem im Sinne einer positiven Rückkopplung aktivierend auf den NMDA-Rezeptor zurück und erzeugt dadurch eine Überempfindlichkeit der NMDA-Rezeptoren sowohl gegenüber Fremdstoffen, als auch gegenüber seinem natürlichen Botenstoff, der Glutaminsäure (Pall, 2002, 2003). Außerdem aktiviert NO die Abgabe von Glutaminsäure aus der vorgeschalteten (präsynaptischen) Nervenzelle. Es handelt sich also um **Verstärkungsmechanismen** nach dem Prinzip der positiven Rückkopplung, die wesentlich für die Entstehung einer Überempfindlichkeit und einer damit verbundenen Absenkung der Empfindlichkeitsschwelle gegenüber Chemikalien verantwortlich sind. Dieser positive Rückkopplungs-Verstärkungskreislauf (NO-ONOO-Zyklus, gesprochen „no, oh noooo-Zyklus" nach Pall, 2007, 2008) führt zu einer chronischen Erhöhung der NO- und Peroxynitrit-Konzentrationen zunächst in den betroffenen Geweben und Organen, er ist also zunächst lokal beschränkt (Pall, 2008), kann sich aber im weiteren Verlauf , je nach Stärke und Menge der auslösenden Faktoren, zu einer **systemischen und chronisch verlaufenden Krankheit** ausweiten, besonders dann, wenn NO, Peroxynitrit sowie entzündlich wirkende Zytokine zentral regulierende Strukturen des Gehirns erreichen und beispielsweise über den Hypothalamus und die Hypophyse die Stresshormon-Achse beeinflussen, wie später noch genauer erläutert wird (siehe die Kapitel 6.9.1, 6.9.7, 6.9.8 und 6.9.10).

Ein derartiger Verstärkungsmechanismus an Nervenverknüpfungen (Synapsen) ist dann sinnvoll, wenn es sich um eine Verstärkung neuer Nervenverknüpfungen handelt, die z.B. bei Lernprozessen gebildet werden, und die gelernte Inhalte stabilisieren sollen. Im Falle des Krankheitsmechanismus bei MCS ist dies aber fatal: Hier wird ein pathologischer Prozess verstärkt. Der NMDA-Rezeptor gehört zu denjenigen mit besonders hoher Plastizität, die durch häufige Aktivierung bei Lernprozessen ihre Empfindlichkeit erhöhen und dadurch bestimmte Nervenverknüpfungen verstärken und stabilisieren. Es kommt zu einer zeitlich verlängerten Öffnung der mit dem NMDA-Rezeptor verbundenen Calcium-Kanäle in der Zellmembran, die über Monate anhalten kann (Liebermann, Mody, 1995). Im

Falle einer Chemikalien-Überempfindlichkeit oder auch bei Epilepsie ist diese positive Rückkopplung an NMDA-Rezeptoren und die damit verbundene Nervenverknüpfung jedoch unerwünscht: Es kommt bei Einwirkung von Fremdstoffen wie z.B. Lösungsmitteln zu einer fortschreitend erhöhten Empfindlichkeit der betroffenen Personen gegenüber Chemikalien. Damit entspricht dieser Mechanismus demjenigen, der von Bell et al. (1992) unter dem Begriff des „Limbic Kindling“ für das Limbische System im Gehirn angenommen wird (siehe Kapitel 6.1.2 zum Konzept der „Neurogenen Entzündung“). Schließlich ist mit dieser „Langzeitpotenzierung“ bestimmter Nervenverknüpfungen die bei MCS-Patienten festzustellende Erniedrigung der Empfindlichkeitsschwelle gegenüber Fremdstoffkonzentrationen um Zehnerpotenzen zu erklären.

Die besondere Bedeutung der TRP-Rezeptoren bei der Auslösung von MCS

Weitere wichtige Rezeptoren, die zwischen dem einwirkenden Fremdstoff und dem NMDA-Rezeptor vermitteln, sind die oben bereits beschriebenen **Vanilloid- bzw. TRPV1- und TRPA1-Rezeptoren**. Sie spielen für die Erklärung von MCS nach dem Modell der neurogenen Entzündung sowie für die verschiedenen Entzündungen und Erkrankungen der oberen Luftwege eine große Rolle (Pall, Anderson, 2004; Pall, 2008, siehe auch Kapitel 6.1.2). Man spricht hier auch vom Reaktiven Luftwegs-Fehlfunktions-Syndrom (RADS, Reactive Airways Dysfunction Syndrome), zu dem besondere Formen von Asthma und der Rhinitis gehören, die durch eine Chemikalienexposition ausgelöst werden (Meggs, 1994; Meggs et al., 1996). Da die Auslösungsmechanismen über den Vanilloid- bzw. TRPA1-Rezeptor durch flüchtige organische Stoffe (VOCs, volatile organic carbons) überwiegend in peripheren Regionen des Körpers, z.B. in den Schleimhäuten der oberen Luftwege, erfolgen, unterscheidet sich dieser Aktivierungsweg von demjenigen, der über Rezeptoren im Zentralen Nervensystem abläuft. Inwieweit es langfristig sinnvoll ist, den peripheren vom zentralen Auslösungsmechanismus von MCS zu unterscheiden, wird sich in Zukunft noch erweisen, zumal Mastzellen, die ebenfalls TRP-Rezeptoren besitzen, nämlich über das Blutgefäßsystem im ganzen Körper verteilt werden und dort Entzündungen auslösen können (Pall, Anderson, 2004). TRP-Rezeptoren, vor allem auch der TRPV1-Rezeptor, wurden in mehreren Teilen des Gehirns, darunter im Gyrus cinguli, einem Teil des Limbischen Systems, nachgewiesen (Steenland, et al., 2006; siehe unten). Die gleichen Gehirnteile können durch Chemikalien aktiviert werden. Daher ist ein im Zentralnervensystem ausgelöster Krankheitsmechanismus bei MCS durchaus wahrscheinlich.

Bei den **TRP-Rezeptoren** („transfer potential receptors“) handelt es sich um eine ganze Gruppe von verschiedenen Chemikalien-Rezeptoren, die durch eine große Zahl verschiedener chemischer Stoffe aktiviert werden können (Pall, Anderson, 2004; Stoll et al., 2002; Wada et al., 1998; Lewen et al., 2000; Schultz, Ustinova, 1998). Die relativ geringe Chemikalien-Spezifität dieser Rezeptoren lässt sich mit einer erst in letzter Zeit entdeckten Vielfalt von Typen von TRPV- und TRPA-Rezeptoren erklären. Offenbar handelt es sich um eine ganze „Familie“ von Chemikalien-Rezeptoren, von denen jeweils einer für eine bestimmte Gruppe von Chemikalien spezifisch ist.

Im Gehirn bewirkt diese Bindung von Stoffen an den TRPA1-Rezeptor eine Ausschüttung des Neurotransmitters Glutamat, der wiederum zu erhöhter Aktivität de NMDA-Rezeptors führt (Ding et al., 2008). Es scheint, dass die TRP-Rezeptoren sowohl eine Funktion zur Geruchs-Wahrnehmung chemischer Substanzen, als auch bei der Auslösung und Symptom-Ausprägung der Krankheit MCS haben. Weitere Rezeptoren der TRP-Gruppe, wie z.B. der TRPM2-Rezeptor, werden bevorzugt durch reaktive Sauerstoff-Verbindungen (ROS) aktiviert, die als Folge des Fremdstoffmetabolismus oder von Entzündungsprozessen und der Lipid-Peroxidation gebildet werden, wie viele Studien gezeigt haben (zitiert in Pall, 2008). An dieser Aktivierung ist zusätzlich ADP-Ribose beteiligt, die als Signalstoff nach der Auslösung von DNA-Schäden durch Sauerstoffradikal-Verbindungen gebildet wird. Auch Peroxynitrit verstärkt die Aktivierung des TRPM2-Rezeptors (Pacher und Szabo, 2008). Offenbar liegt hier ein weiterer positiver Rückkopplungsmechanismus vor, der die bei MCS ohnehin erhöhten Konzentrationen von Stickstoffmonoxid (NO) und Peroxynitrit über eine weitere Aktivierung von NMDA-Rezeptoren weiter erhöht (Yamamoto et al., 2008).

Die Wirkung von Chemikalien kann auch direkt im Gehirn über den TRPV1-Rezeptor (Transient Receptor Potential Vanilloid-1-Rezeptor) erfolgen. So war im Vorderen Cingulären Cortex (Gyrus cinguli), der zum alten Teil des Endhirns und zum Limbischen System gehört, eine hohe Aktivität der TRPV1-Rezeptoren nach Capsaicin-Zugabe nachzuweisen. Capsaicin dient als Modellsubstanz zur Aktivierung von chemikalienempfindlichen Rezeptoren. Dieses Ergebnis stimmt überein mit einer messbar erhöhten Hirnaktivität dieser Region mit bildgebenden Verfahren nach Chemikalienexposition. Die Folge dieser Wirkungen von Chemikalien an TRPV1-Rezeptoren ist eine erhöhte Glutamat-Freisetzung in bestimmten Hirnbereichen (Steenland et al., 2006), die zu einer erhöhten Aktivierung von NMDA-Rezeptoren führt. Dies ist von Bedeutung für die Auslösung von Entzündungsprozessen in bestimmten Hirnregionen, die auch für die Ausprägung der Krankheit MCS eine Rolle spielen, wie im folgenden Kapitel 6.1.4 noch genauer erläutert wird. TRPV1-Rezeptoren gibt es nicht nur in den älteren Teilen der Großhirnrinde (Gyrus cinguli), sondern auch in vielen anderen Teilen des Stamm- und Großhirns, wie z.B. im Hypothalamus, in der Substantia Nigra, die bei der Parkinson-Krankheit eine Rolle spielt, ferner im Hippocampus, Kleinhirn und in der somatosensorischen Hirnrinde (Literatur zusammengefasst bei Steenland et al., 2006).

Es gibt also im gesamten Gehirn verteilt Chemikalienrezeptoren, die sowohl an der Verarbeitung chronischer Schmerzreize als auch an der Auslösung von MCS und seinen Symptomen beteiligt sind. Demnach erscheint es möglich, dass der Krankheitsmechanismus von MCS nicht nur peripher und lokal begrenzt ist, wie Pall (2008) annimmt, sondern auch zentral im Gehirn ausgelöst wird. Dabei binden die reaktiven Sauerstoffverbindungen (ROS) sowie die Produkte der Lipid-Peroxidation wie 4-Oxo-Nonenal, die im Verlauf der neurogenen Entzündung im Gehirn sowie durch den Fremdstoffmetabolismus entstehen, an die TRP-Rezeptoren im Gehirn, vorwiegend den TRPV1-Rezeptor, und verstärken dadurch die Entzündungsmechanismen im Gehirn.

Hinzu kommt noch ein weiterer Verstärkungsmechanismus: Chronische Entzündungen, wie sie bei einem Ratten-Asthma-Modell demonstriert wurden, führen zur Aktivierung (Induktion) von Genen zur Synthese neuer TRPV1-Rezeptoren an sensorischen Nervenfasern der Luftwege. Dies wiederum führte langfristig zu einer Erhöhung der Reizempfindlichkeit gegenüber chemischen Stoffen in den Luftwegen, wie sie typisch für das „Chemikalien-Asthma" ist (Zhang et al., 2009; Bessac und Jordt, 2008). Dabei haben die Nervenzellen über die TRPA1- und TRPV1-Rezeptoren eine multiple Chemikalien-Überempfindlichkeit erworben, mit der die zunächst unspezifische Reaktionsfähigkeit gegenüber einer Vielfalt von Chemikalien beim Reaktiven Luftwegssyndrom (Reactive Airways Dysfunction Syndrome, RADS, oder „Chemikalien-Asthma") erklärt wurde. Es handelt sich also hier um ein Modell für den Erwerb einer unspezifischen Chemikalien-Überempfindlichkeit an Nervenfasern mit TRP-Rezeptoren, wie es möglicherweise auch auf Vorgänge im Gehirn bei der Entstehung der Schmerz-Überempfindlichkeit und der Chemikalien-Überempfindlichkeit MCS übertragbar ist (Bessac und Jordt, 2008).

Zusammenfassend ist festzustellen: Viele entsprechende wissenschaftliche Untersuchungen legen nahe, dass die Gruppe der flüchtigen organischen Substanzen und Lösungsmittel-Stoffe über die Bindung an vielfältige TRP- Rezeptoren den Krankheitsprozess von MCS fördern, der über die Aktivierung des NMDA-Rezeptors verläuft. Damit wird verständlich, dass eine Vielfalt von unterschiedlichen Chemikalien den Krankheitsprozess von MCS auslösen und fördern, der anschließend zu den gleichen Symptomen und Mechanismen (NMDA-Rezeptor-Aktivierung, NO und Peroxynitrit-Bildung) führt.

Inwieweit einige dieser TRP-Rezeptoren auch an der Auslösung der Chemikalien-Überempfindlichkeit in der Phase I der Krankheit beteiligt sind, lässt sich derzeit (2008) noch nicht abschließend beurteilen. Da ihre Aktivierung aber indirekt zur Aktivierung des NMDA-Rezeptors beiträgt, ist es wahrscheinlich, dass die TRP-Rezeptoren bei der Ausprägung der Chemikalien-Überempfindlichkeit eine Rolle spielen. Das dabei ausgelöste nicht-allergische Chemikalien-Asthma geht dann in das Krankheitsbild MCS über, wenn neben der Reizung der Atemwege noch weitere Organsymptome und generalisierte Symptome auftreten, die in der Regel den Consensus-Kriterien für MCS entsprechen.

Es gibt außer den oben beschriebenen Rezeptoren im Nervensystem noch weitere Auslösungsfaktoren, die für MCS diskutiert werden: Einige membranständige Transport-Proteine wie die so genannten P-Glykoproteine (PGP) stehen zusätzlich im Verdacht, an der Ausprägung von MCS beteiligt zu sein. PGP haben die Fähigkeit, in die Zelle gelangte toxische Stoffe wieder aus diesen hinaus zu transportieren. PGP wurden bei Chemotherapie-resistenten Tumoren entdeckt, die einen ungewöhnlich hohen Gehalt an PGP in ihren Membranen besitzen. Dazu gehören auch die „Multidrug-Resistance Proteine" (Mdr 1,2) in der Leber (Barth, 2005). Folglich transportieren diese Tumoren die Chemotheapeutika wieder aus dem Tumor hinaus und machen diesen Therapie-resistent.

Man versuchte dann mit PGP-blockierenden Substanzen die Resistenz der Tumoren zu vermindern. Die Nebenwirkungen dieser Stoffe bewirkten Symptome ähnlich denen bei MCS. Man vermutet daher, dass MCS auch durch eine Blockade von PGP durch Umweltchemikalien ausgelöst werden könnte. Die Folge wäre, dass Schadstoffe nicht mehr aus den Zellen hinaus transportiert werden, dass es also zu einer Anreicherung in der Zelle kommt. Somit zeigen die Stoffe toxische Wirkungen bereits bei sehr geringen Konzentrationen im Blut und gleichzeitig bei hohen Konzentrationen in den betroffenen Zellen. Experten fordern daher, dass Umweltchemikalien wie PCP, PCB, Dioxin, 1,2-Dibromethan, sowie verschiedene Insektizide und Herbizide auf eine Blockade von PGP untersucht werden sollen (Schwaier, 2003). Bislang gibt es aber noch keine wissenschaftlichen Beweise für diese Hypothese der Blockade von Multidrug-Resistance-Proteinen.

6.1.4 Die zentrale Rolle des NMDA-Rezeptors bei der Auslösung chronisch entzündlicher Reaktionen: Energiemangelsyndrom und Entzündungskaskade

Nach Pall (2007, 2008, 2009) gibt es mindestens 7 verschiedene Gruppen von Chemikalien, die nach Bindung an verschiedene Rezeptoren und Enzyme im zentralen und peripheren Nervensystem eine Aktivierung des NMDA-Rezeptors bewirken. Welche Folgen hat diese Aktivierung für den weiteren Krankheitsverlauf? Dies soll nun erörtert werden.

Mit der Aktivierung des NMDA-Rezeptors steht eine vermehrte Bildung von Stickstoffmonoxid (NO), einem wichtigen Auslöser von Entzündungsreaktionen, in Zusammenhang (Pall, 2003; Mattson, 1998). Bei Multisystemerkrankungen einschließlich MCS und CFS werden nämlich erhöhte Parameter des NO-Stoffwechsels gemessen, wie z.B. Citrullin, Citrullin-gebundene Peptide und eine erhöhte NO-Konzentration in der Ausatmungsluft. Gleichzeitig ist die NO-Konzentration nach Einwirkung von vier verschiedenen Klassen von Chemikalien (organischen Lösungsmitteln, flüchtigen organischen Substanzen, neurotoxischen Pestiziden und zyklischen chlorierten Kohlenwasserstoffen) sowohl bei MCS-Patienten als auch bei Tiermodellen zu MCS erhöht (Pall, 2003, 2007). Offenbar gibt es eine Signalkette, die von der Bindung von Fremdstoffen an verschiedene Rezeptoren im Nervensystem ausgeht und dann über eine Aktivierung des NMDA-Rezeptors und einer damit verbundenen Erhöhung der Calcium-Konzentration in der Zelle zur Aktivierung von mindestens zwei Enzymen zur NO-Synthese, der neuronalen NO-Synthase (nNOS) und der endothelialen NO-Synthase (eNOS) führt (Pall, 2008; Moncada und Bolanos, 2006; Brown und Bal-Price, 2003). Ein weiteres Enzym zur NO-Synthese, die induzierbare NO-Synthase (iNOS), wird erst nach in Gang gekommener Entzündungsreaktion gebildet, indem die Zytokine der Entzündungsreaktion sowie der Induktionsfaktor NF-kB das Gen der iNOS zur Synthese des Enzyms aktivieren. Dies geschieht bevorzugt in Zellen des Immunsystems sowie in den Gliazellen des Gehirns (Pall, 2007). Bei schwer kranken MCS-Fällen ist offenbar die iNOS in hohem Maße aktiviert, was an der erhöhten Konzentration von Neopterin, einer Markersubstanz für die Induktion der iNOS-Aktivität, zu erkennen ist (Bell et al., 1998; Pall and Satterlee, 2001; Pall, 2008).

Es gibt also drei verschiedenen NO-Synthetasen, die neurale NOS (nNOS), endotheliale NOS (eNOS) und induzierbare NOS (iNOS), die offenbar alle am Krankheitsgeschehen von MCS beteiligt sind. Die NOS-Enzyme werden (u.a.) durch Calcium-Ionen (Ca++) aktiviert, die nach Akivierung des NMDA-Rezeptors in die Zelle geströmt waren. Von diesen NO-Synthasen entwickelt nur die iNOS besonders bei Entzündungen eine vielfach gesteigerte Aktivität im Vergleich zur sehr niedrigen Basalaktivität.

Das durch die NO-Synthasen gebildete NO reagiert mit Superoxidradikalen und anderen reaktiven Sauerstoff-Verbindungen (ROS), die u.a. als Produkte des Fremdstoffmetabolismus durch die Cytochrom-P450-Enzyme gebildet werden, zu **Peroxynitrit** ($ONOO^-$). Dieses ist eine sehr reaktionsfähige, aggressive und toxische Substanz und ein starkes Oxidans, das wichtige Enzymsysteme der Mitochondrien, insbesondere die Superoxid-Dismutase (SOD), hemmt (Abb.1). Folge davon ist eine Anreicherung von Reaktiven Sauerstoffverbindungen (ROS) in der Zelle, die wiederum mit NO Peroxynitrit bilden – einer von mehreren „Teufelskreisen", der die schädlichen biochemischen Reaktionen im Zentralnervensystem verstärkt. Letztlich kommt es zu Funktions- und Strukturschäden und Entzündungen im Gehirn und Nervensystem, die an der Ausprägung der Krankheitssymptome beteiligt sind.

Es sei darauf hingewiesen, dass der NMDA-Rezeptor unter „normalen" Bedingungen im Gehirn auch an Lernvorgängen und der Gedächtnisbildung beteiligt ist. Die NMDA-Aktivierung führt zu einer Langzeit-Potenzierung (LTP) der Nervenverknüpfungen (Synapsen), die während eines Lernprozesses neu geknüpft wurden (siehe Kapitel 6.1.2). Dabei wird als Folge des Einstroms der Ca++-Ionen nach Aktivierung des NMDA-Rezeptors in der Nervenzelle u.a. der Transkriptionsfaktor CREB phosphoryliert und damit die Synthese bestimmter neuronaler Proteine aktiviert, die zur Verfestigung von synaptischen Verbindungen beitragen. Lernen bedeutet also Verfestigung von Nervenverknüpfungen durch Aktivierung des NMDA-Rezeptors (Naturwiss. Rundschau, 2003; Biol. unserer Zeit, 2009).

Die Sensibilisierung von Nervenverknüpfungen im Zusammenhang mit Chemikalien-Wirkungen im Gehirn basieren nach Bell et al. (1992) auf einem ähnlichen Mechanismus der Langzeit-Potenzierung (LTP). Bedenkt man, wie eng die biochemischen Vorgänge des Lernens mit denen der chronischen Entzündung nach Fremdstoffwirkung im Gehirn zusammenhängen, und dass dies auch räumlich begrenzt im präfrontalen Cortex (vordere Großhirnrinde) stattfindet, dann wird verständlich, warum bei MCS-Patienten das Kurzzeitgedächtnis nach Überaktivierung des NMDA-Rezeptors geschädigt wird.

Auf die Schlüsselrolle der NMDA-Aktivierung bei der neuronalen Sensibilisierung durch Langzeit-Potenzierung (LTP) und die Fähigkeit bestimmter Chemikalienklassen, MCS auszulösen und gleichzeitig die NMDA-Aktivität zu erhöhen, wurde bereits hingewiesen (Kapitel 6.1.2). Nochmals ist zu betonen, dass es sich hier um ein zentrales vereinheitlichendes Konzept der Krankheit MCS handelt (Pall, 2009). Eine stark ausgeprägte Chemikalienexposition, die einen massiven Anstieg der NMDA-Aktivität in Gehirnregionen sowie einen massiven Anstieg der nachgeschalteten Reaktionen bei intrazellulärem Calcium, Stickoxid und Peroxynitrit auslöst, erzeugt erwartungsgemäß eine massive Stimulierung der

LTP. Während die LTP-Stimulierung ausgesprochen selektiv an der Erhöhung der Empfindlichkeit bestimmter Synapsen bei Lern- und Gedächtnisleistungen beteiligt ist, führt eine derartig massive Stimulierung der LTP-Mechanismen durch eine hohe Chemikalienexposition zu pathophysiologischen Reaktionen. Es kommt also zu einer Art Umschaltung von den unschädlichen LTP-Mechanismen bei Lernprozessen zu pathologischen Reaktionen. Da die massiven Schadensreaktionen direkt nur in den Gehirnregionen auftreten, in denen die Chemikalienexposition eine NMDA-Stimulierung bewirkt, führt dies zu einer ausgeprägten Chemikaliensensibilität, da es sich hierbei genau um die Gehirnregionen handelt, die bei bereits sensibilisierten Personen durch anschließende Chemikalienexpositionen stimuliert werden (Pall, 2009). Die Schadenswirkungen durch Chemikalien sind also zunächst auf die Hirnregionen beschränkt, in denen NMDA-Rezeptoren vorkommen. Beispielsweise wurde in einer kürzlich durchgeführten SPECT-Studie, bei der MCS-Patienten mit Kontrollpersonen verglichen wurden, in bestimmten Regionen des limbischen Systems eine erhöhte Chemikaliensensibilität festgestellt (Hillert et al., 2007). Dennoch kommt es zu einer erheblichen Überlappung der Gehirnregionen, die von verschiedenen Chemikalienklassen stimuliert werden, weil sie zur Erhöhung der NMDA-Aktivität unterschiedliche Wirkungswege verfolgen.

Die neuronale Sensibilisierung durch Langzeit-Potenzierung (LTP) geschieht also durch Aktivierung des NMDA-Rezeptors und den daran angeschlossenen biochemischen Reaktionsmechanismen, die zum sich selbst verstärkenden NO-Peroxynitrit-Zyklus führen. Die LTP wird somit durch zwei Mechanismen aufrecht erhalten und weiter verstärkt:

- NO wirkt als positiv rückwirkender Botenstoff aktivierend auf die zusätzliche Freisetzung von Glutamat an den präsynaptischen Nervenzellen.
- Die durch Peroxynitrit, Superoxid und Stickstoffoxid als Folge des NO-Peroxynitrit-Zyklus verursachte Störung des Energiestoffwechsels löst eine Überempfindlichkeit der NMDA-Rezeptoren gegenüber weiteren Reizen aus, indem das Membranpotential erniedrigt wird (Pall, 2002; Novelli et al., 1988).

Weitere mindestens 20 verschiedene derartige Verstärkungsmechanismen spielen bei der Entstehung der Chemikalien-Überempfindlichkeit eine Rolle. Sie sind in Kapitel 6.7. zusammengefasst. Folge dieser Mechanismen ist eine anhaltende Zunahme der Peroxynitrit-Konzentration in den betroffenen Körperregionen, vor allem im Gehirn. Wegen seiner hohen chemischen Reaktionsfähigkeit richtet das Peroxynitrit in den Zellen vor allem des Nervensystems erhebliche Schäden an.

Schadwirkungen des NO und des Peroxynitrits: Enzymhemmung und das Energiemangel-Syndrom

Das nach Aktivierung des NMDA-Rezeptors gebildete NO und das Peroxynitrit reagieren mit bestimmten Aminosäure-Seitengruppen in Eiweißen und inaktivieren dadurch verschiedene Enzymaktivitäten. NO reagiert dabei hauptsächlich mit Schwefelwasserstoffgruppen (SH-Gruppen) von Cystein zu Nitrosyl-Verbindungen (Stamler, 2994), während Peroxynitrit mit der OH-Gruppe von Tyrosin reagiert und dabei Nitrotyrosin bildet (Groves, 1999). Die Nitrierung von Tyrosin ist irreversibel, während die Reaktion von NO an SH-Gruppen meist reversibel ist und daher Signalcharakter hat. Peroxynitrit ist außerdem auch ein starkes Oxidationsmittel, das SH-Gruppen von Enzym-Eiweißen oxidiert (Kuhn et al., 1999). Wenn nach Aktivierung des NMDA-Rezeptors durch die erhöhte Calcium-Konzentration in der Zelle die Aktivität der induzierbare NO-Synthase (iNOS) stark erhöht wird, führt dies vor allem im Gehirn zu erhöhten Bildung von Peroxynitrit und folglich zur verstärkten Nitrierung von Tyrosin und Oxidation von SH-Gruppen in Proteinen.

Die Folge ist eine Hemmung von Enzymen und Transportsystemen der Zelle. So werden beispielsweise die Glutathion-S-Transferasen durch Nitrierung des Tyrosins in ihrem aktiven Zentrum gehemmt (Wong et al., 2001). Damit ist eine wichtige Entgiftungsreaktion blockiert. Auch die Schlüsselenzyme der Biosynthese von Dopamin und Serotonin, die Tyrosin-Hydroxylase und die Tryptophan-Hydroxylase, werden gehemmt (Kuhn et al., 1999; siehe auch Abb.6, Kap. 6.9.1). Der dadurch bedingte Dopamin und Serotonin-Mangel ist verantwortlich für einige der beschriebenen Langzeitssymptome von MCS und CFS, wie z.B. Depressionen, chronische Erschöpfung. Schlafstörungen sind die Folge eines Melatonin-Mangels, der wiederum als eine Folge der Hemmung der Serotonin-Synthese zu erklären ist.

Ferner hemmen NO und Peroxynitrit in den Mitochondrien den Atmungsstoffwechsel und Energiehaushalt (Sherer et al., 2003). NO bindet an die Eisen-Schwefel-Zentren der Komplexe I, II und IV der Atmungskette und hemmt deren Funktion beim Elektronentransport (Forfia et al., 1999). Es kommt zu einem Defizit am Energieüberträger ATP (Adenosintriphosphat), also einem **Energiemangelsyndrom** oder einer so genannten „Mitochondrienkrankheit". Die ATP-abhängigen Ionenpumpen der Nervenzellen (z.B. die Na-K-ATase) arbeiten eingeschränkt oder werden gehemmt (Mattson, 1998), die Nervenerregungen entlang der Axonfasern der Nervenzellen werden nicht im erforderlichen Maße weitergeleitet. Folgen davon können Symptome der peripheren und zentralen Polyneuropathie und Enzephalopathie sein. Ferner wird eine erhöhte Anfälligkeit der betroffenen Nervenzellen gegenüber schädlichen Mechanismen verursacht, die durch Glutamat, vermittelt über den NMDA-Rezeptor, ausgelöst werden (Mark et al., 1997): Nach Bindung von Glutamat an den NMDA-Rezeptor wird die Bildung von ROS, NO, Peroxynitrit sowie die Schädigung von Zellmembranen durch Lipid-Peroxidation weiter verstärkt und die Apoptose, der programmierte Zelltod, wird ausgelöst (Kruman et al., 1997; Mattson et al., 1995). Dies hat Funktionsstörungen im Gehirn, Muskulatur, der Retina der Augen, Darmschleimhaut und Immunsystem zur Folge. Damit werden Krankheitssymptome in Verbindung gebracht wie das Chronische Erschöpfungssyndrom (CFS), Enzephalopathien mit Hirnleistungsschwäche, Ataxien (Bewegungskoordinationsstörungen), Myopathien, Störungen des Hormonsystems besonders der Schilddrüse, Sehstörungen, Störungen der Funktion der Bauchspeicheldrüse mit Neigung zu Durchfällen und auch die Multiple Chemikalien-Überempfindlichkeit.

Oxidativer und nitrosativer Stress, ausgelöst durch den Fremdstoffmetabolismus sowie die NMDA-Aktivierung, ist besonders schädlich, wenn sich das Gehirn im

Stadium der Entwicklung und Differenzierung befindet. Dann werden die Ausreifung der Nervenzellen und das Wachstum der Nervenfasern gehemmt (Mattson et al., 1995; Hess et al., 1993). Folgen können Entwicklungsstörungen und eine andauernde Beeinträchtigung der geistigen Leistungsfähigkeit bei Kindern sein.

Abb. 1. Funktion des NMDA-Rezeptors beim biochemischen Krankheitsmechanismus (verändert nach Mattson, 1998).
Der NMDA-Rezeptor wird auf verschiedene Weise aktiviert, darunter durch die Bindung von Glutamat nach Aktivierung Glutamat-haltiger Nervenzellen über Muscarin- oder Vanilloid-Rezeptoren oder durch NO. Die Folge ist eine Öffnung des Calcium-Kanals, Ca^{++}-Ionen strömen in die Zelle und aktivieren die NO-Synthase (NOS), die daraufhin NO bildet. Aus NO entsteht durch Reaktion mit Reaktiven Sauerstoffverbindungen (ROS) das Peroxynitrit, das die Atmungskette in den Mitochondrien hemmt und dadurch eine Energiemangelsyndrom sowie eine weitere Bildung von ROS fördert, darunter Superoxid-Radikalionen, die durch das Enzym Superoxid-Dismutase (SOD) zu Wasserstoffperoxid (H_2O_2) und Sauerstoff umgewandelt werden. Aus Wasserstoffperoxid entstehen Hydroxiradikale ($OH^·$). Die Sauerstoffradikal-Verbindungen führen schließlich zu verschiedenen pathologischen Vorgängen, wie z.B. zur Schädigung der Zellmembranen durch Lipid-Peroxidation sowie zur Auslösung der Entzündungskaskade über den Induktionsfaktor NF-kB. NF-kB kann auch direkt als Folge der Erhöhung der Ca^{++}-Konzentration in der Zelle aktiviert werden. Dabei wird der Inhibitor IkB abgespalten, und die beiden aktiven Untereinheiten von NF-kB, P50 und P65, binden an bestimmte Promotor-Regionen der DNA- mit der Folge, dass über eine mRNA verschiedene Zytokine wie z.B. Il-1 und Ifn-γ gebildet werden, die Entzündungsvorgänge fördern.

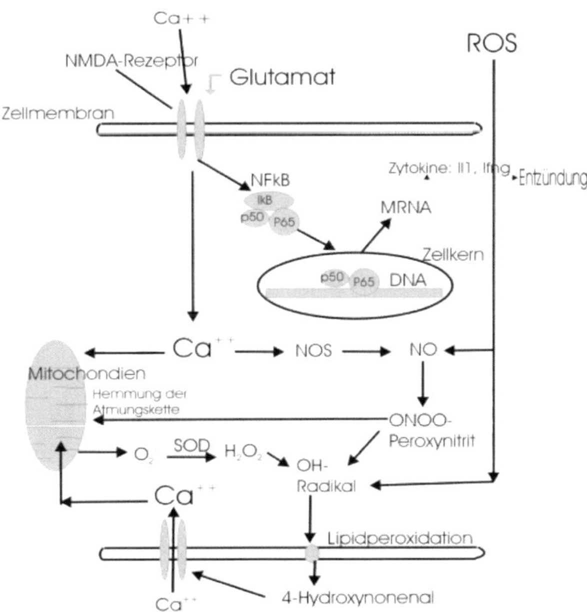

Typisch für das Energiemangelsyndrom ist nach Kuklinski (2005) eine den ganzen Tag über vorherrschende extreme Müdigkeit und kurzzeitiger komaartiger Tiefschlaf nach Mahlzeiten, verbunden mit unkontrolliertem Speichelfluss und starkem Schnarchen. Geistig-körperliche Belastungen führen zu schneller Erschöpfung und Muskelschwäche, die mit einer Lactazidose (Milchsäureanreicherung) verbunden ist. Die Lactat-Konzentration im Blut steigt bereits bei geringer Muskelarbeit deutlich an. Betroffene Personen sind bei physischen Belastungen leicht ermüdbar.

Beim Energiemangelsyndrom läuft die Glykolyse aerob ab, d.h. Traubenzucker (Glukose) wird zwar oxidiert und abgebaut, aber der dabei abgespaltene Wasserstoff wird mit seinen Elektronen nicht mehr in der so genannten Atmungskette der Mitochondrien oxidiert, weil die Enzymsysteme der Mitochondrien geschädigt sind. Die Folge ist, dass die Elektronen direkt auf den Sauerstoff ohne Beteiligung von NADH übertragen werden, wobei vermehrt Sauerstoffradikale und Superoxid entstehen. Dies hat wiederum zur Folge, dass weitere gentoxische und entzündungsauslösende Reaktionen, z.B. Radikalkettenreaktionen mit ungesättigten Fettsäuren der Membranen, stattfinden, darunter die so genannte Lipid-Peroxidation (Abb.1).

Typische Krankheiten, die als Folge eines durch Chemikalien ausgelösten Energiemangelsyndroms entstehen, sind die Parkinson- und die Huntington´sche Krankheit (Sherer et al., 2003; Siehe Kapitel 6.9.4): Hier greifen Pestizid-Wirkstoffe wie Rotenon oder Pyridaben, Fenpyroximat, Fenazaquin und Tebunfenpyrat die Enzymkomplexe I und II der Atmungskette in den Mitochondrien an und behindern damit den Elektronentransport zum Sauerstoff (Sherer et al., 2007). Das folglich gebildete Superoxid-Radikal ($O_2^{\cdot-}$) wirkt schädigend auf die genannten Atmungsenzymkomplexe zurück und verursacht einen andauernden pathologischen Zustand der Mitochondrien, der wiederum zur weiteren Bildung von Superoxid-Radikalen führt (Sherer et al., 2003). Die „Mitochondrien- oder Energiemangel-Krankheit" prägt sich aus.

Das **Peroxynitrit ($ONOO^-$)**, das nach Aktivierung der NO-Synthetasen (NOS) aus NO und Peroxiden gebildet wird, hat nach den neueren Erkenntnissen eine zentrale Funktion bei zellschädigenden Folgereaktionen vieler akuter und chronischer Krankheitsprozesse, wie z.B. Schlaganfall, Myokardinfarkt, chronische Herzinsuffizienz, Diabetes, Krebs, neurodegenerative Krankheiten und chronische Entzündungskrankheiten (Pacher et al., 2007). Es stellt offenbar eine pathogene Schlüsselsubstanz dar, die wichtige Funktionsstoffe des Stoffwechsels oxidiert und damit unwirksam macht, wie z.B. Vitamin C, Glutathion, ungesättigte Fettsäuren, Cholesterin, Tocopherol, Lycopin und Coenzym Q 10. Folge ist eine Verschiebung des Redox-Gleichgewichtes der Zelle in Richtung auf einen oxidativen Status, den man auch als „**oxidativen Stress**" bezeichnet (Pall, 2003 und 2008; Kuklinski, 2005). Der oxidative Stress führt schließlich zur Kettenreaktion der Lipid-Peroxidation an den biologischen Membranen, wobei sowohl die Zellmembran als auch die Membranen der Mitochondrien und übrigen Zellorganellen geschädigt und langfristig auch abgebaut werden. Dieser Mechanismus kann schließlich zur Apoptose (programmierter Zelltod) und Nekrose und damit zur Degeneration von Nervenzellen im Gehirn führen (Mattson,

1998), die wiederum verschiedene Funktionsstörungen und Ausfallserscheinungen zur Folge hat.

Peroxynitrit greift außerdem in Signalwege und Regulationsmechanismen in Nervenzellen des ZNS ein (Pacher et al., 2007), die bei Überschreitung einer bestimmten Konzentration zu einer Erniedrigung der Glutathion-Konzentration hauptsächlich in Nervenzellen führen. Auch die Rate der Glutathion-Synthese wird als Folge der Hemmung eines Enzyms der Glutathion-Synthese (Glutamate-Cystein-Ligase) erniedrigt (Burdo et al., 2007). Damit fällt ein wesentlicher Mechanismus für die Gegenregulation der pathologischen Vorgänge aus: Glutathion kann seine Funktion bei der Inaktivierung der schädlichen reaktiven Sauerstoff-Verbindungen (ROS) nicht mehr ausüben, das Gleichgewicht des Zellstoffwechsels verschiebt sich in Richtung auf die schädlichen radikalischen und oxidierenden Kettenreaktionen, wie z.B. die Lipid-Peroxidation. Dies kann im Extremfall zur Zelldegeneration und Apoptose und damit zum Ausfall von Hirnfunktionen führen.

Peroxynitrit reagiert ferner mit aromatischen Aminosäuren zu Nitrosoverbindungen wie Nitroso-Tyrosin. Dadurch wird die Bildung von Schilddrüsenhormonen blockiert, was zu Schilddrüsen-Funktionsstörungen führt. Die Konzentrationen von Nitro- und Nitrosotyrosin sind bei vielen chronisch entzündlichen Erkrankungen erhöht, wie Arteriosklerose, Multiple Sklerose, Amyotrophische Lateralsklerose, M. Parkinson. Auch Melatonin wird nitrosiert, sodass die Schlafregulation und die Tagesrhythmik betroffen ist (Kuklinski, 2005; Pall, 2000, 2005).

Erhöhte NO-Konzentrationen, wie sie als Folge von chronischen Entzündungen auftreten, finden sich auch bei Infekten der Atemwege, Bronchitis, chronischen Lungenkrankheiten und Asthma. NO hemmt außerdem den Abbau von Cholesterin zu Gallensäuren, indem es dabei die 7α-Hydroxylase blockiert. Dieses Enzym gehört zu den Cytochrom-P450-Monooxigenasen (CYP 7A1), das als aktives Zentrum eine Häm-Gruppe, das Cytochrom P450 besitzt. Cytochrom-P450-Enzyme werden durch höhere NO-Konzentrationen gehemmt, weil das NO die Funktion der Häm-Gruppe beim Wirkungsmechanismus blockiert (Tsubaki et al., 1988; Takemura et al., 1999). Folge ist die Förderung eines zu **hohen Cholesterinspiegels** (Cholesterinämie) bei gleichzeitigem Gallensäuremangel. Dadurch wird die Fettverdauung gestört, auch fehlt die laxierende Wirkung der Gallensäuren.

Weitere Mechanismen, die durch NO im Gehirn und Immunsystem ausgelöst werden, beginnen mit der Aktivierung des Enzyms Guanylat-Zyklase, das aus Guanosin-Triphosphat das zyklische Guanosin-Monophosphat (cGMP) bildet. Dieses dient als Botenstoff zur Aktivierung der Proteinkinase C, die wiederum ihrerseits verschiedene Enzyme und Faktoren des Entzündungsgeschehens aktiviert. Dazu gehören unter anderem die Erschlaffung glatter Muskeln in Blutgefäßen, die zur Ausweitung der Gefäße im entzündeten Gewebe führt, sowie eine Förderung der Blutgerinnung.

Weitere durch den NMDA-Rezeptor ausgelöste Mechanismen:

Die Bindung von Glutamat an den NMDA-Rezeptor und die anschließende Erhöhung der Calcium-Konzentration in der Zelle führen auch direkt zur Aktivierung des Induktionsfaktors NF-kB, die am Anfang der Entzündungskaskade steht (siehe Kapitel 6.1.4; Abb. 1). Dies wurde u.a. auch mit Kulturen von Nervenzellen aus dem Kleinhirn mit dem NMDA-Agonisten Kainat nachgewiesen (Kaltschmidt et al., 1995). Zusätzlich können freie Radikale, die im Verlauf des Fremdstoffmetabolismus durch die Cytochrom-P450-Oxidasen gebildet werden, den NMDA-Rezeptor und damit auch den Faktor NF-kB aktivieren (Guerrini et al., 1995). Damit steht der NMDA-Rezeptor am Anfang der Kette von Entzündungsreaktionen, an denen über den Faktor NF-kB die induzierten Zytokine beteiligt sind (Wolfe, M.F., 2007; Pall, 2007, siehe Kapitel 6.2). Der NMDA-Rezeptor wird somit auf mehreren sich gegenseitig verstärkenden Wegen aktiviert, er liegt also im Zentrum von Verstärkungsmechanismen, die nach dem Prinzip der positiven Rückkopplung ablaufen. Dabei verändert sich auch die Zusammensetzung der Protein-Untereinheiten des NMDA-Rezeptors zu einem aktivierten Zustand, der über Wochen bis Monate bestehen bleiben kann (Liebermann, Mody, 1995; Wahlstedt et al., 1993). Damit gewinnt der NMDA-Rezeptor eine große Bedeutung für die biochemischen Mechanismen, die zur Ausprägung des chronischen Verlaufs entzündlicher Krankheitssymptome bei den hier betrachteten Multisystem-Erkrankungen einschließlich MCS führen.

Die Hinweise, dass dieser durch NMDA-Rezeptor ausgelöste Mechanismus für MCS eine wichtige Rolle spielt, werden bestätigt durch eine Reihe von experimentellen **Tiermodellen** hauptsächlich mit Mäusen. So konnte die über den NMDA-Rezeptor ausgelöste NO-Synthese durch spezifische Hemmstoffe der NO-Synthase gehemmt und damit die Symptome einer Chemikalien-Überempfindlichkeit vermindert werden. Weitere Studien zeigten eine Schlüsselrolle von NO bei der Ausprägung von MCS in den Mausmodellen auf (Literaturhinweise zusammengefasst in Pall, 2002).

Auch klinische Studien am Menschen bestätigen die Funktion des NMDA-Rezeptors beim Krankheitsprozess: Es gibt nämlich chemische NMDA-Antagonisten wie Dextromethorphan und Ketamin, die auch als Anästhetika und zur Therapie neuropathischer Schmerzen eingesetzt werden, und die Überempfindlichkeitsreaktionen auf Chemikalien blockieren sowie auch epileptische Anfälle verhindern können (Pall, 2002; Mody, 1998). Damit ergibt sich außerdem ein Hinweis, dass die über den NMDA-Rezeptor vermittelten Krankheitsprozesse bei Chemikalien-Überempfindlichkeit und bei Epilepsie in einem Zusammenhang stehen. Es gibt nämlich eine hohe Korrelation zwischen der Aktivierung des NMDA-Rezeptors und epileptischen Anfällen (Mody, 1998), ebenso wie dies für die Chemikalien-Überempfindlichkeit der Fall ist. Tatsächlich ist Epilepsie offenbar eine häufige Begleitkrankheit bei MCS und CFS (Pall, 2007), und es scheint Zusammenhänge zwischen den Mechanismen beider Krankheiten zu geben. Ebenso wie bei MCS ist die Disposition für epileptische Anfälle ein Zustand, der von einer länger anhaltenden Aktivierung des NMDA-Rezeptors abhängig ist. Inwieweit eine Epilepsie-Empfindlichkeit durch

Chemikalien ebenso wie MCS ausgelöst werden kann, war bis 2007 jedoch noch unklar.

Auch die in vielen Studien aufgezeigten psychischen Symptome bei MCS-Patienten hängen offenbar mit Funktionen des NMDA-Rezeptors zusammen: Die Krankheitsmechanismen psychiatrischer Syndrome werden nämlich u.a. mit einer Überaktivierung des NMDA-Rezeptors erklärt (Heresco-Levy, Javitt, 1998), die auch mit einigen NMDA-Antagonisten therapierbar sind. Damit ergibt sich ein weiterer Hinweis dafür, dass die psychischen Begleitsymptome bei MCS-Patienten im Zusammenhang mit biochemischen Pathomechanismen im Rahmen der Entstehung einer Chemikalien-Überempfindlichkeit zu sehen sind. Psychische Symptome und „Auffälligkeiten" sollten also niemals „aus sich selbst", sondern stets nach Abklärung bzw. Ausschluss von umweltbedingten Faktoren beurteilt und abschließend diagnostiziert werden.

Die NO-Synthasen (NOS) als Schalter für pathogene Prozesse

Kritiker des hier dargestellten Auslösungsmechanismus über den NMDA-Rezeptor könnten einwenden, dass die Frage, welcher „Schalter" oder Mechanismus denn nun genau dafür verantwortlich ist, dass das Gleichgewicht der Regulationsfaktoren in Richtung des Verstärkungskreislaufs über NO und Peroxynitrit „umkippt" und die fatale Kette von positiven Rückkopplungen auslöst. Pall (2007, S. 184f.) hat hierzu folgende Hypothese aufgestellt, die bereits durch einige Untersuchungen gestützt wird (Kuzkaya, et al., 2003): Er geht davon aus, dass bei einer länger dauernden Exposition durch Fremd- oder Schadstoffe über den Fremdstoffmetabolismus oder als Folge anderer schädigender Umwelteinwirkungen (Strahlung, psychischer Stress, aber auch Infektionserreger) ein erhöhter Spiegel an Superoxiden und Peroxynitrit erzeugt wird, es herrscht dann ein Zustand von andauerndem oxidativem Stress. Die Superoxide und das Peroxynitrit können die Aktivität der Stickstoffmonoxid-Synthase (NOS) so verändern, dass sie statt NO bevorzugt Wasserstoffsuperoxid (H_2O_2) bilden. Dies geschieht dadurch, dass Peroxynitrit den Kofaktor der NOS, das **Tetrahydrobiopterin** (BH4), oxidiert und aus dem Enzymkomplex entfernt, sodass das Restenzym nach einer weiteren Bildung von NO mit dem gleichzeitig produzierten Superoxid sofort Peroxynitrit bildet. Alle drei Arten von NO-Synthasen werden auf diese Weise zu Peroxynitrit-Synthasen umgewandelt (Delgado-Esteban et al., 2002). Das dann vermehrt gebildete Peroxynitrit baut wiederum die noch vorhandenen Tetrahydrobiopterin-Moleküle ab und verstärkt dadurch die weitere Peroxynitrit-Synthese. Es handelt sich also um einen Schalter-Mechanismus, bei dem die Lage des Schalters vom Mengenverhältnis des noch vorhandenen Biopterins zu den gebildeten Superoxiden und zum Peroxynitrit abhängt. Wenn dies mit der NO-Synthase in den Nervenzellen des Gehirns geschieht, die dann zu einer Peroxynitrit-Synthase umgeschaltet wird, wirkt sich dieser positive Rückkopplungskreislauf fatal aus: Der NO-Peroxynitrit-Zyklus mit seiner sich selbst verstärkenden Wirkung wird etabliert, Gegenregulationsmechanismen wie z.B. über die Superoxid-Dismutasen werden ausgeschaltet, weil als Folge des positiven Rückkopplungseffektes so viel Peroxynitrit aus NO und Superoxiden gebildet wird, dass dieses seine pathologische Wirkung entfalten kann, bevor die Superoxid-Dismutasen die Superoxide wieder zerstört haben. Der Überschuss an Peroxynitrit, der im Verlaufe des Prozesses entsteht, kann schließlich den programmierten Zelltod (Apoptose) von Nervenzellen im Gehirn auslösen.

Hinzu kommt, dass eine langzeitig erhöhte Peroxynitrit-Konzentration bei gleichzeitig vorhandenem Zustand des oxidativen Stresses zu einer verstärkten Aktivierung des Induktionsfaktors NF-kB führt, der wiederum die Synthese von entzündungsfödernden Zytokonen wie Il-1β und Ifn-γ auslöst. NF-kB wird durch NO gehemmt, was unter normalen Bedingungen eine Regulation des Entzündungsprozesses durch negative Rückkopplung bedeutet. Durch den oben beschriebenen „Schalter", der die NO-Synthetasen zu Superoxid- und Peroxynitrit-Synthasen umwandelt, wird diese negative Rückkopplung ausgeschaltet, und der Entzündungsprozess kann ungehemmt ablaufen. Die folglich gebildeten Zytokine werden von den betroffenen Geweben ausgeschieden, gelangen ins Blut, und damit wird die Entzündungsreaktion systemisch, sie breitet sich über das auslösende Gewebe hinaus aus.

In diesem Zusammenhang ist auch die in verschiedenen Studien festgestellte Degeneration verschiedener Hirnzentren zu sehen, die für Lernvorgänge zuständig sind und bei denen der NMDA-Rezeptor eine wesentliche Funktion ausübt (siehe Kapitel 6.9.7).

Pall (2007) betont allerdings, dass der hier beschriebene Verstärkungsmechanismus im Tiermodell noch nicht ausreichend überprüft ist. Denkbar wären Versuchsanordnungen, bei denen die Wirkung von hochkonzentrierter Zufuhr von Folaten bzw. Folsäure und Tetrahydro-Biopterin auf den „Schalter" und die damit verbundene Synthese von Superoxiden und Peroxynitrit untersucht wird. 5-Methyl-Tetrahydrofolat, ein Derivat der Folsäure, kann nämlich Tetrahydrobiopterin regenerieren, das durch Peroxynitrit abgebaut wurde. Das regenerierte Tetrahydrobiopterin würde die Aktivität der NO-Synthase wieder in Richtung NO lenken (McCarty, 2005). Folsäure bzw. Folate bieten sich daher auch als Therapie für chronisch entzündliche Krankheiten an. Aufgrund der vorhandenen Kenntnisse über den beschriebenen Mechanismus ist ein entsprechendes Verhalten der Tiermodelle mit großer Wahrscheinlichkeit vorauszusagen. Dieser Mechanismus steht also grundsätzlich nicht mehr in Frage.

6.1.5. Zur pathogenen Rolle des Stickstoffmonoxids, NO

NO selbst hat neben seiner Wirkung als Ausgangsstoff zur Synthese des Peroxynitrits eine Bedeutung als Auslöser von Entzündungen (Treede, 2001) und ist somit als ein pathogener Faktor anzusehen (Beckman, Koppenol, 1996). Dies betrifft allerdings nur das NO, das durch die induzierbare NO-Synthase (iNOS) in speziellen Zellen und Geweben z.B. nach Chemikalien-Exposition gebildet wird. Das Enzym iNOS kommt nämlich nur im Gehirn und dort in den Gliazellen sowie in einigen Zellen des Immunsystems vor (Nathan, Xie, 1994; Pall, 2007, S. 29). Somit kommen die durch Chemikalien ausgelösten Entzündungsprozesse zunächst nicht generalisiert im ganzen Körper vor, sondern sind nur auf die Zellen und Gewebe im Gehirn und Immunsystem beschränkt, in denen die iNOS das NO bildet. Die Generalisierung der Krankheitssymptome findet erst dann statt, wenn durch das Immun- und Nervensystem die entzündungsfördernden Zytokine und die Substanz P gebildet worden sind, und wenn die Aktivierung der Stresshormonachse (Hypothalamus-Hypophysen-Nebennierenrinden-Achse, HHN-Achse) stattgefunden hat.

Damit wäre auch der Einwand von Albert Donnay (2007) gegen das Modell des NO-Peroxynitrit-Zyklus nach Pall (2007) widerlegt. Donnay wies auf Publikationen hin, nach denen die NO-Konzentration im Blut der Bevölkerung von Tibet als Anpassung an die Bedingungen im Hochgebirge erhöht ist, um dadurch einen Zustand mit erweiterten Blutgefäßen zu erreichen, womit eine ausreichende Sauerstoffversorgung der Organe gewährleistet werde (Erzurum et al., 2007). Nach der Theorie von Pall müssten demnach alle Tibeter an CFS, MCS und anderen chronischen Systemerkrankungen leiden. Dies sei aber nicht der Fall, und demnach könne die Theorie von einer zentralen Rolle des NO beim Mechanismus der chronischen Multisystem-Erkrankungen nicht zutreffen. Donnay lässt aber offenbar außer Acht, dass die erhöhte NO-Konzentration im Blut der Tibeter auf einer Aktivierung der endothelialen NO-Synthase (eNOS) nur in den peripheren Blutgefäßen beruht, die zur Erweiterung dieser Blutgefäße führt, was aus Sicht der Tibeter sinnvoll ist, um angesichts der dünnen Luft im Hochgebirge eine genügende Sauerstoffversorgung des Organismus zu erreichen. Bei den hier beschriebenen chronischen Krankheiten MCS, CFS und anderen findet aber lediglich eine Aktivierung der eNOS, nNOS und iNOS in Gehirn und Immunsystem statt, deren Folgewirkungen sich zunächst auf diese Bereiche beschränken.

NO hat außerdem wichtige regulatorische Funktionen: Das von der NO-Synthase gebildete NO kann im Sinne einer **positiven Rückkopplung** direkt die Bildung der NO-Synthase induzieren, wie anhand der Bildung von NOS-mRNA bei der endothelialen NO-Synthase eNOS wie auch bei der induzierbaren NO-Synthase iNOS der Makrophagen nachgewiesen wurde. Demnach wirkt NO als Induktor der Gen-Aktivität für die Synthese der NOS (Muhl und Pfeilschifter, 1995; Yuhanna et al., 1999). Andererseits wirkt NO hemmend auf die Genaktivität für die Bildung der induzierbaren NO-Synthase iNOS in den Gliazellen des ZNS (Park et al., 1994). NO ist also ein wichtiger Regulationsfaktor für die Genaktivität der Enzyme, die zu seiner eigenen Herstellung dienen, wobei positive und negative Rückkopplungsprozesse stattfinden.

NO kann auch direkt regulierend am NMDA-Rezeptor bzw. dem mit ihm verbundenen Kalziumkanal angreifen. An bestimmten SH-Gruppen von Cysteinresten des NMDA-Rezeptorproteins kann NO so genannte Nitrosothiole bilden und damit dessen Aktivität verändern (Choi et al., 2000). Dadurch wird der Kalziumkanal geschlossen und der Einstrom von Kalzium in die Zelle im Sinne eines negativen Rückkopplungsmechanismus gehemmt (Rossi-George, Gow, 2009). Dies stellt sicher einen Schutzmechanismus zumindest im Anfangsstadium der Krankheit und besonders für die Funktionen des Gehirns dar. Ob dieser negative Rückkopplungsvorgang im fortgeschrittenen Stadium der Krankheit die vielfältigen positiv rückgekoppelten Verstärkungsmechanismen (siehe Kapitel 6.7) anhalten kann, ist unklar oder auch kaum anzunehmen angesichts der fortschreitenden Krankheitsverläufe.

6.1.6 Bestimmte Gruppen von Chemikalien, vor allem Pestizide vom Typ der Organophosphate und der organischen Chlorverbindungen, sind Auslöser von MCS über Rezeptoren des ZNS

Pestizide gewinnen in der aktuellen Diskussion über Schadstoffbelastungen immer mehr an Bedeutung, weil das weltweite Niveau der Belastung von Lebensmitteln durch über 1000 verschiedene Wirkstoffe ein übermäßig hohes Ausmaß erreicht hat. Die nachgewiesene Pestizidbelastung in Lebensmitteln steigt seit 1998 kontinuierlich an. Dieser Trend ist in ganz Europa einschließlich Deutschland zu beobachten. Allein 2006 ermittelten die staatlichen Kontrolleure über 1000 Grenzwertüberschreitungen durch Pestizide in Lebensmitteln, und dies trotz Anhebung vieler Grenzwerte für einzelne Lebensmittel. Durchschnittlich 7 verschiedene Pestizide fanden sich im Obst (Spiegel 51, 15.12.08, 88). Im Herbst 2005 waren 93% der Proben von Obst und Gemüse aus deutschen Supermärkten pestizidbelastet, bei fast 1/3 wurden die Grenzwerte erreicht oder überschritten. In 57% der Proben fand Greenpeace Rückstände mehrerer Pestizid-Wirkstoffe gleichzeitig. (Greenpeace Nachrichten 1, 2006, 2; Greenpeace, 2008). Dies hängt mit der systematischen Anwendung von ganzen Pestizid-Cocktails durch die industriemäßig arbeitenden großen Agrarbetriebe zusammen, die damit hohe Pestizid-Mengen auf die Felder verteilen und damit gleichzeitig vermeiden, dass die Grenzwerte für die einzelnen Pestizid-Wirkstoffe überschritten werden.

Hinweise auf toxische Wirkungen durch Pestizid-Anwendung

Nach Schätzungen werden weltweit jährlich ca. 3,5 bis 20 Millionen Menschen durch Pestizide vergiftet, und 220 000 von ihnen sterben daran (WHO, 1990, Jeyaratnam, 1985). Nicht berücksichtigt werden dabei neuere Erkenntnisse, dass Pestizide verschiedener Wirkstoffklassen auch in niedrigen Konzentrationen an der Auslösung verschiedener chronischer Multisystem-Erkrankungen wie MCS oder das Golfkrieg-Syndrom, beteiligt sein können.

Nach einer Studie des amerikanischen National Institutes of Environmental Health Sciences (NIEHS) leiden **US-Farmer**, die ihre Felder regelmäßig mit Insektiziden besprühten, vermehrt unter neurologischen Störungen. Zu den immer wieder registrierten Symptomen gehören häufige Kopfschmerzen, Müdigkeit, Schlaflosigkeit, Schwindelgefühle, Übelkeit, Handzittern. Mehr als 25% der 18000 untersuchten Farmer aus North Carolina und Iowa leiden unter mindestens 10 verschiedenen Krankheitsbildern. Neu ist, dass die beschriebenen Krankheiten durch den Routine-Gebrauch der Pestizide und nicht durch Unfälle verursacht sind (Der Spiegel, 2005).

Eine Handelsvertreterin für Pestizide der Fa. Bayer musste nur drei Monate nach Aufnahme der Arbeit bei Bayer mit einer Vergiftung für längere Zeit ins Krankenhaus. Bayer hielt dies für das normale Berufsrisiko, erkannte den direkten Zusammenhang mit der Arbeit nicht an und kürzte der Frau den Lohn (Stichwort Bayer, 2008).

Die Bauern in den Entwicklungsländern sind oft Analphabeten und können daher die Gefahrenhinweise auf den Pestizid-Verpackungen nicht lesen, ebenso nicht die Dosierungsanleitungen. Sie verfahren dann nach dem von der Industrie gewünschten Prinzip „viel hilft viel". Sie vertrauen auf die Werbefilme der Chemiekonzerne im Fernsehen und behaupten, die von ihnen versprühten Pestizide seien sicher. Daher verzichten sie auf vorgeschriebene Schutzmaßnahmen wie Spezialkleidung und Schutzmasken. Im Baumwollgürtel des indischen Bundesstaates Andhra Pradesh bringen professionelle Pestizid-Sprüher ohne jede Schutzmaßnahmen täglich rund um die Uhr das Pestizid Monocrotophos, ein Organophosphat, aus – mit verheerenden Folgen für die Gesundheit: Ein Bezirkskrankenhaus meldet täglich bis zu 50 Vergiftungsfälle (zit. nach Stichwort Bayer, 2004).

Besonders die Pestizide auf Basis der organischen Phosphorsäureester (Organophosphate) haben ein hohes akutes und chronisch toxisches Potential. Die oben genannten Krankheitssymptome, die bei Farmern nach Anwendung dieser Pestizide häufig auftreten, sind mit dem Wirkungsmechanismus der Organophosphate im Nervensystem und Gehirn eindeutig erklärbar. Die Neurotoxizität dieser Stoffe ist in dokumentierte Vergiftungsfällen beim Menschen sowie durch epidemiologische Studien, vielfältige Tiermodelle und letztlich auch durch den biochemischen Wirkungsmechanismus der Organophosphate belegt (Abou-Donia, 2003). Diese Stoffe hemmen im Nervensystem und Gehirn das Enzym Acetylcholin-Esterase. Als Folge wird der Abbau des Neurotransmitters Acetylcholin gehemmt, sodass Acetylcholin nun verstärkt die nicotinischen und muskarinischen Acetylcholin-Rezeptoren im Nervensystem und Gehirn aktiviert und damit die über eine verstärkte Glutamat-Ausschüttung bedingten Folgewirkungen am NMDA-Rezeptor auslöst, wie oben beim MCS-Mechanismus beschrieben wurde. Außerdem kann eine einmalige hohe Exposition oder auch eine langzeitige Exposition durch niedrige Konzentrationen von Organophosphat-Pestiziden eine Degeneration von Axonen und Myelin-Scheiden im zentralen und peripheren Nervensystem verursachen, die zu Symptomen der toxischen Polyneuropathie und Enzephalopathie führt, wie an Tiermodellen demonstriert werden konnte. Die Folge ist eine lang andauernde chronische Krankheit des Nervensystems und des Gehirns mit neurologischen und zentralnervösen Ausfallserscheinungen, für die das Absterben von Nervenzellen durch den programmierten Zelltod (Apoptose) sowie vermehrten oxidativer Stress in den Nervenzellen ursächlich verantwortlich zu machen sind (Abou Donia, 2003).

Pestizide und Chemikalien-Überempfindlichkeit

Wie in Kapitel 5 dargestellt, häufen sich seit einigen Jahren epidemiologische und auch tierexperimentelle Befunde, dass eine Chemikalien-Überempfindlichkeit (MCS) häufig durch Pestizide vom Typ der Organophosphate und Pyrethroide ausgelöst wird. Gemeint ist hier die Auslösung der gesamten Krankheit, also der Prozess der Sensibilisierung (Phase I), und nicht die unspezifische Auslösung der Akutsymptome durch Chemikalien in Phase II. Als Beispiel können hier auch die Golfkriegs-Verteranen genannt werden, die am so genannten „Golfkriegs-Syndrom" leiden (Reid et al., 2001; Thomas et al., 2006), ein Krankheitsbild, das viele Merkmale mit MCS gemeinsam hat. Diese Kriegsveteranen waren bei ihrem Einsatz einer Vielzahl von Stressfaktoren ausgesetzt, darunter auch den

Kampfstoffen Sarin und Cyclosarin, die starke Organophosphat-Toxine und gleichzeitig Hemmstoffe des Enzyms Cholinesterase darstellen (Pall, 2008).

Offenbar gibt es bei diesem Mechanismus der Auslösung von MCS in der Phase I der Krankheit eine spezifische Komponente, die mit der Stoffspezifität der beteiligten Rezeptoren im Zentralnervensystem zusammenhängt. Möglicherweise haben Pestizide, aber auch Weichmacher und Flammschutzmittel vom Typ der organischen Phosphorsäureester, wie beispielsweise Paraoxon oder die verschiedenen Tris-Chloralkyl-Phosphate, eine spezifische Struktur, die in bestimmte biochemische Reaktionswege eingreift und zu langzeitigen toxischen Wirkungen führt. Phorphorsäureester wie Tris(-chlorpropyl)-phosphat (TCPP) finden eine weit verbreitete Anwendung als Flammschutzmittel und Weichmacher in verschiedenen Bauprodukten aus Kunststoff, wie Schallschutz- und Wärmedämmplatten, in Polster- und Montageschäumen sowie in elektronischen Geräten (Computer, TV-Geräte, usw.). Infolge dieser verbreiteten Anwendung kommen sie in der Luft von Innenräumen und im Hausstaub vor und gelangen von da in den Körper des Menschen (Zwiener, Mötzl, 2006). Diese breite und vielfältige Anwendung von Organophosphaten in vielen Bereichen des Alltags erfolgt ohne wesentliche Einschränkungen, obwohl seit langer Zeit bekannt ist, dass diese Stoffe in biochemische Mechanismen im Nervensystem, nämlich am Enzym Acetylcholin-Esterase hemmend eingreifen und dadurch vielfältige neurotoxische Reaktionen auslösen können.

So gibt es Hinweise aus Tierversuchen und auch aus klinischen Befunden, dass eine Exposition mit Organophosphat-Pestiziden mit einer erhöhten Empfindlichkeit gegenüber Alkohol zusammenhängt, und dass Menschen mit einer Organophosphat-Belastung alkoholische Getränke deshalb meiden. Damit wäre eine unspezifische Überempfindlichkeit gegenüber anderen Chemikalien, hier der Alkohol, nach auslösender Einwirkung des Pestizids erworben worden. Versuche einer Exposition von Ratten mit dem Organophosphat Chlorpyrifos (CPF) haben ergeben, dass dadurch eine Ethanol-bedingte Sedierung des Verhaltens verstärkt wird. In einem bestimmten Gehirnbereich (Erdinger-Westphal-Nucleus) war gleichermaßen die Expression des c-fos-Proteins vermindert (Carjaval et al., 2006). Die Funktionen des c-fos-Proteins spielen bei einigen molekularen Mechanismen in Nervenzellen eine Rolle, die zur Alkohol-Unverträglichkeit und damit auch zur allgemeinen Chemikalien-Überempfindlichkeit führen.

Schon seit einiger Zeit steht der NMDA-Rezeptor als wesentlicher Faktor bei der Auslösung von MCS in Verdacht, und dies besonders im Zusammenwirken mit den Organophosphat-Pestiziden (Pall, 2003). Es gibt nun Hinweise dafür, dass eine Reaktionskette, die zur Aktivierung des NMDA-Rezeptors führt, mit der Wirkung von Organophosphat-Pestiziden beginnt. Bekanntlich hemmen diese Stoffe das **Enzym Acetylcholin-Esterase**, das normalerweise den Neurotransmitter Acetylcholin abbaut und dadurch eine Übererregung von Acetylcholin-empfindlichen Nervenfasern im Gehirn verhindert. In Gegenwart von Organophosphat-Pestiziden wird folglich das Acetylcholin nicht oder nur wenig abgebaut, und die für Acetylcholin empfindlichen so genannten Muscarin-Rezeptoren werden stärker als normal aktiviert. Die dadurch aktivierten Nervenfasern führen zu anderen Nervenzellen im Gehirn, an denen sich die NMDA-Rezeptoren befinden. Dort schütten sie vermehrt Glutamat aus, das die

NMDA-Rezeptoren aktiviert. Dies hat - über den Einstrom von Calcium-Ionen in die Zelle - eine Aktivierung der NO-Synthetase und die anschließende Bildung von Stickstoffoxid (NO) und von Peroxynitrit aus NO und ROS (Reaktive Sauerstoff-Verbindungen) zur Folge. Das Peroxynitrit ist ein wesentlicher Faktor bei der Auslösung der Pathomechanismen und Symptome von MCS (siehe vorheriges Kapitel). NO erhöht außerdem die Empfindlichkeit der NMDA-Rezeptoren im Gehirn und steigert damit deren Folgewirkungen (Pall, 2007).

Von besonderer Bedeutung ist das Zusammenwirken von Muscarin- mit NMDA-Rezeptoren bei der Einwirkung von Organophosphat-Pestiziden. Dies wurde auch an Tierversuchsmodellen gezeigt: Es gibt einen Stamm von Laborratten mit Überempfindlichkeit gegenüber dem Organophosphat-Pestizid Diisopropyl-fluorophosphat (DFP). Diese Ratten zeigen eine ähnlich ausgeprägte Intoleranz gegenüber verschiedenen Medikamenten sowie viele ähnliche Krankheitssymptome wie MCS-Patienten, darunter auch deutliche Hemmungen motorischer und kognitiver Aktivitäten. Bestimmte Wirkstoffe, so genannte Muskarin-Rezeptor-Agonisten wie z.B. Pilocarpin, Arecolin, und Oxotremorin, verursachten bei den überempfindlichen Ratten besonders starke Wirkungen. Diese beruhten auf einer höheren Dichte von Muskarin-Rezeptoren im Hippocampus und Striatum der überempfindlichen Ratten (Overstreet et al., 1984). Ein weiterer Rattenstamm mit angeborener Überempfindlichkeit gegenüber Organophosphaten hatte ebenfalls eine größere Zahl von Muskarin-Rezeptoren in den gleichen Hirnzentren und gleichzeitig eine Überempfindlichkeit gegenüber einer Reihe von Chemikalien und Medikamenten, die an Muscarin-Rezeptoren angreifen, so genannte cholinerge Agonisten (siehe oben). Diese so genannten FSL-Ratten (Flinders Sensitive Line) zeigten nach Exposition gegenüber verschiedenen Chemikalien, darunter Nicotin und Ethanol, typische akute MCS-Symptome, sowie eine Reihe von Dauersymptomen wie Schlafstörungen, Reizbarkeit, übermäßigem Appetit, Reizempfindlichkeit der oberen Luftwege und des Magen-Darm-Traktes gegenüber cholinergen Wirkstoffen und Ovalbumin; es handelt sich also um ein ausgeprägtes Tiermodell für die Krankheit MCS (Overstreet, Djiuric, 2001).

Beim Menschen bewirken cholinerge Agonisten (Stoffe, die an Acetylcholin- bzw. Muskarin-Rezeptoren binden) Schlafstörungen, die sich als Reduktion der Lazenzzeit zum REM-Schlaf äußerten, sowie psychische Depressionen (Janowski et al., 1994), beides Merkmale von MCS und chronischem Erschöpfungssyndrom. Die überempfindlichen Ratten zeigten insgesamt ähnliche physiologische und Verhaltens-Merkmale wie Menschen mit psychischen Depressionen. Menschen mit Depressionen haben ebenfalls häufig eine Überempfindlichkeit gegenüber Muscarin- und Serotonin-Rezeptor-Agonisten (Overstreet et al., 1996). Offenbar spielen diese beiden Rezeptoren somit in bestimmten Teilen des Stammhirns bei der Auslösung von MCS eine Rolle. Die Ratten mit Muscarinrezeptor-Überempfindlichkeit besaßen nämlich gleichzeitig eine Überempfindlichkeit gegen Serotonin- und Dopamin-Rezeptor-Agonisten (Overstreet et al., 1992). Da Serotonin- und Dopamin-Rezeptoren im ZNS weit verbreitet sind, können vielfältige zentrale Wirkungen von Chemikalien, die an diesen Rezeptoren angreifen, angenommen werden. Wirkungen von Stoffen an Serotonin-Rezeptoren können nämlich Depressionen auslösen bzw. verstärken und damit zu den typischen MCS-Symptomen beitragen (siehe Kapitel 6.9.6).

Organochlor-Pestizide und der GABA-Rezeptor

Ein weiterer neuronaler Rezeptor, der **GABAa-Rezeptor**, steht offenbar ebenfalls mit der Auslösung einer Chemikalien-Überempfindlichkeit in Zusammenhang: Es ist bekannt, dass Nervengifte und speziell chlorierte Kohlenwasserstoff-Insektizide wie z.B. Hexachlor-Cyclohexan (HCH), Lindan, Chlordan, Deildrin, Aldrin und Toxaphen sowie verschiedene Pharma-Wirkstoffe nicht-kompetitive Hemmwirkungen an GABAa-Rezeptoren ausüben (Marquardt, Schäfer, 2004; Corrigan et al., 1994; Sunol et al., 1998; Pall, 2008, siehe auch Kapitel 5). Verschiedene neurotoxische Insektizide wie Endosulfan, Chlordimeform, Amitraz, Chlorpyrifos und Lindan können bei wiederholter Exposition in niedrigen Konzentrationen Epilepsie-ähnliche Anfälle auslösen. Mit zunehmender Häufigkeit der Expositionen sinkt die Konzentrationsschwelle für die Anfälle. Diese Epilepsie-fördernde Wirkung hängt offenbar mit der Hemmung der Funktion des GABAa-Rezeptors zusammen.

Pestizide vom Typ der organischen Chlorverbindungen bewirken also am GABAa-Rezeptor indirekt eine Verstärkung der Erregungsübertragung an Acetylcholin-Synapsen. Der GABAa-Rezeptor ist die Bindungsstelle für den wichtigsten hemmenden Neurotransmitter im Gehirn, die Gamma-Aminobuttersäure (GABA). Durch Bindung von GABA wird am GABAa-Rezeptor ein Chloridkanal geöffnet, Chloridionen strömen in die Nervenzelle ein und erhöhen die Schwelle für die Auslösung eines Aktionspotentials an der Nervenfaser. Letztlich wird damit im Gehirn durch negative Rückkopplung eine überschießende Aktivität von Nervenerregungen und damit auch von bestimmten Gehirnfunktionen verhindert. Eine Hemmung der GABA-Rezeptoren würde diesen Regulationsmechanismus ausschalten, also die Regulation der Nervenaktivität durch negative Rückkopplung blockieren und dadurch zu unkoordinierten und überschießenden Gehirnaktivitäten zum Beispiel bei Glutamat-ausschüttenden Nerven führen. Dies ist bei den genannten Pestiziden der Fall. Die Pestizide Lindan, Dieldrin und einige Pyrethroide sowie auch Polychlorierte Biphenyle (PCB) binden an eine spezielle Stelle am GABAa-Rezeptor (die Picrotoxin-Bindungsstelle) und hemmen dadurch den Chlorid-Einstrom und damit letztlich die Funktion des GABAa-Rezeptors (Llorens, et al., 1990; Corrigan et al., 1994). Im Gehirn schalten die genannten Pestizide die hemmende Wirkung von GABA bei der Regulation der Aktivität verschiedener Zentren im Stammhirn (Basalganglien) aus, und dadurch werden motorische Hirnfunktionen wie auch die Regulation der Stressfunktionen beeinträchtigt. Die Folgen sind bekannt: Herzrhythmusstörungen, Krämpfe bis hin zu epileptischen Anfällen, Tremor, Angstgefühle, Stressgefühle, Nervosität, Schlafstörungen, Schwäche- und Erschöpfungsgefühle – Symptome, die teilweise an diejenigen der Multiplen Chemikalien-Überempfindlichkeit (MCS) sowie des Chronischen Erschöpfungssyndroms (CFS) erinnern.

Das Chronische Erschöpfungssyndrom (CFS), das wesentlich am Krankheitsbild von MCS beteiligt ist, entsteht offenbar als eine Folge einer erhöhten Chemikalien-Empfindlichkeit der Hirnregionen, in denen sich GABAa-

Rezeptoren befinden. Die Hemmwirkung organischer Chlorverbindungen wie Gamma-HCH auf den GABAa-Rezeptor führt zu einer Verstärkung der Erregbarkeit bestimmter Gehirnregionen wie z.B. des Limbischen Systems. Dadurch kommt es zu einer Erhöhung der Erregungsübertragung an Acetylcholin-Synapsen. GABA-Antagonisten bewirken also eine Langzeit-Potenzierung von Erregungen, die mit einer Calcium-abhängigen Aktivierung von Kinase-Enzymkaskaden (Protein-Kinase A und C, Calcium-Calmodulin-Kinase II, Mitogen-aktivierte Proteinkinase, MAPK) verbunden ist, und die schließlich zu einer Vermehrung von Transmitter-Rezeptoren in den Synapsen (Nervenzell-Verknüpfungen) sowie einer Verstärkung der Reiz-Antwort in der Empfängerzelle führt (postsynaptische Reaktion). Damit ist die Reaktionsschwelle der betroffenen Hirnregionen u.a. im Limbischen System erniedrigt, die Empfindlichkeit somit erhöht. Folge kann eine erhöhte Bereitschaft für epileptische Anfälle, aber auch für viele bekannte Symptome der Chemikalien-Überempfindlichkeit sein. Damit lassen sich die epileptischen Symptome, Krämpfe und Angstgefühle erklären, die von Gamma-HCH und Dieldrin ausgelöst werden (Albrecht, 1987; Llorens et al., 1990; Gilbert, 2001). So verursacht eine wiederholte Exposition gegenüber niedrigen Konzentrationen von Lindan bei Ratten einen andauernden Zustand von Übererregbarkeit in Vorderhirn-Zentren. Es kommt zu Veränderungen der motorischen Aktivitäten und des emotionalen Verhaltens (Llorens et al. 1992). Möglicherweise hängen damit auch die Symptome des Chronischen Erschöpfungssyndroms und der Depressionen zusammen, die bekanntlich auf Funktionsstörungen des Präfrontalen Cortex zurückzuführen sind.

Einige Studien, die von Pall (2008) zitiert werden, wiesen nach, dass die **Epilepsie-Anfälle**, die durch die GABAa-Antagonisten Lindan und andere Organohalogen-Pestizide ausgelöst werden, durch NMDA-Antagonisten vermindert oder ganz verhindert werden werden konnten. Damit ist die indirekt aktivierende Wirkung der Organohalogen-Pestizide, die als GABAa-Antagonisten wirken, auf den NMDA-Rezeptor erwiesen. Letztlich ist es diese Aktivierung des NMDA-Rezeptors, die sowohl zu den **epileptischen Anfällen** führt als auch den Krankheitsmechanismus bei MCS und CFS fördert.

Damit in Zusammenhang sind auch Fallschilderungen von Patienten zu sehen, die nach Schadstoffexposition epileptische Anfälle bekamen. Als Beispiel sei ein Fall eines Patienten genannt, der vor Gericht seine Krankheit mit Hilfe von Provokationstests mit Berufs-Schadstoffen nachweisen musste. In der Nacht nach dem Provokationstest bekam er Grand-Mal-Anfälle, die aber nicht offiziell dokumentiert wurden. Darauf folgte ein längeres schweres Krankheitsgeschehen, das den Patienten und seine Lebensqualität erheblich belastete (Krahn-Zembol, 2009). Dieses Beispiel zeigt, dass ein neurologischer Zusammenhang zwischen Schadstoffexpositionen und Epilepsie nahe liegt.

Die Wirkungen der Organochlor-Insektizide führen außerdem zu einer Erhöhung der Empfindlichkeit des GABA-Rezeptors gegenüber Alkohol und anderen Substanzen wie z.B. Lösungsmittel. Gleichzeitig wird die Spezifität des Rezeptors vermindert. Damit könnte man erklären, warum viele MCS-Patienten, die zuvor Pestiziden exponiert waren, schwere Krankheitssymptome nach Konsum auch kleinster Alkoholmengen bekommen (Corrigan et al., 1994). Es sprechen also einige Hinweise für eine Funktion des GABAa-Rezeptors und dessen Funktionshemmung durch Pestizid-Wirkstoffe bei der Auslösung einer Chemikalien-Überempfindlichkeit.

Ein ausgewogenes Verhältnis der Aktivitäten der stimulierenden NMDA-Rezeptoren und der hemmenden GABA-Rezeptoren im Gehirn ist Bedingung für dessen Funktionsfähigkeit. Störungen in diesem Verhältnis, also entweder ein Überwiegen der Aktivität der NMDA oder der GABA-Rezeptoren, führen zu Unwohlsein und zu Krankheitssymptomen. Eine Übererregung des NMDA-Rezeptors kann zu Schäden im Nervensystem führen und neurodegenerative Erkrankungen wie die Alzheimer- oder Parkinson-Krankheit fördern. Daher sind beide Rezeptoren auch Angriffspunkte („Targets") für eine Reihe von Psychopharmaka, die so genannten GABA- und NMDA-Agonisten und -Antagonisten. So ist Memantin ein NMDA-Antagonist, der zur Therapie der Alzheimer-Krankheit in den USA bereits zugelassen wurde (Pall, 2007). Es gibt auch Überlegungen, die Chemikalien-Überempfindlichkeit mit derartigen Medikamenten zu therapieren. NMDA-Antagonisten haben sich in Studien bereits als nützlich für eine Therapie von chronischen Entzündungskrankheiten und Chronischem Erschöpfungssyndrom erwiesen (Pall, 2007). Besser als eine Medikamenten-Therapie wäre es jedoch, die Chemikalienbelastung zu vermindern, um die Krankheitsursache zu beseitigen.

Eine weitere Gruppe von Pestiziden, die **Pyrethroide**, greifen an einer anderen Stelle im Nervensystem an, nämlich an den Natrium-Ionen-Kanälen in den Membranen von Nervenzellen im Gehirn, die den NMDA-Rezeptor tragen. Sie verlangsamen nach einer abgelaufenen Erregung dieser Zellen das Schließen der Natrium-Kanäle mit der Folge, dass die Aktivierung der NMDA-Rezeptoren verstärkt wird. Damit kann z.B. auch die motorische Überempfindlichkeit von Katzen gegenüber Pyrethroiden erklärt werden (Ray, 1991; Valentine, 1990; Sutton et al., 2007).

Das Zusammenwirken verschiedener Stoffklassen bei der Auslösung von MCS

Es gibt also mehrere Klassen von Pestiziden mit jeweils einer spezifischen Funktion beim Auslösungsmechanismus von MCS. Wie wirken nun diese verschiedenen Funktionen bei der Auslösung von MCS zusammen? Pall (2007) nimmt an, dass MCS im Wesentlichen durch eine sich gegenseitig verstärkende Wechselwirkung von Organophosphat-Pestiziden, Organochlor-Pestiziden, Pyrethroiden und organischen Lösungsmitteln bzw. flüchtigen organischen Kohlenwasserstoffen (VOC), ausgelöst werden kann, wobei bereits eine oder zwei dieser Komponenten genügen, um einen Effekt zu erzielen. Dies bestätigen sowohl Beobachtungen an Golfkriegs-Veteranen (Costa et al., 2003; Haley et al., 2000) als auch an Winzern, die Weinstöcke mit Gemischen aus Organophosphat-Pestiziden und Lösungsmitteln besprüht hatten (Binz, 2006). Während erstere, also die Organophosphat-Pestizide, über die spezifische Hemmung der Acetylcholinesterase und die anschließende Aktivierung von Muscarin-Rezeptoren zur NMDA-Aktivierung führen, wirken die Lösungsmittel und VOC-Stoffe über die Vanilloid-(TRP-)Rezeptoren (z.B. den TRPV1-Rezeptor) und die Pestizide vom Typ der organischen Chlorverbindungen über den GABAa-Rezeptor. Hinzu kommt eine direkt aktivierende Wirkung der Pyrethroid-Pestizide an den Natrium-Kanälen des NMDA-Rezeptors. Die letzteren drei Signalwege führen direkt oder indirekt zur Aktivierung des NMDA-Rezeptors und damit zu einer Steigerung der NO-und Peroxynitrit-Bildung. Beide Produkte, also NO und Peroxynitrit, verstärken wiederum die durch die Reaktiven Sauerstoffverbindungen (ROS) ausgelösten Prozesse, die über NF-kB zur Bildung von Entzündungs-auslösenden Zytokinen führen.

Die komplizierten Wechselwirkungen verschiedener Rezeptoren, deren Anzahl bei Personen mit Chemikalien-Überempfindlichkeit zudem erheblich erhöht ist, bewirken letztlich das Auftreten von Krankheitssymptomen bei sehr niedrigen Fremdstoffkonzentrationen. Stickstoffmonoxid scheint dabei eine besondere Rolle zu spielen: Die Aktivierung der erhöhten Zahl von Muscarin-Rezeptoren im Zentralnervensystem führt zu einer übermäßigen Erhöhung der Stickstoffmonoxid-Konzentration (NO) in den betroffenen Hirnregionen sowie gleichzeitig – durch positive Rückkopplung - zu einer verstärkten Aktivierung der NMDA-Rezeptoren, wodurch wiederum die NO-Konzentration zunimmt (Pall, 2007). Diese sich gegenseitig verstärkenden Mechanismen führen letztlich zu einer Überempfindlichkeit gegenüber niedrigsten Konzentrationen von Fremdstoffen (siehe auch Kapitel 6.7.).

Zusammenfassend ist festzustellen, dass Organophosphat-Pestizide über eine Signalkette, die Muscarin- und NMDA-Rezeptoren sowie Stickstoffmonoxid umfasst, zu einer Überempfindlichkeit von Acetylcholin-Nerven führt (Overstreet et al., 1996), womit sekundär eine Überempfindlichkeit gegenüber Agonisten von weiteren Rezeptoren im ZNS verbunden ist. MCS kann noch über mindestens zwei weitere Signalwege, nämlich durch Organochlorid-Pestizide am GABAa-Rezeptor und flüchtige organische Kohlenwasserstoffe an verschiedenen Vanilloid- bzw. TRP-Rezeptoren ausgelöst werden. Alle diese Wege führen zur Bildung von Stickstoffmonoxid und Peroxynitrit, die im Sinne von positiven Rückkopplungen aktivierend auf die auslösenden Rezeptoren zurückwirken und den Krankheitsprozess verstärken (Abb. 2). Die Ausprägung der Krankheitssymptome von MCS geschieht schließlich über die Vermittlung von Neuropeptiden wie Substanz P und ferner gemäß dem Modell der „chemischen Entzündung" über weitere Zytokine des Immunsystems, wie z.B Interleukin-1-beta (Il-1ß) und Interferon-Gamma (Ifn-γ) (Abb. 5, siehe auch Kapitel 6.2. und 6.4).

Wenn gleichzeitig mit den Organochlor-Pestiziden eine Belastung durch Organophosphat-Insektizide vorliegt – was in der landwirtschaftlichen Praxis häufig der Fall ist (Corrigan et al., 1994), so ist eine synergistische Kombinationswirkung dieser Pestizide sehr wahrscheinlich: Die Organophosphate hemmen die Acetylcholin-Esterase an den Acetylcholin-Nervenenden, der dadurch bedingte Überschuss des Neurotransmitters Acetylcholin kann durch GABA-Rezeptoren nicht gegenreguliert werden, es kommt zu einer überschießenden erregenden Wirkung des Acetylcholins. Dies kann sogar zu epileptischen Anfällen führen.

Die Phase I der Sensibilisierung gegenüber Chemikalien bei MCS ist also im weitesten Sinne einem chemisch spezifischen Mechanismus an Rezeptoren und einem Enzym zuzuschreiben, der durch verschiedene Pestizid-Wirkstoffe ausgelöst wird. Dies erscheint plausibel, da Rezeptoren wie der NMDA- und GABA-Rezeptor bekanntlich eine chemisch spezifische Bindungsfähigkeit für Substrate bzw. Liganden besitzen. Dann wäre die Phase I der Auslösung von MCS auf eine (eingeschränkt) spezifische Wirkung von Chemikalien durch Bindung an bestimmte molekulare Strukturen zurückzuführen, wie sie die Acetylcholin-Esterase bei der Auslösung durch Organophosphate, die TRP-Rezeptoren für Lösungsmittel und flüchtige organische Stoffe und der GABAa-Rezeptor für Organochlor-Verbindungen darstellen (Abb. 2). Allerdings kann die Spezifität der beteiligten Rezeptoren durch chemische Modifikation nach Einwirkung von Peroxynitrit vermindert worden sein, sodass vermutlich ein noch größeres Spektrum von Pestiziden und anderen Chemikalien als auslösende Stoffe der Phase I in Frage kommt.

Damit genügt die Krankheit MCS auch in gewissem Maße dem 3. Kriterium für umweltbedingte Krankheiten nach Hill (1965), dem Kriterium der Spezifität der auslösenden Ursachenfaktoren.

Dagegen wird die Phase II, also die Auslösung der Akutsymptome von MCS, durch eine unspezifische Vielfalt von meist flüchtigen organischen Stoffen verursacht. Diese Stoffe lösen die akuten Symptome kurzfristig meist über die Schleimhäute der oberen Luftwege aus. Dabei spielen Nociceptoren, darunter die beschriebenen Vanilloid- bzw. TRP-Rezeptoren, eine wesentliche Rolle, sowie die Substanz P, die im Zentralnervensystem und Immunsystem sowohl bei entzündlichen Reaktionen als auch bei der Vermittlung von Reaktionen des endokrinen Systems beteiligt ist (siehe Kapitel 6.1., Konzept der neurogenen Entzündung).

Doch offenbar genügen auch bereits die Metaboliten von Chemikalien, um die MCS-Akutsymptome in Phase II auszulösen, ohne dass Rezeptoren im Nervensystem erneut aktiviert werden müssen. Eine erneute Chemikalienexposition erhöht die Konzentration der Reaktiven Sauerstoff-Verbindungen (ROS), indem der Fremdstoffmetabolismus durch die Cytochrom-P450-Monooxigenasen weitere Sauerstoffradikal-Verbindungen produziert. Diese verstärken anschließend die bereits vorhandenen entzündungsauslösenden Faktoren, die mit der Aktivierung des Induktionsfaktors NF-kB verbunden ist (siehe Kap. 6.2.2).

Die Auslösung der Akutsymptome von MCS durch Chemikalien

Die Funktionen der GABA-, Vanilloid- bzw. TRP- und NMDA-Rezeptoren bei der Auslösung von MCS sind mit den in Kapitel 6.1. und 6.2 erläuterten Krankheitsmechanismen nach dem Modell der chemischen und der neurogenen Entzündung vereinbar. Die akuten Symptome von MCS ließen sich dann wie folgt erklären: Nachdem in Phase I vier verschiedene Klassen von Chemikalien über 3 verschiedene Rezeptoren und ein Enzym (die Acetylcholin-Esterase) die Chemikalien-Überempfindlichkeit ausgelöst haben, können flüchtige organische Verbindungen sowohl über Nociceptoren in den Schleimhäuten der Luftwege als auch über ihre ROS-Metaboliten in den Zellen des Immunsystems die Entzündungskaskade über den Induktionsfaktor NF-kB in Gang setzen (siehe Kapitel 6.2), wobei die verschiedenen Zytokine gebildet und Zellen des

Immunsystems aktiviert würden. Gleichzeitig würden im Verlauf des Entzündungsvorgangs weitere reaktive Sauerstoff-Verbindungen (ROS) gebildet, die wiederum mit dem erhöhten Grundspiegel des NO vermehrt Peroxynitrit entstehen lassen – ein weiterer Verstärkungskreislauf, der zur Ausprägung der akuten Symptome führt, und der die Reaktionsschwelle gegenüber flüchtigen organischen Stoffen noch mehr herabsetzt. Die Chemikalien-Überempfindlichkeit wird demnach wesentlich durch einen erhöhten Grundspiegel des Stickstoffmonoxids erklärbar. NO ist somit ein Schlüsselhormon für die Ausprägung des Krankheitsbildes der MCS.

Der in Abb. 2 skizzierte Mechanismus, der über die Bindung von Chemikalien an drei verschiedene Rezeptoren ausgelöst wird, entspricht dem sechsten so genannten „Hill-Kriterium" für umweltbedingte Krankheiten (Hill, 1965), nach dem die Plausibilität des pathophysiologischen Mechanismus durch vielfältige Studien und Untersuchungen nachgewiesen ist. Die verschiedenen von den Rezeptoren ausgehenden Signalwege führen zu biochemischen Produkten mit toxischen Wirkungen (NO, Peroxynitrit), die wiederum verstärkend auf die auslösenden Funktionen, die genannten Rezeptoren, zurückwirken.

Nachdem somit deutlich geworden ist, das Pestizide verschiedener Stoffgruppen wesentlich an der Auslösung der Chemikalien-Überempfindlichkeit (MCS) beteiligt sind, sollten sich verantwortliche Stellen in Staat und Gesellschaft darüber Gedanken machen, die breite Anwendung von Pestiziden in der Landwirtschaft und in häuslichen Bereichen (Vorgärten, Wohnungen, Gebäude) streng zu limitieren. In den USA ist den Behörden der Zusammenhang zwischen MCS und Pestiziden offenbar bereits bekannt, da es in einigen Staaten gesetzliche Regelungen gibt, nach denen Personen mit MCS von Firmen, die Pestizide im Freien einsetzen, zuvor gewarnt werden müssen (Louisiana, 2003; Washington State, 2007; CSN Blog, 2008).

Die Wirkung von Pestiziden und Lösungsmitteln bei der Auslösung von MCS

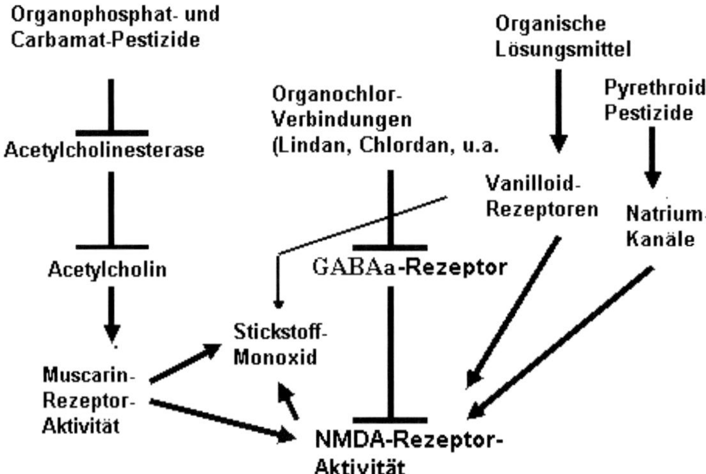

Abb. 2: Funktionen der Rezeptoren bei der Auslösung der Chemikalien-Überempfindlichkeit (Nach Pall, 2007)

Pestizide vom Typ der Organophosphate hemmen spezifisch das Enzym Acetylcholin-Esterase. Dies hat zur Folge, dass vermehrt Acetylcholin vorhanden ist, das Muscarin-Rezeptoren verstärkt aktiviert. Die dadurch aktivierten Glutamat-haltigen Nervenzellen senden ein Signal an Synapsen mit NMDA-Rezeptoren, die dadurch ebenfalls verstärkt aktiviert werden. Folgen sind ein Einstrom von Calcium-Ionen und dadurch eine Aktivierung der NO-Synthase (iNOS). Das daraufhin gebildete Stickstoffmonoxid (NO) hat vielfältige Wirkungen im Entzündungsgeschehen. Pestizide vom Typ der Organochlor-Verbindungen hemmen den GABA-Rezeptor und verhindern die hemmende Wirkung der GABA-Nervenzellen auf die Aktivität der Muscarin-Nervenzellen. Folgen sind eine ungehemmte Erregung von Glutamat-Nervezellen und die nachfolgende Aktivierung des NMDA-Rezeptors. Weitere Chemikalien, vor allem bestimmte chlorierte organischen Lösungsmittel, sowie auch flüchtige organische Verbindungen (VOC) wie Formaldehyd und reaktive Sauerstoffverbindungen aktivieren die Vanilloid- bzw. TRP-Rezeptoren sowohl in peripheren Organen (Schleimhäute) als auch im ZNS. Davon ausgelöste Nervensignale (u.a. über Substanz P) führen ebenfalls (über weitere Zwischenschritte) zur Aktivierung des NMDA-Rezeptors. Hinzu kommen Wirkungen der Pyrethroid-Pestizide, die über die Natrium-Kanäle ebenfalls zur Aktivierung des NMDA-Rezeptors führen.

Hemmende Wirkungen sind durch umgekehrte „T", aktivierende Wirkungen durch Pfeile dargestellt.

6.2. Das Konzept der Chemischen Entzündung

Nach den Darlegungen in Kapitel 6.1. ist klar, dass die Chemikalien-Überempfindlichkeit ebenso wie einige andere chronische Multisystem-Erkrankungen über insgesamt 4 verschiedene Rezeptoren vorwiegend im Nervensystem ausgelöst werden. Nach dem „Konzept der chemischen Entzündung“ gibt es aber noch einen weiteren Weg, auf dem Fremdstoffe oder deren Metaboliten, d.h. deren Abbauprodukte der Entgiftungsreaktionen, in Zellen des Immun- und Nervensystems direkt Entzündungsreaktionen auslösen können.

So verursachen niedrige Konzentrationen (50 ppm) von Dämpfen des Lösungsmittels Toluol bei langzeitiger Exposition bei Mäusen Entzündungen der Luftwege. Es kommt zur Infiltration des Lungengewebes mit Zellen des Immunsystems, die dabei verschiedene Zytokine und einen Nerven-Wachstumsfaktor (Neurotrophin-2) bilden und ausscheiden. Die Gesamtzellzahl sowie die Zahl der Makrophagen in der Lungenspül-Flüssigkeit (Broncho-Alveolär-Lavage) sind als Folge der Lösungsmittel-Exposition erhöht (Fujimaki et al., 2007).

Isolierte Basophile Granulozyten von Patienten mit Chemikalien-Überempfindlichkeit reagieren auf Chemikalien, vor allem auf Duftstoff-Exposition, mit der Ausschüttung von erhöhten Mengen von Histamin im Vergleich zu Granulozyten normalen Kontrollpersonen (Eberling et al., 2007). Dieser Befund zeigt, dass eine erworbene Chemikalien-Überempfindlichkeit bereits auf der Ebene einzelner isolierter Zellen nachweisbar ist. Wenn man dabei berücksichtigt, dass Basophile Granulozyten TRPV1-Rezeptoren sowie einige weitere TRP-Rezeptoren besitzen (Planells-Cases et al., 2005), dann erscheint es plausibel, dass eine Chemikalien-Überempfindlichkeit auf der Ebene von Zellen über diese Rezeptoren und ohne Beteiligung des Nervensystems vermittelt werden kann. Darüber hinaus scheint der Nachweis der Histaminfreisetzung nach Provokation durch Chemikalien als Testverfahren für eine erworbene Chemikalien-Überempfindlichkeit geeignet zu sein.

Ähnliche Ergebnisse wurden mit Zellen des Immunsystems aus der Nasenspülflüssigkeit von Patienten mit Chemikalien-Überempfindlichkeit oder Sick-Building-Syndrom erzielt. Diese Patienten reagieren auf eine Exposition mit flüchtigen Chemikalien mit Symptomen einer starken Rhinitis, also mit Schnupfen und erhöhter Schleimsekretion. Werden die Zellen der Nasenspülflüssigkeit dieser Patienten mit Chemikalien konfrontiert, dann scheiden sie neben Histamin eine ganze Reihe von Entzündungsmarkern aus, darunter verschiedene Zytokine, Inteferone, sowie Stickstoffmonoxid (NO). Bei nicht-sensibilisierten Kontrollpersonen ist dies nicht der Fall (Koren, Devlin, 1992; Koren et al., 1990 und 1992). Diese Entzündungsreaktionen waren auch bei Zellen von Patienten mit Sick-Building-Syndrom festzustellen, die in einem mit Schimmelpilzen belasteten Haus wohnten. Die Nasenspülflüssigkeit war in einem Provokationstest Schimmelpilzen ausgesetzt worden, die in direktem Kontakt mit den Zellen Entzündungsreaktionen auslösten (Hirvonen et al., 1999). Ähnliche Entzündungsreaktionen konnten auch mit Zellkulturen durch Exposition mit Substanzen von Pilzen und Mikroorganismen ausgelöst werden (Hirvonen et al.,

1997). Derartige Zellkulturen könnten als Testsystem zum Nachweis von Stoffen dienen, die Entzündungen und Überempfindlichkeit auslösen können (Pall, 2008).

Die Chemikalien lösen also nach dem direkten Kontakt mit Immun- und Gewebszellen, möglicherweise über die TRP-Rezeptoren, Reaktionsketten aus, die zu lokalen Entzündungsreaktionen führen. Es handelt sich offenbar nicht um eine immunologische oder allergische Reaktion, bei der stoffspezifische Oberflächenrezeptoren wie z.B. der T-Zell-Rezeptor oder Antikörper beteiligt sind, sondern um direkte Chemikalienwirkungen auf Zellen. Pall (2008) zieht daraus den Schluss, dass die Symptome von MCS im Wesentlichen durch solche lokal begrenzte Entzündungsreaktionen bedingt sind. Somit sei auch das häufig beobachtete **Chemikalien-Asthma** als eine besondere Variante von MCS zu betrachten, bei der sensibilisierte Zellen in den oberen Luftwegen bei Chemikalien-Kontakt die Symptome auslösen. Dies müsse ausdrücklich vom allergischen Asthma unterschieden werden, bei dem Antikörper und/oder stoffspezifisch reagierende Immunzellen beteiligt sind (Pall, 2008).

Es gibt noch einen weiteren Mechanismus auf der Ebene von Zellen, bei dem Schadstoffe Entzündungen ohne spezifische Immunreaktionen auslösen können. Wenn Fremdstoffe nämlich in die Zellen eindringen, was bei fettlöslichen Stoffen vom Typ der Kohlenwasserstoffe und Organochlor-Verbindungen leicht möglich ist, dann lösen sie in den Zellen Reaktionen des **Fremdstoff-Metabolismus** aus, die bei der Ausprägung der MCS/CFS-Symptome eine Rolle spielen. Es handelt sich um Abwehrreaktionen der Zelle gegen die toxischen Wirkungen der Fremdstoffe, also um ein Entgiftungssystem, das aus zwei Phasen besteht. In der Phase I werden die Fremdstoffe in den Zellen verschiedener Organe meist durch Oxidation mit Sauerstoff in reaktionsfähige Metaboliten umgewandelt, die dann in der Phase II mit einem weiteren Stoff, z.B. reduziertem Glutathion, verbunden werden (siehe Kapitel 6.5.1). Dabei entsteht ein ungiftiges Konjugat, das wasserlöslich ist und daher mit dem Blut zur Niere transportiert und dort ausgeschieden werden kann. Die Phase II stellt also die eigentliche „Entgiftung" dar, weil die reaktionsfähigen Metaboliten der Phase I „entschärft" werden.

6.2.1. Bildung und Funktion der Reaktiven Sauerstoff-Verbindungen (ROS)

6.2.1.1. Die Bildung der ROS

Reaktive Sauerstoffverbindungen (ROS) entstehen nach Aufnahme von Fremd- oder Schadstoffen in den Organismus **beim Fremdstoff-Metabolismus der Phase I** in den Zellen, die diesen Stoffen exponiert sind. Das ist in der Regel das Gewebe der Leber. Eine besondere Funktion haben dabei die **Cytochrom-P450-Monooxigenasen** (Cyp-Isoenzyme), die Sauerstoffatome auf organische Fremdstoffmoleküle übertragen, um diese in einen wasserlöslichen und reaktionsfähigen Zustand überzuführen, mit dem sie dann in der Phase II leichter „entgiftet" werden können (siehe Kapitel 6.5.1.). Die Cyp-Reaktion der Phase I verläuft über mehrere Zwischenschritte, bei denen molekularer Sauerstoff (O_2) an das komplex gebundene Hämin-Eisen im Enzymmolekül angelagert und durch NADH reduziert wird. Bei einem dieser Zwischenschritte entsteht ein hochreaktiver Eisen-O_2^- -Komplex, der im weiteren Verlauf die Substratoxidation bewirkt. Dieser Sauerstoff-Komplex kann unter besonderen Bedingungen aber auch reaktive Sauerstoff-Verbindungen, darunter Wasserstoff-Peroxid (H-O-O-H), das Superoxid-Anion (HOO^-) sowie das besonders reaktionsfähige Hydroxyl-Radikal (H-O·), freisetzen, die sich dann in der Zelle anreichern. Als Folge können damit zytotoxische Prozesse wie die Lipid-Peroxidation in Gang gesetzt werden (s.u., Arand, Oesch, 2004).

Viele Metaboliten der Phase I des Fremdstoffmetabolismus sind reaktionsfähige Sauerstoffradikal-Verbindungen (Reactive Oxygen Substances, ROS). Sie entstehen mit Hilfe von bestimmten Enzymen, den so genannten Cytochrom-P450-Monooxigenasen (CYP). Im menschlichen Organismus gibt es mindestens 100 verschiedene CYP-Enzyme, die jeweils für eine bestimmte Gruppe von Chemikalien „zuständig" sind, die also eine begrenzte Stoffspezifität besitzen. Bei hoher Fremd- bzw. Schadstoffbelastung entstehen entsprechend viele reaktive Sauerstoff-Verbindungen (ROS), die das Phänomen des so genannten "**Oxidativen Stress**" verursachen, eine Art Überbelastung des Organismus durch Sauerstoffradikal-Verbindungen. Dies kann nicht nur in Nervenzellen, sondern bevorzugt in den Geweben und Organen geschehen, die am Fremdstoff-Metabolismus beteiligt sind (Leber, Niere, Darm, Lunge, Immunsystem) (Bieger et al., 2002; siehe Abb. 3 und 4).

An der Auslösung des Oxidativen Stresses sind ferner die **Cyclooxigeasen (COX)** beteiligt, das sind Enzyme, die in Gegenwart eines Schadstoffs wie z.B. Benzo(a)pyren die Arachidonsäure (eine ungesättigte Fettsäure aus der Zellmembran) zu Prostaglandin H2 oxidieren. Gleichzeitig wirken Fremd- oder Schadstoffe dabei als Sauerstoff-Akzeptoren, die dann zu toxischen Epoxiden reagieren. Das Prostaglandin H2 ist Ausgangsstoff für mehrere weitere Prostaglandine, die an der Schmerzentstehung sowie den Kettenreaktionen der chronischen Entzündungen beteiligt sind (Marquardt, Schäfer, 2004, S.101). Ergebnis der Fremdstoffumsetzung ist also sowohl eine ausgeprägte Entzündungsreaktion als auch oxidativer Stress, die Ausgangspunkte für eine Vielfalt von degenerativen Prozessen darstellen.

Zusätzliche ROS werden als Folge einer Störung der Funktion der Mitochondrien gebildet. Diese Störung kann als Folge der Einwirkung von Chemikalien in den Zellen entstanden sein. Dabei werden die Elektronen der Atmungskette nur unvollständig auf Sauerstoff übertragen, sodass Superoxide gebildet werden, aus denen mit Hilfe des Enzyms Superoxid-Dismutase (SOD) Wasserstoffperoxid entsteht. Aus diesem entstehen durch die so genannte „Fenton-Reaktion" die besonders reaktionsfähigen und schädlichen Hydroxy-Radikale (Linford et al., 2006).

So können bestimmte toxische Stoffe (Rotenon, Kaliumcyanid) die Atmungskette beim Cytochrom b unterbrechen, sodass die Elektronen mit Sauerstoff zu Peroxid-Anionen (O_2^-) reagieren. Als Folge davon bilden sich die ROS, die anschließend vielfältige schädliche Wirkungen im Organismus ausüben.

Die Entstehung der Reaktiven Sauerstoff-Verbindungen (ROS) als Folge der Einwirkung von Fremd- und Schadstoffen wurde in verschiedenen Studien nachgewiesen. So führt die Einwirkung von Dimethyl-Benzanthracen (DMBA), einem polyzyklischen aromatischen Kohlenwasserstoff, in Zellkulturen zum

Absterben von Ratten-Follikelzellen, nachdem in diesen der Mechanismus des programmierten Zelltods (Apoptose) ausgelöst wurde. Die Wirkung von DMBA ist korreliert mit einer Erhöhung von reaktiven Sauerstoffverbindungen (ROS) in der Zelle, bevor diese zur Apoptose übergehen. Sauerstoffradikal-Verbindungen wurden also als Folge von Fremdstoffwirkungen gebildet und sind an den Prozessen beteiligt, die zur Apoptose führen. Glutathion-Zugabe verhinderte die Apoptose bei diesen Zellkulturen als Testsystem (Tsai-Turton et al., 2007).

Auch Feinstaub kann die Bildung von reaktiven Sauerstoffverbindungen beispielsweise im Lungengewebe auslösen, wie schon seit längerer Zeit bekannt ist. Untersuchungen am GSF-Institut für Umwelt und Gesundheit haben gezeigt, dass eine Inhalation von schwermetallhaltigem Staub in den Immunzellen der Lunge eine deutlich erhöhte Sauerstoffradikalbildung im Vergleich zu Kontrollpersonen ergab (GSF (b), 2005). Sauerstoffradikale gelten als Marker für entzündliche Reaktionen. Staubpartikel lösen also offenbar über Sauerstoffradikale und ROS Entzündungsreaktionen in der Lunge aus, wie auch andere Studien nachgewiesen haben (Dellinger et al., 2001; Gilmour et al., 2004). Dabei scheinen bestimmte an die Oberfläche der Partikel gebundene chemische Stoffe, wie z.B. Chinone von Polyzyklischen Aromatischen Kohlenwasserstoffen, den oxidativen Stress besonders stark zu fördern (GSF (d), 2005). Ultrafeine Partikel verstärken im Tierversuch mit Mäusen, die zuvor gegen Allergene sensibilisiert worden waren, deutlich den Entzündungsstatus und damit auch die allergische Reaktion (GSF, s.o.).

Damit ist gezeigt, dass Feinstaub zu den Schadstoffen gehört, die das Niveau der Entzündungsreaktionen im Organismus allgemein erhöhen. Wenn man darüber hinaus bedenkt, dass ultrafeine Partikel nach Deposition in den Lungenalveolen ins Bindegewebe und von da in die Blutbahn und die Lymphknoten wandern, ist mit einer Bildung von ROS, von oxidativem Stress und mit Entzündungsreaktionen nicht nur im Lungengewebe, sondern im gesamten Organismus zu rechnen. GSF-Forscher fanden sogar ultrafeine Teilchen in Leber, Herz und Gehirn von Ratten, die zuvor radioaktiv markierten Feinstaub eingeatmet hatten (GSF (c), 2005). Man rechnet sogar mit viel stärkeren entzündlichen Reaktionen auf die ultrafeinen Teilchen in den sekundären inneren Organen im Vergleich zur Lunge, was „gravierende funktionelle Störungen zur Folge haben kann“ (Zitat GSF (c), 2005, S. 28). Feinstaub kann beispielhaft auch für andere Schadstoffe stehen, die an diesem systemischen Auslösungsmechanismus über ROS beteiligt sind.

ROS entstehen auch durch die Wirkung der Cyclooxigeasen (COX) z.B. als Folge der Einwirkung von ultrafeinen Dieselruß-Partikeln (Hofer et al., 2004). Die COX sind Enzyme, die in Gegenwart eines Fremdstoffs wie z.B. Benzo(a)pyren die Arachidonsäure (eine ungesättigte Fettsäure aus der Zellmembran) zu Prostaglandin H2 oxidieren. Gleichzeitig wirken Fremd- oder Schadstoffe dabei als Sauerstoff-Akzeptoren, die dann zu toxischen Epoxiden reagieren. Das Prostaglandin H2 ist Ausgangsstoff für mehrere weitere Prostaglandine, die an der Schmerzentstehung sowie den Kettenreaktionen der chronischen Entzündungen beteiligt sind (Arand, Oesch, 2004, S.101). Beispielsweise bewirken Dieselruß- und Kohlenstoffpartikel eine Aktivierung des Gens für die Cyclooxigenase-2 (COX 2) in Makrophagen im Gewebe der Lungenbläschen. Die COX 2 bildet vermehrt ROS, die dann über den Induktor NF-κB Entzündungsreaktionen in der Lunge verstärken (Frankenberger, 2005).

Die Bildung von reaktiven Sauerstoffverbindung (ROS) kann durch weitere biochemische Reaktionswege verstärkt werden, die beim Krankheitsmechanismus eine Rolle spielen: Einer dieser Reaktionswege verläuft über Stickstoffmonoxid (NO), das nach Induktion von NO-bildenden Enzymen (NO-Synthasen) durch ROS verstärkt gebildet wird. Zusammen mit ROS bildet NO dann das hochtoxische Peroxynitrit ($ONOO^-$), das dann wiederum die Kettenreaktion der Lipid-Peroxidation auslöst bzw. verstärkt (Pall, 2007). Man spricht hier auch vom „**Nitrosativem Stress**", der aber wegen der Beteiligung der ROS nicht getrennt vom oxidativen Stress zu sehen ist. Die Folge davon ist wiederum eine Beschleunigung von Membranschäden vor allem in den Mitochondrien, den Atmungsorganellen der Zelle. Das führt schließlich zu Energiedefizit bei der so genannten „Mitochondrienkrankheit" und auch zum programmierten Zelltod (Apoptose), der u.a. im Gehirn bei degenerativen Demenzerkrankungen eine Rolle spielt.

6.2.1.2. Die Wirkungen der ROS

In Abb.3 ist schematisch ein Modell für die Wirkung von Fremdstoffen (Oxidantien) auf das Lungengewebe als Beispiel dargestellt (aus Prang et al., 2003).

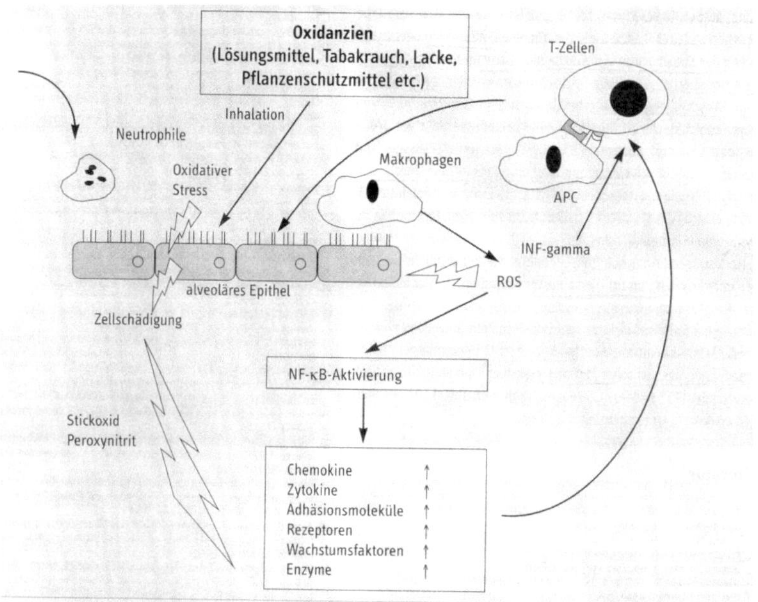

Abb.3: Hypothetisches Modell zur Entstehung chronischer Entzündungen durch Einwirkung von Fremdstoffen (Oxidantien) am Beispiel der Lunge (aus Prang et al., 2003).

Nach Aufnahme von Fremdstoffen über die Atemluft wird bei einem Mangel an antioxidativen Schutzsystemen im Zellgewebe der Lungenbläschen (Alveolen) oxidativer Stress (ROS) erzeugt. Durch Zellschädigung kommt es zur Einwanderung von Neutrophilen und Makrophagen in das alveoläre Epithel. In den Makrophagen lösen die reaktiven Sauerstoffverbindungen (ROS) die Bildung des Induktionsfaktors NF-κB aus. Dieser aktiviert im Zellkern die Gene für entzündungsfördernde (proinflammatorische) Moleküle, darunter Zytokine, Chemokine, Wachstumsfaktoren und Enzyme. Zu den letzteren gehören auch die Cytochrom-P450-Monooxigenasen. Einige dieser Faktoren fördern auch die Antigen-Präsentation durch Antigen-präsentierende Zellen (APC) (in der Lunge Dendritische Zellen), wodurch allergische Reaktionen bis hin zu Asthma entstehen können.

Der Oxidative Stress ist Ausgangspunkt für Entzündungsreaktionen, die schließlich die Krankheitssymptome ausprägen. Im weiteren Verlauf aktivieren nämlich die ROS den „nukleären Transferfaktor“ NF-κB (gesprochen NF-kappa-B), einem Induktor (Aktivator) von Genen auf der Erbsubstanz DNA. Der aktivierte NF-κB kann seinerseits im Zellkern die Gene für verschiedene Zytokine aktivieren, die wiederum an der Entstehung der allgemeinen und chronischen Entzündungsreaktionen beteiligt sind (Capuron, 2002; Larson, 2001). Die dadurch ausgelösten Krankheitssymptome beeinträchtigen letztlich das allgemeine Befinden und fördern Depressionen und die chronischen Erschöpfungssymptome.

Grundsätzlich haben Oxidations- und Reduktionsreaktionen (so genannte Redoxreaktionen) eine eminent wichtige Funktion bei der Regulation des Zellstoffwechsels sowie auch der Wechselwirkung von Hormonen mit Zellen.

Wird durch pathologische Vorgänge wie Entzündungen und Oxidativer Stress das Redoxgleichgewicht in Richtung Oxidation verschoben, dann ändert sich die Aktivität einer Vielzahl von Enzymen, Induktionsfaktoren und Signalstoffen. Ganze Signalketten werden ab- oder angeschaltet, mit vielfältigen Folgen für Zellstoffwechsel, Genaktivität, Zellteilung, Hormon- und Zytokinfunktionen. Da die Vielfalt der Folgereaktionen im einzelnen noch nicht bekannt ist, ist nicht abzuschätzen, welche Folgen eine pathologische Verschiebung des Redoxstatus beim Oxidativen Stress der chronisch entzündlichen Multisystemerkrankungen hat. Tatsache ist aber dennoch, dass eine Vielzahl von Proteinen ihre Tertiärstruktur und damit auch ihre Aktivität vom reduzierten oder oxidierten Zustand freier Schwefelwasserstoff-Gruppen (SH-Gruppen) abhängig machen. Darauf beruhen viele zelluläre Regulationssysteme. Peroxidasen, Glutathion-Reduktasen, das Thioredoxin-System und andere Redoxenzyme gewinnen in diesem Zusammenhang eine große Bedeutung für viele Zellfunktionen.

Wasserstoffperoxid und andere reaktive Sauerstoffverbindungen oxidieren mit Hilfe von Peroxidasen die freien SH-Gruppen an Proteinen und bilden somit Disulfidbrücken (-S-S-), mit denen verschiedene Regionen eines Proteinmoleküls miteinander verbunden werden, sodass eine neue Raumstruktur des Proteins gebildet wird. Reduzierende Stoffe wie Glutathion spalten die Disulfidbrücke wieder und stellen die ursprüngliche Proteinstruktur wieder her. Daher ist das Verhältnis von reduzierenden zu oxidierenden Substanzen wesentlich für den Aktivitätszustand der durch Redoxreaktionen regulierten Enzyme. Ist dieses Verhältnis gestört, sodass oxidierende Substanzen überwiegen, dann kommt es zu einer Umsteuerung vieler Signalketten in Richtung pathogener Vorgänge, wie z.B. zu den Entzündungsmechanismen.

Beispielsweise sind die Funktionen der Oberflächenrezeptoren von Zellen des Immunsystems stark abhängig von den im Rezeptormolekül vorhandenen und durch Redoxreaktionen gesteuerten Disulfidbrücken. Diese können durch extrazelluläre Thioredoxin-Enzyme in zwei SH-Gruppen gespalten werden. Thioredoxin-Enzyme werden von verschiedenen Leukozyten nach außen ins Blut abgegeben und wirken wie Zytokine auf andere Leukozyten aktivierend oder hemmend. Dabei verändern sie die Aktivität verschiedener Oberflächenrezeptoren wie z.B. den Tumornekrose-Faktor-Rezeptor (TNFR) oder den CD-4-Rezeptor auf Lymphozyten (Schwertassek et al., 2007). Dabei ist die Richtung dieser Reaktionen abhängig vom Verhältnis der oxidierenden zu reduzierenden Substanzen, z.B. den reaktiven Sauerstoffverbindungen im Verhältnis zu Glutathion. Als Folge dieser Veränderungen erwerben die Zellen neue Eigenschaften: Überwiegen die oxidierenden Stoffe, so lagern sich z.B. die Lymphozyten leichter an Blutgefäßwände (Endothel) an und fördern somit die entzündungsauslösenden Vorgänge in Blutgefäßen.

Oxidativer Stress, hervorgerufen durch einen Überschuss an reaktiven Sauerstoffverbindungen (ROS) gegenüber den reduzierenden Verbindungen (Glutathion), ist verantwortlich für die Auslösung verschiedener pathologischer biochemischer Vorgänge. Die physiologische Funktion der reaktiven Sauerstoffverbindungen (ROS) im Immunsystem besteht ursprünglich darin, bei aktivierten Makrophagen und neutrophilen Granulozyten einen „oxidativen Burst" zu erzeugen, also einen plötzlichen Anstieg der Sauerstoffradikal-Verbindungen, bei dem die ROS Krankheitserreger abtöten und über NF-κB die anschließende Entzündungsreaktion auslösen. Bei chronischen Entzündungen jedoch richtet sich die Aggressivität der ROS nicht mehr hauptsächlich gegen die Krankheitserreger, sondern gegen die eigenen Zellen und Gewebe (Younes, 2004)..

ROS greifen zum Beispiel die Enzyme der Mitochondrien an und inaktivieren diese, und schädigen die Membranen der Mitochondrien durch Lipid-Peroxidation. Außerdem strömt Calcium (Ca++) aus den Mitochondrien ins Zellplasma, das dort wiederum eine Reihe weiterer pathologischer Prozesse auslöst, die bis hin zum programmierten Zelltod (Apoptose) laufen können (Chakraborti et al., 1999).

Wenn die Fremdstoffe in hoher Konzentration oder auch über längere Zeit in niedrigen Konzentrationen einwirken, übersteigt die Menge der gebildeten reaktiven Sauerstoffverbindungen die antioxidativen Schutzmechanismen der Zelle, bei denen die ROS z.B. durch Glutathion-Transferasen mit Glutathion reduziert und gebunden werden. Die Zellen befinden sich dann im oxidativen Stress. Die ROS führen dann zur oxidativen Zerstörung von Zellbestandteilen und Zellmembranen. Dies hat pathologische Folgen für verschiedene Organfunktionen. So werden chronisch-degenerative Erkrankungen wie Arteriosklerose, Diabetes, rheumatische Erkrankungen, Morbus Crohn , Morbus Alzheimer und Krebs mit der Bildung von ROS in Zusammenhang gebracht. Bei fast allen degenerativ-entzündlichen Erkrankungen wurden ROS als fördernde Faktoren nachgewiesen.

Bestätigt wurde die schädliche Wirkung der ROS mit einem gentechnisch veränderten Mausmodell. Diese Mäuse konnten ROS und organische Peroxide verstärkt abbauen, was zu deutlich verminderten Gewebs- und Organschäden und zu signifikant erhöhter Lebensdauer führt. Der entsprechende Mäusestamm besaß das gentechnisch eingepflanzte menschliche Enzym Katalase. Dieses Enzym baut Wasserstoffperoxid ab und beseitigt somit eine Quelle von ROS-Verbindungen. Im Ergebnis bildeten die transgenen Mäuse 25% weniger Wasserstoffperoxid als Wildtyp-Kontrollen, und als Folge davon wurde deutlich weniger 8-Hydroxyguanin gebildet, ein Indikator für die oxidative Schädigung der Erbsubstanz DNA. Auf histologischer Ebene zeigten die transgenen Mäuse deutlich weniger Herzschäden wie Vakuolen in den Herzmuskelzellen oder arteriosklerotische Gefäßveränderungen auch in fortgeschrittenem Alter. Zusammen mit der festgestellten erhöhten Lebenserwartung bestätigten diese Befunde die große Bedeutung der freien Radikale für entzündlich-degenerative Krankheits- sowie für Alterungsprozesse. Somit bildet die Beseitigung der ROS und des oxidativen Stresses einen wesentlichen Bestandteil einer Therapie von degenerativen Erkrankungen und den durch Chemikalien bedingten Entzündungsprozessen, wie an Tiermodellen gezeigt werden konnte (Schriner et al., 2005).

6.2.1.3: Biochemische Folgewirkungen des oxidativen Stresses

Durch Einwirkung von ROS auf biologische Membranen kommt es zunächst zu Strukturveränderungen bei den Bestandteilen der Membranen, nämlich der Lipid-Doppelschicht und der in die Membran eingebauten Proteinmoleküle. Die Membranproteine tendieren durch Oxidation von SH-Gruppen zur

Zusammenlagerung (Aggregation). Dabei bilden sich kovalente Disulfidbrücken (-S-S-), durch die eine geringere Beweglichkeit der Membranproteine verursacht wird (Dünschede et al., 2003). Auch die Lipid-Doppelschicht reagiert auf oxidativen Stress mit der Bildung eines „rigiden Systems", bei dem die Lipidmoleküle eine weniger geordnete Anordnung besitzen (Balakirev und Zimmer, 1998). Die Folge davon ist eine größere Durchlässigkeit der Membranen für Ionen wie z.B. H+ und K+ (Eger und Zimmer, 2009).

Eine wichtige Folgereaktion der reaktiven Sauerstoffverbindungen stellt die **Lipid-Peroxidation** dar, die zu Schäden an Zellmembranen und schließlich zu deren völliger Zerstörung führen kann, was besonders im Nervensystem schädliche Auswirkungen z.B. bei den neurodegererativen Erkrankungen hat. Es handelt sich um eine oxidative Kettenreaktion, die an mehrfach ungesättigten Fettsäuren von Lipiden der Zellmembranen abläuft. Ausgangspunkt dieser Kettenreaktion können Chemikalien sein, die im Laufe ihres Phase-I-Metabolismus Sauerstoff-Radikale bilden, wie z.B. Adriamycin, Paraquat, Nitrufurantoin und Paracetamol. Letzteres gilt als „Paradebeispiel" für Radikalbildner, das über die Metabolisierung zum Semichinonimin die Bildung von Superoxid-Anionen ($*O_2^-$) auslöst. Auch eine Reihe von organischen Radikalen, die durch Metabolismus entstehen, können die Lipid-Peroxidation bewirken. Dazu gehört z.B. Tetrachlorkohlenstoff, der bei der Metabolisierung ein Trichlormethylradikal ($*CCl_3$) oder auch das Trichlormethyl-Peroxylradikal (CCl_3OO*) bildet. Beide Radikale können die Kettenreaktion der Peroxidation von ungesättigten Fettsäuren in Membran-Phospholipiden auslösen (Siehe Lehrbücher der Toxikologie, wie Marquardt, Schäfer, 2004).

Meistens ist jedoch das Superoxid-Anion ($*O_2^-$) das Produkt des Metabolismus der Fremdstoffe, es wird anschließend von der Superoxid-Dismutase (SOD) in den Mitochondrien zu Wasserstoffperoxid (H_2O_2) umgewandelt, aus dem unter Einwirkung von Metallionen das hochreaktive Hydroxylradikal (HO*) entsteht. Dieses gilt als ein wesentlicher Auslöser der schädlichen radikalischen Reaktionsketten in der Zelle.

Der Mechanismus der Lipid-Peroxidation

Die eigentliche Kettenreaktion läuft an mehrfach ungesättigten Fettsäuren ab, die isolierte Doppelbindungen mit einer C-H-Einfachbindung dazwischen besitzen. Radikale wie z.B. das Hydroxylradikal, hier als X· bezeichnet, können das H-Atom der zur Doppelbindung benachbarten („allylischen") C-H-Bindung leicht abspalten, sodass ein Lipid-Alkylradikal (L·) entsteht (Startreaktion):

$LH + X\cdot \longrightarrow L\cdot + XH$

In einer nachfolgenden Isomerisierungsreaktion werden aus den isolierten Doppelbindungen konjugierte Doppelbindungen. Anschließend lagert das so veränderte Lipidalkylradikal molekularen Sauerstoff an und bildet ein Peroxylradikal (LOO.), das von einer benachbarten Fettsäure wieder ein H abspalten kann. Am Ende entsteht wieder ein Lipidradikal (L·), das den Zyklus erneut durchlaufen kann (Younes, 2004):

$L\cdot + O_2 \longrightarrow LOO\cdot$

$LOO\cdot + LH \longrightarrow LOOH + L\cdot$

Damit nimmt die Zahl der Lipidradikale immer mehr zu, bis sie schließlich mit sich selbst reagieren und einen Kettenabbruch bewirken:

$L\cdot + L\cdot \longrightarrow L\text{-}L$

Die Folge davon ist, dass die Zellmembran ihre chemischen und damit auch funktionalen Eigenschaften pathologisch verändert wird. Wichtige Zellfunktionen wie z.B. Transportvorgänge von Ionen, Membranpotentiale, und Rezeptorfunktionen können gestört werden. Damit wird beispielsweise die Funktion der Membranen in Nervenfasern und folglich die Funktion der Nervenfasern insgesamt gestört, was u.a. zur Ausprägung einer toxischen Polyneuropathie oder Enzephalopathie führen kann.

Besonders muss hier erwähnt werden, dass die Lipid-Peroxidation im **Gehirn** größeren Schaden anrichten kann als in anderen Organen des Körpers, und dies aus folgenden Gründen:

- Das Gehirn verfügt über eine relativ geringe antioxidative Kapazität (Butterfield, 2000).
- Das Gehirn hat einen außerordentlich hohen Sauerstoffbedarf und einen entsprechend hohen Sauerstoffverbrauch, der mit einer größeren Produktion von Sauerstoffradikalen in den Mitochondrien verbunden ist.
- Die Nervenzellen des Gehirns enthalten in ihren Membranen einen hohen Anteil an mehrfach ungesättigten Fettsäuren, die besonders anfällig für die Lipid-Peroxidation sind (Halliwell und Gutteridge, 1989).
- Daraus folgt, dass oxidativer Stress im Gehirn, der nicht durch entsprechende reduzierende Gegenreaktion mit Glutathion in Schach gehalten wird, zu degenerativen Prozessen beiträgt, die schließlich zu Demenzerkrankungen wie die Alzheimer-Krankheit führen können (Butterfield, 2000).

Zusammenfassend ist festzustellen: Im gesunden Zustand herrscht ein Gleichgewicht zwischen der Bildung und der Beseitigung von reaktiven Sauerstoffverbindungen (ROS). Im Zustand chronischer Entzündungen sowie nach massiver Fremdstoff-Exposition ist dieses Gleichgewicht in Richtung der reaktiven Sauerstoffverbindungen verschoben, es herrscht Oxidativer Stress, bei dem ein Mangel an reduzierendem Cystein und Glutathion, den natürlichen Antioxidantien der Zelle, gegeben ist. Das zelluläre Redoxpotential verschiebt sich von ca. -0,24V an der Mitochondrienmembran hin zu positiven Werten, die im mit Sauerstoff gesättigten Blutplasma bei +0,22 V liegen (Huber, 2007; Messerschmitt, 1998). Da ein enger Zusammenhang mit Entzündungen gegeben ist, spricht man auch von Entzündungssyndrom.

Das Entzündungssyndrom

Kennzeichnend ist ein Mangel an reduzierenden Thiol-Gruppen (SH-Gruppen), wie sie in reduziertem Cystein und Glutathion vorliegen. Dazu muss aber die Mitochondrienfunktion intakt sein. Dies ist bei den beschriebenen chronischen Entzündungskrankheiten nicht mehr der Fall. Der Zellstoffwechsel versucht den Cysteinmangel durch Neusynthese aus Methionin auszugleichen:

$H_3C-S-CH_2-CH_2-CH(NH_3^+)-COO^-$ ⟶ $HS-CH_2-CH_2-CH(NH_3^+)-COO^-$ ⟶

Methionin Homocystein

Serin Homoserin

$HS-CH_2-CH(NH_3^+)-COO^-$

Cystein

Homocystein kann umgekehrt durch Methyl-Tetrahydrofolsäure (5-MTHF) unter Mitwirkung von Vitamin B12 zu Methionin umgewandelt werden:

$HS-CH_2-CH_2-CH(NH_3^+)-COO^-$ —5-Methyl-Tetrahydro-Folsäure (5-MTHF)⟶ $H_3C-S-CH_2-CH_2-CH(NH_3^+)-COO^-$

Homocystein Methionin

Bei Entzündungen und hoher Belastung durch Oxidativen Stress kann 5-MTHF nicht aus Folsäure regeneriert werden, weil reduzierende Verbindungen (NADH) wegen der Störung der Mitochondrienfunktion nicht nachgeliefert werden können. 5-MTHF fehlt daher, um Homocystein zu Methionin umzuwandeln. Folge: Homocystein reichert sich an und ist somit ein Indikator für chronisch entzündliche Prozesse und oxidativen Stress. Homocystein hat besondere Bedeutung für die Diagnostik dieser Erkrankungen (Bottiglieri et al., 2000; siehe Kapitel 6.10).

Es gibt neben Homocystein noch weitere Indikatoren für das nach Chemikalien-Einwirkung erhöhte Niveau des oxidativen und nitrosativen Stresses, die bei der Labordiagnostik chronisch entzündlicher Multisystemerkrankungen einschließlich MCS eine große Rolle spielen (siehe auch Kapitel 6.10): So zeigt ein erhöhter Wert von 3-Nitrotyrosin eine erhöhte Bildung von Peroxynitrit und damit verstärkten Nitrosativen Stress an. Erhöhte Konzentrationen von 8-Hydroxy-2´-Deoxyguanosin weisen auf verstärkten Oxidativen Stress hin. Auch ein erhöhtes NO-Niveau im Blut kann als Indikator dienen, zusätzlich zu den üblichen Parametern für oxidativen Stress wie Malondialdehyd und das erhöhte Redoxpotential (Pall, 2008; Abou-Donia, 2003; Abu-Qare, Abou-Donia, 2001a und 2001b und 2003).

Wenn schließlich die Menge bzw. Konzentration der radikalischen Sauerstoff-Verbindungen ein bestimmtes Maß erreicht hat, treten weitere Regulationsvorgänge in Erscheinung, wie z.B. die Bildung und Aktivierung des nukleären Transferfaktors NF-κB (siehe Kapitel 5.2.2). Der Faktor NF-κB hat offenbar eine besondere Funktion bei den Pathomechanismen, die zur Ausprägung der Symptome bei von MCS führen.

6.2.2. Zur Funktion von Regulationsfaktoren: der Transkriptionsfaktor NF-κB

Wenn der oxidative und nitrosative Stress ein bestimmtes Ausmaß überschritten hat, löst er weitere schädliche Mechanismen aus. Dabei werden bestimmte Induktionsfaktoren aktiviert, die anschließend Entzündungsmechanismen in Gang setzen. Ein wichtiger dieser Induktionsfaktoren ist NF-κB, der u.a. die Aktivität von Genen des Immunsystems reguliert.

Induktionsfaktoren wie NF-κB regulieren also die Genaktivität. Der Zellstoffwechsel wird durch ein sehr komplexes Regelsystem im Gleichgewicht gehalten. Dieses System ermöglicht der Zelle eine Anpassung ihres Stoff- und Energieumsatzes an veränderte Umweltbedingungen. Die Regulation geschieht dabei grundsätzlich auf zwei Ebenen: Einmal durch Aktivierung oder Hemmung von Enzymaktivitäten, und zum anderen durch Induktion oder Repression von Genen für Enzyme, Hormone und andere Regulationsfaktoren. Seitdem im Rahmen des Human-Genom-Projektes zunehmend auch die Funktionen der etwa 25 000 Gene des Menschen aufgeklärt werden, wurden auch Gene entdeckt, die die Aktivität der übrigen Gene regulieren. Das Genom enthält somit ein hierarchisch gegliedertes Regelsystem von Induktionsfaktoren, mit dem Genaktivitäten an- oder abgeschaltet werden. Ein wesentlicher Induktionsfaktor für die Zytokine, die Wirkstoffe des Immunsystems beim Entzündungsgeschehen, stellt der nukleäre Transferfaktor NF-κB dar. Dieser reagiert auf einen veränderten Redoxstatus der Zelle, also bei erhöhtem Gehalt an reaktiven Sauerstoffverbindungen (ROS), mit einer Veränderung seiner Struktur und Funktion und erhält dadurch eine erhöhte Bindungsfähigkeit für bestimmte Genen auf der DNA (Zusammenfassung siehe Alberts et al., 2004). Die Folge davon ist die Aktivierung von Genen für Zytokine, die Entzündungsvorgänge aktivieren und verstärken. Bei Oxidativem Stress werden also in den betroffenen Zellen vor allem im Immun- und Nervensystem Signalwege ausgelöst, die zur Entzündung führen.

Außerdem spielt NF-κB während der Embryonalentwicklung eine wichtige Rolle bei der Differenzierung von Geweben und Organen (Hoch und Jackle, 1993) sowie bei der Ausbildung und Aktivierung von Synapsen während der Gehirnentwicklung und beim Lernen (Meberg et al., 1996), was hier jedoch weniger von Belang ist.

Offenbar ist bei MCS-Patienten die Synthese des nukleären Transferfaktors NF-κB in Zellen des Immunsystems signifikant erhöht, d.h. bis zu 10-mal höher als bei Kontrollpersonen (Prang et al., 2003). NF-κB wird anscheinend durch Stress der Zelle und dabei vor allem durch reaktive Sauerstoffverbindungen (ROS) aktiviert (Kaltschmidt et al., 1995).

Nachgewiesen wurde diese Reaktion u.a. dadurch, dass Antioxidantien die Aktivierung von NF-κB hemmen können, indem sie freie Radikale neutralisieren (Kaltschmidt et al., 1995). Ein weiterer Nachweis erfolgte mit Tierversuchen, bei denen den Tieren über die Atmungsluft 6 Stunden lang ultrafeiner Kohlestaub in Konzentrationen von rund 300 $\mu g/m^3$ verabreicht wurde (Shukla et al., 2000). Nach Aufnahme der Kohlepartikel in das Lungengewebe war erhöhter oxidativer Stress sowie eine vermehrte Wanderung der NF-κB-Untereinheiten B50 und B65 in den Zellkern nachzuweisen. Diese Untereinheiten binden dort an die DNA und bewirken eine erhöhte Synthese von mRNA, und zwar genau an den Stellen der DNA, die die Gene für entzündungsfördernde Zytokine (Ifn-γ, TNF-α, Il-6) enthalten. Die dabei gebildete mRNA enthält also die genetische Information für die anschließend gebildeten Zytokine. Der Versuch zeigt nebenbei die große Bedeutung von rußartigem Feinstaub für das entzündliche Krankheitsgeschehen.

Mit der Einwirkung von ROS spaltet NF-κB das Inhibitor-Protein IkB ab. NF-κB wandert dann in den Zellkern und aktiviert dort bis zu 150 verschiedene Gene, darunter diejenigen für die Interleukine Il-2, Il-1ß, Il-6, Il-12, die Tumornekrosefaktoren Alfa und Beta (TNF-α, TNF-ß), die Interferone Gamma und Beta (IFN-γ, IFN-ß) und dazu noch eine Reihe von weiteren Chemokinen, Adhäsionsmolekülen für Immunzellen und Enzymen des Entgiftungssystems (Prang et al., 2003). NF-κB ist somit ein zentraler Regulationsfaktor des zellulären Entzündungsprozesses (Abb.4). Er aktiviert dabei auch die Gene für die Enzyme Cyclooxigenase (Cox 2) und NO-Synthetase (iNOS), die daraufhin entzündungsauslösende Stoffe wie Prostaglandin E2, oder Stickoxid (NO) bilden (s. Abb.4). Sauerstoffradikale verstärken diese Reaktionen (Prang et al. 2003).

Der Vorgang der Aktivierung von NF-κB ist ziemlich kompliziert: beteiligt ist eine Kette von Enzymreaktionen, die zwischen den ROS und dem aktiven NF-κB geschaltet sind. Eine entscheidende Rolle spielt dabei die die Phosphorylierung des Inhibitors IkB durch eine IkB-Kinase (IKK), die selbst wiederum einen Enzymkomplex aus 3 Untereinheiten („Signalosom") darstellt, der von anderen Kinasen aktiviert wird (Sizemore, N., et al., 2002). Ergebnis dieser Enzymkettenreaktion ist die Inaktivierung von IkB, der dann seine Bindung an NF-κB löst und dadurch dessen DNA-Bindungsstelle freisetzt (Pasparakis, 2007). Dadurch kann NF-κB an regulatorische Regionen einer Vielzahl von Genen binden (Abb. 4).

Bei gesunden Menschen geht der aktivierte NF-κB nach relativ kurzer Zeit wieder in den inaktivierten Zustand über, und die über Zytokine vermittelten Entzündungsreaktionen schwächen sich wieder ab und normalisieren sich auf einem Gleichgewichtsniveau. An dieser Gegenregulation beteiligt ist der Glukokortikoid-Rezeptor, der nach Bindung von Cortisol und anderen Corticoiden aktiviert wird und über eine Signalkette die Gene für antiinflammatorische und antioxidative Zytokine und Enzyme aktiviert, so z.B. die Superoxid-Dismutase und Interleukin 10 (Il-10) (Bartram, 2005). Die allgemeine immunsuppressive und antientzündliche Wirkung der Glukokortikoide ist schon länger bekannt (Elenkov et al., 2000). Im normalen Zellmilieu herrscht somit ein Gleichgewicht zwischen Inflammation bzw. Oxidation und Antiinflammation bzw. Antioxidation. Wenn aber der Organismus permanent mit Fremd- oder Schadstoffen sowie reaktiven Sauerstoffverbindungen (ROS) bzw. freien Radikalen belastet ist, bleibt NF-κB permanent aktiv. Die Zellen des Immunsystems produzieren dann im Übermaß proinflammatorische (entzündungsfördernde) Zytokine, bei Patienten mit chronisch-entzündlichen Umweltkrankheiten insbesondere Interferon-gamma (IFN-γ) (Bartram, 2005).

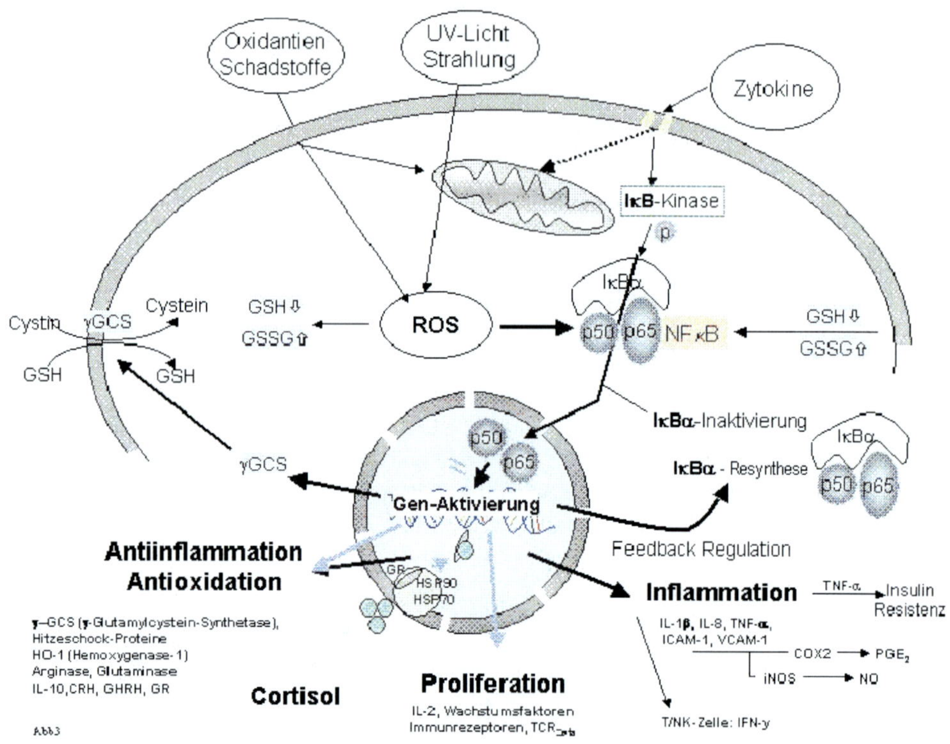

Abb.4: Schlüsselfunktion von NF-κB beim Entzündungsgeschehen (nach Mayer, Bieger, 2003).

Der zentrale Transkriptionsfaktor der entzündlichen Immunantwort NF-kB liegt gebunden an das Protein IkBa inaktiviert im Zytoplasma vor. Die Aktivierung erfolgt durch oxidative Belastung (ROS) oder endogene Signalstoffe wie z.B. Zytokine und führt zur Transkription von Genen für Entzündungsreaktionen. Glutathion (GSH) wirkt antagonistisch zum Induktor NF-kB und reduziert gleichzeitig die reaktiven Sauerstoffverbindungen, dabei entsteht das oxidierte Glutathion (GSSG). Cortisol blockiert nach Bindung an den zellulären Glucocorticoidrezeptor (GR) das aktivierte NF-kB durch physische Anlagerung und durch verstärkte Bildung von IkB, dem Inhibitor der zytoplasmatischen NF-kB-Aktivierung. Weiterhin werden über den Glucocorticoidrezeptor antiinflammatorische und antioxidative Gensequenzen aktiviert, z.B. von Interleukin 10 oder der γ-Glutamylcystein-Synthetase (γ-GCS), die über den aktiven Transport von Cystein in die Zelle den limitierenden Baustein des antioxidativen Glutathions bereitstellt.

NF-κB kann sowohl direkt durch reaktive Sauerstoffverbindungen aktiviert werden, die u.a. im Verlaufe des Fremdstoffmetabolismus z.B. im Lebergewebe entstehen (Kaltschmidt et al., 1995). Ein weiterer Signalweg, der zur Aktivierung von NF-κB führt, beginnt mit bestimmten Rezeptoren des Nervensystems, wie z.B. den NMDA-Rezeptor, dessen Aktivierung die Bildung von Stickstoffmonoxid (NO) und Peroxynitrit ($ONOO^-$) zur Folge hat (Pall, 2007, siehe Kapitel 6.1.4). Folge davon ist wiederum eine Zunahme der Menge der reaktiven Sauerstoffverbindungen (ROS), die über den Faktor NF-kB die

Entzündungsreaktionen verstärken. Dies stellt einen Verstärkungsmechanismus durch positive Rückkopplung dar, der für die Entstehung der Chemikalien-Überempfindlichkeit von besonderer Bedeutung ist (siehe Kapitel 6.7). Hinzu kommt, dass Peroxynitrit wesentlich an verschiedenen biochemischen Pathomechanismen beteiligt ist, die zur Ausprägung der Krankheitssymptome führen.

Die Aktivierung von NF-κB kann außerdem oder auch zusätzlich durch **psychosozialen Stress** erfolgen, wie er z.B. bei emotionalen Belastungssituationen oder „Leistungsstress" vorkommt: Der dann vom sympathischen Nervensystem ausgeschüttete Transmitter Noradrenalin aktiviert über verschiedene Signalketten die MAP-Kinase, die wiederum die IkB-Kinase aktiviert. Folge davon ist die Bindung von Phosphorsäuse an den Inhibitor IkB, wodurch dieser inaktiviert und somit NF-kB aktiviert wird. Auch die Substanz P, die bei Entzündungen des Nervensystems sowie der neurogenen Schadstoffwirkung freigesetzt wird, kann über die MAP-Kinase und die IkB-Kinase NF-kB aktivieren (Rensing, 2007). Im ungünstigsten Fall wird NF-kB über mehrere Wege gleichzeitig aktiviert. Das ist offenbar besonders dann der Fall wenn psychosozialer Stress und Schadstoffbelastung zusammenkommen (z.B. bei Lehrerberufen an Schadstoff-belasteten Schulen). Die Folge davon ist eine vermehrte Synthese von Zytokinen der Entzündungsreaktionen, die dann verstärkt Krankheitssymptome auslösen. Psychosozialer Stress und Chemikalienbelastung wirken also synergistisch, d.h. sich gegenseitig verstärkend. Dies wird auch dadurch deutlich, dass die durch NF-kB gebildeten Zytokine über den Hypothalamus die Stressachse, d.h. das Signalsystem über- und untergeordneter Stresshormone, aktivieren.

Über diese verschiedenen positiven Rückkopplungsmechanismen beginnt ein „Wirkungsteufelskreis": Die verstärkten Krankheitssymptome bewirken wiederum eine Verminderung der Leistungsfähigkeit, in dessen Folge – besonders in einer Gesellschaft mit hohen Leistungserwartungen - häufig zusätzlicher psychosozialer Stress entsteht. Dass die von MCS betroffenen Personen sich in einem andauernden Zustand des „Distress" befinden, ist durch Studien dokumentiert (Barnig et al., 2007). Hiermit wird deutlich, dass bei MCS eine Spirale von sich gegenseitig verstärkenden Krankheitsmechanismen in Gang gekommen ist, bei der Chemikalien und Stress-Situationen als Auslöser synergistisch zusammenwirken können, und die, einmal ausgelöst, nicht mehr aufzuhalten ist. Letztlich können psychische und organische Umweltfaktoren bei der Auslösung von MCS nicht mehr getrennt und unabhängig voneinander betrachtet werden.

6.2.3. Folgewirkungen von NF-κB: Die Rolle der Entzündungsmediatoren

Bei MCS-Patienten wird als Folge der von den ROS ausgehenden Prozesse ein erhöhter Interferon-γ-Spiegel gefunden. Das Zytokin Interferon-γ (IFN-γ) gilt mit gewissen Einschränkungen als Biomarker für MCS, da ein erhöhter Spiegel dieses Zytokins im Blut von MCS-Patienten insbesondere nach Exposition mit Lösungsmitteldämpfen nachgewiesen wurde (u.a. Mayer et al., 2002). Da allerdings auch viele zelluläre Immunreaktionen z.B. nach Virusinfektionen mit einer Bildung von Interferon-γ verbunden sind, müssen diese Infektionen oder auch eine Typ IV-Allergie bei einer Diagnose von MCS ausgeschlossen werden.

Je nach Art der auslösenden Belastungen (Schadstoffe, Strahlung, Infektionen) und dem Redox-Status der Zellen kommt es zur Bildung weiterer Zytokine, die entweder unspezifische Entzündungen auslösen (TNF-α, Il-1, Il-6, Il-8) oder zu einer Aktivierung des zellulären Immunsystems unter Beteiligung von T- und NK-Lymphozyten führt (Il-12, IFN-γ, und Il-2). Dabei sollen auch TH-1-Helferzellen (CD-4-positive T-Zellen) beteiligt sein, die bestimmte durch Chemikalien veränderte Proteine als Antigene erkennen und dadurch aktiviert werden und aktiviertes NF-κB bilden (Mayer et al., 2002).

Die durch Feinstaubteilchen ausgelöste **chronisch-obstruktive Lungenerkrankung (COPD)** kann als Beispiel für diese Funktionen des Immunsystems bei der Auslösung von chronischen Entzündungen betrachtet werden. Die gesundheitsschädlichen Wirkungen ultrafeiner Staubpartikel in der Lunge gerät in letzter Zeit immer mehr in die öffentliche Diskussion, weil damit insbesondere die Autoindustrie wegen der Bildung von toxischem Ultrafeinstaub durch Dieselabgase betroffen ist (GSF, 2005). Ultrafeinstaub wird u.a. für die chronisch obstruktive Lungenerkrankung (COPD) verantwortlich gemacht. In der Lunge kommen die Feinstaub-Partikel in Kontakt mit den sogenannten "kleinen Sputum-Makrophagen" und lösen dort ebenfalls über NF-kB die Bildung großer Mengen des Tumor-Nekrose-faktors (TNF) aus, der weitere Entzündungsreaktionen auslöst und damit die Symptome der COPD wesentlich ausprägt (Frankenberger, 2005). Im Hinblick auf die Auslösung von oxidativem Stress und verstärkten Entzündungen kommt der Feinstaub auch als weiterer auslösender Faktor des Krankeitsbildes von MCS in Betracht.

Bieger et al. (2002) fanden mit einem neu entwickelten In-Vitro-Test bei MCS-Patienten nach Feinstaub-Exposition eine massiv verstärkte Bildung von IFN-γ in peripheren weißen Blutkörperchen, während die unspezifischen Entzündungs-Stoffe Il-1ß oder TNF-α im Gegensatz zur COPD in der Lunge (s.o.) nicht erhöht waren. Die IFN-γ-Werte waren bei MCS-Patienten bereits vor einer Provokationsbelastung durch Fremd- und Geruchsstoffe deutlich gegenüber Kontrollpersonen erhöht. Eine akute Geruchsstoff-Provokation erhöhte die IFN-γ-Werte weiter. Gleichzeitig zeigen MCS-Patienten eine um mehr als die Hälfte verminderte Sekretion von Interleukin-10 (Il-10) durch periphere Lymphozyten vor und nach einer Provokation mit einer Geruchsprobe eines Nagellack-Entferners im Vergleich zu einer gesunden Kontrollgruppe (Mayer et al., 2002; Bartram, 2005).

Damit wird bestätigt, dass der durch andauernd erhöhte NF-κB-Konzentration gekennzeichnete Mechanismus eine immunologische Grundaktivierung mit Ifn-γ- und TH1-Dominanz auslöst, wie dies auch für die chronischen Entzündungen bei rheumatoider Arthritis, Asthma bronchiale, Colitis ulcerosa, Morbus Crohn und Arteriosklerose zutreffend ist. Immunologische Helferzellen vom TH1-Typ vermitteln die zelluläre Immunantwort und aktivieren Makrophagen, sie sind damit der Schlüssel für die beobachtete chronische Allgemeinentzündung (Prang et al., 2003). Gleichzeitig wird die durch Il-10 bestimmte Gegenreaktion praktisch außer Kraft gesetzt, die als negative Rückkopplung eigentlich die Entzündungsreaktion vermindern und somit ein Überschießen vermeiden soll. Il-10 ist ein antientzündlich wirkendes Zytokin, das als Antagonist zu den proentzündlichen Zytokinen Ifn-γ, Il-1, Il-6 und andere gilt. IL-10 hemmt auch die Bildung der durch NF-κB aktivierten Entzündungs-Zytokine TNF-α und IL-1ß. Offenbar verschiebt sich unter dem Einfluss des oxidativen Stress die gesamte Reaktionslage des Immunsystems in Richtung auf die chronische Entzündung.

In einer anderen Studie war allerdings auch eine gleichzeitige Erhöhung der IL-10-Konzentration bei erhöhtem IFN-γ bei einigen MCS-Patienten gefunden worden, offenbar als Folge einer Aktivierung eines TH-2-Mechanismus, bei dem TH2-Helferzellen die Antikörper-produzierenden B-Zellen aktivieren. Die Autoren fassen diese Reaktion als Gegenregulation zur Aktivierung der TH-1-Zellen auf (Prang et al., 2003). Auch ist zu vermuten, dass sich die Menge des sekretierten Il-10 im Verlauf der chronischen Krankheit verändern kann: möglicherweise dominiert am Anfang, also nach Auslösung der MCS-Mechanismen, noch die Gegenregulation durch Il-10, sodass die äußeren Symptome noch nicht erkennbar sind. Im weiteren Verlauf erschöpft sich der Il-10-Vorrat, auch dessen Synthese kommt zum Stillstand, und die MCS-Symptome prägen sich dann aus.

Bestimmte Chemikalien wie Quecksilber-Ionen und die von Schimmelpilzen freigesetzten MVOCs (mikrobiologische flüchtige organische Verbindungen, Microbial Volatile Organic Carbons) verschieben das Verhältnis IFN-γ zu IL-4 in Richtung auf eine TH2-regulierte Fehlregulation des Immun-Gleichgewichtes mit IL-4, IL-10-Dominanz (Mayer, 2001). IL-4 gilt nämlich als das Zytokin, das die TH2-dominierte humorale Immunantwort mit Antikörperbildung fördert. Offenbar ist das Spektrum der gebildeten Zytokine abhängig von der Art der auslösenden Chemikalien, und es sind Varianten der Entzündungsreaktionen und damit des Krankheitsbildes zu erwarten. Möglicherweise hängt das nicht einheitliche Krankheitsbild von MCS damit zusammen. Zukünftige Forschungen sind notwendig, um die Bedingungen der Zytokin-Sekretion bei verschiedenen Typen von MCS-Patienten und damit ein einheitliches Bild des sekretierten Zytokin-Musters genauer zu definieren. So muss z.B. geklärt werden, welchen Einfluss Allergien auf das Krankheitsgeschehen haben, und ob gleichzeitige allergische Reaktionen, bei denen eine TH-2-gesteuerte IgE-Synthese stattfindet, mit erhöhten Il-10-Werten zusammenhängen.

Damit Entzündungsreaktionen im ZNS nicht außer Kontrolle geraten, wird die Immunantwort durch negative Rückkopplung u.a. über Glucocorticoide (s.o.) wie z.B. Cortisol sowie auch über Interferon-γ selbst reguliert. Dabei hemmt das B7-H1-Oberflächenprotein von Antigen-präsentierenden Zellen, das sind im Gehirn Mikrogliazellen und Astrozyten, die Aktivität von T-Helferzellen. Unter Wirkung von Interferon-γ wird auf den Mikrogliazellen das B7-H1-Protein stärker exprimiert. Es bindet an den Corezeptor PD1 von T-Helferzellen und kann deren Proliferation einschränken.

Bei überschießender Entzündungsreaktion hat dieser Corezeptor in Form von PD1 zusammen mit Ifn-γ offensichtlich eine hemmende Funktion, letztlich um in einer Feinregulation der Immunreaktion das Gehirn zu schützen. PD1-defekte Mäuse zeigen nämlich einen wesentlich stärkeren Krankheitsverlauf einer Enzephalomyelitis als Kontrolltiere (Magnus et al., 2005). Diese Erkenntnisse sind z.B. für die Multiple Sklerose sowie für eine Reihe weiterer chronischer

Entzündungskrankheiten im Gehirn, möglicherweise auch für MCS, von großer Bedeutung, da ein PD1-Defekt die Gegenregulation der Entzündungsprozesse auch bei MCS verhindern würde. Interferon-γ hat nämlich nicht nur eine entzündungsfördernde, sondern über die negative Rückkopplung auch eine entzündungshemmende Wirkung, die hier gestört wäre.

Auch der Faktor NF-κB kann im Sinne einer negativen Rückkopplung Gegenreaktionen auslösen, die den pathologischen „Teufelskreis" unterbrechen können. So aktiviert NF-κB Gene für Nerven-Wachstumsfaktoren, Calcium-regulierende Proteine und antioxidative Enzyme, die dem Oxidativen Stress und der Entzündungsreaktion entgegenwirken und somit eine negative Rückkopplung darstellen (Mattson, 1998). Nach Abgabe dieser Nerven-Wachstumsfaktoren sowie NO durch die postsynaptische Nervenzelle, also die der Synapse nachgeschaltete Zelle, wird in der präsynaptischen Zelle die Reaktionsfähigkeit und die Schwelle zur Übertragung von Nervensignalen erniedrigt, und es kommt zu einer Langzeit-Potenzierung (LTP) der Erregungsübertragung durch die betroffene Synapse. Derartige biochemische Vorgänge sind mit den Lernprozessen im Gehirn verknüpft, was mit dem Sprichwort „Übung macht den Meister" ausgedrückt werden kann: Je häufiger durch Glutamat die postsynaptischen NMDA-Rezeptoren in bestimmten Hirnzentren aktiviert werden, desto stabiler wird die Synapsenverknüpfung, und desto leichter werden Nervenerregungen über die Synapsen übertragen. Bestimmte Nervenverknüpfungen im Gehirn werden also über den NMDA-Rezeptor und die anschließende Wirkung von NF-κB gestärkt. Gleichzeitig hemmen die durch NF-κB ausgelösten Enzyme und Regulationsfaktoren die pathologischen Wirkungen des oxidativen Stresses (Barger, Mattson, 1995; Mattson, 1998): Die ROS und Peroxynitrit werden neutralisiert, der pathologische Schädigungsmechanismus, der bis zum programmierten Zelltod (Apoptose, siehe Kapitel 6.5.2) ablaufen kann, wird durch eine regulierende negative Rückkopplung unterbrochen.

Pathologisch werden diese Reaktionen in der Zelle offenbar erst dann, wenn das Gleichgewicht zwischen oxidativem Stress und reduzierenden Stoffen in den Nervenzellen zu Gunsten des Oxidativen Stresses verschoben ist, oder wenn die intrazellulären Konzentrationen von Calcium und ROS bestimmte Schwellenwerte überschritten haben. Dies kann durch eine starke Aktivierung der NMDA-Rezeptoren durch überschüssiges Glutamat oder auch durch eine verstärkte Anreicherung von ROS durch den Fremdstoff-Metabolismus geschehen.

6.2.4. Folgewirkungen der freigesetzten Zytokine

Je nach Art der beteiligten Chemikalien ist von unterschiedlichen Mustern der Aktivierung von Zellen des Immunsystems (T-Lymphozyten, T-Helferzellen, Makrophagen, Granulozyten) auszugehen, sodass auch unterschiedliche Zytokine nachweisbar sind: entweder handelt es sich um typische Zytokine der zellulären Immunreaktion, die von TH-1-Helferzellen gesteuert wird, oder um Zytokine der humoralen, d.h. Antikörper-gestützten Immunantwort, die von TH-2-Helferzellen aktiviert wird.

Die Zytokine IL-1 und IL-6 spielen eine Schlüsselrolle bei der Auslösung des chronischen Erschöpfungssyndroms (CFS) (Schönfeld, 1993; Patarca, 2004). IL-1, Il-6 und TNF-α gelangen unter Umgehung der Blut-Hirnschranke über einen bestimmten Teil des Hypothalamus (Organum vasculosum der Laminae terminales) ins Gehirn und lösen dort folgende Wirkungen aus:

- Einfluss auf den Schlaf (besonders durch Il-1 und TNF-α): Förderung des Non-REM-Schlafs und der Slow-Wave-Aktivität, dosisabhängige Hemmung des REM-Schlafs, mit der Folge einer tagsüber andauernden Müdigkeit und eines Erschöpfungsgefühls;
- Auslösung von Fieberschüben durch Il-1-Wirkung direkt im Hypothalamus, nachdem es dort die Blut-Hirnschranke umgangen hat.

Diese Wirkungen stehen in Zusammenhang mit den folgenden Effekten der Entzündungs-Zytokine:

- Aktivierung der HHN-Achse (Hypothalamus-Hypophyse-Nebennierenrinde), wobei u.a. das Corticotropin-Releasing-Hormon (CRH) gebildet wird (Elenkov et al., 2000). Il-1 löst im Hypothalamus auch den ACTH-releasing Factor (CRH) aus, über den die **Stressachse**, d.h. die Signalkette der Stresshormone, aktiviert wird (Patarca, 2001; Del Rey et al., 2006).
- Aktivierung der Sympathicus-Aktivität (Elenkov et al., 2000) mit erhöhter Freisetzung von Noradrenalin und Serotonin in zentralen Kerngebieten des Hypothalamus und Hirnstamms (Straub, 2006). Als Folge werden Blutdruck, Herzschlagfrequenz und Atemfrequenz erhöht. Eine weitere Folge ist die Aktivierung von adrenergen Nerven in der Milz aktiviert. Offenbar handelt es sich hierbei um einen negativen Rückkopplungsmechanismus, mit dem Noradrenalin schließlich die Aktivität von Immunzellen in der Milz hemmt (Elenkov et al., 2000).
- Hemmung der Serotonin- und der nachgeschalteten Melatonin-Produktion im ZNS. Folge: psychisch-neurologische Krankheitssymptome wie Depressionen, Störung des Tag-Nacht-Rhythmus, Schlafstörungen, Erschöpfungsgefühl (Bartram, 2005).

Die von den Zellen des Immunsystems bei Entzündungsreaktionen abgegebenen Zytokine aktivieren also hormonale und neuronale Systeme der Stressreaktion in ähnlicher Weise, wie dies andere Stressreize tun. Dabei hat IL-1 in der Hirnanhangdrüse (Hypophysen-Vorderlappen) offenbar eine noch stärker aktivierende Wirkung als das CRH bei der Ausschüttung von ACTH (Adreno-Corticotropes Hormon). ACTH aktiviert anschließend in der Nebennierenrinde die Ausschüttung von Cortisol und weiteren Glukokortikoiden, die den Körper in einen andauernden „Alarmzustand" („Dauerstress") versetzen.

Mit der Wirkung von IL-1 im Gehirn und in der Hypophyse gibt es einen Signalweg vom Immunsystem zum Gehirn, das wiederum mit hormonalen und neuronalen Signalen antwortet (siehe Abb. 5, unten, und Abb. 6, Kapitel 6.4; Del Rey et al., 2006). Chronische Entzündungen erzeugen also eine Art Dauerstress im Organismus. Damit werden einerseits die Schlafstörungen bei CFS und MCS verständlich, andererseits ist damit auch die geringe Stresstoleranz von Patienten mit MCS und CFS zu erklären.

Nach Patarca (2001) stammen die Zytokine, die an der Aktivierung der Stressachse beteiligt sind, hauptsächlich aus den Gliazellen im Gehirn und nur zum Teil aus den Immunzellen der lymphatischen Organe. Demnach ist zu vermuten, dass Fremdstoffe bzw. reaktive Sauerstoffverbindungen auch in direktem Kontakt mit den Gliazellen die Bildung der Zytokine und damit Entzündungen auslösen, und dies unter Umgehung der Blut-Hirn-Schranke (schwarzer Pfeil in Abb. 6). Endgültige Klarheit über die Herkunft der Zytokine, die im Gehirn Krankheitssymptome bzw. letztlich die Chemikalien-Überempfindlichkeit bewirken, müssen weitere Forschungen schaffen.

Die aus der Aktivierung der HHN-Achse resultierende Kombination von Müdigkeit und Ruhelosigkeit ist typisch für Patienten mit chronischem Erschöpfungssyndrom (CFS), wie es auch als Begleitsymptom bei MCS vorkommt. Die Symptome treten mit zeitlichen und individuell unterschiedlichen Ausprägungen auf und sind somit als Folge des Wechselspiels der Schlaf-fördernden Wirkung des Il-1 und der aktivierenden Rolle des CRH aufzufassen. Da auch der Sympathicus aktiviert wird und Adrenalin sogar im Hypothalamus ausgeschüttet wird, resultiert bei den Patienten offenbar eine komplexe Beeinflussung des Verhaltens, das den bei MCS-Patienten oft festgestellten neuropsychiatrischen Symptomen entspricht. Näheres zur Rolle der HHN-Achse bei MCS und CFS ist im Kapitel 6.3, „Einflüsse des Hormonsystems auf das Krankheitsbild", ausgeführt. Die Ausschüttung von Cortisol wie auch die Aktivierung des Sympathicus mit der Ausschüttung von Katecholaminen erhöhen zudem das Risiko von Arteriosklerose und anderen Herz-Kreislauf-Erkrankungen (Straub, 2006).

Weiterhin gibt es Hinweise, dass Interferon-γ hemmend in den Metabolismus von Tryptophan eingreift, bei dem Serotonin und Melatonin gebildet werden. Ein verminderter Serotonin- und Melatonin-Spiegel wird mit Depressionen, einer Verminderung der psychischen Stabilität sowie mit einer Störung des Schlaf-Wach-Rhythmus in Verbindung gebracht. Diese Symptome werden häufig bei MCS- und CFS-Patienten festgestellt (Bartram, 2005). Zusätzlich sei erwähnt, dass Melatonin auch Antioxidans-Eigenschaften besitzt und bei einem Überangebot von ROS leicht oxidiert wird. Dadurch kann ein chronisch verminderter Melatonin-Spiegel bei MCS-Patienten ebenfalls andauernde Schlafstörungen verursachen (Kudicke et al., 1996).

Interleukin 6 (Il-6) spielt offenbar eine besondere Rolle bei der Entstehung chronisch-entzündlicher Krankheiten. Ein erhöhter Plasmaspiegel von Interleukin 6 gilt nämlich als Risikofaktor für degenerative Alterserkrankungen wie die Alzheimer-Krankheit, Osteoporose, Rheumatoide Arthritis oder Gefäß-Erkrankungen. „Psychosoziale Faktoren" und Ernährung beeinflussen ferner den Il-6-Spiegel. Mehrere Studien haben einen statistischen Zusammenhang zwischen sozialer Isolation, gleichzeitig auftretenden Schlafstörungen, oxidativem Stress, Ernährung und erhöhtem Il-6-Spiegel aufgezeigt. Dagegen korrelierten niedrige Il-6-Werten mit hohen Werten von Antioxidantien im Plasma und mit verringerter Sterblichkeit (Friedmann et al., 2005; Walston et al., 2006). Diese Befunde deuten darauf hin, dass Il 6, das auch als Folge des Fremdstoffmetabolismus gebildet wird, zwischen der Wirkung von Fremdstoffen und dem Auftreten chronischer Entzündungskrankheiten vermittelt. Die Korrelation zwischen den „Psychosozialen

Faktoren“ und dem Il 6-Spiegel wäre dann als Folge von Entzündungsvorgängen zu interpretieren, wenn man voraussetzt, dass soziale Isolation häufig nach Auftreten von chronischem Erschöpfungssyndrom (CFS) erfolgt. CFS wiederum entsteht nach chronischer Aktivierung der hormonalen Stressachse durch die Interleukine Il 1 und Il 6, die bei chronischen Entzündungen vermehrt gebildet werden. Die besondere Bedeutung der Einflüsse auf das Hormonsystem, insbesondere die Aktivierung von Stressreaktionen, wird in Kapitel 6.4 noch genauer betrachtet.

Die Korrelation eines hohen Antioxidantienspiegels mit einem niedrigen Il 6-Spiegel bestätigt die Annahme der Rolle chronischer Entzündungsvorgänge, da diese bekanntlich über reaktive Sauerstoffverbindungen ausgelöst werden. Der Il 6-Plasmaspiegel erscheint demnach auch geeignet als diagnostischer Marker bei der Feststellung des Entzündungsstatus des Patienten.

Zusammenfassend ist festzustellen, dass die über NF-kB gesteuerten Entzündungsvorgänge, die ursprünglich den Sinn hatten, Viren und Bakterien abzuwehren, bei permanenter Schadstoffexposition eine andauernde einseitige entzündliche Situation erzeugen, die mit den bekannten Gegenregulationsmechanismen offenbar nicht mehr beherrscht werden kann. Diese Situation scheint unabhängig von der klassischen Dosis-Wirkungsbeziehung zu bestehen, mit der Schadstoffwirkungen toxikologisch charakterisiert werden (Bartram, 2005).

Grundsätzlich folgt der hier beschriebene durch Zytokine vermittelte Mechanismus dem schon seit Jahren etablierten Konzept der „Long-Loop-Wechselwirkungen“, der Langzeit-Rückkopplungswirkungen von Immun-, Hormon- und Nervensystem, wie sie im Fachgebiet der Psychoneuro-Endokrino-Immunologie beschrieben werden (Abb. 5)(Straub et al., 2006). Danach wirken Hormone vor allem der Stresshormon-Achse, Neurotransmitter, Neuropeptide und Zytokine des Immunsystems in einem durch Rückkopplungswirkungen verbundenen Regelsystem zusammen und bilden ein empfindliches Gleichgewicht von Wirkungen, das durch äußere Störungen nur bis zu einem gewissen Maß belastet werden kann, ohne dass das gesamte System aus dem Gleichgewicht gerät und zusammenbricht. Störungen in diesem Regelsystem sind kennzeichnend für komplexe Multisystem-Erkrankungen. Lokale Mechanismen, wie sie unter anderem durch Fremdstoffe beispielsweise in den oberen Luftwegen ausgelöst werden, haben somit grundsätzlich Auswirkungen auf das übergeordnete Regelsystem und führen langfristig zum chronischen Krankheitsgeschehen. Das entzündete Gewebe liefert dabei über die in die Blutbahn abgegebenen Zytokine und aktivierten Immunzellen (Z) die Rückkopplungssignale an die übergeordneten Regelzentren des Zentralnervensystems, den Hypothalamus und die Hypophyse (Abb. 5) (Straub et al., 2006).

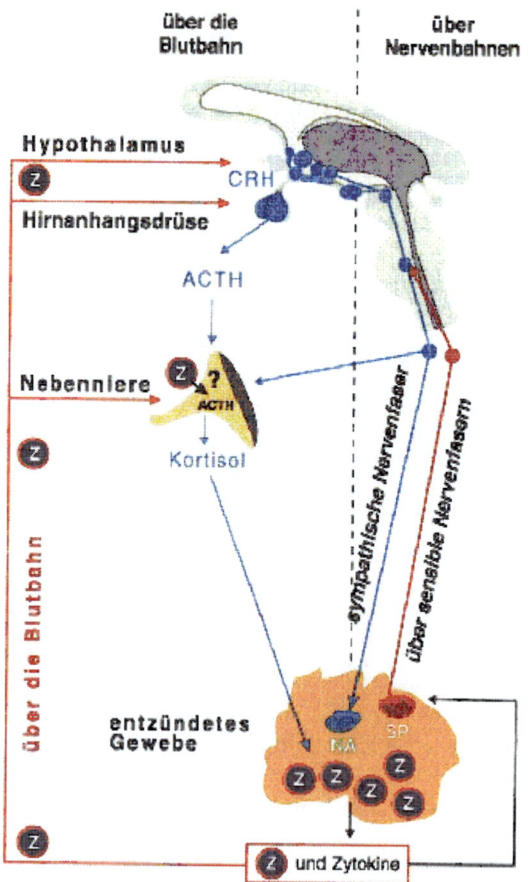

Abb. 5: Schema der Wechselwirkungen von Immun-, Nerven- und Hormonsystem bei chronischen Entzündungskrankheiten (nach Straub et al., 2006, mit freundl. Genehmigung des Verlags Vandenhoek & Ruprecht und Prof. R.H. Straub).
ACTH, adrenocorticotropes Hormon; CRH, Corticotropin Releasing Hormone; NA, Noradrenalin; SP, Substanz P; Z, aktivierte Immunzelle.
Das Schema macht deutlich, dass durch entzündete Gewebe Zytokine und aktivierte Immunzellen ins Blut abgegeben werde, die auf Teile des Stammhirns (Hypothalamus, Hypophyse) zurückwirken. Dadurch kann u.a. die Stresshormonachse über CRH und ACTH aktiviert werden. Das als Folge in der Nebenniere freigesetzte Cortisol kann hemmende oder auch aktivierende Wirkungen auf Teile des Immunsystems haben. Bestimmte T-Zell-abhängige chronische Entzündungskrankheiten können dabei auch verstärkt werden. Zusätzlich können afferente sensible Nervenfasern durch Signalstoffe der Entzündung (SP, IL-1ß, TNF) im Gehirn Folgewirkungen der Entzündung auslösen, wie z.B. Aktivierung der Stressachse. Impulse des Sympathicus beeinflussen ebenfalls Entzündungen.

6.2.5. Weitere Folgereaktionen der ROS: Rückkopplungsmechanismen, Hitzeschock-Proteine und Apoptose

Erhöhte Mengen an ROS haben auch Auswirkungen bezüglich einer weiteren Rückkopplungshemmung des Entzündungsgeschehens: sie beeinflussen die Entgiftungsreaktionen der Phase II, an denen Glutathion als Substrat der Glutathion-Transferasen (GST) beteiligt ist. Im Gehirn von Ratten-Jungtieren wurde ein Zusammenhang zwischen der Zunahme von Lipid-Hydroperoxiden mit gleichzeitiger Abnahme der Glutathion-Konzentration nach Exposition mit dem Pyrethroid Allethrin nachgewiesen (Gupta et al. 1999). Dies ist durch eine vermehrte Reaktion des reduzierenden Glutathions mit den Lipid-Hydroperoxiden, den Produkten der Lipid-Peroxidation, zu erklären.

Die Abnahme des Glutathions (GSH) korreliert mit einer NF-κB-gesteuerten Aktivierung der Synthese der γ-Glutamyl-Cystein-Synthetase (γ-GCS). Dieses Enzym wird zur Synthese von Glutathion benötigt. Folge der Wirkung von NF-κB ist also eine Steigerung der Glutathion-Synthese, offenbar mit dem „Ziel“, ein Gleichgewicht zwischen den Entzündungsreaktionen und den Glutathion-vermittelten antioxidativen Gegenreaktionen wieder herzustellen. Chronische Aktivierung der NF-κB-/γ-GCS-Achse kann daher mit hohen Glutathion-Spiegeln verbunden sein, sofern ausreichend Substrat (Cystein) für die Glutathion-Synthese zur Verfügung steht (Bieger, 2002). Je nach Stadium der Krankheit variieren also die Glutathion-Spiegel: am Anfang sind eher niedrige, in späteren Stadien eher höhere Konzentrationen zu erwarten, mit bislang nicht absehbaren Folgen für die Entgiftungsreaktionen der Phase II. Man kann vermuten, dass im Anfangsstadium bei niedrigen Glutathion-Spiegeln der Fremdstoff-Metabolismus der Phase II verzögert bzw. vermindert ist, und dass es folglich zu einer stärkeren Anreicherung der Metaboliten aus der Phase I kommt, die wiederum als reaktive Sauerstoffverbindungen die Bildung von NF-κB induzieren. Die Folge ist dann eine verstärkte Entzündungsreaktion. Schließlich wird der erhöhte ROS-Spiegel mit einer verstärkten Glutathion-Synthese „in Schach gehalten“, solange das Substrat fur die γ-GCS noch ausreicht. Bei Erschöpfung des Reservoirs an reduzierenden Verbindungen nützt auch die Aktivierung der γ-GCS-Bildung durch NF-κB nichts mehr, das Gleichgewicht verschiebt sich in Richtung chronischer Entzündung. Ein Mangel des reduzierten Glutathions (GSH) ist also eindeutig mit einer verstärkten Neigung zu Entzündungen bis hin zum Zelluntergang durch Apoptose verbunden (Antox GmbH, 2005; Liang et al., 1991). Daraus folgt die Vermutung, dass es sich bei der Chemikalien-Überempfindlichkeit der MCS-Patienten möglicherweise um eine Folge dieses positiven Rückkopplungsmechanismus handelt.

Die ROS lösen auch die Bildung weiterer Faktoren aus, die am Krankheitsgeschehen möglicherweise beteiligt sind. Dazu gehören u.a. die so genannten **Hitzeschock-Proteine** (HSP). Die Gruppe der HSP 60/65 wird bevorzugt durch Schad- bzw. Fremdstoffe induziert und dient als Schutzsystem gegen physikalische und chemische Stressreize. Bieger et al. (2002) konnten eine massive Steigerung der HSP-60-Expression in mononukleären Zellen des peripheren Blutes bei Patienten mit MCS und anderen chronischen Multisystem-Krankheiten nachweisen.

Folgereaktion Apoptose: der programmierte Zelltod

Der durch Schadstoffe ausgelöste Oxidative Stress steht außerdem in Verbindung mit den Signalwegen der Zelle, die zum programmierten Zelltod (Apoptose) führen (Burdo et al.,2007; Tsai-Turton et al., 2007). Die Apoptose beruht auf einem genetisch gesteuerten Selbstmord-Programm der Zelle, das als Kettenreaktion von hintereinander geschalteten Proteinfaktoren abläuft (Alberts et al., 2004). Ein „Selbstmord" von Zellen ist notwendig, wenn ein Organismus bestimmte Zellen nach deren Vermehrung und Funktionserfüllung nicht mehr benötigt oder wenn die Zelle als Krebszelle „entartet" ist und dem Organismus schädlich werden kann. Beispiel: Die Lymphozyten des Immunsystems vermehren sich solange, bis ein Krankheitserreger erfolgreich bekämpft oder vernichtet ist. Danach sterben sie durch Apoptose ab bis auf einen Rest, der als „Gedächtniszellen" in den Lymphknoten schlummert.

Viele akute und chronische entzündliche Krankheiten wie Schlaganfall, Herzinfarkt, Arteriosklerose, Rheuma, Niereninsuffizienz, Leberzirrhose, Bauchspeicheldrüsen-Insuffizienz, sind in ihrem Endstadium mit Apoptose verbunden. Als Beispiel ist die Fettleber nach chronischem Alkoholkonsum zu nennen: Hier sind die Leberzellen durch Apoptose und Nekrose zerstört und durch Fibroblasten ersetzt worden. Erst kürzlich (nach 2000) haben Wissenschaftler herausgefunden, dass der Oxidative Stress in verschiedenen Geweben und Organen, z.B. in Gelenken, im Nervensystem, in der Leber und in allen Organen mit entzündlichen Erkrankungen über einen der Signalwege der Zelle unter bestimmten Bedingungen zur Apoptose führen kann. So gibt es einen Signalweg, der vom Peroxynitrit ausgeht, einem toxischen Zwischenprodukt der Aktivierung des NMDA-Rezeptors im Verlauf des Krankheitsmechanismus bei MCS. Im Zusammenwirken von Fremdstoffmetabolismus und NMDA-Rezeptor-Aktivierung kommt es zu einer verstärkten Bildung Reaktiver Sauerstoffverbindungen und deren Radikale, die schließlich unter bestimmten Bedingungen zur Degeneration von Dendriten und Synapsen durch den Apoptose-Mechanismus führen kann (Mattson et al., 1995; Mattson, 1998).

„Programmierter Selbstmordmechanismus der Zelle aufgeklärt"

Aus dem Pressespiegel des Verbandes Deutscher Biologen, Vbio, vom 16.4.08: Proteinforscher der Ruhr-Universität um Juniorprofessor Dr. Clemens Steegborn und Dr. Dirk Wolters haben 2008 den biochemischen Kontrollmechanismus der Apoptose aufgeklärt. Sie identifizierten zum einen den Teil des Proteins „p66Shc", der für den Selbstmord einer Zelle zuständig ist, und ermittelten zum anderen den genauen Mechanismus seiner Regulation. Das p66Shc-Protein besitzt eine Proteindomäne, die unter Zuhilfenahme von Kupfer das Zellgift Wasserstoffperoxid produziert. Ausgelöst durch zellulären Stress verbinden sich vier p66Shc-Moleküle über Cystein-Cystein-Wechselwirkungen zu einem stabilen Komplex. Erst dieser Komplex kann den kontrollierten Zelltod einleiten, indem er ein Zerplatzen der Mitochondrien auslöst. Die Aktivität des p66Shc kann durch die zellulären Schutzsysteme Glutathion und Thioredoxin gehemmt werden, die sowohl Stress-Schäden und Stress-verursachende Stoffe wie auch den aktivierten p66Shc-Komplex abbauen können. "p66Shc agiert damit als Stress-Sensor", erklärt Dr. Steegborn. "Das Selbstmordprogramm der Zelle wird offenbar erst dann gestartet, wenn diese Schutz-Systeme dem zellulären Stress nicht mehr Herr werden und daher dann auch nicht mehr in der Lage sind, aktiviertes p66Shc zu deaktivieren." Diese Erkenntnisse über Wirkungsweise und molekulare Regulation von p66Shc verbessern das Verständnis von Alterungs- und Krankheitsprozessen und könnten in Zukunft neue Ansätze für die Intervention mit Wirkstoffen ermöglichen (Gertz et al., 2008).

Die Entdeckungen von Gertz et al. (2008, s.o.) haben große Bedeutung für den Krankheitsmechanismus im ZNS bei MCS-Kranken: Wenn in den betroffenen Nervenzellen ein Überschuss an Peroxynitrit und ein Defizit an Glutathion vorhanden ist, dann können sich die Untereinheiten des p66Shc-Proteins über Disulfid-Brücken miteinander verbinden. Der so gebildete Komplex bildet dann Wasserstoff-Peroxid und verstärkt also den oxidativen Stress in der Zelle und dort besonders in den Mitochondrien. Es kommt zur biochemischen Kettenreaktion, die zum Zusammenbruch der Zellatmung und zur Apoptose führt.

Stirbt eine Nervenzelle im Gehirn durch Apoptose ab, so wird auch die präsynaptische (vorangeschaltete) Nervenzelle zur Apoptose veranlasst, weil die lebenserhaltende Rückwirkung der postsynaptischen Zelle auf die präsynaptische Zelle durch Wachstumshormone entfällt (Mattson et al., 1993b). Daher breiten sich im Gehirn die Degenerationsprozesse weit über die ursprünglich betroffene Nervenzelle hinaus aus.

Wie in Kapitel 6.1.4 bereits dargelegt, löst Peroxynitrit einen weiteren Signalweg, den „ERK/c-Myc phosphorylation pathway" aus, der zu einer Erniedrigung der Glutathion-Konzentration in Nervenzellen führt. Auch die Rate der Glutathion-Synthese wird als Folge der Hemmung eines Enzyms der Glutathion-Synthese (Glutamate-Cystein-Ligase) erniedrigt (Burdo et al., 2007). Damit fällt ein wesentlicher Mechanismus für die Gegenregulation der pathologischen Vorgänge aus: Glutathion kann seine Funktion bei der Inaktivierung der schädlichen reaktiven Sauerstoff-Verbindungen (ROS) nicht mehr ausüben, das Gleichgewicht des Zellstoffwechsels verschiebt sich in Richtung auf die schädlichen radikalischen Kettenreaktionen, wie z.B. die Lipid-Peroxidation. Dies kann zur Zelldegeneration und Apoptose und damit zum Ausfall von Hirnfunktionen führen. Als Folge des Glutathionmangels fördern nämlich Spuren von Cu(I)-Ionen die Bildung weiterer freier Radikale, was wiederum eine Aktivierung des zum Zelltod (Apoptose) führenden p53-Signalwegs bewirkt (Du et al., 2007). P53 ist ein Protein, das als Transkriptionsfaktor für Gene von Enzymen wirkt, die die Apoptose auslösen.

P53 wird allgemein durch Stressfaktoren der Zelle aktiviert, darunter der genannte oxidative und nitrosative Stress, sowie auch durch DNA-Schäden, die durch Sauerstoffradikale oder mutagene Strahlung wie UV oder γ-Strahlen verursacht wurden. Bei geringeren Schäden oder geringerem Stress werden hingegen DNA-Reparaturenzyme aktiviert und der Zellzyklus angehalten (Rensing, Ruoff, 2009). Die Aktivierung oder Hemmung der P53-Aktivität geschieht über ein komplexes System von Signalketten, an deren Ende Enzyme stehen, die das P53-Protein an bestimmten Stellen phosphorylieren, methylieren oder acetylieren, und dies in Abhängigkeit von Art und Ausmaß des oxidativen Stresses oder der Strahlung, der die Zelle ausgesetzt ist. Dadurch wird die Bindungsfähigkeit (Affinität) von P53 für bestimmte Promotoren auf der DNA erhöht oder erniedrigt. Die Folge ist eine jeweils unterschiedliche Synthese von

Proteinen, die weitere Signalketten, darunter die der Apoptose, auslösen. P53 wirkt also als ein Regulationsfaktor eines empfindlichen Regulationssystems der Zelle, das auf die Stärke des jeweiligen Stresses unterschiedlich reagiert. Man kann sogar annehmen, dass P53 an der Schaltstelle eines Entscheidungssystems der Zelle sitzt, die zwischen weiterem Leben und weiterer Vermehrung oder dem Tod der Zelle entscheidet. Es handelt sich also um einen Entscheidungsmechanismus auf zellulärer bzw. neuronaler Ebene (Rensing, Ruoff, 2009). Dieser Mechanismus ist z.B. von Bedeutung, wenn im Gehirn der Schalter der biochemischen Mechanismen in Richtung Apoptose und damit zur Neurodegeneration und Demenz umgelegt wird.

Das Gen für P53 ist daher auch ein Tumor-Suppressorgen, das in intaktem Zustand die Entstehung von Krebszellen durch Apoptose der geschädigten Zellen verhindert. Mutationen im P53-Gen verhindern die Apoptose und fördern daher die Krebsentstehung.

Eine weitere Möglichkeit, die Apoptose auszulösen, ist durch das Zellmembran-Protein Fas gegeben, das nach Bildung eines weiteren Proteins, des Fas-Liganden (FasL), eine Signalkette auslöst, die über das Enzym Caspase-8 zur Apoptose führt.

Es handelt sich um eine von äußeren Faktoren ausgelöste Apoptose-Signalkette, also eine extrinsische Auslösung. Bei chronischen Entzündungen setzen verschiedene Zellen des Immunsystems Interferon-gamma (Ifn-γ) frei, das wiederum die Ausprägung des Fas-Proteins auf den Zielzellen auslöst (Lodish, Harvey, 2003; Ganzimmun Diagnostics AG, 2008). Da chronische umweltbedingte Erkrankungen wie MCS auch mit Entzündungsprozessen zusammenhängen, ist eine Signalkette über Ifn-γ, Fas, Caspase-8 bis zur Apoptose denkbar. Wenn dies im Gehirn abläuft, was bei MCS der Fall ist, dann kann auch eine Degeneration von Nervenzellen die Folge sein.

Wichtige Enzyme dieser Apoptose-Signalkaskade sind die sogenannten Caspasen, die aus inaktiven Vorstufen in aktive Formen überführt werden. Oxidativer Stress aktiviert u.a. einen Faktor namens „TAT", der die Bildung eines Proteinkomplexes aus den Faktoren NFAT, NF-kB und AP-1 einleitet. Dieser Komplex führt zur Aktivierung von Genen auf der DNA, die das Rezeptorprotein CD95L ausprägen, das schließlich die Caspase-Kaskadenreaktion auslöst, die dann zur Apoptose führt (Alberts, et al., 2004; Krammer, 2005).

Einen direkten Bezug zwischen der Wirkung von Schadstoffen und der Auslösung der Apoptose konnte mit der Einwirkung von Dimethyl-Benzanthracen (DMBA), einem polyzyklischen aromatischen Kohlenwasserstoff, auf Zellkulturen von Ratten-Follikelzellen gezeigt werden. Die Wirkung von DMBA korreliert mit einer Erhöhung von reaktiven Sauerstoffverbindungen (ROS) in der Zelle, bevor diese zur Apoptose übergehen. Glutathion-Zugabe verhindert die Apoptose bei diesem Testsystem (Tsai-Turton et al., 2007).

Gibt es eine Signalkette ausgehend von Fremdstoffen zur Demenz?

Die hier beschriebenen Apoptose-Mechanismen, die u.a. von Peroxynitrit und anderen ROS sowie bei Entzündungen durch Ifn-γ ausgelöst werden können, spielen bei **neurodegenerativen Erkrankungen** wie die Alzheimer- und

Parkinson-Krankheit und die Amyotrophe Lateralsklerose eine Rolle. Diese entzündlich-degenerativen Erkrankungen des Zentralen und peripheren Nervensystems, die mit Gewebsnekrosen verbunden sind, können somit auch auf die indirekte Wirkung von Schad- oder Fremdstoffen sowie auch von Arzneimitteln und Chemotherapeutika zurückgeführt werden. Nach allem, was bisher über den biochemischen Mechanismus bei MCS und anderen chronisch entzündlichen Multisystemerkrankungen bekannt ist, muss der Apoptose-Mechanismus auch für schwere Endstadien dieser Krankheiten angenommen werden. Zusätzlich verstärkt die Auslösung der Stresshormonachse, die zur Ausschüttung von Cortisol führt, die Tendenz zur Apoptose bei den Zellen im Zentral-Nervensystem (siehe Kapitel 6.9.10). Cortisol kann nämlich über membranständige Glukokorticoid-Rezeptoren die Apoptose auslösen (Buttgereit und Burmester, 2006). Welche langzeitigen Auswirkungen dies auf die Leistungsfunktionen des Großhirns wie z.B. Lernen und Gedächtnis hat, kann noch nicht abgeschätzt werden. Möglicherweise stellt MCS/CFS eine Vorstufe für neurodegenerative Demenzerkrankungen wie Alzheimer, die Parkinson-Demenz (eine Sonderform der Parkinson-Krankheit) oder die Lewy-Körperchen-Demenz dar.

6.2.6. Tiermodelle von MCS bestätigen den Krankheitsmechanismus

Pall (2009) zitiert 39 verschiedene Tiermodelstudien über MCS, in denen Teile des NO-Peroxynitrit-Zyklus beschrieben bzw. nachgewiesen wurden. Der Zyklus hat auch bei diesen Studien eine besondere Bedeutung bei den Mechanismen der neuronalen Sensibilisierung gegenüber Chemikalien und der neurogenen Entzündung. Dabei werden ebenso wie bei den zuvor zitierten Studien mit MCS-Patienten die folgenden Merkmale der Sensibilisierung deutlich:

- Eine neuronale Sensibilisierung gegenüber einem bestimmten chemischen Stoff führt zu einer Sensibilisierung gegenüber anderen chemischen Stoffen.
- Die Sensibilisierung verläuft progressiv, wobei die Sensibilisierung mit zunehmender Anzahl von Chemikalienexpositionen zunimmt.
- Die Wirkungen der chemischen Stoffe erfolgen über eine verminderte Acetylcholinesterase- oder GABAa-Rezeptor-Aktivität oder über eine Erhöhung der TRPV1-Rezeptor-Aktivität oder Natriumkanal-Aktivität (vergleiche Kapitel 6.1.6).
- Oxidativer Stress, erhöhte NMDA-Rezeptor-Aktivität, erhöhter Stickstoffmonoxid- und Peroxynitrit-Spiegel, erhöhter Spiegel von inflammatorischen Zytokinen und anderen Entzündungsmarkern und erhöhte Spiegel intrazellulären Calciums sind typische Krankheitsmerkmale auch bei den Tiermodellen und bestätigen den biochemischen Mechanismus bei MCS-Patienten.
- Schädigung der Blut-Hirn-Schranke,
- Mechanismus der neurogenen Entzündung,
- Überempfindlichkeit der Luftwege,

- Durch Chemikalien ausgelöste sensorische Reizantwort, offenbar unter Beteiligung verschiedener TRP-Rezeptoren einschließlich TRPV1 (nach Pall, 2009).

Beispielhaft sollen nur folgende Tierstudien nochmals erwähnt werden, die teilweise bereits in den Kapiteln zum biochemischen Pathomechanismus zitiert wurden:

Formaldehyd kann bei Ratten nach wiederholter Exposition mit niedrigen Konzentrationen eine Sensibilisierung gegenüber Geruchsstoffen im olfaktorisch-limbischen Funktionsbereich des Gehirns hervorrufen (Sorg et al., 2004; Sorg und Newlin, 2003). Die Ratten reagierten auf die Geruchsstoffe mit verstärkten Angstreaktionen. Eine mit Chemikalien künstlich erzeugte Chemikalienüberempfindlichkeit bei Mäusen kann mit Hemmstoffen der NO-Synthase behandelt werden, wobei die Symptome der Chemikalien-Überempfindlichkeit gleichzeitig vermindert werden (zitiert nach Pall, 2002).

Als weiteres Beispiel sei ein Mausmodell genannt, bei dem eine wiederholte Verabreichung von drei verschiedenen Chemikalien eine Überempfindlichkeit verursachte, die anschließend durch niedrige Konzentrationen von jeweils einem dieser Stoffe wiederholt aktiviert werden konnte. Im Blut dieser Mäuse ließen sich erhöhte Konzentrationen verschiedener inflammatorischer Zytokine nachweisen, die nochmals anstiegen, wenn die Überempfindlichkeitsreaktionen durch Chemikalien provoziert wurden (Fukuyama et al., 2008). Eine der verwendeten Stoffe war Toluol-Diisocyanat (TDI), eine in Kunststoffen, Möbeln und Bauprodukten häufig vorkommende Chemikalie, die allgemein als stark allergisierend wirkend bekannt ist. Selbst in Zellkulturen von Gliazellen, immunologisch aktiven Zellen des Gehirns, konnte eine Chemikalien-Überempfindlichkeit mit Abgabe von entzündlichen Zytokinen durch Chemikalien ausgelöst werden (Harry et al., 2002).

Das Mausmodell von Anderson und Anderson (1999 und 2003) kommt dem Krankheitsbild von MCS beim Menschen recht nahe. Die Mäuse zeigten eine Kreuz-Überempfindlichkeit gegenüber verschiedenen Chemikalien und Chemikaliengemischen, nachdem sie zuvor mit anderen Chemikalien oder Chemikaliengemischen sensibilisiert worden waren.

Abou-Donia et al. haben ein Rattenmodell für MCS entwickelt, bei dem die Chemikalien, denen die Soldaten bei den Golfkriegen ausgesetzt waren, als Auslöser der Krankheit verwendet wurden, darunter Pyridostigmin-bromid, ein als Cholinesterase-Inhibitor wirkendes Carbamat, das Insekten-Abwehrmittel DEET (N,N-Diethyl-m-Toluamid), das Pyrethroid-Insektizid Permethrin, und verschiedene Organophosphat-Insektizide. Nach Exposition gegenüber Gemischen dieser Stoffe zeigten die Ratten chronische neurologische Symptome mit deutlichen Verhaltensauffälligkeiten sowie sensomotorischen Defiziten, beispielsweise bei den üblicherweise in der Neurologie gemessenen Muskel-Reflexen. Die Wirkungen traten auf nach kurzzeitigen Hochdosis-Expositionen oder auch nach langzeitigen Einwirkungen niedriger Dosen (Abu-Donia, 2003; Abou-Donia et al., 2004). Selbst niedrige Dosen, die keine offensichtlichen neurotoxischen Wirkungen zur Folge hatten, bewirkten diese messbaren chronischen neurologischen Veränderungen (Abdel-Rahman, 2004). Diese

Ergebnisse weisen auf die Ähnlichkeiten des Krankheitsbildes MCS mit dem in Kapitel 1.3 bei den Fallschilderungen beschriebenen Golfkriegssyndrom hin: Es handelt sich um neurotoxische Wirkungen von langzeitig einwirkenden niedrigen Konzentrationen dieser Stoffe, die sich erst nach einer längeren Latenzzeit in erkennbaren Symptomen und in einer unspezifischen Chemikalien-Überempfindlichkeit ausprägen.

Die mit den Chemikalien behandelten Ratten zeigten außerdem ähnliche oder gleiche diagnostische Parameter, wie sie bei menschlichen MCS-Patienten in der Labordiagnostik (Effektmonitoring) nachgewiesen wurden, darunter Marker wie 3-Nitrotyrosin, Peroxynitrit, Oxidativer Stress, Schädigung der Blut-Hirn-Schranke, und erhöhte Werte von Stickstoff-Monoxid (siehe z.B. Abou-Donia et al., 2002; Abu-Quare und Abou-Donia, 2001; Abu-Quare et al., 2001; Abdel-Rahman et al., 2002).

Bei Mäusen konnte ein MCS-Modell mit wiederholter Exposition durch drei verschiedene Chemikalien, darunter das stark sensibilisierende Toluol-Diisocyanat (TDI), ausgelöst werden, wobei die gleichen Chemikalien nach anschließenden Provokationstests zu Überempfindlichkeitsreaktionen führten, nach denen jeweils stark erhöhte Werte von inflammatorischen Zytokinen im Blut auftraten (Fukuyama et al., 2008). Ähnliche Ergebnisse erzielten Fujimaki et al. (2001) mit Chemikaliengemischen bei Mäusen.

Gilbert (2001) berichten von einem Tiermodell, bei dem sowohl eine wiederholte Exposition niedriger Konzentrationen als auch eine einmalige Exposition hoher Konzentrationen von Lindan und anderen Organochlor-Pestiziden zu neuronaler Sensibilisierung und als Folge davon zu epileptischen Anfällen führten. Die hier erzielten Versuchsergebnisse weisen auf eine verminderte GABAa-Rezeptor-Funktion und eine gleichzeitig erhöhte NMDA-Rezeptor-Funktion hin, die mit einer Langzeit-Potenzierung bestimmter Nervenverknüpfungen verbunden sind (Limbic-Kindling-Modell von MCS) (Pall, 2008).

Zusammenfassend ist festzustellen, dass viele Tiermodell-Studien, von denen hier nur einige zitiert wurden, gezeigt haben, dass

- MCS-ähnliche Krankheitsbilder auch bei (Säuge-)Tieren durch Chemikalien experimentell ausgelöst werden können, mit den typischen Merkmalen einer fortschreitenden Chemikalien-Sensibilisierung, wie sie auch bei MCS-Patienten auftreten,
- der NO-Peroxynitrit-Zyklus als zentraler biochemischer Verstärkungsmechanismus wesentlich an der Entstehung der Chemikalien-Überempfindlichkeit beteiligt ist.

6.3 Einflüsse des Hormonsystems auf das Krankheitsbild

6.3.1. Adipositas als Folge einer Hormon-Regulationsstörung

Es gibt offenbar auch einen Zusammenhang zwischen dem MCS-Krankheitsbild und hormonellen Störungen. Als Beispiel sei zunächst auf das Krankheitbild der **Adipositas** eingegangen (Müller, 2003; Ajuwon, Spurlock, 2004). Bei MCS-Patienten, die eine Adipositas nach dem Auftreten von MCS entwickelt hatten, war durchweg der Leptin-Gehalt im Serum pathologisch auf 27 bis 124 Nanogramm pro Liter (ng/l) (Normwert 2-25 ng/l) und durchschnittlich 50,6 ng/l erhöht. Die meisten dieser Patienten zeigten nach Ausbruch von MCS eine rasch fortschreitende Zunahme des Körpergewichts trotz Einschränkung der Nahrungsaufnahme infolge von Überempfindlichkeitsreaktionen. Offenbar führte die erhöhte Leptin-Konzentration nicht zu einer Drosselung der Fetteinlagerung. Man vermutet daher eine Leptin-Resistenz des Sättigungszentrums im Hypothalamus, dessen Leptin-Rezeptoren normalerweise eine Abnahme des „Hungermelders" Neuropeptid Y sowie einen Anstieg des Corticotropin-Releasing-Hormons (CRH) bewirken. Folge: Bei erhöhter Leptinmenge kommt es normalerweise zur Abnahme des Volumens der Fettzellen (Adipozyten) und der Körperfettmasse. Bei MCS-Patienten ist dies aber nicht der Fall.

Vermutet wird eine Schädigung des Leptin-Rezeptors, wodurch dann die negative Rückkopplungsregulation über das Neuropeptid Y aufgehoben ist. Eine Schädigung des Rezeptors und damit des gesamten Regelkreises durch Chemikalien konnte bereits nachgewiesen werden.

Der erhöhte Leptinspiegel hat schädliche Nebenwirkungen: Thrombosen in Blutgefäßen sowie die Induktion der Bildung von Zelladhäsionsmolekülen werden gefördert. Dies steht offenbar in Zusammenhang mit einer chronischen Niedrigdosis-Belastung mit Schwermetallen.

Letztlich ist die Erhöhung des Leptinspiegels auf entzündlich fehlregulierte Regelkreise des Hormon- und Immunsystems bei MCS-Kranken zurückzuführen. Diese Annahme wird gestützt durch die chemische Verwandtschaft des Leptins mit dem Tumor-Nekrose-Faktor (TNF), der zu einer wichtigen Gruppe von Regulationsfaktoren des Immunsystems bei verzögerten Entzündungsprozessen gehört (Müller, 2003). Adipozyten (Fettzellen) scheiden neben Leptin nämlich auch TNF-α und das mit dem Immun-Abwehrprotein C1q verwandte Adiponektin aus, ferner auch vermehrt Zytokine und Regulationsfaktoren des Immunsystems wie NF-kB, Il-6 und Il-15, die Entzündungen verstärken . Fettzellen lassen sich wie die Immunzellen durch Ifn-γ dazu aktivieren, noch mehr Il-15 zu bilden. Il-15 regt in den Fettzellen den Fettabbau an, um Energie für die akute Phase der Entzündungs-reaktion bereitzustellen. Fettzellen erweisen sich damit als funktionell verwandt zu den Immunzellen, die Entzündungen verstärken. TNF-α, Il-6 und das Protein „Resistin" fördern ferner die Insulin-Resistenz von Muskel- und Fettzellen der Diabetes-Patienten, die als Folge weniger Glukose aus dem Blut aufnehmen. Es gibt also einen engen Zusammenhang beim molekularen Pathomechanismus zwischen MCS, Diabetes und Adipositas. (Müller, 2003; Ajuwon, Spurlock, 2004).

Wenn die Krankheit weiter fortschreitet und Symptome des chronischen Erschöpfungssyndroms (CFS) verbunden mit chronischem Schlafmangel hinzukommen, dann kommt es offenbar zu einem nächtlichen Abfall der Hormone Leptin, Insulin und des Schilddrüsen-stimulierenden Hormons TSH, wie eine Studie der Universität Chicago zeigte (zit. nach Young, 2008). Die Leptin-Werte sind dann so niedrig, dass sie dem Körper Hunger signalisieren. Dann muss man Nachts halt mal an den Kühlschrank gehen. Vermutlich ist also der Leptinspiegel vom Stadium der Krankheit abhängig: am Anfang ist er offenbar erhöht, im weiteren Verlauf erniedrigt. Da gleichzeitig die Werte des Hormons Ghrelin erhöht sind, wird der Appetit verstärkt. Es liegt also eine tiefgreifende Störung der Regulation der Nahrungsaufnahme vor, bei der die Rückmeldung einer Sättigung fehlt. Dies fördert die Fetteinlagerung bis hin zum Zustand einer Adipositas. Wenn gleichzeitig, wie oben beschrieben, die Funktion der Leptin-Rezeptoren beeinträchtigt ist, so wird diese Regulationsstörung weiter verstärkt. Es scheint somit kein Wunder zu sein, dass Personen mit chronischen Entzündungskrankheiten häufig unter extremer Adipositas leiden.

Hinzuweisen ist ferner auf eine Störung der Regulation des Cholesterin-Stoffwechsels, weil das Enzym 7α-Hydroxylase durch Stickstoffoxid (NO) gehemmt und dadurch der Abbau von Cholesterin zu Gallensäuren blockiert wird. Die Folge davon ist wiederum eine gestörte Fettverdauung mit erhöhter Stuhlfrequenz (siehe Kapitel 6.9.4, kardiovaskuläre Krankheiten; Muller et al., 1996), sowie ein insgesamt erhöhter Cholesterinspiegel im Blut, der den Aufbau von Fettgewebe fördert.

Als Folge des vermehrten Fettgewebes ist der Spiegel des Zytokins IL-6 erhöht. IL-6 wird bei Adipositas-Patienten vermehrt vom Fettgewebe gebildet. Ein hoher IL-6-Spiegel steht mit einem verminderten Spiegel des Nebennierenrinden-Hormons DHEAS (Dihydroepiandrosteronsulfat) in Zusammenhang (Straub und Schauenstein, 2006). DHEAS wirkt chronisch-entzündlichen und degenerativen Prozessen entgegen, es gilt als „Verjüngungshormon", IL-6 gilt dagegen als „DHEAS-Antagonist", der Alterungs- und Degenerationsprozesse fördert.

6.3.2. Die Rolle der Stresshormon-Achse (HHN-Achse)

Eine weitere Rolle für das Krankheitsgeschehen spielt, wie schon mehrfach erwähnt, die **Hypothalamus-Hypophysen-Nebennieren-Achse** („HHN-Achse"), die besonders auch im Zusammenhang mit dem chronischen Erschöpfungssyndrom (CFS) und Stressreaktionen untersucht wird.

Niedrige Konzentrationen von Luftschadstoffen wie Formaldehyd führten bei Mäusen zu einer dosisabhängigen Aktivierung von Zellen im Hypothalamus, die den Corticotropin-Releasing-Factor (CRF oder CRH) produzieren, sowie ebenfalls zur Aktivierung von ACTH-produzierenden Zellen der Hypophyse. Wenn die Mäuse zusätzlich eine experimentelle Ovalbumin-Allergie hatten, lag die Wirkungskonzentration des Formaldehyds noch niedriger (Sari et al., 2004). Bei Ratten, die mit der Nahrung einer Belastung mit Blei ausgesetzt waren, erhöhte sich der Cortisol-Spiegel im Blut. Von außen zugeführte Stressreize modifizierten die Wirkungen des Bleis, und umgekehrt beeinflusst eine Bleiexposition die

Wirkungen der Stressreize (Cory-Slechta, 2005). Diese Ergebnisse zeigen, dass im Organismus Wechselwirkungen zwischen dem Stresshormon-System und den durch Fremdstoffe ausgelösten Effekten stattfinden, und dass gleichzeitige Stress- und Schadstoffbelastungen potenzierend zusammenwirken können. Umweltschadstoffe können offenbar die Stresshormonachse aktivieren, wobei nach dem Modell der neurogenen Entzündung periphere sensorische Nerven und das Limbische System sowie verschiedene Zytokine wie Il-1 und Neuropeptide wie die Substanz P beteiligt sind (Riedel, Neek, 2001; Tsalik, 2006; siehe Kapitel 6.2.4). Außerdem wirken bereits vorher erworbene Allergien offenbar synergistisch auf die Ausprägung der mit MCS verbundenen Stresssymptome.

Das Limbische System ist über den Hypothalamus mit der Stresshormon-Achse verbunden, die beim Corticotropin-Releasing-Hormon (CRH) im Hypothalamus beginnt und über das Adreno-corticotrope Hormon (ACTH) der Hypophyse bis zum Cortisol der Nebennierenrinde verläuft (siehe Abb.6, Kap. 6.4). Bei Depressionspatienten wird ebenfalls ein erhöhter Spiegel von CRH, ACTH und Cortisol festgestellt. Depressionen sind häufig Begleitsymptome von MCS und CFS (Chronic Fatigue Syndrome). Als Ursache wird ein Versagen der Rückkopplungsschleife diskutiert, bei der ein erhöhter Cortisolspiegel normalerweise die CRH- und ACTH-Ausschüttung wieder absenkt, wie dies bei intakter negativer Rückkopplung der Fall wäre. Dies ist hier aber nicht der Fall. Folge: Die andauernd vermehrte CRH-Ausschüttung erzeugt Dauerstress, Schlaflosigkeit, Erschöpfung, und damit die langfristige und andauernde Ausprägung eines chronischen Erschöpfungssyndroms (CFS) (BMBF 2001). Unklar ist derzeit noch, worauf dieses Versagen der Rückkopplungsschleife beruht. Möglich erscheint eine Schädigung von Cortisolrezeptoren im Hypothalamus durch Fremdstoffe, durch oxidativen und nitrosativen Stress oder auch durch den Abbau von Cortisol-Rezeptoren, der durch negative Rückkopplung als Folge andauernd erhöhter Cortisol-Konzentrationen verursacht wird, wie er auch bei chronischem psychosozialem Stress nachzuweisen ist (Rensing, 2006).

Bei CFS-Patienten wurde ein erhöhter Interleukin-1-Gehalt (Il-1) im Blut gefunden, der – unter Umgehung der Blut-Hirn-Schranke – im Hypothalamus Fieber und eine Freisetzung des Corticotropin-Releasing-Faktors (CRH) auslösen kann. Folge ist die Ausschüttung der Hormone ACTH (Adrenocorticotropes Hormon) und Cortisol. (Patarca, 2001). Ähnliche Mechanismen sind auch bei MCS-Patienten zu erwarten. In lymphatischen Geweben (Lymphknoten, Milz, Thymus) befinden sich nämlich afferente (sensible) Nervenfasern, an deren Oberfläche sich Zytokin-Rezeptoren für TNF-α und IL-1 befinden (Li et al., 2004; Weihe et al., 2006). Außerdem gibt es im ZNS Areale mit IL-1-Rezeptoren, so im Hypothalamus und im Hypophysen-Vorderlappen, sowie im Großhirn in Bereichen, die nicht durch die Blut-Hirn-Schranke von der Blutzirkulation getrennt sind, wie z.B. um die Ventrikel im Inneren des Großhirns. Dort haben Zytokine wie IL-1 direkten Zutritt zu ihren entsprechenden Rezeptoren auf den Nervenzellen des Gehirns. IL-1 und auch andere Zytokine des Immunsystems aktivieren also sowohl über afferente Nervenfasern als auch direkt im ZNS die Stresshormonachse und lösen somit die Ausschüttung von CRH und ACTH und damit einen Anstieg der Cortisol-Konzentration im Blut aus. Dies wurde sowohl bei Versuchstieren als auch bei Patienten mit chronischen Entzündungen und Infektionen nachgewiesen (Del Rey et al., 2006).

Zusätzlich gibt es auch noch eine über die **Haut** aktivierbare „HHN-Achse", die „kutane HHN-Achse". Dies ist von Bedeutung, weil viele MCS-Patienten eine Symptomauslösung durch Chemikalien auch über die Haut berichten. Hautzellen produzieren nämlich nach Reizung durch Stressoren wie UV-Strahlung oder toxische Stoffe ebenfalls CRH und aktivieren außerdem Enzyme des Proopiomelanokortin-Systems (POMC), des neuroendokrinen Systems der Haut (Böhm und Luger, 2006). Das CRH bindet an spezifische CRH-Rezeptoren (CRH-R1) anderer Hautzellen und löst damit über die Aktivierung der POMC-Enzyme die Spaltung von Proopiomelanokortin zu biologisch aktiven Peptiden wie das Adrenocortikotropin (ACTH), das α-Melanozyten-stimulierende Hormon (α-MSH) sowie β-Endorphin aus. Zytokine der Entzündungsreaktion wie IL-1 und TNF können in der Haut eine ähnliche Signalkette mit Aktivierung des POMC-Systems auslösen. Im Prinzip wird also in der Haut die Stresshormonachse über CRH und ACTH aktiviert, die über das Blut in der Nebennierenrinde auch die Cortisol-Ausschüttung verstärken kann. Das α-MSH hemmt die Aktivierung des Induktionsfaktors NF-κB und damit den Hauptschalter der Zytokin-Kaskade bei Entzündungen. Es handelt sich hier um einen negativen Rückkopplungsmechanismus, der überschießenden Entzündungsreaktionen vor allem beim durch UVB-Strahlung ausgelösten Sonnenbrand entgegenwirkt (Böhm und Luger, s.o.). Bei MCS-Patienten, die von systemischen Symptomen nach Chemikalien-Kontakt über die Haut berichten, scheint dieser Schutzmechanismus nicht zu wirken.

Ebenso wirkt Cortisol im Sinne eines Regelkreises unter normalen Bedingungen durch negative Rückkopplung hemmend auf viele Funktionen des Immunsystems zurück, was als „neuroendokrine Rückkopplung" bekannt ist. Cortisol hemmt unter anderem die Synthese von Entzündungs-Zytokinen wie IL-1, IL-6 und TNF (Buttgereit et al., 2004). Damit wird eine übermäßige und unangemessene Aktivierung des Immunsytems und eine Überproduktion von entzündungsfördernden Zytokinen normalerweise verhindert (Straub et al., 2006; Del Rey et al., 2006). Bei chronisch-entzündlichen Krankheiten scheint dieser Rückkopplungsmechanismus gestört zu sein, weil beispielsweise bei MCS-Patienten andauernd erhöhte Konzentrationen von IL-1 und Ifn-γ vorliegen.

Die erhöhten Stresshormon-Konzentrationen haben wesentlichen Einfluss auf die Krankheitssymptome (Erschöpfungsgefühl, Schlafstörungen) und das gesamte Krankheitsbild. Unter Berücksichtigung des Modells der neurogenen Entzündung (s.o.) kann damit ein Signalweg von der Auslösung durch Chemikalien an Chemorezeptoren bis zu den stressartigen Krankheitssymptomen formuliert werden:

Bindung von Fremd- und Schadstoffen an Chemorezeptoren der C-Fasern ⟶ Reiz im olfaktorisch-limbischen System ⟶ Bildung und Freisetzung von Neuropeptiden, darunter der Schmerz-Transmitter „Substanz-P" (SP) ⟶ Aktivierung von Immunzellen ⟶ Freisetzung von Interleukinen (Il-1,2,6) ⟶ Aktivierung der Stresshormon-Achse im Hypothalamus mit Freisetzung von CRH, ACTH, Cortisol
⟶ Stressartige Symptome bei MCS und CFS-Patienten: Erschöpfung, Müdigkeit, Schlaflosigkeit, Unruhe, Nervosität.

Bei Stresssituationen wird über eine Aktivierung des Sympathicus-Nervs in der Nebenniere Adrenalin ins Blut ausgeschüttet. Dies ist möglicherweise auch bei akuten Fremdstoff-Expositionen von MCS-Patienten der Fall. Adrenalin und Noradrenalin beeinflussen dabei die Entzündungsreaktion, die durch reaktive Sauerstoff-Verbindungen (ROS) über den Transktiptionsfaktor NF-kB ausgelöst wird: Adrenalin und Noradrenalin hemmen zwar die die spezifische zelluläre, also auf Th1-Helferzellen gestützte Immunreaktion und damit auch die Ausschüttung der Zytokine IL-2 und Ifn-γ, gleichzeitig wird die Immunreaktion in Richtung Th-2-Zytokine (IL-4, IL-5, IL-6, IL-10) und damit zur Antikörper-Bildung umgesteuert (Elenkov et al., 1996; Schauenstein und Liebmann, 2006). Die Stress-Katecholamine aktivieren jedoch auch die unspezifische Entzündungsreaktion über die Aktivierung von NF-kB, die zur Bildung der Zytokine TNF-α, Il-1, Il-6, Ifn-γ sowie u.a. der Stickstoffmonoxid-Synthetasen (iNOS) führt (Mayer, 2003; Rensing, 2006). Die iNOS sind Enzyme, die Stickstoffmonoxid (NO) bilden, welches mit Superoxidradikalen zu hochtoxischem Peroxinitrit reagiert. Peroxinitrit wird als einer der wesentlichen Ursachenfaktoren für die Symptome bei MCS, CFS und Fibromyalgie betrachtet (Pall, 2001, 2007). Man kann also eine Wirkungskette von den Folgen der Stressreaktion bis zur Ausprägung von MCS/CFS ziehen, die dann um so effektiver ist, je mehr Schad- oder Fremdstoffe über ROS und NF-kB in das Entzündungsgeschehen eingreifen. Personen, die häufigen Stresssituationen ausgesetzt sind, reagieren demnach empfindlicher auf Schadstoffe, und sind umgekehrt gegen Stress umso empfindlicher, je höher die Schadstoffbelastung ist. Die Stressempfindlichkeit kann auch gesteigert werden durch einen Mangel an Methionin, S-Adenosyl-Methionin (SAMe) oder einen Polymorphismus der Catechol-O-Methyltransferase (COMT) (Müller, 2007). Letzterer führt zu einer Verminderung oder Hemmung des Abbaus der Stressormone Adrenalin und Noradrenalin und damit zu einer Überempfindlichkeit gegenüber Stressfaktoren.

Ein weiterer Effekt verstärkt das Entzündungsgeschehen: Das Stresshormon Cortisol hemmt eigentlich wie Noradrenalin die spezifische zelluläre Immunantwort, die von den TH1-Helferzellen gesteuert wird. Nun ist aber bekannt, dass Schadstoffe wie z.B. das Schwermetall Quecksilber (als Hg^{++}-Ion) über das Hypothalamus-Hormon CRH die Stressachse (ACTH, Cortisol) anhaltend aktivieren. Der dauerhaft erhöhte Cortisolspiegel erschöpft sich nach einiger Zeit, besonders dann, wenn eine chronische Körperbelastung mit Schadstoffen wie Quecksilber vorliegt und dadurch eine chronische Entzündungssituation mit erhöhten IL-1- und Interferon-Gamma-Spiegeln bedingt ist. Dies hat zur Folge, dass der zunächst dauerhaft erhöhte Cortisolspiegel allmählich immer weiter absinkt und in einen Cortisol-Mangelzustand übergehen kann (Hypocortisolismus) (Chaudhuri, Behan, 2004; Maes et al., 1998). Dauerhafte oder auch eine hohe Schadstoffbelastung kann also ebenso wie chronischer Stress die Hypothalamus-Hypophysen-Nebennierenachste (Stresshormon-Achse) herunterregulieren, wie dies beim chronischen Erschöpfungssyndrom festgestellt wurde (Sari et al., 2004; Scott, Dinan, 1999). Dann fällt die Hemmwirkung des Cortisols gegenüber der NF-kB-bedingten Entzündungskaskade weg und eine ungebremste und überschießende TH1-Immunantwort mit hoher IFN-γ-Produktion kann ausgelöst werden. Somit können die aus den Schadstoffen gebildeten Reaktiven Sauerstoffverbindungen (ROS) ungebremst aktiv werden und die antioxidativen Schutzsysteme (Cystein, Glutathion) erschöpfen (Mayer, 2002). Die gesamte Balance des neuro-endokrino-immunologischen Gleichgewichtes ist gestört, der pathologische Entzündungsprozess schreitet voran und erhöht die Sensibilisierung gegenüber weiteren Stressreizen, zu denen auch Fremdstoffe zu zählen sind. Damit ist der scheinbare Widerspruch zwischen einer erhöhten Cortisol-Ausscheidung nach Stressachsen-Aktivierung und der folgenden chronischen Entzündungsreaktion bei MCS auflösbar.

Zur Rolle der Stresshormone Adrenalin und Noradrenalin

Bei andauernder Aktivierung der Stressachse werden verschiedene Funktionen des Immunsystems bekanntlich gehemmt, so beispielsweise die Lymphozyten-Proliferation und Interferon-μ-Bildung bei Tupajas, die in einer unharmonischen, mit andauerndem Aggressionsverhalten verbundenen Paarbeziehung leben, wie dort mit einem LTT (Lymphozyten-Transformationstest) nach Concanavalin-A-Stimulierung nachgewiesen wurde (Von Holst, 2009). Bei MCS werden jedoch einige Krankheitsfunktionen durch Zytokine des Immunsystems (Ifn-γ, Il-1β und andere) ausgeübt. Dies erscheint zunächst wie ein gewisser Widerspruch.

Die dauerhafte Aktivierung der Stressachse bei chronischen Entzündungskrankheiten müsste auch mit einem erhöhten Spiegel von Adrenalin und Noradrenalin verbunden sein. Beide Catecholamine hemmen die Produktion von Interleukin-12 (Il-12) durch verschiedene Immunzellen. Il-12 wiederum ist ein starker Aktivator der über Th1-Helferzellen gesteuerten zellulären Immunantwort durch Makrophagen und zytotoxische T-Zellen (Elenkov et al., 1996). Il-12 aktiviert stark die Interferon-γ-Produktion und hemmt gleichzeitig die über B-Lymphozyten vermittelte und Th-2-gesteuerte Immunabwehr durch Antikörper. Die Catecholamine Adrenalin und Noradrenalin hemmen die Il-12-Bildung und verschieben somit die Th1/Th2-Balance der Immunreaktion in Richtung auf Th2-Reaktionen bei gleichzeitiger Hemmung entzündlicher Th1-Reaktionen. Folge ist auch eine verminderte IFN-γ-, Il-1- und TNF-α-Produktion (Nakamura et al.,1998). Daher müsste bei MCS die Entzündungsreaktion über die Stressachse gehemmt werden. Dies ist aber nicht der Fall. Bei MCS-Patienten ist nämlich gerade der Ifn-γ-, Il-1- und TNF-α-Spiegel erhöht bei gleichzeitig aktivierter Stressachse. Dieser Widerspruch kann nur dadurch erklärt werden, dass die berichteten Adrenalin- und Noradrenalin-Effekte auf das Immunsystem sich auf kurzzeitige In-vivo- und In-vitro-Befunde mit Versuchstieren bzw. Blutzellkulturen beziehen, während bei MCS-Patienten Langzeiteffekte mit

Erschöpfung der Adrenalin- und Noradrenalin-Pools nach Dauererregung des Sympathicus und der hormonalen Stressachse anzunehmen sind. Folglich müssten die Catecholaminspiegel bei MCS-Patienten langfristig erniedrigt sein, was noch experimentell zu prüfen ist. Hinzu kommen Befunde über Wirkungen von Noradrenalin auf α2- und ß-Adrenorezeptoren, die eine lokale Aktivierung der TNF-α- bzw. Il-8-Produktion zur Folge haben. Beide Wirkstoffe fördern Entzündungs- und Schmerzvorgänge, Il-8 besonders die von Neutrophilen Granulozyten bewirkten Entzündungsreaktionen (Elenkov et al., 2000, S. 618). Die Wechselwirkungen zwischen den Stresshormonen und dem Immunsystem gestalten sich somit vielschichtig in einem noch nicht völlig durchschauten Regelsystem. Tatsache bleibt aber, dass neben den lymphoiden Organen in fast allen Geweben und Organen enge Verbindungen zwischen den Zellen des Immunsystems und sympathischen, Catecholamin-sekretierenden Nervenfasern bestehen, die auf enge Wechselwirkungen zwischen beiden Systemen hinweisen (Elenkov, 2000) .

Hinweise, dass auch weitere Funktionen des autonomen Nervensystem bei MCS-Patienten nach Fremdstoff-Exposition beeinflusst werden, ergaben sich bei Untersuchungen von Haumann et al. (2002): Bei Provokationsversuchen mit verschiedenen organischen Lösungsmitteldämpfen (Ethylbenzol, 2-Propanol, 2-Butanon, 1-Octanol) zeigten MCS-Patienten deutliche Veränderungen bei Atemfrequenz und Herzschlag-Frequenz, die allerdings nicht einheitlich verliefen, vermutlich aus dem Grund, dass die Katecholamin-Spiegel je nach Stadium der MCS-Krankheit stark variieren können.

Eine weitere wichtige Rolle bei der Ausprägung von MCS-Symptomen kommt vermutlich dem **Dopamin** zu. Dopamin fördert nämlich die synaptische Übertragung von Erregungen zwischen olfaktorischen Rezeptor-Nervenfasern und den Nervenzellen im Riechhirn (Bulbus olfactorius) durch präsynaptische Verstärkung an D2-Rezeptoren. Nach Aktivierung der Stressachse werden auch vermehrt auf Dopamin ausschüttende (dopaminerge) Nervenzellen im Gehirn aktiviert. Somit gibt es eine Verbindung zwischen der Aktivierung der Stressachse und einer Herabsenkung der Geruchsschwelle bei MCS, die durch Dopamin vermittelt wird (Georgellis et al., 2003; Coronas et al., 1999; Berkowicz, Trombley, 2000). Gleichzeitig sinkt der Plasmaspiegel von Prolactin während der Dauer der Geruchsstoff-Exposition. Dies deutet auf die bekannte Hemmwirkung von Dopamin auf die Prolaktin-Ausschüttung hin (Georgellis et al., 2003; Freeman et al., 2000). Damit erscheint es möglich, dass Fremd- und Schadstoffe indirekt über die Stressachse und Dopamin einen hemmenden Einfluss auf die Milchbildung bei Frauen haben können. Es bleibt zu untersuchen, ob bei weiblichen MCS-Patienten die Aufzucht der Säuglinge durch das Stillen beeinträchtigt ist.

Störungen des Tag-Nacht-Rhythmus, des Schlafs und Melatonin-Stoffwechsel

Sauerstoffradikal-Verbindungen (ROS) stehen offenbar auch in Zusammenhang mit der Auslösung von Symptomen, die mit einer Störung des Tag-Nacht-Rhythmus und des nächtlichen Schlafs verbunden sind, und die auch Merkmale des Chronischen Erschöpfungssyndroms (CFS) darstellen. Das Zirbeldrüsen-

Hormon Melatonin, das den Tag-Nacht-Rhythmus steuert, wirkt auch als Radikalfänger, da es ausgesprochene antioxidative Eigenschaften besitzt. Wenn als Folge des Fremdstoff-Metabolismus vermehrt Radikale gebildet werden, reagieren diese oxidierend mit Melatonin, sodass dadurch die Melatonin-Konzentration im Blut sinkt. Die für einen gesunden Schlaf in der Nacht erforderliche hohe Melatonin-Konzentration wird nicht erreicht. Schwere Schlafstörungen und andauernde Erschöpfungszustände sollen dann die Folge sein (Reiter, 1998).

Melatonin hat auch Wirkungen auf das Immunsystem: Lymphozyten, Granulozyten, Milz- und Thymuszellen weisen Melatonin-Rezeptoren auf. Melatonin stellt ferner die Aktivität der T-Helferzellen und die Produktion von Il-2 nach Immunsuppression wieder her bzw. erhöht deren Aktivitäten (Kudicke, S., et al., 1996). Ein Melatoninmangel, der als Folge der Wirkung von ROS sowie auch einer Hemmung des Tryptophan- und Serotonin-Stoffwechsels eintreten kann, ist offenbar wesentlich an einer gestörten Balance des Immunsystems sowie auch an den Begleitsymptomen von MCS, wie Schlafstörungen und Depressionen, beteiligt (Bartram, 2005). Die entzündungsfördernden Zytokine Ifn-γ und Il-1ß bewirken indirekt, d.h. über Signalketten in Nervenzellen, eine Aktivierung des Enzyms IDO (Indolamin-2,3-Dioxigenase), das Tryptophan in Kynurenin umwandelt. Dadurch wird der Stoffwechselweg vom Tryptophan über Serotonin zu Melatonin gehemmt. Als Folge werden der Serotonin- und Melatoninspiegel erniedrigt, was wesentlich zu den Symptomen des CFS und der depressiven Grundstimmung beiträgt (siehe Kapitel 6.9.1, Chronisches Erschöpfungssyndrom).

Fazit: Schad- oder Fremdstoffe können zusammen mit anderen Zivilisationseinflüssen wie Bewegungsmangel, Arbeits- und Sozialstress und psychischen Belastungen eine nachhaltige Störung des Hormon-Gleichgewichts bewirken, mit pathologischen Folgen wie chronischen Entzündungs- und Autoimmunkrankheiten.

Das Krankheitsbild MCS erweist sich somit – neben einer Reihe weiterer chronischer Entzündungskrankheiten - als eine Störung eines empfindlichen Regulationssystems, das eine neurologische, immunologische und endokrinologische Komponente besitzt. Man spricht hier auch von einer Störung der Neuroendokrino-Immunsystem-Balance (Mayer, Bieger, 2003). Da alle beteiligten Systeme bei ihren Signalketten Verstärkungseffekte aufweisen, ist die empfindliche Antwort dieser Systeme auf minimale Konzentrationen von Fremdchemikalien bei MCS plausibel (siehe Kapitel 6.7.).

6.4. Ein zusammenfassendes Schema der Mechanismen der Phase 2 der Chemikalien- Überempfindlichkeit (MCS)

Nachdem in der Phase 1 der Krankheit MCS die unspezifische Überempfindlichkeit gegenüber Fremdchemikalien erworben wurde, kommt es in Phase 2 zur Ausprägung entzündlicher Reaktionen und Symptome als Folge der Einwirkung geringster Konzentrationen von Fremdstoffen. Die dabei ablaufenden biochemischen und physiologischen Mechanismen lassen sich zusammenfassend in einem grafischen Schema darstellen (Abb. 6). Zum Verständnis dieser

Abbildung seien die dort dargestellten Vorgänge noch einmal kurz zusammengefasst.

Die Chemikalien-Überempfindlichkeit wird in der Phase 1 durch Bindung von Fremdstoffen oder deren Metaboliten an bestimmte Rezeptoren der sensorischen nozizeptiven Nerven und des Zentralnervensystems (Vanilloid- oder TRP-, GABA-Rezeptoren, Natrium-Kanäle) sowie an ein wichtiges Enzym des Nervensystems, der Acetylcholin-Esterase, ausgelöst (siehe Abb. 2 in Kapitel 6.1.6). Die dadurch ausgelösten Signalwege führen über die Aktivierung des NMDA-Rezeptors in bestimmten Bereichen des ZNS und des Immunsystems zu einer verstärkten Bildung von Stickstoffmonoxid (NO) und Peroxynitrit ($ONOO^-$). Beide Stoffe sind wesentlich am biochemischen Pathomechanismus beteiligt: Sie verstärken die Bildung der ROS, die wiederum den Induktionsfaktor NF-kB aktivieren. Der Faktor NF-kB funktioniert gewissermaßen als ein zentraler Schalter bei der Auslösung der Krankheitsmechanismen aller zur Gruppe der chronischen Multisystem-Erkrankungen gehörenden Krankheiten (siehe Abb. 1 und 5). Er induziert die Aktivität verschiedener Gene, die zur Synthese von Zytokinen und Enzymen der „Entzündungskaskade“ führt, einer Kettenreaktion, mit der die entzündlichen Krankheitssymptome ausgeprägt werden. Diese Krankheitsmechanismen sind durch Tiermodelle vielfach bestätigt worden.

In der Phase 2 herrscht ein Zustand, bei dem über den ständig aktivierten NO-Peroxynitrit-Verstärkungskreislauf nach dem Prinzip der positiven Rückkopplung ein hoher Spiegel von NO, Peroxynitrit und den Produkten des Oxidativen Stress, den Reaktiven Sauerstoffverbindungen (ROS), aufrechterhalten wird. Hohe Konzentrationen von ROS halten den Induktionsfaktor NF-kB aktiv, sodass dieser andauernd zu einer Aktivierung der Gene für Zytokine der Entzündungsreaktionen, hauptsächlich die Interleukine Il-1, Il-6, Interferon gamma (Ifn-γ), und Tumornekrosefaktor alfa (TNF-α) in den Zellen des Immun- und Nervensystems (Gliazellen) führt. Diese Zytokine sind ihrerseits an der Aktivierung der Hormone der so genannten Stressachse oder Hypothalamus-Hypophysen-Nebennierenrinden-Achse beteiligt, in deren Verlauf die Hormone der Stressreaktion (CRH, ACTH, Cortisol) ausgeschüttet werden, die an der Ausprägung der Symptome insbesondere des Chronischen Erschöpfungssyndroms und der Störung des Schlaf-Rhythmus beteiligt sind. Die Zytokine lösen außerdem über verschiedene Zellen des Immunsystems Entzündungsreaktionen aus, bei denen die schädlichen Wirkungen der ROS auf die Membranen des Nervensystems, die Schädigung der Bluthirnschranke und die Aktivierung zytotoxischer Lymphozyten weiter verstärkt werden.

Abb.6: Vorläufiges Schema zum Pathomechanismus von MCS.
Fremdstoffe lösen über Chemorezeptoren und Nocisensoren (GABAaR, Vanilloid-Rezeptor) Erregungen in Substanz-P-spezifischen C-Fasern aus, die zu den Organen des Immunsystems geleitet werden und dort die Ausschüttung von entzündungsfördernden Zytokinen bewirken. Zusätzlich können Fremdstoffe oder deren Metabolite auch in direktem Kontakt über NF-kB die Bildung von Zytokinen in den Immunzellen der Lymphatischen Organe sowie auch in Gliazellen des Stammhirns auslösen. Bestimmte Zytokine, u.a. Il-1, gelangen über das Blut unter Umgehung der Blut-Hirn-Schranke ins ZNS oder werden dort direkt, z.B. in den Gliazellen, gebildet. Sie aktivieren dort im Hypothalamus die Stressachse (Hypothalamus-Hypophysen-Nebennieren-Achse) mit Bildung der Stresshormon-Kette: CRH, ACTH, Cortisol und Catecholamine (Adrenalin, Noradrenalin). Die Stresshormone wirken unterschiedlich auf verschiedene Bereiche des Immunsystems: Aktivierung der TH1-Reaktionen (+), und Hemmung der TH2-Reaktionen (-). Zusätzlich aktivieren die Fremdstoffe ihren eigenen Metabolismus in der Leber, wobei Reaktive Sauerstoffverbindungen (ROS) gebildet werden, die im Immunsystem und im Gehirn Entzündungsreaktionen auslösen (Modell der „chemischen Entzündung"). Der zum Gehirn gerichtete rosarote Pfeil mit der Bezeichnung „Stress" soll die verstärkende Wirkung von Disstress-Situationen auf den gesamten Krankheitsverlauf verdeutlichen.
(Abkürzungen: CRH = Corticotropin Releasing Hormone, ACTH = Adreno-corticotropes Hormon; TH1, TH2 = T-Helferzellen des Immunsystems Typ 1,2)

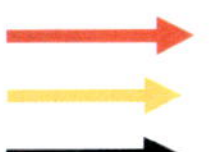
(rote Pfeile) : Transportwege über das Blut
(gelbe Pfeile): Wirkungen über Nervenbahnen
(schwarze Pfeile): direkte Wirkungen der Fremdstoffe

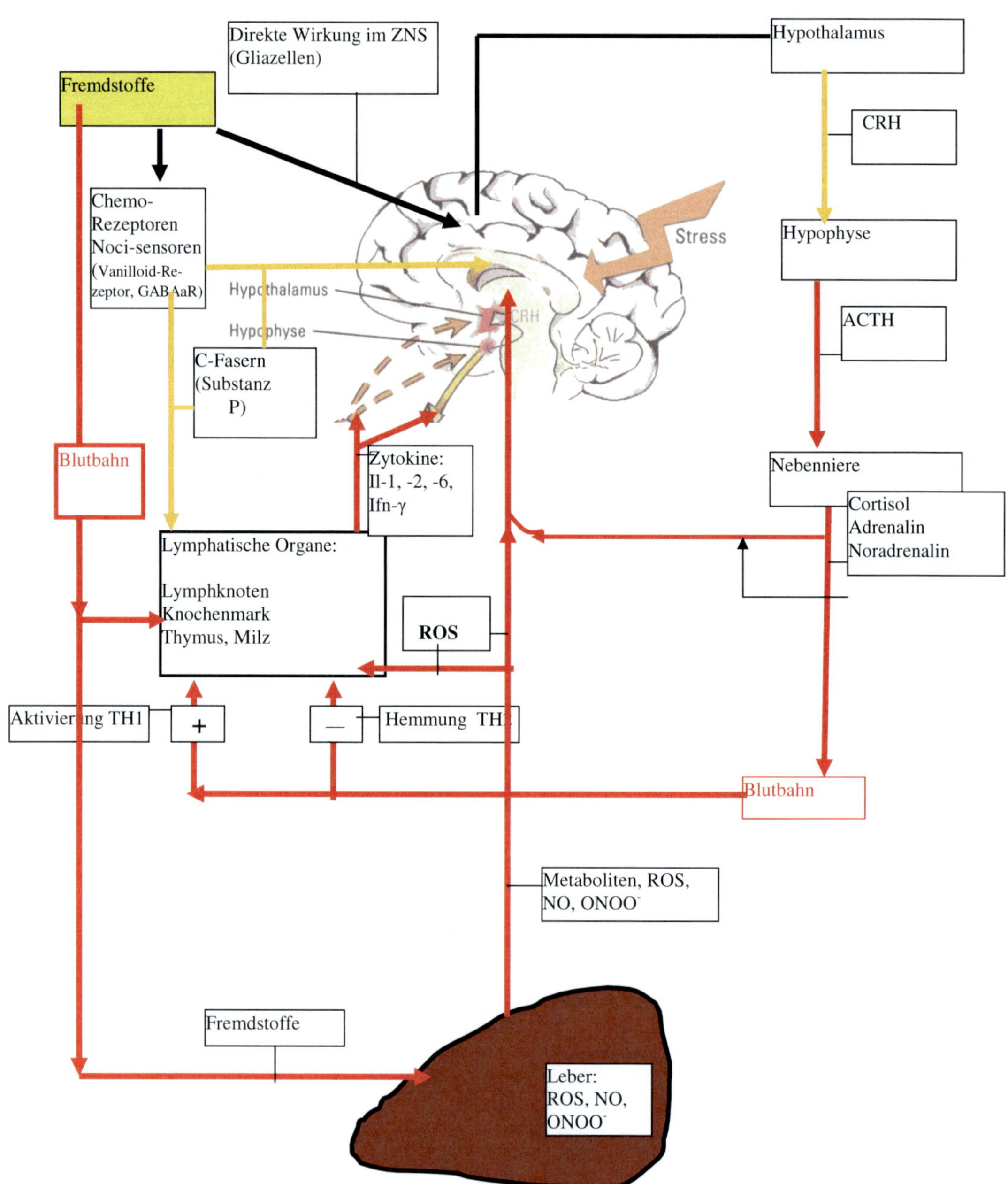

Direkte Wirkung im ZNS (Gliazellen)
Hypothalamus
Fremdstoffe
CRH
Chemo-Rezeptoren Noci-sensoren (Vanilloid-Rezeptor, GABAaR)
Stress
Hypophyse
Hypothalamus
Hypophyse
CRH
ACTH
C-Fasern (Substanz P)
Zytokine: Il-1, -2, -6, Ifn-γ
Blutbahn
Nebenniere
Cortisol
Adrenalin
Noradrenalin
Lymphatische Organe:
Lymphknoten
Knochenmark
Thymus, Milz
ROS
Aktivierung TH1
+
—
Hemmung TH2
Blutbahn
Metaboliten, ROS, NO, ONOO⁻
Fremdstoffe
Leber:
ROS, NO, ONOO⁻

6.5. Genetische Aspekte: Gibt es eine Veranlagung für MCS?

Lange Zeit war die Frage, ob Krankheiten wie MCS und CFS entweder umwelt- oder genetisch bedingt sind, umstritten. Nach neueren Erkenntnissen hängen viele Krankheiten sowohl mit einer besonderen genetischen Disposition für eine höhere Empfindlichkeit gegenüber Umweltreizen, als auch mit vielfältigen Auslösungsfaktoren in der Umwelt zusammen. Aber es gibt immer noch wenige Erkenntnisse zur Frage, welche Gene im Einzelnen den Grad der Empfindlichkeit gegenüber bestimmten Chemikalien bestimmen. Seitdem weltweit mit großer Intensität die Struktur (Sequenz) und Funktion des menschlichen Genoms sowie seine Vielfalt bezüglich genetischer Varianten untersucht wird, erhält die Bedeutung genetischer Anlagen für die Empfindlichkeit gegenüber Chemikalien und zur Erklärung der Ursachen umweltbedingter chronischer Krankheiten ein immer größeres Gewicht.

So wurde beispielsweise ab 1998 am US- National Institute for Environmental Health Sciences (NIEHS) ein „Umweltgenomprojekt“ (Environmental Genome Project) mit Schwerpunkt genetische Polymorphismen für das körpereigene Entgiftungssystem des Menschen begonnen. Ziel war die Sequenzierung und Funktionsaufklärung dieser so genannten Suszeptibilitätsgene, was übersetzt etwa „Empfindlichkeitsgene“ bedeutet (Bauer, 2008).

Zu den Ergebnissen dieses und anderer Genomprojekte zählte die Erkenntnis, dass es relativ viele verschiedene genetische Varianten für Enzyme der Phasen I und II Entgiftungssystems in der Bevölkerung gibt. Gibt es hier einen Funktionsdefekt, werden Schadstoffe wenig oder gar nicht abgebaut, sie können sich anreichern und Schadwirkungen verursachen bei Konzentrationen, die für Menschen mit intaktem Entgiftungssystem völlig unwirksam sind. Dies legt natürlich die Vermutung nahe, dass umweltbedingte chronische Krankheiten wie MCS, CFS oder auch die Chemikalien-Polyneuropathie und die Toxische Enzephalopathie bei Trägern dieser genetischen Funktionsdefekte des Entgiftungssystems in Zusammenhang stehen mit Belastungen durch Chemikalien, und dies bei weitaus geringeren Konzentrationen, als sie bei der „Normalbevölkerung Wirkungen auslösen. Wie im Folgenden gezeigt wird, ist dies tatsächlich der Fall.

6.5.1. Das Entgiftungssystem

Der Mensch sowie alle Säugetiere und viele andere Wirbeltiere verfügen über ein Entgiftungssystem, das aus den Enzymen besteht, die Fremdstoffe zunächst in reaktionsfähige und wasserlösliche Metaboliten umwandeln (Phase I), die anschließend in der Phase II mit Reaktionspartnern wie Glutathion oder Glukuronsäure verknüpft und dadurch „entgiftet“ werden (Abb 7). Die wasserlöslichen Verbindungen (Konjugate) der Phase II werden anschließend meist über die Niere ausgeschieden. Die Phase II stellt somit die eigentliche Entgiftungsreaktion dar.

Fremdstoff —Phase I→ Metabolit —Phase II→ konjugierter Metabolit → Ausscheidung

Benzol → Phenol → Phenyl-ß-D-Glucuronid

Abb. 7: Allgemeines Prinzip des Fremdstoff-„Entgiftungssystems" (Fremdstoff-Metabolismus) am Beispiel des Benzols:
In dem hier gezeigten Beispiel wird der Fremdstoff Benzol zunächst in der Phase I zu Phenol oxidiert. In dieser Form ist der Stoff besser wasserlöslich und gleichzeitig chemisch aktiviert: Er kann leichter chemische Reaktionen eingehen. Daher sind viele Produkte (Metaboliten) der Phase I oft giftiger als die Ausgangsstoffe, man spricht hier sogar von einer „Giftungsreaktion". In der Phase II wird der Metabolit Phenol an die natürliche organischen Verbindung Glukuronsäure gebunden. Es entsteht hierdurch ein Glukuronid, das gut wasserlöslich ist und von der Leber über das Blut zur Niere transportiert und dort ausgeschieden wird.

Die Enzyme der Phasen I und II des Entgiftungssystems

Enzyme der Phase I:

- **Cyprochrom-P450-Monooxygenasen** (Abkürzung CYP, Beispiele CYP 1A1, CYP 2B6, CYP 2C9, und rund 50 weitere). Jedes Enzym kann eine begrenzte Zahl von organischen Fremdstoffen umsetzen und in eine sehr reaktionsfähige Sauerstoffverbindung (ein Epoxid oder Peroxid) umwandeln.
- **Flavin-Monooxygenasen** (FMO): oxidieren organische Amino- und Schwefelverbindungen wie Dimethylanilin oder organische Sulfide (z.B. Dimethylanilin-Monooxygenase)
- **Alkohol- und Aldehyd-Dehydrogenasen:** spalten Wasserstoff aus Alkoholen und Aldehyden ab und oxidieren diese dabei.

Enzyme der Phase II:

- **Glutathion-S-Transferasen (GST):** verbinden potentiell zytotoxische elektrophile organische Verbindungen, z.B. Metaboliten aus der Phase I, wie z.B. Epoxide, Sauerstoffradikal-verbindungen (Peroxide, ROS), reaktive Sulfat- und Acetatester mit Glutathion. Ferner reduzieren sie organische Hydroperoxide (R-OOH) zu den entsprechenden Alkoholen. Die GST-Enzyme wirken also durch zwei Funktionen: als Transferasen und als Reduktasen. Beispiele: GSTA1 bis GSTA5, GSTM1 bis GSTM6, GSTP1, GSTT1, GSTT2, und andere. Auch hier liegt eine begrenzte Substratspezifität vor, d.h. jedes Enzym kann ein begrenztes Spektrum organischer Stoffe mit ähnlichen Eigenschaften umsetzen.
- **UDP-Glucuronosyl-Transferasen (UGT):** übertragen Glucuronsäurereste aus aktivierter Uridindiphosphat-Glucuronsäure (UDP-Glucuronsäure) auf nucleophile organische Stoffe mit Hydroxyl- (OH-), Amino- (NH_2-), Schwefelwasserstoff- (SH-) und Carboxylgruppen (COOH-). Das Ergebnis ist eine Verbindung aus dem Fremdstoff oder dessen Metaboliten mit Glucuronsäure, ein Glucuronid, das wegen

seiner besseren Wasserlöslichkeit leicht über die Niere ausgeschieden werden kann. Entsprechend gibt es O-, N-, S-, und C-Glucuronide. Beispiele: UGT1A1 bis -1A6, UGT2A, UGT2B

- **N-Acetyltransferasen (NAT):** übertragen einen Essigsäure- oder Acetylrest auf organische Amino- und Sauerstoffverbindungen, wie z.B. primäre und aromatische Amine, Hydrazine, Hydroxylamine und andere. Die daraus entstehenden Acetylverbindungen sind zwar weniger wasserlöslich, dafür aber biologisch und toxikologisch weniger wirksam. Bei heterozyklischen und aromatischen Aminen kann danach im Darm und in der Harnblase aber auch ein hochtoxisches Nitrenium-Ion als Folgeprodukt gebildet werden, das Darm- und Blasenkrebs verursacht. Beispiele: NAT1, NAT2.
- **Sulfotransferasen (SULT):** übertragen einen Schwefelsäurerest (eine Sulfogruppe) von Phospho-Adenyl-Phosphosulfat (PAPS) auf nukleophile Gruppen organischer Verbindungen (HO-, NH_2-, HS-, NO-Gruppen). Als Ergebnis entstehen die Sulfonate organischer Verbindungen, die gut wasserlöslich und damit nierengängig sind. – Die SULT-Enzyme konkurrieren in der Regel mit UGT-Enzymen um die gleichen Substrate. Faustregel: Die SULT besitzen hohe Substrat-Affinität, aber geringe Kapazität, während die UGT eine geringe Affinität, aber eine hohe Kapazität besitzen. Ähnlich wie bei den anderen Phase-II-Enzymen sind mehrere SULT-Familien bekannt: SULT 1 bis SULT 6, die jeweils wiederum verschiedene Varianten mit unterschiedlicher Substratspezifität enthalten, z.B. SULT 1A1, SULT 1A2, SULT 1C2, SULT 2A1, usw.

Als Beispiel für die Wirkung der Phase I- und II-Enzyme sei die Entgiftung von Benzo(a)pyren dargestellt, einem krebserregenden polyzyklischen aromatischen Kohlenwasserstoff, der im Teer, in Verbrennungsabgasen und im Zigarettenrauch vorkommt:

	Phase I CYP 1A1		Phase II GSTM1 , + Glutathion	
Benzo(a)pyren	⟶	Benzo(a)pyren- 7,8-diol-9,10-Epoxid	⟶	Benzo(a)pyren- Glutathion-Konjugat

Die zur Entgiftung in der Phase I und II benötigten Enzyme sind nicht in allen Zellen und Organen gleichermaßen vorhanden. Daher können bestimmte Organe nur jeweils bestimmte Stoffe als Substrate „entgiften“. Am besten kann dies **die Leber**: In ihren Zellen befinden sich die meisten Cytochrom-P450-Monooxigenasen (CYP) und Glutathion-Transferasen (GST) und diese auch oft in höchster Konzentration. Die Leber gilt daher auch als „Entgiftungsorgan“ im eigentlichen Sinne. Werden dort jedoch zu viele Fremdstoffe über das Blut angeliefert, dann entstehen in zu großem Umfang Metaboliten der Phase I gleichzeitig. Da diese durch den ersten metabolischen Schritt meist giftiger werden (Giftung) als die ursprünglichen Ausgangsstoffe es sind, können sie eine Degeneration des Lebergewebes auslösen. Die Leberzellen verfetten und man entwickelt eine „Fettleber“. Dies kann zum Leberversagen führen, bei dem nur eine Lebertransplantation Abhilfe schaffen kann.

6.5.2. Genetische Varianten/Polymorphismen der Enzyme des Entgiftungssystems

Da das Entgiftungssystem aus Enzymen besteht, die von Genen codiert werden, ist es wahrscheinlich, dass es Genvarianten, so genannte Polymorphismen gibt, die Enzyme mit unterschiedlicher Aktivität oder sogar völlige Ausfälle dieser Aktivität (so genannte Null-Polymorphismen) verursachen.

Die Gene für das Entgiftungssystem sind wie alle Gene des Menschen Ergebnis von Jahrmillionen Evolution. Das **Opossum**, ein Beuteltier, das entwicklungsgeschichtlich am Anfang der Säugetiere steht, hat im Vergleich zum Menschen ein noch nicht voll ausgeprägtes Entgiftungssystem. Dies geht aus den Ergebnissen der Entschlüsselung des Opossum-Genoms im Jahr 2007 hervor. Es besitzt eine hohe Zahl von Genverdopplungen besonders bei Genen für Pheromon-Rezeptoren, für die Entgiftung von Chemikalien und für verschiedene Verdauungsenzyme (Bericht Naturwiss. Rdsch. 9, 2007, 478). Genverdopplungen sind nach Erkenntnissen der molekularen Evolutionsforschungen ein Zeichen für aktive Evolutionsprozesse. Sie betreffen Gene, die unter einem besonderen Evolutionsdruck stehen, d.h. Gene, deren Produkte häufig gebraucht werden, wie z.B. die Enzyme des Entgiftungssystems. Diese Enzyme werden gebraucht, wenn das Opossum z.B. gern an Pflanzen nascht, deren Giftigkeit es nicht kennt. Man kann annehmen, dass Opossums keine guten Botaniker sind, sie fressen Pflanzen nach dem Prinzip Versuch und Irrtum. Wenn die Pflanze sehr giftig ist, stirbt das Tier, dessen Entgiftungsenzyme nicht effektiv genug sind, um die giftigen Inhaltsstoffe der Pflanzen abzubauen. Dann sind die Opossums im Vorteil, deren zuvor verdoppelte und mutierte Gene auf einmal einen neuen Giftstoff beseitigen können.

Auch beim Menschen gibt es diese genetischen Varianten des Entgiftungssystems. Wiederholt wird von familiär gehäuften Fällen von MCS berichtet, und es gibt erste Hinweise aus systematischen epidemiologischen oder statistischen Untersuchungen über eine Korrelation der MCS-Häufigkeit mit bestimmten genetischen Markern in der Bevölkerung (Eggermann et al., 2003; Schnackenberg et al., 2007). So unterliegt der Fremdstoffmetabolismus starken individuellen Unterschieden, die auf zahlreichen genetischen Polymorphismen für die vielen fremdstoffmetabolisierenden Enzyme beruhen (Arand, Oesch, 2004; Hengstler, 2005). Studien des GSF-Instituts für Epidemiologie haben beispielsweise gezeigt, dass eine kleine Bevölkerungsgruppe auf Luftschadstoffe sehr viel anfälliger und empfindlicher reagiert als der große Rest der Bevölkerung (GSF (a), 2005). Tierversuche haben Unterschiede der individuellen Empfindlichkeit von Ratten und Mäusen gegenüber Lösungsmitteln und Pestiziden um Faktoren zwischen dem 17- und etwa 3300-fachen ergeben, das sind exponentielle Größenordnungen der Empfindlichkeit zwischen 1,25 und 3,5, abhängig von den jeweils untersuchten Stoffen (MacPhail, 2001). Diese Untersuchung stützt damit die Annahme, dass Unterschiede in der Empfindlichkeit gegenüber Chemikalien innerhalb von Populationen außerordentlich groß sein können, und dass daher ein Teil der Bevölkerung eine außerordentlich hohe Empfindlichkeit gegenüber toxischen Wirkungen von geringen Konzentrationen der Chemikalien besitzt. Ob dies gleichzeitig eine hohe Anfälligkeit für eine erworbene Chemikalien-Überempfindlichkeit bedeutet, ist noch nicht bekannt, lässt sich aber vermuten.

Die Empfindlichkeit gegenüber Fremdstoffen hängt offenbar stark von der Aktivität der Enzyme des Entgiftungssystems bzw. des Fremdstoff-Metabolismus ab. Die Aktivität und die Bildungsrate dieser Enzyme wiederum sind genetisch festgelegt. Reaktive Sauerstoffverbindungen (ROS), die als Metaboliten bei der Phase I der Entgiftung entstehen, werden in der Phase II des Fremdstoff-Metabolismus durch Konjugation mit reduzierenden Verbindungen wie z.B. Glutathion oder Glucuronsäure „unschädlich" gemacht, d.h. in einen Zustand gebracht, in dem sie von Niere ausgeschieden werden können. Die Glutathion-S-Transferasen (GST) beispielsweise verbinden die Metaboliten von Fremdstoffen, die als Produkte der Phase I des Fremdstoff-Metabolismus entstanden sind, mit Glutathion. Dadurch können z.B. auch reaktive Sauerstoffverbindungen (ROS) „entgiftet" werden. Eine hohe Aktivität der GST-Enzyme spricht für eine effiziente Konjugation und schnelle Entgiftung von Fremdstoffen, zu denen auch die wichtigsten Umweltgifte wie PCB, PCDD/PCDF, Quecksilber, Formaldehyd u.a. gehören. Es gibt 7 verschiedene Klassen von GST-Enzymen bei Säugetieren (GSTA, GSTM, GSTP, GSTT, GSTS, GSTK, GSTZ), die nach Substratspezifität, immunologischen Merkmalen, Protein- und DNA-Sequenz unterschieden werden (Arand, Oesch, 2004, S. 107f.). So besitzen GSTA-Enzyme neben der Spezifität für die Glutathion-Konjugation auch eine Glutathion-Peroxidase-Aktivität gegenüber organischen Hydroperoxiden, die Bestandteile der ROS sind. GSTA-Enzyme in der Haut bauen Lipid-Peroxide ab, die als Folge von UV-Bestrahlung oder auch Einwirkung von Ozon entstanden sind; sie schützen somit die Zellen vor dem oxidativen Stress beim Sonnenbrand der Haut oder durch Einwirkung von Ozon in den Lungengeweben (Seidegard, J., Ekström G. 1997).

Polymorphismen der Phase-II-Enzyme

Es gibt einige wissenschaftliche Studien zur Frage eines Zusammenhangs zwischen dem Vorkommen von Genpolymorphismen für Enzyme des Entgiftungssystems und der Krankheit MCS. Fabig (1998) fand bei MCS-Patienten eine deutliche Verminderung der Aktivität von GSTT1, einem der wichtigsten GST-Enzyme. Demnach könnte MCS mit einer spezifischen genetischen oder erworbenen Störung des Fremdstoffmetabolismus korreliert sein. Da immer mehr Polymorphismen (genetische Defekte) bei den Enzymen der Phase II gefunden werden, scheint eine genetische Veranlagung für die Ausprägung von MCS eine gewisse Rolle zu spielen. So bilden nur 40 bis 60% der Bevölkerung das Enzym GSTM1, einen wesentlichen Faktor für die Empfindlichkeit gegenüber toxischen Wirkungen von Fremdstoffen. Beispielsweise reagiert das Enzym GSTM1 mit den Epoxid-Metaboliten von Polyzyklischen Aromatischen Kohlenwasserstoffen (PAK), die beträchtliches mutagenes und krebserregendes Potential besitzen. Ein genetischer Defekt für GSTM1 steht in Zusammenhang mit erhöhter Häufigkeit von DNA-Schäden, die zu Krebs und Missbildungen führen können (Seidegard, J., Pero, J.W., 1985). Ein weiteres Entgiftungsenzym, GSTT1, schützt Lymphozyten vor Chromosomenbrüchen, die von Halogenmethanen und Ethylenoxid verursacht werden. Genetische GSTT1-

Defekte kommen bei 30 bis 40% der Bevölkerung vor (Peter et al., 1989), sodass bei diesen Betroffenen mit einer erhöhten Anfälligkeit für Krebs und anderen chronischen Giftwirkungen nach Exposition zu Halogenmethanen zu rechnen ist. Insgesamt gibt es starke Variationen bei den GST-Enzymaktivitäten zwischen einzelnen Individuen, was die These von der ausgeprägten genetischen Veranlagung einer Chemikalien-Empfindlichkeit stützt (Seidegard, J., Ekström G., 1997).

Personen mit einem GSTM1-und /oder GSTT1-Null-Genotypus haben tatsächlich eine erhöhte Empfindlichkeit gegenüber geringen Konzentrationen von gentoxischen Chemikalien, die in diesen Fällen vermehrt DNA-Addukte bilden. Bei diesen Personen können die Chemikalien keine Verbindung mit Glutathion eingehen, und die Entgiftung dieser Stoffe ist gestört (Autrup, H., 2000; Rojas et al., 2000; Teixeira et al., 2004). Genetisch veranlagte Defekte der N-Acetyltransferase 2 (NAT 2) bewirken eine verminderte Beseitigung der niedrig dosierten Carcinogene vom Typ der Arylamine und heterozyklischen Amine (Vineis et al., 1994).

Individuell unterschiedliche genetische Faktoren scheinen tatsächlich an der Pathogenese von Krankheiten beteiligt zu sein, und genetische Varianten verschiedener Enzyme sind möglicherweise für die Chemikalien-Sensitivität (MCS) verantwortlich (Schnakenberg, Fabig, 2005).

Personen mit verminderter Aktivität oder auch homozygoten Defekten der Gene für GSTM1, GSTT1 und NAT 2 haben ein signifikant erhöhtes Risiko für eine Chemikalien-Überempfindlichkeit, die mit Hilfe eines speziellen Fragebogens bei 273 Testpersonen gegenüber einer Kontrollgruppe von 248 Testpersonen ermittelt wurden. Das Enzym NAT2 ist eine Acetyl-Transferase, die eine Acetylgruppe (Essigsäure-Gruppe) auf ein Fremdstoffmolekül überträgt. Eine genetische Veränderung im NAT2-Gen kann zu einer langsameren Acetylierung führen. Derartige „Langsam-Acetylierer“ haben ein höheres Risiko, eine MCS, CFS oder auch Fibromyalgie zu bekommen (Schnakenberg et al., 2008).

Mit der Zahl gleichzeitig vorhandener genetischer Varianten weiterer Enzyme des Entgiftungssystems nimmt der Grad der Ausprägung der Chemikalien-Überempfindlichkeit zu (Schnakenberg et al., 2007). Damit zeigt sich ein Zusammenhang zwischen der genetisch verminderten Entgiftungs-Funktion der Enzyme der Phase II und der Ausprägung des Krankheitsbildes der Chemikalien-Überempfindlichkeit. Weil die GST-Enzyme den oxidativen Stress in der Zelle durch Glutathion-Konjugation abbauen, kann man folgern, dass ein Defekt bei den Genen für GSTM1 und GSTT1 den Schutz des Organismus vor oxidativem Stress vermindert.

Umgekehrt war die individuell empfundene Chemikaliensensitivität am geringsten, wenn die befragten Personen beide intakten GST-Gene tragen und gleichzeitig Schnellacetylierer sind. Dies führte zu dem Schluss, dass der Metabolismus von Chemikalien über N-Acetylierung und Glutathion-Konjugation offenbar zu einer niedrigeren Chemikaliensensitivität führt, sodass die betroffenen Personen sich durch Umweltchemikalien am wenigsten belastet fühlen (Schnakenberg, Fabig, 2005; Schnakenberg et al., 2007).

Das Enzym GSTP1 entgiftet vor allem neurotoxische Substanzen, da es die einzige im ZNS vorkommende Glutathion-S-Transferase ist. Ein genetischer

Polymorphismus für GSTP-1 erhöht das Risiko für eine chronische toxische Enzephalopathie (TE) durch Lösungsmittel (Kezic et al., 2006). In Berufskrankheitsverfahren ist der Nachweis einer solchen Genvariation der GSTP1 von erheblicher Bedeutung zur Beurteilung einer Berufskrankheit nach BK 1317 (Donate, Straube, 2008). Da sich die biochemischen Krankheitsmechanismen bei MCS vorwiegend im Gehirn abspielen, dürfte ein GSTP1-Polymorphismus auch für MCS-Patienten und ihre Ausprägung der Chemikalie-Überempfindlichkeit von Belang sein.

Eine weitere Gruppe von Enzymen der Phase II des Entgiftungssystems sind die Glukuronosyl-Transferasen (UGT). Diese Enzyme übertragen Glukuronsäure von Uridin-diphosphat-Glukuronsäure auf nukleophile Hydroxyl-, Amino-, Sulfhydryl- und Carboxylgruppen. UGT1A1 bindet z.B. Bilirubin und fördert dessen Ausscheidung von der Leber über die Galle in den Darm. Genetische Defekte bei diesem und weiteren UGT-Enzymen stehen im Verdacht, ebenfalls zur Erhöhung der Chemikalien-Empfindlichkeit beizutragen. Andererseits kann die Aktivität der UGT-Enzyme, z.B. die Glukuronidierung von N-Hydroxyarylaminen, 2-Naphthylamin und von heterozyklischen Aminen zur Aktivierung von Kanzerogenen beitragen.

Eine genetische Störung der UGT1A1 kann zur Erhöhung des unkonjugierten Bilirubin-Spiegels im Serum (1-6 mg/dl) und Urin führen (Morbus Meulengracht). Der völlige Ausfall des Gens für UGT1A1 führt zum Crigler-Najjar Syndrom mit hohen bis sehr hohen Bilirubin-Werten im Serum (6-20 mg/dl) und mit ausgeprägter Gelbsucht, oft verbunden mit einer Bilirubin-Enzephalopathie (Müller und Schnakenberg, 2008).

Patienten mit den Krankheitsbildern MCS, CFS und Fibromyalgie besitzen signifikant häufiger den Genotypus UGT1A1 28*/28*, d.h. eine Variante, bei der im Gen für das Enzym sieben TA-Wiederholungen vorliegen, was mit einer sehr geringen Enzymaktivität verbunden ist. Bei diesen Patienten ist das Risiko, eine der genannten umweltmedizinischen Krankheiten zu bekommen, um das Achtfache erhöht. Dies gilt besonders für die Chemikalien, die durch UGT1A1 umgesetzt werden. Möglicherweise bewirkt dieser Polymorphismus eine verstärkte Ablagerung fettlöslicher Schadstoffe im Fettgewebe und im Nervensystem einschließlich des Gehirns, was noch zu beweisen ist. (Müller und Schnakenberg, 2008).

Polymorphismen der Phase-I-Enzyme

Auch Polymorphismen von Enzymen der Phase I des Entgiftungssystems können bei der Ausprägung von Umweltkrankheiten eine Rolle spielen. In einer Fall-Kontroll-Studie (McKeown-Eyssen et al., 2004) wurden signifikante Unterschiede bei den Genotyp-Verteilungen für die Cytochrom-P450-Oxigenase CYP 2D6 (P = 0,02) und N-Acetyltransferase 2 (NAT2) (P = 0,03) bei MCS-Patienten im Vergleich zur Kontrollgruppe gefunden. Danach hatten die MCS-Patienten einen signifikant höheren Anteil an Trägern einer Kombination aus homocygot hochaktiven Genotypen von CYP 2D6 und NAT2. Heterozygote Träger der CYP2D6-Allele hatten ein mittleres Risiko für MCS, was auf einen Dosiseffekt der Genprodukte hindeutet. Patienten mit homozygot hochaktiven Genotypen für beide

Gene, CYP2D6 und NAT2, hatten ein 18,7-fach erhöhtes Risiko für MCS, was auf eine kooperative Vervielfachung des MCS-Risikos durch die Aktivformen beider Gene hindeutet. Die Wissenschaftler folgern, dass hochaktive NAT2-Allele eine schnelle Acetylierung bei Arylaminen und somit eine toxische Aktivierung dieser Verbindungen bewirken, die dadurch zu proteinbindenden Metaboliten umgewandelt werden. CYP2D6 ist möglicherweise am Metabolismus von Stoffen beteiligt, die im ZNS wirken, wie z.B. Neurotransmitter und Neurosteroide. Auch eine Aktivierung verschiedener Neurotoxine wird diskutiert. Darüber hinaus kooperieren beide Enzyme sehr wahrscheinlich bei ihrer Wirkung auf den Metabolismus von Fremdstoffen mit dem Ergebnis, dass die chronischen Krankheitsprozesse bei MCS verstärkt werden (McKeown-Eyssen et al., 2004).

Auch unter den Cytochrom-P450-Monooxigenasen gibt es Enzyme, die am Phase-I-Metabolismus von Organophosphaten beteiligt sind, wie z.B. CYP 1A2 und CYP 2C19. Für CYP 1A2 gibt es bei etwa 30 Prozent der deutschen Bevölkerung einen Polymorphismus, der zu einer höheren Aktivität des Enzyms führt. Folge davon ist, dass schwefelhaltige Organophosphat-Pestizide wie Chlorpyriphos und Parathion verstärkt desulfuriert werden, d.h. die Schwefelatome werden abgespalten, sodass Organophosphat-Metaboliten mit höherer Toxizität entstehen. Für CYP 2C19 gibt es bei 3 bis 5 Prozent der europäischen Bevölkerung einen genetischen Defekt, der zum Ausfall dieses Enzyms führt, sodass Organophosphate langsamer abgebaut werden. Bei 10 bis 15 Prozent der Bevölkerung ist die CYP 2C19-Aktivität vermindert, was dementsprechend ebenfalls zu vermindertem Abbau von Organosphosphaten führt (Foxenberg et al., 2007). Damit wird deutlich, dass die genannten genetischen Polymorphismen von besonderer Bedeutung für die Teile der Bevölkerung sind, die den Organophosphat-Pestiziden in niedrigen Konzentrationen chronisch exponiert sind, wie z.B. Arbeiter der entsprechenden Industrien, Landwirte oder Anwohner von landwirtschaftlich intensiv genutzten Flächen.

Eine genetische Variante mit erhöhter Aktivität des Enzyms CYP 1A1 führt bei gleichzeitig nachgewiesener Pestizid- und Zigarettenrauch-Exposition während der Schwangerschaft bei den danach geborenen Kleinkindern zu einem deutlich erhöhten Risiko, eine akute lymphoblastische Leukämie zu bekommen (Infante-Rivard, et al., 1999 und 2000) . Dieser Effekt lässt sich verstehen, wenn man bedenkt, dass CYP-Enzyme die Konzentration an reaktiven Sauerstoffverbindungen (ROS) erhöhen, die anschließend auf die Erbsubstanz DNA mutagen wirken und dadurch Krebs auslösen können. Da ROS auch bei der Auslösung von MCS eine Rolle spielen, haben Träger von Polymorphismen für hochaktive CYP-Enzyme möglicherweise auch ein erhöhtes Risiko, MCS zu bekommen. Dies muss durch weitere statistisch angelegte Studien noch überprüft werden. Wenn dann gleichzeitig auch noch Defekt-Polymorphismen bei den Glutathion-S-Transferasen GSTM1 und GSTT1 auftreten, so wird das Risiko, eine frühkindliche Leukämie zu bekommen, noch weiter erhöht, wie in mehreren unabhängigen Studien nachgewiesen wurde (zit. in Stanulla et al., 2007). Die Glutathion-S-Transferasen reduzieren und beseitigen nämlich die toxischen ROS, die in der Phase I des Fremdstoffmetabolismus gebildet wurden.

Genetische Polymorphismen, die Enzyme für den Metabolismus von Organophosphat-Pestiziden betreffen, stehen in besonderem Verdacht dafür, dass sie bei den betroffenen Personen die Auslösung einer Chemikalien-Überempfindlichkeit fördern oder zumindest chronische Krankheitssymptome begünstigen. Hintergrund für diese Vermutung ist die in Kapitel 6.1.6 dargestellte besondere Bedeutung der Organophosphate für die Auslösung von MCS. Demnach müssten genetisch bedingte Störungen oder Veränderungen beim Metabolismus der Organophosphate in einem statistisch nachweisbaren Zusammenhang mit chronischen Krankheitssymptomen des Nervensystems sowie mit Symptomen und Merkmalen von MCS stehen. Hinweise dafür ergaben sich aus dem Nachweis eines Zusammenhang zwischen bestimmten genetischen Defekten bei der Paraoxonase-1 (PON-1), einem Enzym, das Organophosphate abbaut, und der Ausprägung der Symptome des Golfkriegssyndroms (Costa et al., 2003; Haley et al., 1999), wie schon in Kapitel 6.1.6 erörtert wurde. Demnach bewirkt ein mangelnder Abbau von Organophosphat-Pestiziden im Organismus eine verstärkte Ausprägung der unspezifischen Krankheitssymptome des Golfkriegssyndroms und damit möglicherweise auch bei MCS. Auch die chronisch neurotoxischen Wirkungen der Organophosphat-Pestizide wie z.B. Chlorpyriphos treten verstärkt auf, wenn Gen-Polymorphismen für die Paraoxonase vorliegen, wie bei Pestizid-exponierten Arbeitern nachgewiesen wurde (Lee, B.W., et al., 2003). Weil die Paraoxonase-Enzyme PON1, PON2 und PON3 außerdem eine wichtige Rolle beim Schutz vor oxidativem Stress spielen (Costa et al., 2003), sind Polymorphismen dieser Enzyme von besonderer Bedeutung für eine Empfindlichkeit einer Person gegenüber der Wirkung der reaktiven Sauerstoff-Verbindungen (ROS), die bekanntlich beim Pathomechanismus von MCS eine große Rolle spielen. Die PON-Enzym-Polymorphismen können also auch für die Ausprägung von MCS verantwortlich gemacht werden, weil die PON-Enzyme Organophosphate abbauen, die wesentlich zur MCS-Auslösung beitragen. Zur Diagnostik einer besonderen Veranlagung (Prädisposition) für MCS ist somit auch die labordiagnostische Erfassung der PON-Polymorphismen zu fordern.

Polymorphismen für Entzündungs-Zytokine

Es gibt auch Polymorphismen, die einen Einfluss auf die Stärke der Entzündungsreaktion haben, wie z.B. der Interleukin-1-Genkomplex auf Chromosom 2. Zwei dieser Polymorphismen liegen auf der Promotor-Region des Il-1-Gens und führen zu verstärkter Synthese von Il-1α und Il-1β, weil der entsprechende Repressor am Promotor nicht oder nur schwach gebunden werden kann. Es handelt sich also um eine Mutation, die den Mechanismus der Regulation der Genaktivität lahm legt (siehe Lehrbücher der Molekulargenetik). Ein dritter Polymorphismus führt zu einer verminderten Synthese des Inerleukin-1-Rezeptor-Antagonisten (Il1RA) durch Makrophagen (Vergopoulos et al., 2007). Der Il1RA ist ein Protein, das zur Verhinderung von Überreaktionen des Immunsystems und zur Hemmung chronischer Entzündungen dient. Es wird von Makrophagen bei Entzündungen zeitversetzt zu Il-1gebildet und bindet kompetitiv an die Il-1-Rezeptoren z.B. im ZNS. Damit blockiert es die Entzündungsreaktionen und damit auch die negativen Il-1-Wirkungen im ZNS. Ein verminderter Il1RA-Spiegel verstärkt die Entzündungsreaktionen und verhindert deren Regulation. Wenn eine Person alle drei Il-1-Polymorphismen besitzt, liegt ein stark erhöhtes

Risiko für chronisch entzündliche Krankheiten und damit auch für MCS, Allergien und entzündliche Autoimmunkrankheiten (z.B. Rheuma) vor (starker High-Responder), weil eine starke Il-1-Produktion mit verminderter Entzündungshemmung kombiniert ist. Zwischen dem starken High-Responder und dem Normal-Responder gibt es mehrere Abstufungen mit unterschiedlich hohem Entzündungsrisiko.

Zusammenfassend zeigen die zitierten Befunde, dass von einer unterschiedlichen genetischen Disposition für MCS und andere chronische Krankheiten, die mit Chemikalienwirkungen in Zusammenhang stehen, in der Bevölkerung auszugehen ist. Eine genetische Disposition, die auf Polymorphismen von Genen für den Fremdstoff-Metabolismus beruht, weist ferner darauf hin, dass der Fremdstoffmetabolismus mit seinen beiden Phasen I und II bei der Ausprägung des Krankheitsbildes MCS eine Rolle spielt. Damit ergibt sich ein wesentliches Argument für die Rolle von Chemikalien und deren Metabolismus bei der Auslösung von MCS.

Andererseits sei darauf hingewiesen, dass genetische Polymorphismen für das Entgiftungssystem keine Grundbedingung für die Auslösung von MCS darstellen. Sie bestimmen allerdings, **welche** Chemikalien für eine Person ein besonderes Risiko für die Auslösung der Krankheit verursachen.

6.5.3. Genetische Varianten beim Katecholamin-Stoffwechsel beeinflussen das Krankheitbild negativ

Katecholamine haben im Gehirn wichtige Funktionen als Überträgerstoffe von Nervensignalen (Neurotransmitter). Dazu gehören die Monoamine Dopamin, Noradrenalin und Adrenalin. Die ebenfalls zu den Neurotransmittern zählenden Monoamine Serotonin und Histamin sind keine Katecholamine, sondern gehören zu den Indolaminen respektive Imidazolaminen. Sie haben ebenfalls wichtige Funktionen bei der Informationsverarbeitung im Gehirn. Die genannten Transmitter steuern die Informationsübertragung zwischen verschiedenen Hirnzentren, regulieren die Anpassung an Stressreize oder induzieren Wohlbefinden durch Aktivierung des Belohnsystems des Gehirns.

Störungen der Metabolisierung der Neurotransmitter können zu verändertem psychischem Verhalten bis hin zu klinischen Krankheitsbildern führen. Vergleichbare Veränderungen können auch bei chronisch-entzündlichen Krankheiten des Gehirns beobachtet werden. Eine wichtige Funktion bei der Metabolisierung der Katecholamine hat das Enzym Catecholamin-O-Methyltransferase (COMT), das zusammen mit den Monoaminoxidasen (MAO) L-Dopa zu Vanillinmilchsäure, Dopamin zu Homovanillinsäure und Noradrenalin und Adrenalin zu Vanillinmandelsäure umwandelt:

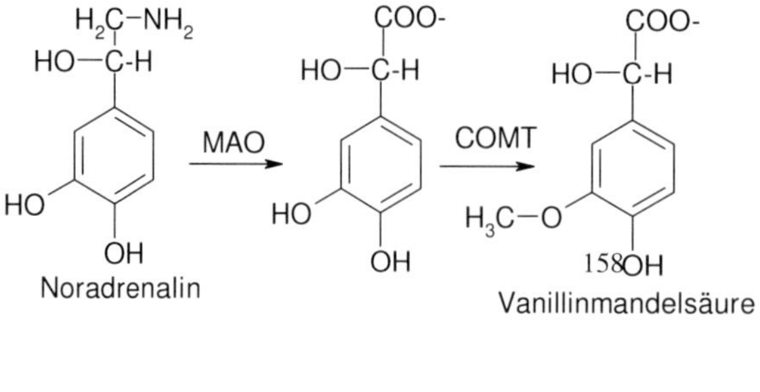

Noradrenalin

Vanillinmandelsäure

Eine Hemmung oder Störung der Aktivität der Enzyme MAO und COMT führt zu einer verstärkten und verlängerten Wirkung der Katecholamine im Gehirn und im peripheren und vegetativen Nervensystem. Die geminderte Aktivität von COMT bedingt bei Gesunden in der Regel ein erhöhtes geistiges und körperliches Leistungsvermögen. Typisch sind hektische Aktivität und Betriebsamkeit, Neigung zu Aggressivität und eine verminderte soziale Kommunikations- und Integrationsfähigkeit, besonders bei betroffenen Männern, die sich bei sportlichen Wettkämpfen durch Kampfgeist mitunter aber auch durch mangelnde Fairness auszeichnen. Bei Frauen äußert sich die erhöhte Aggressivität eher verbal und in hysterischen Verhaltensweisen (Müller, 2007a). Dies ist auf eine durch das Überangebot an Katecholaminen bedingte übermäßige und anhaltende Stressreaktion zurückzuführen, die bei Frauen durch die gesteigerte Bildung von Katecholöstrogenen zusätzlich verstärkt wird. Langfristig wird das Risiko von Herz-Kreislauf-Erkrankungen wie Hypertonie, koronare Herzkrankheit und Infarkte sowie Schlaganfall bei beiden Geschlechtern erhöht.

Das Enzym COMT spielt nicht nur bei der Metabolisierung der Katecholamine eine Rolle, sondern auch bei verschiedenen Fremdstoffen wie Sauerstoff-Heterozyklen, Phenolen und Dihydroxyphenyl-Derivaten. Die Übertragung von Methylgruppen auf diese Stoffe und deren aktivierte Sauerstoff-Metaboliten ist als Reaktion der Phase II des Entgiftungssystems aufzufassen. Eine verminderte COMT-Aktivität führt nicht nur zur Anreicherung von Katecholaminen im Gehirn, sondern auch von den genannten Fremdstoffen bzw. deren reaktionsfähigen Sauerstoff-Metaboliten im Körper, die dann toxische Wirkungen ausüben können. Hinzu kommt, dass der Abbau der Katecholamine bei einer COMT-Hemmung teilweise auf der Stufe der Aldehyde abbricht, sodass diese ihre toxische Wirkung u.a. in den Gehirnzellen entfalten können (siehe Müller, 2007a).

Die Ursachen für eine verminderte Aktivität der COMT können unterschiedlich sein:

- Im Zustand chronischer Entzündungskrankheiten können Sauerstoffradikale und Peroxynitrit die Enzymaktivität der COMT vermindern.
- Es gibt heterozygote und homozygote genetische Varianten (Polymorphismen) für eine verminderte Aktivität der COMT, die einen Austausch der Aminosäure Valin durch Methionin an einer Stelle im Enzymmolekül der COMT verursachen. Träger dieser genetischen Varianten zeigen die beschriebenen Symptome der verminderten COMT-Aktivität.

Die genetisch bedingte verminderte COMT-Funktion ist mit einer Erhöhung des Risikos verbunden, an Schizophrenie zu erkranken. Das aggressive Verhalten von Schizophrenie-Kranken hängt mit der erniedrigten COMT-Aktivität zusammen. Bei Alzheimer-Patienten wurde der gleiche Zusammenhang gefunden (zit. nach Müller, 2007a).

Bei MCS-Patienten überdeckt eine genetisch bedingte Verminderung der COMT-Aktivität die im Rahmen der MCS-Symptomatik auftretende Minderung körperlicher und kognitiver Leistungen, da die Betroffenen wegen des erhöhten Katecholaminspiegels zunächst weiterhin eine relativ hohe geistige und körperliche Leistungsfähigkeit zeigen. Wenn sich im weiteren Verlauf die

Katecholaminproduktion erschöpft, treten körperliche und geistige Leistungsdefizite zu Tage. Die verminderte Metabolisisierung von Fremdstoffen beschleunigt die Pathomechanismen von MCS synergistisch. In der Folge werden die Symptome eines chronischen Erschöpfungssyndroms (CFS) verstärkt. COMT-Gen-Polymorphismen sind nicht die Ursache von MCS. Sie verstärken allerdings die Intensität der Wahrnehmung von Beschwerden und bedingen ein erhöhtes Risiko durch die Einwirkung der zuvor genannten Chemikalien zu erkranken. Liegt ein entsprechender Phänotyp vor, ist die humangentische Untersuchung des COMT-Polymorphismus bei MCS/CFS-Patienten zu empfehlen.

Weitere genetische Varianten betreffen das Dopamin-Transportprotein DAT1, das Dopamin aus dem synaptischen Spalt zurück in die präsynaptischen Nervenzellen transportiert, sowie den Dopamin-Rezeptor DRD4. Träger dieser Genvarianten leiden signifikant häufiger unter Depressionen als Kontrollpersonen mit den unveränderten Genen (López-León et al., 2005 und 2008; Dürr, 2009) und sind vermutlich empfindlicher gegenüber Langzeitwirkungen von Chemikalien, weil die durch Fremdchemikalien ausgelösten biochemischen Mechanismen mit denen bei Depressionskrankheiten zusammenwirken (siehe Kapitel 6.9.7).

Genetisch bedingte Störungen des **Folsäure-Stoffwechsels** haben ebenfalls eine Bedeutung für die Ausprägung des Krankheitsbildes. So sind niedrige Folsäurespiegel mit Depressionen assoziiert. Dies ist mit der Funktion der 5-Methyl-tetrahydro-folsäure (5-MTHF) zusammen mit Vitamin B12 bei der Umwandlung von Homocystein zu Methionin zu erklären. Diese Reaktion ist bei Folsäuremangel blockiert und Homocystein reichert sich an. Das benötigte 5-MTHF muss hierzu vorher aus Folsäure unter Beteiligung von Vitamin C und dem reduzierenden NADH gebildet werden:

$$\text{Folsäure} \xrightarrow{\text{Vitamin C, NADH, MTHFR}} \text{5- Methyltetrahydrofolsäure (5-MTHF)}$$

Für das dazu benötigte Enzym Methyltetrahydrofolatreduktase (MTHFR) gibt es eine genetische Variante mit verminderter Aktivität (Lopez-Leon et al., 2008). Die Träger dieser Variante haben daher höhere Homocystein-Spiegel im Blut zeigen häufiger Symptome von Depressionen und des chronischen Erschöpfungssyndroms (CFS) (Dürr, 2009).

Bei hoher Belastung durch Oxidativen Stress herrscht ein Mangel an Vitamin C und an reduzierender Kapazität (NADH), sodass die Bildung der 5-MTHF zusätzlich blockiert ist. Dadurch wird die Umwandlung von Homocystein in Methionin ebenfalls gehemmt. Träger des genetisch bedingten Defektes des Enzyms MTHFR sind somit besonders empfindlich gegenüber den Wirkungen des Oxidativen Stress. Wegen des hohen ATP-Bedarfs dieser Reaktion wirkt ein ATP-Mangel erheblich verstärkend. Für MCS-Patienten empfiehlt sich die Abklärung des Genpolymorphismus für MTHFR durch eine geeignete genetische Labordiagnostik.

6.5.4. Epigenetik: Dogmenwechsel in der Molekularbiologie

Das Zentrale Dogma der Molekularbiologie – Ein DNS-Genabschnitt macht mRNS macht ein Enzymprotein - gilt in dieser Form nicht mehr. Denn: Das menschliche Genom mit ca. 3 Milliarden Basenpaaren enthält nur etwa 25 000 Gene, die für 250000 oder mehr Proteine codieren. Zwischen der Transkription der DNS und der Proteinsynthese sind demnach verschiedene weitere Regulationsprozesse geschaltet, die über die jeweilige Form des zu produzierenden Proteins entscheiden. Man spricht hier von **epigenetischer Beeinflussung** der Erbinformation, die sowohl von Umwelteinflüssen als auch von der Aktivität bestimmter Regulationsgene abhängt. Letztlich bestimmen nicht die Gene die Struktur und Funktion der Proteine, sondern nachträgliche Regulationsprozesse in der Zelle. Es gibt also ein zweites dynamisches Informationssystem, das die Information der DNS (die „Wörter") zu „sinnvollen Sätzen" strukturiert. Einige der veränderten Genprodukte wirken auf die DNS zurück und verändern deren Aktivitätsmuster (Trappeser und Hoffmann, 2006).

Umwelteinflüsse können daher die Genaktivität verändern und chronische Krankheiten auslösen oder deren Verlauf beeinflussen. Fremd- oder Schadstoffe sowie Nahrungsstoffe können weitgehende physiologische Veränderungen im Körper verursachen und den Krankheitsmechanismus beeinflussen (Dörner 1973, 1974, 1980).

So können bestimmte Stoffe in der Nahrung wie z.B. Folsäure, Methionin oder Betain die Bindung chemischer Methylgruppen an bestimmte Gene und damit deren Inaktivierung auslösen. Umgekehrt kann eine Diät, die nur geringe Mengen von Methylgruppen-Donatoren enthält, zu einer Verringerung der Methylierung und damit zu einer Erhöhung der Genexpression führen. Die Genaktivität wird durch Methylierung gesteuert, also durch Bindung von Methylgruppen ($-CH_3$) an die zu regulierenden Abschnitte der DNA. Methylierte DNA-Abschnitte sind inaktiv.

Bei genetisch identischen Mäusen kann eine Diät mit Mangel an Methylgruppen-Donatoren einen veränderten Phänotyp mit unterschiedlichem Körpergewicht und veränderter Fellfarbe bewirken (Waterland, 2006). Gen-Methylierungen können auch durch Transposons (Springende Gene) als Folge einer bestimmten Ernährungsweise veranlasst werden. Viele Transposons sind selbst durch Methylierungen stillgelegt, können aber durch Diät oder Umweltstress wieder aktiviert werden. Sie veranlassen dann die Methylierung oder Aktivierung (Demethylierung) anderer Gene. Das geänderte Methylierungsmuster kann an Nachkommen vererbt werden. So wird z.B. mit dem Methylierungsgrad des Aguti-Gens bei Mäusen auch eine Veranlagung zu Fettsucht, Diabetes und Krebs vererbt (Waterland, Jirtle, 2003). Bestimmte Ernährungsweisen sind besonders für die Phase der frühkindlichen Entwicklung beim Menschen von Bedeutung und legen z.B. eine Veranlagung für Fettsucht (Adipositas) fest (Dörner 1973, 1975; Plagemann 2000; Waterland, Michels, 2007).

Ein Ungleichgewicht bestimmter Nährstoffe, z.B. ein Mangel oder ein Überschuss von bestimmten Vitaminen oder Spurenelementen, kann somit auch chronische Krankheiten hervorrufen, weil dabei das Muster der Genexpression und damit regulatorische Prozesse im Körper verändert werden. Dadurch können Hormonhaushalt und das Immun- und Nervensystem beeinflusst werden.

Was folgt daraus für die Beurteilung und Einschätzung der Bedeutung von Gen-Polymorphismen für die Enzyme des Entgiftungssystems? Theoretisch erscheint es möglich, dass auch durch Fremd- oder Schadstoffe Einflüsse auf die Aktivität der Gene des Entgiftungssystems ausgeübt werden. Dies ist für einzelne Gene bereits bewiesen worden. So ist schon lange bekannt, dass bestimmte Chemikalien die Gene für ihre Entgiftung in den Zellen der Leber aktivieren können. Beispielsweise aktivieren chlorierte Dioxine und Biphenyle, darunter das „Seveso-Gift" Tetrachlor-Dibenzo-Dioxin (TCDD) sowie Polychlorierte Biphenyle (PCB) den **Aryl-Hydrocarbon-Rezeptor („Ah-Rezeptor")**, der daraufhin als Komplex mit dem gebundenen Fremdstoffmolekül im Zellkern an ein regulatorisches Gen, einen so genannten Promotor bindet und dadurch die Aktivierung des Gens für das Phase I-Enzym CYP 1A1 auslöst (siehe Lehrbücher der Toxikologie). Der aktivierte Ah-Rezeptor wirkt also als Induktionsfaktor für die Synthese von Enzymen des Entgiftungssystems.

Dieses Beispiel zeigt, dass Fremdstoffe in Mechanismen der Genaktivierung eingreifen und den Aktivitätszustand des Genoms weitgehend beeinflussen können. Unklar bzw. noch wenig untersucht ist bislang, inwieweit Schad- oder Fremdstoffe auch Mechanismen beeinflussen, mit denen Genaktivitäten langfristig gehemmt oder ausgelöst werden können, z.B. mit den Mechanismen der DNA-Methylierung, der Histon-Acetylierung oder der RNA-Interferenz.

Erste Hinweise gibt es bereits: So können Valproinsäure oder Azazytidin das Methylierungsmuster der Gene in Gehirnzellen verändern (Milutinovic et al., 2007). Eine Exposition mit hormonwirksamen Chemikalien wie Vinclozolin während der embryonalen Geschlechtsausprägung führt zu einer Veränderung des Methylierungsmusters auf der DNA (Anway und Skinner, 2008), das sogar über die Keimbahn über mehrere Generationen weitergegeben, also „vererbt" wird. Dies stellt ein Beispiel dafür dar, wie die Folgen von Umwelteinwirkungen auf epigenetische Mechanismen auch über mehrere Generationen hinweg wirksam bleiben.

Eine in Marokko durchgeführte Studie hat ebenfalls einen Zusammenhang zwischen Umweltbelastungen und der Expression vieler für Krankheiten relevanter Gene ergeben (Idaghdour et al., 2009). Bekannt ist schon länger, dass ein Wechsel von traditionell ländlichem Lebensstil zu einem städtischen Lebensstil eine Zunahme von verschiedenen so genannten Zivilisationskrankheiten wie Diabetes mellitus, Asthma, und Krebs verursacht. Als Ursachen kommen Änderungen der Ernährungsweise oder eine stärkere Umweltverschmutzung in Frage.

Bei der Studie wurden Blutproben von Personen gesammelt, die entweder in Städten oder in ländlichen Regionen mit traditioneller Lebensweise im südlichen Marokko leben. In den weißen Blutzellen wurde die Aktivität von fast 17000 Genen auf mit Hilfe von Genchips bestimmt, indem die jeweils von den Genen produzierte mRNA quantitativ erfasst wurde. Bei bis zu 1/3 der untersuchten Gene fanden sich Unterschiede in der Genexpression zwischen städtischer und ländlicher Bevölkerung. Die ethnische Herkunft sowie das Geschlecht haben dagegen mit etwa 1% Unterschieden nur einen geringen Einfluss auf die Genaktivität. Das

Ergebnis weist darauf hin, dass äußere Lebensbedingungen die Genaktivität wesentlich beeinflussen.

Betrachtet man genauer die betroffenen Gene, so fällt auf, dass in der städtischen Bevölkerung die Gene für ribosomale Proteine sowie für Enzyme der oxidativen Phosphorylierung hochreguliert sind. Die oxidative Phosphorylierung steht mit der Bildung und Beseitigung von freien Radikalen in Zusammenhang. Freie Radikale sind an der Ausprägung vieler chronischer Entzündungs- und Tumorkrankheiten beteiligt, die bei der städtischen Bevölkerung vermehrt auftreten. Die Befunde weisen darauf hin, dass Umweltfaktoren in einer bislang noch nicht genau bekannten Weise das Muster der Genaktivitäten in Richtung auf pathologische Mechanismen beeinflussen (Idaghdour et al., 2009). Möglich erscheint ein Zusammenhang mit der Aktivierung bestimmter Induktionsfaktoren wie NF-kB durch reaktive Sauerstoffradikal-Verbindungen (ROS), die als Folge des Fremdstoffmetabolismus gebildet werden. Damit würde es im Körper einen Signalweg geben, der von einer erhöhten Belastung durch Umweltchemikalien ausgeht und über deren Metabolismus, die anschließende Aktivierung von NF-kB bis schließlich zur Ausprägung chronisch-entzündlicher Erkrankungen verläuft. MCS bildet in diesem Zusammenhang nur eine von möglichen chronischen Multisystem-Erkrankungen, die als Folge epigenetischer Veränderungen von Genaktivitäten ausgelöst werden.

Psychischer Stress und Genaktivität

Zu den Umwelteinwirkungen auf die Genaktivität ist auch psychischer Stress zu zählen. Traumatische, mit Stress verbundene Erlebnisse in der frühen Kindheit bewirken bei Nervenzellen im Gehirn eine bleibende Veränderung des Aktivitätsmusters der Gene, die zu Depressionen oder gar Selbstmord im späteren Leben führen kann. Dies zeigten Forschungsergebnisse von Moshe Szyf und Michael Meaney von der McGill University in Montreal mit Selbstmord-Opfern, bei denen ein Schlüsselgen in den Zellen des Hippocampus durch Methylierung ausgeschaltet war (McGill Headway, 2009; Szyf et al., 2007). Chronischer Stress bis zum 3. Lebensjahr führt zur Freisetzung bestimmter Proteine, die das Methylierungsmuster der Gene beeinflussen. Die Gene werden regelrecht umprogrammiert. Auf Grund der Ergebnisse einiger Wissenschaftler können solche Mechanismen später zu chronischen Krankheiten wie Asthma, Fettsucht, Arterienverkalkung und Depressionen führen.

Umgekehrt führt häufige Zuwendung von Rattenmüttern zu ihren Jungen bei diesen zur Aktivierung eines Gens für den Glukokortikoid-Rezeptor. Dieser Rezeptor bindet im Gehirn ein Glukokortikoid, das die Stressantwort der Hypophyse und der Nebennieren dämpft. Der Hypothalamus produziert in der Folge weniger CRH (corticotropin-releasing hormone), das übergeordnete Auslöser-Hormon für die HHN-Stresshormonachse (HHN = Hypothalamus-Hypophyse-Nebenniere).

In der Konsequenz bedeutet dies, dass Ratten, die in ihrem frühen Entwicklungsstadium soziale Zuwendung durch das Muttertier erfuhren, deutlicher stressresistent sind als Ratten, die diese Zuwendung nicht hatten. Bei den stressempfindlichen Tieren sind die Gene für den Glukokortikoid-Rezeptor fortdauernd herunter reguliert (Weaver et al., 2004).

Stresserlebnisse und soziales Verhalten in der frühen Kindheit beeinflussen anhaltend die Aktivität bestimmter Gene für die Regulation des Stresshormonsystems. Wenn Stresserlebnisse und Umwelteinflüsse wie Chemikalien zusammen kommen, dann können sie demnach eine epigenetische Veränderung der Aktivität der Erbanlagen verursachen und somit synergistisch einen Krankheitsmechanismus fördern (Szyf, 2007). Dies kann bei gleichen Erbanlagen zu wesentlichen Variationen des äußeren Erscheinungsbildes (Phänotypus) zweier Individuen, z.B. eineiigen Zwillingen führen. Durch denselben epigenetischen Mechanismus kann auch die Aktivität der Gene für die Empfindlichkeit gegenüber den Wirkungen von Fremdchemikalien so verändert werden, dass in langen Phasen eines Lebens eine Überempfindlichkeit gegenüber Chemikalien entsteht (Szyf, 2007). Nicht zuletzt können Krebsgene aktiviert und damit die krebsauslösende Wirkung anderer Chemikalien verstärkt werden (Reamon-Buettner et al., 2008).

Da bei betroffenen Patienten mit Posttraumatischem Stresssyndrom (PTSD) neben den psychisch bedingten Stressfaktoren häufig auch andere Umweltbelastungen wie Chemikalien oder Lärm, ausgelöst z.B. durch Explosionen oder Brände, festgestellt wurden, ist anzunehmen, dass der Krankheitsmechanismus als Ergebnis des Zusammenwirkens dieser verschiedener Umweltfaktoren auf die Genaktivität ausgelöst und gefördert wird, und dass als Ergebnis eine bleibende Chemikalien-Überempfindlichkeit resultiert. Psychische und chemische Umweltfaktoren aktivieren somit letztlich einen gemeinsamen biochemischen Wirkungsmechanismus. Fallbeispiele hierzu gibt es in großer Zahl: Tausende von Feuerwehrleuten und Hilfskräfte, die nach den Terroranschlägen vom 11. September 2001 in New York eingesetzt wurden, oder Zehntausende von Soldaten der Golfkriege, leiden an diesem Symptomenkomplex, der im letzteren Fall auch als „**Golfkriegssyndrom**" bezeichnet wird. (Näheres siehe Buch: Chemikalien als Krankheitsursache, 2008).

6.6. Zur Rolle des Immunsystems

Die Symptome der Überempfindlichkeit gegenüber Chemikalien hatten für längere Zeit zur Annahme geführt, dass bei MCS eine allergische Reaktionslage mit einer spezifischen Aktivierung des Immunsystems vorliege. Genauere laboranalytische Untersuchungen hatten aber ergeben, dass bei MCS-Patienten häufig weder spezifische Antikörper gegen Chemikalien-Antigene noch spezifisch reagierende Lymphozyten nachzuweisen waren. Auch sind in der Regel keine Allergie-typischen Freisetzungen von Entzündungswirkstoffen wie Histamin und Serotonin festzustellen (Meggs, 1993; Maschewsky, 1996; Sandler, 1993).

Dennoch spielt das Immunsystem bei der Ausprägung der Krankheitssymptome eine wesentliche Rolle. Man muss dabei unterscheiden zwischen Fremdstoffwirkungen auf das Immunsystem mit den daraus resultierenden Krankheitssymptomen und den Wirkungen und Funktionen, die durch das Immunsystem vermittelt werden, und die zu den Erscheinungsformen des MCS-Krankheitsbildes, wie z.B. Entzündungsreaktionen, führen.

6.6.1. Wirkungen auf das Immunsystem

Fremdstoffe können direkt auf Zellen des Immunsystems schädigend einwirken. Bei einigen der von Baines et al. (2004) untersuchten MCS-Patienten waren die Konzentrationen verschiedener Fremdstoffe im Serum wie z.B. Chloroform signifikant gegenüber den Kontrollpersonen erhöht. Daraus wurde geschlossen, dass eine direkte toxische Fremdstoffwirkung auf Immunzellen zumindest bei einem Teil der MCS-Patienten in Frage kommen könnte, wobei die Funktion einiger Typen von Immunzellen wie T-Helferzellen, zytotoxische T-Zellen, B-Zellen und Makrophagen möglicherweise beeinträchtigt ist (Baines et al., 2004). Veränderungen bei verschiedenen T-Zell-Populationen wurden tatsächlich nachgewiesen: So war z.B. die Zahl der CD4-T-Zellen erhöht, und die der CD8-T-Zellen und verschiedener inflammatorischer Zellen (Granulozyten) erniedrigt (Lebowitz, 1995). Aktivierte CD8-T-Zellen geben das Interleukin-10 ab , das als Antagonist der entzündungsauslösenden TH1-Zytokine (Ifn-γ, Il-12) gilt. Bei einem CD-8-Zell-Mangel und gleichzeitiger Erhöhung der CD4-T-Zellen, die eine zelluläre entzündliche Immunreaktion bewirken, wird dann verständlich, warum bei MCS die entzündlichen Reaktionen vorherrschen.

Die Wirkungen von Fremdstoffen auf das Immunsystem sind stark von der Art der Stoffe abhängig, denen die Patienten exponiert sind oder waren. So waren als Folge einer PCB-Belastung Defekte bei T-Lymphozyten, insbesondere eine Verminderung der Suppressor-T-Zellen verbunden mit einer Erhöhung der Allergie-Antikörper IgE , ferner niedrigere Gamma-Interferon- und Interleukin-4-Spiegel nachzuweisen (Daniel et al., 2001). Im Zusammenhang damit waren erhöhte Prävalenz-Raten bei allen Infektionskrankheiten, wie Erkältungen, Virus- und Bakterien-Infektionen nachzuweisen. Ferner wurde bei PCB-Belastungen mit den höher chlorierten PCB-Kongeneren Nr. 138, 153 und 180 eine Erhöhung der Konzentration von Autoantikörpern festgestellt (Huber, 2002). Die Wirkungen von Fremdstoffen auf das Immunsystem sind offenbar vielfältig und unterschiedlich, sie zeigen noch kein einheitliches Bild, sind aber dennoch deutlich nachweisbar.

Gravierende Schädigungen von Immunzellen, vor allem T-Zellen, können als Folge von oxidierten Metaboliten von Fremdstoffen und den damit verbundenen Abfall des zellulären Redox-Gleichgewichtes zu Gunsten reaktiver Sauerstoff-Verbindungen zurückgeführt werden. Die im Verlauf einer Chemikalien-Überempfindlichkeit oder einer anderen chronischen Multisystemerkrankung gebildeten pathologischen Zwischenprodukte (ROS, NO, Peroxynitrit) wirken auf die Zellen des Immunsystems auf unterschiedliche Weise ein, zumal diese Zellen einen besonders intensiven Energieumsatz haben. Die Ergebnisse verschiedener Studien stützen diese Annahme.

So kommt es z.B. zu einer Hemmung der Synthese eines Teils des für die Immunfunktionen entscheidend wichtigen T-Zell-Rezeptors (TCR, der so genannten „Zeta-Kette" des TCR („TCRz"). Die T-Zellen können dann folglich nicht mehr die zu ihnen passenden Antigene erkennen, die spezifische Immunabwehr ist eingeschränkt. Dies führt bei Krebs- und Virus-Krankheiten sowie chronischen Infektionen zu seiner schlechten Prognose (Baniyash, 2004; Cemerski et al., 2003). Auch die Hemmung der Aktivität der Natürlichen Killerzellen (NK-Zellen) steht offenbar mit der schädigenden Wirkung oxidierender Stoffe wie Peroxynitrit und Wasserstoff-Superoxid in Zusammenhang (Nakamura, Matsunaga, 1998). Nach Behandlung von MCS-Patienten mit einer hohen Dosis des antioxidativ wirksamen Vitamin C wurde die Aktivität der NK-Zellen deutlich verbessert (Heuser, Vojdani, 1997), womit bewiesen wurde, dass der schädigende Effekt auf Zellen des Immunsystems durch reaktive Sauerstoffverbindungen (ROS) erfolgt.

6.6.2. Durch das Immunsystem verursachte Wirkungen beim Pathomechanismus von MCS

Bei MCS-Patienten wird das Immunsystem in der Regel unspezifisch aktiviert, nachdem Fremdstoffe im Verlauf ihres Metabolismus Signalketten zur Bildung verschiedener Zytokine aktiviert haben, wie oben im Kapitel 6.2 zur chemischen Entzündung ausführlich dargestellt wurde. Die Folge ist die Synthese und Freisetzung einer Reihe von Zytokinen und Entzündungs-Mediatoren (Mayer, Bieger, 2003). Sowohl nach dem Modell der neurogenen als auch der chemischen Entzündung ist die Aktivierung des Immunsystems eine unspezifische Folgereaktion der Ereigniskette des MCS-Pathomechanismus. Es handelt sich also nicht um eine allergische Reaktion, bei der spezifisch mit den auslösenden Antigenen reagierende Antikörper oder T-Lymphozyten gebildet werden, sondern um eine unspezifische Aktivierung des Immunsystems. MCS ist somit nicht zu den Allergien im engeren Sinne zu zählen.

Nach den bereits in Kapitel 6.2. dargestellten wissenschaftlichen Erkenntnissen wird das Krankheitsbild von MCS durch einen Signalweg ausgeprägt, der u.a. von den reaktiven Sauerstoffverbindungen des Fremdstoff-Metabolismus ausgeht (MCS-Modell der „chemischen Entzündung") und unspezifisch über verschiedene Zellen des Immunsystems zu einer chronischen Entzündung führt (Mayer et al.,

2002). Dabei aktivieren die reaktiven Sauerstoffverbindungen, darunter auch Peroxy-Radikale, in den T-Lymphozyten, besonders den TH1-Zellen, und in den natürlichen Killerzellen (NK-Zellen) des Immunsystems den Transkriptionsfaktor NF-kB, der wiederum die Bildung von entzündungsfördernden Zytokinen, insbesondere von Interferon-γ (Ifn-γ) auslöst (Lawrence, 2001, Pall, 2001). Diese Zytokine verstärken daraufhin die über andere Immunzellen (Makrophagen, T-Lymphozyten) vermittelten chronischen Entzündungsprozesse. Gleichzeitig ist das Verhältnis von T-Helferzellen zu T-Supressorzellen zu Gunsten der T-Helferzellen verschoben, und es herrscht ein regelrechter Mangel an T-Suppressorzellen. Damit ist deren entzündungshemmende Funktion stark eingeschränkt, das Gleichgewicht ist in Richtung chronischer Entzündungsprozesse verschoben. Tatsächlich findet sich bei MCS-Patienten fast regelmäßig eine erhöhte Zahl von CD4-T-Helferzellen und eine verminderte Zahl von T-Suppressorzellen (eigene Beobachtung bei der Auswertung von Laborbefunden).

Das von den T-Helferzellen vom Typ TH1 gebildete Interleukin-1 (Il-1α, Il-1ß) fördert allgemein die Aktivität von T-, B-Zellen und Makrophagen, aktiviert das Gefäßendothel und fördert damit die Arteriosklerose, induziert die Akute-Phase-Reaktion in der Leber und damit die systemische Entzündung, aktiviert über das ZNS Fieber und chronische Müdigkeit (Somnolenz), aktiviert die Glukokortikoid-Synthese und die Osteoklasten (gesteigerte Knochenrespoption bei Osteoporose).

Il-1 ist somit wesentlich für die Ausprägung systemischer Entzündungen verantwortlich. Da Il-1 bei MCS-Patienten regelmäßig erhöht ist, gilt MCS als eine der chronisch entzündlichen Systemerkrankungen (Bieger, 2006).

Das bei MCS-Patienten ebenfalls häufig nachgewiesenen Interferon-γ aktiviert insbesondere die neutrophilen Granulozyten, das sind weiße Blutkörperchen, die als die zentralen Zellen des Entzündungsgeschehens gelten. Ifn-γ aktiviert auch Monozyten und Eosinophile, die als Folge weitere Entzündungswirkstoffe wie Komplement-Enzyme, Interleukine und Prostaglandine ausscheiden. Dadurch wird schließlich die chronische Entzündung ausgeprägt. Es kommt zu vermehrter Bildung von reaktiven Sauerstoffverbindungen (ROS) wie Peroxiden und Wasserstoff-Superoxid. Diese wiederum verbrauchen die körpereigenen Antioxidantien wie Glutathion, Vitamin C und E, Coenzym Q10, Acetylcystein, und α-Liponsäure. (Rea 1992, 1994,1996, 1997). Offenbar zeigen die ursprünglich beim Fremdstoffmetabolismus gebildeten ROS eine positive Rückkopplungswirkung, die zu einer weiteren Bildung von ROS im Immunsystem und damit letztlich zu einer weiteren Verstärkung der Entzündungsreaktion führt.

Die bei MCS freigesetzten Zytokine entsprechen dem Muster der TH1-vermittelten zellulären Immunreaktionen, wie sie auch bei der Typ-IV-Allergie zu finden sind, nämlich eine Freisetzung von IL-1 und Ifn-γ und Proliferation von T-Helferzellen vom Typ TH-1. Dennoch liegt hier kein allergischer Mechanismus vor, weil die Aktivierung der Immunzellen unspezifisch erfolgt, und weil die spezifische Auslösungsphase über Antikörper oder antigenspezifische Lymphozyten fehlt.

Hinzu kommen Signalwege, die ausgehend von Entzündungsvorgängen in der Peripherie über das Nervensystem im Gehirn die Synthese von Zytokinen der

Entzündungsreaktionen, darunter IL-1β, IL-6, TNF und Ifn-γ, auslösen (Besedovsky und Del Rey, 2006). Bei systemischen chronischen Entzündungskrankheiten werden somit durch die Verknüpfung von Zellen des Immunsystems mit afferenten Nervenfasern in der Peripherie, z.B. durch die „Immunsynapsen" in den Lymphknoten, Entzündungs- und Schädigungsmechanismen im Gehirn ausgelöst bzw. verstärkt. Diese können durch Aktivierung der Stresshormonachse über die Ausschüttung von Cortisol weitere Schädigungen im gesamten Körper verursachen.

Im entzündeten Gewebe kommt es außerdem zu Sensibilisierungsvorgängen, die unter anderem für eine erhöhte Schmerzempfindlichkeit (Hyperalgesie) verantwortlich sind. Entzündungsmediatoren wie die Prostaglandine, die als Folge der Aktivierung von Zellen des Immunsystems gebildet werden, erregen bestimmte Nocizeptoren an schmerzleitenden Nervenfasern. Als Folge werden Proteinkinasen aktiviert, die schließlich eine Phosphorylierung von Ionenkanälen an den Membranen afferenter Nervenzellen bewirken. Dies hat wiederum zur Folge, dass diese Ionenkanäle durch schmerzauslösende Stoffe leichter aktivierbar sind (Brack et al., 2006). Das entzündete Gewebe sowie die damit verbundenen afferenten Nervenfasern werden somit überempfindlich gegenüber Reizstoffen, ein Vorgang, der durchaus vergleichbar ist mit der Entstehung der Chemikalien-Überempfindlichkeit bei MCS. Die periphere Sensibilisierung wiederum erzeugt über die afferenten Nervenbahnen eine Sensibilisierung von Rückenmarkszellen, die anschließend auch die aufsteigenden Nervenfasern zum Gehirn sensibilisieren (Brack et al., 2006). Im Gehirn wird dies als erhöhte Schmerzempfindlichkeit wahrgenommen. Möglicherweise hängen auch die Überempfindlichkeitssymptome bei MCS-Patienten mit diesem neuro-immunologischen Entzündungsmechanismus zusammen.

Das Immunsystem ist also wesentlich am ausführenden Pathomechanismus von MCS beteiligt, es ist gewissermaßen der „Handlanger" bei der Ausprägung der entzündlichen Krankheitssymptome, nachdem die Sensibilisierung bereits über den Fremdstoffmetabolismus sowie durch das Nervensystem über die Substanz P stattgefunden hat.

Es gibt Hinweise dafür, dass die Schwere der MCS-Symptome zumindest bei einem Teil der Patienten mit zunehmendem Alter abnimmt. Möglicherweise hängt dies zusammen mit einer Umstrukturierung des Immunsystems im Alter, bei der sich das Zytokinmuster in Richtung auf eine Dominanz der Helferzellen vom Typ II (Th-2) verschiebt, während die durch die Th-1-Helferzellen gesteuerten Entzündungsprozesse, die durch Zytokine wie IL-1β, IL-2 und Ifn-γ vermittelt werden, abnehmen (Straub und Schauenstein, 2006). Die Th-1 gesteuerten Lymphozyten verlieren zunehmend ihre zellulären Funktionen bei der Immunabwehr und offenbar auch bei chronischen Entzündungsvorgängen, was auf den Funktionsverlust des Thymus im Alter zurückzuführen ist. Indirekt bestätigt diese Beobachtung die Rolle des Immunsystems und der durch die Th-1-Lymphozyten gesteuerten Entzündungsvorgänge beim Krankheitsmechanismus von MCS.

6.6.3. Konditionierte Immunaktivierung als Erklärung für die Unspezifität der Chemikalienwirkung?

Bei MCS ist die Auslösung der Akutsymptome durch Chemikalienexposition weitgehend unabhängig von der Art der Chemikalien. Inwieweit dies auch für die Auslösung der Sensibilisierung gilt, also die Vorgänge in der latenten Phase, in der sich die Krankheit MCS entwickelt, ist noch nicht völlig geklärt. Wie in Kapitel 6.1.6. dargelegt wurde, wirken einige Chemikalien wie die Organophosphat-Pestizide und die Mehrzahl der flüchtigen organischen Stoffe über spezifische Strukturen (Enzymblockaden, Rezeptoren) bei der Auslösung der Krankheit. Nach dem Konzept der chemischen Entzündung gibt es auch Signalwege, die durch Chemikalien oder deren Metabolite - vermittelt über die Aktivierung des Induktionsfaktors NF-κB - direkt in den Zellen des Immunsystems ausgelöst werden.

Nach dem Prinzip der klassischen Immunkonditionierung (Engler et al., 2006) können chemische Stoffe wie z.B. Medikamente, die in den Zellen des Immunsystems normalerweise keine starke Reaktion auslösen, bei gleichzeitiger Anwesenheit von stark reagierenden Stoffen (unkonditionierter Reiz) und mehrmaliger gemeinsamer Exposition mit diesen Stoffen später auch dann eine starke Reaktion des Immunsystems auslösen, wenn die stark reagierenden Stoffe nicht anwesend sind. Die aktivierende Wirkung des unkonditionierten Reizes von Chemikalien auf das Immunsystem wird also auf andere bislang unwirksame Stoffe übertragen, es entsteht ein konditionierter Stimulus, der gleiche oder ähnliche Wirkungen hervorruft wie der unkonditionierte Stimulus. Der Hintergrund dieses Effektes beruht auf der Verknüpfung von Teilen des Immunsystems mit dem Zentralnervensystem (ZNS) über afferente und efferente Nervenfasern. Die afferenten Nervenfasern registrieren die durch den unkonditionierten Reiz z.B. in Lymphknoten ausgelösten Veränderungen und melden diese an bestimmte Kerngebiete des ZNS, den Inselcortex, die Amygdala und den ventromedialen Teil des Hypothalamus (Pacheco-Lopez et al., 2005). Bei erneuter Exposition mit dem konditionierten Reiz, hier also mit der zuvor unwirksamen Chemikalie, werden in den genannten Hirnarealen Erregungen erzeugt, die über efferente Fasern zum Immunsystem geleitet und dort aktivierend einwirken. Dabei reagieren die Zellen des Immunsystems auf den zuvor unwirksamen Stoff ähnlich oder gleich wie auf den unkonditioniert wirksamen Stoff.

Bislang noch ungeklärt ist die Relevanz dieses Modells für die Erklärung der Unspezifität der Wirkungen von Chemikalien bei MCS. Zumindest liefert es Hinweise auf die Bedeutung von Kombinationswirkungen mehrerer verschiedener Chemikalien bei der Auslösung von MCS.

6.7. Verstärkungsmechanismen des Immun-, Hormon- und Nervensystems setzen die Empfindlichkeitsschwelle für Fremdstoffe herab

Die Frage, wie die hohe Empfindlichkeit von MCS-Patienten gegenüber geringsten Konzentrationen von Fremdchemikalien zu erklären ist, lässt sich durch genauere Betrachtung von Verstärkungsmechanismen bei den biochemischen Signalwegen beantworten, die bei der Sensibilisierung in Phase I der Krankheit ablaufen.

Viele Stoffwechselwege, Aktivitäten des Nervensystems sowie auch hormonelle Regelprozesse unterliegen Regulationsvorgängen durch positive oder negative Rückkopplungsmechanismen. In Frage kommen hier solche Rückkopplungen, die Wirkungen von Fremdstoffen verstärken, und in deren Folge die Wirkungsschwelle der Stoffe herabgesetzt werden kann. Im Falle von positiven Rückkopplungen, die zur Verstärkung von Krankheitssymptomen führen, spricht man auch von einem „Circulus vitiosus", einem „Teufelskreislauf" („vicious cycle") von biochemischen Verstärkungsvorgängen, wie sie bei Pall (2007) am Beispiel des Stickoxid-Peroxynitrit- Kreislaufs ($NO/ONOO^-$, sprich: „no, oh no!") erläutert wird.

Rückkopplungsmechanismen sind aus der Technik bekannt. Ein Kühlschrank funktioniert nach dem Prinzip einer negativen Rückkopplung: Wenn die Temperatur einen eingestellten Grenzwert überschreitet, wird ein Kompressor eingeschaltet, dessen Wirkung die Temperatur wieder absenkt. Der negative Rückkopplungsmechanismus wirkt also der Richtung einer Zustandsänderung entgegen. Im Falle einer **positiven Rückkopplung** würde beispielsweise nach Erreichen einer eingestellten Temperatur eine Heizung eingeschaltet, die zur weiteren Erhöhung der Temperatur führt. Der Kühlschrank würde zu einem Ofen, und man kann die verdorbenen Lebensmittel bald wegwerfen.

Der positive Rückkopplungsmechanismus verstärkt also den Ablauf einer Zustandsänderung und führt – im Gegensatz zur negativen Rückkopplung – zu einem neuen unstabilen Zustandsniveau des Systems, nachdem der eingestellte Schwellenwert überschritten wurde. Diese Modellvorstellung lässt sich ohne weiteres auf den lebenden Organismus übertragen. Dabei wird deutlich, dass biochemische Vorgänge, die nach dem Prinzip der positiven Rückkopplung verlaufen, zu labilen, pathologischen Zuständen führen, unter denen Regelungsvorgänge aus dem Gleichgewicht geraten. Das System oder der Organismus tendieren dann dazu, im pathologischen Zustand zu verbleiben und somit den Krankheitszustand aufrecht zu erhalten, durch den das Leben langfristig beeinträchtigt oder gar gefährdet ist.

Als Beispiel sei nochmals auf den Stickoxid-Peroxynitrit- Kreislauf ($NO/ONOO^-$) verwiesen: Die Bindung von organischen Fremdstoffen führt über verschiedene Signalwege, z.B. über die Vanilloid- bzw. TRP-Rezeptoren, zur Aktivierung des NMDA-Rezeptors, wodurch, wie bereits dargelegt, über die Aktivierung der drei NO-Synthetasen (eNOS, nNOS, iNOS) eine Erhöhung des NO-Spiegels resultiert. Beim Metabolismus der Fremdstoffe durch das Entgiftungssystem der Phase I, bei dem vor allem die Cytochromoxidasen aktiv sind, entstehen gleichzeitig reaktionsfähige radikalische Sauerstoffverbindungen

(ROS) sowie Wasserstoff-Peroxid. Aus dem Stickoxid (NO) und dem Wasserstoffperoxid wird schnell das reaktionsfähige Peroxynitrit gebildet, das als wesentliche Ursache des Oxidativen Stress in der Zelle gilt. Bei einem Ungleichgewicht gegenüber den antioxidativen Stoffen wie Glutathion herrscht ein Überschuss an reaktiven Sauerstoffverbindungen, und es kommt zur Aktivierung des Transktiptionsfaktors NF-kB und damit zur Aktivierung von Genen für Zytokine der Entzündungsreaktion (Siehe Kapitel 6.2.2). Der Schadstoffmetabolismus und die Funktion des NMDA-Rezeptors wirken also zusammen in die gleiche Richtung, nämlich die Auslösung einer chronischen Entzündungsreaktion.

Weitere Verstärkungsmechanismen werden im Folgenden aufgezählt:

1. Der NMDA-Rezeptor aktiviert sich im Sinne einer positiven Rückkopplung selbst: Dies geschieht über die Bildung von NO nach Aktivierung der NO-Synthetasen, der darauf folgenden Bildung von Peroxynitrit und dessen Hemmwirkung auf die Atmungs-Funktion der Mitochondrien. Folge ist ein Mangel an Adenosin-Triphosphat (ATP), der wiederum eine Aktivierung der NMDA-Rezeptoren fördert (Pall, 2002, 2007).
2. NO wirkt als Rückkopplungs-Botenstoff auf die präsynaptischen Membranen von Glutamat-Synapsen und fördern dort die Ausschüttung von Glutamat, was wiederum den NMDA-Rezeptor verstärkt aktiviert (Pall, 2008).
3. Peroxynitrit hemmt die Enzyme zur Synthese von Glutathion und senkt den Glutathionspiegel in den Nervenzellen des Gehirns ab (Burdo et al., 2007). Die Folge ist eine weitere Verstärkung der schädlichen Wirkungen der reaktiven Sauerstoff-Verbindungen (ROS) wie z.B. Lipid-Peroxidation und NF-kB-Aktivierung mit nachfolgenden Entzündungsprozessen.
4. Die Vanilloid- oder TRP-Rezeptoren werden durch Reaktive Sauerstoffverbindungen (ROS), die als Folge des Fremdstoff-Metabolismus durch die Cytochrom-P450-Oxidasen gebildet werden (Schultz, Ustinova, 1998), verstärkt aktiviert. Dies stellt ebenfalls einen verstärkenden positiven Rückkopplungsmechanismus dar, wenn diese Chemorezeptoren zuvor bereits durch Chemikalien aktiviert wurden.
5. Mehrfache aufeinander folgende Chemikalien-Expositionen führen über die TRP-Chemorezeptoren zu einer verstärkten Aktivierung von Hirnregionen durch den Mechanismus der Langzeit-Potenzierung, bekannt auch als „Limbic Kindling", im Sinne einer Art von „Lernprozess". Dadurch werden bereits zuvor aktivierte Hirnregionen verstärkt erregt, wodurch die über den NMDA-Rezeptor und den NO-Peroxynitrit-Zyklus verlaufenden biochemischen Rückkopplungsprozesse ebenfalls verstärkt werden (Pall, 2008).
6. Ferner inaktiviert Peroxynitrit das Enzym Superoxid-Dismutase (SOD), das zum Abbau von Wasserstoffsuperoxid sowie dessen radikalischem Anion ($HOO.^-$) dient. Folge davon ist eine Anreicherung reaktiver Sauerstoffverbindungen (ROS) in den Zellen und Geweben, wodurch wiederum die Entzündungs-Kettenreaktionen über den Induktionsfaktor NF-kB ausgelöst sowie die Aktivierung der Vanilloid- bzw. TRP-Rezeptoren verstärkt werden.
7. Verschiedene Signalwege, die als Folge der Einwirkung von Fremdstoffen aktiviert werden, können sich gegenseitig verstärken und dadurch die Ausprägung der Krankheitssymptome bei niedrigeren Stoffkonzentrationen fördern. So

kooperieren in diesem Sinne der NF-kB-Signalweg und der über den NMDA-Rezeptor ausgelöste Signalweg auf folgende Weise: Nach Aktivierung von NF-kB durch Reaktive Sauerstoffverbindungen werden die Zytokine Il-1ß, Il-6, Il-8, TNFα und Ifn-γ gebildet, die daraufhin Entzündungsreaktionen auslösen und dabei eine Aktivierung der NO-Synthetase „iNOS“ und damit schließlich die Bildung von NO bewirken (Cooke, Davidge, 2002; Rieber, Baeuerle, 1991). Das so gebildete NO erhöht wiederum indirekt die Empfindlichkeit des NMDA-Rezeptors gegenüber Glutamat und bestimmten Fremdstoffen und fördert somit dessen Aktivierung. Damit verstärkt sich die NO-Bildung, und als Folge entsteht vermehrt Peroxinitrit, das wiederum eine vermehrte Bildung von ROS fördert. Die ROS aktivieren dann wieder den Faktor NF-kB sowie die Vanilloid- bzw. TRP-Rezeptoren, und die gesamte fatale Wirkungskette beginnt erneut.

8. Gleichzeitig wird über das vermehrt gebildete Peroxynitrit die Atmungskette in den Mitochondrien und damit die ATP-Bildung weiter gehemmt, was wiederum die Aktivierung des NMDA-Rezeptors sowie die Bildung von Superoxid-Radikalen ($O_2^{-\cdot}$) fördert.

9. Es gibt noch weitere Verstärkungsmechanismen, die Wirkungen möglicher negativer Rückkopplungen wieder aufheben können: Wie in Kapitel 6.6.2. bereits angedeutet, können Chemikalien einen positiven Rückkopplungsmechanismus auslösen, bei dem die aus den Fremdstoffen gebildeten ROS-Metaboliten eine weitere Bildung von ROS im Immunsystem, nämlich in den Granulozyten und Monozyten bewirken. Die beim Fremdstoffmetabolismus gebildeten ROS wirken also mit den ROS, die als Folge der Aktivierung des Immunsystems entstehen, synergistisch zusammen und verursachen damit letztlich eine weitere Verstärkung der Entzündungsreaktion.

10. Ein weiterer Rückkopplungsmechanismus ist mit der Wirkung der Zytokine sowie mit Stickstoffmonoxid (NO) verbunden, die bei Entzündungsreaktionen im Immunsystem freigesetzt werden. So reprimieren die Zytokine Il-1ß, Il-2, Il-6 und Ifn-γ, die als Folge des Fremdstoffmetabolismus über Signalketten gebildet werden, im Tierversuch die Aktivität der Gene für verschiedene Enzyme der Phase I des Fremdstoff-Metabolismus, darunter hauptsächlich einige Cytochrom-P450-Monooxigenasen (CYP) (Arand, Oesch, 2004). Außerdem hat das nach Aktivierung des NMDA-Rezeptors gebildete Sticksoffmonoxid die gleiche Wirkung (Pall, 2002, 2003). Beide Hemmwirkungen können zunächst als negative Rückkopplungsmechanismen aufgefasst werden, bei denen die Bildung von Fremdstoff-Metaboliten sowie von reaktiven Sauerstoffverbindungen (ROS) durch die CYP-Enzyme und durch NO gehemmt werden. Andererseits erscheint bei MCS auch ein verstärkender positiver Rückkopplungsmechanismus möglich: Wenn der Metabolismus der Fremdstoffe durch Zytokine gehemmt ist, dann wird die Konzentration dieser Stoffe im Körper im Vergleich zu unbelasteten Personen erhöht. Es kommt zur Anreicherung von stabilen Fremdstoffen im Körper auch bei geringen Expositionskonzentrationen. Dadurch wird letztlich die Wirkungsschwelle der Fremdstoffe herabgesetzt. Die Unspezifität der Überempfindlichkeit, d.h. die Auslösung von Krankheitssymptomen durch ein breites Spektrum von Chemikalien, ist auch damit zu erklären, dass die Enzyme der Phase I des Fremdstoffmetabolismus bekanntlich über breites Substratspektrum verfügen, sodass sich eine Vielzahl von Fremdstoffen anreichern kann.

11. Das im Verlauf der Entzündungsprozesse im Gehirn gebildete Stickstoffmonoxid (NO) hemmt auch direkt die Cytochrom-P450-Monooxigenasen, also wichtige Enzyme der Phase I des Fremdstoffmetabolismus (Tsubaki et al., 1988; Takemura et al., 1999). Damit wird offenbar vor allem in der Leber der Abbau von Fremdstoffen gehemmt (Muller et al., 1996), sodass die Chemikalien sich bei vorgeschädigten Patienten mit aktiven Entzündungsreaktionen noch stärker anreichern können als bei den nicht davon betroffenen Personen.

12. Die nicht abgebauten Fremdstoffe verstärken ihrerseits den chronischen Entzündungsverlauf mit weiterer Freisetzung von TH1-Zytokinen. Ist dieser Mechanismus einmal in Gang gekommen, geraten die Patienten „aus dem Gleichgewicht", ein „Teufelskreis" von Verstärkungsmechanismen kommt in Gang, das neuroendokrin-immunologische Regulationssystem gerät in einen chronischen Entzündungszustand – mit der Folge, dass die von Cullen (1987) formulierten Symptom-Komplexe sich immer stärker auswirken.

13. Ein weiterer Mechanismus betrifft eine bei MCS-Kranken mit einer Studie an US-amerikanischen Mayo-Kliniken nachgewiesene Störung des Porphyrin-Stoffwechsels, die auch als Porphyrinopathie bezeichnet wird (Donnay, Ziem, 1995; Morton, 1995). Dabei handelt es sich um eine erworbene vermutlich durch Peroxynitrit verursachte Hemmung der Aktivitäten von meist mehreren Enzymen der Häm-Synthese. Die Prävalenz der im jüngeren Alter meist latenten Störung soll im höheren Alter bei etwa 1:25 liegen, was in etwa der Prävalenz der MCS-Krankheit entspricht. Die Folgen der Häm-Synthese-Störung sind u.a. eine verminderte Menge und Aktivität von Entgiftungsenzymen der Phase I , den Cytochromen P450, und damit ein verminderter Schadstoff-Metabolismus, der zu einer Anreicherung von Fremdstoffen im Organismus führen kann. Hinzu kommen toxische Effekte der Zwischenprodukte der Häm-Synthese in verschiedenen Organen, wie z.B. im Nervensystem, an der Haut und im Magen-Darm-Trakt, sowie ferner Defekte beim Atmungsstoffwechsel, womit ein Teil der MCS-Symptome zusammenhängen könnte. Es handelt sich also bei der Häm-Synthesestörung um mindestens zwei pathologisch wirksame Vorgänge, die sich gegenseitig in der Symptomatik verstärken können.

14. Darüber hinaus können bestimmte Pestizide über Muscarin-Rezeptoren eine vergleichbare Steigerung der Empfindlichkeit hervorrufen.

15. Peroxynitrit steigert zudem die Durchlässigkeit der Blut-Hirn-Schranke (Kuklinski et al., 2003). Dadurch können zusätzlich noch mehr Chemikalien an Wirkorte im Zentralnervensystem gelangen und dort den Krankheitsmechanismus verstärken. Stickoxide, die im Verlauf des Entzündungsprozesses nach Aktivierung der NO-Synthetase gebildet werden, hemmen neben einigen Zytokinen ebenfalls die Zytochrom-P450-Enzyme. Dadurch wird die allgemeine Chemikalienempfindlichkeit weiter gesteigert (Pall, 2003).

16. Peroxynitrit bewirkt eine Nitrierung von Proteinen, was mit deren Funktionsverlust verbunden ist. So werden einige zur Entgiftung benötigte Enzyme wie Glutathion-Transferasen (GSTM3), so genannte „Multidrug-Resistance-Proteine" (MDR) sowie Hitzeschock-Proteine (HSP) und Chaperone inaktiviert, wodurch die Entgiftungsfähigkeit der Zellen vermindert wird (Sultana et al., 2009). Dadurch nimmt vermutlich die Chemikalienempfindlichkeit der Zellen zu.

17. Hinzu kommt der bereits im Kapitel „Einflüsse des Hormonsystems auf das Krankheitsbild“ beschriebene Verstärkungsmechanismus auf neurologischer Ebene, bei der das Stresshormon Cortisol wegen der andauernden Aktivierung der HHN-Achse erschöpft wird und seine Hemmwirkung gegenüber der NF-kB-bedingten Entzündungskaskade verliert. Folge ist eine ungebremste und überschießende TH1-Immunantwort mit hoher IFN-γ-Produktion. Somit können die aus den Schadstoffen gebildeten Reaktiven Sauerstoffverbindungen (ROS) ungebremst aktiv werden und die antioxidativen Schutzsysteme (Cystein, Glutathion) erschöpfen (Mayer, 2002). Es kommt zur Anreicherung von Phase I-Metaboliten (ROS) bei gleichzeitigem Glutathion-Mangel. Die gesamte Balance des neuro-endokrino-immunologischen Gleichgewichtes ist gestört, der pathologische Entzündungsprozess schreitet voran und erhöht die Sensibilisierung gegenüber weiteren Stressreizen, zu denen auch Fremdstoffe zu zählen sind.

18. Eine weitere verstärkende Funktion kommt vermutlich dem Dopamin zu. Dopamin fördert nämlich die synaptische Übertragung von Erregungen zwischen olfaktorischen Rezeptor-Nervenfasern und den Nervenzellen im Riechhirn (Bulbus olfactorius) durch präsynaptische Verstärkung an D2-Rezeptoren. Nach Aktivierung der Stressachse werden auch vermehrt dopaminerge Nervenzellen im Gehirn aktiviert. Somit gibt es eine Verbindung zwischen der Aktivierung der Stressachse und einer Herabsenkung der Geruchsschwelle bei MCS, die durch Dopamin vermittelt wird (Georgellis et al., 2003; Coronas et al., 1999; Berkowicz, Trombley, 2000).

19. Nicht zuletzt sei auch auf verstärkende Wirkungen von Disstress-Reaktionen auf das Entzündungsgeschehen über die Stresshormonachse hingewiesen. Disstress, ausgelöst z.B. durch anhaltende psychosoziale Belastungen, verstärkt durch Veränderung von Funktionen des neuroendokrinen Systems die Dysregulation der Cytokin-Funktionen. Dies hat eine Verschlechterung der Krankheitssymptome zur Folge (Patarca, 2001). Die Verstärkung der Krankheitssymptome wiederum bewirkt eine erhöhte Stressreaktion mit weiterer Aktivierung der Stressachse – ein „Teufelskreis“ für die Betroffenen! Für das chronische Erschöpfungssyndrom ist dieser positive Rückkopplungsmechanismus erwiesen (Patarca, 2001), für MCS dürfte er ebenso gelten.

Es handelt sich also um ein System aus verschiedenen Signalwegen, die sich gegenseitig verstärken und somit verständlich machen, warum betroffene Personen so empfindlich auf Chemikalien reagieren. Damit könnte die bis zu 1000-fach erhöhte Empfindlichkeit der MCS-Patienten gegenüber Fremdstoffen im Vergleich zu gesunden „Normalpersonen“ zusammenhängen. Diese Vielfalt von Verstärkungs- und Kooperationsmechanismen verdeutlicht, wie Menschen nach Chemikalieneinwirkung eine Überempfindlichkeit erworben haben.

Warum diese Verstärkungsmechanismen dennoch häufig nicht zu grenzenlos überschießenden Entzündungsreaktionen und Pathomechanismen führen, ist einigen negativen Rückkopplungen zu verdanken, jedenfalls so lange diese Regulationsmechanismen noch intakt sind: NO hemmt die Aktivität von NF-kB bei der Induktion von Genen für Zytokine, die Entzündung wird also gehemmt. Da NF-kB auch die Synthese von Glutathion auslöst, der wichtigste körpereigene Stoff mit antioxidativer Wirkung, der die ROS reduziert und damit „entschärft“ (Pall,

2007), hemmt NO auch diese Wirkung von NF-kB. Letztlich hängt der Ausbruch von Krankheitssymptomen vom Verhältnis der ROS- zur Glutathion-Menge ab, das je nach Krankheitsdisposition und Krankheitsstadium unterschiedlich ausgeprägt ist.

Zusammenfassend ist festzustellen, dass die hohe Empfindlichkeit von MCS-Patienten gegenüber Chemikalien durch eine Kombination von mindestens 20 verschiedenen Verstärkungsmechanismen auf Grund von positiven Rückkopplungen erklärt werden kann (nicht alle wurden oben genannt), wobei toxische Stoffwechselreaktionen im Metabolismus der Phase I, Enzymdefekte, Verstärkungswirkungen an verschiedenen Rezeptoren, neurologische Wirkungen an C-Fasern mit Substanz-P-Freisetzung, Dopamin-Wirkungen an präsynaptischen D2-Rezeptoren im Riechhirn, sowie immunologische bzw. „pseudoallergische" Entzündungsprozesse zusammenwirken. Diese Verstärkungsmechanismen überwiegen bei weitem die wenigen Möglichkeiten für negative Rückkopplungen, wie z.B. eine Förderung der Glutathion-Neubildung, die im Falle von MCS und anderen chronischen Systemerkrankungen nicht mehr zum Tragen kommen, weil das Reservoir an antioxidativ wirkenden Stoffen und Vitaminen erschöpft ist.

Die beschriebenen Mechanismen dieser positiven Rückkopplungsprozesse, die zur Ausprägung des chronischen Krankheitsbildes führen, sind keine Hypothesen, sondern tatsächlich im Körper ablaufende biochemische Vorgänge, wie durch eine Reihe von Studien belegt wurde. Wenn beispielsweise die Konzentration von NO im Gewebe künstlich erhöht wird, nimmt dort auch die Bildung von NO zu (Chen et al., 2001; Yuhanna et al., 1999). Peroxynitrit fördert ebenfalls die Bildung von NO bei Ratten mit chronischer Darmentzündung (Rachmilewitz et al., 1993). Chronische Entzündungen hängen offenbar zusammen mit einer Steigerung der NO-Bildung durch positive Rückkopplungen, die durch NO selbst oder durch Peroxynitrit vermittelt sind.

Durch das Zusammenwirken verschiedener positiver Rückkopplungsprozesse wird die Empfindlichkeitsschwelle für Fremdstoffe herabgesetzt. Darüber hinaus zeigt sich bei MCS eine Überreaktion von Zellen des Immunsystems. Damit bestätigt sich die in früheren Publikationen geäußerte Vermutung, dass es sich bei MCS um eine Überlastung der Anpassungsfähigkeit des Immun- und Nervensystems und damit des gesamten Organismus als Folge von chemischem Stress handelt (Kipen et al., 1992; Meggs, 1992; Meggs, 1999).

Das hier beschriebene Zusammenwirken dieser positiven Rückkopplungsprozesse, das schließlich für den pathologischen Zustand bei MCS und anderen Multisystem-Erkrankungen verantwortlich ist, erscheint im Blick auf natürliche Regelsysteme ungewöhnlich. Kritiker würden hier nach möglichen negativen Rückkopplungsprozessen fragen, die den pathologischen Mechanismus aufhalten können. Tatsächlich gibt es diese Regelmechanismen auch bezüglich des NO-Peroxynitrit-Verstärkungskreiskaufs: NO kann nämlich in den betroffenen Nervenzellen das Enzym „Lösliche Guanylat-Cyclase" aktivieren, das den Botenstoff cyclisches Guanosin-Monophosphat (cGMP) bildet, das wiederum über verschiedene Reaktionsketten, die Proteinkinasen und –Phosphatasen einschließen, die Aktivität des NMDA-Rezeptors und damit den Einstrom von Calcium-Ionen in die Zelle vermindert und damit die Aktivierung der NO-Synthetase (iNOS) rückgängig macht (Mattson, 1998). Außerdem aktiviert eine cGMP-abhängige Proteinkinase zusätzlich den Faktor NF-κB, der die Bildung antioxidativer Enzyme wie die Superoxid-Dismutase (SOD) auslöst, die wiederum die ROS abbaut und den Oxidativen Stress vermindert (Liu et al., 1996; Barger und Mattson, 1995 und 1996). NF-κB hat also eine Doppelfunktion, einmal als Auslöser von pathologischen Entzündungsfaktoren, und zum anderen als Schutzfaktor des Nervensystems gegen schädliche Mechanismen.

Warum läuft die pathologische Reaktion dennoch aus dem Ruder? Die Antwort ist einfach: Es ist die Vielzahl der oben aufgeführten pathologischen Verstärkungsmechanismen, die letztlich auch das Substrat für die Guanylat-Cyclase, nämlich das Guanosin-Triphosphat (GTP) durch den allgemeinen Energiemangel entzieht, sodass die negative Rückkopplung ausfällt. Das System befindet sich eben nicht mehr im Gleichgewicht, sodass negative Rückkopplungsmechanismen keine Chance mehr haben, in die Regulation des Pathomechanismus einzugreifen.

6.8. Kombinationswirkungen

6.8.1. Kombinationswirkungen durch mehrere chemische Stoffe

Die meisten Menschen in den modernen Industrieländern sind einer komplexen Expositionssituation ausgesetzt, bei der Schad- und Reizstoffgemische zusammen mit anderen Umweltfaktoren auf den Organismus mehr oder weniger stark und spürbar einwirken. Wissenschaftler vermuten, dass MCS vielmehr als eine Folge der Kombinationswirkung komplexer Stoffgemische sowie zusätzlicher physikalischer Faktoren wie Mobilfunkstrahlung zu verstehen ist und nicht als eine Folge der Wirkung nur eines einzelnen Schadstoffs (Bartram, 2005). Zunächst sollen die Wirkungen chemischer Stoffgemische genauer betrachtet werden.

Kombinationswirkungen mehrerer Stoffe können additive, synergistische oder auch antagonistische Effekte im Organismus verursachen (Groten et al., 2004). Additive und synergistische Wirkungen führen zu einer Wirkungsverstärkung der betrachteten Einzelsubstanz, im Falle der synergistischen Wirkung kann die Verstärkung sogar exponentiell ausfallen. Charakteristisch für synergistische Wirkungen ist, dass die Einzelverbindungen bei niedrigen Konzentrationen keine sichtbaren Wirkungen auslösen, während sie in Kombination bei gleichen Konzentrationen zu deutlichen toxischen Effekten führen. So können Formeln für die Summierung von Wirkungsstärken der Einzelstoffe die Rechenregeln auf den Kopf stellen:

Additive Wirkung: 3 + 3 = 6

Synergistische Wirkung: 0 + 0 = 6 (Die einzelnen Stoffe zeigen keine Wirkung, im Zusammenwirken aber den synergistischen Effekt.)

Es gibt auch antagonistische Wirkungen, bei denen ein Stoff die toxische Wirkung eines anderen Stoffes hemmen kann, wenn ein Stoff beispielsweise einen Chemikalien-Rezeptor blockiert und damit die dadurch ausgelöste Reaktionskette hemmt.

Kombinationswirkungen können nach folgenden Wirkungsprinzipien eingeteilt werden (nach Witte 2009):

- Die Wirkung erfolgt durch chemische Reaktion verschiedener beteiligter Stoffe miteinander. Beispiel: Nitrit-Pökelsalz in Salamiwurst reagiert beim Backen mit Eiweiß und Peptiden, wie sie im Käse des Pizzabelags vorkommen, zu krebserregenden Nitrosaminen.
- Verschiedene Substanzen reagieren am gleichen Wirkort mit gleicher Wirkung, z.B. an einem Rezeptor des Nervensystems. Die Folge ist in der Regel eine additive Wirkung bis zu einer Sättigungskonzentration. Beispiel: Die Zytostatika Carboplatin und Cis-Platin bei der Krebstherapie.
- Verschiedene Stoffe greifen an verschiedenen Wirkorten an und führen zu einer interaktiven Wirkung, häufig mit synergistischem Effekt.

Beispiele: Sauerstoffradikale und deren Verbindungen schädigen die DNA und hemmen die DNA-Reparaturenzyme.
Oder: Bestimmte lipophile Lösungsmittel schädigen die Blut-Hirnschranke, sodass wasserlösliche Schadstoffe wie Schwermetallsalz-Ionen und Organophosphat-Pestizide Zugang zu den Nervenzellen des Gehirns haben. Grundsätzlich wirken fettlösliche (lipophile) Stoffe als „Türöffner" für wasserlösliche Stoffe, indem sie die Zellmembran schädigen und somit den Zutritt wasserlöslicher Stoffe ins Zellinnere oder durch Blutgefäße und die Blut-Hirnschranke erst ermöglichen.

Im Folgenden werden Beispiele für additive oder synergistische Kombinationswirkungen zusammengestellt:
1. Mischungen von Formaldehyd, Acetaldehyd und Acrolein führen zu schwereren und ausgedehnteren pathologischen Gewebsveränderungen und stärkerer Zellproliferation in den Schleimhäuten der Atemwege als einzeln wirkende Aldehyde bei vergleichbaren Einwirkungskonzentrationen (Groten et al., 2004).
2. Verschiedene Antibiotika, wie z.B. Penizilline und Cephalosporine, hemmen einige Glutathion-S-Transferasen (GST), also Entgiftungsenzyme der Phase II in der Leber, durch einen irreversiblen Mechanismus. Die Folge ist eine verminderte Entgiftungsfähigkeit und damit eine höhere Empfindlichkeit gegenüber Fremdstoffen nach Therapie mit diesen Antibiotika. Diese erhöhen somit häufig die Empfindlichkeit gegenüber Schadstoffen.
3. Ebenso sind verschiedene Medikamente wie das Antiepileptikum Valpromid sowie Zigarettenrauch-Bestandteile starke Hemmstoffe für die Epoxid-Hydrolasen, die zur Entgiftung von Epoxid-Metaboliten der Fremdstoffe benötigt werden. Damit könnte auch die krebsfördernde Wirkung von Zigarettenrauch zu erklären sein (Seigard, Ekström, 1997).
4. Synergistische Effekte von Diethyltoluamid (DEET, Insektizid gegen Stechmücken), Permethrin und Pyridostigminbromid (PB) spielen offenbar beim so genannten „Golfkriegssyndrom" eine Rolle. Mindestens 250 000 US-Soldaten erhielten im Golfkrieg 1991 den Cholinesterase-Hemmer Pyridostigminbromid (PB) vorbeugend gegen Organophosphat-Nervengase und zusätzlich eine Reihe anderer Wirkstoffe wie Aufputschmittel und Medikamente. Außerdem waren sie Pestiziden, Flammschutzmitteln und Desinfektionsmitteln exponiert. Mehr als 100000 Soldaten klagten anschließend über Symptome des Golfkriegs-Syndroms. Kombinationswirkungen zwischen PB, DEET und Permethrin zeigten sich im Tierversuch bei Hühnern: Diese waren extrem wach und konnten nicht mehr

fliegen. Jeder dieser Stoffe konnte einzeln verabreicht keine Wirkung auslösen. PB bindet unspezifisch auch an andere Esterasen wie die Butyrylcholin-Esterase und hemmt damit die metabolische Entgiftung von bestimmten Insektiziden, die dann Wirkungen im Gehirn zeigen. Bei Ratten bewirkte die Kombination der 3 Wirkstoffe eine Schädigung der basalen Keimzellen und Spermatozyten (Abou-Donia, et al., 2003; Schmidt, 2003). Dieser Effekt verstärkt sich unter Stress. Die Versuchsratten zeigten auch Veränderungen im Gehirn.

Fertilitätsstörungen und sexuelle Fehlfunktionen bei vielen Golfkriegssoldaten werden daher als Kombinationswirkungen der 3 genannten Substanzen gedeutet. Auch können Personen mit einer genetischen Disposition, die z.B. in einer Mutation des Gens für das Enzym „Neuropathy Target Esterase" (NET) besteht, Organophosphat-Insektizide schlechter abbauen. Bei Mäusen mit einem NET-Defekt zeigten sich nach Organophosphat-Exposition neurologische Krankheitssymptome wie Anfälle, geringerer Bewegungsdrang und verdoppelte Sterblichkeitsrate. Der Mensch besitzt ebenfalls ein NET-Gen. Über NET-Mutationen beim Menschen gibt es noch keine Angaben (Schmidt, 2003).

5. Kombinationswirkungen verschiedener Insektizide sind offenbar auch für die Auslösung der Parkinson-Krankheit verantwortlich. Dass die beiden Pestizide, das Organophosphat Paraquat und das Thiocarbamat Maneb, jeweils einzeln verabreicht das Dopaminsystem im Gehirn negativ beeinflussen, ist schon länger bekannt. Im Tierversuch mit Mäusen wurde gezeigt, dass in weiten Konzentrationsbereichen nur die Mischung beider Pestizidwirkstoffe nach Exposition wenige Tage nach der Geburt zu einer Verminderung der Bewegungsaktivität im Erwachsenenstadium führte, und dass diese Wirkung mit einer Verminderung der Zahl der Dopamin-Nerven in der Substantia Nigra im Gehirn zusammenhing, beides Effekte, die als Vorstadien der Parkinsonkrankheit gelten. Die Pestizide allein verabreicht hatten keinen Effekt. Es handelt sich hier um eine Kombinationswirkung ehemals weit verbreiteter Pestizide, die bereits in einem frühen Entwicklungsstadium ansetzt und im Laufe des Lebens progressiv und anhaltend ausgeprägt wird. Eine vorgeburtliche Exposition durch Maneb führt außerdem zu einer erhöhten Empfindlichkeit gegenüber dem chemisch nicht strukturverwandten Paraquat, wenn dieses später im Erwachsenenalter verabreicht wurde. Offensichtlich löst also das eine Pestizid eine Überempfindlichkeit gegenüber anderen nicht verwandten Chemikalien aus, die das ganze Leben über andauert (Cory-Slechta, 2005).

6. Der Mechanismus der Auslösung von MCS durch verschiedene Pestizide beinhaltet ebenfalls die Möglichkeit von Kombinationswirkungen durch diese Pestizide. Betrachtet man nämlich das in Abb. 2 (Kapitel 6.1.6) dargestellte Schema der Auslösung von MCS durch verschiedene Rezeptoren und durch die Hemmung der Acetylcholin-Esterase, so wird verständlich, dass es drei verschiedene Angriffspunkte für Fremdstoffe, vorzugsweise verschiedene Pestizid-Typen, gibt:

a) Organochlor-Pestizide wirken über die Hemmung des GABA-Rezeptors indirekt aktivierend auf den NMDA-Rezeptor,

b) Organophosphat-Pestizide wirken durch Hemmung der Acetylcholin-Esterase indirekt aktivierend auf den Muscarin- und NMDA-Rezeptor,

c) Lösungsmittel, oft gleichzeitig mit Pestiziden einwirkend, wirken über den Vanilloid-Rezeptor.

Diese drei verschiedenen Signalwege münden über den NMDA-Rezeptor in einen gemeinsamen biochemischen Pathomechanismus, der im Wesentlichen durch erhöhte Konzentrationen von Stickstoffmonoxid (NO) und Peroxynitrit ausgelöst und verstärkt wird. Es handelt sich also im Extremfall um einen dreifachen Synergismus mit gegenseitigem Verstärkungspotential.

Damit kann die Entstehung der Krankheit MCS als Folge einer Kombinationswirkung durch verschiedene Chemikalien verstanden werden, die zu verschiedenen Phasen eines Lebenslaufes einwirken. Eine besondere Bedeutung haben dabei Chemikalien-Expositionen in vorgeburtlichen Entwicklungsstadien. Ferner ist zu vermuten, dass andere Fremdstoffe, mit denen der Mensch täglich konfrontiert ist, wie z.B. Medikamente, Nahrungsmittel-Zusätze, Haushaltschemikalien, Duftstoffe, Zahnwerkstoffe im gleichen Sinne synergistisch oder additiv mit der vorgeburtlichen Einwirkung von Pestiziden an der Ausprägung von MCS beteiligt sind.

7. Als weiteres Beispiel für Kombinationswirkungen sind synthetische Moschusverbindungen zu nennen, die Wirkungen anderer Schadstoffe verstärken können. Noch bis vor kurzer Zeit als galten sie als gesundheitlich verhältnismäßig unbedenklich im Vergleich mit anderen Duftstoffarten, was sicherlich auch darin begründet liegt, dass bisher wenige wissenschaftliche Erkenntnisse dazu vorlagen. Gerade in neuerer Zeit wurden Untersuchungsergebnisse veröffentlicht (Luckenbach & Epel, 2005), mit denen die ganze Stoffgruppe in einem anderen Licht erscheint. Danach sollen Nitromoschus- wie auch polyzyklische Moschusverbindungen in der Lage sein, Transportmechanismen zum Entfernen anderer gefährlicher Schadstoffe aus den Zellen langfristig zu hemmen. Dadurch verbleiben diese Stoffe länger in den Geweben und Organen und entfalten dort eine toxische Wirkung, die sie ohne die Moschusverbindungen nicht ausgeübt hätten.Vielleicht ist damit die besondere Überempfindlichkeit von MCS-Betroffenen für diese in Parfums weit verbreiteten Duftstoffe zu erklären.

8. Nicht zu vergessen sind die Wirkungen von Schwermetallen, insbesondere von Quecksilber, bei der Ausprägung der Krankheit MCS, die sich im Zusammenwirken mit Organophosphat-Pestiziden gegenseitig verstärken können. Bekanntlich gelangt Quecksilber in elementarer Form durch Abdampfung aus den Kauflächen der Amalgamfüllungen in die Mundhöhle und wird anschließend aus der Atemluft über die Lunge aufgenommen. In der Lunge und in den Schleimhäuten der Nase und im Mund wird der Quecksilberdampf zu 100% resorbiert. Wegen der Fettlöslichkeit des elementaren Quecksilbers im Dampf gelangt es schnell aus dem Blut in die Organe und über die Blut-Hirn-Schranke in das Gehirn. In den Lungenalveolen und auch im Gehirn wird das elementare Quecksilber enzymatisch schnell zu HgII oxidiert und über das Blut im Organismus verteilt und dann als Hg++ über den Urin ausgeschieden, sofern es nicht in den Organen angereichert und gespeichert wird. Im **Gehirn** ist dies besonders fatal: Hg° wandert durch die Blut-Hirnschranke hindurch und wird erst in den Nervenzellen zu Hg2+ oxidiert und dann fest gebunden. Die Halbwertszeit für Hg++ in Gehirn wird mit 1 bis 18 Jahren angegeben. (Mutter et al., 2005). In dieser Form hemmt Quecksilber die Wiederaufnahme von Glutamat in die

Astrozyten und in andere Zellen des Nervensystems (Brookes, 1992). Die Astrozyten begleiten zusammen mit den Gliazellen die Nervenzellen im Gehirn und stellen die sogenannte Blut-Hirn-Schranke dar. Die Folge ist eine Anreicherung von Glutamat außerhalb der Zellen im Gehirn. Dadurch wird der NMDA-Rezeptor im Übermaß aktiviert, wodurch anschließend Entzündungs- und Degenerationsprozesse im Gehirn ausgelöst werden, wie sie beim Mechanismus der Krankheit MCS ablaufen. Die Amalgambelastung wirkt also mit dem Krankheitsmechanismus bei MCS zusammen und verstärkt offenbar die Entzündungs- und Degenerationsprozesse bei dieser Krankheit. Wenn demnach eine gleichzeitige Belastung durch Organophosphat-Pestizide und Quecksilber-Ionen vorliegt, ist mit einer synergistischen Verstärkung der Krankheitsmechanismen bei MCS zu rechnen.

9. Wichtig sind auch Kombinationswirkungen, bei denen der **Oxidative Stress** in den verschiedenen Geweben und Organen verstärkt wird. So ist denkbar, dass ein Gemisch mehrerer Fremdstoffe im Verlauf des Metabolismus dieser Stoffe vermehrt Peroxy-Metaboliten bildet, die anschließend vermehrt reaktive Sauerstoffradikal-Verbindungen (ROS) und nach Reaktion mit NO eine entsprechend erhöhte Menge Peroxynitrit verursachen. Versuche mit Zellkulturen haben ergeben, dass eine durch Zugabe von Wasserstoff-Peroxid (H_2O_2) künstlich erhöhte Menge von ROS im Inneren der Zelle durch gleichzeitige Gabe von Pentachlorphenol (PCP) weiter erhöht wird, während PCP alleine keinen Effekt zeigte. Ähnlich ist der Befund bei den durch ROS induzierten DNA-Schäden: PCP und H_2O_2 wirken in Kombination synergistisch schädigend auf die DNA, während PCP als Einzelsubstanz keinen Effekt zeigte (Henrichs, 2007). Diese Befunde sind von großer Bedeutung für die Abschätzung von Kombinationswirkungen beim Krankheitsmechanismus von MCS. Zum einen beweisen sie, dass Fremdstoffe wie PCP tatsächlich die Konzentration der ROS erhöhen, und zum anderen legen sie nahe, dass ein bereits erhöhtes Grundniveau von ROS in den Zellen durch Belastung mit Fremdstoffen weiter erhöht wird. Es handelt sich also um Kombinationswirkungen mehrerer Stoffe, die zusammen auf das Konzentrationsniveau der ROS additiv verstärkend einwirken. Wegen der zentralen Funktion der ROS beim biochemischen Pathomechanismus von MCS wird letztlich auch der gesamte Krankheitsverlauf verstärkt und das Redox-Gleichgewicht weiter in Richtung Oxidation verschoben.

10. Bei Untersuchungen mit Gemischen aus bis zu 8 verschiedenen unspezifisch wirkenden Chemikalien an Zellkulturen mit menschlichen Fibroblasten wurden für alle untersuchten Gemisch-Varianten synergistische Effekte bei der Gentoxizität festgestellt (Sommer, 2007). In den untersuchten Gemischen befanden sich weit verbreitete Umweltchemikalien mit unspezifischen toxischen Wirkungen, darunter Pentachlorphenol (PCP), 2,4,6-Trichlorphenol, m-Xylol, 4-Chloranilin, 1-Hexanol, 2,4-Dichlor-phenoxyessigsäure, Glyphosat und Methanol. Die Toxizität der Gemische nahm außerdem mit der Zeit zu. So wurde für eine 72-stündige Inkubationszeit weniger als ein Hundertstel der Konzentrationen der gemischten Stoffe benötigt im Vergleich zu einer 1-stündigen Inkubation und nachfolgender 24-stündiger Wachstumsphase, um eine vergleichbare Wachstumshemmung der Zellen zu verursachen. Die lange Inkubation mit dem verdünnten Stoffgemisch führte außerdem zum Absterben der Zellen, während die kurze Inkubation

lediglich das Wachstum hemmte. Außerdem: Je komplexer das untersuchte Stoffgemisch war, desto geringere Konzentrationen der einzelnen Komponenten waren erforderlich, um denselben Effekt zu erreichen. Alle untersuchten Chemikaliengemische, die selbst nicht gentoxisch waren, verstärkten die DNA-schädigende Wirkung des Kanzerogens MMS (Methansulfonsäure-methylester) um den Faktor 4 bis 6.

Bezogen auf die Auslösung der Krankheit MCS ergeben sich hier Anhaltspunkte: Die Umweltbelastung mit Chemikalien besteht im Allgemeinen aus Stoffgemischen und einer lang andauernden Exposition. Die Untersuchungen von Sommer deuten darauf hin, dass diese lang andauernden Expositionen durch Gemische eine Überempfindlichkeit gegen niedrige Konzentrationen der Einzel-Chemikalien deutlich fördern. MCS ist somit offenbar ein Problem, das durch Kombinationswirkungen von Umweltchemikalien verursacht wird.

Die dargestellten Beispiele deuten darauf hin, dass synergistische Wirkungen unter folgender Bedingung auftreten können: Verschiedene toxisch wirkende Stoffe greifen über unterschiedliche Mechanismen an verschiedenen Strukturen oder Endpunkten an und schädigen dabei die Funktion eines ganzen Systems. Diese so genannte „Multiple-Hit-Hypothese" gilt besonders für das Funktionssystem des Gehirns (Cory-Slechta, 2005). Als Folge der Kombination der Wirkungen mehrerer Faktoren – Schadstoffe und andere Risikofaktoren – verliert das System seine Selbstregulationsfähigkeit, die Bandbreite und Flexibilität seiner ausgleichenden Mechanismen wird beschränkt, das System gerät aus dem Gleichgewicht.

Als Beispiel für synergistische Wirkungen sei das Funktionssystem einer Dopamin-Nervenfaser im Gehirn dargestellt: Ein Stoff A (oder ein anderer Risikofaktor) hemmt den präsynaptischen Transport der Dopamin-Vesikel, Faktor B hemmt das Enzym Tyrosin-Hydroxylase, das Tyrosin in Dopa umwandelt, und blockiert damit den zu Dopamin führenden Stoffwechselweg, Faktor C aktiviert den Dopamin-Metabolismus und Faktor D hemmt den Transportmechanismus zur Wiederaufnahme von Dopamin aus dem synaptischen Spalt. Die Folge ist ein verstärkter Dopamin-Mangel mit erheblichen Auswirkungen auf die Funktionen des Limbischen Systems des Gehirns. Alle 4 Faktoren A-D greifen jeweils an einem anderen Punkt des Wirkungssystems an, sodass sich die 4 Hemmwirkungen im Effekt gegenseitig verstärken.

Da das Gehirn beim Menschen ein System aus komplexen, hierarchisch organisierten Strukturen darstellt, sind die Folgen synergistischer Kombinationswirkungen besonders schwerwiegend: Schädliche Funktionsdefekte verstärken sich gegenseitig und wirken schädigend auch auf andere Systeme des Organismus, wie z.B. das Hormon- und Immunsystem. Letztlich werden auch Verhalten und psychische Funktionen negativ beeinflusst, wie am Beispiel der Depressionen beim Chronischen Erschöpfungssyndrom aufgezeigt wird (siehe Kapitel 6.9.1). Die starken psychischen Symptome bei MCS-Patienten lassen sich somit auch auf Kombinationswirkungen verschiedener krankmachender oder toxisch wirkender Faktoren auf Funktionen des Gehirns zurückführen.

Als Fazit sind folgende Fakten bezüglich Kombinationswirkungen mehrerer Stoffe festzuhalten (nach Witte, 2009):

- Alle Schadstoffe, die in niedrigen Konzentrationen wirkungslos sind, können im Gemisch bei gleicher Konzentration toxisch wirken. Die Wirkung ist von der Zahl der anwesenden Stoffe abhängig.
- Oxidativer Stress, der an der Erbsubstanz DNA zu Mutationen führt, kann durch nicht-gentoxische Stoffe verstärkt werden. Damit können Stoffe im Gemisch ein verändertes Wirkungsprofil zeigen als im Fall einer Einzelsubstanz, indem sie zum Beispiel die gentoxische Wirkung anderer Stoffe verstärken.

6.8.2. Kombinationswirkungen durch Chemikalien und hochfrequente elektromagnetische Felder des Mobilfunks

Seit einigen Jahren mehren sich die Befunde, dass durch die weite Verbreitung des Mobilfunks gesundheitliche Störungen auch bei Strahlenbelastungen auftreten, die weit unterhalb der geltenden Grenzwerte liegen (Kappos, 2009; Frentzel Beyme, 2009). Die beschriebenen unspezifischen Symptome von Betroffenen, die beispielsweise bei Rundfunksendern arbeiten oder in unmittelbarer Umgebung eines Mobilfunk-Sendemastes leben, ähneln denen, wie sie bei MCS- und CFS-Patienten auftreten: Kopfschmerzen, Schwindel, körperliche und geistige Ermüdbarkeit, Konzentrations- und Schlafstörungen, psychisch-emotionale Störungen, quälender Durst, Alkohol-Unverträglichkeit (Iranyl et al., 1960; Wenzel, 1967). Die Symptome deuten auf schädigende Wirkungen im Zentralen Nervensystem hin. Versuche mit Zellkulturen, die elektromagnetischer Hochfrequenz-Strahlung entsprechend den Mobilfunk-Frequenzen ausgesetzt waren, ergaben Veränderungen der Struktur und der biochemischen Eigenschaften des Enzyms Acetylcholinesterase im Gehirn (Barteri et al., 2005). Wie im Kapitel 6.1. ausführlich dargestellt wurde, spielt dieses Enzym eine große Rolle bei den chronisch-toxischen Wirkungen von Organophospgat-Pestiziden, die schließlich zur Krankheit MCS führen können. Es erscheint plausibel anzunehmen, dass die Wirkung von Umweltschadstoffen und von der Mobilfunk-Strahlung im biochemischen Mechanismus, der zur chronischen Krankheit führt, zusammenwirken.

Tatsächlich werden seit einiger Zeit synergistische Effekte zwischen Schadstoffen und elektromagnetischer Strahlung durch die Mobilfunk-Nutzung diskutiert. Danach sollen hochfrequente elektromagnetische Felder in den Zellen des Immunsystems den oxidativen und nitrosativen Stress fördern, der bereits durch eine chronische Schadstoffbelastung angelegt ist. In diesem Falle handelt es sich im Prinzip um echte synergistische Kombinationswirkungen zweier verschiedener Umwelt-Einwirkungen auf den Organismus, deren Ergebnis zu stärkeren Effekten führt als die Summe der Einzelwirkungen (Witte, 2009). Theoretische Überlegungen machen diese Annahme plausibel: Freie Radikal-Elektronen werden bei Frequenzen im Mobilfunkbereich durch Resonanz zu Hochfrequenz-Übergängen veranlasst. Angeregte Zustände sollen durch Mobilfunk-Strahlung z.B. bei Sauerstoff- und Stickstoffmonoxid-Radikalen stabilisiert werden. Damit wird durch elektromagnetische Hochfrequenz-Felder der oxidative und nitrosative Stress beim Zellstoffwechsel begünstigt (Lai, Singh, 1996), der ein wesentlicher Faktor für chronische Entzündungsprozesse darstellt.

Es verwundert somit nicht, dass elektromagnetische Hochfrequenzstrahlen ebenso wie Chemikalien zu einer Zunahme der Stickstoffmonoxid-Konzentration (NO) sowie zu oxidativem Stress führen und sogar eine Lipid-Peroxidation auslösen können. Dies wurde sowohl mit Zellkulturen als auch mit Versuchstieren nachgewiesen (Irmak et al., 2002; Kim et al., 2002; Miura et al., 1993; Ilhan et al., 2004, Zmyslony et al., 2004; Koylu et al., 2006). Das gebildete NO sowie die erhöhten Mengen von reaktiven Sauerstoffverbindungen reagieren miteinander und bilden dabei das toxisch wirksame Peroxynitrit (Münzel et al., 1999), das bekanntlich eine große Rolle auch bei den durch Chemikalien ausgelösten Pathomechanismen spielt (siehe Kapitel 6.1.4 und 6.1.5).

Es gibt auch Hinweise auf zusätzliche **neurotoxische Wirkungen** der Mobilfunkstrahlung: Enzyme können innerhalb der gültigen Grenzwerte durch Mobilfunkfrequenzen irreversibel gehemmt werden. Betroffen ist u.a. das Enzym Acetylcholinesterase, das aus 2 Untereinheiten besteht und durch die Strahlenwirkung in inaktive Monomere gespalten wird (Barteri, 2005; Eger, Neppe, 2009). Die Folgen im Gehirn sind offensichtlich: Da Acetylcholin nur noch in geringerem Ausmaß abgebaut wird, werden Muscarin-Rezeptoren im Gehirn und als Folge davon auch NMDA-Rezeptoren verstärkt aktiviert. Dies hat wiederum die pathologische biochemische Wirkungskette zur Folge, die zur Aktivierung des NO-Peroxynitrit-Zyklus (nach Pall, 2007) und damit auch zu den Entzündungsvorgängen führen, die durch den Faktor NFkB ausgelöst werden.

Ferner wurde eine Aktivierung des Enzyms NADPH-Oxidase durch Mobilfunkfrequenzen nachgewiesen, wodurch als Folge der oxidative und nitrosative Stress verstärkt wird (Friedmann et al., 2007).

Damit ist ein Zusammenwirken von Mechanismen anzunehmen, die einerseits von Chemikalien, andererseits von Elektromagnetischen Feldern ausgehen, und die beide zur Bildung von NO und Peroxynitrit führen. Es ist plausibel, dass der von Pall (2007) beschriebene NO-Peroxynitrit-Verstärkungskreislauf, der durch Einwirkung von bestimmten Fremdstoffen ausgelöst wird, durch hochfrequente Mobilfunkstrahlung zusätzlich aktiviert wird, und dies auch noch auf zwei verschiedenen biochemischen Wegen. Man muss hier von synergistischen Wirkungen ausgehen.

Ein Übergewicht von Stickstoffmonoxid (NO), Peroxynitrit und reaktiven Sauerstoffverbindungen (ROS) ist daher in Zellen und Geweben unter dem kombinierten Einfluss von Fremdchemikalien und hochfrequenter Mobilfunkstrahlung anzunehmen. Dieses führt bekanntlich zu einem Mangel an reduzierenden Antioxidantien (Cystein, Methionin, Glutathion), der schließlich chronische Entzündungsvorgänge fördert (Zusammenfassung siehe Warnke, 2005). Tatsächlich kann eine Zugabe von Melatonin die erhöhte oxidative Aktivität des Hautgewebes von Ratten, die nach Einwirkung von Mobilfunkstrahlung entstanden war, wieder erniedrigen (Ayata et al., 2004), was indirekt den beschriebenen Pathomechanismus bestätigt.

Damit erscheint es plausibel, dass der Synergismus einer gleichzeitigen Belastung durch Chemikalien und elektromagnetische Strahlen die Schwelle zur Auslösung einer chronischen Chemikalien-Überempfindlichkeit weiter erniedrigt (Warnke, 2005). Epidemiologische Studien zur gesundheitsschädigenden Wirkung elektromagnetischer Felder zeigen bislang widersprüchliche Ergebnisse, aber zunehmende Befunde, wie z.B. die so genannte „Naila-Studie“ (Eger et al., 2004), scheinen die These zu bestätigen (Haider et al., 1993; Hallberg, Johannsson, 2002; Hamblin, Wood, 2002).

6.8.3. Kombinationswirkungen verschiedener Umwelteinflüsse sind relevant

Zusammenfassend ist festzustellen, dass Kombinationen verschiedener Umwelteinflüsse (Chemikalien, radioaktive und elektromagnetische Strahlung, sozialer und psychischer Stress, Lärm) additiv und synergistisch in vielfachen alltäglichen Expositionssituationen zusammenwirken können. Auch der zunehmende Arzneimittelgebrauch scheint dabei eine besondere Rolle zu spielen. An den additiven und synergistischen Verstärkungsvorgängen sind Mechanismen des Fremdstoffmetabolismus und des Fremdstofftransports in und aus den Zellen und Geweben beteiligt. Zusammen mit den in Kapitel 6.7 beschriebenen internen neurologischen, hormonalen und biochemischen Verstärkungsmechanismen ergibt sich hier ein Risikopotential bezüglich der Auslösung von Chemikalien-Überempfindlichkeit, das noch nicht abgeschätzt werden kann, und das durch entsprechende epidemiologische Studien auch noch nicht ausreichend erfasst worden ist.

6. 9. Bezüge zu anderen chronisch-entzündlichen und psychischen Krankheiten

Chronische Entzündungskrankheiten, darunter viele Autoimmunkrankheiten wie Diabetes Typ I, Morbus Crohn, Multiple Sklerose, die rheumatischen Erkrankungen und andere, weisen von 1950 bis 2000 einen dramatischen Anstieg der Häufigkeit um 400 Prozent auf. Die Ursachen sind in den Veränderungen der Lebensverhältnisse der Industrieländer zu suchen, sie sind keinesfalls monokausal, sondern nur im Zusammenwirken vielfältiger Faktoren zu verstehen. Als wesentlicher Faktor ist dabei aber die Zunahme gesundheitsschädlicher Stoffe in der Umwelt zu sehen, wie z.B. Pestizide, Flammschutzmittel und Weichmacher in der Nahrung und in vielen Verbrauchsgegenständen (Von Baehr, 2009a). MCS ist in diese Gruppe von chronischen Entzündungskrankheiten einzuordnen, wie im Folgenden begründet wird.

Betroffene Patienten mit MCS-Symptomen zeigen häufig auch Gemeinsamkeiten in der Symptomatik mit verwandten Krankheitsbildern wie dem Chronischen Erschöpfungssyndrom (Chronic Fatigue Syndrome, CFS) sowie dem Sick-Building Syndrom (SBS). Beim Sick-Building Syndrom gibt es offenbar verschiedene Varianten, die entweder durch eine chemisch-toxische oder eine allergische Sensibilisierung bedingt sind (Ishibashi et al., 2007). Andererseits zeigen viele Patienten mit Chemikalienüberempfindlichkeit gleichzeitig Begleitkrankheiten wie die Fibromyalgie, verschiedene rheumatische und Autoimmun-Erkrankungen einschließlich Lupus Erythematodes, ferner meist mehrere Allergien, dazu noch Migräne, Tinnitus, chronische Entzündungen der Atemwege wie Sinusitis und Rhinitis, sowie zentralnervöse Störungen (Ziem, McTamney, 1997; Pall, 2007). Man muss also bei der Chemikalien-Überempfindlichkeit zwischen Begleitsymptomen und Begleitkrankheiten (Comorbidität) unterscheiden. Einige MCS-Patienten haben im Endstadium sogar einen Zustand der Multimorbidität erreicht, der auch bei hochbetagten Menschen als Alterserscheinung vorkommt, und bei dem die einzelnen Erkrankungen wegen der schweren Beeinträchtigung von Lebensfunktionen diagnostisch nicht mehr differenziert werden können (siehe hierzu die Fallschilderungen in Kapitel 1.2). Der Unterschied zur Alters-Multimorbidität besteht bei MCS jedoch darin, dass diese bereits in frühem Lebensalter auftreten kann. Im Betreuungsbereich der Selbsthilfegruppen Frankfurt und Wiesbaden gibt es etwa 20 schwere multimorbide MCS-Fälle im Alter zwischen 30 bis 40 Jahren.

Während die meisten Begleitsymptome wie z.B. das Erschöpfungsgefühl wegen ihrer Unspezifität bei mehreren verwandten Krankheitsbildern auftreten können, sind die Begleitkrankheiten durch eine besondere Symptomatik sowie durch spezielle Krankheitsmechanismen gekennzeichnet und von MCS abgrenzbar. Da z.B. das Sick-Building-Syndrom auch durch eine allergische Sensibilisierung ausgelöst werden kann, unterscheidet es sich zumindest im Auslösungsmechanismus wesentlich vom Krankheitsbild MCS, das sich prinzipiell von einer Allergie unterscheidet. Offenbar begünstigt der Krankheitsmechanismus von MCS dennoch das gleichzeitige Auftreten der Begleitkrankheiten, darunter auch die Allergien, und umgekehrt scheinen auch Allergien sowie andere chronisch entzündliche Krankheiten die Auslösung von

MCS zu fördern. Dieser Umstand deutet bereits auf mögliche gemeinsame Abläufe im Krankheitsmechanismus hin, die den Krankheitsverlauf verstärken können.

Die Tatsache, dass sich der MCS-Mechanismus grundsätzlich von dem einer allergischen Sensibilisierung unterscheidet, steht nicht im Widerspruch dazu, dass die chronisch entzündlichen Begleitkrankheiten bestimmte Merkmale der Symptomatik und des Pathomechanismus gemeinsam haben: Man fasst diese Krankheiten daher unter dem Begriff „**Chronische Multisystem-Erkrankungen**" zusammen (CMI, Chronic Multisystem Illnesses; Mayer, Bieger, 2003; Pall, 2007). Gemeinsame Merkmale dieser Krankheiten zeigen sich in den Signalwegen des Pathomechanismus ebenso wie in den Auslösungsmechanismen: Einem initialen Stressereignis folgt ein meist über Jahre und oft bis zum Lebensende andauernder chronisch-entzündlicher Krankheitsprozess. Zu diesen Initialereignissen können außer Fremdchemikalien auch Virus- oder Bakterien-Infektionen (bei CFS), physische Traumata wie z.B. ein Unfall, eine schwere chirurgische Operation sowie schwere psychische Stresssituationen gehören.

Die CMI können schließlich auch durch mehrere gemeinsame diagnostische Parameter, z.B. veränderte Konzentrationen bestimmter Zytokine und Hormone der neuroendokrinen Stressachse, charakterisiert werden. Da es sich in der Regel um chronische systemische Entzündungsprozesse handelt, können zusätzlich erhöhte Werte bestimmter Entzündungs-Zytokine und Interferone nachgewiesen werden (Huber, 2007). Pall (2007) erkennt in den gemeinsamen Merkmalen des biochemischen Mechanismus dieser Krankheiten ein neues Paradigma zur ihrer Klassifizierung und Einordnung in das medizinische Ordnungssystem der Krankheiten. Danach gelten diese gemeinsamen Merkmale für die verschiedenen Krankheitsbilder, die den Chronischen Multisystemerkrankungen zugeordnet werden können, wie z.B. das Chronische Erschöpfungssyndrom (CFS), die Fibromyalgie (FM), die Multiple Chemikalien-Überempfindlichkeit (MCS), die Posttraumatische Stresskrankheit (PTSD), sowie einige Sonderformen des MCS wie das Sick Building- oder das Golfkriegs-Syndrom. Der gemeinsame und charakteristische biochemische Mechanismus besteht in den oben beschriebenen Signalwegen, die u.a. von der Bindung von Chemikalien an bestimmte Rezeptoren (Vanilloid-, Muscarin-, GABAa-Rezeptor) ausgehen und zu erhöhten Spiegeln von Stickstoffmonoxid (NO), Peroxynitrit ($ONOO^-$) und Reaktiven Sauerstoffverbindungen (ROS) führen. Die Signalwege enden schließlich mit der Freisetzung von Zytokinen durch Zellen des Immunsystems und lösen über Entzündungsreaktionen die Krankheitssymptome aus (Pall, 2007; s. Abb. 6). Damit können einige bislang als „unerklärlich" geltende chronische Krankheiten auf einen gemeinsamen grundlegenden biochemischen Krankheitsmechanismus zurückgeführt werden. Vier Kriterien für die Gültigkeit eines neuen Paradigmas zur Klassifizierung von Krankheiten sind für die genannten chronisch-entzündlichen Multisystem-Erkrankungen somit erfüllt: Anomalie, Kausalität des Mechanismus und der Ätiologie, Generalisierbarkeit für mehrere Krankheitsbilder und Neuheit der Merkmale (nach Miller, 1999). Im Folgenden soll auf einige dieser chronischen Systemerkrankungen näher eingegangen werden.

6.9.1. Das Chronische Erschöpfungssyndrom (Chronic Fatigue Syndrome, CFS/ME)

Das Chronische Erschöpfungssyndrom, oft auch als Myalgische Enzephalopathie (ME) bezeichnet, wird als ein umfassender und andauernder Müdigkeits- oder Energiemangel-Zustand definiert, der nicht auf eine physische Erschöpfung als Folge von Überanstrengungen zurückgeführt werden kann und daher von einem nicht-pathologischen Schwächezustand zu unterscheiden ist. Das Syndrom tritt häufig zusammen mit einer Vielzahl anderer Erkrankungen auf, darunter vorwiegend verschiedene Virus-Infektionen (Epstein-Barr-, Herpes-, Entero-, Cytomegalie-, Lenti-Viren) und chronischen Entzündungskrankheiten wie Rheuma und Arthritis, ferner als Begleitsyndrom des Posttraumatischen Stress-Syndroms (PTSD) und auch als Folge einer Immunisierung, eines Unfalls mit körperlichem Schaden sowie der Einwirkung von Umweltfaktoren und Chemikalien (Bell et al. 1998). Die meisten MCS-Patienten berichten auch über Symptome chronischer Erschöpfung, andauernder Müdigkeit, Schlafstörungen und Depressionen (Pall, 2008). Die auslösenden Faktoren für CFS wirken offenbar in ähnlicher Weise als Stress auf das neuro-immuno-endokrine Regulationssystem des Organismus. Nach epidemiologischen Studien ergab sich eine Häufigkeit in der Bevölkerung zwischen 0,1 bis 2,6%, was etwa den Zahlen bei MCS entspricht. In den USA wurden und werden jedoch regelrechte CFS-Epidemien und „Cluster-Ausbrüche" beobachtet, bei denen die Häufigkeit über 10% betragen kann (Carruthers et al., 2003).

Die diagnostische Abgrenzung von CFS gegenüber den Begleitkrankheiten war lange Zeit umstritten. Seit einigen Jahren wird aber CFS als eigenständiges Krankheitsbild mit Hilfe eines Kriterien- und Symptomkatalogs definiert, nachdem gemeinsame charakteristische Merkmale der Krankheit sowie eine Liste von auslösenden Faktoren und Begleitkrankheiten aus einer Reihe von Studien herausgearbeitet werden konnten (Carruthers et al., 2003; siehe Kasten).

Merkmale und Diagnosekriterien für ME/CFS (nach Carruthers et al., 2003):

- Andauernder, zu einer bestimmten Zeit neu aufgetretener physischer und geistiger Erschöpfungszustand, der zu einer grundlegenden Verminderung der allgemeinen Lebensaktivität der Betroffenen führt,
- ungewöhnlicher Verlust der physischen und geistigen Belastungsfähigkeit, verbunden mit schneller Erschöpfung der Muskel- und geistigen Aktivität,
- häufig Schmerzen in Muskeln, Gelenken, Kopf und Nervensystem,
- Schlafstörungen, die sich in einem Mangel an erholsamem Schlaf, Störungen des Schlafrhythmus sowie einer deutlich verminderten Dauer der verschiedenen Schlafphasen äußern,
- Neurologisch-kognitive Symptome, von denen mindestens zwei vorkommen müssen: Konzentrations- und Kurzzeitgedächtnis-Störungen, Verwirrungszustände, Orientierungsprobleme, Probleme der Informationsverarbeitung, Kategorie- und Wortfindungsstörungen, Störung der sensorischen Empfindungen (Seh-, Hör-, Tast-, Geschmackssinn), Licht- und Lärm-Überempfindlichkeit, emotionale Überempfindlichkeit, Angstgefühle, Ataxie (Störung der Bewegungskoordination),
- Störungen autonomer physiologischer Funktionen wie andauernde Blutdruck-Erniedrigung, Tachycardie, Herzrhythmusstörungen, Reizdarmsyndrom, Blässe, Durchblutungsstörungen, häufiger Harndrang in der Blase,

- Störungen von neuroendokrinen Funktionen: Untertemperatur, veränderte Tagesrhythmik der Körpertemperatur, zeitweise verstärkte Schweißabsonderung, kalte Extremitäten, Fiebergefühl, Appetitlosigkeit (Anorexie), aber auch ungewöhnlicher Appetit, Verstärkung dieser Symptome durch Stress,
- Störungen des Immunsystems: vergrößerte weiche Lymphknoten, wiederkehrende Halsentzündungen, grippeähnliche Symptome, allgemeines Krankheitsgefühl, neue Unverträglichkeiten gegenüber bestimmten Nahrungsmitteln, Medikamenten und Chemikalien.
- Die Krankheit einschließlich der genannten Symptome muss mindestens eine Dauer von 6 Monaten aufweisen und muss einen deutlich abgrenzbaren Beginn haben. Bei Kindern gelten mindestens drei Monate.

Zu den weiteren, bislang noch nicht offiziell bestätigten Merkmalen der Krankheit gehört eine erhöhte Ansammlung von Blut im Bauchbereich der CFS-Patienten, was vermutlich zu einer Verminderung der Gehirndurchblutung führt. Damit in Zusammenhang steht offenbar der erhöhte oxidative Stress, der im Verlauf der Krankheit auftritt (s. unten). Möglicherweise wird dadurch der Gehirnstoffwechsel und die Funktion der dortigen Nervenzellen beeinträchtigt (Medow, 2009). Hinzu kommen auch Magen-Darm-Beschwerden, die vermutlich auf ein Ungleichgewicht von nützlichen und schädlichen bzw. pathogenen Darmbakterien und eine dadurch bedingte erhöhte Durchlässigkeit der Darmwände (Leaky-Gut-Syndrom) zurückzuführen sind (Shukla, 2009).

Mehr als ein Drittel der MCS-Patienten erfüllen die Diagnose-Kriterien auch für CFS. Berufliche Expositionen gegenüber Pestiziden und Insektiziden führen häufig zu CFS-Symptomen, bei denen oft Übergänge zwischen CFS und MCS festgestellt werden (Hornberg, et al. 2003). Zwischen MCS und CFS scheint eine enge Beziehung zu bestehen (Llamosas et al., 2006). Daher ist es oft schwer, die Krankheitsbilder MCS und CFS diagnostisch eindeutig voneinander abzugrenzen. Tatsache bleibt jedoch, dass MCS-Patienten nach einer Phase der Sensibilisierung durch Chemikalien mit Sofortreaktionen auf akute niedrig dosierte Fremdstoffexpositionen antworten, während typische CFS-Patienten dies in der Regel nicht tun. Andererseits treten Symptome des CFS fast regelmäßig im Zusammenhang mit der Gesamt-Symptomatik von MCS auf.

Zur Bedeutung der Schlafstörungen bei CFS/ME

Die bei CFS/ME-Patienten häufig vorkommenden Schlafstörungen, die bis hin zum schweren und lebensgefährlichen Symptomkomplex der **Insomnie** gehen, müssen noch besonders erwähnt werden. Nicht erholsamer Schlaf verändert nämlich auf Dauer die Schlafarchitektur, also das Verhältnis von REM- zu Non-REM-Schlaf. Die Folgen sind schwere Beeinträchtigungen der sozialen und beruflichen Leistungsfähigkeit, verbunden mit Unruhegefühlen, Reizbarkeit, Angstgefühlen, Depressionen, Erschöpfung und Müdigkeit (Wolf, 2009). Tagsüber sind die Betroffenen durch eine schwere Tagesschläfrigkeit (Hypersomnie) beeinträchtigt, die zu kurzen Schlafepisoden führt, was im Straßenverkehr zu lebensgefährlichen Situationen führt. Es herrscht ein „Teufelskreis" aus nächtlichem Hyperarousal (Aufwachen), Schlafstörung und Tagesbeeinträchtigung (Wolf, 2009), also ein Vorgang, der sich selbst in den Auswirkungen verstärkt. Das

Risiko für Unfälle, Krankheitsanfälligkeit und Mortalität steigt. Herz-Kreislauf-Erkrankungen, Depressionen, Suizid-Verhalten und Medikamenten-Missbrauch nimmt bei Personen mit chronischer Insomnie, wie sie bei CFS/ME vorkommt, deutlich zu. Im Zusammenhang mit dem Schlafmangel werden physiologische Folgewirkungen beschrieben, die auch im Zusammenhang mit den chronischen Chemikalienwirkungen genannt werden: erhöhte Cortisolkonzentration im Blutplasma, Immunsuppression, signifikant erhöhte Interleukin-6-Spiegel, Melatonin- und Serotonin-Mangel, sowie Depressionen (zitiert bei Wolf, 2009).

Bei Insomniepatienten ist der Tagesrhythmus gestört. Der **Tagesrhythmus**, d.h. Die Innere Uhr, wird von 2 Hirnzentren kontrolliert, die im Suprachiasmatischen Nucleus (SCN) hinter der Nasenwurzel unmittelbar unterhalb der Sehnervenkreuzung sitzen. Der N. Suprachiasmaticus steuert den zirkadianen Rhythmus von ca. 24 Stunden durch Taktung. Zusätzlich wird der Rhythmus durch die lichtabhängigen Schwankungen der Melatonin-Konzentration eingestellt. Die Produktion und Ausschüttung von **Melatonin** im Corpus pineale (Pinealorgan) wird bei Dunkelheit hochgefahren und bei Licht wieder gedrosselt. Das Schilddrüsenhormon Thyroxin entfaltet am Morgen die größte Wirksamkeit. Auch die Aktivität von Immunzellen ist Tageszeit-abhängig. Morgens zwischen 7 und 9 Uhr sind die Spiegel von Testosteron, Östrogen und Cortisol am höchsten. Es liegt also eine ausgesprochene Tag-Nacht-Rhythmik der Konzentrationen verschiedener Hormone vor, die das Ausmaß der Aktivitäten des Organismus steuern.

Melatonin erzeugt im Körper ein schlafförderndes Milieu und vermindert die Wachheit durch Hemmung der vom N. Suprachiasmaticus ausgehenden Aufwachungssignale (Arousal-Signale). Mit zunehmendem Alter lässt die Melatonin-Produktion nach. Damit nimmt das Risiko von Schlafstörungen und Insomnie im Alter zu. Bei älteren Insomnie-Patienten wurde ein auffallend niedriger Melatoninspiegel nachgewiesen (Bläser-Kiel, 2009).

Pathophysiologische Zusammenhänge

CFS/ME ist häufig mit einem Mangel am Neurotransmitter Serotonin im Gehirn verbunden. Da Serotonin schlaffördernd, antidepressiv, motivierend wirkt und zusammen mit Dopamin eine positive Gefühlslage erzeugt, führt ein Serotonin-Mangel zu den gegenteiligen Auswirkungen: Schlafstörungen, Depressionen, allgemeiner Motivationsverlust sowie eine allgemein negativ eingestellte Gefühlslage.

Der Serotoninmangel bei MCS und CFS ist im Zusammenhang mit chronisch entzündlichen Prozessen im Körper zu sehen: Bei der unspezifischen Aktivierung des Immunsystems werden bekanntlich entzündungsfördernde Zytokine wie z.B. Interferon-gamma (Ifn-γ) und Interleukin-1-beta (Il-1ß) freigesetzt. Bei CFS-Patienten sind die Konzentrationen von entzündungsfördernden Zytokinen, und hier besonders die von Interleukin 8 (Il-8), in der Regel erhöht (Vernon et al., 2002; Cannon et al., 1999). Einige dieser Zytokine wirken als Botenstoffe auf das Nervensystem, indem sie an Rezeptoren binden, die sich auf den Membranen der Nervenzellen befinden. Dopamin-, Serotonin- und Adrenalin-/Noradrenalin-Fasern im Gehirn besitzen eine hohe Dichte von Zytokin-Rezeptoren (Il-1, Il-6, TNF-α, Ifn-γ) an ihrer Membran (Berg, 2003; Bieger, 2006). Damit wird deutlich, dass es eine enge Verbindung zwischen dem Immunsystem und dem Zentralnervensystem (ZNS) gibt: Die bei Entzündungen freigesetzten Zytokine bewirken im Gehirn nach Bindung an die entsprechenden Zytokin-Rezeptoren weitreichende Funktionsveränderungen. Beispielsweise aktivieren Ifn-γ und Il-1ß nach Bindung an ihre Rezeptoren im ZNS das Enzym Indolamin-2,3-Dioxigenase (IDO), das den Abbau der Aminosäure Tryptophan über Kynurenin fördert. Dadurch kommt es zu einem Mangel von Tryptophan, des Ausgangsstoffes der Serotonin-Bildung, sowie auch des „Schlafhormons" Melatonin, einem Folgeprodukt des Serotonins (Abb. 8).

Der Serotonin- und Melatonin-Mangel führt zu den oben geschilderten Auswirkungen auf die Regulation des Schlafverhaltens sowie des Tag-Nacht-Rhythmus. CFS-Patienten leiden trotz ihrer Erschöpfung unter schweren Schlafstörungen (Kreuger et al., 2001). Kynurenin, das als Oxidationsprodukt des Tryptophans bei MCS/CFS-Patienten in erhöhter Menge gebildet wird, ist als laboranalytischer Marker für den Entzündungsstatus bei MCS/CFS sowie für chronischen Stress geeignet und findet entsprechende Anwendung in der umweltmedizinischen Labordiagnostik (Schütz, 2009).

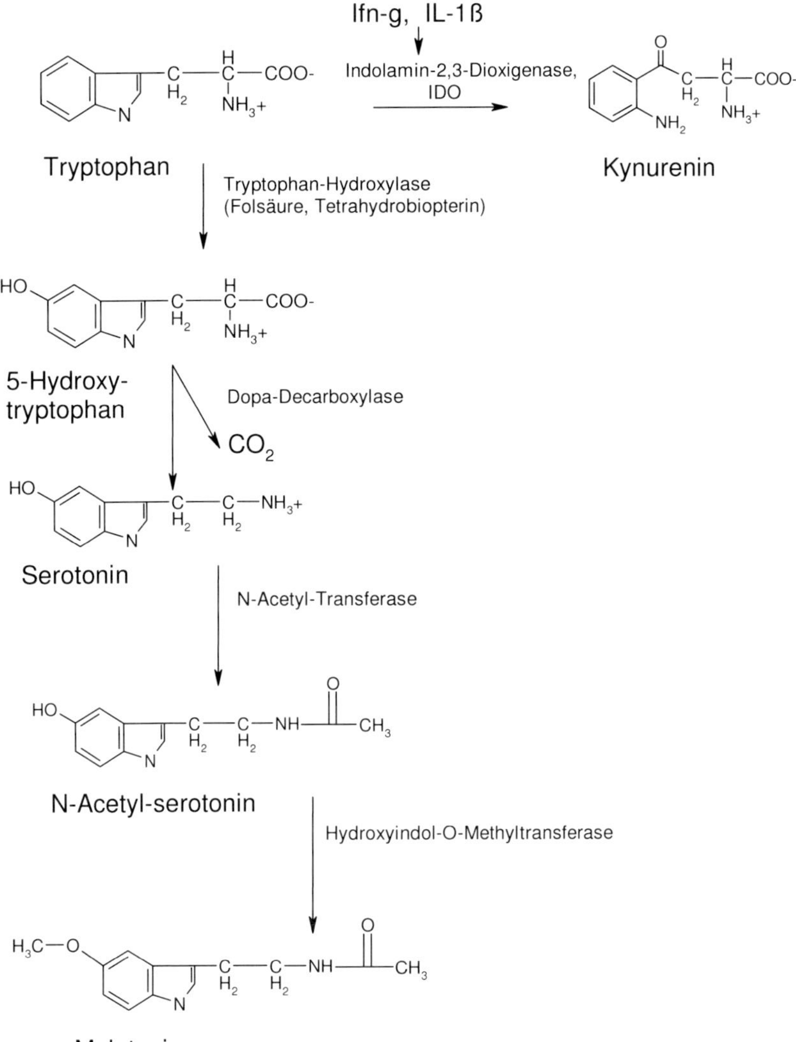

Abb. 8: Veränderter Tryptophan-Stoffwechsel bei CFS und Burnout-Syndrom:
Die entzündungsfördernden Zytokine Ifn-γ und Il-1β bewirken indirekt, d.h. über Signalketten in Nervenzellen, eine Aktivierung des Enzyms IDO (Indolamin-2,3-Dihydrogenase), das Tryptophan in Kynurenin umwandelt. Dadurch wird der Stoffwechselweg vom Tryptophan zum Serotonin und Melatonin gemindert. Als Folge werden der Serotonin- und Melatoninspiegel erniedrigt, was wesentlich zu den Symptomen des CFS und der depressiven Grundstimmung beiträgt.

Hinzu kommt noch ein weiterer hemmender Effekt: Bei Entzündungen führt die Freisetzung von reaktiven Sauerstoff-Verbindungen (ROS) und Stickoxid (NO) zur Bildung des hochtoxischen Peroxynitrits, das wiederum das Enzym Tryptophan-Hydroxylase irreversibel hemmt. Folge ist eine zusätzliche Hemmung der Serotonin-Bildung aus Tryptophan (Bieger, 2006; Kuhn, 1999). Chronisch-entzündliche Krankheiten (rheumatische Erkrankungen, Virus-Infektionen, MCS, CFS) führen somit zu den erwähnten Serotonin-Mangelsymptomen (Bieger, 2006).

Da die Konzentration des Schlafhormons Melatonin mit der Serotonin-Synthese verknüpft ist, sind Schlafstörungen als Folge des Melatonin-Mangels letztlich auf die Hemmung der Serotonin-Synthese bei Entzündungsprozessen zurückzuführen. Die Melatonin-Konzentration hat normalerweise ein Maximum etwa bei Mitternacht, wenn die Schlafneigung am stärksten ist. Dieses fehlt bei CFS-Patienten. Ein Melatonin-Mangel ist entscheidend an der Störung des Tag-Nacht-Rhythmus beteiligt, wie er bei CFS-Patienten beobachtet wird.

Wie bereits zuvor erläutert (siehe Kapitel 6.3.), liegt bei CFS eine Erkrankung vom chronisch-entzündlichen Typ vor, bei der Stickstoffoxid (NO) eine wesentliche Rolle spielt. NO und das daraus gebildete Peroxynitrit hemmen den Atmungsstoffwechsel in den Mitochondrien und bewirken ein Energiemangelsyndrom (Sheng et al., 1999). Man spricht sogar von einer „Mitochondrienkrankheit", weil eine wesentliche Funktionen der Mitochondrien, nämlich die Energieproduktion über die so genannte Atmungskette", gehemmt ist, und folglich ein Defizit an dem biochemischen Energieüberträger Adenosintriphosphat (ATP) auftritt (Griggs, Karpati, 1999). Dieser Energiemangel bewirkt eine eingeschränkte Leistungsfähigkeit sowohl der Muskeln als auch des Gehirns. So ist sind bei CFS-Patienten die Spiegel von Kreatinphosphat und Adenosin-Triphosphat (ATP) im Muskel erniedrigt (Wong et al., 1992). Beide Stoffe dienen zur Übertragung der chemischen Energie vom Atmungsstoffwechsel in den Mitochondrien auf die biochemischen Stoffwechselreaktionen, die Energie benötigen, wie z.B. die Eiweißsynthese und die Muskelbewegung. Durch den Mangel an den Energieüberträgerstoffen spüren die Betroffenen eine große Mühe bei allen ihren geistigen und körperlichen Aktivitäten.

Die Krankheit CFS kann sowohl durch Infektionserreger, also Bakterien und Viren, aber auch durch Fremdstoffe und deren reaktive Sauerstoff-Metabolite (ROS) ausgelöst werden. Häufig begleiten Bakterien- und Virus-Infektionen wie Chlamydien, Mycoplasmen, Herpes-Viren Typ 6, Enteroviren, den Krankheitsprozess von CFS-Patienten, ohne dass klar ist, dass die Erreger als auslösende Ursache in Frage kommen (Pall, 2007). In Tiermodellen mit Mäusen konnte gezeigt werden, dass beispielsweise Bakterienextrakte, wie z.B. gereinigte Lipopolysacharide, eine Erhöhung des NO-Spiegels bewirken, die wiederum die Bildung von Zytokinen wie Il-1ß und Ifn-γ auslöste (Chao et al., 1992; Sheng et al., 2001), die wesentlich die Symptome des CFS ausprägen. Es sind also nicht die lebenden Krankheitserreger, sondern bestimmte chemische Bestandteile von deren Zellwand, die zur Ausprägung von CFS führen, wobei Entzündungsreaktionen und bestimmte Teile des Immunsystems unspezifisch aktiviert werden.

Die Rolle der ROS ist von großer Bedeutung für die Ausprägung des Energiemangelsyndroms bei CFS: Sie lösen bekanntlich an biologischen Membranen die Kettenreaktion der Lipid-Peroxidation aus. Dass dies auch in den Mitochondrien geschieht, wird an den bei CFS-Patienten festgestellten Schäden bei der Ultrastruktur der Mitochondrien deutlich (Vecchiet et al., 1996). Da die Enzyme der Atmungskette sich in einer geordneten Reihe auf der inneren Mitochondrienmembran befinden, wird klar, dass nach einer Beschädigung der Membran durch die Wirkung der ROS die Funktion der ATP-Synthase gehemmt ist und folglich zu wenig ATP (Adenosin-Triphosphat) gebildet wird. Daher steht ATP als universeller Energie-Übertragungsstoff in der lebenden Zelle nicht ausreichend zur Verfügung, und es kommt zum Energiemangel beim Zellstoffwechsel. Gleichzeitig wird die Mitochondrien-DNA geschädigt , wobei das Hydroxyl-Radikal (OH^*) eine wesentliche Rolle spielt (Hayakawa et al., 1992). Das Hydroxyl-Radikal entsteht aus den ROS sowie aus Peroxynitrit, also über verschiedene Stoffwechselwege, die sich in ihren Wirkungen gegenseitig verstärken. Das Energiemangelsyndrom prägt sich aus. Es gibt somit einen Zusammenhang zwischen oxidativem Stress, dem Funktionsdefekt der Mitochondrien und Schädigung der Nervenzellen, die an der Ausprägung der CFS-Symptome beteiligt sind. Bestätigt wird diese Annahme durch klinische Studien, bei denen die Mitochondrienfunktion durch bestimmte Therapiemaßnahmen verbessert werden konnte. So vermindert eine Therapie mit bestimmten Phospholipiden, Coenzym Q10, Liponsäure und antioxidativen Vitaminen (C, A, E) die Symptome des CFS deutlich (Ellithorpe et al., 2003; Aaron et al., 2001; Bell, 1995). Die positive Wirkung der antioxidativen Stoffe beweist letztlich den Mechanismus beim CFS, bei dem der oxidative Stress und die damit verbundenen ROS eine Hauptrolle spielen.

Der biochemische Mechanismus bei CFS ähnelt einigen Vorgängen, die auch für die Krankheit MCS nachgewiesen wurden: Die nach Aktivierung des Induktionsfaktors NF-kB durch ROS gebildeten Zytokine Il-1ß und Ifn-γ sind an der Auslösung der Stresshormon-Achse im Hypothalamus beteiligt, die mit der Ausschüttung des übergeordneten Hormons CRH (Corticotropin Releasing Hormone) im Hypothalamus beginnt. Die Zytokine Il-1ß und Ifn-γ können die Stresshormon-Achse auch indirekt über Stickstoff-monoxid (NO) aktivieren. Dabei läuft eine Signalkette von den Zytokinen über die Induktion der Gene für die NO-Synthetase (iNOS) zum Stickstoffoxid (NO), das offenbar im Hypothalamus die CRH-Ausscheidung fördert. Diese Wirkungskette wurde sowohl am Menschen als auch im Tiermodell nachgewiesen (McLeod et al., 2001; Capuron, Dantzer, 2003).

Zusätzlich scheint auch der Serotonin-Mangel im Limbischen System die Auslösung der vermehrten CRH-Ausschüttung zu fördern (Angulo et al., 2001; Pall, 2007). Bei „normalen“ Stress-Situationen löst das CRH anschließend die Ausschüttung der untergeordneten Hormone der so genannten Hypothalamus-Hypophysen-Nebennieren-Achse oder „Stress-Achse“ aus, nämlich ACTH (Adrenocorticotropes Hormon), Cortisol und Adrenalin. Diese Hormonwirkungskette dient normalerweise der Regulation und Anpassung des Organismus an Stress-Situationen und auch an den Tag-Nacht-Rhythmus.

Beim typischen CFS ist aber der morgendliche Cortisol- und ACTH-Spiegel deutlich erniedrigt (Bieger, 2006). Außerdem sinkt bei CFS-Patienten der Cortisol-Gehalt nach körperlicher Belastung ab, während er bei gesunden Personen ansteigt (Ottenweiler, et al., 2001; Pall, 2007), was man für die Diagnose von CFS nutzen kann (siehe unten). Der Grund dafür liegt vermutlich in einer Fehlregulation der Stresshormon-Achse bei CFS-Patienten, die mit dem Corticotropin-Releasing-Hormon (CRH) im Hypothalamus beginnt. Bei andauernder chronisch-entzündlicher Krankheit wie CFS und MCS und gleichzeitig andauernder Ausschüttung von CRH im Hypothalamus kommt es nämlich zu einer Erschöpfung des Cortisolspiegels sowie auch zu einer

Verminderung der Cortisol-Rezeptoren an der Zielorganen, sodass sowohl der Energiestoffwechsel als auch Herz- und Nierenfunktionen vermindert bzw. beeinträchtigt werden.

Eine am Morgen erniedrigte Cortisol-Ausschüttung vermindert die für den Wachzustand erforderliche Bereitstellung der Energiereserven und führt daher zu einem fühlbaren Schwäche- und Erschöpfungszustand. Der gleichzeitige Serotonin-Mangel ist für die oft vorherrschende depressive Gefühlslage verantwortlich. Da gleichzeitig entzündungsfördernde Zytokine wie Ifn-γ und Il-1β erhöht sind, die wiederum den Serotoninmangel durch Umsteuerung des Tryptophanstoffwechsels in Richtung Kynurenin verursachen, spricht man hier auch von einem „toxisch-inflammatorischen Zustand", d.h. einem Zustand chronischer Erschöpfung, der auf eine chronische Entzündung als Folge von toxischen Wirkungen zurückzuführen ist (Bieger, 2006).

Offenbar gibt es auch einen Zusammenhang zwischen Fehlfunktionen der Herztätigkeit, wie z.B. Herzrhythmusstörungen, und erniedrigter Cortisol-Konzentration bei CFS, und dies besonders bei körperlichen Belastungen. CFS-Patienten können oft keinen Sport treiben, ohne dabei Herzbeschwerden zu bekommen. Cortisol ist notwendig, um den Energiestoffwechsel des Herzmuskels bei Belastung zu mobilisieren. Bei Cortisol-Mangel fehlt diese Anpassungsreaktion, gleichzeitig wirken erhöhte Konzentrationen von NO und Peroxynitrit schädlich auf das Erregungsleitungssystem zwischen den Herzschrittmachern und dem Herzmuskel. Diese Zusammenhänge sind durch eine Reihe wissenschaftlicher Studien belegt, die bei Pall (2007, S. 101) zusammengefasst sind.

Zusammenfassend ist festzustellen, dass die hier bei CFS beschriebenen Symptome, Mechanismen und Zusammenhänge vielfach auch auf das Krankheitsbild von MCS anzuwenden sind. CFS gehört zu den wichtigsten Begleiterkrankungen von MCS und ist gleichzeitig in den meisten Fällen als wesentlicher Bestandteil des Krankheitsbildes von MCS zu betrachten. Damit ist eine genaue diagnostische Abgrenzung von CFS gegenüber MCS in der Regel nicht durchführbar. Pall (2007, S. 182) weist dennoch darauf hin, dass bei CFS - im Unterschied zu MCS – dem Gehirn eine besondere Funktion bei der Ausprägung der Aktivität der Hypothalamus-Hypophysen-Nebennieren-Achse zukommt, dass also das Gehirn das Signalsystem der Stressreaktion, das im Hypothalamus seinen Ausgangspunkt hat, im Falle von CFS pathologisch verändert hat. Ursache dafür ist nach Pall offenbar ein stärkerer Anteil neurogener Entzündungsmechanismen im Gehirn bei CFS, während bei MCS die Mechanismen der Überempfindlichkeit in vielfältigen Organen und Geweben des Körpers vorwiegend durch direkte Einwirkung von Chemikalien wie Lösungsmittel und Pestizide auf die Zellen ausgelöst werden. Vereinfacht ausgedrückt würde dies bedeuten, dass das Konzept der neurogenen Entzündung vorwiegend bei CFS, und das der „chemischen Entzündung" vorwiegend bei MCS anzuwenden ist. Da beide Krankheiten häufig jedoch nebeneinander und gleichzeitig auftreten, sind bei jedem betroffenen Individuum unterschiedliche Anteile beider Auslösungsmechanismen anzunehmen, die letztlich auch für die unterschiedliche Ausprägung der Symptome und Varianten von MCS verantwortlich sind. Außerdem wird hiermit deutlich, dass eine psychisch bedingte

Somatisierung zur Erklärung der Entstehung von CFS ebenso wenig geeignet erscheint wie bei MCS.

Hinweise zur Diagnostik von CFS/ME

Zur Diagnostik von CFS sollten möglichst spezifische Biomarker dienen. Bei den chronisch-entzündlichen Systemerkrankungen sind Veränderungen vielfältiger Parameter für Entzündungsvorgänge nachweisbar, wie z.B. erhöhte Spiegel verschiedener Zytokine, ROS, NO und Peroxynitrit. Dies trifft auch für CFS zu. So sind die Zytokine Il-1ß und Ifn-γ nicht als spezifische Marker für CFS geeignet, sie sind auch bei anderen chronisch entzündlichen Krankheiten erhöht. Da jedoch in den meisten CFS-Fällen die Entzündungs-Zytokine IL-1ß, IL-6, Ifn-γ, TNF-α erhöht sind, wird neuerdings die labordiagnostische Bestimmung eines Zytokinprofils als Serum-Biomarker empfohlen (nach Lombardi et al., 2008).

Diskutiert wird ferner die Bestimmung der Laktat-Konzentration in der Hirnflüssigkeit (Liquor) mit Hilfe einer speziellen Methode der Magnetresonanz-Spektroskopie. Wissenschaftler vermuten, dass verstärkte Entzündungsvorgänge und damit zusammenhängender oxidativer Stress im Gehirn mit einer unvollständigen Oxidation der Glukose und daher mit der Laktatbildung zusammenhängt. Geplant war 2009 eine entsprechende Studie mit CFS-Patienten, um gegebenenfalls Laktat als objektiver diagnostischer Biomarker für CFS zu etablieren (Shugu, 2009).

In Frage kommt als CFS-Marker ferner ein spezielles Protein, das „37 kDa RNase-L-Protein" (37 kDa sprich 37 Kilodalton), ein Fragment eines größeren Proteins, „80 kDa RNase L", das ein RNA-spaltendes Enzym darstellt. Dieses Fragment wird in erhöhten Mengen in Monozyten vieler CFS-Patienten gefunden (Suhadolnik et al., 1997; Shetzline et al., 2002). Offenbar spaltet die Protease Calpain in den Zellen des Immunsystems bei CFS-Patienten das Enzym „80 kDa RNase L" bis zum 37 kDa-Fragment. Calpain wird im Verlauf des Krankheitsmechanismus bei CFS durch eine erhöhte Calcium-Konzentration in der Zelle aktiviert, die wiederum durch erhöhte Stickstoffoxid (NO) und Peroxynitrit-Konzentrationen verursacht ist. Offenbar löst der bekannte Signalweg, der über die Entzündungsreaktionen und Stickstoffoxid (NO) und Peroxynitrit führt, die Aktivierung des Calpains und damit die Bildung des 37 kDa-Fragments der RNase L aus (Pall, 2007; Frémont et al., 2006). Geklärt werden muss allerdings noch, ob die Menge des 37 kDa-RNase-L-Fragments auch bei MCS- und Allergie-Patienten erhöht ist. In diesem Falle würde die diagnostische Bestimmung dieses Fragments lediglich einen zusätzlichen Parameter für chronisch-entzündliche Multisystem-Erkrankungen darstellen und nicht zur Differenzierung zwischen MCS und CFS beitragen.

Eine weitere Möglichkeit zur Diagnostik von CFS bietet die Bestimmung des Cortisol-Gehaltes im Blut nach körperlicher Anstrengung z.B. auf einem Fahrrad-Ergometer: Bei CFS-Patienten sinkt der Cortisol-Gehalt dann ab, während er bei gesunden Personen ansteigt (Ottenweiler, et al., 2001; Pall, 2007).

Möglich erscheint auch, dass die bildgebenden Verfahren zur Diagnostik von Hirnfunktionen, wie z.B. die Positronen-Emissions-Tomografie (PET), Photonen-Emissions-Tomografie (SPECT) und funktionale Kernmagnetische-Resonanz-

Tomografie (NMR), für CFS besondere charakteristische Merkmale aufweisen, die einer besseren Abgrenzung gegenüber MCS dienen könnten. Dazu sind weitere systematische Studien notwendig.

Ein Problem der diagnostischen Abgrenzung von CFS gegenüber verwandten Krankheitsbildern besteht – ähnlich MCS - in der recht hohen Variabilität der Symptome und Parameter. Pall (2007) führt diese auf eine unterschiedliche Verteilung der Entzündungsprozesse auf verschiedene Gewebe und Organe zurück, ohne dass die wesentlichen biochemischen Mechanismen variieren. Die verschiedenen Ausprägungen und Varianten von CFS (und MCS) seien somit einem einheitlichen Krankheitsprozess und damit auch einem einheitlichen Krankheitsbild zuzuordnen. Klarheit hierüber muss die weitere zukünftige Forschung bringen.

6.9.2. Rheumatische und andere Autoimmun-Erkrankungen

Viele sogenannte „Zivilisationskrankheiten" und chronische Entzündungskrankheiten sind ebenfalls überwiegend den chronischen Multisystemerkrankungen (CMI) zuzuordnen: Enzephalopathien, rheumatische Erkrankungen, Arteriosklerose, Diabetes, Fibromyalgie und degenerative Erkrankungen des Zentralen Nervensystems wie Alzheimer und Parkinson (Merz et al., 2004). Gemeinsames Merkmal dieser Krankheiten sind chronische und oft generalisierte Entzündungen mit deutlich erhöhten Laborparametern für Entzündungen und oxidativen Stress. Dr. Peter Binz, bis 2010 praktizierender Neurologe aus Trier, beobachtete bei Hunderten von ihm behandelten Arbeitern mit Lösungsmittel-Belastungen chronisch-rheumatische Entzündungen hauptsächlich an den Gelenken, verbunden mit chronischer Erschöpfung und Störungen des Zentralnervensystems. Zitat: „Alle Lösungsmittel-Arbeiter sind in schlechtem Zustand" (Binz, 2009). Systemische Entzündungen sind nicht auf ein Gewebe oder Organ beschränkt, wie dies bei lokalen Entzündungen z.B. der Haut der Fall ist. Bei den klinischen Symptomen stehen chronische Müdigkeit, rasche Ermüdbarkeit und allgemeine Schwäche im Vordergrund.

Offensichtlich haben bei den Lösungsmittel-Arbeitern Schadstoffe eine rheumatische Erkrankung ausgelöst. Es gibt noch weitere Hinweise für einen Zusammenhang rheumatischer Erkrankungen mit Chemikalien-Wirkungen. So wurde ein statistischer Zusammenhang zwischen der Häufigkeit von Rheumatoider Arthritis (RA) und dem Wohnen innerhalb einer Entfernung von 50 Metern von einer Hauptverkehrsstraße nachgewiesen. Eine Zunahme der Belastung mit Feinstaub (PM 10) und mit Stickstoff-dioxid (NO_2) war positiv assoziiert mit der Häufigkeit von Rheumatoider Arthritis. RA. basiert demnach auf einem chronischen Entzündungsprozess und Luftschadstoffe stehen unter dem Verdacht, chronische Entzündungsvorgänge auszulösen bzw. zu verstärken. Eine Assoziation zwischen Passivrauchbelastung und Rheumatoider Arthritis sei bereits gezeigt worden (Schikowski et al., 2009). Die Autoren der zitierten Studie weisen darauf hin, dass auch andere Fall-Kontroll-Studien ergeben hätten, dass das Wohnen nahe von verkehrsreichen Straßen einen Risikofaktor für chronische Entzündungen und Allergien darstellt.

Der Formenkreis der rund 400 verschiedenen rheumatischen Erkrankungen gewinnt aktuell immer mehr an Bedeutung. Vier Prozent der Bevölkerung sind davon betroffen. Häufig leiden Rheuma-Patienten unter mehreren entzündlichen Krankheiten gleichzeitig, z.B. chronische Polyarthritis, Arteriosklerose, Diabetes, Darmentzündung und multiple Nahrungsmittel-Unverträglichkeit, Allergien, MCS, CFS (Deutsche Rheumaliga, 2006). Diese Patienten sind „multimorbid", meist langzeitig pflegebedürftig und weitgehend hilflos, und bei der Therapie fallen sie oft durch das Raster des Budget-gebundenen Gesundheitswesens.

Ursache für den Krankheitsprozess von **chronischer rheumatoider Polyarthritis** und anderer rheumatischer Erkrankungen sind Autoantikörper, d.h. Antikörper gegen körpereigenes Gewebe, z.B. gegen die Knorpelsubstanz in den Gelenken oder auch gegen Zellkern-Bestandteile (DNA) beim Systemischen Lupus Erythematodes (SLE). Chemikalien können die Bildung von Autoantikörpern fördern, indem z.B. Schwermetallionen wie Quecksilber und Blei körpereigene Eiweiße so verändern, dass sie vom Immunsystem als „fremd" erkannt werden. Ein bekanntes historisches Beispiel ist der Maler Auguste Renoir, der jahrelang schleichend mit Blei vergiftet wurde, weil der Bleipigmente benutzte und beim Malen die Angewohnheit hatte, den Pinsel zur Befeuchtung in den Mund zu nehmen. Ein anderer Maler, Raoul Dufy, litt ebenfalls unter chronischer Polyarthritis mit der Folge, dass die Hand- und Fingergelenke steif und starr wurden. (Abott-Immunology, 2003).

Eine Autoimmunreaktion, die durch Autoantikörper vermittelt wird, kann bei MCS- und CFS-Patienten auch durch die toxische Wirkung der Reaktiven Sauerstoffverbindungen (ROS) ausgelöst werden. Bekanntlich stehen die ROS im Mittelpunkt des biochemischen Krankheitsmechanismus bei MCS und CFS (siehe die Kapitel 6.2.1 und 6.9.1). Angriffspunkte für die ROS sind die mehrfach ungesättigten Fettsäuren in biologischen Membranen, also in den fettartigen äußeren Zellbegrenzungen sowie in den Membranen im Zellinneren wie z.B. den Mitochondrien-Membranen. In einer durch ROS ausgelösten Kettenreaktion, der Lipid-Peroxidation, werden die ungesättigten Fettsäuren in den Membranen abgebaut, und es kommt zu einer pathologischen Umstrukturierung oder auch Zerstörung der betroffenen Membranen. Als Zwischenprodukte dieses Abbaus werden Phospholipide freigesetzt, die selbst als Radikale weiter reagieren und sich u.a. an Eiweiße binden. Die Folge davon ist, dass der Eiweiß-Phospholipid-Komplex vom Immunsystem als „fremd" erkannt wird und somit eine Immunreaktion auslöst, an deren Ende Antikörper gegen Phospholipide gebildet werden (Horkko et al., 1996; Iuliano et al., 1997). Diese Antikörper greifen dann körpereigene Zellstrukturen an, in denen sich Phospholipide befinden, wie z.B. auch die Myelinscheiden von Nervenfasern oder auch die LDL-Cholesterin-Komplexe im Blut und in den Blutgefäßen. Möglicherweise führen diese Autoimmunreaktionen auch zu Entzündungen in Blutgefäßen, die sich bei Arteriosklerose, Infarkt und Schlaganfall fatal auswirken können. Antikörper gegen Cardiolipin, einem Phospholipid in der inneren Mitochondrienmembran, hemmen die Funktion der Mitochondrien und damit der Zellatmung (Horkko et al., 1996); sie sind vermutlich an der Ausprägung der so genannten Mitochondrienkrankheit und des Chronischen Erschöpfungssyndroms beteiligt.

Autoimmun-Toleranzverlust

Autoimmunkrankheiten sind durch einen Verlust der Toleranz des Immunsystems gegenüber den eigenen Antigenen gekennzeichnet. Die Mechanismen, wie chemisch veränderte körpereigene Strukturen, wie die oben erwähnten Eiweiß-Phospholipid-Komplexe, das Immunsystem zur Aggression gegen andere körpereigene Strukturen „umschalten“ , sind sehr kompliziert und können hier nicht in Einzelheiten erörtert werden. Soviel sei dennoch erwähnt: Die Immunreaktionen gegen körpereigene Strukturen werden normalerweise dadurch verhindert, dass zusätzliche („costimulatorische“) Signale von den Antigen-präsentierenden Zellen (Makrophagen, Dendritische Zellen) nicht an die T-Lymphozyten weitergegeben werden, wodurch diese T-Zellen in einen inaktiven Zustand („Anergie“) übergeführt werden. Bei **Entzündungen**, hervorgerufen durch Infektionen oder auch Umwelteinflüsse, werden die costimulatorischen Signale wieder aktiviert. Die Folge ist eine Freisetzung von Interleukin-12 (Il-12) und die Aktivierung von TH-1-Helferlymphozyten. So wurde bei Mulipler Sklerose oder auch bei Rheumatoider Arthritis eine erhöhte Expression des B7-Moleküls als costimulatorisches Signal gefunden (siehe Vollmar, Dingermann, 2005, S. 144). Die Folge davon ist, dass nun zytotoxische T-Zellen körpereigenes Gewebe angreifen können. Ähnliche Mechanismen mit der Ausprägung costimulatorischer Signale führen auch zur Aktivierung von TH2-Zellen und folglich zur Bildung von Autoantikörpern, die körpereigenes Gewebe angreifen. Einige Beispiele seien im Folgenden genannt.

Bei rheumatischen Erkrankungen, insbesondere bei der **Sklerodermie**, richten sich die Autoantikörper gegen das Kollagen der Gelenke und Bindegewebe. Als Folge der bei Rheuma ausgelösten Autoimmunreaktionen kommt es zu einer chronischen Aktivierung des Immunsystems mit Schwerpunkt auf Immunreaktionen, die von T-Helferzellen vom Typ TH2 mit Hilfe der Interleukine Il-4 und Il-5 ausgelöst werden. Diese führen zu einer Aktivierung von Autoantigen-spezifischen B-Lymphozyten, die schließlich die Autoantikörper produzieren. Autoimmunkrankheiten treten oft als Begleitkrankheiten bei MCS auf.

Bei Rheuma könnte theoretisch das von den TH2-Zellen freigesetzte Interleukin 10 (Il-10) die Interferon-Gamma-Freisetzung der TH1-Zellen bei Chemikalien-Überempfindlichkeit sogar hemmen. Dann müssten sich die Krankheitssymptome abschwächen, wenn ein MCS-Patient gleichzeitig eine Antikörper-abhängige Allergie vom Typ I (Soforttyp) hat. Tatsache aus der medizinischen Praxis ist jedoch, dass MCS-Patienten häufig multimorbid einschließlich rheumatischer Symptome sind. Vielfach liegen dabei Allergien und Autoimmunreaktionen vom Typ IV und weniger vom Typ I vor, dann würde das „gute“ Il-10 nicht zur Wirkung kommen.

Zusammenhänge zwischen rheumatischen Autoimmunkrankheiten und Chemikalien-Überempfindlichkeit ergaben sich auch durch Untersuchungen von Ziem und McTamney (1997), die bei einem Drittel der MCS-Patienten Autoantikörper wie z.B. gegen Myelin, glatte Muskulatur, Bürstensaum der Niere, Lebergewebe sowie den Rheumafaktor nachwiesen. Auch die Menge der Immunkomplexe im Blut war erhöht. Schließlich spielt auch der Mechanismus der neurogenen Entzündung sowohl bei Rheuma als auch bei MCS eine besondere Rolle, wobei die Substanz P an der Ausprägung von Schmerz und Entzündungen wesentlich beteiligt ist (Tsalik, 2006).

Bei der **autoimmunen Enzephalomyelitis** spielt der Induktionsfaktor NF-kB ebenso wie bei MCS und CFS eine wesentliche Rolle bezüglich der Auslösung von Entzündungsvorgängen (Van Loo et al., 2006). Damit zeigt sich eine zumindest teilweise Übereinstimmung der Pathomechanismen bei den Autoimmun- und chronischen Überempfindlichkeits-Krankheiten.

Auch die **Fibromyalgie** wird dem rheumatischen Formenkreis zugezählt. Es handelt sich um ein Schmerzsyndrom, das Frauen häufiger als Männer betrifft. Die Schmerzen erstrecken sich über den ganzen Körper und dort hauptsächlich im Bereich von Muskeln, Bindegewebe und Knochen. Die Diagnose erfolgt durch die Testung eines typischen Druckschmerzes an 7 von mindestens 14 Druckpunkten im Muskel- und Bindegewebe, die bei Berührung Reaktionen der gereizten Nerven auslösen. Als Begleitsymptome treten Abgeschlagenheit, Müdigkeit, Schlafstörungen, Kopfschmerzen, Verdauungsstörungen und sensorische Störungen an der Haut auf, also Symptome, die von chronischen Umweltkrankheiten wie MCS und CFS bekannt sind. Es gibt Hinweise dafür, dass die Krankheit durch Umweltchemikalien zumindest mitverursacht wird, darunter Quecksilber aus Amalgamfüllungen, das bei Betroffenen als Ablagerung in den Muskelfaszien, dem Hüllgewebe der Muskeln, gefunden wurde. Auch indirekte Umweltursachen werden angenommen, wie z.B. eine Hemmung des Immunsystems durch Quecksilber und andere Chemikalien, wodurch chronische Virus-Infektionen wie z.B. Herpes Typ 6 begünstigt werden. Berichte von Heilungen von Fibromyalgie-Patienten nach einer Quecksilber-Entgiftungstherapie bestätigen diese Annahmen (Mutter, 2006).

6.9.3. Diabetes

Auch Diabetes zeigt bei seinem biochemischen Mechanismus typische Merkmale chronisch entzündlicher Erkrankungen. Dabei spielen offenbar der **oxidative Stress** und die stark verminderte Kapazität, reaktive Sauerstoffverbindungen (ROS) abzufangen, eine bedeutende Rolle. Die Folge sind oxidative Schäden an Zellbestandteilen wie Proteine, Lipide und Nukleinsäuren. Dies gilt sowohl für den Insulin-abhängigen als auch den nicht-Insulin-abhängigen Diabetes. Erhöhte F2-Isoprostan-Werte als Marker für oxidativen Stress fanden sich sowohl im Plasma von Typ-2-Diabetes-Patienten als auch im Urin von Typ-1- und Typ-2-Patienten. Als Ursachen für den Oxidativen Stress bei Diabetes werden folgende Faktoren vermutet: Glukose-Autoxidation, verminderte Konzentrationen der Antioxidantien und der Sauerstoffradikal-abbauenden Enzyme (z.B. Glutathion-Peroxidase), erhöhte Konzentrationen von Ferritin und Homocystein, erhöhte Konzentrationen von Glycosidierungs-Produkten (Advanced Glycation End Products, AGE) und deren Bindung an AGE-Rezeptoren. Die Glykosidierung von Proteinen führt zu deren Funktionsänderung, und die Aktivierung der AGE-Rezeptoren ändert Zell-Signalwege und fördert die weitere Radikalbildung (Martin et al., 2007).

Komplikationen bei Diabetes

Die Häufigkeit von **Arteriosklerose** ist bei Diabetes-Patienten 3 bis 4 mal erhöht im Vergleich zu Kontrollpersonen ohne Diabetes. Der oxidative Stress und die damit verbundene Oxidation des Low Density Lipoproteins (LDL) gelten als grundlegende Ursachenfaktoren für die Arteriosklerose. Hinzu kommt eine erhöhte Glycosidierung des LDL. Erhöhte Konzentrationen von Autoantikörpern gegen oxidiertes LDL und gegen glykosidiertes LDL wurden bei Diabetes-Patienten gefunden. Das oxidierte LDL wird vom LDL-Rezeptor nicht mehr gebunden, sodass der Abbau des LDL vermindert ist. Gleichzeitig wird ein anderer LDL-Abbau-Signalweg bei Makrophagen aktiviert, der zu unregulierter Cholesterin-Anhäufung und zu Schaumzell-Bildung führt.

Die **diabetische Nierenerkrankung** ist bei 1/3 der Insulin-abhängigen Diabetes-Fälle als Komplikation festzustellen. ROS spielen dabei eine Schlüsselrolle. Hohe Glukose-Konzentrationen verstärken direkt die Bildung von Wasserstoffperoxid und die Lipid-Peroxidation in den Mesangium-Zellen der Niere. Gleichzeitig werden Signalwege ausgelöst, die zur Aktivierung der Proteinkinase C und der Mitogen-aktivierten Proteinkinasen (MAP-Kinasen) und damit zur Schädigung der Nierengewebe führen.

Eine **Neuropathie** kann eine weitere Komplikation der Hyperglykämie darstellen. Hier ist ebenfalls der oxidative Stress an den pathologischen Prozessen bei Nerven- und Gliazellen des Gehirns beteiligt. Eine erhöhte Bildung von fibrillärem saurem Glia-Protein (GFAP, glial fibrillary acidic protein) und von Hirnschranken-Protein S100B findet in den Astrozyten statt, es kommt zu Schäden bei der Blut-Hirn-Schranke.

Eine **Netzhaut-Schädigung** (Retinopathie) kann ebenfalls als Folge von Gefäßschäden in der Netzhaut von Diabetes-Patienten auftreten. Beim Schadensmechanismus wurde eine Aktivierung des Induktionsfaktors NF-kB durch hohe Glukose-Konzentrationen nachgewiesen. Dadurch wird ein Signalweg ausgelöst, der zum programmierten Zelltod (Apoptose) von Endothel-Zellen in den Kapillaren der Retina und zu Entzündungsvorgängen führt, die wiederum die Konzentration der ROS erhöhen (Rahimi, et al., 2005).

6.9.4. Kardiovaskuläre Erkrankungen (Infarkt, Arteriosklerose, orthostatische Intoleranz)

Kardiovaskuläre Erkrankungen sind den chronisch-degenerativen Entzündungskrankheiten zuzurechnen, und beruhen nicht auf einer ursprünglich angenommenen „Verkalkung“ der Arterien, durch deren Verengung die Blutgerinnung gefördert würde, wie Forschungen der letzten Jahrzehnte bewiesen haben (Libby, 2003). Daher liegt es nahe, einen Zusammenhang zwischen Umweltfaktoren, vor allem Chemikalien, und dem chronischen Entzündungsgeschehen zu untersuchen, das zur Gefäßverengung und schließlich zum Infarkt führen kann.

Forschungen der letzten Jahre haben einen Zusammenhang zwischen einer verminderten Aktivität Radikal-abbauender Enzyme und dem Risiko für Herzinfarkt festgestellt. Wenn gleichzeitig Schadstoffquellen wie z.B. das Rauchen und eine angeborene verminderte Aktivität der Superoxid-Dismutase vorliegen, ist das Infarkt- und Schlaganfall-Risiko besonders hoch (Brückner, 2004). Daraus ist zu schließen, dass Umweltfaktoren, die oxidativen Stress durch die Bildung von Sauerstoffradikalverbindungen verursachen, zu Entzündungsprozessen führen, die schließlich eine Arteriosklerose fördern können.

So ist es nicht verwunderlich, dass eine durch Schadstoffe bedingte chronische Entzündung das Infarkt-Risiko erhöht. Ein Infarkt entsteht nämlich dann, wenn die Deckschicht des Plaque an den Gefäßwänden aufplatzt. Dies geschieht, wenn Entzündungsstoffe (Interleukine, Interferone) die Makrophagen veranlassen, Kollagen-abbauende Enzyme abzugeben, die dann das Kollagen zerstören. Gleichzeitig aktivieren T-Zellen die Schaumzellen (mit LDL-Protein angefüllte Makrophagen) zur Abgabe des Gewebsfaktors TF (Tissue Factor), der die Aktivierungskaskade der Gerinnungsenzyme auslöst. Folge ist die Bildung eines Gerinnungspfropfens, der das Blutgefäß verschließt. Also ist nicht eine Gefäßverengung durch LDL-Cholesterin, sondern ein Blutgerinnsel der eigentliche Auslöser des Infarktes. LDL-Cholesterin steht nur am Anfang eines komplexen Entzündungsprozesses (Libby, 2003), der letztlich auch durch Fremd- und Schadstoffe initiiert worden sein kann. Da das bei systemischen Entzündungen verstärkt gebildete Interferon-Gamma (Ifn-γ) außerdem über den Hypothalamus und den Sympathicus blutdrucksteigernd wirkt, wird damit das Infarkt-Risiko weiter gesteigert.

Ifn-γ wird u.a. bei chronischen Entzündungen von aktivierten T-Lymphozyten ausgeschüttet. Es aktiviert anschließend Makrophagen und Monozyten, die weitere Zytokine (Interleukine und Interferone) sowie Neopterin ausschütten. Neopterin findet sich folglich in erhöhten Konzentrationen im Blut von Patienten mit Arteriosklerose (Cirillo et al., 2006). Es übt vielfältige Wirkungen im Entzündungsgeschehen aus: Unter anderem wirkt es in den Zellen der Gefäßwände (Endothel) zusammen mit dem Faktor NF-kB als Transkriptionsfaktor für den Gewebsfaktor TF (Tissue-Factor), der an der Auslösung der Blutgerinnung beteiligt ist, sowie für die Zelladhäsionsmoleküle CAM, die eine Anheftung von Zellen des Immunsystems an der Innenwand der Blutgefäße (Endothel) bewirken. Neopterin ist also nicht nur ein Marker für Entzündungen, sondern auch ein Effektormolekül, das zur Umwandlung der Endothelzellen der Blutgefäße in ein entzündliches Stadium beiträgt. Damit wird deutlich, dass ein bereits vorgeprägter Entzündungsstatus mit erhöhtem Ifn-γ-Spiegel im Blut, wie er auch bei Patienten mit chronisch-entzündlichen Multisystemerkrankungen einschließlich MCS vorkommt, eine erhöhte Disposition für Arteriosklerose und Infarkt erzeugt. Gleichzeitig hat Neopterin die Funktion, ein bereits in Gang gekommenes Entzündungsgeschehen im Sinne einer positiven Rückkopplung weiter zu verstärken (Fuchs, 2008), wie dies bei vielen degenerativen Entzündungsprozessen typischerweise der Fall ist.

Erhöhte Konzentrationen von **LDL-Cholesterin** werden häufig als weiterer Risikofaktor für Infarkt und Schlaganfall angegeben. Dabei wird oft außer Acht gelassen, was die Ursachen für erhöhtes LDL-Cholesterin sind. Cholesterin wird durch das Enzym 7α-Hydroxylase in der Leber abgebaut. Die 7α-Hydroxylase gehört zu den Cytochrom-P450-Enzymen (CYP7A1), die durch Stickstoffmonoxid (NO) gehemmt werden (Tsubaki et al., 1988; Takemura et al.,

1999; Muller et al., 1996). Bei chronischen Entzündungskrankheiten hemmt NO demnach in der Leber den Abbau von Cholesterin zu Gallensäuren. Zudem hemmt das Zytokin IL-1-beta, das bei chronischen Entzündungen vermehrt gebildet wird, in der Leber die Genexpression für das Enzym 7α-Hydroxylase, mit der Folge, dass die Synthese des Enzyms gehemmt wird (Li et al., 2006). Der Abbau von Cholesterin ist somit gehemmt, und das überschüssige LDL-Cholesterin wird vermehrt in den Gefäßen abgelagert, wodurch Entzündungen, Infarkte und Autoimmunreaktionen gegen die Ablagerungskomplexe gefördert werden.

Personen mit chronischen Entzündungskrankheiten haben also ein größeres Risiko für Atheriosklerose und Herz- oder Hirn-Infarkt. Dies lässt sich mit biochemischen Reaktionen erklären, die als Folge von chronischen Entzündungen ablaufen. Dabei entstehen bekanntlich vermehrt reaktive Sauerstoffverbindungen (ROS), die wiederum zu einem erhöhten Verbrauch von Glutathion führen. Der Organismus versucht nun den Verlust des Glutathions durch vermehrte Umwandlung der Aminosäure Methionin in Cystein auszugleichen. Dabei wirkt das oxidierte Glutathion als Aktivator der Enzyme, die von Methionin eine Methylgruppe abspalten und dadurch Methylierungsreaktionen auslösen (Schafer, Büttner, 2001). Das dabei als Zwischenprodukt gebildete Homocystein gilt als Indikator und Labormarker für aktive Entzündungsprozesse (Hirche et al. 2006). Der verstärkte Abbau von Methionin führt zu vermehrten Methylierungsreaktionen, d.h. die von Methionin abgespaltene Methylgruppe wird auf eine Vielzahl von Stoffen übertragen, u.a. auf die Erbsubstanz DNA, wodurch Mutationen und eine erhöhte Krebs-Anfälligkeit entstehen. Außerdem wird auch Noradrenalin zu Adrenalin methyliert. Die Folge ist eine erhöhte Stressreaktion des Körpers, die mit erhöhtem Blutdruck, Tachycardie (Herzfrequenz-Erhöhung) und Koronararterien-Verengung verbunden ist.

Zusätzlich wird auch die Aminosäure Arginin zu Dimetyl-Arginin (ADMA) methyliert. ADMA ist ein starker Inhibitor der endothelialen Stickstoffmonoxid-Synthase (NO-Synthetase, eNOS) im Blutgefäßgewebe (Endothel). Folge ist eine Senkung des Spiegels des Stickstoffmonoxids (NO) im Blut, und damit entfällt das NO als Schutzfaktor für Gefäß-Entzündungen, wie sie für Arteriosklerose typisch sind (Messerschmitt, 2007). NO ist andererseits aber auch pathogen wirksam bei der Auslösung von MCS und seiner Symptome, dies geschieht allerdings im Nerven- und Immunsystem über ein anderes Enzym, die induzierbare NO-Synthase (iNOS), die mit dem Endothel der Blutgefäße nichts zu tun hat. NO hat also ein doppeltes Gesicht: Schutzfaktor gegen Infarkte in Blutgefäßen und Auslöser von chronischen Entzündungskrankheiten in Zellen des Nerven- und Immunsystems.

Epidemiologie: Infarkt und Feinstaubbelastung hängen zusammen.

Hinweise zu einem erhöhten Infarkt-Risiko als Folge von Schadstoff-Einwirkungen ergaben sich auch aus **epidemiologischen Untersuchungen** zur Infarkt-Häufigkeit in Abhängigkeit von der Feinstaub-Konzentration in der Luft, wie sie u.a. am GSF-Institut für Epidemiologie, Neuherberg bei München, durchgeführt wurden. An Tagen mit außergewöhnlich hohen Feinstaub-Konzentrationen nimmt die Häufigkeit von Herzinfarkten signifikant zu (Schulz,

Peters, 2005). Eine Langzeitstudie des GSF-Instituts, bei der die Todesursachen von 4800 älteren Frauen nach mehrjähriger Beobachtung statistisch erfasst wurden, hat ergeben, dass das Risiko einer Erkrankung an Herz- und Lungenkrankheiten einschließlich Herzinfarkt um 70 Prozent erhöht ist, wenn die Frauen weniger als 50 Meter von einer Hauptstraße entfernt wohnen. Der Zusammenhang mit einer Belastung mit Feinstaub bis zu einer Größe von 10 Mikrometern (PM 10) erwies sich dabei als signifikant (GSF, 2006). Feinstaub mit einer Teilchengröße bis maximal 2,5 µm (PM 2,5) zeigt noch stärkere Langzeiteffekte bezüglich Herz-Kreislaufstörungen wie Durchblutungsstörungen am Herzmuskel, Arrhythmien, Herzinsuffizienz und Herzstillstand, wie u.a. eine große Studie der American Cancer Society (ACS) mit 1,2 Millionen Erwachsenen ergab (Pope et al., 2004). Weitere Studien mit ähnlichen Ergebnissen zu den Wirkungen von PM-2,5-Feinstaub sind bei Heinrich und Wichmann (2005) aufgeführt. Danach hängen die Sterblichkeit, das Lungenkrebsrisiko, die Häufigkeit von Lungenfunktionsstörungen, die Infarkthäufigkeit sowie aktivierende Effekte auf das Immunsystem deutlich von der Feinstaubkonzentration ab, und dies in höherem Maße bei geringerer Teilchengröße unter 2,5 µm Durchmesser (siehe auch Pekkanen et al., 2002). Die Autoren der ACS-Studie sehen diese Wirkungen auf den Blutkreislauf als eine Folge von Entzündungsreaktionen, die sowohl in der Lunge als auch systemisch im ganzen Körper ablaufen können. Sie werden von den Feinstaub-Partikeln ausgelöst und verursachen eine fortschreitende Arteriosklerose sowie veränderte Nervenfunktionen im autonomen Regelsystem des Herzens (Pope et al., 2004). Eine reduzierte Langzeitbelastung durch Feinstaub führte bei mehreren Studien zu einer statistisch signifikanten zeitlichen Abnahme der Häufigkeit verschiedener entzündlicher Erkrankungen der Luftwege. Damit lässt sich die Aussage, dass Feinstaub entzündliche Gesundheitseffekte auslöst, weiter bekräftigen.

Die Infarkt-fördernde Wirkung von Feinstaub ist mit dem Pathomechanismus der Feinstaub-Wirkung im Organismus zu erklären: Die Feinstaub-Partikel binden an Rezeptoren in der Lunge, diese bilden Signale, die an das Nerven- und Immunsystem übermittelt werden. Dort führen sie zur Ausschüttung entzündungsfördernder Zytokine – ein Mechanismus, der auch von der Pathogenese von MCS bekannt ist (Schulz, Peters, 2005; Gilmour et al., 2004). Ultrafeiner Staub aus Dieselabgasen fördert auch in den Zellen des Immunsystems die Aktivität von Enzymen, die an der Ausprägung von oxidativem Stress beteiligt sind, wie z.B. die Cyclooxigenase 2 (Hofer et al., 2004). Feinstaub-Partikel-Provokationen führen bei Patienten mit bestehender koronarer Herzkrankheit dosisabhängig auch zu einer Absenkung des ST-Abschnitts im EKG-Diagramm. Der Effekt war bei ultrafeinen Partikeln (100 bis 1000 nm Durchmesser) stärker ausgeprägt als bei größeren Partikeln (PM 2,5 = 2,5 µm Durchmesser). Die Wissenschaftler schließen daraus, dass die Luftverschmutzung mit Ultrafeinstaub zu einer Verstärkung der kardiovaskulären Krankheitssituation führt, was zumindest teilweise mit einer erhöhten Anfälligkeit gegenüber einem Herzkranzgefäß-Infarkt zusammenhängt (Pekkanen et al., 2002). Da als Folge von Fremdstoff-Wirkungen auch eine Aktivierung der Stresshormon-Achse im Hypothalamus ausgelöst wird, kann die beobachtete erhöhte Anfälligkeit für koronare Infarkte auch mit einer Aktivierung der Herztätigkeit durch Einwirkung von Katecholaminen zusammenhängen.

Zusammenfassung

Zusammenfassend bleibt festzustellen, dass Arteriosklerose und deren Folgeerkrankungen Herzinfarkt und Schlaganfall zu den chronisch degenerativen Entzündungsprozessen zu zählen sind. Diagnostisch lässt sich eine Erhöhung des CRP (C-reaktives Protein) als Indikator der fortschreitenden Arteriosklerose, sowie der proinflammatorischen Zytokine Interleukin-6 (Il-6) und Tumor-Nekrose-Faktor Alfa (TNF-α) feststellen (Huber, 2007; König et al., 2003). Dabei muss natürlich eine mögliche akute oder chronische Infektionskrankheit durch Viren oder Bakterien diagnostisch ausgeschlossen werden.

Eine weitere Komplikation des Gefäßsystems, die im Zusammenhang mit chronischen Entzündungsprozessen auftritt, ist die so genannte „**Orthostatische Intoleranz**“, bei der die Regulation der Gefäßspannung und des Blutdrucks gestört ist. Personen mit dieser Störung haben bisweilen Blutmangel im Gehirn, wenn sie aus einer liegenden oder sitzenden Position aufstehen. Sie können dann plötzlich ohnmächtig werden. Grund dafür ist eine mangelnde Gefäßsspannung in den Arterien, die auf eine zu hohe Konzentration von Stickstoffmonoxid (NO) zurückzuführen ist. NO ist ein Gefäß-erweiterndes Hormon, ein so genannter Gefäß-Dilatator, der bekanntlich im Verlauf von Entzündungsprozessen entsteht, nachdem das Enzym „induzierbare NO-Synthase“ (iNOS) gebildet und aktiviert worden ist (Pall, 2007; Nijs et al., 2004; Garland, et al., 2005).

6.9.5: Degenerative Erkrankungen des Zentralnervensystems (ZNS)

Zur Einleitung: Der greise Kopf
(Gedicht von Wilhelm Müller, 1794-1827, aus dem Liederzyklus „Winterreise“ von Franz Schubert)

Der Reif hatt` einen weißen Schein
Mir über´s Haar gestreuet;
Da glaubt ich schon ein Greis zu sein
Und hab mich sehr gefreuet.

Doch bald ist er hinweggetaut,
Hab` wieder schwarze Haare,
Dass mir´s vor meiner Jugend graut –
Wie weit noch bis zur Bahre!

Vom Abendrot zum Morgenlicht
Ward mancher Kopf zum Greise.
Wer glaubt´s? und meiner ward es nicht
Auf dieser ganzen Reise!

Die bisher beschriebenen Symptome und Mechanismen bei MCS weisen bereits auf Störungen und Veränderungen im Gehirn als Folge von Langzeitwirkungen von Chemikalien hin. Bislang war noch unklar, ob MCS im Zusammenhang mit neurodegenerativen Krankheiten zu sehen ist, obwohl es dafür einige Hinweise aus dem Krankheitsmechanismus, beispielsweise zur Funktion des oxidativen und nitrosativen Stresses, gibt. Eine Studie, bei der das Gehirn von MCS-Patienten nach Chemikalienexposition mit dem bildgebenden Verfahren SPECT untersucht wurde, hat ergeben, dass Chemikalien zu einer verminderten Durchblutung in den Gehirnbereichen führt, die auch bei Demenzpatienten häufig betroffen sind: Hippokampus, Mandelkerne, Thalamus und Teile der vorderen Großhirnrinde (Orriols et al., 2009). Im Folgenden sollen nun mögliche Zusammenhänge zwischen MCS und den neurodegenerativen Krankheiten des Gehirns genauer betrachtet werden.

Bei „normalen" Alterungsprozessen kommt es auch im Gehirn zur irreversiblen Degeneration von Nervenzellen. Fremd- und Schadstoffe beschleunigen offenbar diesen Alterungsprozess. Oxidativer Stress, d.h. freie Sauerstoffradikale und reaktive Sauerstoffverbindungen (ROS), sind an der Ausprägung der Altersdegeneration des Gehirns wie auch bei verschiedenen neurodegenerativen Krankheiten wie z.B. der der **Alzheimer-, Parkinson-Krankheit und der Multiplen Sklerose** beteiligt. Auch weitere neurologische Krankheiten wie das Aufmerksamkeitsdefizit-Syndrom (ADHS) bei Kindern beruhen vermutlich auf neurodegenerativen Mechanismen (siehe unten). Damit liegt der Verdacht nahe, dass chemikalienbedingte chronisch entzündliche Krankheitsmechanismen auch die Auslösung und Ausprägung neurodegenerativer Krankheiten zumindest fördern.

ROS sammeln sich immer dann in den Zellen des ZNS an, wenn ihre übermäßige Produktion nicht durch Schutzmechanismen, wie z.B. die Reaktion mit reduziertem Glutathion, verhindert werden kann. Das kann auch dann der Fall sein, wenn Schadstoffe im Verlauf ihres Metabolismus eine größere Menge von Sauerstoffradikal-Verbindungen bilden, oder wenn Zellen des Immunsystems nach Aktivierung bei Entzündungen größere Mengen ROS bilden und ausscheiden. Der Oxidative Stress gilt heute als Schlüsselfaktor bei neurodegenerativen Prozessen (Berg et al., 2007). Er führt u.a. zur Oxidation von Proteinen und Enzymen, die dadurch ihre Raumstruktur verändern und eine unlösliche ß-Faltblattstruktur bilden, die dann in Form von Aggregaten, den **Lewy-Körperchen** bei der Parkinson-Krankheit oder den **Amyloid-Plaques** bei der Alzheimer-Krankheit, im Gehirn abgelagert werden. Weitere gemeinsame Merkmale dieser Gruppe von Krankheiten sind Fehlregulationen bei der Verwertung von Eisenionen, Energiemangel und Mitochondrien-Fehlfunktion, Störung des Proteinabbaus durch Inaktivierung der abbauenden Enzyme und Proteasomen (proteinabbauende Enzymkomplexe), verstärkte Erregung von Glutamat-Nerven in Verbindung mit Neurodegeneration und Fehlfunktionen im Calcium-Stoffwechsel (Jellinger, 2007). Diese Liste von Krankheitsfaktoren zeigt auffallende Ähnlichkeiten mit den Faktoren, die im Zusammenhang mit dem Mechanismus von MCS genannt wurden (siehe die Kapitel unter 6.1). Im Folgenden soll relativ kurz auf die verschiedenen chronisch entzündlichen und neurodegenerativen Krankheiten und ihre Bezüge zu Wirkungen von Umweltchemikalien eingegangen werden. Eine genauere

Darstellung ist in einem besonderen Buch zu den umweltbedingten neurodegenerativen Krankheiten vorgesehen (Hill, 2009).

6.9.5.1. Aufmerksamkeitsdefizit-Syndrom (ADHS) und Kryptopyrrolurie

Mindestens 160 000 Kinder oder 3 bis 5% der Kinder in Deutschland leiden am so genannten Zappelphilipp-Syndrom, wie ADHS auch genannt wird. Die Symptome beeinträchtigen stark die Alltagsbewältigung der betroffenen Kinder besonders in der Schule. Sie äußern sich in mangelnder Selbstkontrolle, Sprunghaftigkeit, exzessiver Ruhelosigkeit, Lernschwächen, Konzentrationsstörungen, Ungeschicklichkeit, niedriges Selbstwertgefühl, hohe Frustanfälligkeit, aggressives Verhalten, Störungen des Kurzzeitgedächtnisses, Störungen bei nächtlichen Träumen und der Traumerinnerung sowie bei der zwischenmenschlichen Kommunikation. Die Toleranzschwelle für die Wahrnehmung von psychosozialem Stress ist erniedrigt. Stresssituationen in der Schule verstärken bei ADHS-Kindern die Symptome.

Als Ursachen werden genetische Disposition, Reizüberflutung durch moderne Medien, Rauchen der Mutter in der Schwangerschaft, familiäre Probleme und Leistungsdruck in der Schule diskutiert. Der dadurch verursachte psychosoziale Stress wirkt zusammen mit organischen Mechanismen wie Schilddrüsen-Unterfunktion, periphere Hormonresistenz, Nahrungsmittel-Unverträglichkeit, neurotoxisch wirkenden Schadstoffen und Chemikalien, darunter Schwermetalle, Organochlorverbindungen und verschiedene Pestizide. ADHS wird auch mit der Multiplen Chemikalien-Sensitivität (MCS) in Verbindung gebracht.

Im Zusammenhang mit der Krankheit werden Vitamin- und Spurenelement-Defizite beschrieben, darunter die Vitamine A, E, C, B2 und B12, Folsäure und andere (Bieger, 2006; Sauerbrey, 2008). Der Vitaminmangel wiederum ist ursächlich mit Defiziten und Fehlregulationen bei der Synthese von zentral wirksamen Neurotransmittern wie Serotonin, Noradrenalin und Dopamin verbunden.

In diesem Zusammenhang wurden in einzelnen Fällen eine verminderte Entwicklung des vorderen Großhirns (Frontaler Cortex) und im Corpus Callosum festgestellt. Diese Hirnregionen sind u.a. für die Steuerung von Emotionen wie Angst, Wut, Ärger verantwortlich. Die geordnete Informationsverarbeitung im Gehirn insbesondere durch das dopaminerge System ist behindert. Das Frontalhirn ist bei ADHS-Kindern weniger durchblutet und verbraucht weniger Sauerstoff und Glukose (zit. nach Sauerbrey, 2008).

Es gibt Bezüge zwischen ADHS und der Kryptopyrrolurie, die mit der für viele chronische Entzündungskrankheiten charakteristischen Aktivierung des NO-Peroxynitrit-Verstärkungszyklus nach Pall (2007) zu erklären sind. Die im Verlauf dieses Prozesses gebildeten reaktiven Sauerstoff- und Stickstoffoxid-Radikalverbindungen sowie Stickstoffmonoxid (NO) hemmen eisenhaltige Enzyme, die zur Synthese des Häms, einem Bestandteil des roten Blutfarbstoffs Hämoglobin, benötigt werden. Die Folge davon ist, dass Zwischenprodukte der Hämsynthese, darunter das Coprporphyrinogen I, in den Urin ausgeschieden werden.

Die Wirkungskette bei ADHS beginnt demnach beispielsweise mit der Einwirkung von Schadstoffen, z.B. Pestiziden, und führt über die folgenden Schritte, wie sie auch beim Mechanismus von MCS in Kapitel 6.1. beschrieben wurden, zu den Symptomen des ADHS sowie weiteren neurologischen Symptomen bis hin zur Schizophrenie (Irvine, 1978) (Wikipedia: Kryptopyrrolurie (2008), siehe Kasten):

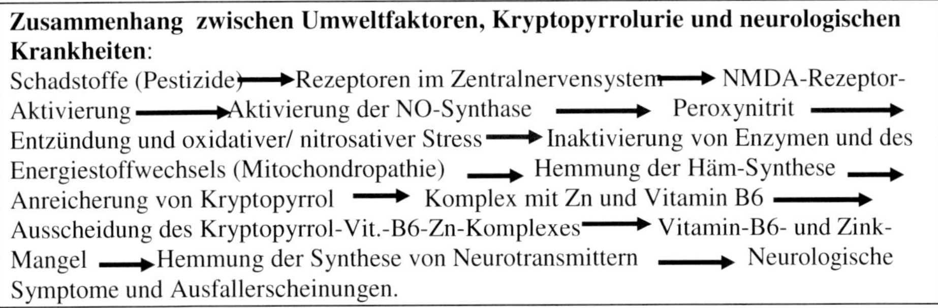

Zusammenhang zwischen Umweltfaktoren, Kryptopyrrolurie und neurologischen Krankheiten:
Schadstoffe (Pestizide) → Rezeptoren im Zentralnervensystem → NMDA-Rezeptor-Aktivierung → Aktivierung der NO-Synthase → Peroxynitrit → Entzündung und oxidativer/ nitrosativer Stress → Inaktivierung von Enzymen und des Energiestoffwechsels (Mitochondropathie) → Hemmung der Häm-Synthese → Anreicherung von Kryptopyrrol → Komplex mit Zn und Vitamin B6 → Ausscheidung des Kryptopyrrol-Vit.-B6-Zn-Komplexes → Vitamin-B6- und Zink-Mangel → Hemmung der Synthese von Neurotransmittern → Neurologische Symptome und Ausfallerscheinungen.

Damit wird klar, dass mit ADHS eine Nervenkrankheit des Gehirns vorliegt, deren Mechanismen eng mit denen von MCS und anderen chronisch-entzündlichen Multisystemerkrankungen zusammenhängen. Tatsächlich wurden eine Reihe von Schadstoffeinflüssen gefunden, die bereits während der Schwangerschaft auf den Fötus einwirken und mit dem Auftreten von ADHS korrelieren (zitiert in Sauerbrey, 2008), darunter der Zigarettenrauch und Drogenkonsum (Kokain, Heroin) und/oder dem Alkoholkonsum der Mutter während der Schwangerschaft, Blei, und Polychlorierte Biphenyle (PCB). PCB stören den Dopaminstoffwechsel im präfrontalen Cortex, einer Region der vorderen Großhirnrinde, sowie in der basolateralen Amygdala (Mandelkern), die für das Lernen und die gefühlsmäßige Wertung von Gedächtnisinhalten von besonderer Bedeutung sind (siehe Kapitel 6.9.7; Seegal, 1996). Das Dopaminsystem hat die wichtige Funktion, vor einer Entscheidung die im Gehirn gespeicherten emotionalen Informationen beizusteuern und die Entscheidung von Belohnungserwartungen abhängig zu machen, oder auch Lerninhalte mit positiven Gefühlen zu verknüpfen und damit Lernen überhaupt erst möglich zu machen (Assadi et al., 2009; Rensing und Ruoff, 2009). Ist diese Funktion des Dopaminsystems gestört, z.B. durch eine PCB-Belastung, dann wird der Betroffene praktisch entscheidungs- und lernunfähig. Lernschwierigkeiten können also auch auf Chemikalienbelastungen beruhen.

Das Ausmaß der Aufmerksamkeitsstörungen der Kinder korreliert mit der PCB-Dosis, mit der die Mutter vorgeburtlich belastet war (Stewart et al., 2000, 2003, 2005). Weitere Schadstoffe im Zusammenhang mit der Auslösung von ADHS sind Pestizide wie Hexachlorbenzol, Nahrungsmittelzusatzstoffe wie Farb- und Konservierungsstoffe und Quecksilber aus Zahnamalgam (zusammengefasst zitiert in Sauerbrey, 2008). Alle diese Stoffe haben neurotoxische Wirkungen, sodass es nahe liegt, ADHS als Folge von neurotoxischen Wirkungen von Umweltchemikalien aufzufassen.

Aus diesen Erkenntnissen geht hervor, dass die Therapie vieler neurologischer Krankheiten nicht ausschließlich bei der Symptombekämpfung mit Medikamenten wie Ritalin bei ADHS stehen bleiben kann, sondern dass vielmehr die Ursachen-

und Auslösungsfaktoren der Umwelt im Sinne einer Prävention angegangen werden müssen.

6.9.5.2. Die Toxische Enzephalopathie (BK 1317)

Fettlösliche organische Chemikalien wie z.B. chlorierte Kohlenwasserstoffe verursachen vielfältige toxische Wirkungen im menschlichen Organismus. Neurotoxische Wirkungen sind vor allem von chlorierten Kohlenwasserstoffen bekannt und wurden lange Zeit unter den Bezeichnungen „**Holzschutzmittel-Syndrom**", „Lösungsmittel-Krankheit" und „Maler-Krankheit" zusammengefasst. Im Wesentlichen handelt es sich bei diesen Syndromen um Krankheiten, die den Merkmalen der Toxischen Enzephalopathie, die als Berufskrankheit unter der K-Nummer 1317 anerkannt ist, weitgehend entsprechen.

Zur Darstellung der Symptome und ihrer Folgen im Alltag sei folgende Fallschilderung aus dem CSN-Blog (2008) zitiert:

Fall Peter J. – Krank seit 12.09.2002,
Arbeitsplatz: Maler (Berufskrankheit 1317)
Diagnosen

Chronisch toxische Enzephalopathie, ausgeprägte Defizite, Schwindel, Gleichgewichtsstörungen, extreme Vergesslichkeit, Kopfschmerzen, Alkoholunverträglichkeit. Chemikaliensensitivität, Müdigkeit/ chron. Erschöpfung, Magen-Darm-Probleme, chron. Durchfall, Herz-Kreislauf Beschwerden.

Alltag

Bei Chemikalienkontakt sofortige Reaktion: Schwindel, Herzrhythmusstörungen, Unwohlsein, zittrige schwere Beine, kann sich nicht auf den Beinen halten, fällt wie ein Betrunkener, verwirrt, Kopfschmerzen. Am Tag danach Durchfall. Lebensqualität extrem eingeschränkt, kann nirgendwo hingehen. Kaum Kontakt zu anderen Menschen wegen deren Duftstoffe, Zigarettenrauch, etc…

Viel spazieren gehen im Wald hilft Peter J., aber allein schon Duftstoffwolken von anderen Spaziergängern bereiten ihm enorme Probleme. Bei Spaziergängen außerhalb des Waldes bekommt er durch Autoabgase oft Schwindelanfälle und Gleichgewichtsstörungen, er hat dann keine Orientierung mehr und weiß nicht mehr, wo er sich befindet. Leute aus dem kleinen Dorf bringen ihn oft heim, oder die Familie muss ihn suchen gehen.

Peter J. kann keinem Gesprächsverlauf auf Dauer folgen, er kommt beim Gesagten nicht mit, kann die Gespräche nicht schnell genug verarbeiten und leidet unter mangelnder Wortfindung. Bekannte, Freunde und Verwandte haben sich zurückgezogen. Er kann auch nicht alleine mit dem Auto fahren, zum Beispiel einkaufen, da er oft keine Orientierung mehr hat. Zu Hause geht's ihm am besten, weil dort keine Duftstoffe, Putzmittel, etc. verwendet werden.

Gedächtnis

Schwere ausgeprägte Defizite, Kurzzeitgedächtnis, er erkennt oft Bekannte nicht mehr. Peter J. ist durch die Hirnschäden in allem sehr langsam geworden, braucht für alles viel Zeit. Im Bad weiß er oft nicht, was er gerade machen wollte oder schon gemacht hat. Stress löst die gleichen Probleme aus, er ist überhaupt nicht belastbar.

Essen
Nur BIO ohne Pestizide (sehr starke Reaktion auf konventionelles Essen). Geschmacksstörungen, alles ist für ihn zu wenig gewürzt und fad, auch wenn es sehr scharf gewürzt ist.

Medikamentenunverträglichkeit
Bei einer Grippeimpfung im September 2007, unmittelbar nach der Injektion, wurde ihm sehr heiß, Schweiß stand regelrecht auf dem Kopf, ihm wurde unwohl und schwindelig, er musste sich hinlegen und war dann etwa 2 Stunden lang nicht mehr ansprechbar und verwirrt, und zeigte keine Reaktion auf Fragen. Auch bei weiteren Medikamenten traten extreme Reaktionen auf.

Arztbesuche ohne Ende in Sicht
Erster Arztbesuch 2001 wegen Schwindel.
Diagnose Dr. Risse Traben-Trarbach, Psychologe/ Neurologe: Schwindel, Höhenangst.
Berufkrankheit: Nein

Februar 2003
Reha, LVA fühlt sich nicht zuständig, Folgeerscheinungen Berufskrankheit.
Berufsgenossenschaft teilt mit: Zuständigkeit nicht gegeben, bis der Sachverhalt geprüft ist.

Das Spiel mit der Zeit
Der Fall Peter J. liegt beim Sozialgericht, Peter J. wird wie viele andere von einem Gutachter zum anderen geschoben. Abschlägige Mitteilungen der Versicherungen kommen in der Regel zum Wochenende. Der Gesundheitszustand verschlimmert sich. Peter J. ist jetzt auf ständige Hilfe seiner Familie angewiesen.

Lösungsmittel werden in der Wirtschaft weit verbreitet angewendet, und Beschäftigte vieler Berufe kommen damit in Berührung: Lackierer, Maler, Kfz.-Mechaniker, Arbeiter in der Chemie-, Pharma-, Metall- Kunststoff- und Möbelindustrie, Schreiner, Fliesenleger, Bauhandwerker, Laboranten, Technische Assistenten, Krankenschwestern, Reinigungskräfte, Drogerie-Verkäufer, ja selbst Gärtner und Landwirte gehen häufig mit Lösungsmitteln um.

Besonders problematisch sind die als Lösungsmittel verwendeten chlorierten Kohlenwasserstoffe (CKW) wie Dichlormethan, Trichlor-Ethylen, Tetrachlormethan, Chloroform und Perchlorehylen und andere. Neben ihrer Fettlöslichkeit, mit der sie leicht Zellbarrieren wie die Blut-Hirn-Schranke überwinden können, haben sie meist eine größere toxische Wirkung als die einfachen Kohlenwasserstoffe, weil sie im Stoffwechsel besonders giftige Metabolite bilden.

Es gibt einige typische Krankheitsmerkmale, die als Folge der toxischen Wirkungen von organischen Lösungsmitteln auftreten: Es beginnt mit neurologischen Ausfallserscheinungen wie Konzentrations- und Gedächtnisstörungen, verminderte Auffassungsgabe, häufigem Schwindel, Kopfschmerzen, Sehstörungen, Hörschwäche, Tinnitus. Später kommen Kreislaufstörungen, chronische Erschöpfung, Schlafstörungen, allgemeine physische und geistige Schwäche sowie vielfältige Entzündungen vor allem an den Gelenken vor. Ferner zeigen sich Veränderungen in der psychischen Verfassung: Gehäuft treten Aggressionen, Wut-Attacken, soziale Konflikte, Depressionen,

Angststörungen auf. Die Geschwindigkeit und der Umfang geistiger Leistungen sind bei gleich bleibender Intelligenz stark herabgesetzt. Der Betroffene zieht sich zunehmend aus seinem Freundes- und Bekanntenkreis zurück und gerät in soziale Isolation. Ehen und Partner-Beziehungen zerbrechen, weil die Frustrationstoleranzschwelle stark abgesenkt ist (Binz, 2009).

Die toxischen Wirkungen dieser Stoffe beruhen hauptsächlich auf ihrer ausgeprägten Fettlöslichkeit (Lipophilie). Sie greifen daher die fettartigen Membranen der Zellen an und schädigen diese. Im Gehirn stören sie die Funktion der Blut-Hirn-Schranke sowie der Nervenfasern, die die Nervenerregungen leiten. Wenn zusätzlich Chloratome im Molekül der Stoffe gebunden sind, erhöht sich deren toxische Wirkung insbesondere im Nervensystem nochmals. Die Chlor-Kohlenstoff-Bindung kommt im Stoffwechsel lebender Organismen praktisch nicht vor, und es fehlen Enzyme, die derartige Verbindungen spalten und abbauen können. Diese Stoffe sind daher auch im Organismus chemisch stabil und reichern sich aufgrund ihrer Fettlöslichkeit in der Nahrungskette sowie im Fettgewebe einschließlich des Gehirns an. Dort rufen sie in höheren Konzentrationen narkotische Wirkungen hervor. Auch in geringeren Konzentrationen unterhalb der MAK-Werte (Maximale Arbeitsplatz-Konzentrationen) sind mit speziellen psychischen Testverfahren Veränderungen im Verhalten sowie Einschränkungen des geistigen Leistungsvermögens nachweisbar. Über Jahre andauernde Expositionen können zu bleibenden Schäden im Gehirn führen, wie dies in Berufen häufig festgestellt wurde, bei denen täglich mit Lösungsmitteln vom Typ der Organochlor-Verbindungen umgegangen wird. Die toxischen Wirkungen der chlorierten Kohlenwasserstoffe lassen sich auf mindestens drei verschiedene Mechanismen zurückführen:

1. Direkte Schädigung der Lipid-Doppelschicht der Zellmembranen durch die fettlöslichen Lösungsmittel-Moleküle,
2. Bildung hochtoxischer Metabolite aus den chlorierten Kohlenwasserstoffen, die anschließend die Strukturen von Lipiden, Eiweißen und der DNA in den Zellen chemisch verändern und somit deren Funktionen beeinträchtigen,
3. Neurotoxische Wirkungen an bestimmten Rezeptoren im Gehirn, z.B. Blockade des GABA-Rezeptors, dadurch Ausfall hemmender Wirkungen auf die Erregungen des NMDA-Rezeptors, dadurch Förderung entzündlicher Reaktionen des Gehirns auf Schadstoffe (siehe Kapitel 6.1.3).

Die Wirkungen dieser Chemikalien im Gehirn lassen sich mit bildgebenden Verfahren sichtbar machen. Mit Positronen-Emissions-Tomographie (PET) und Single Photon Emission Computer Tomography (SPECT) wurden bei den betroffenen Personen mangelhaft durchblutete Gehirnareale gefunden, die mit neurologischen Ausfall-Symptomen korreliert waren. So können die Patienten u.a. Gesehenes und Gehörtes nicht mehr richtig mit Erinnerungen verknüpfen, sie zeigen Verlust von Sprache und Erinnerungsvermögen. Bei Personen mit ähnlichen, aber nur psychisch bedingten Symptomen und ohne Chemikalien-Exposition waren die "Schwarzen Löcher", also die Hirnbereiche mit Funktionsstörungen, nicht festzustellen (Heuser, Mena, 1998).

Die neurotoxischen Chemikalien stören somit die Hirndurchblutung und führen zu einer jahrelang andauernden Beeinträchtigung der Nerven- und Hirnfunktionen mit negativen Auswirkungen auf die geistigen Fähigkeiten. Die Ursache der Störungen liegt vermutlich in der Beschädigung von Blutgefäßen mit der Folge einer Degeneration der Hirnrinde (kortikale Atrophie). Die Gehirnzellen haben anscheinend die Fähigkeit verloren, bei gesteigerter Gehirnaktivität angemessen zu reagieren und eine erhöhte Blut- und Sauerstoffversorgung des Gehirns zu veranlassen. Somit scheint die Anpassungsfähigkeit der Regulation der Gehirnaktivität grundlegend gestört zu sein.

6.9.5.3. Die Alzheimer Krankheit

Von den nahezu 2 Millionen Demenzkranken in Deutschland sind rund 200 000 von der typischen Alzheimer-Krankheit betroffen. In den Industrieländern bekommen mindestens 30 bis 50% aller Personen im Alter über 85 Jahren die Alzheimer-Krankheit (Mutter et al., 2005). Die Krankheit ist gekennzeichnet durch Neurodegeneration und Hirnatrophie besonders im cholinergen Projektionssystem des basalen Vorderhirns. Das cholinerge System ist an der Gedächtnisbildung beteiligt. Folglich äußert sich die Krankheit bereits im Anfangsstadium in den typischen Kurzzeit-Gedächtnisstörungen, sowie in einer fortschreitenden Verminderung der Lernfähigkeit und der kognitiven Funktionen. In den betroffenen Hirnregionen kommt es zur fibrillären Veränderungen der Gliazellen, Proliferation der Mikroglia und zur Hypertrophie von Astrozyten (siehe Zusammenfassung bei Hoyer und Frölich, 2007), also zur entzündlichen Veränderung der an der Blut-Hirn-Schranke beteiligten Zellen. Histologisch sind eine Bildung von Beta-Amyloid-Plaques (Aß-Plaque) sowie im Inneren der Nervenzellen neurofibrilläre Aggregate aus Tau-Protein, die so genannten „Tangles" nachweisbar. Biochemisch ist eine Störung der Mikrotubuli-Struktur und eine Hyperphosphorylierung des Tau-Proteins in den Nervenzellen festzustellen. Diese Zellveränderungen sind irreversibel und verlaufen weiter bis zur Auslösung des programmierten Zelltods, der Apoptose. Die Amyloid-Aggregate lösen bereits im Frühstadium der Krankheit eine Signalkaskade aus (Amyloid-Kaskade), die zur Ansammlung toxischer Moleküle, darunter reaktive Sauerstoffradikal-Verbindungen (ROS), sowie als Folge zur Bildung der neurofibrillären „Tangles" führt (Haas, 2009).

Fremd- oder Schadstoffe sind offenbar an der Auslösung der Alzheimer-Krankheit beteiligt. Darauf deuten auch die Folgewirkungen im Acetylcholin-System des Gehirns hin, die bekanntlich auch bei MCS über die Muscarin-Rezeptoren zur Aktivierung des NMDA-Rezeptors führen (Pall, 2007). MCS-Patienten tragen vermutlich ein größeres Risiko, die Alzheimer-Krankheit zu bekommen. Genauere Studien hierzu fehlten bis 2009. Zum anderen gibt es Nachweise von Schadstoffen im Gehirn von verstorbenen Alzheimer-Patienten, wie z.B. Quecksilber (Thompson et al., 1988; Mutter, 2006) und Aluminium (Wenstrup et al., 1990; Mutter, 2006). Gleichzeitig zeigte sich ein Zusammenhang zwischen dem erhöhten Quecksilbergehalt im Blut und der Konzentration des Beta-Amyloid-Peptids (ßA-Peptid) im Liquor (Gehirnwasser) (Hock et al., 1998). Das ß-Amyloid-Peptid ist ein biochemischer Indikator für die Alzheimerkrankheit, das sich im Gehirn ablagert. Vielfältige weitere Untersuchungen und Studien u.a.

mit Tierversuchen haben den Zusammenhang zwischen den krankhaften Veränderungen im Gehirn bei der Alzheimerkrankheit, den chronischen Entzündungsprozessen im Gehirn und der Belastung mit Chemikalien bestätigt (Duhr et al., 1991; Butterfield et al., 2002; Huber, A., et al., 2007; Hoyer und Frölich, 2007), wobei häufig die typischen Marker für chronisch degenerative und entzündliche Krankheiten in erhöhten Konzentrationen gefunden wurden: oxidativ veränderte und fehlgefaltete Proteine, darunter die genannten Beta-Amyloid-Aggregate, oxidierte Lipide und DNA-Bruchstücke, 4-Hydroxynonenal und Malondialdehyd. Genauere Einzelheiten zum biochemischen Krankheitsmechanismus werden im demnächst erscheinenden Buch „Schadstoffe und neurodegenerative Erkrankungen" (Hill, 2009) beschrieben. Wesentlich ist dabei, dass der oxidative und nitrosative Stress zu den biochemischen Veränderungen gehört, die am Anfang des Krankheitsprozesse stehen (Butterfield und Sultana, 2007), wobei die Aktivierung der NO-Synthase (nNOS) und damit die Bildung von NO (Stickstoffmonoxid) in den Mikrogliazellen nachgewiesen wurde. Die dadurch ausgelösten komplizierten Signalketten können bis zum programmierten Zelltod, der Apoptose führen, wobei auch dem Stresshormon Cortisol eine verstärkende Funktion zukommt (Huber et al., 2007; Hoyer und Frölich, 2007)

Ist MCS eine Vorstufe der Alzheimer-Krankheit?

Wie bei MCS spielt der **NMDA-Rezeptor** auch beim Mechanismus der Alzheimer-Krankheit eine entscheidende Rolle (Huber, A., et al., 2007). Da der NMDA-Rezeptor auf Glutamat mit erhöhtem Calcium-Einstrom in die Zelle reagiert und dies langsamer geschieht als bei den üblichen Wirkungen der Neurotransmitter, muss Glutamat hier als Auslöser von neurotoxischen Effekten im Gehirn betrachtet werden, und dies sowohl bei der Alzheimer-Krankheit wie auch bei MCS. Glutamat führt somit letztlich zu den degenerativen Prozessen und zur Apoptose (programmierten Zelltod) von Nervenzellen bei diesen Krankheiten (Greenamyre, Porter, 1994). Die Alzheimer-Krankheit und MCS sind somit bezüglich ihres Mechanismus als verwandt zu betrachten. Vermutlich stellt MCS eine Vorstufe der Alzheimer-Krankheit dar und kann direkt in die Demenz übergehen, dafür fehlen aber bislang noch genauere Untersuchungen.

Die Funktion des NMDA-Rezeptors beim Krankheitsmechanismus wurde auch mit Tierversuchen gezeigt, bei denen Ratten mit Beta-Amyloid-Peptiden behandelt worden waren, um eine Alzheimer-Krankheit künstlich auszulösen. Wenn die Ratten gleichzeitig den NMDA-Antagonisten Memantin injiziert bekamen, war das Ausmaß der Nervendegeneration sowie die Bildung pathologischer Faserproteine wie das Saure Glia-Faserprotein (GFAP) in den betroffenen Hirnbereichen signifikant vermindert (Miguel-Hildago et al., 2002). Die Memantin-Therapie von Alzheimer-Patienten ist mittlerweile üblich und führt nach den Ergebnissen mehrerer Studien zu deutlicher Verbesserung der Symptome und der funktionellen Defizite der Alzheimer-Patienten (Winblad und Poritis, 1999). Gleiches gilt übrigens auch für die Parkinson-Krankheit (Huber, A., et al., 2007). Damit war gezeigt, dass eine Hemmung der Aktivierung des NMDA-Rezeptors auch die Ausprägung der Alzheimer- und Parkinson-Krankheit verhindern kann. Beide

Krankheiten sind also zur Gruppe der chronischen Krankheiten zu zählen, bei denen der Pathomechanismus über den NMDA-Rezeptor vermittelt wird. Dazu gehören die chronisch-entzündlichen Multisystem-Erkrankungen, die nach Pall (2007, 2008) über den NO-Peroxynitrit-Zyklus ablaufen (siehe Kapitel 6.1.4).

Bei der Alzheimer-Krankheit sind auch Entzündungsmechanismen des Immunsystems beteiligt (siehe Review bei Huber, A. et al., 2007). Das Vorkommen von Zytokinen, Chemokinen und Komplement-Faktoren in der Zerebrospinalflüssigkeit (Liquor) von Alzheimer-Patientenweist weist entsprechend auf Entzündungsprozesse hin. Man kann davon ausgehen, dass über die ß-Amyloid-Fibrillen eine Signalkette ausgelöst wird, die zur Anlockung von weiteren aktivierten Zellen des Immunsystems führt, die schließlich eine Entzündungskaskade auslösen (Aktas et al., 2007).

Verschiedene Studien haben gezeigt, dass **Sauerstoffradikale** die Bildung des pathologischen ß-Amyloid-Peptids und damit die Alzheimer-Krankheit fördern (Mattson, 2004). Eine Wirkungskette ausgehend von Fremdstoffen über deren Metabolismus und den dabei gebildeten reaktiven Sauerstoffverbindungen (ROS) bis zu den pathogen wirksamen Molekülen (Aβ-Fibrillen) der Alzheimer-Krankheit ist wahrscheinlich. Damit kommen Fremdchemikalien wie z.B. Quecksilber aus Amalgam-Füllungen (Mutter, 2006; Mutter et al., 2007) neben anderen Stoffen als auslösende Faktoren der Alzheimer-Krankheit in Frage.

6.9.5.4. Die Parkinson-Krankheit

Rund 50 000 Menschen erkranken in Deutschland pro Jahr neu an der Parkinson-Krankheit. Im Alter von über 55 Jahren steigt die Häufigkeit auf 1: 100 Personen. Im Jahr 2006 gab es in Deutschland insgesamt 250 000 Erkrankte. Damit ist die Parkinson-Krankheit eine der häufigsten neurologischen Erkrankungen.
Beschwerde-Symptome:

- Anfangssymptome: Ungeschicklichkeit in der Feinmotorik, kleinere Schrift, leiseres Sprechen, Depressionen, schnelleres Ermüden, Schlafstörungen, Nachtschweiß, innere Unruhe, starres Gesicht,
- Schluckstörungen, Speichelfluss, Dysphagie,
- Tremor des linken Daumens mit 4-6 Bewegungen pro Sek. (Pillendreher-Syndrom),
- Rigor (Muskelanspannung, besonders am Rücken, auch an Gelenken, Zwerchfell)
- zunehmende gebückte Haltung mit langsamen und kraftlosen Bewegungen,
- Rückenschmerzen
- schwere Beweglichkeit der Arme (Stadium 4), fehlendes Armpendeln rechts beim Gehen,
- Maskenhafte Gesichtsmimik,
- Depressionen,
- Später im Stadium 5: Beeinträchtigungen der Intelligenz und der Gefühle, verlangsamtes Denken, verminderte Auffassungsgabe, permanente Verschlechterung der Konzentrations- und Urteilsfähigkeit, bis zur

vollständigen Demenz; Tunnelphänomen: Angst vor Engstellen, z.B. Türen, Bürgersteige, schmale Wege.

- Endstadium : Schwäche der Atemmuskulatur, Tod meist durch Lungenentzündung.

Die Parkinson-Krankheit beruht im Wesentlichen auf einer Degeneration von Dopamin enthaltenden Nervenzellen (so genannten „dopaminergen Neuronen") in der Substantia nigra, einer Region im Mittelhirn. Die Folge ist, dass zu wenig vom Nervenbotenstoff Dopamin produziert wird.

Im weiteren Verlauf der Krankheit breiten sich die Degenerationsvorgänge bei den Nervenfasern (Axonen) auf den Hippokampus und die Umgebung des Mandelkerns in der älteren Hirnrinde aus. Dies führt zu einer Unterbrechung des limbischen Regelkreises, bei dem Gedächtnisinhalte mit Gefühlen verknüpft werden. Damit sind insbesondere bei der Demenz-Variante der Parkinson-Krankheit erhebliche kognitive Störungen verbunden. Ähnliche Vorgänge sind auch von der Alzheimer-Krankheit im späteren Stadium bekannt. Bei der klassischen Variante der Parkinson-Krankheit beschränkt sich der Funktionsverlust auch im fortgeschrittenen Stadium zunächst auf die Mandelkerne und das Limbische System, und die schweren Schäden bei den Nervenfasern treten zunächst nicht auf (Jellinger, 2007).

Chemikalien als Auslöser bei der Parkinson-Krankheit

Bei einigen neurodegenerativen Erkrankungen gibt es Hinweise, dass neben anderen Faktoren auch Chemikalien als Auslöser und Ursache in Frage kommen. So haben Wissenschaftler Tiermodelle zur Parkinson-Krankheit entwickelt, bei denen bestimmte organische Hemmstoffe der Atmungskette in den Mitochondrien zur Auslösung der Krankheit angewendet werden. Dabei wirkt z.B. die Substanz **Rotenon** als Hemmstoff des Enzymkomplexes I in den Mitochondrien und gleichzeitig als Auslöser der Parkinson-Krankheit. Dabei degenerieren im Rattengehirn selektiv die den Transmitter Dopamin bildenden (dopaminergen) Nervenzellen des Nigrostriatums (Basalganglien im Stammhirn, bestehend aus Substantia nigra und dem Striatum) (Sherer et al., 2003). Diese Hirnzentren sind für die Koordination des Bewegungsablaufs verantwortlich, und eine Störung bewirkt die motorischen Symptome der Krankheit. Ähnliche Wirkungen wurden kürzlich mit den Pestiziden Pyridaben, Fenpyroximat, Fenazaquin und Tebunfenpyrat festgestellt, Substanzen, die zu den so genannten Pyrazol-Acariziden (Mittel gegen Milben) gehören (Sherer et al., 2007). Auch Antimycin A und Myxothiazol, ebenfalls Hemmstoffe der Atmungskette in den Mitochondrien, zeigen diese Wirkungen (Panov et al., 2005), die schließlich zu einem Energiemangel in den betroffenen Nervenzellen führen, deren Stoffwechsel dadurch zum Erliegen kommt. Dabei kommt es zur Anreicherung von Reaktiven Sauerstoffverbindungen (ROS) und damit zu oxidativem Stress in der Zelle. Dies wurde sowohl mit Tierversuchen als auch mit Zellkulturen und isolierten Mitochondrien nachgewiesen (Panov et al., 2005).

Die hohen ROS-Konzentrationen erhöhen wiederum die Empfindlichkeit der Zellen gegenüber einströmenden Calcium-Ionen und bewirken ferner eine

Erhöhung der Durchlässigkeit der Zellmembranen für Fremdstoffe sowie eine Auslösung des programmierten Zelltods (Apoptose). Diese Apoptose ist bei neurodegenerativen Krankheiten im Endstadium verantwortlich für die festgestellte Gehirn-Atrophie. Es gibt also einen Zusammenhang zwischen der Hemmwirkung verschiedener Pestizid-Wirkstoffe auf den Atmungsstoffwechsel der Mitochondrien, der Bildung von Reaktiven Sauerstoffverbindungen (ROS) und der Auslösung der Parkinson-Krankheit. (Panov et al., 2005).

Rotenon, eine aus bestimmten tropischen Pflanzenwurzeln gewonnene polyzyklische aromatische Sauerstoffverbindung, wird auch als Insektizid und Acarizid (gegen Milben) verwendet, ist aber wegen seiner hohen Toxizität in Deutschland als Insektizid nicht zugelassen, wird aber dennoch u.a. von Biogärtnern im Internet angeboten (Wikipedia, Internet-Lexikon, 2008).

Weitere epidemiologische Studien, z.B. mit der Bevölkerung des Central Valley in Kalifornien, haben einen Zusammenhang zwischen einer jahrelangen Exposition mit dem Fungizid Maneb und dem Herbizid Paraquat und einem erhöhten Risiko, an Parkinson zu erkranken, ergeben. Beide Pestizide wirken außerdem bezüglich neurotoxischer Effekte synergistisch zusammen und erhöhen dadurch das Risiko, an Parkinson zu erkranken. Sie blockieren ebenfalls den Komplex I der Atmungsenzyme in den Mitochondrien und begünstigen so die Entstehung von Sauerstoff-Radikalen (s. unten). Die Krankheit tritt zudem bei Bauern und Bewohnern der ländlichen Umgebung des Untersuchungsgebietes auffällig häufig auf. Dies stützt die Vermutung, dass die in der Landwirtschaft eingesetzten Pestizide zumindest teilweise dafür verantwortlich sind (zitiert nach Müller, S., 2009; Wheeler, 2009).

Die bei der Parkinson- und Huntingtonschen Krankheit nachgewiesenen Chemikalien-Wirkungen auf die Mitochondrien der Gehirnnervenzellen weisen Ähnlichkeiten auf mit den Mechanismen, die bei MCS/CFS als „Mitochondrien-Krankheit" beschrieben wurden (siehe Kapitel 6.1.4.).

Wie bei den übrigen neurodegenerativen Krankheiten gibt es auch für die Parkinson-Krankheit Hinweise für Schäden durch **Quecksilber** aus Amalgamfüllungen. Eine Studie hat ergeben, dass Parkinsonkranke vor dem Auftreten der sichtbaren Symptome im Mittel eine deutlich höhere Anzahl an Amalgamfüllungen hatten als gesunde Kontrollpersonen (Seidler et al., 1996). Es ist anzunehmen, dass das Risiko, an Parkinson zu erkranken, durch eine Mischbelastung mit Amalgam und Pestiziden überproportional verstärkt wird.

Die für die Parkinson-Krankheit typischen pathologischen Lewykörperchen kommen nicht nur in den Stammhirn-Kernen, sondern auch im vorderen Teil des Riechhirns, der mit der Nasenschleimhaut in Verbindung steht, und dies noch bevor die pathologischen Veränderungen in der Substantia Nigra nachweisbar und die sensorischen und motorischen Krankheitssymptome sichtbar werden (Del Tredici et al., 2002). Dies deutet darauf hin, dass der Krankheitsprozess an der Stelle beginnt, an der die Schadstoffe aus der Luft zuerst mit dem Körper in Kontakt kommen, nämlich in der Riechschleimhaut.

Befunde zum biochemischen Pathomechanismus der Parkinson-Krankheit

Die biochemischen Mechanismen neurodegenerativer Krankheiten haben gewisse Merkmale gemeinsam, wie z.B. die Beteiligung des Oxidativen Stresses und die Bildung unlöslicher Proteinablagerungen in den Zellen, die dem eigentlichen Zelltod vorausgehen. Zentrale Rollen spielen hier der oxidative und nitrosative Stress, also die Reaktiven Sauerstoffverbindungen (ROS), Stickstoffmonoxid, Peroxynitrit, der Induktionsfaktor NF-kB und die entzündungsfördernden Zytokine. So blockieren Pestizid-Wirkstoffe wie Rotenon, Paraquat und Maneb den Kompex I der Atmungsenzyme in den Mitochondrien und fördern somit die Bildung von Sauerstoffradikalen (zit. nach Kochen, 2009). Als Folge prägt sich oxidativer Stress in den Zellen des Gehirns (Neuronen, Gliazellen) aus, es kommt zur Lipid-Peroxidation und damit zur Schädigung von biologischen Membranen in den Zellen. Eisenionen, die einen Komplex mit Neuromelanin bilden, verstärken die Bildung von freien Radikalen.

Das **Neuromelanin** ist selbst ein Produkt des oxidativen Stresses, es entsteht durch Oxidation von Dopamin in den Dopamin-bildenden Nervenzellen der Substantia Nigra, des Gehirnteils, der bei der Parkinson-Krankheit früh geschädigt wird (Betarbet et al., 2002; Jellinger, 2007). Dabei entsteht Dopachinon als Metabolit sowie ein reaktives Sauerstoffradikal ($O_2^{\cdot-}$), woraus unter Beteiligung von Eisen ein Polymer, das Neuromelamin, gebildet wird, welches wiederum die Bildung von ROS und damit den oxidativen Stress verstärkt. Dies beweist, dass der Krankheitsprozess sich selbst verstärkt: Das Produkt des oxidativen Stresses, Neuromelanin, verstärkt im Komplex mit Eisen die Radikalbildung und damit den biochemischen Pathomechanismus. Dieses Prinzip ist auch bei MCS bekannt.

Im weiteren Verlauf verstärkt sich die Lipid-Peroxidation, und oxidierte Abbauprodukte der Zell- und Mitochondrienmembranen wie Malondialdehyd, Isoprostane, konjugierte Diene und gasförmige Kohlenwasserstoffe wie Ethan sammeln sich an. Gleichzeitig ist die Konzentration des Glutathions in den betroffenen Gehirnregionen vermindert. Bei der Parkinson-Krankheit ist dies besonders in den Dopamin-produzierenden Nervenzellen der Substantia Nigra, einem Teil der so genannten Basalganglien am Stammhirn, der Fall (Dexter et al., 1994; Jenner et al., 1992). Diese Basalganglien sind an der Regulation der Bewegungsprogramme für die Muskeln der Arme und Beine beteiligt. Wenn die Zellen der Substantia nigra geschädigt sind, entfallen hemmende Erregungen zu anderen motorischen Hirnzentren, und die Bewegungen werden unkoordiniert verstärkt. Die Folge sind die Symptome der „Schüttellähmung", wie sie typisch für die Parkinson-Krankheit sind.

Die Schäden in der Substantia Nigra entstehen dadurch, dass die ROS sowie NO und Peroxynitrit Proteine und Enzyme oxidieren, chemisch verändern und somit inaktivieren. Von besonderer Bedeutung ist dabei die Inaktivierung des für den Eiweißabbau notwendigen Ubiquitin-Proteasom-Systems (Jellinger, 2007). Hinzu kommt, dass auch die Gene für diesen Proteinabbau-Komplex bei Parkinson-Kranken herunterreguliert sind, dass also die Fähigkeit zum Proteinabbau durch veränderte Regulation der Genaktivität deutlich vermindert ist (Weinreb et al., 2007). Die Folge davon ist eine vermehrte Ansammlung von fehlgefalteten oxidierten Proteinen, darunter das **α-Synuclein,** das dabei unlösliche Aggregate bildet. Diese Aggregate werden schließlich in mikroskopisch sichtbaren Strukturen abgelagert, wie z.B. in den so genannten **Lewy-Körperchen** bei der Parkinson-Krankheit (Berg et al., 2007; Krüger et al., 2007).

Das Ganze funktioniert als „Teufelskreis" (vicious cycle) ähnlich wie der NO-Peroxynitrit-Zyklus bei den chronischen Multisystem-Erkrankungen, indem die Reaktiven Sauerstoffradikal-Verbindungen (ROS) die Menge der fehlgefalteten Proteinkomplexe in den Lewy-Körperchen erhöhen, und indem andererseits diese fehlgefalteten Proteine wiederum eine Zunahme der ROS bewirken (Zusammenfassung bei Weinreb et al., 2007). Derartige „Teufelskreisläufe" sind charakteristische Merkmale chronisch degenerativer Krankheiten.

Der oxidative und nitrosative Stress führt bei Parkinson-Kranken wie auch bei den beschriebenen Umweltkrankheiten zu einem Mangel an reduziertem Glutathion und dadurch zur Freisetzung von Arachidonsäure, deren Metabolismus durch das Enzym Lipoxygenase zu weiteren Zellschäden beiträgt (Literatur zusammengefasst siehe bei Berg et al., 2007).

Hinzu kommt, dass Neuromelanin, das durch Oxidation von Dopamin gebildet wird (s.o.), verschiedene toxische Substanzen wie MPP+ (Methyl-Phenyl-Dihydropyridin) sowie einige Pestizide leicht binden kann und so zur Wirkung von Neurotoxinen bei neurodegenerativen Prozessen verstärkend beiträgt (siehe zusammengefasste Literatur bei Berg et al., 2007, S. 11f.). MPP+ ist ein Abbauprodukt des als „synthetisches Heroin" in der Drogenszene verkauften Methylphenyl-tetrahydropyridins (MPTP), das nach kurzer Zeit ein der Parkinson-Krankheit ähnliches neurodegeneratives Syndrom erzeugt. MPTP reichert sich in den Dopamin-Zellen der Substantia nigra im Gehirn an, wo es zu MPP+ umgewandelt wird und die Atmungsreaktion der Mitochondrien hemmt (Marquardt, Schäfer, 2003, S. 483). Allein diese Befunde machen deutlich, wie eng der Krankheitsmechanismus bei Parkinson mit der Wirkung von Chemikalien verknüpft ist.

Über verschiedene weitere Mechanismen wird in den betroffenen Hirnregionen oxidativer und nitrosativer Stress ausgelöst. Daran sind Signalketten beteiligt, die von Zytokinen wie Il-6 und Il-1ß ausgehen und zur Ausschüttung von Glutamat, zur Aktivierung des NMDA-Rezeptors und der NO-Synthetasen iNOS und nNOs im Gehirn führen, (Mogi et al., 1994; Berg et al., 2007), gefolgt von der Lipid-Peroxidation und anderen Mechanismen, die schließlich eine Hemmung der Zellatmung in den Mitochondrien bewirken. Dadurch wird die oben beschriebene hemmende Wirkung verschiedener Pestizid-Wirkstoffe auf die Atmungskette der Mitochondrien und die damit verbundene Bildung von reaktiven Sauerstoffverbindungen (ROS) verstärkt. Gleichzeitig ist die Konzentration von NO sowie von Peroxynitrit in den aktivierten Gliazellen des Gehirns erhöht (Literatur zitiert bei Berg et al., 2007). Dies erhöht wiederum die Neigung der Nervenzellen zum programmierten Zelltod (Apoptose) (Pall, 2007), die besonders im höheren Lebensalter zur Gehirnatrophie führt. Die Zunahme eines Absterbens von Zellen durch Apoptose als Folge von entzündlichen Multisystem-Erkrankungen wurde durch mehrere Studien bestätigt (Behan, Bakheit, 1991; Natelson, Lange, 2002; Englebienne, DeMeirleir, 2002; Rea et al., 1999; Massarotti, 2002; Daoud, Barkhuizen, 2002).

Die biochemischen Vorgänge bei der Parkinson-Krankheit ähneln sehr den

Prozessen, wie sie in Kapiteln 6.1.4 und 6.2.1 für die Krankheit MCS beschrieben wurden. Insbesondere fallen auch die sich selbst verstärkenden Mechanismen („Teufelskreise") bei der Parkinson-Krankheit ebenso wie bei den chronischen Multisystem-Erkrankungen auf. Daraus ergibt sich die Frage, ob neurodegenerative Krankheiten wie die Parkinson-Krankheit bezüglich des Mechanismus überhaupt noch getrennt von den chronisch-entzündlichen Multisystem-Erkrankungen wie MCS und CFS betrachtet werden sollen. Ein wesentlicher Unterschied zwischen Parkinson-Krankheit und MCS scheint lediglich im Fehlen der Lewy-Körperchen in der Substantia Nigra von MCS-Patienten zu bestehen, möglicherweise wurden sie bei diesen bislang nur noch nicht nachgewiesen.

6.9.5.5 Weitere neurodegenerative Erkrankungen: Das Steele-Richardson-Olzewski-Syndrom und verwandte Krankheiten

In den letzten Jahren wurden weitere degenerative Erkrankungen des Gehirns bekannt, die mit der Parkinson-Krankheit verwandt sind, sich aber dennoch von dieser deutlich unterscheiden. Dazu gehören die Arteriosklerotische Pseudo-Parkinson-Krankheit, die Lewy-Körperchen-Demenz, die Kreutzfeldt-Jakob-Krankheit, die Whipple´sche Krankheit und das Steele-Richardson-Olzewski-Syndrom (Geser et al., 2007). Diese Krankheiten werden entsprechend den Hirnbereichen, in denen degenerative Prozesse ablaufen, auch unter dem Begriff der Progressiven Supranukleären Lähmungs- und Degenerationskrankheiten zusammengefasst (Geser et al., 2007). Es handelt sich also um fortschreitende und irreversible Degenerationsprozesse in den basalen Bereichen der Hirnrinde, die sich oberhalb der Basalgaglien befinden. Zu den Symptomen gehören eine allgemeine Haltungs- und Gleichgewichtsstörung, unkoordinierte Bewegungen, Sprachstörung, eine Lähmung der Augenmuskeln, die mit starrem Blick verbunden ist, Apathie, Übererregbarkeit, sensorische Defekte und allgemeiner kognitiver Leistungsschwäche. Häufig enden diese Krankheiten mit allgemeiner Muskellähmung, die zu völliger Hilflosigkeit in den alltäglichen Verrichtungen führen kann. Die Betroffenen sind dann auf den Rollstuhl und umfassende Pflege und Hilfe angewiesen (Geser et al., 2007).

Die genannten Krankheiten unterscheiden sich von der Parkinson-Krankheit in den betroffenen Hirnregionen, in denen die Degenerationsprozesse ablaufen und in den Eigenschaften der im Gehirn abgelagerten Proteinaggregate. Gemeinsame Merkmale des Krankheitsmechanismus sind Ansammlungen von unlöslichem, faserartigem und stark phosphoryliertem Tau-Protein in den Nerven- und Gliazellen der betroffenen Hirnbereiche. Damit verbunden ist ein Verlust von Nervenzellen durch Apoptose sowie ungewöhnlich verformte Astrozyten mit Knoten- und Faserbildung. Die Proteinaggregation wird begleitet von oxidativem Stress, Lipid-Peroxidation, einer Störung der Mitochondrien-Atmung, wie dies auch von den anderen neurodegenerativen Krankheiten bekannt ist, sowie von Entzündungsvorgängen (Toloso et al., 2002; Litvan, 2005). Es wird vermutet, dass der oxidative Stress auch hier eine Signalkette aktiviert, deren Ergebnis aktivierte Protein-Kinasen sind, die anschließend das Tau-Protein phosphorylieren und somit zur Aggregat-Bildung veranlassen (Hartzler et al., 2002). Die gleichzeitig beobachtete Aktivierung von Mikroglia-Zellen und des Komplementsystems weist auf Entzündungsvorgänge bei den Tau-Protein-Krankheiten hin (Litvan, 2005; Geser et al., 2007).

Als Ursache werden neben einer multifaktoriellen Krankheitsentstehung auch **Umwelteinflüsse** diskutiert. So kann die progressive supranukleäre Lähmungskrankheit durch toxische Wirkungen von Fremdstoffen auf die Funktion der Atmungskette in den Mitochondrien verursacht sein. Es gibt ferner eine Reihe von Fallstudien, bei denen die Belastung mit organischen Lösungsmitteln offenbar in Zusammenhang mit der Krankheitsausprägung steht. Auch sollen Bestandteile bestimmter tropischer Früchte, wie die Tethrahydro-Isochinoline (TIQs), nach chronischer Aufnahme zu den Parkinson-ähnlichen Degenerationskrankheiten führen. Bestätigt wurde dies durch Tierstudien, bei denen TIQs an Mäuse, Ratten und Affen verabreicht wurden und danach eine Parkinson-ähnliche Störung der Muskelbewegungen verursachten (Siehe viele Literaturangaben hierzu bei Geser et al., 2007, S. 127: Environmental Factors). Gemeinsam ist diesen degenerativen Krankheiten ein möglicher, von Schadstoffen ausgelöster Mechanismus, der über den oxidativen Stress zur Protein-Aggregation, hauptsächlich des Tau-Proteins, und zur Entzündung und Zellzerstörung (Apoptose) im Hirngewebe führt (Geser et al., 2007). Wissenschaftler vermuten ferner, dass Umweltschadstoffe möglicherweise auch in die Regulation der epigenetischen Prozesse eingreifen, die bei der Synthese des Tau-Proteins ablaufen. Es kommt offenbar zu einem Umschalten des Spleißens der Boten-RNA (Messenger-RNA, mRNA), die dann als Matrize für die Synthese des Tau-Proteins dient. Durch ein fehlerhaftes Spleißen entsteht dann ein „falsches" Tau-Protein, das die Tendenz hat, sich zu Aggregaten zusammen zu lagern und so die degenerative Krankheit auszulösen (Golbe, 2000; Burn and Lees, 2002). Es gibt aber auch verschiedene genetische Polymorphismen für das Gen des Tau-Proteins, die eine Quervernetzung des Tauproteins und damit die Ausprägung der Krankheit begünstigen (Geser et al., 2007).

Es erscheint plausibel anzunehmen, dass die zunehmende Zahl von Demenzkrankheiten unterschiedlicher Ausprägung mit zunehmenden Belastungen durch Chemikalien in der Umwelt und in Verbrauchsmaterialien zusammenhängt.

Die Lewy-Körperchen-Demenz

Bei den weiteren Demenzerkrankungen, die erst in den letzten Jahren genauer bekannt und entsprechend definiert wurden, gibt es einige Zwischenformen, die sowohl Merkmale der Parkinson-Krankheit als auch der Alzheimer-Demenz aufweisen. Die Lewy-Körperchen-Demenz (Dementia with Lewy-Bodies, DLB) ist diesen Krankheiten zuzuordnen (Jellinger, 2007). Sie wurde 1996 genauer beschrieben (McKeith et al., 1996). Es handelt sich um eine fortschreitende Demenz bei älteren Personen, die auch vor dem Alter von 65 Jahren auftreten kann. Sie ist neben typischen Parkinson-Symptomen durch folgende Symptome gekennzeichnet: abnehmende Wahrnehmung von Umweltreizen, visuelle Halluzinationen, psychotische Symptome, allgemeine Verminderung der kognitiven Leistungsfähigkeit, motorische Störungen wie Haltungsprobleme, Zuckungen der Gesichtsmuskeln, häufige Depressionen, schwere Erschöpfung und

Schläfrigkeit (Hypersomnolenz, Narkolepsie) sowie Schlafstörungen mit stark verändertem REM-Schlaf, heftigen Bewegungen während der REM-Phase und lebhaften Alpträumen. Auch fällt eine orthostatische Intoleranz infolge Blut-Unterdruck auf, also Schwindel und Gleichgewichtsstörung beim Aufstehen aus einer Liegeposition; sie ist zurückzuführen auf Schäden in sympathischen Ganglien-Nerven (siehe zusammengefasste Literatur bei Jellinger, 2007).

Die pathologischen Merkmale ähneln der Alzheimer-Demenz: Es kommt zur Aggregation von pathologisch verändertem Alfa-Synuclein und in einigen Fällen auch von Beta-Amyloid sowie zur Ansammlung von Lewy-Körperchen. Das Membran-gebundene Alfa-Synuclein tritt in Wechselwirkung mit Beta-Amyloid-Peptiden und löst so vermutlich eine Reaktionskaskade aus, die zur Ansammlung der Lewy-Körperchen führt. Bei den Demenz-Krankheiten, besonders bei der Lewy-Körperchen-Demenz (DLB), bewirken diese Mechanismen u.a. Degenerationen von Nervenfasern (Axonen) in der Hippokampus-Region und im Riechhirn (Entorhinal Cortex). Daher wurde die Krankheit DLB früher auch als „atypische Alzheimer-Demenz" bezeichnet. Das gesamte Striatum (die Region der Basalganglien unterhalb der Großhirnrinde) ist pathologisch verändert durch Lewy-Körperchen und Alfa-Synuclein-Aggregate. Das Putamen, das einen Teil des Striatums darstellt, ist bei DLB atrophiert (zurückgebildet) und mit Amyloid-Plaques angefüllt. Bei der typischen Alzheimer Demenz (AD) ist dies jedoch nicht der Fall, sodass die DLB hier von der AD unterschieden werden kann. Die Nervenschäden sind (wie bei den anderen neurodegenerativen Erkrankungen) in Zusammenhang zu sehen mit Entzündungsvorgängen im Gehirn: Mikroglia- und Astroglia-Zellen bilden Zytokine wie TNF-α, und Il-1α, und die NO-Synthase iNOS ist aktiviert, während gleichzeitig in den betroffenen Hirnregionen Lewy-Körperchen gebildet werden.

Die Krankheit DLB ist von der Parkinson-Variante mit Demenz (PDD, Parkinson-Disease with Dementia) dadurch abzugrenzen, dass die Demenz-Symptome noch innerhalb der ersten 12 Monate seit Erscheinen der Parkinson-Symptome auftreten (McKeith et al., 1996). Morphologisch sind DLB und PDD bislang noch nicht unterscheidbar, weil Lewy-Körperchen in beiden Varianten auftreten. Biochemisch zeigt sich jedoch ein höherer Anteil von Beta-Amyloid-Plaques, Tau-Protein- und Alfa-Synuklein-Aggregaten bei der DLB im Vergleich zur PDD (Jellinger, 2007). Noch gibt es keine systematischen Untersuchungen zu den Ursachen und Risikofaktoren der Krankheit, bis auf verschiedene Hinweise auf Chemikalien als mögliche Auslösungsfaktoren. Eine Therapie mit Neuroleptika ist lebensbedrohlich und daher stark kontraindiziert, da die DLB- und PDD-Patienten eine hohe Neuroleptika-Überempfindlichkeit besitzen (Aarsland et al., 2003).

6.9.5.6. Multiple Sklerose (MS)

Die Multiple Sklerose gehört zu den häufigsten chronisch degenerativen Erkrankungen des Zentralen Nervensystems einschließlich des gesamten Gehirns bei jüngeren Erwachsenen, von denen weltweit etwa 1 Million betroffen sind (Lassmann, 2007).

Sie ist eine chronisch-entzündliche Krankheit des Zentralnervensystems, bei der fortschreitend große Läsionen in der weißen Substanz von Gehirn und Rückenmark entstehen, die durch demyelinisierte Nervenfassern gekennzeichnet sind.

Die Krankheit schreitet im Verlauf von mehreren Jahren bis Jahrzehnten fort. Man kann dabei drei Stadien unterscheiden (nach Lassmann, 2007):

1. **Das Stadium der Entzündung**. Es ist bei geeigneter antientzündlicher Therapie reversibel innerhalb Stunden oder Tagen. Es kommt – unter Beteiligung von Stickstoff-Monoxid (NO) - zu einer Hemmung der Erregungsleitung in den Nervenfasern (Axonen).
2. **Demyelinisierung**, d.h. Abbau der Myelinschicht, die die Nervenfasern umgibt. Bei geeigneter Therapie ist dies innerhalb von Tagen oder Wochen noch reversibel. Folge ist eine Blockierung der Erregungsleitung der Nervenfasern, wobei auch die Natrium-Kanäle an den Internodien der Axonen abgebaut werden.
3. **Abbau der Nervenfasern** (Axonen). Dies geschieht irreversibel. Makrophagen greifen die Membranen der Axonen an den demyelinisierten Stellen an und zerstören sie. Der Verlust der Erregungsleitung der Nerven ist irreversibel.

Die Häufigkeit der Erkrankung zeigt einen abnehmenden Nord-Süd-Gradienten, das heißt, dass die Krankheit in den nördlichen Industrieländern weiter verbreitet ist als in den weniger entwickelten südlichen Ländern. Dies lässt zunächst auf genetische wie auch umweltbedingte Ursachen schließen.

Für die MS gibt es entsprechend Hinweise auf Wirkungen von Chemikalien bei der Krankheitsentstehung. Dies betrifft insbesondere Quecksilber aus Zahnamalgamfüllungen (zit. nach Mutter, 2006, S. 43f.). Im Gehirnwasser von MS-Patienten wurde eine 7,5-fach erhöhte Konzentration von Quecksilber gefunden (Ahlrod-Westerlund, 1989). Eine Entfernung der Amalgamplomben führte bei MS-Patienten zu einer Verbesserung verschiedener psychischer Symptome wie Depressionen, Aggressivität und psychotisches Verhalten. Blutwerte und die Werte pathologischer Indikatoren im Gehirnwasser (Liquor) verbesserten sich ebenso (Silberlund, 1992; Silberlund und Kienholz, 1994).

Biologischer Krankheitsmechanismus

Bei der Multiplen Sklerose (MS) kommt es zu einer Degeneration von Nervenzellen als Folge von chronischen Entzündungsprozessen im Gehirn, bei denen in größeren Bereichen ein Myelin-Abbau nachweisbar ist. Aktivierte Immunzellen, hauptsächlich Makrophagen und T-Zellen vom Typ der CD8+-Killerzellen, wandern in das Zentrale Nervensystem (ZNS) ein und greifen die Myelin-Proteine an (siehe zusammengefasste Literatur bei Lassmann, 2007). Die Makrophagen binden an die Myelinscheiden und setzen verschiedene Zytokine frei, die wiederum Th1-Lymphozyten und andere Immunzellen zur Ausscheidung von Zytokinen aktivieren, darunter Ifn-γ, Il-2 und TNF-α. Dies deutet auf eine Th1-gesteuerte Immunreaktion vom verzögerten Typ hin. Dabei binden die CD8+-T-Lymphozyten an MHC-I-gebundene Autoantigene, die zur Aktivierung der zellzerstörenden Reaktionen führen. Sie scheiden dann u.a. reaktive Sauerstoffradikal-Verbindungen (ROS) aus, die an den Myelinscheiden der

Nervenfasern eine Lipid-Peroxidation auslösen. Zusätzlich sind Stickstoffmonoxid sowie reaktive Stickstoffradikale wie Peroxynitrit an den Schadensmechanismen beteiligt. Die Folge ist eine fortschreitender Abbau der Membranen der Myelinscheiden und damit ein Verlust der Nervenleitfähigkeit, sowie im weiteren Verlauf auch eine Schädigung der Nervenfasern (Axonen) und ein Verlust von deren Funktion. Im fortgeschrittenen Stadium zeigen sich auch typische Merkmale der Mitochondrienkrankheit, gekennzeichnet durch Symptome und Folgewirkungen des Energiemangels. Die Entzündungsvorgänge breiten sich in der weißen Substanz des Gehirns in Form der typischen MS-Läsionen (Plaques) aus. Dabei wird auch die Blut-Hirnschranke geschädigt, und lokale Effektorzellen, wie die Mikrogliazellen, werden aktiviert. (siehe Literatur bei Lassmann, 2007).

Im Verlauf der Entzündungsvorgänge werden auch unkontrolliert Neurotransmitter wie Glutamat aus geschädigten Axonen sowie von aktivierten Makrophagen und Mikroglia-Zellen freigesetzt. Glutamat löst bekanntlich weitere pathologische Vorgänge am NMDA-Rezeptor in bestimmten Hirnbereichen aus, wie in den Kapiteln zum Mechanismus der Krankheit MCS beschrieben wurde. Auch hier zeigen sich gemeinsame Merkmale der Pathomechanismen bei chronisch entzündlichen Umwelt-Krankheiten und neurodegenerativen Krankheiten. Eine therapeutische Glutamat-Verabreichung ist also für Patienten mit neurodegenerativen Krankheiten kontraindiziert.

Im weiteren Verlauf der Krankheit wird im Gehirn durch Abbauprodukte der degenerierten Nervenzellen wie z.B. oxidiertes Cholesterin die induzierbare NO-Synthase (iNOS) aktiviert. Das daraufhin gebildete Stickstoffmonoxid (NO) führt zunächst zu reversiblen Hemmungen der Erregungsleitung der Nervenfasern (Axonen), womit die akuten Symptomschübe bei MS und im weiteren Verlauf auch die irreversible Zerstörung der erregungsleitenden Nervenfasern zu erklären sind (Aktas et al., 2007). Oxidierte Cholesterine bewirken somit eine pathologische Eskalation der Entzündungsreaktionen im ZNS, die letztlich zur Zerstörung und Degeneration von Nervenzellen und ganzen Hirnarealen führt (Diestel et al., 2003). Hier zeigt sich erneut **die zentrale Funktion der induzierbaren NO-Synthase iNOS** beim Pathomechanismus entzündlicher neurodegenerativer Erkrankungen ebenso wie bei den zuvor beschriebenen chronischen Multisystem-Erkrankungen wie MCS und CFS.

Es gibt Hinweise über die Wirkung einer Quecksilberbelastung durch Zahnamalgam und dem Auftreten der MS. Somit ist anzunehmen, dass Quecksilber (als Hg^{++}) direkt oder indirekt die Myelin-Proteine so verändert, dass sie als Antigene für die beschriebene verzögerte TH1-Immunreaktion wirken. MS ist daher als eine durch Quecksilber ausgelöste Autoimmun-Krankheit aufzufassen.

6.9.5.7. Amyotrophe Lateralsklerose (ALS)

Die ALS wurde ebenso wie die MS etwa zu der Zeit entdeckt, als Amalgamfüllungen zur Therapie der Karies breit eingeführt und angewendet wurden (Mutter, 2006). Auch für diese Krankheit muss also ein Umweltbezug angenommen werden. Bei dieser Nervenkrankheit werden motorische Nervenfasern im Rückenmark und Gehirn zerstört, die zur Erregung der Muskeln und damit zur Bewegungssteuerung dienen. Die Folge sind Lähmungen, die auch zur Aussetzung der Atmung führen können. Es kommt zur Degeneration des 1. und 2. Hirnnerven mit der Folge von Störungen motorischer Funktionen, wie z.B. Zuckungen und Lähmungen an Arm- und Gesichtsmuskeln.

Ähnlich wie bei der Alzheimer-Krankheit und MS wurde bei ALS-Patienten höhere Quecksilber-Konzentrationen im Hirngewebe gefunden (Khare et al., 1990). Es gibt Fallberichte über einen Zusammenhang zwischen Quecksilber-Belastung und ALS. Die Entfernung von Amalgamfüllungen und antioxidative Behandlung mit Vitamin E und Selen führte in berichteten Fällen zu völliger Beseitigung der Krankheitssymptome (Rhede und Pleva, 1994; Mutter, 2006, S. 45).

Einige degenerative Krankheiten wie die ALS sind häufig verbunden mit genetischen Defekten der Superoxid-Dismutase (SOD). Die SOD bildet aus dem Superoxid-Radikalion ($^{\cdot}O_2^-$) Wasserstoff-Peroxid, das dann durch Glutathion-Peroxidase entgiftet wird. Die SOD ist somit ein wichtiges Enzym zum Schutz gegen oxidativen Stress (Bieger, 2006; Eyer, Klimmek, 2004,), der im Falle der ALS zur Degeneration motorischer Nervenzellen führt. Offenbar wird bei einem SOD-Defekt der NMDA-Rezeptor durch ROS so geschädigt, dass seine Funktionen bei motorischen Nerven gestört sind (Pall, 2007). Andererseits kann die Amyotrophe Lateralsklerose auch durch vermehrte ROS infolge zu hoher Schadstoffbelastung ausgelöst werden.

6.9.5.8 Zusammenfassung: Chemikalien lösen neurodegenerative Erkrankungen aus.

Es gibt gewisse **gemeinsame Merkmale aller neurodegenerativen Erkrankungen**. So hemmen **Oxidativer Stress** und die dabei gebildeten ROS verschiedene Stoffwechselprozesse, darunter neben der Energiegewinnung in den Mitochondrien auch die Proteinmodifikation und -degradation durch das UPS (Ubiquitin-Proteasom-System). Folge ist ein typisches Merkmal neurodegenerativer Erkrankungen: die Anreicherung und Ablagerung von chemisch modifizierten Faserproteinen in den Nervengeweben des Gehirns.

Bei neurodegenerativen Erkrankungen wie Alzheimer, Parkinson und Multiple Sklerose ist außerdem die **Blut-Hirn-Schranke** geschädigt. Bei den Entzündungsvorgängen im Gehirn wandern aktivierte Leukozyten des Immunsystems direkt durch die Endothelzellen der Blutgefäße hindurch ins Hirngewebe und umgehen dabei die Blut-Hirn-Schranke sowie die engen Verknüpfungen („Tight Junctions") der Endothelzellen (Engelhardt, 2006). Beteiligt sind dabei Oberflächenrezeptoren auf den Lymphozyten und Endothelzellen, deren Zahl als Folge der Entzündungsvorgänge im Gehirn zunimmt, und die das Austreten von Immunzellen aus den Blutgefäßen ins Gehirn fördern. Aktivierte Metalloproteinasen lösen außerdem die Verbindungen zwischen den Zellen der Gefäßwände auf. Folge ist eine vergrößerte Durchlässigkeit des Endothels und damit auch der Blut-Hirn-Schranke (Bericht Nat. Rdsch. 61/5, 2008, 255-257). Diese vergrößerte Durchlässigkeit der Blut-Hirn-Schranke ist eine Folge von Entzündungsprozessen. Sie macht das Gehirn auch empfindlicher gegen Wirkungen von Chemikalien, die nun ungehinderten Zugang zu den Nervenzellen des Gehirns haben. Entzündungen verstärken somit die Chemikalien-Empfindlichkeit des Gehirns - ein weiterer Verstärkungsmechanismus, der zur Chemikalien-Überempfindlichkeit beiträgt.

Neuere Forschungsergebnisse weisen auf **direkte Wirkungen von Chemikalien im Gehirn** hin, die zu neurodegenerativen Prozessen führen. Dabei sind vor allem die **Gliazellen** beteiligt. Sie sind immunologisch aktive Zellen, die einen Teil der Blut-Hirn-Schranke darstellen und in direkter Verbindung zu Nervenfasern im Gehirn stehen.

Die Chemikalie **Trimethyl-Zinn** löst sowohl in Zellkulturen mit Gliazellen (Harry et al., 2002), als auch in Versuchstieren im Gehirn, und dort besonders im Hippocampus, degenerative Prozesse aus, bei denen eine Ausschüttung verschiedener entzündlicher Zytokine, darunter die Interleukine IL-1α, IL-6 und der Tumor-Nekrose-Faktor α, beteiligt sind. Bekanntlich sind diese Zytokine auch bei MCS-Patienten erhöht. Folge davon sind Entzündungen und Degeneration von Nervenzellen, und dies bevorzugt in einer Hirnregion (Hippocampus), die für Lernen und Gedächtnis von besonderer Bedeutung ist (Haga et al., 2002; Shintani et al., 2007). Organische Zinnverbindungen spielen als Umweltchemikalien eine besondere Rolle: Sie werden u.a. zur „Textilveredelung" und als Biozide bei Schiffsanstrichen verwendet. Ein Zusammenhang zwischen den Wirkungen von Organo-Zinnverbindungen im Gehirn und neurodegenerativen Prozessen ist wahrscheinlich. Dies weist auch auf eine mögliche Beziehung zwischen MCS und den oben beschriebenen neurodegenerativen Erkrankungen hin.

Tatsächlich wurden bei MCS-Patienten Schäden an der Blut-Hirn-Schranke nachgewiesen, mit der Folge einer verstärkten Durchlässigkeit sowohl für Chemikalien als auch für Zytokine der Entzündungsreaktionen, die somit direkten Zugang zum Gehirn erhalten. Dabei wird, vermutlich als Folge der Wirkung von Peroxynitrit auf die Membranen der Blut-Hirn-Schranke, das Hirnschrankenprotein S 100 vermehrt freigesetzt und kann im Blut diagnostisch nachgewiesen werden (Kuklinski et al., 2003). Es gibt auch ein MCS-Modell mit Laborratten, bei denen eine erhöhte Durchlässigkeit der Blut-Hirn-Schranke nach Einwirkung von Pestiziden (DEET, Permethrin) nachgewiesen wurde (Abou-Donia et al., 2001). Es wird deutlich, dass Fremdchemikalien die Blut-Hirnschranke (BHS) schädigen können: entweder indirekt über die Auslösung von Entzündungsprozessen im Immunsystem und die anschließende pathogene Wirkung von Zytokinen an den Zellen der BHS, oder auch durch direkte Schädigung oder Auslösung von Degenerationsvorgängen in den Zellen der BHS. Als Folge davon sind die Zellen des Gehirns ungeschützt gegenüber dem Zutritt weiterer Chemikalien – ein weiteres Beispiel dafür, dass Schadwirkungen von Chemikalien weitere Schadwirkungen fördern und somit den Krankheitsprozess beschleunigen können.

Zu den Stoffen, die außerdem noch die Parkinson-Krankheit auslösen oder fördern können, zählen Kohlenmonoxid (CO), Mangan und andere Schwermetalle, Cyanid und Methanol (Zayed et al., 1990; Berg et al., 2007). In der Diskussion sind weitere Stoffe, wie einige Pestizide und Herbizide, darunter auch Dieldrin (Kitazawa et al., 2001).

Weitere Chemikalien, wie z.B. Methamphetamin, das häufig als aufputschende Droge konsumiert wird, können direkt die zum programmierten Zelltod (Apoptose) führenden Signalketten aktivieren. Dabei kommt es nach Aktivierung einer Reihe von Genen durch bestimmte Transkriptionsfakturen u.a. zur Freisetzung von Glutamat, das an den NMDA-Rezeptor bindet. Folglich entsteht NO, das an den neurotoxischen Wirkungen beteiligt ist (Jayanthi et al., 2007). Dieser Krankheitsmechanismus ist auch von MCS/CFS bekannt (Pall, 2007), und gewisse prinzipielle Übereinstimmungen neurodegenerativer Chemikalien-Wirkungen mit dem MCS-Mechanismus werden erneut deutlich.

Ferner weisen die Verstärkungskreisläufe („Teufelskreise") als gemeinsames Merkmal chronisch degenerativer Erkrankungen darauf hin, dass es sich um **irreversibel fortschreitende Prozesse** handelt, wenn sie einmal in Gang gesetzt sind. Daraus folgt für Gesundheitswesen und Gesundheitspolitik, endlich den Zusammenhang zwischen Umweltfaktoren wie z.B. Chemikalien und dem chronisch fortschreitenden Krankheitsverlauf anzuerkennen und daraus Schlussfolgerungen für die notwendige Primärprävention und die Versorgung und Behandlung betroffener Patienten zu ziehen.

Es fehlen noch epidemiologische und biochemische Studien, mit denen der hier aufgezeigte Zusammenhang zwischen neurodegenerativen Erkrankungen und den durch Chemikalien ausgelösten Überempfindlichkeits-Krankheiten zusätzlich bestätigt werden kann, beispielsweise, indem die Chemikalien-Expositionen im Lebenslauf von Parkinson-, Alzheimer- und Huntington-Kranken mit denen einer Kontrollgruppe verglichen und auf signifikante Zusammenhänge geprüft werden.

6.9.6. Erkrankungen des Magen-Darm-Systems

Als Begleiterkrankung treten bei Patienten mit MCS und anderen chronischen Multisystem-Erkrankungen relativ häufig ein Reizdarm-Syndrom sowie Nahrungsmittel-Allergien und –Unverträglichkeiten auf (Ashford, Miller, 1998; Sorg, 1999). Als Ursache kommt im Zusammenhang mit chronischen Entzündungen eine starke Zunahme der Durchlässigkeit der Darmwand für Stoffe aus der Nahrung in Frage (Leaky-Gut-Syndrom). Folge davon ist eine Aufnahme von unverdauten, großmolekularen Stoffen wie Proteine und Polysacharide ins Blut und eine Reaktion des Immunsystems auf diese Stoffe. Die Reaktion dieser Nahrungs-Antigene mit den daraufhin gebildeten Antikörpern ist wiederum Auslöser für eine Reihe von Entzündungsprozessen, bei denen u.a. vermehrt Stickstoffoxid (NO) und Entzündungs-Zytokine gebildet werden, die den Entzündungsprozess weiter verstärken. Beteiligt ist dabei das autonome Nervensystem des Magen-Darm-Traktes, bei dem ähnlich dem Zentralnervensystem NMDA- und Vanilloid-Rezeptoren, das Hormon NO, Peroxynitrit, und reaktive Sauerstoffverbindungen (ROS) eine Rolle spielen (Fiocchi, C., 1997; Izzo, et al., 2001). Als Auslöser der erhöhten Darm-Durchlässigkeit kommen der Vanilloid- und NMDA-Rezeptor in Frage, deren Aktivierung – möglicherweise durch Fremdstoffe in der Nahrung – zu Folgeprodukten wie NO und Peroxynitrit führt, die wiederum Einfluss auf die Darm-Durchlässigkeit haben (Casellas et al., 1996; Evans, 2003; Pall, 2007).

Im Darm befindet sich ein eigenes spezialisiertes Regulationssystem aus eng miteinander verknüpften Nerven- und Immunzellen. So ist das Nervengeflecht zwischen den Schichten der Darmwand, der „myenterische Plexus", von vielen Zellen des Immunsystems umgeben. Da der myenterische Plexus über das autonome Nervensystem auch mit dem Gehirn in Verbindung steht, können zentral ausgelöste Nervensignale (über den Sympathicus und Parasympathicus) über den myenterischen Plexus auch den Aktivierungszustand des enterischen Immunsystems beeinflussen (Schemann und Rühl, 2006). Umgekehrt können Zytokine aus den Zellen des enterischen Immunsystems die Nervenzellen des myenterischen Plexus aktivieren und damit die Darmbewegungen und Sekretion der Darmzellen beeinflussen.

Wenn nun Zellen des Immunsystems im Darm beispielsweise durch Fremdstoffmetaboliten über die NF-kB-Kaskade zur Ausschüttung von Zytokinen veranlasst werden, können diese Zytokine, darunter IL-1β, IL-6 und TNF, afferente Nervenzellen in den Schaltkreisen des myenterischen Plexus aktivieren, sodass über Interneurone und efferente Neurone Darmzellen zur übermäßigen Sekretion von Enzymen aktiviert werden. Es kommt zu einer Sensibilitätszunahme in diesen Schaltkreisen, die wiederum die Wirkung der Zytokine auf die efferenten Nervenzellen verstärkt (Schemann und Rühl, 2006).

Die Aktivierung des Darm-Immunsystems ist begleitet von einer Aktivierung von Darm-Mastzellen, die daraufhin besonders empfindlich gegenüber einer Ausschüttung der Substanz P aus den Nervenzellen des myenterischen Plexus werden. Als Folge schütten diese Mastzellen Histamin aus, das wiederum akute und chronische Darmentzündungen fördert (Barbara et al., 2004). Hier zeigen sich Verstärkungsregelkreise, die an den Entzündungsvorgängen im Darm beteiligt sind. Nicht abzuschätzen sind Wechselwirkungen mit den über das ZNS vermittelten chronischen Krankheitsmechanismen bei MCS-Patienten. Es darf aber als wahrscheinlich gelten, dass über das vom Stammhirn und Hypothalamus ausgehende autonome Nervensystem sowie über das Hormonsystem (Cortisol) pathologische Einflüsse auf das Neuroimmunsystem des Darmes ausgeübt werden, mit denen die häufigen Krankheitssymptome im Magen-Darm-System bei MCS-Patienten begründet werden können.

Inwieweit andere „zivilisationsbedingte" Störungen und Krankheiten des Darmsystems, wie z.B. die **Divertikelkrankheit (Divertikulitis)** sich durch direkte Chemikalienwirkungen auf das GALT (gut associated lymphoid tissue, Darm-assoziiertes Lymphgewebe) oder aus dem Leaky-Gut-Syndrom entwickeln, ist bislang noch unklar. Es kann aber sein, dass Autoantikörper und gegen Autoantigene gerichtete Zellen des Immunsystems sich gegen tiefere Schichten des Darmgewebes richten, sodass es zu Bewegungsstörungen und zu Gefäß- und Muskellücken im Darmgewebe kommt, die sich zu Darmausstülpungen (Divertikeln) weiterentwickeln können. Diese Krankheit, **Divertikulose** und im späteren Stadium **Divertikulitis** genannt, kommt im höheren Alter mit einer Häufigkeit von über 40% vor. Die Symptome sind durch ziehende oder krampfartige Bauchschmerzen meist im linken Unterbauch, Blähungen, vermehrtem Windabgang und Unregelmäßigkeiten beim Stuhl gekennzeichnet. Bei der Divertikulitis entwickeln sich Entzündungen in den Darmausstülpungen und im umliegenden Gewebe. Sie werden ausgelöst durch Stuhlpartikel und „Kotsteine", die in den Divertikeln liegen bleiben. Aus diesen Entzündungen können auch Polypen entstehen, die sich zu Darmkrebs weiterentwickeln können.

Zusammenfassend ist festzustellen, dass es eine Wirkungskette gibt, die mit chronischen Entzündungszuständen, ausgelöst durch Chemikalienwirkungen, beginnt, und die über den Oxidativen Stress sowie die Bildung von Peroxynitrit und die Lipid-Peroxidation im Darmgewebe zu den beschriebenen Komplikationen des Leaky-Gut-Syndroms, des Reizdarms und zu den Divertikel-Krankheiten führen können.

6.9.7. Psychische Begleiterkrankungen: Stressanfälligkeit und Depressionen

Patienten mit ausgeprägter MCS und CFS berichten fast immer über mittlere bis schwere Depressionssymptome. Dies verleitet viele der behandelnden Ärzte zur Annahme, dass hier die primäre Krankheitsursache und nicht die mögliche Folgewirkung eines organischen Krankheitsprozesses vorliege. Wie aber in Kapitel 6.9.1. zum Thema „Chronisches Erschöpfungssyndrom" bereits dargelegt wurde, können Depressionen als Folge einer tiefgreifenden Störung des Hormon- und Neutrotransmitter-Gleichgewichtes im Zentralnervensystem erklärt werden. Diese Störung wiederum kann auf Mechanismen beruhen, die durch Fremdstoffe und deren Metabolismus ausgelöst werden.

Depressionen spielen in der Krankheitsstatistik der westlichen Industrieländer eine zunehmend große Rolle. Bis 2020 könnten Depressionen die zweithäufigste Ursache für Arbeitsunfähigkeit werden. Auch der Gesundheitsreport 2001 der DAK bestätigt diese Entwicklung. Depressionen stehen demnach erstmals an vierter Stelle der Gründe für Fehlzeiten am Arbeitsplatz (dpa-Pressemeldung, 22.6.01). Als Ursache für diesen Trend wird in der psychiatrischen und arbeitsmedizinischen Literatur die zunehmende Stressbelastung am Arbeitsplatz gesehen. Fast jeder zweite Deutsche fühlt sich gestresst, wie eine Emnid-Umfrage im Auftrag der Krankenkasse KKH im Juli 2006 ergab. Ein Drittel der 1000 Befragten gab an, ihr Stress nehme von Jahr zu Jahr zu (dpa-Pressemeldung 27.7.06). Die Deutsche Gesellschaft für Psychiatrie, Psychotherapie und Nervenheilkunde (DGPPN) bestätigte diese Entwicklung auf ihrem Kongress vom 21. bis 24. November 2007 in Berlin: Steigender Zeitdruck, höhere Leistungsanforderungen und wachsende Jobunsicherheit erhöhen danach zunehmend die psychische Belastung am Arbeitsplatz und damit die Gefahr, eine psychische Störung zu entwickeln. In der Presseerklärung der DGPPN (2007) heißt es weiter: „So zeigen aktuelle Studien, dass sich das Risiko, an einer Depression zu erkranken, durch Arbeitsstress verdoppelt. Gleichzeitig sind psychische Erkrankungen mittlerweile die häufigste Ursache für Frühberentungen. Menschen, die aufgrund einer psychischen Erkrankung in klinischer Behandlung waren, verlieren häufig ihren Arbeitsplatz und bleiben ohne Erwerbsarbeit (…..). Die Zahl psychisch Kranker nimmt von Jahr zu Jahr zu. Experten schätzen, dass jeder 3. bis 4. Deutsche einmal in seinem Leben eine seelische Erkrankung durchlebt. Die heutige Arbeits- und Leistungswelt muss als ein Auslöser psychischer Probleme wie beispielsweise bei Burnout, Mobbing, bei Ängsten und Suchtmittelgebrauch bedacht werden, die, wenn sie nicht rechtzeitig erkannt werden, in länger dauernde, manifeste psychische Störungen wie z.B. Depression und Angststörungen übergehen können. Neueste Forschungsergebnisse zeigen uns, dass krankmachender Stress vor allem bei Beschäftigten entstehen kann, deren über Jahre geleistete hohe Verausgabung nicht durch angemessene Wertschätzung und Bezahlung ihrer Arbeit sowie Sicherheit des Arbeitsplatzes und Aufstiegsmöglichkeiten ausgeglichen wird. Wir haben Hinweise, dass bestimmte Aspekte der modernen Arbeitswelt das Risiko für psychische und körperliche Erkrankungen erhöhen können."

Eine Untersuchung der Abteilung Arbeitsschutz des Regierungspräsidiums Darmstadt mit 493 Beschäftigten hat ergeben, dass die Häufigkeit von Depressionen bei Berufstätigen von deren psychischer Arbeitsbelastung abhängt. So nimmt die Häufigkeit von Depressionen mit beruflichen Belastungen durch Zeitdruck, negativem Betriebsklima und Veränderungen am Arbeitsplatz zu. Durch ständig steigende psychische Belastungen am Arbeitsplatz nehmen auch Stresssituationen zu, sodass chronischer Stress am Arbeitsplatz die Regel wird. Chronischer Stress aber beeinträchtigt die Gedächtnisfunktionen des Gehirns und damit die Fähigkeit zur schnellen Auffassung von Informationen sowie die Fähigkeit, richtige Entscheidungen zu treffen (Dias-Ferreira et al., 2009). Damit steigt die Fehlerhäufigkeit und das Risiko, Opfer von Mobbing durch die Kollegen am Arbeitsplatz zu werden – ein Teufelskreis! Letztlich steigen durch die als Folge auftretende Arbeitsunfähigkeit auch die Kosten der gesetzlichen Krankenkassen deutlich (zit. nach Wiesbadener Kurier, 20.10.06, red.).

Hinzu kommt die einseitige Belastung des Menschen in den Industrieländern an spezialisierten Arbeitsplätzen. Die visuellen sensorischen Gehirnzentren werden mit Informationen überfüttert und gereizt und dadurch erschöpft. Naturentzug und inhumanes Arbeitsklima in gefühlloser Architektur machen zunehmend krank und sind ursächlich an der Ausprägung des „Sick Building Syndroms" beteiligt. Dies stellt auch eine Studie zum Gesundheitsschutz des Bundesamtes für Naturschutz fest (Karstedt, Worm, 2006).

Bei allen genannten Studien sowie der Presseerklärung der DGPPN bleibt aber außer Acht, dass auch **Fremdchemikalien und Schadstoffe** in der Umwelt, der Nahrung, am Arbeitsplatz und in Gebäuden und Wohnungen zumindest indirekt zur Ausprägung von Depressionen beitragen können, und dass Fremdstoffe zusammen mit allen anderen genannten soziokulturellen und psychischen Stressfaktoren bei der Ausprägung der Symptome der Chemikalien-Überempfindlichkeit zusammenwirken. Dafür gibt es Hinweise sowohl aus der Epidemiologie als auch aus den organischen Krankheitsmechanismen. Psychische und chemische Ursachenfaktoren in der Alltagsumwelt können und sollten somit nicht mehr getrennt, sondern als additiv oder gar synergistisch zusammenwirkende Faktoren bei der Ausprägung psychischer und somatischer Krankheiten betrachtet werden. In diesem Zusammenhang muss die Depression als Symptom und nicht als eigenständige Krankheit angesehen werden.

Biochemische und neurologische Mechanismen

Bei verschiedenen Formen von Depressionen wird ein Zusammenhang mit verminderten Mengen der beiden Neurotransmitter Noradrenalin und Serotonin festgestellt, die in Nervenbahnen von Teilen des Stammhirns, dem „blauen Kern", produziert werden. Die Serotonin-Nerven entspringen in den Raphé-Kernen des

Hirnstamms und ziehen zu den Noradrenalin-Nerven im Limbischen System, das als Zentrum der Steuerung der Emotionen und Gefühle, des Schlaf-Wach-Rhythmus, des Antriebs und der Aufmerksamkeit gilt. Einige Serotonin-Nerven sind auch mit dem Mandelkern, dem Hypothalamus und einigen kognitiven Zentren der Großhirnrinde verbunden. Ein Mangel an Serotonin wird daher mit Missempfindungen in Verbindung gebracht, die im Limbischen System die kognitive Information mit negativen Gefühlen verbinden.

Als indirekter Beweis für die Serotonin-Hypothese gelten **genetische Polymorphismen**, also Mutationen in Genen, die die Serotonin-Menge im Gehirn beeinflussen. So gibt es bei etwa 20% der Bevölkerung eine Genvariante beim Promotor (5-HTTLPR) für die Transkription des Gens für das Serotonin-Transportprotein SERT. Diese Mutation hat zur Folge, dass die Regulation der Synthese des SERT-Proteins ausfällt, und dass in der Membran der präsynaptischen Nervenzelle zu viel Serotonin-Transportprotein vorhanden ist. Dies hat wiederum zur Folge, dass im synaptischen Spalt ein Serotonin-Mangel herrscht, der mit depressiven Krankheitsbildern korreliert (Stein et al., 2008; Cervilla et al., 2007).

Auch Vorgänge im Gehirn, die beim Drogenentzug ablaufen, bestätigen die Funktion des Serotoninmangels bei Missempfindungen. Drogen wie z.B. Nikotin, Heroin, können nach einer anfänglich euphorisierenden Wirkung langfristig zu gegenteiligen Reaktionen führen, die als Kompensation der Drogenwirkung zu verstehen sind. Besonders im Entzug kommt es zu negativen Stimmungen, die u.a. durch Serotonin-Mangel im Gehirn gekennzeichnet sind.

Ferner weisen die Wirkungen von Medikamenten wie die trizyklischen Antidepressiva oder Prozac (Fluoxethin) auf die Bedeutung des Serotonins hin: sie blockieren nämlich den Rücktransport von Serotonin aus den Synapsen (BMBF, 2001, S. 29). Der dadurch bedingte Serotonin-Überschuss hängt mit der antidepressiven Wirkung zusammen. Weil aber 1/3 der Patienten nicht auf diese Medikamente anspricht, geht man derzeit von einer Störung der Balance verschiedener chemischer Transmittersysteme als Ursache für Depressionen aus.

Depressionen fuhren im weiteren Verlauf auch zu einer Degeneration verschiedener an der Ausprägung von Emotionen beteiligten Hirnregionen, wie dem Hippocampus und dem Präfrontalen Cortex. Man hat nachgewiesen, dass der Präfrontale Cortex bei depressiven Selbstmord-Opfern um 40% verkleinert war. Diese in der vorderen Stirn gelegene Hirnregion ist wesentlich an der emotionalen Verarbeitung von Informationen beteiligt. Somit wird verständlich, dass Depressionspatienten ihre Umwelt praktisch emotionslos bis teilnahmslos wahrnehmen (BMBF 2001, s.o., S. 31; Dinkel und Sapolsky, 2006).

Das limbische System ist somit von besonderer Bedeutung bei der Ausprägung von Depressionen. Es ist über den Hypothalamus mit der **Stresshormon-Achse** verbunden, die beim Corticotropin-Releasing-Hormon (CRH) im Hypothalamus beginnt und über das ACTH der Hypophyse bis zum Cortisol der Nebennierenrinde verläuft. Bei Depressionspatienten wird ein erhöhter Spiegel an CRH, ACTH und Cortisol festgestellt. Ursache ist anscheinend ein Versagen der Rückkopplungsschleife, über die der erhöhte Cortisolspiegel die CRH- und ACTH-Ausschüttung normalerweise wieder absinkt. Bei den Depressionspatienten wirkt Cortisol an den Rezeptoren der Nervenzellen im Gehirn offenbar nicht mehr hemmend auf die Ausschüttung von CRH, und der Rückkopplungsmechanismus funktioniert nicht mehr.

Nach neueren Erkenntnissen kommt noch hinzu, dass bei stressbelasteten Tieren die epigenetische Regulation der Gene für aktivierende Faktoren der Stresshormonachse verändert ist. Wissenschaftler der Arbeitsgruppe um S. Holsboer erzeugten bei neugeborenen Mäusen künstlich eine andauernde Stressreaktion, indem sie Jungtiere 10 Tage lang von ihrem Muttertier trennten. Die Folge war, dass eine bestimmte Region in den Erbanlagen, darunter das Gen für das Hormon Vasopressin, dauerhaft aktiviert wurde, indem dort die Anlagerung von Methylgruppen (-CH_3) gehemmt war, möglicherweise als eine Folge des erhöhten Cortisolspiegels (Murgatroyd et al., 2009). Das aktivierte Gen bewirkte eine deutlich verstärkte Produktion des Hormons Vasopressin. Dieses wiederum löste die Signalkette der Stressachse aus, die mit der Ausschüttung des Corticotropin-Releasing Hormons (CRH) beginnt. Die aktivierte Genregion befand sich ausschließlich in den Nervenzellen im Hypothalamus, einem Teil des Zwischenhirns, der an der Auslösung der Stressachse beteiligt war.

Bei den traumatisierten Mäusen war die Stressachse nachhaltig aktiviert und hatte sichtbare Folgen: Die Tiere verhielten sich auch im späteren Leben ängstlich, zeigten eine verminderte Lernfähigkeit, waren wenig belastbar und antriebsschwach. Wenn die Wissenschaftler jedoch einen Hemmstoff für den Vasopressin-Rezeptor im Hypothalamus verabreichten, konnten diese Symptome bei den Tieren deutlich vermindert werden. Ohne diesen Wirkstoff behielten die Tiere jedoch bis an ihr Lebensende eine erhöhte Stressempfindlichkeit. Dies weist darauf hin, dass die epigenetische Veränderung des Aktivierungszustandes der betreffenden Gene, nämlich die verminderte Methylierung, ein Leben lang bestehen bleibt und als eine Art chemische Prägung auf das Verhalten einwirkt (Murgatroyd et al., 2009). Ähnliche Ergebnisse bezüglich einer epigenetischen Veränderung von stressbestimmenden Erbanlagen durch traumatische Erlebnisse junger Ratten, die von ihren Muttertieren nicht ausreichend umsorgt wurden, hatten Moshe Szyf et al. (2007) berichtet.

Auf den Menschen übertragen würde dies bedeuten, dass frühkindliche Traumen, die durch massive Stresserlebnisse wie häufige Gewalt und sexueller Missbrauch verursacht wurden, dauerhaft die Stressanfälligkeit und damit das Risiko von Depressionen und Angsterkrankungen erhöhen. Damit hat die soziale Umwelt eines Kindes – das Verhalten der Eltern, Erzieher, Freunde und Lehrer – einen tiefgreifenden Einfluss auf den Verlauf des späteren Lebens. Es findet eine epigenetische Prägung von bestimmten Erbanlagen statt, die offenbar während des gesamten Lebens irreversibel ist und das Verhalten des/der Betroffenen bestimmt (Spork, 2009).

Die Folge ist eine andauernd vermehrte CRH-Ausschüttung, die einen Dauerstresszustand erzeugt, der durch Schlaflosigkeit, Erschöpfung und Niedergeschlagenheit gekennzeichnet ist (BMBF 2001). Dabei kommt es zu Veränderungen der Spiegel verschiedener am Stresszustand beteiligter Hormone wie Adrenalin, Noradrenalin, Dopamin, Serotonin, Cortisol und DHEA (Dehydro-Epiandrosteron), die je nach Dauer des Stresszustandes unterschiedlich ausfallen (AntOx GmbH, 2006). So steigt DHEA bei chronischen Belastungssituationen deutlich an, um bei Andauern der Situation (Burn out) wieder abzusinken. Eine gesicherte Tatsache ist es, dass die subjektiven Angaben der Patienten – Erschöpfung, Antriebsmangel, Depressionen, Schlafstörungen sowie somatische Beschwerden wie Allergien und Unverträglichkeiten - eine direkte Korrelation mit dem Stressprofil aufweisen.

Umweltbedingte Ursachen

Unklar ist bislang die auslösende Ursache der andauernden Aktivierung der Stressachse, also die mögliche Ursache des Versagens der Stresshormon-Rückkopplungsschleife oder der epigenetischen Veränderung der Genaktivität. Welche Rolle spielen dabei Schadstoffe oder allergisch bedingte Immunkomplexe, die über Interleukine und Interferone den Hypothalamus beeinflussen? Bekannt ist jedenfalls, dass die Substanz P im Rahmen der neurogenen Entzündungsmechanismen aktivierend auf die Hypothalamus-Hypophysen-Nebennierenrinden-Achse (HHN-Achse) einwirkt und über das Neurohormon CRH (Corticotropin Releasing Hormone) eine Stressreaktion des Körpers auslöst (Riedel, Neek, 2001; Crofford et al., 2002; Tsalik, 2006). Die von Lymphknoten ausgehenden afferenten Nervenfasern besitzen zudem Rezeptoren für Zytokine wie IL-1β und TNF, die von Zellen des Immunsystems bei Entzündungen ausgeschüttet werden (Weihe et al., 2006). Chemikalien und deren Metabolite können nun durch die Mechanismen der chemischen Entzündung über die genannten Zytokine an den Rezeptoren afferenter Nervenfasern Signale zum Hypothalamus senden. Dort wird anschließend über die Substanz P die Stresshormonachse aktiviert. Außerdem können Chemikalien bzw. deren Metabolite über die Vanilloid-Rezeptoren (TRPA1 oder TRPV1) ebenfalls Signale an den Hypothalamus senden (siehe Kapitel 6.1.2). Somit lassen sich Signalketten von den Chemikalien bis zur Auslösung der Stresssymptome über die HHN-Achse nachvollziehen. Wenn gleichzeitig die Stresshormon-Rückkopplungsschleife versagt, kann ein Dauerstresszustand mit völliger Erschöpfung, Schlaflosigkeit und schweren Depressionen die Folge sein.

Der mit den Depressionen zusammenhängende Serotonin Mangel wird außerdem verursacht durch Zytokine, die bei chronischen Entzündungen und bei MCS vermehrt im Blut vorkommen. So aktivieren die Zytokine Interferon-gamma (Ifn-γ) und TNF-alpha in Makrophagen und auch in Gliazellen des Gehirns das Enzym Indolamin-2,3-Dioxygenase (IDO) (Russo et al., 2007), das anschließend die Aminosäure Tryptophan zu Kynurenin abbaut. Tryptophan dient als Vorstufe zur Synthese von Serotonin. Die Folge der IDO-Aktivität ist also ein Serotonin- und Melatonin-Mangel (Grohmann et al., 2003; siehe auch Kapitel 6.9.1. zum chronischen Erschöpfungssyndrom CFS). Bei Patienten mit chronischen Entzündungen liegen häufig chronisch erniedrigte Tryptophan-Konzentrationen im Plasma vor (Russo et al., 2007), vermutlich weil das Enzym IDO bei chronischen Entzündungen durch die erhöhte Zytokin-Konzentrationen permanent aktiviert wird. Tryptophan-Mangel ist häufig mit Depressionen assoziiert, wie eine Studie nachgewiesen hat (Anderson et al., 1990).

Da die Krankheit MCS durch erhöhte Interferon-gamma-Spiegel über eine längere Dauer gekennzeichnet ist, ist bei MCS-Patienten von einem andauernden Serotoninmangel auszugehen, der wiederum eine andauernde depressive

Erkrankung verbunden mit chronischer Müdigkeit verursachen kann. Der gleichzeitig vorherrschende Melatoninmangel ist wiederum durch den Serotonin-Mangel bedingt, weil Melatonin aus Serotonin gebildet wird. Er führt zu teilweise schweren Schlafstörungen und Schlafdefiziten, die wiederum den Krankheitsverlauf verschlechtern.

Umweltfaktoren, vor allem Fremd- oder Schadstoffe, lösen indirekt über den Fremdstoffmetabolismus und die dabei gebildeten Sauerstoffradikal-Verbindungen die Synthese und Aktivierung des Induktionsfaktors NF-kB aus, der wiederum die Synthese von Hormonen des Immunsystems (Zytokine) induziert, die schließlich den Serotonin-Mangel und damit depressive Reaktionen verursachen können (Braus, 2007).

Umgekehrt kann auch eine Dauerstress-Situation, wie z.B. psychosozialer Stress in Familie und Beruf, über die andauernd vermehrte Cortisol-Ausschüttung eine verstärkte Ausschüttung von entzündungsfördernden Zytokinen wie Interferon-γ, Tumor-Nekrosefakor-α (TNF-α) und Interleukin-6 (Il-6) bewirken (Kulmatycki, Fakhreddin, 2006) und somit die Reaktionskette auslösen, die zum Serotoninmangel führt. Dauerstress und entzündungsauslösende Bedingungen wie Infektionen oder Schadstoffe verstärken sich also in ihren Wirkungen gegenseitig und führen u.a. zu Serotonin- und Melatonin-Mangel.

Eine andauernde Entzündungskrankheit verursacht über die Zytokin-Wirkungen, die zur Aktivierung der Stresshormonachse führen, schließlich eine Erschöpfung des Cortisolpools und damit einen Cortisolmangel (Hypocortisolismus), der zusammen mit einem nächtlichen Defizit an Melatonin zu einem völligen Verlust der Tag-Nacht-Rhytmik der Hormone Cortisol und Melatonin bei den Betroffenen führt (Bieger, 2006). Diese schwerwiegende Störung der hormonellen Regulation der Tagesperiodik lässt sich in der medizinischen Labordiagnostik mit einem Tagesprofil der Konzentrationen von Melatonin und Cortisol im Blut bzw. Speichel gut nachweisen.

Im Zusammenhang mit Depressionen wird ferner ein erhöhter Spiegel von **Neopterin** im Serum bzw. Urin nachgewiesen (Bell et al., 2009b). Neopterin wird bekanntlich von Makrophagen und Monozyten gebildet, nachdem sie durch Interferon-gamma (Ifn-γ) aktiviert worden sind (Univers. Marburg, 2008; Fuchs, 2008). Das Ifn-γ wiederum wird von T-Lymphozyten durch eine zelluläre Immunreaktion in der Regel ohne Auslösung einer Zellproliferation (keine Beteiligung von Interleukin-2, IL- 2) ausgeschüttet. Der Ifn-γ-Spiegel ist bei MCS-Patienten erhöht. Der erhöhte Ifn-γ-Spiegel sowie die erhöhten Werte von Neopterin stehen vermutlich im Zusammenhang mit einem Biopterinmangel in den Zellen des Immunsystems. Offenbar wird bei Entzündungsreaktionen das Neopterin von den Makrophagen verstärkt gebildet, was auf Kosten der Biopterin-Synthese geschieht (Fuchs, 2008). Biopterin wiederum wird als Coenzym benötigt für den Stoffwechsel vieler Neurotransmitter wie die Katecholamine. Ein Biopterinmangel führt somit zu einem Mangel an Katecholaminen wie Dopamin und Serotonin im Gehirn, der wiederum mit Depressionen in Verbindung gebracht wird. So benötigt z.B. das Enzym Tryptophan-Hydroxylase Tetrahydrobiopterin als Cofaktor, um aus Tryptophan Serotonin herzustellen (Wirleitner et al., 2003). Fehlt aber das Tetrahydrobiopterin, weil statt dessen Neopterin gebildet wurde, kommt es zum Serotoninmangel und damit zu Depressionen. Depressionen sind dem entsprechend als organisch verursachte Symptome zu verstehen.

Ein erhöhter Neopterin-Spiegel ist somit als Indikator sowohl für Entzündungsmechanismen als auch für einen Biopterinmangel und dessen Folgen für die Gehirnfunktionen anzusehen. Damit wird deutlich, dass Neopterin sowohl eine pathophysiologische Grundlage von Depressionen als auch von Entzündungsreaktionen darstellt. Neopterin ist ein Indikator für den Zusammenhang zwischen chronischen Entzündungskrankheiten und Depressionen. Tatsächlich hat eine Studie von Bell et al. (1999) ergeben, dass der Serum-Neopterin-Spiegel signifikant erhöht ist bei Patienten mit Chemikalien-Intoleranz und mit somatischen Symptomkomplexen, die mit dem Limbischen System assoziiert sind. Daraus folgern die Autoren, dass die Chemikalien-Überempfindlichkeit durch Veränderungen im Limbischen System des Gehirns zu erklären seien. Deutlich wird mit diesem Befund jedenfalls, dass Neoptrin als Indikator für Entzündungsprozesse bei Chemikalien-Intoleranz, also auch bei MCS, anzusehen ist.

Neopterin hat allerdings grundsätzlich eine große Bedeutung als Marker für chronische Entzündungskrankheiten. Es zeigt erhöhten oxidativen Stress an, verstärkt die Bildung von Peroxynitrit durch das Enzym iNOS, indem diesem Enzym das Biopterin als Cofaktor entzogen wird, sodass es statt NO das Peroxynitrit bildet (Fuchs, 2008). Ferner steigert Neopterin die Bildung des Induktionsfaktors NF-kB sowie die Genaktivität für den Tumornekrosefaktor-alfa (TNF-α), das Enzym iNOS und für das Adhäsionsmolekül ICAM-1. Auch fördert es den programmierten Zelltod (Apoptose). Damit wirkt Neopterin als Verstärker für Entzündungsvorgänge und degenerative Prozesse.

Stickstoffoxid (NO) und Peroxynitrit ($ONOO^-$) wiederum haben einen Einfluss auf die Ausprägung von Depressionen. Beide Stoffe werden im Verlauf von Entzündungsreaktionen sowie nach einer Aktivierung des NMDA-Rezeptors gebildet (Pall, 2007). Ein Zusammenhang zwischen der Aktivität des Glutamat- bzw. NMDA-Rezeptors und Depressionen gilt als erwiesen (Paul, Skolnik, 2003). Hier zeigen sich auch Zusammenhänge mit dem Krankheitsbild des chronischen Erschöpfungssyndroms (siehe Kap.6.9.1), bei dem Depressionen ebenfalls eine große Rolle spielen, sowie mit dem Posttraumatischen Stresssyndrom (PTSD, Post-Traumatic Stress Disorder), das nach schweren psychischen Stresssituationen z.B. nach Kriegshandlungen häufig auftritt (American Psychiatric Association, 1994).

Weiterhin ist erwiesen, dass Mangelzustände z.B. der Vitamine B1, B6, Nicotinamid, C, B12, Folsäure, bei psychischen Störungen einschließlich Depressionen häufig nachzuweisen sind (Bieger, Brand, 2004). Diesen Vitaminmangel findet man auch bei Personen mit andauernder Chemikalienbelastung. Dies ist damit zu erklären, dass der Fremdstoffmetabolismus bekanntlich mit einem Verbrauch von antioxidativ wirkenden Vitaminen verbunden ist. Gleichzeitig aktivieren die beim Metabolismus gebildeten reaktiven Sauerstoffverbindungen (ROS) die Zellen des Immunsystems, die daraufhin verschiedene Zytokine ausschütten und damit die Stresshormon-Achse aktivieren. Es gibt also dadurch einen Zusammenhang zwischen Depressionen, Fremdstoffbelastung, Stress, Vitaminmangel und

Aktivierung des Immunsystems. Dass MCS-Patienten sich in einem andauernden Zustand des „Distress" befinden, ist durch mehrere Studien dokumentiert (Barnig et al., 2007). Hinzu kommen noch die schädlichen Wirkungen des Stresshormons **Cortisol** auf das Gehirn, dort vor allem im Hippokampus, einem Teil des Limbischen Systems. Darauf wird im folgenden Kapitel (6.9.8) noch genauer eingegangen.

Die Ergebnisse einer Studie der Gesundheitsbehörden der Stadt Frankfurt (dpa-Meldung, 2009) weisen auf den Zusammenhang zwischen einer chronischen Entzündungssituation und Stressempfindlichkeit hin. Die Studie ergab, dass die Häufigkeit der Gesundheitsbeschwerden von Bewohnern der Umgebung des Flughafens Frankfurt mit dem Lärmpegel zunimmt, dies aber nicht bei allen Menschen, sondern **nur bei Personen mit besonderer Überempfindlichkeit**. Die Beschwerden äußern sich in Symptomen wie Erschöpfung, Magen- und Darmbeschwerden und Asthma. Für rund 50% der Bewohner im Umfeld des Flughafens ist Fluglärm ein großer Belastungsfaktor, und bei 20% ist er auffallend oft (signifikant) mit körperlichen und seelischen Beschwerden verbunden. Lärmmesswerte seien daher nicht der einzig richtige Maßstab für die Auswirkungen des Fluglärms, sondern es müssten weitere Gesundheitsmerkmale wie Vorbelastungen und Überempfindlichkeiten von Teilen der Bevölkerung berücksichtigt werden, so ein Fazit der Studie. Unklar bleibt hierbei, ob die beobachteten Entzündungssymptome wie Asthma und die Magen-Darm-Beschwerden als Folge des Lärmstresses auftraten, oder ob bereits vorhandene Entzündungskrankheiten wie Allergien und Asthma die Stressanfälligkeit gegenüber Lärm erhöhen. Tatsache bleibt aber dennoch, dass es einen biochemisch-physiologisch begründeten Zusammenhang zwischen Stressempfindlichkeit und einer chronischen Entzündungssituation gibt, wie sie bei MCS-, CFS-Patienten oder solchen mit chronischen Allergien und Infektionen vorliegt. Einen Schlüssel zur Erklärung dieses Zusammenhangs bilden wiederum die Zytokine wie Il-1ß und Ifn-γ, die im Hypothalamus die Ausschüttung von CRH auslösen und damit die Stressachse aktivieren.

Genetische Ursachen für Depressionen

Der Mangel an Neurotransmittern (Serotonin, Noradrenalin, Dopamin) im Gehirn kann auch **genetische Ursachen** haben: So findet man bei etwa 20% der Bevölkerung eine Genvariante beim Promotor (5-HTTLPR) für die Transkription des Gens für das Serotonin-Transportprotein (SERT), die zu einer erhöhten Expression führt. Dieses integrale Membranprotein transportiert Serotonin aus dem synaptischen Spalt in die präsynaptischen Nervenzelle. Es terminiert die Serotoninwirkung und sorgt für die Natrium-abhängige Rückgewinnung. Bei einer gesteigerten Bildung von SERT wird im synaptischen Spalt folglich ein Serotoninmangel verursacht, der mit depressiven Krankheitsbildern korreliert (Stein et al., 2008; Cervilla et al., 2007).

Eine weitere Genmutation betrifft das Enzym **Tryptophan-Hydroxylase (TPH2)**. Diese Mutation ist ebenfalls mit depressiven Symptomen assoziiert (Zhang et al., 2005). Das Enzym TPH2 ist an der Biosynthese von Serotonin aus Tryptophan beteiligt. Ein genetischer Defekt dieses Enzyms vermindert die

Synthese von Serotonin und somit seine Konzentration im Zentralen Nervensystem.

Auch leiden Träger von Genvarianten für den Dopamin-Transporter (DAT1) und den Dopamin-Rezeptor DRD4 signifikant häufiger an Depressionen als die übrige Bevölkerung (Lopez-Leon et al., 2005, 2008). Offenbar wird durch die Mutationen die Wirkung des Transmitters Dopamin in den Hirnzentren des Limbischen Systems gestört, die für einen wesentlichen Teil der Emotionen verantwortlich sind.

Wenn dagegen Dopamin durch einen genetischen Defekt im Dopamin- und Norandrenalin abbauenden Enzyms Katecholamin-O-Methyltransferase (COMT) langsamer abgebaut wird, kommt es bei den Betroffenen zu einer Neigung von Panikstörungen infolge eines Dopamin-Überangebotes in den entsprechenden Hirnzentren (Rothe et al., 2006).

Eine Genvariante für das Enzym **Methyl-Tetrahydrofolat-Reduktase (MTHFR)** bewirkt, dass zu wenig Methyl-Tetrahydrofolsäure bereitgestellt wird, um z.B. aus Homocystein Methionin zu bilden. Niedrige (Tetrahydro-)Folsäurespiegel sind wiederum mit depressiven Krankheitsbildern assoziiert (Crellin et al., 1993).

Erhöhte Homocystein-Spiegel im Blut werden bei depressiven Patienten, aber auch bei Patienten mit chronischen Entzündungen oder einem Polymorphismus von COMT (Müller, persönliche Mitteilung) gehäuft beobachtet. Eine Ko-Inzidenz von Depressionen, chronischen Entzündungen, erhöhten Homocystein- und erniedrigten Folsäurespiegel liegt vor. Es besteht ein Zusammenhang mit der Störung der Synthese von Serotonin, dessen Mangel für Symptome einer Depression verantwortlich ist (Bottiglieri et al., 2000). Bekanntlich wirkt eine Zufuhr von Folsäure, Vitamin B12 und Vitamin C antidepressiv, gleichzeitig fördern diese Vitamine im Zusammenwirken die Methylierungsreaktionen der Tetrahydrofolsäure, die wichtig sind für antientzündliche Reaktionen, wie z.B. die weitere Verstoffwechslung von Homocystein sowie für die Bildung von S-Adenosyl-Methionin (SAM). Bei dieser Reaktion besteht ein hoher Energiebedarf, der durch Adenosintriphosphat (ATP) gedeckt wird. Im Fall einer Mitochondropathie steht ATP auch dafür nicht genügend zur Verfügung. SAM ist als Methylgruppen-Donator bei Stoffwechselvorgängen in den Nervenzellen benötigt, in denen die Neurotransmitter der Katecholamine gebildet werden (Coppen und Bolander-Gouaille, 2005; Dürr, 2009).

Fazit: Es gibt Depressionen, die organisch bedingt sind und durch Umwelteinflüsse ausgelöst werden.

Die geschilderten biochemischen Mechanismen, die bei Depressionen im Gehirn ablaufen, hängen direkt oder indirekt mit Entzündungsprozessen zusammen, die durch Umwelteinflüsse wie z.B. den Fremdstoffmetabolismus, chronische Infektionen oder auch durch allergische Reaktionen ausgelöst werden können. Im ungünstigsten Fall wirken genetische Veranlagungen, Umweltfaktoren und psychosozialer Stress zusammen, um einen für betroffene schwerwiegenden chronischen Krankheitsprozess zu begründen.

Da Chemikalien über die Auslösung von Entzündungsprozessen und die dabei gebildeten Zytokine indirekt auch Depressionen und die Stressempfindlichkeit fördern können, sind Depressionen und Stressempfindlichkeit als Folge einer Störung komplexer Faktoren zu betrachten, bei denen Umweltbelastungen durch Chemikalien einzubeziehen sind. Psychische und umweltbedingte Ursachenfaktoren chronisch-entzündlicher Krankheiten können im Prinzip additiv oder gar potenzierend bei der Ausprägung organischer Krankheitsmechanismen zusammenwirken. Im Zusammenhang mit Krankheiten wie MCS und CFS müssen Depression und Stressempfindlichkeit als begleitende Symptomkomplexe und nicht mehr als eigenständige oder gar ursächliche Krankheiten angesehen werden.

6.9.8. Das Posttraumatische Stresssyndrom (PTSD)

Das so genannte Posttraumatische Stresssyndrom (PTSD) galt bislang als überwiegend psychisch bedingte schwere Funktionsstörung von Hirnfunktionen, die als Folge einer starken psychischen Stresssituation ausgelöst wird. Dazu gehören Kriegserlebnisse oder der Verlust einer eng verbundenen Bezugsperson oder eines Lebenspartners. PTSD wird auch häufig in Verbindung mit dem direkten Erleben von schwerer Verletzung und Lebensgefahr bei sich selbst oder nahe stehenden Personen beobachtet. Eine intensiv erlebte kurzzeitige Stresssituation wirkt als Auslöser von anschließenden chronischen Krankheitssymptomen mit sowohl psychischen als auch somatischen Symptomen, offenbar ein klassischer Fall einer so bezeichneten psychosomatisch bedingten Krankheit. Nach neueren Erkenntnissen aus der pathophysiologischen Forschung ist jedoch eine strikte Unterscheidung zwischen mental-psychischen und somatisch-physiologischen Mechanismen und Ursachen bei PTSD nicht mehr gerechtfertigt. PTSD zeigt nämlich im biochemischen Pathomechanismus viele Gemeinsamkeiten mit anderen chronisch-entzündlichen Multisystem-Erkrankungen: Erhöhte Entzündungs-Zytokin-Werte, erniedrigte Werte für die Natürlichen Killerzellen, Reizdarm-Syndrom, Kreislaufstörungen, Aktivierung der Hypothalamus-Hypophysen-Nebennieren-Achse, sowie stark erhöhte NMDA-Rezeptor-Aktivität und NO-Konzentration sowohl im PTSD-Tiermodell als auch bei betroffenen Menschen, und dies in kurzer Zeit nach Einwirkung des Stressreizes, danach aber anhaltend über einen längeren Zeitraum. Im PTSD-Tiermodell sind die Cortisol-Werte entsprechend erhöht, diese sind wiederum Ursache für eine erhöhte Aktivierung des NMDA-Rezeptors (Literaturnachweise bei Pall, 2001). Stress- und Angst- Symptome sowie auch die NO-Konzentration konnten mit NMDA-Antagonisten bei Tiermodellen vermindert werden, was den vermuteten gemeinsamen zentralen biochemischen Mechanismus bestätigt (Gould, Cameron, 1997; Adamec et al., 1999). Nicht zuletzt sind bei PTSD Lernprozesse nach dem Prinzip der Langzeit-Potenzierung (LTP, Long Time Potentiation) im Gehirn festzustellen: Die auslösende Reaktionsschwelle gegenüber ähnlichen Stresssituationen ist stark vermindert. Biochemisch beteiligt sind auch hier der NMDA-Rezeptor, die Bildung von NO und Peroxynitrit, NF-kB-Aktivierung sowie erhöhte Parameter für oxidativen Stress, was im Prinzip auch für die Chemikalien-Überempfindlichkeit gilt (Pall, 2007). Außerdem weist PTSD viele gemeinsame Symptome mit CFS, MCS und Fibromyalgie auf. Somit zeigt sich am Beispiel von PTSD erneut, dass eine bislang als rein psychisch bedingt geltende Krankheit schwere pathophysiologische und laboranalytisch nachweisbare Veränderungen im Körper auslöst, und dass unterschiedliche chronische Multisystem-Erkrankungen sich lediglich in den auslösenden Reizen unterscheiden, während der biochemische Krankheitsmechanismus, gekennzeichnet durch die erhöhten Parameter des NO- und Peroxynitrit-Kreislaufs, im Wesentlichen gleich oder ähnlich abläuft.

Somit verwundert es nicht, dass traumatische Stress-Erlebnisse in der Kinder- und Jugendzeit, wie z.B. sexueller Missbrauch, zu einem höheren Risiko des späteren Erwerbs einer Chemikalien-Überempfindlichkeit führen, wie eine Studie von Bell et al. (1999) nachgewiesen hat. Das Zusammenwirken von traumatischem Stress und Chemikalien-Expositionen kann daher in synergistischen Mechanismen MCS ausprägen, wobei beide Ereignisse zeitlich weit auseinander liegen können. Dies deutet darauf hin, dass die biochemischen Mechanismen, die zu MCS führen, so tiefgreifend sind, dass sie auch den Zeitraum zwischen den Stresserlebnissen der Jugend und dem MCS-Ausbruch im Erwachsenenstadium überdauern.

Der in der Medizin bislang weit verbreitete strikte Unterscheidung zwischen rein psychisch oder psychiatrisch bedingten Krankheiten einerseits und physiologisch oder organisch bedingten Krankheiten andererseits sollte im Rahmen dieser neuen Erkenntnisse aufgehoben und durch eine neue einheitliche pathophysiologische Betrachtungsweise ersetzt werden (Pall, 2007). Die enge Verzahnung psychischer und physiologischer bzw. biochemischer Krankheitsmechanismen lässt es nicht mehr zu, dass psychische oder psychiatrische Symptome strikt getrennt von somatischen Krankheitsmechanismen gesehen werden. Dies muss Auswirkungen auf die tägliche medizinische Praxis haben: Enge Konsultationen und Abstimmungen zwischen psychiatrischer und klinisch-internistischer Diagnostik und Therapie sind dringend zu fordern, und das viel gelobte interdisziplinäre „ärztliche Konsilium“ ist wieder zu beleben, ohne dass eine Fachrichtung Anspruch auf Dominanz über die jeweilige Andere hat.

6.9.9. Das Golfkriegssyndrom

Veteranen der Golfkriege zeigen eine ganze Reihe von Krankheitssymptomen, die zum großen Teil identisch sind mit denen des Chronischen Erschöpfungssyndroms, mit dem Krankheitsbild von MCS und des Posttraumatischen Stresssyndroms PTSD, sowie mit der Fibromyalgie. Dazu gehören Symptome wie andauernde Müdigkeit, andauernde schwere Erschöpfung, Gedächtnisstörungen, Schwindel, häufige Kopf-, Muskel- und Gelenkschmerzen, Schlafstörungen oder Schlaflosigkeit, Kreislaufstörungen, Bluthochdruck, allgemeine Nervosität, geringe Stresstoleranz und eine unspezifische Chemikalien-Überempfindlichkeit (Thomas et al., 2006 und 2006; Bell et al., 2005). Jeder sechste Veteran von insgesamt 700 000 ehemaligen Golfkriegssoldaten, also über 100 000 Soldaten, sollen betroffen sein. Sie waren während der Golfkriege verschiedenen biologischen und chemischen Materialien und Stoffen ausgesetzt: Impfungen gegen Hirnhaut-Entzündung durch Bakterien (Meningokokken), gegen

Typhus, Botulinus-Toxin und Milzbrand kurz vor der Verlegung an den Persischen Golf, dann während der Invasion Pyridostigminbromid-Tabletten als Schutz vor Nervengas. Körper und Uniformen wurden mit Insektiziden wie DEET und Permethrin behandelt. „Außerdem haben wir stark gechlortes Trinkwasser getrunken, uns mit ölverschmutztem Wasser geduscht und waren dem Fallout von zerstörten irakischen Munitionslagern und Scud-Raketen ausgesetzt, die chemischen Alarm auslösten", berichtet James Brown, der 1990/1991 an der Operation „Wüstensturm" teilgenommen hatte. Zusätzlich atmeten die Soldaten die Abgase und den Ruß von Hunderten brennender Ölquellen ein. Bei den Angriffen der amerikanischen Luftwaffe waren auch 18 Munitionslager mit chemischen Waffen zerstört worden, dabei sind vermutlich auch Nervenkampfstoffe wie Sarin, Senfgas und VX freigesetzt worden. Welchen dieser chemischen Kampfstoffe die Soldaten ausgesetzt waren, und über welche Zeitdauer, lässt sich nicht mehr feststellen, weil detaillierte Protokolle über die entsprechenden Militäreinsätze vernichtet wurden (nach Siegmund-Schulze, 2003; und Johnson, A., 2006).

Die hohe Chemikalien-Exposition der Golfkriegsveteranen ist sehr wahrscheinlich dafür verantwortlich, dass bei den Veteranen die Krankheitsbilder MCS und CFS hoch signifikant mit dem Golfkriegseinsatz sowie mit selbstberichteten Pestizid-Expositionen korrelierten (Reid et al., 2001). Dabei gab es für die unter MCS eingeordneten Krankheitsfälle der Veteranen einen hoch signifikanten Zusammenhang mit in den Fragebögen berichteten Pestizid-Expositionen während der Einsätze (Odds Ratio 10.6) oder mit Pestizid-Belastungen der Kleidung (OR 11,3). Gleichzeitig zeigten andere Chemikalien-Belastungen wie z.B. die durch Diesel-Abgase, Farben, Lösungsmittel, oder sogar giftige Gase keine derart große Assoziation mit dem Krankheitsbild MCS - ein weiterer Hinweis dafür, dass Pestizide in engem Zusammenhang mit der Auslösung von MCS zu sehen sind. Beide Krankheiten (CFS und MCS) waren außerdem stark mit psychischen Krankheitssymptomen korreliert, was dafür spricht, dass Chemikalien zusammen mit anderen Stress-traumatischen Kriegseinwirkungen neurotoxische Wirkungen im Gehirn verursacht haben.

Wenn das Golfkriegssyndrom etwas mit Wirkungen von Chemikalien zu tun hat, mit dem die Soldaten im Kriegsalltag in Kontakt kamen, dann müssten genetische Varianten (Polymorphismen) beim Entgiftungssystem des Körpers einen Einfluss auf die Ausprägung der Krankheit und ihrer Symptome haben. Haley er al.(1999) untersuchten den Zusammenhang zwischen genetischen Polymorphismen des Enzyms Paraoxonase und dem Vorkommen des Krankheitsbildes des Golfkriegssyndroms. Sie fanden, dass Veteranen, die unter dem Golfkriegs-Syndrom litten, niedrigere Konzentrationen von Paraoxonase aufwiesen, einem schützenden Enzym im Blut, das normalerweise Toxine vom Typ der Organophosphate, die sich auch im Kampfstoff Sarin befinden, abbaut. Veteranen, die in der gleichen geographischen Gegend gedient hatten und nicht krank geworden waren, wiesen eine höhere Konzentration dieses Enzyms auf. Der Befund stimmt überein mit Tierversuchen, bei denen Mäuse mit einem Paraoxonase-Defekt (PON-1-knockout Mäuse) bereits bei geringen Konzentrationen des Pestizids Chlorpyriphos Überempfindlichkeitsreaktionen sowie pathologische Veränderungen bei Nervenzellen in der Großhirnrinde und in den Basalganglien zeigten (Furlong et al., 2005).

Damit kann dieser Polymorphismus für ein Chemikalien-abbauendes Enzym (Paraoxonase) als indirekter Beweis dafür angesehen werden, dass bestimmte toxische Chemikalien, hier also Kampfstoffe und Pestizide vom Typ der Organophosphate, Ursache der Krankheit sind. Es sei daran erinnert, dass auch die Krankheit MCS bevorzugt durch Pestizide vom Typ der Organophosphate ausgelöst wird (siehe Kapitel 6.1.6).

Bei Soldaten mit Golfkriegssyndrom wurden erstmals auch organische Hirnschäden als Folge der Einwirkung von Pestiziden und Kampfstoffen mit bildgebenden Verfahren nachgewiesen (Haley, 2009). Auch dieser Befund stimmt überein mit denen der Tierversuche von Furlong et al. (2005). Mehrere Studien hatten den Beweis über chemische Abnormalitäten und Schwund der weißen Hirnsubstanz bei Veteranen erbracht, die bestimmten toxischen Chemikalien, wie dem Nervengas Sarin und bestimmten Pestiziden, im Golfkrieg 1991 ausgesetzt waren. Bei einer der Studien bekamen 21 chronisch erkrankte Golfkriegsveteranen und 17 gesunde Veteranen kleine Dosierungen von Physostigmin verabreicht, eine Substanz, welche cholinerge Rezeptoren kurzzeitig stimuliert. Die Wissenschaftler ermittelten dann die Reaktion der Hirnzellen der Studienteilnehmer mittels radiologischer Aufnahmen des Gehirns.

Auszug aus dem Bericht von Haley (CSN-Blog, 2009): „Was wir fanden war, dass einige der Gehirnareale, die wir schon im Vorfeld in Verdacht gehabt hatten, abnormal auf den cholinergen Provokationstest reagierten. Diese Areale waren in den Basalganglien, im Hippocampus, im Thalamus und der Amygdala zu finden. Veränderungen in der Funktionsweise dieser Gehirnstrukturen können ohne Zweifel Probleme bei Konzentrations- und Gedächtnisfähigkeit, körperliche Schmerzen, Erschöpfung, abnormale emotionale Reaktionen und Persönlichkeitsveränderungen hervorrufen, ganz wie wir es für gewöhnlich bei kranken Golfkriegsveteranen sehen".

Eine vorhergehende Studie, die von der U.S. Army finanziert wurde, fand auch bei Laborratten Veränderungen in den cholinergen Rezeptoren, die durch wiederholte Exposition gegenüber dem Nervengas Sarin im Niedrigdosisbereich verursacht wurden.

Zitat von Haley (CSN-Blog 2009): "Ein zusätzlicher Bonus bei dieser Studie ist eine statistische Formel, die Reaktionen in 17 Gehirnregionen bei kranken Golfkriegsveteranen mit denen von gesunden Veteranen unterscheidet. Zusätzlich unterscheidet sie drei verschiedene Varianten des Golfkriegs-Syndroms mit einem hohen Genauigkeitsgrad voneinander. Wenn diese Feststellung in einer größeren Gruppe wiederholt werden kann, könnten wir einen objektiven Test für das Golfkriegs-Syndrom und seine Varianten in der Hand haben."

Es fällt auf, dass die im Zusammenhang mit dem Golfkriegssyndrom erhobenen Befunde im Gehirn diejenigen Hirnregionen betreffen, die eine besondere Bedeutung für die Informationsverarbeitung im Kurzzeitgedächtnis, für die Wahrnehmung von Gefühlen und deren Verknüpfung mit den im Gedächtnis zu speichernden Informationen haben. Dazu gehören das Limbische System sowie die vordere Großhirnrinde (Präfrontaler Cortex). Damit stören die Schadstoffe und Pestizide vom Typ der Organophosphate offenbar nachhaltig das Gefühlsleben und die Speicherung von Informationen vom Kurzzeit- ins Langzeitgedächtnis. Hier gibt es ebenfalls deutliche Bezüge zum Krankheitsbild MCS und zu den

Folgewirkungen von Depressionen, wie im folgenden Kapitel genauer erörtert wird.

6.9.10 Depressionen als Folge einer durch Chemikalien und Stress ausgelösten Degeneration von Hirnzentren?

Wie schon dargelegt, besteht offenbar ein Zusammenhang zwischen der Einwirkung bestimmter Schadstoffe und Depressionen. Beispielsweise hatten Personen, die einer Langzeit-Exposition von chlorierten Kohlenwasserstoffen wie PCB, Dioxine, Lindan und Pentachlorphenol ausgesetzt waren, ausgeprägte Symptome von Depressionen (Fabig, 1988 und 1990).

Bei Patienten mit chronisch depressiven Syndromen ist ferner ein bestimmter Gehirnbereich, der sogenannte „vordere Stirnlappen" der Großhirnrinde, der „Präfrontale Cortex", häufig stark degeneriert. Ein massiver Abbau von Nervenzellen hat in diesem Gehirnbereich stattgefunden, und zwar um bis zu 40% der ursprünglichen Masse (BMBF, 2001; Duman, 2003; Dinkel und Sapolsky, 2006). Nach Damasio (1996) hat der Präfrontale Cortex eine äußerst wichtige Funktion für die Verknüpfung von Denk- und Entscheidungsvorgängen mit Gefühlen und Empfindungen. Dadurch wird der Mensch in die Lage versetzt, wichtige Entscheidungen gefühlsbetont nach seinen Interessen zu werten. Depressionspatienten wirken eigenartig gefühls- und antriebslos, ihnen „ist alles egal", sie können sich nur noch sehr schwer zu einfachsten Entscheidungen bei ihren Alltagsverrichtungen durchringen. Die Bewältigung der Alltagsverrichtungen ist eingeschränkt, ihr „Nutzen als Arbeitnehmer" ist oft gleich Null. Dies ist erklärbar, wenn man annimmt, dass der Präfrontale Cortex geschädigt oder gar degeneriert ist.

Schadstoffe, wie z.B. PCB-Verbindungen oder Nanoteilchen können beim Einatmen über den Riechnerv auch direkt in Bereiche der vorderen Großhirnrinde eindringen, zu denen auch der Präfrontalen Cortex gehört (Apfelbach, 1998; Oberdörster et al., 2004). Dabei umgehen sie die Blut-Hirn-Schranke, sodass dieser Aufnahmepfad für Krankheitsprozesse im Gehirn von besonderer Bedeutung ist. Da liegt die Annahme sehr nahe, dass die Degeneration des Präfrontalen Cortex bei Depressionspatienten eine Folge der Einwirkungen von über die Luftwege aufgenommenen Chlorierten Kohlenwasserstoffen und anderen Schadstoffen sein kann. Die Depressionen dieser Patienten sind somit möglicherweise ebenfalls Folge von Degenerationsvorgängen im Gehirn, die durch Schadstoffe ausgelöst wurden, und die Degeneration von Gehirnteilen ist dann nicht umgekehrt eine Folge von Depressionen. Daraus würde folgen, dass die durch Schadstoffe ausgelösten Depressionen auf toxischen Wirkungen beruhen (können), die eine Degeneration des Präfrontalen Cortex zur Folge haben. Ein verantwortungsvoller Neurologe müsste also bei Depressionspatienten in seiner Anamnese eine mögliche Schadstoffexposition stets in Betracht ziehen, bevor er sich in seiner Diagnose endgültig auf eine „endogene" oder „neurotische Depression" festlegt.

Der bekannte Gehirnforscher Antonio Damasio hat in seinem Buch „Descartes´ Irrtum" (1996) die besondere Bedeutung des Präfrontalen Cortex für die Gehirnfunktionen am Beispiel des Unfall-Patienten Phineas P. Gage begründet.

Bei einer Explosion war diesem Mann eine Eisenstange durch das Vorderhirn gedrungen. Der Patient überlebte den Unfall, zeigte aber ein verändertes Verhalten und sogar einen grundlegend veränderten Charakter, wie es teilweise für chronisch depressive Patienten typisch ist: Er wurde „launisch, wankelmütig, halsstarrig, unbesonnen und unentschlossen". Sein Verhalten gegenüber seinen Bezugspersonen war plötzlich durch Gefühlslosigkeit und völlig fehlendem Einfühlungsvermögen gekennzeichnet, ganz im Gegensatz zur Zeit vor dem Unfall. Mit diesem beobachteten Defekt konnte Damasio die wichtige Funktion des Präfrontalen Cortex bei der menschlichen Informationsverarbeitung im Gehirn beschreiben. Diese Funktion besteht darin, vor Handlungsentscheidungen den gefühlsmäßigen Anteil von gespeicherten Gedächtnisinhalten aufzurufen und mit den gegebenen Handlungsinformationen zu verknüpfen. Letztlich wird eine Handlungsentscheidung also immer von gefühlsmäßigen Wertungen abhängig gemacht. Bei den Betroffenen fehlt somit diese Fähigkeit und damit eine wesentliche Voraussetzung zur Lebensbewältigung.

Die Patienten, die Holzschutzmittel oder PCB-Stoffe am Arbeitsplatz oder in ihren verseuchten Häusern einatmeten, haben offenbar einen ähnlichen Unfall wie Phineas Gage erlitten: Hierbei übernehmen anscheinend die Schadstoffe die Funktion des Zerstörers des Präfrontalen Cortex, wie es auch bei Schnüfflern von Lösungsmitteldämpfen gesehen wird, wodurch anschließend chronische Depressionen ausgelöst werden.

Weiterhin wird auch der Hippocampus, die Schaltstelle für Gedächtnis und Lernen im Gehirn, bei depressiven und stressbelasteten Patienten geschädigt: Das Wachstum von Nervenfasern wird eingestellt, vermutlich auf Grund eines Mangels am Nervenwachstumsfaktor BDNF (brain-derived neurotropic factor), und es kommt ferner zu Degenerationserscheinungen bei Nervenzellen (Bremner, 1999; Sapolsky, 2000). Die Masse der Nervenzellen schwindet dort um durchschnittlich 10%. Folge: Es herrscht eine Blockade bei der Aufnahme von neuen Lerninformationen. Hintergrund: Die Betroffenen können Lerninhalte nicht mehr mit bestimmten Gefühlen verknüpfen.

Lernerfolg beruht bekanntlich auf einer Assoziation von Lerninhalten mit positiven gefühlsbetonten Wertungen, die vom Präfrontralen Cortex geliefert werden. Ein strenger und autoritärer Lehrer, der Fehler beim Lernen mit Strafe belegt, verhindert Lernen und wird keinen Erfolg haben. Grund: Der Präfrontale Cortex bewertet den Lernvorgang mit negativen Gefühlen, und die gelernten Inhalte werden gelöscht.

Fehlen positive Wertungen von Lerninhalten, so tritt in der Regel kein Lernerfolg ein. Dies ist der Fall, wenn der präfrontale Cortex bei Patienten mit chronischen Depressionen geschädigt oder degeneriert ist. Dies deutet darauf hin, dass Depressions-Patienten an einer bleibenden Zerstörung lebenswichtiger Hirnzentren leiden, die den Schäden nach Schlaganfällen oder bei Epilepsie gleichen.

Die besondere Bedeutung des frontalen Cortex für Lernvorgänge wird bestätigt durch aktuelle Untersuchungen mit Hilfe der funktionellen Magnetresonanz-Tomografie, nach denen die Fähigkeit, aus Fehlern zu lernen, von der Zahl der Dopamin-Rezeptoren vom Typ D2 im frontalen Cortex abhängig ist (Klein et al., 2007). Wenn es nun entweder durch direkte Schadstoffwirkungen nach Schädigung der Blut-Hirnschranke oder durch indirekte Wirkungen über die

Aktivierung der Stressachse und das dabei gebildete Hormon Cortisol zur Degeneration des präfrontalen Cortex kommt, so ist auch mit einer Verminderung der für Lernvorgänge benötigten D2-Rezeptoren zu rechnen.

Nach Aktivierung der Stressachse werden auch vermehrt dopaminerge Nervenzellen im Gehirn aktiviert (Georgellis et al., 2003; Coronas et al., 1999; Berkowicz, Trombley, 2000). Dies hat langfristig eine Verminderung der Zahl der Dopamin-Rezeptoren im aktivierten Hirnareal zur Folge. Somit gibt es eine Verbindung zwischen der Aktivierung der Stressachse und einer langfristigen Verminderung der D2-Rezeptoren im frontalen Cortex, was zu einer Verminderung des Lernvermögens und damit zu kognitiver Beeinträchtigung führt.

Zusätzlich spielt bei diesen Degenerationsvorgängen das nach Aktivierung des NMDA-Rezeptors gebildete Peroxynitrit eine große Rolle, das offenbar auch die Funktion von Rezeptoren im Gehirn schädigt (siehe auch die Befunde zum Posttraumatischen Stresssyndrom im Kapitel 6.9.8). Damit wäre der Mechanismus kognitiver Schädigung ausgehend von Schadstoffen bis hin zu den molekularen Grundlagen der Lernprozesse nachvollziehbar und somit unter anderem auf Schadstoffe zurückführbar.

Zur Rolle des Stresshormons Cortisol

Man vermutet, dass Stresshormone wie Cortisol an der Blockade der Funktion von Nervenzellen im Gehirn und damit auch an der Hemmung der Lernfähigkeit und weiterer kognitiver Funktionen beteiligt sind (Duman, R., 2003; Dinkel und Sapolsky, 2006). Da Cortisol aber als Folge einer durch Schadstoffe ausgelösten Reaktion des Nerven- und Immunsystems bei der Aktivierung der Hypothalamus-Hypophysen-Nebennieren-Achse (Streß-Achse) freigesetzt wird, ist es offenbar für die Degeneration des Präfrontalen Cortex im Laufe einer schadstoffbedingten Depressionserkrankung ursächlich mitverantwortlich. Bestätigt wird dies durch Untersuchungen mit Patienten, die an schwerer Schlafstörung (Insomnie) leiden. Nicht ausreichender Schlaf führt auf Dauer nämlich zu morphologischen Veränderungen im Gehirn. Unter anderem ist bei Insomnie-Patienten das Volumen des Hippocampus im Vergleich zu gesunden Personen signifikant verringert (Riemann et al., 2007). Da 80% der depressiven Patienten gleichzeitig an Schlafstörungen leiden (Wolf, 2009), sind auch die Depressionspatienten in der Mehrzahl durch das Risiko der Gehirn-Degeneration im Bereich des Hippocampus bedroht. Der Hippocampus gehört zum entwicklungsgeschichtlich alten Teil der Großhirnrinde (Palaeocortex) und gleichzeitig zum Limbischen System, das funktionell mit dem Präfrontalen Cortex bei Lern- und Gedächtnisfunktionen zusammenarbeitet. Wenn Funktionsteile des Limbischen Systems, hier also der Hippocampus, geschädigt sind, dann sind Lernvorgänge, bei denen explizite (bewusste) Gedächtnisinhalte vom Kurz- ins Langzeitgedächtnis übertragen werden, behindert. Dann fehlt die affektive Bewertung von Erlebnisinhalten durch das Limbische System, die für die Übertragung der Gedächtnisinhalte ins Langzeitgedächtnis notwendig ist.

Wie kommt es nun zu diesen degenerativen Vorgängen im Gehirn? Wie oben dargestellt wurde, können Chemikalien direkt im Gehirn einwirken und direkt oder indirekt Schäden verursachen. Andererseits können Glukokorticoide, zu denen auch Cortisol gehört, im Gehirn Entzündungen und damit neurodegenerative Prozesse fördern. Die Folge von chronischen Schlafstörungen und Insomnie ist nämlich eine erhöhte Cortisolkonzentration im Plasma (Wolf, 2009; Vgontzas und Bixler, 2008). Die entzündungsfördernde Wirkung von Cortisol im Gehirn steht in gewissem Gegensatz zu seiner allgemein bekannten peripheren immunsuppressiven Wirkung (Dinkel et al., 2002). Bei Versuchstieren (Ratten) fand sich in direkter Abhängigkeit von der Konzentration der Glukokortikoide ein Infiltrat von Mikroglia, Makrophagen und Granulozyten im Gehirn, was auf aktive Entzündungsprozesse hinweist (Dinkel und Sapolsky, 2006). Cortisol aktiviert außerdem bei chronisch hohen Konzentrationen in den Gliazellen und Astrocyten die Produktion von Zytokinen der Entzündungsreaktion, darunter die Interleukine Il-6 und Il-1ß, den Tumornekrosefaktor-alfa (TNF-α) und den Induktionsfaktor NF-kB. Signalwege zum Programmierten Zelltod (Apoptose) und zu Entzündungsreaktionen werden aktiviert (siehe Zusammenfassung und Literatur bei Hoyer, Frölich, 2007, und Kapitel 6.9.5). Cortisol wirkt also im Gehirn unter chronischen Bedingungen proinflammatorisch, also entzündungsfördernd, und nicht wie sonst üblich entzündungshemmend.

Wenn bei Versuchstieren gleichzeitig erregungsverstärkende Toxine wie Kainat und hohe Konzentrationen von Glukokortikoiden (Cortisol) verabreicht wurden, ergab sich eine bis zu zehnfache Erhöhung des über den Glukokortikoid-Rezeptor vermittelten Schadens im Gehirn, vor allem im Hippokampus. Dabei wird der Nervenschaden durch eine massive Ausschüttung von erregenden Neurotransmittern verursacht, mit der Folge, dass die ATP-abhängige Na+/K+-Pumpe ausfällt und das Membranpotential der Nervenzellen zusammenbricht. Als Folge davon wird wiederum eine große Menge an erregenden Transmittern, darunter Glutamat, freigesetzt, die unter anderem über den NMDA-Rezeptor eine Schadenskaskade auslösen (siehe oben). Am Ende steht der Zelltod durch Apoptose und/oder Nekrose (Dinkel und Sapolsky, 2006).

Dauerstress-Symptome gehören zu den typischen Krankheitserscheinungen bei schadstoffbedingtem Chronischem Erschöpfungssyndrom und der Chemikalien-Überempfindlichkeit (MCS). Bei dem durch Cortisol ausgelösten Mechanismus der Zellzerstörung im Gehirn spielen offenbar NO und Peroxynitrit als Folge der NMDA-Rezeptor-Aktivierung eine entscheidende Rolle.

Erhöhte Cortisol-Werte einerseits und NMDA-Aktivierung verbunden mit erhöhten Konzentrationen von NO und Peroxynitrit andererseits stehen also in einem Zusammenhang. Da bestimmte Chemikalien wie Pyridostigmin-Bromid über die Bildung von Reaktiven Sauerstoffverbindungen (ROS) und die Aktivierung von Muscarin- und NMDA-Rezeptoren zur Apoptose (Zelltod) führen (Li et al., 2001), ist eine synergistische Wirkung mit den durch Cortisol beim psychischen Stress ausgelösten Mechanismen plausibel. Beide Signalwege enden mit Stickstoffmonoxid und Peroxynitrit. Letzteres kann bekanntlich allein schon den programmierten Zelltod (Apoptose) auslösen (Kim et al., 2001). Damit lassen sich die fatalen Schadwirkungen von Stress auf das Gehirn wiederum auf den zentralen biochemischen Mechanismus der chronischen Multisystem-Erkrankungen zurückführen, der über die Aktivierung des NMDA-Rezeptors zur Bildung von NO und Peroxynitrit und damit zur Degeneration bestimmter Teile des ZNS führt.

Der Mechanismus des **programmierten Zelltods (Apoptose)** ist erst seit wenigen Jahren bekannt: Bei besonderen Stressreizen auf die Zellen, z.B. durch oxidativen Stress, NO- und Peroxynitrit-Bildung kann das angeborene Selbstmordprogramm (Apoptose) aktiviert werden, das zum Absterben der Zellen führt (Pall, 2007). Die gestressten Zellen bilden das Hormon proNGF, einen Vorläufer des Nervenwachstumsfaktors NGF (Neuronal Growth Factor), und scheiden diesen in das umliegende Gewebe aus. ProNGF bindet dann an den Oberflächenrezeptor Sortilin an der Außenseite benachbarter Nervenzellen und löst dadurch die Reaktionskaskade der Apoptose aus. Dabei werden nicht nur die von einer Schädigung z.B. bei einem Schlaganfall direkt betroffenen Zellen getötet, sondern auch die Nervenzellen im umliegenden Gewebe. Bewiesen wurde dieser Effekt mit gentechnisch hergestellten so genannten Knock-out-Mäusen, denen der Rezeptor Sortilin fehlt. Bei diesen Mäusen überleben nach einer Schädigung, z.B. einer Rückenmarksverletzung, wesentlich mehr Nervenzellen als bei Mäusen, die den Rezeptor auf den Nervenzellmembranen besitzen (Jansen et al., 2007).

Die Apoptose spielt bei Schlaganfall und bei chronisch degenerativen Erkrankungen des Gehirns wie Multiple Sklerose, Alzheimer und Parkinson eine große Rolle. Nach den oben geschilderten epidemiologischen und pathophysiologischen Befunden scheint die Apoptose auch bei chronischen Depressionen, die als Folge von MCS und CFS auftreten, für die Degeneration verschiedener Hirnzentren verantwortlich zu sein.

Das Zusammenwirken von Stresshormonen und Schadstoffen bei der Hirnschädigung

Nicht nur das Stresshormon Cortisol, sondern auch Schadstoffe vom Typ der Organophosphate und der Organo-Zinnverbindungen wie Trimethylzinn können zumindest bei Versuchstieren zu Entzündungen und zur Degeneration von Teilen des Gehirns führen (Harry et al., 2002; Haga et al., 2002; Bruccoleri und Harry, 2000; Shintani, 2007). So verursacht das Organophosphat Tris-(2-chlorethyl)-phosphat (TCEP), das als Flammschutzmittel und Weichmacher in Kunststoff-Materialien breite Anwendung findet, bei Ratten ab einer Dosis von 175 mg/kg dosisabhängig zu degenerativen Veränderungen in der Hippocampus-Region, einem Teil des Limbischen Systems des Gehirns (Merkblatt Nr. 33 BG Chemie, 1995). Ähnlich wirkt Trimethylzinn, dies jedoch in weitaus geringerer Konzentration (Haga et al., 2002). Vom Hippocampus ziehen Bahnen zum Hypothalamus, der bekanntlich eine wesentliche Funktion bei der Regulation des Stresshormon-Systems und damit der Tag-Nacht-Periodik besitzt. Damit wird deutlich, dass die von Organophosphaten und organischen Zinnverbindungen ausgelösten Degenerationen im Limbischen System schwerwiegende Auswirkungen auf die hormonalen Regulationsvorgänge speziell bei der Stressachse besitzen. Wenn ein Patient nun gleichzeitig neben einer Belastung mit Organophosphaten an Depressionen leidet, summieren oder potenzieren sich die Wirkungen des Cortisols mit denen der Organophosphate und der Zinnverbindungen bezüglich der weiteren Degeneration von Gehirnteilen. Dies ist nach den Darlegungen in Kapitel 6.1.6 zur Funktion der Organophosphate bei der

Auslösung von MCS für Patienten mit dieser Krankheit von besonderer Bedeutung.

Einen Beweis für ein Nerven-zerstörendes Zusammenwirken von emotionalem und chemischem Stress lieferte eine Untersuchung mit einem Tiermodell für das Golfkriegssyndrom: Bei Ratten, die gleichzeitig psychischem Stress und relativ geringen Konzentrationen eines Gemisches der Chemikalien Pyridostigmin-Bromid (PB), Dieethyl-Toluamid (DEET) und Permethrin ausgesetzt waren, kam es in bestimmten Hirnregionen zu lokalem Absterben von Nervenfasern durch Apoptose, dem so genannten „programmierten Zelltod". Soldaten der US-Armee waren den drei genannten Chemikalien in hohem Maße exponiert: PB wurde prophylaktisch als Antagonist zu möglichen Organophosphat-Kampfstoffen verabreicht, die übrigen Stoffe dienten als Insektizid-Imprägnierung für Zelte und Textilien. Bei den exponierten Ratten starben Nervenzellen in bestimmten Hirnbereichen hauptsächlich des limbischen Systems (Gyrus cinguli, Gyrus dentatus, Hippocampus) sowie in Thalamus und Hypothalamus ab, sodass Läsionen in diesen Hirnbereichen histologisch nachweisbar wurden (Abdel-Rahman et al., 2002). Die Zahl der überlebenden Nervenzellen in diesen Hirnbereichen verminderte sich um 30 bis 40 Prozent, und gleichzeitig war eine Degeneration der Blut-Hirn-Schranke offenbar ausschließlich in diesen Hirnregionen nachzuweisen. Wenn die Chemikalien oder der Stress jeweils allein einwirkten, war keine Zelldegeneration festzustellen, **nur die synergistische Wirkung von Stress und Chemikalien führte zum Zelltod.** Andere Untersuchungen haben allerdings ergeben, dass höhere Dosierungen von Pyridostigmin-Bromid den programmierten Zelltod auch ohne gleichzeitigen psychischen Stress auslösen können, wobei die Apoptose durch ein Zusammenwirken von reaktiven Sauerstoffverbindungen und der Aktivierung von Muscarin- und NMDA-Rezeptoren ausgelöst wird (Li et al., 2001).

Die Schädigung der genannten Hirnareale ist beim hier beschriebenen Tiermodell eine Folge des Abbaus der Blut-Hirn-Schranke, der ausschließlich in den genannten spezifischen Hirnregionen des limbischen Systems (Gyrus cinguli, Gyrus dentatus, Hippocampus) sowie in Thalamus und Hypothalamus nach kombinierter Einwirkung von Stress und Chemikalien stattfindet. Diese Hirnbereiche sind für die emotionale Wertung von Lerninhalten verantwortlich und haben somit eine wesentliche Funktion bei erfolgreichen Lernprozessen. Offenbar beschränkt sich die Schädigung der Blut-Hirn-Schranke durch Chemikalien auf bestimmte besonders empfindliche Bereiche, die ausgerechnet für Lernprozesse zuständig sind. Durch die Kombination von psychischem Stress mit Chemikalienbelastung werden also Lernprozesse wirkungsvoll behindert oder gar verhindert.

Zusammenfassend ist festzustellen: Dauerstress und Schadstoffe wirken synergistisch zusammen bei der Förderung von Degenerationsprozessen ausgerechnet in den Teilen des Gehirns, die für Lernen und Informationsverarbeitung lebenswichtig sind. Sozialer Stress beeinflusst zudem tief greifend das Immunsystem, indem dieses peripher gehemmt und dadurch Infektionskrankheiten gefördert werden (Stefanski et al., 2006). Zentral im Gehirn aber kann das Immunsystem durch chronisch hohe Cortisol-Konzentrationen aktiviert werden und dort Entzündungen und Degererationsprozesse im Zusammenwirken mit Fremdstoffen verstärken.

Die Lebensbedingungen in den „modernen“ Industriegesellschaften sind nicht gerade dazu geeignet, vor einer Gehirndegeneration zu schützen: Dauerstress im Beruf und in zwischenmenschlichen Beziehungen sind bei gleichzeitiger vielfältiger Belastung durch Umweltschadstoffe an der Tagesordnung. Man stelle sich eine der 4000 im Jahr 2000 in Deutschland noch mit Polychlorierten Biphenylen (PCB) belasteten Schulen vor, in denen ein cholerischer Mathematiklehrer den mangelnden Lernerfolg seiner Schüler mit psychosozialem Stress in Form von Demütigungen und Sanktionen bestraft: Die Schüler verlassen die Schule danach möglicherweise mit Läsionen gerade in den Hirnzentren, die für Lernprozesse zuständig sind. Die Kombination „Stressfaktor Lehrer“ mit einer täglichen Schadstoffexposition bewirkt somit das Gegenteil von Lernerfolg: Sie lässt die zum Lernen benötigten Teile des Gehirns degenerieren, und dies möglicherweise irreversibel, sodass alle weiteren Lernbemühungen an derartigen „Lehranstalten“ auch in Zukunft erfolglos bleiben müssen.

6.9.11. Chronisch entzündliche Multisystemerkrankungen – eine „moderne Epidemie“?

Umweltbedingte chronische Erkrankungen stellen offenbar ein immer größeres Problem in der praktischen und wissenschaftlichen Medizin dar. Selbst die etablierte umweltmedizinische Forschung, die vom „Helmholtz-Zentrum München – Deutsches Forschungszentrum für Gesundheit und Umwelt“ repräsentiert wird, weist auf „einen dramatischen Anstieg der durch Umweltfaktoren beeinflussten, komplexen chronischen Erkrankungen wie Lungen- und Immunerkrankungen, Diabetes, Demenz und Depression“ hin. Das Helmholtz-Zentrum München will dementsprechend den Forschungsschwerpunkt „Environmental Health“ (Umweltmedizin) ausbauen und sich damit auf „die großen Herausforderungen der Gesundheitsforschung des 21. Jahrhunderts“ konzentrieren (GSF, 2008).

Welche Merkmale sind nun diesen Krankheiten gemeinsam? Aus den oben dargestellten Mechanismen und Reaktionen, die als Folge von Entzündungen ablaufen, lässt sich verallgemeinern, dass Stressoren gleich welcher Art, seien dies Belastungen durch Viren, Fremdstoffe oder auch Strahlen und Hitze, zu oxidativem Stress beitragen, sich dabei gegenseitig verstärken und schließlich zu chronisch degenerativen Entzündungsvorgängen führen (Messerschmitt, 2004 und 2007). Alle der oben genannten, zu den Multisystemerkrankungen gezählten Begleiterkrankungen der Chemikalien-Überempfindlichkeit haben Entzündungsvorgänge als wesentlichen Krankheitsmechanismus gemeinsam, sie gehören zu den Entzündungskrankheiten. Die auslösenden Faktoren und Reize, die zu diesen Erkrankungen bzw. deren Symptomen führen, bewirken im Rahmen dieser Entzündungsvorgänge eine verstärkte Synthese von Stickstoffmonoxid (NO). Dies deutet darauf hin, dass die Mechanismen und Vorgänge, die durch die genannten Stressoren ausgelöst werden, bei allen diesen Krankheiten im Prinzip ähnlich oder gleich ablaufen, sodass die gemeinsame Zuordnung zu den chronisch entzündlichen Multisystemerkrankungen gerechtfertigt erscheint (Pall, 2007).

Die seit Jahren beobachtete Zunahme von Allergien in der Bevölkerung der westlichen Industrieländer wird nicht mehr allein auf die hygienischen Faktoren, sondern auf einen allgemeinen globalen Anstieg der Entzündungsneigung zurückgeführt. Nach verschiedenen Studien ist die spezifische allergische Sensibilisierung demnach nicht als Hauptfaktor für die Allergie-Epidemie der westlichen Industrieländer zu betrachten. Viele „Allergiker" zeigen demnach in den üblichen Hauttests wie dem Prick-Test Reaktionen auf Fremdstoffe, bekommen aber dennoch nicht die typischen Symptome atopischer Erkrankungen wie Asthma oder Dermatitis. Vielmehr ist bei ihnen eine allgemeine Disposition zu Entzündungen festzustellen, die weitgehend unspezifisch durch Fremdstoffe oder Allergene ausgelöst werden. Die zunehmende Allergieneigung könnte also mit einer viel globaleren Entzündungsneigung zusammenhängen (Renz-Polster et al., 2004). Das Krankheitsbild MCS würde demnach nur eine von verschiedenen Spielarten dieser durch unspezifische Fremdstoffe ausgelösten entzündlichen Multisystemerkrankungen darstellen.

Für eine epidemieartig zunehmende Neigung zu Entzündungen sprechen auch zwei weitere Beobachtungen: Parallel zu den Allergien nehmen auch **Autoimmunkrankheiten** wie Typ-1-Diabetes und Colitis Ulcerosa zu, und bei Allergikern zeigt sich nach Untersuchungen zur klinischen Labordiagnostik immer deutlicher ein Defekt bei der Kontrolle der Entzündungsreaktionen durch regulatorische T-Zellen (Renz-Polster, et al., 2004).

Zusammenfassend ist zu folgern, dass viele der „modernen Zivilisationskrankheiten" einem Entzündungsmechanismus zu Grunde liegen. Fremd- und Schadstoffe, besonders auch ultrafeine Staubpartikel, können dabei nach Aufnahme im Körper eine besondere Rolle spielen, indem sie über Sauerstoffradikale einen entzündlichen Gesamtzustand erzeugen, der sowohl MCS, ein erhöhtes Infarkt-Risiko oder auch die Alzheimer Krankheit begünstigt. Bei den Auslösungsmechanismen dieser Krankheiten spielen als gemeinsames Merkmal die reaktiven Sauerstoffverbindungen (ROS) eine wesentliche Rolle, wie dies auch bei MCS der Fall ist. Umweltfaktoren und Schadstoffe können – vermittelt über ROS – daher nicht nur MCS- und CFS-Symptome auslösen, sondern sind auch an der Entstehung systemischer Entzündungskrankheiten beteiligt.

Fazit: Alle Faktoren, seien dies Viren oder Fremd- und Schadstoffe, die gegenseitig verstärkend zu oxidativem Stress beitragen, führen zu chronisch degenerativen Entzündungsprozessen, die für Arteriosklerose, Diabetes mellitus Typ II, Rheumatische Erkrankungen, entzündliche Darmerkrankungen und Nierenentzündungen und offenbar auch für die Umweltkrankheiten MCS und CFS charakteristisch sind (Messerschmitt, 2007; Pall, 2007). Bei den meisten dieser Erkrankungen handelt es sich um systemische Entzündungen, die im Gegensatz zu lokalen Entzündungen nicht auf ein bestimmtes Gewebe beschränkt sind (Huber, 2007).

Welche weiteren entzündlichen Krankheiten davon betroffen sind, ist noch nicht abzuschätzen. Möglicherweise haben MCS-Patienten aufgrund ihrer Disposition zu systemischen Entzündungen auch ein erhöhtes Herzinfarkt-Risiko, was experimentell und epidemiologisch noch bestätigt werden muss.

Inwieweit MCS durch Förderung von Entzündungsprozessen an der Auslösung dieser chronischen Krankheiten beteiligt ist oder als zusätzliche Begleitkrankheit auftritt, muss ebenfalls späterer Forschung vorbehalten bleiben.

Nach den Darlegungen in den Kapiteln 6.2 und 6.3 ist den meisten chronischen Multisystemerkrankungen sowie den durch psychischen Stress und Fremdstoffe ausgelösten Depressionskrankheiten ein großer Teil der biochemischen Mechanismen gemeinsam: Die chronische Phase ist durch erhöhte Konzentrationen von Stickstoffmonoxid (NO) und Peroxynitrit, eine erhöhte Aktivität der NO-Synthetase iNOS und des Faktors NF-kB, erhöhtem Oxidativem Stress und erhöhter Aktivität der Vanilloid- und NMDA-Rezeptoren gekennzeichnet (Pall, 2007). Dabei stehen diese verschiedenen Komponenten des Krankheitsmechanismus durch positive Rückkopplungen miteinander in Verbindung. Eine chronisch-entzündliche Multisystemerkrankung unterscheidet sich somit vom gesunden Zustand durch ein „Umschalten" der Regulationssysteme der Körpers von negativen Rückkopplungen, die einen Gleichgewichtszustand erzeugen, zu positiven Rückkopplungen, die als Verstärkungsmechanismen ein Ungleichgewicht in einem pathologischen Zustand bedingen, der eine Tendenz zu weiterer Verschlechterung besitzt.

Ein besonderes Problem stellt die große Variationsbreite der Krankheitssymptome sowohl zwischen den verschiedenen Arten von Multisystem-Erkrankungen, als auch zwischen verschiedenen Individuen z.B. mit MCS oder CFS dar. Grundsätzlich liegt eine Ursache dafür in der lokal begrenzten Wirkung der Auslösungsmechanismen, die oft nur auf bestimmte Zellen oder Gewebe beschränkt sind, an denen sich auslösende Rezeptoren wie NMDA oder GABA befinden. Die nach der Auslösung ablaufenden Verstärkungskreisläufe, wie z.B. der NO-Peroxynitrit-Kreislauf, sind ebenfalls meist lokal auf Zellen und Gewebe z.B. der oberen Luftwege beschränkt (Pall, 2007). Zwischen verschiedenen Individuen bestehen somit Unterschiede in der Verteilung der betroffenen Gewebe. Dennoch kommt es häufig dann zu systemischen Wirkungen, wenn das Gehirn, das autonome Nervensystem sowie die Zellen des Blut- und Immunsystems in die Mechanismen einbezogen sind. Dies ist bei MCS meist der Fall, weil der NMDA-Rezeptor im Gehirn aktiviert wird.

Ein weiterer Grund für die Variationen bei der Ausprägung der Symptome und Begleitkrankheiten besteht in der unterschiedlichen genetischen Ausstattung bezüglich der Enzyme des Fremdstoff-Metabolismus. Auch damit könnte das nicht einheitliche Erscheinungsbild der Krankheit MCS zu erklären sein.

Schließlich sind es viele Faktoren, wie die beschriebenen miteinander verknüpften Regel- und Rückkopplungssysteme sowie die epigenetischen Regelmechanismen für die Genaktivitäten, die das Krankheitsbild ausprägen und zu dessen Variationsbreite in der Symptomatik beitragen. Bei den hier beschriebenen entzündlichen Multisystem-Erkrankungen ist eine Symptom-Vielfalt nicht zu umgehen. Die Verhältnisse sind nicht so klar und eindimensional wie bei Infektionskrankheiten, z.B. Hepatitis B oder Tuberkulose, deren Ursache auf einen bestimmten Erreger zurückgeführt werden kann. Die vielfältigen Erscheinungsformen chronisch-enzündlicher Multisystem-Erkrankungen lassen sich nur schwer den offiziell gültigen Krankheitskategorien z.B. nach WHO zuordnen. Notwendig erscheint daher eine Anpassung der bislang geltenden

Kataloge der Krankenkassen für diese Arten von Krankheiten, um sie eindeutig zu identifizieren und zuzuordnen, damit sie auch für Kassenpatienten abgerechnet werden können.

Dennoch: Es gibt gemeinsame charakteristische Merkmale und Mechanismen, unter denen diese Krankheiten zusammengefasst werden können. Die Kategorien zur Identifizierung chronisch entzündlicher Multisystem-Erkrankungen müssen entsprechend geändert und angepasst werden. Für MCS gilt die WHO-Klassifikation nach ICD 10, T 78.4, Kapitel 19 (siehe Anhang). Zur Abgrenzung der einzelnen verschiedenen Arten von Erkrankungen ist eine sehr differenzierte ärztliche Anamnese und Labordiagnostik notwendig, und das Gesundheitswesen wird sich damit noch eingehend zu beschäftigen haben (Pall, 2007). Es dürfte nur noch eine Frage der Zeit sein, bis auch die diagnostischen Methoden so weit entwickelt sind, dass validierte Parameter zu einer eindeutigen Diagnose dieser Erkrankungen zur Verfügung stehen.

6.9.12. Spekulationen über die „biologische Funktion“ des pathologischen Verstärkungsmechanismus

Als Biologe fragt man sich nach dem Sinn eines derartigen Zerstörungsmechanismus, der nach dem Prinzip der sich selbst verstärkenden positiven Rückkopplungen funktioniert, der offenbar bei den meisten chronisch entzündlichen Multisystemerkrankungen prinzipiell in gleicher Weise abläuft, und der im Laufe der Evolution des Menschen genetisch angelegt worden sein muss. Offenbar handelt es sich bei den höher entwickelten Lebensformen einschließlich des Menschen, die über ein hoch differenziertes Hormon-, Immun- und Zentralnervensystem verfügen, um ein angeborenes, äußerst labiles Regulationssystem, das, einmal aus dem Gleichgewicht gebracht, dazu tendiert, „abzustürzen“ und dabei sogar lebenswichtige Zellen und ganze Funktionszentren in der Großhirnrinde durch Apoptose zu zerstören, wie dies in den Kapiteln 6.9.5, 6.9.7 und 6.9.10 beschrieben wurde. Es drängt sich die Vermutung auf, dass dieser Mechanismus, der im Verlauf der Evolution des Menschen entstanden ist, einen „biologischen Sinn“ haben muss.

Denn die biochemischen Stress-Mechanismen einschließlich des NO-Peroxynitrit-Verstärkungsmechanismus sind darauf angelegt, einen einmal in Gang gekommenen pathologischen Schädigungsmechanismus weiter zu verstärken. Im Endeffekt benachteiligen diese Mechanismen die durch Umweltschäden Betroffenen in allen Lebensbereichen, was sich auch bei den Fortpflanzungschancen negativ auswirkt. Traumatisierte und chronisch Kranke wären demnach vom weiteren Evolutionsgeschehen ausgeschlossen. Die durch Gesundheit privilegierten Personen bleiben zunächst von diesen Schadensmechanismen verschont, sie vererben allerdings die dazu gehörenden Gene, sodass die Nachkommen jederzeit nach Schadstoffbelastung eine MCS erwerben können. Die Schadstoffe aktivieren dann wieder die angeborenen Schädigungsmechanismen, mit denen die Betroffenen aus dem Alltagsleben und aus höheren gesellschaftlichen Positionen praktisch ausgeschlossen werden.

Betroffen sind nämlich bei den schweren Depressionen der CFS-/MCS-Patienten ausgerechnet die Gehirnzentren, die bei Lernen und Gedächtnis eine wesentliche Funktion besitzen: Präfrontaler Cortex, Amygdala und weitere Teile des Limbischen Systems. Die Übertragung von Erfahrungen und gelernten Inhalten vom Kurzzeit- ins Langzeitgedächtnis wird durch den beschriebenen Apoptose-Mechanismus weitgehend verhindert. Damit entfallen wichtige Funktionen zur täglichen Bewältigung des Lebens. Dies beweisen vielfältige Fallschilderungen von MCS-Patienten: Der berufliche und private Alltag ist häufig durch unerträgliche Konflikte mit KollegInnen, Angehörigen, Bekannten und PartnerInnen belastet, weil die erworbenen Defekte des Gedächtnisses und Lernvermögens Leistungen und Kommunikation beeinträchtigen. Die erforderliche schnelle Auffassung von Informationen und ihre weitere Verarbeitung ist stark behindert, Fakten und Details werden schnell vergessen und nicht verarbeitet. Betroffene gelten bei den uneinsichtigen Mitmenschen als nachlässig, schlampig, unkonzentriert und uninteressiert. In der täglichen Konkurrenzsituation am Arbeitsplatz gilt man schnell als unqualifiziert, wenn man die jeweiligen Anforderungen nicht erfüllt. Alltägliche Konflikte und Mobbing durch Vorgesetzte, Mitarbeiter und Lebenspartner/-innen verstärken den in Gang gekommenen permanenten Stresszustand. Dem biochemischen Schadensmechanismus chronisch-entzündlicher Krankheiten, der mit regelrechten Zerstörungen ganzer Hirnareale durch Apoptose verbunden ist, folgt ein solcher auch auf der sozialen und psychischen Ebene. Der dadurch bedingte psychosoziale Stress wirkt wiederum verstärkend auf die Entzündungsprozesse und den Krankheitsmechanismus zurück - ein unentrinnbarer, sich selbst verstärkender Teufelskreis. Die Situation wird für Betroffene ausweglos. Ist das von der Evolution so „vorgesehen"? Es scheint so.

Diese Betrachtung provoziert sicher den Vorwurf, Anhänger eines Biologismus zu sein, der „das Recht des Stärkeren" mit den biologischen Gesetzmäßigkeiten der Evolutionstheorie rechtfertigen will. Genau das Gegenteil soll jedoch mit dieser Darstellung erreicht werden. Wenn man sich bewusst wird, dass es diese genetisch angelegten irreversiblen Schädigungsmechanismen gibt, die einen weiter fortschreitenden Krankheitsverlauf begründen, dann sollte die aufgeklärte Menschheit in der Lage sein, die Auslösung und das Fortschreiten der chronisch entzündlichen Multisystemerkrankungen durch adäquate Maßnahmen zu verhindern: Dies bedeutet konsequente Vermeidung der Exposition mit gefährlichen Chemikalien, wirksame umweltmedizinische Diagnose- und Therapieverfahren, sowie Gerechtigkeit durch Entschädigung für diejenigen, die bereits von der fortschreitenden Krankheit betroffen sind. In diesem Bewusstsein sollte man sich nämlich daran erinnern, dass die Evolution des Menschen nicht zu der biologistischen Brutalität geführt hat, bei der allein das Recht des Stärkeren gilt, sondern dass die Evolution auch eine Sozialstruktur mit Empathie, Mitgefühl und sozialer Verantwortung durch staatliche und gesellschaftliche Strukturen hervorgebracht hat.

In der Zeit des modernen Neoliberalismus überwiegt allerdings ein egoistisches Sozialverhalten, bei dem die Präsentation einer „erfolgreichen" Fassade zur Erlangung eines hochgestellten Status in einer hierarchiebetonten Arbeitsgemeinschaft überlebensnotwendig wird. Dabei erscheint ein Engagement zur Prävention gegen die Ursachen dieser Krankheiten und zur sozialen Integration von Betroffenen eher hinderlich für eine Karriere in einer derart geprägten Gesellschaft zu sein – ein Rückschritt in der Evolution funktionierender Sozialsysteme. Weil Ausmaß und Bedeutung von altruistischen Verhaltensweisen abhängig von den jeweiligen gesellschaftlichen Verhältnissen sind, ist ein effektiver Schutz des Gehirns vor Degeneration durch Umwelt- und Stresseinflüssen nur unter sozial intakten Gesellschaftsstrukturen möglich.

Der gegenwärtige negative gesellschaftliche Zustand – bezogen auf das Jahr 2009 - ist für Betroffene inkompatibel mit dem Bestreben, dem beschriebenen pathologischen Verstärkungsmechanismus zu entrinnen. Sie werden dabei vom Gesundheitswesen einschließlich vieler Ärzte, den Krankenkassen und Berufsgenossenschaften und von unverständigen Mitmenschen und Angehörigen im Stich gelassen.

Politik und Gesundheitswesen sollten sich also bewusst machen, dass der beschriebene angeborene, irreversible und zerstörerische biochemische Verstärkungsmechanismus im Gehirn existiert, und dass er durch rechtzeitiges therapeutisches Eingreifen bei den Betroffenen aufgehalten werden kann. Ethik, Moral und daraus resultierendes sozialverträgliches Verhalten sollten angesichts dieser Erkenntnisse wieder einen höheren Stellenwert erhalten. Ansätze hierzu gibt es in den verhaltenstherapeutischen Methoden und Modellen des Mitarbeiter-Coachings, wie es in verantwortungsvollen Unternehmen die Regel sein sollte. Dort wird nicht Ausgrenzung, sondern Integration von gesundheitlich beeinträchtigten Mitarbeitern und im weitesten Sinne behinderten Menschen geübt, zu denen auch Betroffene mit MCS oder CFS gehören. Ferner müssen effektive Präventionsmaßnahmen gegen Umweltbelastungen verschiedener Art ergriffen werden: Gegen Schadstoffe, radioaktive und elektromagnetische Strahlung, Lärm und Stress am Arbeitsplatz und in der Freizeit, um die Auslösung der fatalen Verstärkungskreisläufe bei den chronischen Entzündungskrankheiten zu vermeiden – und dies unabhängig von den gegebenen gesellschaftlichen Rahmenbedingungen. Denn: Der Teufelskreislauf dieser zerstörerischen Pathomechanismen umweltbedingter Erkrankungen kann jeden treffen. Damit ist eine Aufgabe der Gesundheits- und Umweltpolitik umrissen, die derzeit aus Gründen angeblicher wirtschaftlicher Notwendigkeiten und Prioritäten des „Standorts Deutschland“ schlicht vernachlässigt wird.

6.10. Diagnostik in der Umweltmedizin und diagnostische Marker für MCS

6.10.1. Grundsätzliche Angaben

Die folgenden Darlegungen richten sich im Wesentlichen nach Bartram (2007, 2009), der die grundlegenden Auffassungen und Verfahrensweisen des Deutschen Berufsverbandes der Umweltmediziner (dbu) und der EUROPAEM (European Academy of Environmental Medicine, Würzburg) wiedergibt.

Bei Patienten mit Verdacht auf umweltbedingte Erkrankungen muss im Sinne einer ganzheitlichen Diagnostik sowohl die gesamte Lebens- und Arbeitswelt des Betroffenen, als auch seine Krankheitssymptomatik einbezogen und auf mögliche Zusammenhänge untersucht werden. Es genügt für diese Patienten nicht, aus einer beispielsweise auf psychische Erkrankungen hindeutenden Symptomatik auf psychische Krankheitsursachen zu schließen und diese Diagnose zur Grundlage für Therapien zu machen, wie dies teilweise immer noch an einigen umweltmedizinischen Ambulanzen deutscher Universitätskliniken geschieht.

Danach gliedert sich die umweltmedizinische Diagnostik in folgende Abschnitte:

1. Umweltmedizinische Spezialanamnese,
2. Ausschlussdiagnostik,
3. Umweltmedizinisches Monitoring und Labordiagnostik.

Zu 1. Umweltmedizinische Spezialanamnese

Die Lebensumfelder eines Patienten werden systematisch abgefragt, um einen möglichen Beitrag einer Schadstoff-Exposition zum festgestellten Krankheitsbild zu beurteilen sowie weitere Krankheitsfaktoren zu erfassen oder auszuschließen:

- Wohnumfeld,
- Arbeits-, Ausbildungsumfeld,
- Zahnwerkstoffe im Dentalbereich, einschließlich Implantate und Wurzelfüllmaterialien,
- Genussmittelkonsum (Alkohol? Rauchen?),
- Ernährungsgewohnheiten,
- Freizeitverhalten, Sport und körperliche Betätigung,
- Sonstige Faktoren, z.B. soziale Verhältnisse, Einkommen, Familie, mögliche Stressfaktoren, usw.

Zu 2. Ausschlussdiagnostik

Unspezifische Symptome können andere als umweltbedingte Ursachen haben. Gegebenenfalls müssen entsprechende Fachärzte (Internisten, Neurologen, Psychiater, Cardiologen, HNO, Urologen, u.a.) eine entsprechende Anamnese und Fachdiagnostik durchführen. Wenn anschließend dennoch Umweltfaktoren als Krankheitsursache nicht ausgeschlossen werden können, wird weiter nach der Systematik der umweltmedizinischen Labordiagnostik vorgegangen. Auf jeden Fall sind die diagnostischen Ergebnisse anderer medizinischer Fachdisziplinen wichtig und notwendig, um das Krankheitsbild des Betroffenen möglichst umfassend aufzuklären (Bartram, 2009).

Zu 3. Umweltmedizinisches Monitoring und Labordiagnostik.

- **Äußere Belastung**: Analytik, Umweltmonitoring: Qualitativer und quantitativer Nachweis oder Ausschluss von Umweltschadstoffen in der Lebens- und Arbeitsumwelt des Patienten
- **Innere Belastung**: Analytik: Biomonitoring, Nachweis von Fremd- oder Schadstoffen und deren Metaboliten in verschiedenen Körperflüssigkeiten oder Körperproben: Blut, Serum, Urin, Speichel, Haare, Fettgewebe, Liquor, u.a.
- **Biologisches Effektmonitoring**: Es umfasst den Nachweis von Wirkungen und biologischen Effekten durch Umweltbelastungen im Organismus, z.B. die durch Fremdstoffe verursachten physiologischen immunologischen, neurologischen, endokrinen und metabolischen Veränderungen: wie z.B.: Antikörper, sensibilisierte Lymphozyten, Veränderungen des Hormonhaushaltes, Veränderungen im peripheren und zentralen Nervensystem (z.B. Neurotransmitter), systemische entzündliche Reaktionen und deren Marker (Zytokine), immunologische Sensibilisierung Typ I und Typ IV, u.a.

Das Effektmonitoring ist insbesondere dann notwendig, wenn das Biomonitoring oder Umweltmonitoring wegen der zeitlichen Verzögerung zwischen Fremdstoff-Exposition und Krankheitsausbruch keine Ergebnisse mehr erbracht hat, aber dennoch ein Verdacht auf chronische Langzeitwirkungen durch Chemikalien z.B. neurologischer Art oder bei chronischen Entzündungen besteht.

In zahlreichen Studien wurden objektiv messbare Reaktionen und Markerstoffe als Folge von Chemikalienexpositionen bei MCS-Patienten nachgewiesen, die sich von denen bei Kontrollpersonen unterscheiden. In den meisten Fällen handelte es sich um Expositionen durch niedrig konzentrierte Chemikalien (Pall, 2009).

Umweltmedizinische Ambulanzen an deutschen Universitätskliniken sind bislang (2009) auf der Ebene des Umweltmonitorings stehen geblieben und erkennen die Methoden des biologischen Effektmonitorings nicht an.

- **Suszeptibilitäts-Monitoring:** Genetische Varianten beeinflussen die individuelle Reaktion eines Menschen auf Umwelteinflüsse wie z.B. Belastungen durch Chemikalien. Die biochemische Labordiagnostik stellt Methoden zur Messung von Markern der individuellen Empfindlichkeit gegenüber der Einwirkung von Umweltfaktoren zur Verfügung, wie z.B. genetische Polymorphismen für Enzyme der Phasen I und II des Entgiftungssystems (Cytochrom-P450-Monooxigenasen, Glutathion-Transferasen, N-Acetyl-Transferasen, Catechol-O-Methyltransferase, UDP-Glukuronosyltransferasen und andere), sowie genetische Varianten von Transportsystemen, Nachweis von Störungen der Blut-Hirn-Schranke (Schnakenberg und Fabig, 2005; Müller 2007, 2008; Schnakenberg et al., 2008).

6.10.2. Biomonitoring: Spezielle Aspekte bei MCS

Im Folgenden wird auf neue Entwicklungen zum Nachweis von Organophosphaten und deren Metaboliten im menschlichen Organismus eingegangen, weil diese Stoffgruppe bei der Auslösung von MCS eine besondere Rolle spielt. Es zeichnet sich ab, dass Metaboliten von Organophosphat-Pestiziden als Marker für eine vorangegangene Belastung mit diesen Stoffen dienen können und bei MCS-Patienten möglicherweise Hinweise für die Ursachen und Auslöser der Krankheit geben können.

Im Internet-Blog des Chemical-Sensitivity-Netzwerks CSN (www.csn-deutschland.de) wurde 2009 auf entsprechende Entwicklungen in der Wissenschaft hingewiesen (Zitat):

„In den letzen Jahren wurde häufiger darüber berichtet, dass Piloten und Flugpersonal gesundheitlich durch toxische Kabinenluft in den Flugzeugen krank wurden. Jetzt ist ein amerikanischer Wissenschaftler kurz davor, mittels Blutmarker den Nachweis erbringen zu können, dass die neurologische Schädigung des Flugpersonals auf die neurotoxischen Organophosphatdämpfe aus dem Maschinenöl zurückzuführen ist. Der letztendliche Durchbruch wird für Anfang 2010 erwartet. Weitere Wissenschaftler stehen ebenfalls vor dem finalen Nachweis. Letztendlich wird es nach deren Dafürhalten möglich sein, sogar die Zeitspanne und das Datum einer Exposition abzuschätzen“.

Es handelt sich in dem beschriebenen Fall um Tricresylphosphat (TCP), das als Flammschutzmittel den Hydraulikölen in Flugzeugen beigemischt wird, und das bei Undichtigkeiten in den Hydraulikleitungen über die Luftansaugung in den Triebwerken in das Innere der Flugzeugkabine gelangt. TCP steht als Organophosphat-Verbindung in Verdacht, die schweren chronisch-neurologischen Krankheitsbilder zu verursachen, die in vielen Fällen beim Flugpersonal auftraten.

Den Betroffenen obliegt die Beweislast für die Ursache ihrer Erkrankung, beispielsweise durch anerkannte Testverfahren für Reste der Belastungsstoffe im Körper (Biomonitoring). Bei Organophosphaten wird als Metaboliten Diethyl- oder Dimethyl-Phosphat im Urin nachgewiesen. Diese Analytik liefert jedoch keine Information über das spezifische Pestizid oder Organophosphat-Flammschutzmittel, dem eine Person ausgesetzt war. In der Praxis sehr erschwerend ist auch die Tatsache, dass Metaboliten generell nur wenige Tage nach der Exposition nachweisbar sind. Seit ein paar Jahren sind Wissenschaftler jedoch dabei, einen retrospektiven Nachweis zu erbringen (zit. nach Müller, S., 2009).

Eine andere Möglichkeit bieten verschiedene Zielproteine, die als Folge der Wirkung der Organophosphate chemisch verändert werden und auch Monate nach der Exposition nachgewiesen werden können. Dazu gehören Albumin und die ES1 Carboxylesterase als Hauptzielorte für Organophosphate (Peeples et al., 2005). Ferner kann auch das durch Organophosphat-Pestizide gehemmte Enzym Butyryl-cholinesterase im Plasma indirekt durch Reaktivierung mit Fluorid und anschließenden Aktivitätsnachweis bestimmt werden (Polhuijs et al., 1993). Nach Furlong et al. (2005) kann das durch eine Organophosphat-Exposition veränderte Serumalbumin ebenfalls als Nachweis einer früheren Organophosphat-Exposition dienen, wobei sogar der ungefähre Zeitpunkt der früheren Exposition ermittelt werden kann. Die Biomarker, die Professor Furlong im Blut von Flugzeugcrews und von Passagieren untersuchte, können letztendlich auch Wochen und Monate nach der Exposition den wissenschaftlichen Zusammenhang nachweisen, dass neurologische Gesundheitsschäden auf eine frühere Exposition mit Organophosphat-Pestiziden zurückzuführen sind, wie dies beispielsweise bei Flugpassagieren nach einem Flug in einer mit Trikresylphosphat kontaminierten Kabinenluft der Fall ist. Die Flugzeugbau-Industrie kann sich dann nicht mehr auf fehlende wissenschaftliche Nachweise für die Ursachen neurologischer Erkrankungen beim Flugpersonal berufen, sondern muss die dann möglichen Nachweise anerkennen und entsprechende technische Veränderungen beim Bau der Flugzeuge durchführen.

Damit ergibt sich ferner für die Zukunft die Möglichkeit, auch bei MCS-Patienten mit Hilfe der genannten indirekten Marker eine frühere Exposition mit Organophosphat-Pestiziden nachzuweisen und damit auch einen wesentlichen Ursachenfaktor für die Auslösung der Krankheit MCS aufzuklären. Dies sollte durch entsprechende Studien möglichst bald verwirklicht werden.

6.10.3. Das umweltmedizinische Effektmonitoring

Im Folgenden soll wegen seiner besonderen Bedeutung auf das umweltmedizinische Effektmonitoring genauer eingegangen werden. Die abschließende Diagnose einer umweltbedingten Krankheit kann sich nicht allein auf Ergebnisse des Umwelt- und Biomonitorings stützen, wie dies in einigen umweltmedizinischen Ambulanzen der Universitätskliniken bis jetzt (2009) gehandhabt wird.

Das Biomonitoring, also die Erfassung von Fremd- und Schadstoffen und deren Metaboliten im Organismus der Patienten, liefert häufig keine aussagefähigen Ergebnisse, dies trotz immer mehr verfeinerter Analysenverfahren. Dafür gibt es mehreren Gründe:

- Fettlösliche Schadstoffe können im Fettgewebe und/oder im Gehirn zu hohen Konzentrationen angereichert sein, ohne sie dass im Blut oder Urin nachweisbar sind.
- Die Schadstoffexposition kann bei bestehender MCS-Symptomatik lange Zeit zurückliegen.
- Für viele Schadstoffe, z.B. etwa 50% der in der Landwirtschaft angewendeten Pestizide (Greenpeace, 2008), gibt es noch überhaupt kein Analyseverfahren. Der dadurch bedingte fehlende Nachweis muss nicht bedeuten, dass der MCS-Patient unbelastet ist, und dass seine Krankheit psychisch bedingt ist.
- Chronische Krankheitsverläufe, vor allem das Nerven-, Immun- und Hormonsystem betreffend, entwickeln sich häufig lange Zeit nach der Exposition durch Schadstoffe.
- Der/die Schadstoff(e) können im subtoxischen Bereich bei chronischer Einwirkung bzw. bei Einwirkung in einer sensiblen Phase des Individuums zu nachhaltigen Störungen funktioneller Regelkreise führen. Zur Unterhaltung der

daraus resultierenden Multisystemerkrankungen reicht die Präsenz der Stoffe ohne Überschreitung toxikologisch relevanter Grenz- oder Richtwerte aus.

Nach den geschilderten Erkenntnissen zur Biochemie und Pathophysiologie der Krankheit MCS müsste es eine ganze Reihe von biochemischen Parametern geben, die zur eindeutigen Diagnostik von MCS und deren Abgrenzung gegenüber verwandten Krankheiten geeignet sind. Tatsache ist jedoch, dass die Entwicklung und Etablierung labordiagnostischer Testmethoden für die Praxis hinter den wissenschaftlichen Erkenntnissen weit „hinterherhinkt". Dies ist nicht zuletzt deshalb so, weil das „offizielle" Gesundheitswesen und dort insbesondere die Krankenkassen nicht bereit sind, entsprechende neue Testmethoden in ihren Katalog aufzunehmen. Somit hat auch die Pharmaindustrie wenig Motivation, Testmethoden zu entwickeln, für die sie nichts bekommt.

6.10.3.1 Provokationstests

Es liegt nahe, die Reaktionen von betroffenen Patienten auf niedrig dosierte Chemikalien-Expositionen im Vergleich zu nicht sensibilisierten Kontrollpersonen zu testen. Derartige Provokationstests beweisen einerseits schlüssig eine Chemikalien-Überempfindlichkeit, sind andererseits aber aus medizinethischen Gründen sehr fraglich, weil den Patienten damit ein Schaden zugefügt wird. Pall (2008) zitiert dennoch 5 verschiedene Studien, bei denen MCS-Patienten deutlich verstärkte Husten-Reaktionen nach niedrig dosierter Capsaicin-Provokation zeigten. Capsaicin ist bekanntlich ein Agonist zur Aktivierung von TRPV1-Rezeptoren, die außerdem auf viele verschiedene organische Lösungsmittel und verwandte Chemikalien reagieren. NMDA-Antagonisten wie Dextromethorphan verminderten die Hustenreaktion auf Capsaicin.

Andere Provokationstests dienen zur Bestimmung von Neuropeptiden und Zytokinen, die als Folge der Einwirkung von Chemikalien wie Capsaicin im Blut nachweisbar sind, und dies in signifikant höheren Konzentrationen als bei Kontrollpersonen (Millqvist et al., 2005).

Flüchtige organische Verbindungen (VOCs), wie sie in neu renovierten Wohnungen vorkommen, bewirkten bei MCS-Patienten eine deutliche Erhöhung der Serum-Konzentrationen von 4 verschiedenen Entzündungsmarkern: Substanz P, vasoaktives intestinales Peptide (VIP), Nerven-Wachstumsfaktor (NGF) und Histamin (Kimata, 2004).

Im Tiermodell mit Chemikalien-überempfindlichen Mäusen wurde der Nachweis einer Zunahme von Entzündungs-Zytokinen sowie von Veränderungen der Hirnaktivität nach Provokation mit einzelnen Chemikalien oder mit Gemischen reproduzierbar durchgeführt (Fujimaki et al., 2001, 2004, 2006, 2007).

6.10.3.2. Immunologische In-vitro-Testsysteme

Mit einem In-vitro-Testsystem („Reagenzglas-Testsystem") wie dem Immuntoleranz-Test (ITT) können Eigenschaften von Zellen des Immunsystems erfasst werden, wobei mögliche Einflüsse von Regulationsmechanismen des Körpers weitgehend ausgeschlossen sind. Bei derartigen Testsystemen kann man einerseits den sensibilisierten Status von Immunzellen feststellen, und andererseits störende Einflüsse des Organismus ausschließen (Von Baehr, 2006).

Immuntoleranz-Test (ITT)

Mayer und Bieger (2003) entwickelten einen entsprechenden In-vitro Immuntoleranz-Test (ITT) zur Erfassung der individuellen Immunregulationskapazität, mit dem die Reaktion der Immunzellen des Patienten auf verschiedene Stressoren getestet wird. Im Testansatz werden die Immunzellen (Leukozytenfraktion des Blutes) einem subtoxischen Schadstoffgemisch als Marker sowie einem Influenza-Virus-Antigen als Kontollansatz exponiert. Anschließend wird die Menge der gebildeten und freigesetzten Zytokine Il-2, IFN-γ, Il-10, sowie optional TNF-α und Il-1ß bestimmt. Bei über 500 gesunden Testpersonen wurde ein typisches Il-2-dominiertes Botenstoffmuster gegenüber den Influenza-Antigenen und kaum eine Reaktion gegenüber dem Schadstoffgemisch festgestellt.

Dagegen reagierten die Lymphozyten von MCS-Patienten mit einer deutlichen IFN-γ- und/oder Il-10-Freisetzung auf einen Lösungsmittelreiz. Sie konnten von einem gesunden Kontrollkollektiv eindeutig differenziert werden. Auch gegenüber dem Virus-Antigen zeigten die MCS-Patienten eine ungewöhnlich starke IFN-γ-Antwort im Gegensatz zu den Kontrollpersonen, was auf eine inflammatorische Grundsituation mit IFN-γ-Dominanz hindeutet (Mayer et al., 2002). Die Autoren propagieren den ITT als einfachen Basistest zur Erkennung einer Immunregulationsstörung der TH1-TH2-Ebene bei chronischen Multisystem-Erkrankungen (CMI), ohne zunächst eine besondere Spezifität des Tests für MCS anzuerkennen. Eine Validierung des ITT zum eindeutigen Nachweis von MCS durch eine statistische Studie mit angemessen großer Zahl von Probanden stand 2007 noch aus, könnte aber im Laufe der Zeit nach Auswertung der Daten größerer Patientenzahlen durchaus erbracht werden.

Charakteristisch für MCS ist somit offenbar ein erhöhter Interferon-γ -Spiegel, der als einer von mehreren diagnostischen Markern für MCS geeignet erscheint. Damit kann MCS von antigenspezifischen T-Zell-abhängigen Immunreaktionen unterschieden werden, bei denen anstelle von Interferon-γ das Zytokin Interleukin 2 (Il-2) vorherrscht (Mayer et al., 2002). Zu den Letzteren gehören Infektionskrankheiten, die echten Allergien und auch bestimmte Formen des Chronischen Erschöpfungssyndrom (CFS). Möglicherweise wird man das Krankheitsbild MCS vom CFS diagnostisch unterscheiden können, wenn sich dies bei größeren Patientenzahlen in Zukunft bestätigen sollte:

- MCS: hohe Konzentration Interferon-γ und niedrige Werte bei Il-2,
- CFS: niedrige Konzentration Interferon-γ und hohe Werte bei Il-2.

Der Lymphozyten-Transformationstest (LTT)

Der LTT wird auch bei MCS-Patienten im Rahmen einer Differentialdiagnostik empfohlen, um z.B. nachzuweisen oder auszuschließen, dass der bei MCS erhöhte

Ifn-γ-Spiegel auf einer TH1-gesteuerten Typ-IV-Allergie beruht. Dies kann z.B. mit einem LTT auf Chemikalien bzw. Chemikaliengemischen geschehen. Beim Chemikalien-LTT werden die in Frage kommenden Fremdstoffe und Chemikalien mit den isolierten Lymphozyten im In-vitro-Testansatz vermischt. Im Fall einer vorangegangenen allergischen Typ-IV-Sensibilisierung befinden sich im Testansatz T-Lymphozyten mit spezifischen T-Zell-Rezeptoren für die Stoffe, die zur Sensibilisierung geführt haben. Nach Bindung dieser Stoffe an die Rezeptoren bzw. nach Kontakt mit einer Antigen präsentierenden Zelle, die den Stoff über ein HLA-Molekül dem T-Zell-Rezeptor *präsentiert,* kommt es über eine Signalkaskade zur Aktivierung der Zellteilung der T-Lymphozyten und damit zum Einbau von radioaktiv markiertem Thymidin der Testlösung in die DNA der Zellen. Ein positiver LTT ist also an der erhöhten Thymidin-Radioaktivität nach Zentrifugation der Zellen zu erkennen.

Wenn LTT und der ITT positive Ergebnisse mit einer bestimmten Chemikalie anzeigen, denen der Patient früher exponiert war, kann das Vorliegen einer chronisch-allergischen Typ-IV-Sensibilisierung gegen diese Chemikalie als bestätigt gelten, die ähnliche chronische Krankheitssymptome wie MCS verursachen kann. Wenn dagegen der ITT positiv und der LTT negativ ausfällt, ist von einer unspezifischen Chemikalienüberempfindlichkeit vom Typ MCS auszugehen.

Um beide hier möglich erscheinende Krankheiten zu bestätigen oder auszuschließen, ist die Durchführung beider immundiagnostischer Laborverfahren zusammen mit weiteren Tests im Rahmen eines umfassenden Immunstatus erforderlich.

Der LTT ist heute ein anerkanntes Testverfahren für die Diagnostik von Medikamenten-Sensibilisierungen, er wurde zu diesem Zweck in die Richtlinien der Deutschen Gesellschaft für Allergologie und Immunologie aufgenommen (Pichler, Tilch, 2003).

Da bei MCS-Patienten häufig begleitende Allergien und unspezifische Sensibilisierungen vorliegen, sollten bei gegebener Expositionsanamnese weitere Tests auf Sensibilisierungen gegenüber verschiedenen Stoffen vorgenommen werden, wie z.B. bei Belastung durch Zahnimplantate, Zahn-Prothesen und Zahnwerkstoffe aus Kunststoffen (u.a. Acrylaten): LTT und ITT mit Titandioxid-, Palladium-, Gold-Partikeln, Quecksilber-Amalgam, sowie verschiedenen Nichtedelmetallen (NEM) der immer häufiger verwendeten NEM-Zahnwerkstoffe (Cobalt, Nickel, Chrom, Molybdän) und Acrylat-Monomeren- und Polymeren mit hohem allergenen Potential: Bestimmung von Ifn-γ und TNF-α im ITT-Überstand (Bartram, 2007). Wenn der LTT negativ und der ITT positiv ausfällt, liegt dennoch eine Titandioxid- oder andere Metall-Sensibilisierung vor, d.h. eine erhöhte Entzündungsbereitschaft unspezifischer Immunzellen (Makrophagen, Monozyten) nach Kontakt mit Metall- bzw. Werkstoff-Partikeln. Die Testergebnisse sind wesentliche Grundlage für Entscheidungen zur Zahnsanierung, was oft eine notwendige Voraussetzung für jede MCS-Therapie darstellt.

Damit steht eine Reihe von analytischen Labortests zur Verfügung, die zur Abklärung und Differenzierung des Krankheitsbildes MCS gegenüber verwandten Krankheiten wie chronischen Typ-IV-Allergien, rheumatischen Erkrankungen, chronisches Erschöpfungssyndrom (CFS) und anderen geeignet erscheinen.

6.10.3.3. Umweltmedizinische Stufendiagnostik nach Huber

Im Rahmen einer **Stufendiagnostik,** wie sie u.a. von Huber (2007) vorgeschlagen wird, werden eine Reihe von klinisch-internistischen und Entzündungs-Parametern bestimmt, die zur weiteren Abklärung und Differenzierung des Krankheitsbildes gegenüber verschiedenen Allergien und Infektionskrankheiten notwendig sind:
Stufe I: Differentialblutbild, Blutkörperchen-Senkungsgeschwindigkeit (BSG), Immunelektrophorese der Serum-Eiweiße, quantitative Immunglobuline einschließlich IgE, Urinstatus,
Stufe II: C-reaktives Protein (CRP), Malondialdehyd, Homocystein, IgG-Subklassen, TNF-α (Tumor-Nekrose-Faktor alfa),
Stufe III: LTT, ITT (siehe oben), Zytokine, Autoantikörper, Neopterin.

Mit den Stufen I und II können erste Hinweise zur Differenzierung der Krankheit als akute oder chronische Entzündung oder als bakterielle oder virale Infektionskrankheit gewonnen werden. Um letztere auszuschließen, sind bei entsprechendem klinischen Verdacht die üblichen Antikörpertests auf Bakterien- und Virus-Antigene sowie die in der medizinischen Mikrobiologie üblichen direkten Erregernachweise durchzuführen. Stufe III dient schließlich zur genaueren Eingrenzung eines verdächtigen umweltmedizinischen Krankheitsbildes.

6.10.3.4. Immunstatus

Alle oben genannten Laborparameter können im Rahmen eines „großen Immunstatus" bestimmt und eingeordnet werden (Jahn und Pfeiffer, 2009), wie er von einigen klinisch-chemischen Labors angeboten wird. Dabei wird die Methode der Durchfluss-Zytometrie angewendet, bei der die Zellen durch eine dünne Messkapillare durch einen Laserstrahl fließen. Das Licht des Laserstrahls wird durch die Zellen gestreut. Ein Detektor erfasst diese Streuung qualitativ und quantitativ. Mit den unterschiedlichen Eigenschaften des Streulichts lassen sich die verschiedenen Arten der Zellen des Immunsystems unterscheiden. Die Unterscheidung verschiedener Lymphozyten-Populationen nach ihren Oberflächenmarkern erfolgt durch gebundene Antikörper, die mit Fluoreszenzfarbstoffen markiert sind. Der Immunstatus kann in Abhängigkeit von der medizinischen Indikation mit unterschiedlichem Umfang durchgeführt werden, z.B. als Basis-, Standard- oder umfassender Status.
Folgende Beispiele für Untersuchungen beim Immunstatus seien genannt:

- die Immunphänotypisierung der T-Zell-Unterklassen CD4-TH1 und CD4-TH2;
- das Verhältnis der CD4-T-Helferzellen zu den zytotoxischen CD8-T-Zellen, der CD4/CD8-Quotient,
- Anzahl/ Konzentration der NK- und B-Zellen,
- Die Bestimmung der Aktivierungsmarker auf den T-Lymphozyten (CD25, CD29, CD69, CD71, HLA-DR, siehe oben), um den Aktivierungszustand des zellulären Immunsystems zu erfassen,

- Bestimmung der regulatorischen T-Zellen (CD3+CD4+CD25+CD127-), um mögliche Störungen durch Überaktivität des Immunsystems z.B. bei Autoimmun-Prozessen zu erfassen (Ganzimmun Diagnostics AG, 2008),
- die Bestimmung des Zytokinmusters im Serum (Il-1α, Il-1β, Il-2, Il-6, Il-10, Ifn-γ, TNF-α),
- IgE (Ausschluss Typ-I-Sensibilisierung).

Zu den einzelnen Markern des Immunsystems

Bei Krankheiten mit chronischer Aktivierung des Immunsystems sind auf der Oberfläche von T-Lymphozyten verschiedene Aktivierungsmarker in erhöhter Menge nachweisbar. Dazu gehören die Oberflächenmarker-Proteine CD25, HLA-DR, CD29, CD65 und CD71, die im Rahmen eines Zellulären Immunstatus routinemäßig bestimmt werden können (Ganzimmun Diagnostics AG, 2008).

CD25 weist auf eine allgemeine Aktivierung des zellulären Immunsystems hin. CD25 hat auch die Funktion eines IL-2-Rezeptors, der das von anderen Lymphozyten während der Immunreaktion freigesetzte Zytokin Interleukin 2 (IL-2) bindet. Dadurch wird die Expression von CD25 längere Zeit aufrecht erhalten.

Der **Aktivierungsmarker CD29** weist auf eine lang anhaltende Aktivierung der T-Zellen hin. Er findet sich sowohl auf den $CD4^+$- als auch auf den $CD8^+$-T-Zellen im peripheren Blut, dies allerdings erst Wochen nach der Aktivierung der T-Zellen. $CD4^+$-$CD29^+$-T-Zellen werden auch als „Inducer"-T-Zellen bezeichnet.

HLA-DR wird erst einige Zeit nach erfolgter Aktivierung des zellulären Immunsystems auf der Oberfläche der T-Zellen präsentiert und gilt daher als „später Aktivierungsmarker", der bei chronischen Infektionen, Autoimmunkrankheiten oder persistierenden Infekten ausgeprägt wird.

$CD69^+$ und $CD71^+$ gelten als sehr früh ausgeprägte Aktivierungsmarker, die bereits wenige Stunden nach Aktivierung von T-Zellen auf deren Oberfläche nachweisbar sind. Der Aktivierungsmarker **CD25** erscheint erst mehrere Tage nach Aktivierung der T-Zellen. Ein zeitliches Profil der Marker CD69, CD71, CD25 und CD29 auf den T-Lymphozyten gibt somit Auskunft über den Verlauf und den aktuellen Stand der Aktivierung des zellulären Immunsystems (Ganzimmun Diagnostics AG, 2008). Die Relevanz für MCS-Patienten scheint gegeben zu sein, muss aber in systematischen Studien noch geprüft werden.

TH 17-Zellen können zusätzlich als Marker für chronisch persistierende Immunreaktionen und Entzündungen in bestimmten Speziallabors, wie z.B. im Institut für Medizinische Diagnostik, Berlin, bestimmt werden (V. Baehr, 2009a).

Die Funktion **Regulatorischer T-Zellen** kann in einem weiteren In-vitro-Test überprüft werden. Dabei wird die Abgabe von Il 10 und TGF-β auf verschiedene Stimuli getestet (V. Baehr, 2009a). Eine Störung dieser Funktion weist auf chronisch-entzündliche Krankheitsverläufe und Toleranzverlust bei der Aktivierung des Immunsystems und damit auf Autoimmunkrankheiten hin.

Es gibt mittlerweile auch spezielle Tests für alterstypische Veränderungen des Immunsystems, die im Rahmen der so genannten „**Immunseneszenz**" erfasst werden (Bieger, 2007). Da diese Alterungsprozesse des Immunsystems signifikant mit dem im Alter erhöhten Spiegel der Sauerstoffradikal-Verbindungen (ROS) zusammenhängen, ist anzunehmen, dass bei MCS/CFS-Patienten diese alterstypischen Veränderungen des Immunsystems bereits vorzeitig, also auch schon in jüngeren Jahren, auftreten. Zusätzlich zu den Tests im Rahmen des „normalen" Immunstatus wird daher empfohlen, die folgenden immunologischen Testverfahren durchzuführen:

- Bestimmung des Verhältnisses von immunologisch geprägten CD-4-Gedächtniszellen zu naiven (ungeprägten) CD4-Helferzellen. Im Alter sowie bei chronisch-entzündlichen Multisystemerkrankungen im Spätstadium, sowie auch bei schwerem Immundefekt und bei HIV-Infektionen steigt der Quotient der CD4-Gedächtniszellen/ CD-4 naiv über das 1,5-fache des Normalwertes.
- Bestimmung des Verhältnisses der CD-8-Effektorzellen zur nativen (ungeprägten) CD-8-Zellpopulation. Hier steigt der Wert des Quotienten CD-8-Effektor/CD-8-nativ bei Immunseneszenz/ chronischen Multisystemerkrankungen ebenfalls auf einen Wert von über 1,5.
- Bestimmung des Anteils nicht mehr teilungsfähiger T8-Lymphozyten mit dem Oberflächenantigen CD 57 im Verhältnis zur Gesamtzahl der T8-Lymphozyten. Es handelt sich um ausdifferenzierte ehemalige „Killerzellen", die auch keine Botenstoffe des Immunsystems wie Interferon-Gamma (Ifn-γ) mehr bilden können. Diese Zellen können aber im Gewebe nach spezifischer Aktivierung den programmierten Zelltod (Apoptose) auslösen und sind ein Anzeichen für eine chronische Aktivierung des Immunsystems und das Endstadium von degenerativen Erkrankungen. Es gibt zwar noch keine Studien über einen Zusammenhang zwischen MCS und diesen CD57-T8-Zellen, aber dennoch liefert der Test wichtige Informationen über den Krankheitsverlauf.

Humorale Immun-Parameter, Zytokine

Nach den bisherigen wissenschaftlichen Erkenntnissen spielen **Zytokine** des Immunsystems bei Krankheiten als Folge von Umweltexpositionen sowie Allergien eine große Rolle. Zytokine sind Proteine, die von Immunzellen und einigen anderen Körperzellen abgegeben werden, um dann bei den Zielzellen über Oberflächen-Rezeptoren bestimmte Wirkungen auszulösen und damit die Immunantwort und das Entzündungsgeschehen wesentlich zu regulieren. Die etwa 50 bekannten Zytokine (Interleukine und Interferone) werden nach Aktivierung von Zellen des Immunsystems ausgeschüttet. Diese Aktivierung geschieht entweder durch das (autonome) Nervensystem oder direkt als Folge von Wirkungen der Schadstoffe und /oder deren Metaboliten. Man unterscheidet

1. TH1-Zytokine (von den TH1-Helferzellen stammend): IL-2, TNF-α, TNF-ß, IFN-γ, IL-12. Diese fördern die zytotoxischen Abwehr-Reaktionen der T-Killerzellen u.a. gegen Tumore sowie den Abbau intrazellulärer Pathogene.
2. TH2-Zytokine (von den TH2-Helferzellen stammend): IL-4, IL-5, Il-10, IL-13. Diese fördern humorale Immunreaktionen, wie die Bildung von IgE und anderen Immunglobulinen, sowie die Aktivierung der Eosinophilen Granulozyten. Überschießende TH2-Reaktionen führen u.a. zu Allergien.

3. Pro-Entzündliche Zytokine wie TNF-α, IL-1, IL-6 stammen von Makrophagen und Monozyten.
4. Das anti-entzündliche Zytokin IL-10 wird von Makrophagen, dendritischen Zellen und TH-2-Helferzellen gebildet. Es hemmt die Zytokin-Produktion von Makrophagen, Monozyten und T-Zellen.

Die **Zytokinmuster im Blut** sind sehr variabel, da sie von vielfältigen Parametern, wie den Gesundheits-, Umwelt-, Stress- und Ernährungsbedingungen, unter denen sich die betreffende Person gerade befindet, abhängig sind. Das Zytokinmuster gibt daher nur einen momentanen und hoch variablen Status an und ist daher von seiner Aussage her nur im Zusammenhang mit den übrigen Tests und im Rahmen eines zeitlichen Verlauft interpretierbar. Die Bestimmung der Zytokine wird bei umweltmedizinischen Patienten im Rahmen eines „Großen Immunstatus“ durchgeführt, so auch im Überstand des ITT.

Weitere humorale Parameter des Immunsystems

Das C-reaktive Protein (CRP)
CRP ist wichtig zur allgemeinen Differentialdiagnose von entzündlichen Erkrankungen. Seine Serum-Konzentration ist bei bakteriellen Infektionen wesentlich höher als bei Virus-Infektionen. CRP wird im Serum bestimmt, Normwert <5 mg/l. Es gehört mit C3 zu den Akute-Phase-Proteinen, die nach Ausschüttung der „Alarm-Zytokine“ Il-1ß und TNF-α durch Makrophagen in der Leber gebildet werden (Von Baehr, V., 2009)

Der Tumornekrosefaktor alfa (TNF-α) gilt als Marker von akuten Entzündungsreaktionen. Es wird von Monozyten/Makrophagen gebildet und aktiviert verschiedene Zellen des Immunsystems, vor allem neutrophile und eosinophile Granulozyten sowie weitere Monozyten und Makrophagen. Der TNF-α-Spiegel korreliert mit dem Fieber (Huber, 2007).

Ein in letzter Zeit neu entdeckter Marker für ein chronisch aktiviertes Immunsystem stellt das **Interferon-gamma-induzierte Protein IP-10** dar, das im Serum stabil messbar ist und als T-Zell-Sensibilisierungs-Marker dient (von Baehr, 2009a).

Das **Neopterin** dient zur Überprüfung der Makrophagen-Aktivität bei zellulären Immunreaktionen und ist vor allem bei Virus-Infektionen und chronischen Entzündungen erhöht (Krapf et al., 1995). Da es von Makrophagen nach Stimulation durch Interferon-gamma (Ifn-γ) gebildet wird, welches auch bei MCS stark erhöht ist, ist Neopterin auch als indirekter MCS-Marker zu betrachten.

6.10.3.5. Klinische Labordiagnostik und Marker für MCS und andere umweltbedingte Erkrankungen

Entgiftungskapazität

- Gehalt des **reduzierten Glutathions** (GSH) in T-Zellen und/oder freies red. Glutathion im EDTA-Blut (0,5 ml): bei MCS- und Umwelt-Patienten in bestimmten Stadien intrazellulär erhöht; ansonsten gilt: erniedrigter zellulärer GSH-Spiegel bei chronischer Entzündungslage (Virus-Infektionen, rheumatische Erkrankungen) sowie bei Krebs und chemischer Belastung (Antox-GmbH, 2005). Gesamtes freies Glutathion im EDTA-Blut (GSH + GSSG): Normalbereich 206 – 584 mg/l (Med. Labor Bremen, 2009) oder 500 – 1500 µmol/l
- Glutathion gesamt, Normbereich 500-1500 µmol/l
- Oxidiertes Glutathion: ergibt sich aus der Differenz Glutathion gesamt – reduz. Glutathion.
- Das Verhältnis reduz. Glutathion : ox. Glutathion beträgt im Normbereich ca. 400:1.
- **Superoxid-Dismutase (SOD):** Das Kupfer- und zinkabhängige Enzym SOD befindet sich in den Erythrozyten und wandelt freie Superoxid-Radikale in molekularen Sauerstoff und Wasserstoffperoxid (H_2O_2) um. Die SOD-Aktivität ist somit ein Maß für die körpereigene Abwehr-Kapazität gegen freie Radikale. Probe: 0,5 ml EDTA-Blut, Normalbereich: 600-1200 U/g Hb (Med. Labor Bremen, 2009).
- **Glutathion-Peroxidase** (GPx): Das Enzym wandelt H_2O_2 durch Reaktion mit reduziertem Glutathion in Wasser um. Dabei wird Glutathion (GSH) zu GSSG (dimeres oxidiertes Glutathion) oxidiert. Das Enzym GPx stellt somit ein wichtiges Schutzsystem gegen radikalische Gewebeschädigung dar. Probe: 0,5 ml EDTA-Blut, Normalbereich: 29,5-38,9 U/g Hb (Med. Labor Bremen, 2009).
- **Glutathion-S-Transferase** in Erythrozyten (GST): Hier wird ein Enzym aus der großen Gruppe von Glutathion-Transferasen (GST) der Phase II des Entgiftungssystems erfasst, die Metaboliten aus der Phase I mit Glutathion verbinden und so über die Niere ausscheidungsfähig machen. Das Enzym verbindet halogenierte Kohlenwasserstoff-Verbindungen vom C1-Typ mit Glutathion. Bei nachgewiesener verminderter Enzymaktivität ist anschließend ein Gentest zum Nachweis eines möglichen Gendefektes für das GST-Enzym erforderlich. Probe: 4 ml EDTA-Blut, Normalbereich: >70% (Med. Labor Bremen, 2009).
- **Coffein-Speicheltest:** Coffein dient als Modellsubstanz für die Fähigkeit von Leberenzymen des Typs Cytochrom P450-Monooxigenase (CYP), Fremdstoffe durch Oxidation zu metabolisieren. Aus dem zeitlichen Verlauf der abfallenden Coffein-Konzentration in den Speichelproben lässt sich die Halbwertszeit (t ½) sowie die Clearance CI (total) berechnen. Diese gilt als Indikator für die Entgiftungsfähigkeit der Phase I des Entgiftungssystems. Referenzbereich: CI = 0,74 – 3,40 ml/min/kg. Bei der Durchführung des Tests müssen genaue Vorschriften beachtet werden (Coffeintabletten-Einnahme und

Speichelabnahme zu bestimmten Zeiten, usw., siehe Merkblatt Med. Labor Bremen, 2008).

Belastungsparameter

- Erhöhte Blutspiegel der **Substanz P**, des **Nerven-Wachstumsfaktors (NGF)** und des **Vasoaktiven Intestinalen Peptids (VIP)** deuten als Markersubstanzen auf MCS und/oder verwandte umweltbedingte Krankheiten hin. Sie können mit den üblichen laboranalytischen Verfahren (Radioimmunoassay, Enzyme Linked Immuno-sorbent Assay ELISA) bestimmt werden, da ihre Blutspiegel bei Patienten mit chronischer MCS andauernd erhöht und nach Provokation mit Luftschadstoffen (VOC) nochmals erheblich und signifikant im Vergleich zu Allergie-Patienten gesteigert sind. Eine Abgrenzung von MCS-Patienten gegenüber Patienten mit atopischem Ekzem konnte experimentell erwiesen werden, da diese Patienten auf die Provokation mit Luftschad-stoffen nicht mit einer Erhöhung der drei neurogenen Wirksubstanzen reagierten (Kimata, 2004).
- **Hitzeschock-Protein HSP60**: ist bei MCS-Patienten als Marker für zellulären Stress erhöht.
- **Mercaptursäuren**: Diese entstehen als Endprodukte nach der Bildung von Konjugaten zwischen den Fremdstoffmetaboliten der Phase I der Entgiftungsreaktion und reduziertem Glutathion und werden anschließend mit dem Urin ausgeschieden. Der Gehalt an Mercaptursäuren im Urin kann als Maß für die Belastung des Organismus mit den entsprechenden toxischen Umweltchemikalien verwendet werden. Probe: 10 ml Urin, Normalbereich: <0,074 mMol SH/ mMol Kreatinin (Med. Labor Bremen, 2008).
- **NF-kB-Aktivierung**: ist als zentraler Transkriptionsfaktor der Entzündung bei MCS-Patienten, aber auch bei Patienten mit anderen chronischen Entzündungen erhöht.
- **Das „37 kDa RNase-L-Protein"** (37 kDa sprich 37 Kilodalton), ein Fragment eines größeren Proteins, die 80 kDa RNase L, das ein RNA-spaltendes Enzym darstellt. Dieses Fragment wird in erhöhten Mengen in Monozyten vieler CFS-Patienten gefunden (Suhadolnik et al., 1997; Shetzline et al., 2002). Das Protein könnte möglicherweise zur Differenzierung zwischen CFS- und MCS dienen. Geklärt werden muss allerdings noch, ob die Menge des 37 kDa-RNase-L-Fragments auch bei MCS- und Allergie-Patienten erhöht ist. In diesem Falle würde die diagnostische Bestimmung dieses Fragments lediglich einen zusätzlichen Parameter für chronisch-entzündliche Multisystem-Erkrankungen darstellen und nicht zur Differenzierung zwischen MCS und CFS beitragen.
- Bestimmung des **Stress-Status (Cortisol, ACTH, Catecholamine)** u.a. nach körperlicher Anstrengung z.B. auf einem Fahrrad-Ergometer: Bei CFS-Patienten sinkt der Cortisol-Gehalt dann ab, während er bei gesunden Personen ansteigt (Ottenweiler, et al., 2001; Pall, 2007). Eine ergänzende **Laktat**- und **Malon-Dialdehyd**-Bestimmung gibt Aufschluss über oxidativen Stress sowie Defizite bei der Mitochondrien-Atmung in den Muskelzellen nach physischer Belastung (siehe Stufendiagnostik nach Huber, 2007, s.u.).
- **Homocystein** ist ein Indikator für chronisch entzündliche Prozesse und oxidativen Stress und hat besondere Bedeutung für die Diagnostik dieser

Erkrankungen, da es als Zwischenprodukt der Neusynthese von Cystein wegen des Mangels an Reduktionsäquivalenten im Zellstoffwechsel angereichert und freigesetzt wird (Messerschmitt, 2004). Wenn der Homocysteinwert im Serum über 15 µmol/l liegt, wird die gezielte Einnahme der B-Vitamine Folsäure, B6 und B 12 empfohlen (Deutsches Grünes Kreuz, 2006).

- **Neopterin** wird bei einer Entzündungsreaktion von Makrophagen und Monozyten gebildet, die durch Interferon-Gamma (Ifn-γ) aktiviert worden sind. Das Ifn-γ stammt aus T-Lymphozyten, die bei einer zellulären Immunreaktion aktiviert worden sind. Ifn-γ ist bekanntlich auch bei MCS-Patienten erhöht. Erhöhte Werte von Neopterin sind bei entzündlichen und/oder neuropsychiatrischen Krankheitsbildern wie Autoimmunkrankheiten, entzündlichen Nierenkrankheiten, AIDS-Demenz, versch. Krebsformen, Major-Depression, Wegener´s Granulomatose, und Chemikalien-Überempfindlichkeit zu erwarten. Neopterin spielt eine Rolle bei der Übertragung von Nervenerregungen an Synapsen, Gefäßerweiterung, Aggregation der Blutplättchen, bei neurotoxischen Wirkungen von Chemikalien, bei Gegenreaktionen zum Oxidativen Stress, wobei die Aktivierung des Enzyms Guanylat-Cyclase eine Rolle spielt. Neopterin ist ein Zwischenprodukt der Synthese von Tetrahydrobiopterin (Fuchs et al., 1993; Bell et al., 1999)

Parameter für oxidativen und nitrosativen Stress

- **Malondialdehyd** (im Urin) ist als Produkt der Lipid-Peroxidation ein Marker für oxidativen und nitrosativen Stress, ebenso: **3-Nitrotyrosin** (Pall, 2008), **Nitrophenylessigsäure, Citrullin, Methylmalonsäure**.
- Bestimmung der Aktivitäten und Enzymkonzentrationen der **nNOS und iNOS (NO-Synthasen)**. Die Methode war in der Routinediagnostik bis 2009 noch nicht standardisiert und etabliert.
- Bestimmung von **NO und Peroxynitrit** in Blut/Serum und/oder Leukozytenfraktion (intrazellulär). Hinweis: Die Konzentrationen können abhängig von vielen Umständen stark variieren. Eine Standardisierung der Konzentrationsbereiche für MCS und andere chronische Multisystem-Krankheiten war bis 2009 noch nicht einheitlich erfolgt. Die Institute (Med. Labor Bremen, Lab4more München) verfügen lediglich über Erfahrungswerte.
- **8-Hydroxy-2-Desoxyguanosin:** Dieses entsteht durch Oxidation der DNA durch Sauerstoffradikale. Dabei wird bevorzugt die Base Guanin hydroxyliert und ausgetauscht. Das so entstandene freie 8-Hydroxy-2-Desoxyguanosin wird unverändert im Urin ausgeschieden und ist ein Maß für die DNA-Schädigung und –Reparatur. Probe: 10 ml Urin frisch oder tiefgefroren, Normbereich: 0,1-8,2 µmol/mol Kreatinin.
- **Adenosintriphosphat (ATP)** intrazellulär: Die energiereiche Verbindung aus Adenosin und drei Phosphorsäureresten wird beim Atmungsstoffwechsel in den Mitochondrien gebildet und dient als universelle Energiequelle für alle Energie verbrauchenden biochemischen Vorgänge in der Zelle. Bei Umweltkrankheiten ist häufig die Mitochondrienfunktion gestört, sodass zu wenig ATP gebildet wird. Der intrazelluläre ATP-Gehalt dient somit als Maß für die aktuelle

Mitochondrienfunktion, hier in den aus Heparin-Blut isolierten Leukozyten. Testprinzip: Luciferin-Luciferase-Test.
(Literatur: Prang et al., 2003; Milab GmbH, 2001; Pall, 2007, 2008; Med. Labor Bremen, 2009).

- Bestimmung des **S100-Hirnschrankenproteins** im Serum als Maß für die Schädigung der Blut-Hirn-Schranke (Kuklinski et al., 2003 a und b)
- Bestimmung des **Lactat/Pyruvat-Verhältnisses** im Serum (Ganzimmun-Labor, 2009)
- Bestimmung des zellulären **Redox-Potentials.** Das Potential hängt von der Art und Konzentration der vorhandenen oxidierten Verbindungen (ROS) und des Sauerstoffs ab. Je höher diese Konzentration ist, desto höher ist das elektrochemische Potential. So beträgt dieses im mit Sauerstoff gesättigten arteriellen Blut +0,22 V, und an der Mitochondrienmembran, an der Sauerstoff durch Elektronen reduziert wird, -0,24 V. Die Potentialdifferenz von nahezu 0,5 V ist etwa diejenige, die zur Aufrecherhaltung des Energiestoffwechsels in den Mitochondrien benötigt wird (Messerschmitt, 1998).
- Bestimmung der **oxidativen Belastung** oder des **Antioxidantienstatus:** Dies kann auf verschiedene Arten gemessen werden:
  1. Die Messung der Lichtemissionen von Serum- oder Venenblut-Proben. Diese Emissionen sind abhängig vom Gehalt an Reaktiven Sauerstoffverbindungen (ROS). Der Testansatz enthält als Messsystem eine lichterzeugende Substanz (Luminol, Lucigenin) und Peroxidase-Enzyme, die Peroxidverbindungen abbauen und dabei die Oxidation der lichterzeugenden Substanz verursachen. Dabei geben diese Stoffe Licht ab, das mit einem Photodetektor gemessen werden kann. Das Ausmaß dieser Oxidation ist ein Maß für den Gehalt an Reaktiven Sauerstoffverbindungen in der Probe (Ionescu et al., 1999).
  2. **TAS, Totaler Antioxidantienstatus** nach Bieger, Knabenschuh (2001): Das Messprinzip ist die Hemmung der Bildung eines farbigen organischen Radikals nach Zugabe einer Serumprobe. Der Testansatz enthält als Enzym eine Peroxidase sowie Wasserstoff-Peroxid und einen organischen Radikalbildner. Die im Serum vorhandenen Antioxidantien hemmen die Reaktion des von der Peroxidase aus dem Wasserstoffperoxid gebildeten Hydroxi-Radikals mit dem organischen Radikalbildner. Je höher die Menge der Antioxidantien in der Serumprobe ist, desto größer ist die Serum-Verdünnung, die gerade noch eine Bildung der farbigen Radikalverbindung verursacht. Der Normbereich liegt bei 1,3 bis 1,7 Millimol pro Liter (mmol/l) Antioxidantien-Konzentration im Serum.

- **Parameter der antioxidativen Kapazität:**
  Hier handelt es sich um antioxidativ wirksame Vitamine oder Enzymbestandteile, die meist als Radikalfänger oder als Reduktionsmittel wirken und dadurch Sauerstoffradikalverbindungen (ROS) entgiften können. Bei chronischen Umwelt-Krankheiten sind diese Parameter meist erniedrigt. Sie geben Hinweis auf eine notwendige Vitamin- und Antioxidantien-Ersatztherapie. Die jeweiligen Probenformen sind unterschiedlich (Serum oder Plasma, teilweise in lichtgeschützten Röhrchen, Bedingungen siehe Laborprospekte). Im Folgenden werden einige dieser Parameter in genannt:

- Vitamin E: Normalbereich 5-16 mg/l
- Vitamin C: Normalbereich 3-14 mg/l (HPLC-Methode)
- β-Carotin: Normalbereich 150-1250 µg/l
- Coenzym Q10: Normalbereich 0,4-1,2 mg/l
- Selen: Normalbereich 53-105 µg/l
- (Angaben nach Infoblatt Med. Labor Bremen, 2008)

Stresshormon-Status

Cortisol-Tagesprofil: Bei chronisch-entzündlichen Multisystem-Erkrannkungen und CFS fehlt der Morgen-Peak der Cortisol-Konzentration im Blut bzw. Speichel.

Melatonin-Tages- und Nachtprofil: Hier fehlt bei den genannten Krankheiten der nächtliche Peak, das Gesamtniveau ist erniedrigt.

DHEA, Dehydroepiandrosteron: gilt als Anti-Stresshormon. Es nimmt mit dem Lebensalter kontinuierlich ab. Das Cortisol-DHEA-Verhältnis steigt bei Alterungsprozessen, chronisch-entzündlichen Krankheiten und Demenzkrankheiten signifikant an (Ganzimmun-AG, 2008).

Die hier genannten Tests zur genaueren Abklärung von MCS und anderen Umweltkrankheiten könnten auch als **Stufe IV** der Stufendiagnostik nach Huber (2007) bezeichnet werden.

Die Vielfalt der hier genannten Labortests zur Diagnose chronischer umweltbedingter Krankheiten weist darauf hin, dass die Standardtests des klinischen Labors (Blutbild, Leberenzyme) nicht ausreichen, um eine chemische Sensibilisierung auszuschließen. Häufig äußern behandelnde Ärzte dann das „Argument“, dass angeblich kein entsprechender Befund erkennbar und damit eine Umweltkrankheit nicht erwiesen sei. Offenbar reichen diese Tests nicht aus, um das Krankheitsbild MCS zu erfassen. Hier ist besonders auch von den Krankenkassen die Anerkennung einer notwendigen Ausweitung von Labortests zur genaueren Differenzierung von MCS gegenüber anderen verwandten Krankheiten zu fordern, wenn ein entsprechender Verdacht vorliegt. Zumindest sollte das Spektrum der Labortests immer dann erweitert werden, wenn eine Krankheit aus dem Formenkreis der chronischen Multisystemerkrankungen vorliegt.

Aus Kostengründen ist es sicher gerade für finanziell benachteiligte Patienten nicht möglich, alle hier vorgeschlagenen Testverfahren als ärztliche „Igel-Leistungen“ zu bezahlen. Um so mehr ist – von den gemeinsamen Ausschüssen der Ärztekammern und Krankenkassen - zu fordern, dass zumindest eine Auswahl der genannten Tests in den Katalog der Kassenleistungen aufgenommen wird.

6.10.3.6. Bildgebende Verfahren der Gehirn-Diagnostik

Diese liefern wichtige Informationen über Funktionsausfälle im Gehirn, die bestimmten funktionalen Hirnzentren zugeordnet werden können. Für den Nachweis neurotoxischer Wirkungen (Wirkungen auf das zentrale und periphere Nervensystem) haben sich in der Umweltmedizin im Wesentlichen 2 bildgebende Computer-Tomografie-Verfahren durchgesetzt: SPECT und PET.

Mit **SPECT (Single-Photon Emission Computed Tomography)** wird der regionale Blutfluss im Gehirn nach Infusion mit einem radioaktiv markierten Spurenstoff („Tracer") gemessen. Als Tracer wird eine organische Verbindung des radioaktiven Technetium-Isotops Tc-99 (Tc-99-HMPAO = Technetium-Hexamethyl-Propylenamin-Oxim) oder zur Inhalation das radioaktive Xenon-Isotop Xe-133 verwendet. Heuser und Mena (1994) wiesen mit beiden Tracern bei 41 mit Pestiziden oder Lösungsmitteln belasteten Patienten pathologische Befunde nach, d.h. einen verminderten Blutdurchfluss in verschiedenen Hirnbereichen. Bei einer gleich großen Gruppe von Kontrollpersonen war dies nicht der Fall. Demnach erwies sich die SPECT-Analyse des Gehirns als „sensitiver und potenter Indikator der ZNS-Funktion nach Exposition durch neurotoxische Substanzen" (Zitat von Heuser und Mena).

Für die Darstellung der Schädigung dopaminerger D2-Rezeptoren der Basalganglien hat sich die SPECT mit IBZM (Jod-123-Benzamid) bewährt. Die Schädigung dieses Rezeptortyps geht mit einer Einschränkung des prozeduralen Gedächtnisses, der motorischen Koordination sowie der Feinmotorik einher. Eine Häufung dieser Schäden wurde bei rund 200 Patienten nach Exposition gegenüber Formaldehyd, Lösungsmitteln, Pentachlorphenol, Organophosphat-Pestiziden und Quecksilber beobachtet (Müller, 2008). Es handelt sich hier um einen Schaden, der sowohl bei Patienten mit toxischer Enzephalopathie als auch mit MCS gefunden wird.

Die **PET (Positronen Emissions-Tomografie)** ist ein Verfahren zur Bestimmung des Glukoseumsatzes im Gehirn. Der Patient erhält Traubenzucker (Glukose), der mit Positronen-abstrahlenden radioaktiven Isotopen wie z.B. Fluor-18 markiert ist (F-18-Desoxiglukose). Die beim Zerfall der Positronenstrahler freiwerdende Gammastrahlung wird tomografisch dreidimensional abgebildet und kann somit Auskunft über Unterschiede des Glukoseumsatzes in verschiedenen Gehirnbereichen geben. Der regionale Glukoseumsatz im Gehirn steht in engem Zusammenhang mit der jeweiligen neuronalen Aktivität des Gehirnareals. Funktionsausfälle im Gehirn äußern sich demnach in einem verminderten oder gar völlig fehlenden Glukoseumsatz, d.h. verschiedene Bereiche des Gehirns erscheinen in der Aufnahme als schwarze Stellen. Damit können Funktionsausfälle im Gehirn als Folge der Wirkung neurotoxischer Stoffe z.B. bei chronischen Alkoholikern oder nach Chemotherapie sichtbar gemacht werden (Muller, Martin, 1984; Phillips et al., 1987; Samson et al., 1986). Da bei chronisch-entzündlichen Multisystemerkrankungen der Atmungsstoffwechsel in den Mitochondrien auch in Nervenzellen des Gehirns gehemmt sein kann, zeigt der PET-Befund Hinweise auf Störungen des Energiestoffwechsels im Gehirn.

Voraussetzung für einen aussagefähigen Befund ist allerdings bei beiden bildgebenden Verfahren (PET und SPECT), dass die Untersuchung unter vergleichbaren Standardbedingungen wie bei gesunden Testpersonen durchgeführt wird. Dazu gehört u.a. auch eine vergleichbare Reizsituation für die während des Tests exponierten Sinnesorgane, z.B. eine standardisierte Exposition optischer Reize, also beispielsweise ein bestimmtes Muster von Bildgegenständen. Denn sowohl der regionale Blutfluss wie auch der Glukoseumsatz im Gehirn sind stark abhängig von den jeweils wahrgenommenen Sinnesreizen und deren Verarbeitung im Gehirn.

Die bildgebenden Verfahren zur Diagnostik von Hirnfunktionen, wie PET, SPECT und möglicherweise auch die funktionale Kernmagnetische-Resonanz-Tomografie (NMR), können in Zukunft möglicherweise zu einer genaueren Differenzierung zwischen den verschiedenen Multisystem-Erkrankungen beitragen und z.B. zwischen CFS und MCS anhand besonders charakteristischer Merkmale unterscheiden. Dazu sind aber weitere systematische Studien mit einer größeren Zahl von Chemikalien-exponierten Patienten unter standardisierten Bedingungen notwendig, wie sie von Fabig (2000) bereits begonnen, durch dessen frühzeitigen Tod jedoch unterbrochen wurden.

- Bestimmungen von **EEG-Veränderungen** nach Chemikalienexposition auch mit niedrigen Konzentrationen stehen offenbar in Zusammenhang mit einer erworbenen Überempfindlichkeit (Schwartz et al., 1994).

6.10.3.7. Psychologische und psychometrische Testverfahren

Die Psychologischen und psychometrischen Testverfahren und Befragungsbögen werden vielfach in Instituten angewandt, die eine psychogene Ursache von MCS bevorzugen. Die Testverfahren eignen sich größtenteils dennoch gut zur Charakterisierung eines vorliegenden Falls und geben Auskunft über Störungen von Hirnfunktionen, wie sie auch durch Fremdchemikalien bedingt sein können. Als Beispiel sei hier nur der Chemical Odor Sensitivity Scale (COSS)-Test genannt. Dieser zeigte sich gut korreliert mit anderen MCS-Merkmalen und konstant über längere Zeitintervalle, und kann durchaus zur Abgrenzung von MCS gegenüber anderen Krankheitsbildern eingesetzt werden (Bailer et al., 2006).

Die in der so genannten RKI-Studie (2003 und 2005) sowie in der weiteren Fachliteratur angegebenen Befragungsinstrumente, wie z.B.

- UmedFB, Fragebogen für Patientinnen und Patienten der Umweltmedizinischen Ambulanz,
- GesFB, Fragebogen zur Gesundheit für umweltmedizinische Patientinnen und Patienten,
- BDB, ärztlicher Basisdokumentationsbogen
- CIDI, standardisiertes psychiatrisches Interview
- EESI, Environmental Exposure and Sensitivity Inventory nach Miller und Prihoda (1999)

stellen wertvolle Hilfsmittel zur Anamnese der Beschwerden und zur Einordnung der Krankheit dar. Sie begünstigen allerdings durch ihre Art der Fragestellung in Teilbereichen eine psychosomatische bzw. psychiatrische Diagnose und müssen mit Vorsicht ausgewertet werden.

7. Soziale und kulturelle Aspekte der Krankheit

7.1. Auswirkungen auf die individuelle und soziale Lebensqualität

Da die Krankheit MCS und verwandte Krankheiten von Versicherungen, Krankenkassen, Berufsgenossenschaften und staatlichen Institutionen in der Regel nicht anerkannt werden, weichen Ärzte und Patienten auf Diagnosen wie „funktionelle Störungen", „Burn out Syndrom", psychosomatische oder gar psychiatrische Indikationen aus, um dem Patienten bei gleichzeitiger Ablehnung des Krankheitsbildes MCS die Versicherungsleistungen zu erhalten, damit er seinen Lebensunterhalt bestreiten kann und von den Kassen die – meist falsche – Therapie bezahlt bekommt. Dies führt aber in der Regel zu einer irreversiblen gesellschaftlichen Stigmatisierung und im Extremfall sogar zu einem „Fall für die Psychiatrie". Folgen sind der Abbruch von Karrieren und ein endgültiger Ausstieg aus dem Berufsleben – letztlich ein Ausschluss aus dem gesellschaftlichen Leben. Hinzu kommt noch die soziale Isolierung im privaten Umfeld: Eine physisch und psychisch schwache Konstitution, verbunden mit verminderter Stress- und Frustrationstoleranz und geringer emotionaler Belastbarkeit, gilt als gesellschaftlich geächtet und veranlasst die Betroffenen zum Rückzug in ihr angeblich konfliktfreies und sicheres Zuhause.

Die schweren Krankheitssymptome greifen in den Alltag der Betroffenen ein: Soziale Aktivitäten und Engagements werden vermindert bis völlig eingestellt, die Arbeitsfähigkeit ist stark eingeschränkt, selbst Hobbies und Freizeitaktivitäten kommen zu kurz oder fehlen völlig - es fehlt einfach die Energie und die Motivation dazu (Miller, Prihoda, 1999). Auch ehemalige Freunde und Bekannte ziehen sich erfahrungsgemäß zurück, da sie mit dem unklaren Krankheitsbild nicht umgehen können und den sozialen Rückzug der Betroffenen auf persönliche Aversionen gegen sie selbst beziehen (Schiele, Eder-Stein, 2002). Als Folge der MCS-Krankheit entsteht somit eine ganze Gesellschaftsschicht mit sozialer und materieller Verelendung, deren äußeres Erscheinungsbild mit dem von Obdachlosen und Suchtkranken durchaus verwechselbar ist. Zitat: „Was verbindet Millionen illegale Flüchtlinge, Hartz-IV-Degradierte und Menschen mit „toxicant induced loss of tolerance" (Chemikalien-Überempfindlichkeit) miteinander? Allesamt sind sie in eine Situation geworfen, deren gesellschaftliche Ursache sie persönlich weder verschuldet haben, noch in der Regel durchschauen. Allesamt sind sie dazu verurteilt, gesellschaftliche Entwicklungen als Individuen auf ihre Schultern zu nehmen. Keiner von ihnen hat Aussicht auf einen Ausweg. Jedem von Ihnen wird unterstellt, selbst an seiner Misere schuld zu sein" (Otte, 2007).

Dabei ist der soziale Abstieg auf Grund des Krankheitsverlaufs bei MCS vorgegeben: Nach einer Phase der Verunsicherung und Ratlosigkeit angesichts eines zunehmenden Versagens bei den täglichen Anforderungen im privaten und beruflichen Bereich folgt eine Phase 2: Kräfte versagen, eine anhaltende lähmende Schwäche führt zur Aufgabe bislang gewohnter Tätigkeiten und Funktionen, Berufe, Studium oder Ausbildung müssen beendet werden. Neue Fragen und Probleme tauchen auf: Wird eine Behinderung oder Berufsunfähigkeit bescheinigt, oder muss nach Ablehnung von entsprechenden Rentenanträgen Hartz IV beantragt werden, wonach Betroffene zu jeder beliebigen, noch kranker machenden Arbeit gezwungen werden können? Werden Schwächeanfalle dann als Hypochondrie und perfider Versuch der Arbeitsverweigerung gewertet und dann die Streichung der Bezüge verfügt? (Otte, 2007). Wie die gängige medizinische Praxis vielfach zeigt, wird die Krankheit nicht anerkannt und bescheinigt oder wenigstens dem psychosomatischen oder psychiatrischen Formenkreis zugeordnet. Letzteres kann für Betroffene einen Ausweg darstellen, da sie dann wenigstens Rente oder eine Versorgung erhalten. Im anderen Fall, der Unterstellung einer Hypochondrie und Arbeitsverweigerung, kommt es zur Phase 3 des sozialen und gesundheitlichen Abstiegs: Sie führt angesichts der Ausweglosigkeit mit Resignation, Depression und Hoffnungslosigkeit zum sozial gemiedenen, häufig auch tagsüber bettlägerigen Einzelgänger, der sich aus allen früheren sozialen Bezügen zurückzieht. Angesichts des Fortschreitens der Erkrankung folgt häufig noch eine Phase 4, die durch lähmende Schwächung und unüberwindliche Erschöpfung gekennzeichnet ist, und in der jeder Impuls zur Aktivität fehlt. Das Gehirn versagt bei der Verarbeitung von Informationen, selbst der Sinn gelesener Texte kann nicht mehr erfasst werden. Die Betroffenen können ihre Alltags-Verrichtungen weder organisieren noch durchführen, sie sind auf Hilfe oder gar Pflege angewiesen (Otte, 2007).

Die folgende Fallschilderung verdeutlicht Beeinträchtigungen und Erschwernisse im Alltag von MCS-Kranken (Aus dem Internet, CSN Blog – Chemical Sensitivity Network, 18. Oktober 2009):

Mona ist schwer chemikaliensensibel. Sie muss auf dem Land leben und ist völlig von ihrer Umgebung isoliert. Arbeiten kann sie nicht mehr. Sie lebt vom kleinen Einkommen ihres Mannes. Weil sein Geschäft im Winter nicht gut genug läuft, musste er eine Unterstützung beantragen. Da sein Betrieb aber nun nicht "saniert" ist, sollen sowohl Mona als auch ihr Mann von Hartz4 leben. Das hieße, in eine billige Wohnung in die Stadt zu ziehen. Das ist unmöglich für Mona. Wegen ihrer Erkrankung muss sie in natürlicher Umgebung leben. Außerdem verweigert ihr die Krankenkasse lebensnotwendige Hilfsmittel. Mona benötigt aufgrund ihrer Erkrankung Sauerstoff, verschiedene Medikamente und Hilfsmittel. Obwohl MCS eine schwere Erkrankung ist, gibt es von den Krankenkassen keinen Cent. Ebenso bekommen MCS-Kranke keinen Zuschuss für verträgliche Lebensmittel.

Sauerstoff zum Atmen

"Ich habe seit Jahren Probleme, die Sauerstoff-Flasche bezahlt zu bekommen von der Krankenkasse. Vor 5 Jahren auf Rezept vom damaligen Hausarzt wegen hyperreagibler Bronchien verschrieben...abgelehnt...vor 4 Jahren wegen MCS und Folgekrankheiten verschrieben...abgelehnt und nun ist mein seit 3 Jahren gewählter Hausarzt gar nicht mehr in der Lage, solch ein Rezept auszufüllen...auch Massagen wegen meiner Muskel-Spasmen darf er angeblich nicht aufschreiben.

Die Sauerstoff-Flasche, die Große, (weil günstiger), kostet jede Füllung 98 Euro!!! Und Sauerstoff ist bei mir das Einzigste!! was in Notfällen hilft, was sogar den Blutdruck nachweisbar herunterbringt auf Dauer und die Symptome bei den Anfällen in der Nacht abschwächt."

Der Sauerstoff wäre also dringend nötig. Dem Arzt, selbst wenn er auf der Seite des Patienten steht, sind die Hände gebunden.

Arbeiten trotz schwerer MCS?
"Mein Mann kann uns nicht mehr beide durchbringen… er ist selbstständig mit einem Haus und Garten-Service und hat im Winter kaum Arbeit. Beim Harz 4 Amt sagten sie, ich solle mitarbeiten und als ich der Sachbearbeiterin schilderte, dass ich das mit Sicherheit nicht kann, sollte ich zum Gesundheitsamt.

Daraufhin mailte ich ihr, dass sie mal bitte in den CSN Blog schauen möge, und es kam seit einem halben Jahr keine Aufforderung mehr. Ich sagte ihr auch, dass ich überhaupt nicht zum Gesundheitsamt kann, weil ich in keiner Stadt mehr atmen kann nach 10 Jahren Isolation hier im Wald. (Hab's öfters ausprobiert..)

So bekam mein Mann 307 Euro für uns beide dazu AG 2 für 1 Jahr. Das reichte auch leider nicht, aber… Nun soll er in 2 Monaten am Jahresende, seine selbstständige Fa. aufgeben, weil er sich nicht "saniert" hat und wir beide voll Harz4 beantragen. Dazu müssen wir die noch relativ verträgliche und billige Wohnung (2,50/qm) aufgeben und in die Stadt in eine 70 qm Wohnung ziehen, was ja sowieso nicht geht. Und das Auto weg und alle Arbeitsgeräte meines Mannes.

Leben, überleben – Aber wie?
Da wir das nicht können, sind wir wieder auf uns selbst angewiesen, aber wie?? Nahrung: Bio..Kleidung: nur Bio..Schuhe : nur pflanzengegerbt…Sauerstoff… Nahrungsergänzung und Hilfen …Wasser….

So ist das in diesem Land, und so geht es fast allen mit schwerer MCS, und da die vielen Sorgen nicht gut für die Seele sind, werden wir immer mehr krank. Daran sollte mal gedacht werden und nicht, dass wir von vorneherein "Psychos" sind, sondern dass die Sorgen um den Lebensunterhalt uns sehr belasten und auch unsre Partner, was sich auf die Dauer auch nicht positiv auswirkt."

So werden Menschen also immer kränker gemacht
MCS-Kranke könnten in passender Umgebung ein relativ normales Leben führen. Gäbe es z.B. ein Wohnprojekt mit verträglichen Wohnungen und von der Kasse bezahlten Hilfsmitteln, in dem in einem Haus mit verschiedenen Wohnungen jeweils MCS-Kranke leben, wäre das Problem der Isolation beseitigt und die meisten Gesundheitsprobleme auch. In so einem Umfeld könnte man auch Weiterbildungen ermöglichen, sodass die Kranken z.B. durch Telearbeit am Erwerbsleben teilhaben können. So ein Projekt würde aber Geld kosten. Die Kranken selbst bzw. ihre Angehörigen können das nicht bezahlen. Und keiner würde daran verdienen. Deshalb lässt man die Kranken lieber weiter leiden oder versucht, sie zu psychiatrisieren, damit man in der Psychiatrie wieder Pharma-Geld an ihnen verdienen kann.

Autoren: Amalie und Mona für CSN – Chemical Sensitivity Network, 18. Oktober 2009

Die internationale Klassifizierung von Krankheiten der WHO (ICD-10, International Classification of Diseases, Version 10), nach der MCS unter der Codierung T 78.4 als „Allergie oder Überempfindlichkeit, andernorts nicht klassifiziert" eingeordnet wird, sagt nichts aus über die Art und Schwere der Beeinträchtigungen der Betroffenen, und schon gar nicht über langzeitige psychosoziale Einschränkungen und Folgewirkungen (Schwarz, Bauer, 2007). Mit der neuen ICF-Klassifikation (Internationale Klassifikation der Funktionsfähigkeit, Behinderung und Gesundheit) versucht die WHO Art und Schwere der Beeinträchtigungen sowohl bezüglich der biologischen, als auch der sozialen und psychischen Folgen zu kennzeichnen (DIMDI 2004). Unter den

Begriffen „Funktionsfähigkeit und Teilhabe" werden einerseits die körperlichen Krankheitssymptome, andererseits die Einschränkungen bei der „Teilhabe" am „normalen" gesellschaftlichen Leben erfasst.

Der Begriff „Funktionsfähigkeit" hebt bei umweltmedizinischen Patienten erstmals die häufigen durch Beeinträchtigungen des ZNS bedingten Symptome wie Konzentrationsstörungen, Vergesslichkeit, Gedächtnisstörungen, Lern- und Denkschwierigkeiten, Schmerzen, Schwindel, Erschöpfung und Müdigkeit, hervor und würdigt diese in besonderem Maße. Damit können die schweren Symptome des Allgemeinbefindens bei MCS-Patienten und deren Folgen für die Lebensbewältigung im Alltag endlich entsprechend betont werden. Der Begriff „Teilhabe" präzisiert schließlich die Beeinträchtigungen und Probleme, die als Folge der verminderten „Funktionsfähigkeit" auftreten, nämlich Einschränkungen bei täglichen „Aktivitäten und Partizipation" am gesellschaftlichen Leben, wenn z.B. ein Arbeitsverhältnis nicht aufrecht erhalten werden kann. Die Beeinträchtigungen werden nach Art und Schwere codiert. Damit können dann notwendige Therapie- und Rehabilitationsmaßnahmen gerade im Bereich der Umweltmedizin dem jeweiligen Fall besser als bisher angepasst werden. Leider dauert es noch einige Zeit, bis sich dieses Klassifizierungssystem in der täglichen Praxis der medizinischen Diagnostik und Therapie durchsetzt.

Exklusive Umweltfaktoren

Umweltfaktoren stellen für MCS-Patienten oft schwerwiegende Barrieren im Alltag dar. Dazu gehören Duftstoffe in Parfums, die meisten Kosmetik-Artikel, Seifen, Wasch- und Reinigungsmittel, die bei Betroffenen zu akuten Überempfindlichkeitsreaktionen führen. Hinzu kommen Nahrungsmittel- und Medikamenten-Unverträglichkeiten, die zu schwerwiegenden Einschränkungen bei der Auswahl der täglichen Lebensmittel sowie bei der Therapie von Krankheiten führen. Weil häufig auch Anästhetika bei chirurgischen Eingriffen nicht vertragen werden, müssen Betroffene diese Eingriffe bisweilen ohne jede Betäubung ertragen. Überempfindlichkeit gegen Substanzen in Bau- und Einrichtungsmaterialen zwingen zur Aufgabe von Häusern und Wohnungen und zum Rückzug in karg ausgestattete Gefängnis-ähnliche Behausungen. Dieser Umstand fördert wiederum die soziale Isolation.

Die zunehmend weite Verbreitung der **Duftstoffe** in Konsumartikeln aller Art stellt für Betroffene im Alltag des „modernen Lebens" ein besonderes Problem dar: Duftstoffe dienen zunehmend als Markierung der persönlichen Individualität in einer Gesellschaft, in der der Einzelne seine Position im beruflichen und privaten Konkurrenzkampf bestimmen muss. (Ein Vergleich mit dem Markierungsverhalten von Hunden und Wölfen zur Revier-Kennzeichnung drängt sich auf.) Die „Duftnote" sagt etwas aus über deren Träger. Unangenehmer Körpergeruch würde ein positives Image beschädigen, und so werden hohe Dosen von Duftstoffen präventiv zur Überdeckung „natürlicher Düfte" eingesetzt. Ganze Industrien und Forschungsinstitute beschäftigen sich damit, rund 3500 verschiedene Duft-Substanzen herzustellen oder zu isolieren und in unterschiedlichen Mischungen zusammenzustellen und zu vermarkten (Scherrmann, 2005).

MCS-Patienten geraten leicht in Konflikte mit Menschen, die ihre Duftmarke mit Parfums in der Umwelt setzen. Hintergrund: Bei MCS-Patienten besteht häufig eine ausgeprägte Überempfindlichkeit gegen Duftstoffe. Bekannte und Freunde von Betroffenen reagieren häufig überrascht und verständnislos auf die Beschwerden der Patienten, weil sie sich diese nicht ernsthaft vorstellen können. Sie verweisen die Äußerungen der Betroffenen in den Bereich der Übertreibung und Hypochondrie. Aus einer Vielzahl von Befragungen der Betroffenen und aus Presseberichten (Abb.9, siehe unten) geht hervor, dass Konflikte zwischen Patienten mit Chemikalien-Überempfindlichkeit und „gesunden“ Personen in der täglichen Umgebung, besonders am Arbeitsplatz, die Regel sind. Wenn die nicht betroffenen Personen mit MCS-Patienten z.B. am Arbeitsplatz konfrontiert werden, reagieren sie teilweise aggressiv mit „Mobbing“ und können sogar handgreiflich werden, indem sie z.B. Betroffene mit Parfum bespritzen (Lipson, 2004). Aus den USA wird ferner berichtet, dass z.B. bestimmte Zeitungen Reporterinnen, die absichtlich mit Parfum und Kameras ausgerüstet waren, in speziell für MCS-Patienten errichtete Ökohäuser schickten, um das „hysterische Ausflippen“ der MCS-Patienten zu filmen und Betroffene in der Öffentlichkeit als psychiatrische Fälle zu diffamieren (Schiele, Eder-Stein, 2002; Lipson, 2004).

Abb. 9: Pressebericht über Konflikte zwischen MCS-Patienten und Nachbarn eines Wohngebietes

The New York Times

In One Arizona Community, an Oasis in a Toxic World

By FRED A. BERNSTEIN
Published: July 10, 2005
In Snowflake, Ariz., people with chemical sensitivities worry about unsympathetic neighbors.

Hintergrund derartiger Konflikte ist der Umstand, dass die Verursacher von Duftstoff-Belästigungen während der direkten Konfrontation mit den Betroffenen vor die grundsätzliche Frage einer Umstellung ihres Lebensstils gestellt sind, nämlich auf die Verwendung von Parfums und damit auf ein wesentliches Accessoire ihrer Persönlichkeit zu verzichten. Da das Problem unmittelbar nicht gelöst werden kann, reagieren die beschuldigten Verursacher mit Aggressionen, wie sie für Menschen in überfordernden Situationen typisch sind.

Auch die „Beduftung“ öffentlicher Räume stellt ein zunehmendes Problem dar. Mit künstlichen Duftspendern (Air-Freshener) im Bade- und Schlafzimmer werden zunehmend hygienische Probleme überdeckt. In Kaufhäusern, Flughäfen, Museen, Ausstellungsräumen, Bürogebäuden, am Arbeitsplatz und in Restaurants soll eine kundenfreundliche Atmosphäre zunehmend durch „Luftveredelung“ mit Duftstoffen geschaffen werden. Beim Londoner Flughafen Heathrow gibt es Überlegungen, den Duft von frischem Gras über das Belüftungssystem zu verbreiten, um den Stress der Reisenden abzubauen. „Duftpsychologen“ arbeiten daran, bestimmte Duftmischungen zur Stimulation des Kauf- und Konsumverhaltens zu „kreieren“. Der öffentliche Raum wird für Betroffene somit zu einem unzugänglichen Gebiet, einer „Off-Limits-Area“. Allein in Deutschland sind nach Schätzungen mindestens eine Millionen Menschen von einer Duftstoff-Überempfindlichkeit (MCS, Allergien) betroffen, deren Bewegungsraum in der Öffentlichkeit immer mehr eingeschränkt wird (Scherrmann, 2005). Folglich gibt es z.B. in den USA bereits Siedlungen ausschließlich für MCS-Patienten und Allergiker, in denen strikt auf Vermeidung aller Schad- und Duftstoffquellen geachtet wird. Es entstehen „Oasen in einer toxischen Welt", die aber immer dann von existentiellen Konflikten bedroht sind, wenn die finanzielle Grundlage der Siedlung zusammenbricht und fremde Investoren wieder Pestizide in die Vorgärten und toxische Baustoffe in die Häuser bringen (Bernstein, 2005).

Gestörte Arzt-Patient-Beziehungen

Die Isolierung der betroffenen Patienten betrifft auch die Beziehungen zu Ärzten und zum Gesundheitswesen insgesamt. Viele Hausärzte, insbesondere Internisten, verstehen weder das Krankheitsbild MCS, noch können Sie eine wirksame Therapie und Prävention vorschlagen. Die Ursache liegt im labordiagnostischen Standardverfahren der Hausarztpraxis, bei dem die üblichen Blutwerte, Urinanalysen, EKG-Befunde bei MCS-Patienten in der Regel unauffällig sind. Lediglich Stressparameter können verändert sein, sie verleiten schnell zur Diagnose einer „vegetativen Dystonie". Die Patienten fallen damit durch das diagnostische Raster und stehen unvermittelt mit einer Diagnose aus dem psychosomatisch-psychiatrischen Bereich in der Nervenarzt-Praxis. Im ungünstigsten Fall erhalten sie auch dort weitere Medikamente, nämlich Psychopharmaka, deren Nebenwirkungen die MCS-Symptomatik weiter verschlechtern können. Häufig werden Behandlungen mit Tranqillantien und Neuroleptika berichtet, weil der andauernde stressartige Erregungsszustand, das erkennbare Erschöpfungssyndrom und die chronische Schlaflosigkeit bei MCS-Patienten zur typischen Symptomatik gehören (Schiele, Eder-Stein, 2002).

Umwelt(un-)gerechtigkeit: Soziale Benachteiligung bei Umweltbelastungen

Während einerseits die von Umweltkrankheiten betroffenen Patienten von sozialem Abstieg als Folge ihrer Fehldiagnose als psychische Krankheitsfälle bedroht sind, bilden andererseits die schlechteren Umwelt- und Wohnbedingungen von Menschen mit niedrigerem Sozialstatus ein zusätzliches Risiko, an umweltbedingten chronischen Krankheiten zu erkranken. So gibt es einen nachgewiesenen statistisch signifikanten Zusammenhang zwischen Merkmalen des niedrigen Sozialstatus wie Bildungsgrad, relative Armut, Migrationshintergrund und Arbeitslosigkeit in der Familie, mit Umweltbelastungsfaktoren wie erhöhte Feinstaubkonzentration in der Luft, Belastung durch Passivrauchen, Verkehrsbelastung am Wohnort, Innenraum-Allergene und Exposition gegenüber verschiedenen Luftschadstoffen. Es zeigte sich, dass sozial benachteiligte Kinder durch die genannten Umweltfaktoren stärker belastet sind. Familien mit relativer Einkommensarmut fühlen sich häufiger stark bis sehr stark durch Luftverschmutzung, Lärm und fehlende zugängliche Grünflächen in ihrer Wohngegend beeinträchtigt (Bolte und Fromme, 2008). Hinzu kommt, dass Familien mit niedrigem Sozialstatus deutlich häufiger Haushaltsprodukte mit fraglichem Nutzen und höheren Schadstoffgehalten verwenden aus höhergestellte Familien, wie z.B. Weichspüler, Desinfektionsmittel, Sanitärreiniger, Toilettensteine und Duftsprays (Seiwert et al., 2008). Hier zeigen sich Hygienevorstellungen, die – fälschlich - von Sterilität im Haushalt als Merkmal für eine geordnete Haushaltsführung ausgehen. Die Mehrzahl der Meldungen und Befunde über Feuchteschäden und Schimmelbelastung in Wohnungen stammt ebenfalls von Personen mit relativer Armut. Dies bedeutet ein zusätzliches Gesundheitsrisiko für Angehörige relativ armer Bevölkerungsschichten (Becker et al., 2008).

Es gibt ferner Hinweise dafür, dass für einzelne untersuchte Funktionsparameter und Krankheitsmerkmale wie Lungen- und Nierenfunktion erhöhte Häufigkeiten in sozial benachteiligten Bevölkerungsgruppen vorliegen (Rauchfuss et al., 2008; Maschewsky, 2008). Wenn auch die Ergebnisse zum Einfluss des niedrigen Sozialstatus auf die Häufigkeitsverteilung umweltbedingter Erkrankungen noch unvollständig sind, so machen sie doch deutlich, dass Umwelt- und Gesundheitsprobleme nicht losgelöst von sozialen Fragen zu sehen sind. Die Häufigkeitsverteilung chronischer Umweltkrankheiten wie MCS, CFS und anderen in Bevölkerungsgruppen mit unterschiedlichem Sozialstatus wurde bis 2009 noch nicht genauer untersucht, es ist aber zu vermuten, dass die erhöhte Schadstoffexposition in Gruppen mit niedrigerem Sozialstatus zu einer erhöhten Häufigkeit dieser Krankheiten beiträgt.

Wenn Umweltgerechtigkeit als Prinzip der Umwelt- und Gesundheitspolitik gelten soll (Bolte und Fromme, 2008), muss das Recht jeder Person auf eine gesunde Umwelt durch Maßnahmen praktischer Politik erst einmal verwirklicht werden. Zu diesem Zweck müssen praktische Schlüsse aus den Faktoren bei Personen mit niedrigem Sozialstatus gezogen werden, die dort eine erhöhte Schadstoffexposition verursachen, und dies auch dann, wenn die Wirkung dieser krankmachenden Umweltfaktoren noch nicht überall und im Detail untersucht worden sind.

Fehltherapien

Negative Auswirkungen einer rein psychogenen Diagnose von MCS-Kranken zeigen sich auch in der Langzeit- und Reha-Therapie: Die Bundesversicherungsanstalt für Angestellte (BfA) empfiehlt u.a. „vor allem Physiotherapie, Sport- und Bewegungstherapie mit zahlreichen Spezialisierungen“ (Irle, 2002). Folge davon ist, dass körperlich geschwächten CFS- und MCS-Patienten in den von der der BfA empfohlenen psychosomatischen Reha-Kliniken beispielsweise Frühsport und kalte Wassergüsse verordnet werden , und dass in der dann folgenden „Arbeitstherapie“ ihre Willigkeit zur Wiedereingliederung in den Arbeitsprozess getestet wird (siehe z.B. das Therapieprogramm für psychosomatische und Depressiv-Patienten der Klinik „Hohe Mark“, Oberursel). Das muss den Betroffenen wie eine „Straftherapie“ erscheinen.

Zur Rolle der Psychotherapie und Psychiatrie

Die US-amerikanische Schriftstellerin Siri Hustveldt beschreibt in ihrem Sachbuch „Die zitternde Frau - Die Geschichte meiner Nerven" ihre unerklärliche Nervenkrankheit (Hustveldt, 2009). Sie schildert, wie bei länger andauernden psychischen Belastungssituationen, hier im Beispiel der Tod des Vaters der Autorin, eine Überempfindlichkeit gegenüber Stresssituationen vorliegt. Wenn sie zum Beispiel eine Rede vor einem größeren Auditorium halten musste, traten ungewöhnliche Symptome wie Krämpfe und ein Zittern am ganzen Körper auf. Eine Odysee zu vielen Ärzten und Kliniken begann, die Neurologen und Psychiater fanden jedoch keinen Hinweis auf eine organische Störung. Die Autorin wurde mit der Diagnose „Hysterie" oder „Konversionsstörung" konfrontiert und wunderte sich über die rein psychische Erklärung für organisch bislang nicht erklärbaren Symptome. „Hysterie" wird in der Psychiatrie als „Störung des Selbstbesitzes" interpretiert, die mit Symptomen wie Schwindel, Lähmungen, Krampfanfälle und Zittern verbunden ist. Bis ins 18. Jahrhundert nahmen Ärzte häufig an, dass „Hysterie" eine körperliche Ursache haben müsse. Mit Beginn des 20. Jahrhunderts und den Lehren Sigmund Freuds interessierte viele Ärzte vorwiegend die psychologische Dimension der Hysterie, deren Symptome bekanntlich oft mit heftigen Gefühlsausbrüchen verbunden waren. „Hysterie" wurde zunehmend zur psychischen Erkrankung ohne organischen Bezug.

In der neurologisch-psychiatrischen Medizin kam es seit Anfang des 20. Jahrhunderts folglich zur Spaltung von Körper und Geist als Krankheitsursachen. Man suchte von da an entweder nach organisch-körperlichen oder nach rein psychischen Ursachen von Krankheiten. Diese Auffassungen gingen soweit, dass organische Symptome wie z.B. Beschwerden im Magen-Darm-System auf rein psychische Ursachen zurückgeführt wurden. Die psychosomatische Medizin erlebte eine Blüte. Die Autorin Hustveldt wundert sich über Zuspitzungen in der aktuellen Medizin, bei denen zwischen physisch nachweisbaren und angeblich eingebildeten Krankheiten unterschieden wird. Die Diagnose „keine organische Ursache" ist für sie nicht zufrieden stellend. In einer aufgeklärten Zeit, in der kaum jemand noch an Geister und Dämonen glaube, sei die Behauptung, dass Symptome wie das plötzliche Zittern de Körpers „keine organische Ursache" hätten, absurd. Die Autorin kommt zum Schluss, dass die ärztlichen Diagnosen auch heute noch philosophisch oder ideologisch geprägten Grundauffassungen unterliegen, die oft unüberprüft blieben. Statt dessen fordert sie, dass die Medizin Körper und Geist in einem ganzheitlichen Ansatz zur Erklärung von Krankheiten bemühen müsse. Selbst Sigmund Freud habe von diesem Dualismus der Medizin bei psychischen Erkrankungen nichts wissen wollen, er habe das Psychische grundsätzlich als Teil von physiologischen Vorgängen aufgefasst. Solche Krankheiten - und dazu gehören auch chronische Multisystemkrankheiten wie MCS und CFS - „kann man überhaupt nur verstehen, wenn man sich mit Körper und Geist gleichermaßen beschäftigt", so Hustveldt in ihrem Buch.

Tatsache ist, dass der heute in der Medizin festgefügte Dualismus zwischen rein psychisch und rein organisch erklärbaren Krankheiten bei den betroffenen Patienten zu einer Odyssee von Spezialarzt zu Spezialarzt führt. Diese Fachärzte können mit ihren jeweiligen Diagnose-Instrumenten viele Krankheiten nicht erklären und weichen oft auf psychische Diagnosen aus. Dies führt im Fall von umweltbedingten Krankheiten zu Fehldiagnosen und damit auch zu Fehltherapien, die bei diesen Patienten die fatalen Folgen sowohl für ihre Gesundheit als auch ihre soziale Lage haben können. So wirken viele der üblichen verschriebenen Medikamente bei MCS-Patienten nicht oder verursachen im Gegenteil sogar noch eine Verschlimmerung des Allgemeinbefindens, da sie MCS-Symptome im Wege des Fremdstoff-Metabolismus verschlimmern können. In einer japanischen Studie (Suzuki et al., 2004) wurde beispielsweise festgestellt, dass 60% von 205 mit MCS diagnostizierten Patienten Schwierigkeiten bei der Einnahme von Medikamenten hatten. Dabei erwiesen sich einige der verwendeten Medikamente sich als völlig ungeeignet bzw. unbenutzbar für den großen Teil der Patienten, darunter vor allem das Anästhetikum Lidocain. Zusätzlich wurden Coffein, Aspirin, Chlorphenylamin-maleat, Minocyclin-hydrochlorid, Levoflaxin und andere als ungeeignet für MCS-Patienten genannt. Viele Betroffene mit selbstberichteter Chemikalien-Überempfindlichkeit in Selbsthilfegruppen nennen eine ausgesprochene Kaffee- und Tee-Unverträglichkeit, die sie im Verlauf ihrer Krankheit nach Fremdstoff-Exposition erworben haben (SHG Wiesbaden, 2005).

Zusammenfassend ist festzustellen: Die beschriebene Isolierung der Betroffenen im öffentlichen Leben sowie falsche Therapiekonzepte durch behandelnde Hausärzte bewirken für die Patienten eine schwer zu ertragende tägliche und andauernde Last. Sie kann dazu führen, dass schließlich zusätzlich zu den somatischen Symptomen diejenigen psychischen Krankheitssymptome auftreten, die von einigen Wissenschaftlern als auslösende Ursachen von MCS behauptet werden. Die Bezeichnung „Idiopathische Umwelt-Intoleranz" (Idiopathic Environmental Intolerance, IEI) drückt nämlich aus, dass MCS als „selbstverschuldete oder eingebildete Umweltphobie" zu begreifen sei, und schließt damit exogene Umweltfaktoren als Krankheitsursache schon im Begriffsverständnis aus. Nach den oben dargelegten epidemiologischen, symptomatischen und molekularen Fakten und Mechanismen ist aber von einem abgrenzbaren, durch Chemikalieneinwirkung ausgelösten Krankheitsbild MCS auszugehen, dessen psychische Merkmale lediglich als sekundäre Folgewirkung des Krankheitsablaufs aufzufassen sind. Psychotherapie, speziell Verhaltenstherapie zur Stärkung der Stresstoleranz und der persönlichen Konstitution ist demnach als sinnvolle und sogar unerlässliche Ergänzung zu den Therapiekonzepten für MCS-Patienten zu betrachten (Böse-O´Reilly, Kammerer, 1997).

Mittlerweile gibt es jedoch auch Bestrebungen, diese Einbahnstraße der Medizin mit der grundsätzlichen Trennung von psychisch und organisch bedingten Krankheiten aufzubrechen. So ist beispielsweise die Fachrichtung der Neuropsychoanalyse aus dem Wunsch nach Vernetzung verschiedener beteiligter Fachgebiete entstanden (Hustveldt, 2009). Viele psychische Störungen und Erkrankungen hängen mit traumatischen und Verlust-Erlebnissen zusammen. Folglich treten diese Erkrankungen in Krisenzeiten und Kriegen sowie bei privaten und familiären Konflikten auf. Diese Erkrankungen können aber auch direkt oder indirekt zusätzlich oder ausschließlich durch Chemikalien-Belastung ausgelöst werden. Im Körper sind dann unabhängig von den genannten Ursachen ähnliche Veränderungen im Hormon-, Nerven- und Immunsystem nachzuweisen, wie beispielsweise die dauerhafte Aktivierung der Stresshormon-Achse. Hinzu kommen die Degenerationsprozesse im Gehirn im Alter. Die Psycho-Neuro-Immunologie als neue Fachdisziplin der Medizin beschreibt entsprechende Krankheitsbilder und entwickelt Konzepte für Diagnose und Therapie dieser Krankheiten. Die Schulmedizin sollte diese Konzepte übernehmen und den überholten Dualismus zwischen psychischen und organischen Krankheiten auf den Abfallhaufen der Medizingeschichte werfen – zum Wohl der Patienten mit den chronischen Multisystem-Erkrankungen.

7.2. Erhöhte Selbstmordrate bei Betroffenen: Fallschilderungen

Die oben geschilderten vielfältigen Faktoren, die den Betroffenen das Leben im Verlauf der Krankheit immer schwerer machen, können sich soweit steigern, dass das Leben unerträglich wird und dass als Ausweg nach langen Phasen tiefer Depression nur noch der Selbstmord gesehen wird. Diese Faktoren seien nochmals stichwortartig aufgeführt:

- Die oft bis zur Unerträglichkeit gesteigerten Krankheitssymptome, die bei jedem Kontakt mit minimalsten Konzentrationen von Fremdchemikalien explosionsartig und mit zunehmender Intensität ausgelöst werden;
- Die fehlende adäquate Behandlung durch Haus- und Fachärzte der „Schulmedizin" sowie durch Kliniken, Reha- und Pflegeeinrichtungen;
- Die häufig falschen Diagnosen durch Ärzte und „umweltmedizinische Ambulanzen" der Universitätskliniken, die eine rein psychisch oder psychiatrisch zu erklärende Krankheitsursache behaupten;
- Die Krankenkassen übernehmen die Kosten für eine adäquate umweltmedizinische Behandlung von MCS-Patienten nicht. Dies trifft die Kassenpatienten mit geringen finanziellen Ressourcen besonders hart, da die einzig mögliche medizinische Versorgung für diese Patienten im gegenwärtigen Gesundheitssystem, die von den gesetzlichen Kassen bezahlt wird, die rein psychotherapeutisch-psychiatrische Behandlung darstellt. Hausärzte verlangen von MCS-Patienten regelmäßig die Aktzeptanz der psychischen Diagnose, mit der Begründung: „Dann sind Sie wenigstens versorgt". Die Patienten werden somit zur fachlich falschen Therapie gezwungen.
- Die daraus folgende gesellschaftliche Stigmatisierung als „Fall für die Psychiatrie", der folglich in allen Lebensbereichen nicht mehr ernst zu nehmen ist.
- Der dadurch bedingte soziale Abstieg mit folgendem Verlust des Arbeitsplatzes und der finanziellen Lebenssicherung hat schließlich eine allgemeine soziale Isolation und Verelendung zur Folge.

Es sei nochmals darauf hingewiesen, dass allein diese Faktoren eine schwere Depressionskrankheit auslösen können, die durch den physiologischen Krankheitsmechanismus von MCS nochmals verstärkt wird, indem die im Verlauf der Krankheit gebildeten Zytokine der chronischen Entzündungsreaktion die Stresshormonachse und den Katecholamin-Stoffwechsel im Gehirn aktivieren.

Die Folgen für Betroffene zeigen sich in deutlich zunehmenden Zahlen von Selbstmordfällen, wie sie beispielsweise in den Internetforen von Selbsthilfeorganisationen von Umweltkranken wie das Chemical-Sensitivity-Network (CSN-Deutschland) geschildert werden.

Fallbeispiel (zitiert aus CSN-Blog vom 30.7.09)

Es beginnt

Brigitte S. arbeitete seit ihrer Lehre als Zahntechnikerin. Dabei hatte sie Kontakt mit einer Reihe von Stäuben, Metallen, Desinfektionsmitteln, Kunststoffen, Klebern, Lösungsmitteln u.v.m. Sie hatte keine Ahnung von den Gefahren ihres Berufs, wusste nichts über die Auswirkungen auf ihren Körper. Sie beobachtete psychische Veränderungen an ihren Arbeitskollegen, viele waren cholerisch. Aber sie erkannte den Zusammenhang zwischen der Arbeitsumgebung, der Arbeitsbelastung und dem Verhalten ihrer Kollegen nicht als krankheitsauslösend. „Beruflicher Stress" war die gängige Erklärung.

Bis Ende 2003 zwang Brigitte sich zum Durchhalten im Job, dann zeigte ihr Körper sehr deutlich seine Grenzen: Gewichtsabnahme, Schmerzen am ganzen Körper, Tinnitus, Übelkeit, Schlaf- und Sehstörungen, Müdigkeit, Gedächtnisabfall und Desorientierung. Die Symptome traten nicht alle gleichzeitig auf. Immer mal eines, dann ein anderes. Ihr Körper veränderte sich, das spürte sie ganz deutlich.

Wie jeder Kranke ging Brigitte von Arzt zu Arzt: Hausarzt, Augenarzt, HNO, Internist… Sie bekam Einzeldiagnosen auf die Symptome und Medikamente. Nur wirksame Hilfe bekam sie nicht. Sprüche hörte sie häufiger: *„So viele Allergien wie Sie kann kein einzelner Mensch haben."* Kein Arzt durchschaute die Zusammenhänge, untersuchte mögliche Ursachen, nichts. Interdisziplinäre Konsultationen – was ist das denn?

Die Psychiatrisierung

Anfang 2004 begann das, was MCS-Kranke nur zu gut kennen: Erst eine ambulante psycho-therapeutische Behandlung, dann ein mehrmonatiger Klinikaufenthalt.

Für Brigitte muss die Zeit in der Klinik schwer gewesen sein. Stationäre Aufnahme bedeutete für sie: Keine Außenkontakte zum Ehemann oder Verwandten, nur am Wochenende Besuch, Medikamentengabe ohne jede Verträglichkeitsprüfung, Umnebelung, Ruhigstellung, … Wer aufmuckte, oder sich beschwerte, wer seiner Verzweiflung über die sich nicht ändernde Krankheitssymptome zum Ausdruck brachte, wer den Druck nicht aushielt, der wurde auffällig und machte sich unbeliebt. Die Medikamentengabe führte zu einer Sedierung, die Umnebelung nahm zu, Bauchkrämpfe traten auf, und einen klaren Gedanken fassen konnte sie nur selten.

Der Klinikaufenthalt hat schlussendlich an den zahlreichen körperlichen Symptomen nichts geändert. Brigitte wurde mit der gleichen Diagnose entlassen, mit der sie ihren Aufenthalt begann. Behandlungsvorschlag für die Zeit danach: „[…] *vor allem Antidepressivabehandlung unbedingt sinnvoll, aktuell keine Rehaindikation, derzeit auch noch keine erhebliche Minderung der Erwerbstätigkeit."*

Auf sie wirkten kurze Zeit später die Worte eines Gutachtens wie Hohn. Zitat:
„[…] Sie erlebte die Klinikzeit wie einen Neubeginn des Lebens, wo sie wünschen und wollen darf, statt nur zu funktionieren und zu gehorchen. Ihre körperlichen Schmerzen begannen, sich in seelische Schmerzen zu verwandeln. […]"

Kann das wahr sein? Schmerzen bleiben Schmerzen, egal welche Ursache sie haben! Brigitte wurde aus medizinischer Sicht auf Zeit als arbeitsunfähig eingestuft. Andererseits schloss man eine Erwerbsminderung aus. Verstehe das, wer will.

Die wahre Diagnose: MCS

Im September 2004 besuchte Brigitte einen Qi Gong-Kurs. Voller Hoffnung hatte sie daran teilnehmen wollen, um etwas Ablenkung von ihren Sorgen und Schmerzen zu bekommen, um ihrem Körper etwas Gutes zu tun. Doch schon die Autofahrt dorthin, obwohl nicht sehr lang, machte ihr Schwierigkeiten. Im Laufe der Übungen traten vermehrt Schmerzen auf.

Durch eine andere Kursteilnehmerin mit MCS erfuhr Brigitte zum ersten Mal, dass ihre Krankheitssymptome auch ganz andere Ursachen haben könnten. Im Oktober 2004 besuchte sie zusammen mit ihrem Ehemann zum ersten Mal Dr. Binz in Trier. Im Februar 2005 lagen die kompletten Untersuchungsergebnisse vor: *„Schwere Neuropathie, schwere Myopathie, Ataxie, Hörminderung, Überempfindlichkeit gegenüber lauten Tönen, schwere Störung der Leistungen in der Psychometrie, schwere und vielfältige chemische Überempfindlichkeit, schwere Störung der Glukose-Utilisation im PET nach insgesamt 35 Jahren Arbeit als Zahntechnikerin.“* Mit anderen Worten: Brigittes Gehirn war auch noch schwer geschädigt. Und es war eine Erklärung für viele Beeinträchtigungen der Sinnesorgane.

Was dann?

Jetzt hatte Brigitte zwar eine exakte Diagnose, wusste, dass sie nie mehr arbeitsfähig sein würde und einen Rentenantrag stellen sollte – mehr aber nicht. Der Begriff „Expositionsvermeidung“ sagte ihr nicht viel. Noch schlimmer – sie bezog es auf die alte Arbeitsumgebung. Arbeiten konnte sie nicht mehr – also war alles gut. Auf die Idee, dass noch etwas anderes damit gemeint sein könnte, kam sie nicht. Die *„Überprüfung der Lebensbereiche nach möglichen weiteren Auslösern“* ging in anderen, für sie wichtigeren Aktivitäten unter. Es gab und gibt keine Schulung, die Menschen mit dieser Diagnose auf ihre neuen Lebensumstände vorbereitet. Keine Stelle erklärte die Zusammenhänge, die notwendigen Veränderungen in der Lebensführung, und all das Notwendige zur Verbesserung der eigenen Situation.

Das Pragmatische – der Rentenantrag – wurde gestellt und führte zu neuen, seelischen Belastungen. Weil die Diagnose von Dr. Binz so nicht anerkannt wurde, musste Brigitte zur Begutachtung zum Medizinischen Dienst. Wie sie dort behandelt wurde, welche zum Teil dreisten und überflüssigen Fragen gestellt wurden, brachte sie fast zur Verzweiflung. Die Krönung: Ihrem Rentenantrag wurde Monate später nur aufgrund des Entlassungsberichtes aus der stationären psychotherapeutischen Behandlung stattgegeben. Mit der Diagnose MCS allein wäre der Antrag nicht bewilligt worden. Aber zu welchem Preis: Brigitte erlebte, dass sie als MCS-Kranke stigmatisiert und einmal mehr psychiatrisiert wurde.

Sie fühlte sich allein gelassen, ohne Unterstützung und Hilfe. Ein Neurologe vor Ort, den Sie wegen der langen Fahrt zu Dr. Binz als Alternative kontaktierten, zog alle Diagnosen in Zweifel und verdammte diese als Scharlatanerie. Als Höhepunkt bekam sie ein Rezept über Psychopharmaka in die Hand gedrückt.

Neue Umgebung

Zu diesem Zeitpunkt begannen sie und ihr Mann die Suche nach einem neuen Zuhause. Nach sechs Monaten Suche fanden sie eine aus ihrer Sicht geeignete Mietwohnung. Die mit der Wohnungssuche verbundenen Belastungen wie Besichtigungen, altes Haus ausmisten, Kartons packen, Kartons in die neue Wohnung fahren, neue Wohnung einrichten, altes Haus herrichten und verkaufen, all das für Nicht-Kranke Übliche, waren für Brigitte zu viel. Regenerationskuren folgten, aber nachhaltige Linderung brachten sie nicht.

Ein behandelnder Arzt stellte zu den vorhandenen Symptomen eine *„Potenzierung der psychischen und toxischen Schäden"* fest. Dazu kamen diverse Nahrungsmittelunverträglichkeiten, weitere Minderung des Hörvermögens und der Durchhaltefähigkeit, Medikamentenunverträglichkeiten u.w.m.

Verschlimmerung

Brigittes Zustand in der neuen Wohnung verschlechterte sich kontinuierlich. Sie verstand nicht warum. Die neu eingerichteten Räume sahen gut aus: Parkett- und Linoleum-Böden, Flur, Küche und Bad gefliest. Vinyltapeten frisch gestrichen. Sie putzte die Wohnung, hielt alles in Ordnung. Sogar für einen Computerkurs fand Sie Zeit. Sie fing an, sich bei CSN und auf anderen Webseiten über MCS zu informieren, aber ihre geringe mentale Aufnahmefähigkeit verhinderte, dass sie verstand, was sie las. Sie konnte die Zusammenhänge nicht dauerhaft erkennen, manches wurde schlichtweg vergessen.

Nebenher unterstützten Brigitte und ihr Mann Bewohnerinnen des gegenüberliegenden Seniorenheimes. Sie lasen ihnen vor, unterhielten sich mit ihnen, gingen zusammen spazieren. Sie versuchten ein ihren Vorstellungen entsprechendes Leben zu führen, soweit Brigittes Krankheit es eben zuließ.

So merkte sie lange Zeit nicht, dass verschiedene Ausdünstungen zur Vernebelung des Geistes beitrugen. Sie ahnte nicht, dass die Weichspülerdüfte aus der gemeinsamen Waschküche ihr zusetzten. Sie wusste zwar, dass es Elektrosensibilität gibt. Sie sah die Sendemasten für Mobilfunk, maß ihnen aber zunächst keine Bedeutung bei. Später einmal wird Brigitte schreiben: *„Ich habe die Krankheit lange nicht verstanden und jetzt im Schnelltempo erleben müssen, was es heißt."*

Der Zusammenbruch

Der örtliche Wasserversorger musste im Jahr 2008 seine Talsperre sanieren. Die Stadt, in der sie wohnte, stellte die Versorgung auf Grundwasserbrunnen um. Keime im Wasser führten dazu, dass das Trinkwasser gechlort abgegeben werden musste. Brigitte nutzte dieses Wasser täglich: Waschen, duschen, kochen, trinken.

Zudem war Brigitte mitten in die Einflugschneise des Köln-Bonner Flughafens gezogen. Tag und Nacht flogen die Flugzeuge über ihr Haus. Da der Flughafen über ein radargesteuertes automatisches Landesystem (ILS) verfügt, kam zum Funkverkehr und übermäßigem Lärm eine ständige Radarbelastung hinzu.

Im Herbst 2008 besuchten Brigitte und ihr Mann ein Konzert in Siegburg. Der Saal war voll, Besucherinnen trugen Parfüm, die Männer umwaberte Deogeruch. Das Konzert war großartig, mit einer Bühnenshow, die als Höhepunkt ein Lichtgewitter, Nebelschwaden und ein Minifeuerwerk vorsah. Mitten in diesem Höhepunkt musste Brigitte schlagartig den Saal verlassen. Sie konnte den Gestank, den Rauch, einfach alles nicht mehr auszuhalten!

In den nächsten Tagen und Wochen fühlte sich Brigitte einfach nur schlecht. Die Schlafstörungen nahmen zu, das Brennen im Körper, ihr Körpergewicht reduzierte sich. Alles tat weh. Ohnehin schon lärmempfindlich sorgte der Fluglärm für eine Kakophonie in Brigittes Ohren.

Nur ganz langsam konnte sie sich mit Hilfe ihrer Freundin, die ebenfalls MCS hatte, mit Abwehrmaßnahmen beschäftigen: Gegen die Weichspüler-Düfte wurde ein Untertürschutz angebracht. Das DECT-Telefon wurde zunächst gegen ein Eco-DECT-Telefon ausgetauscht, dann nochmals gegen ein ISDN-Tastentelefon. WLAN wurde komplett abgeschaltet und der Internetzugang per Kabel hergestellt; Energiesparbirnen gegen normale Glühlampen ausgewechselt. Doch Brigittes Zustand stabilisierte sich nicht. Sie spürte die Batterie in einer Armbanduhr. Außenkontakte wurden eingestellt. Nur die Freundin durfte sie noch besuchen, weil sie „nach nichts roch".

Ihr Ehemann sah die Veränderungen, aber er verstand sie nicht. Im nagelneuen Auto konnte er Brigitte nicht mehr zu einem der wenigen, verständigen (!) Umweltärzten fahren, die es in Deutschland gibt und die vielleicht noch hätten helfen können.

Mitte 2009 wog Brigitte nur noch 46 Kilogramm. Die Symptome hatten Sie fest im Griff. Sie konnte sich nicht allein waschen, kam nicht in die Badewanne hinein, geschweige denn hinaus. Dazu die ständigen Schmerzen, die Hoffnungslosigkeit, jemals aus dieser Wohnung herauszukommen. Kein Fenster durfte mehr geöffnet werden, wenn Brigitte im Raum war, die Haustür nur ganz kurz für ein schnelles Raus/Rein. Jedes kleinste Geruchsmolekül wurde von Brigitte wahrgenommen, jedes elektrische Gerät. Die Atemschutzmaske war ihr ständiger Begleiter.

Silvia Müller telefoniert mit ihr, schickte Sauerstoff und Keramikmaske. Dazu weitere Ratschläge. CSN half! Kein Arzt, keine Krankenkasse, kein Nachbar, kein Angehöriger und schon gar keine andere Stelle.

Ganze Tage hat sie ihr Schlafzimmer nicht verlassen. Die Hypersensibilisierung nahm zu. Zwei neue Schränke rochen zu stark. Also raus mit den Schränken, Nachbarn aus dem Ort konnten sie gebrauchen.

Brigittes stellte ihre Nahrung um und zog einen Baubiologen hinzu: Er fand heraus, dass im Mietshaus ein DECT-Telefon 1000-fach (!!!) über dem Normwert strahlte. Die Wohnung lag im Mittelpunkt der Radarstrahlen. Die Fußböden aus Linoleum gasten ebenso aus wie die Vinyltapeten und der Kleber des Parketts. Die Katastrophe war perfekt. Wohin mit der total geschwächten Brigitte?

Erste Verlegung

Der Baubiologe empfahl ein Seminarhaus mit Netzfreischaltung in Hessen. Sofort wurde Kontakt aufgenommen, ein Doppelzimmer reserviert, sich nach der Netzfreischaltung erkundigt. Die Wartezeit bis ein Zimmer frei war, dauerte zu lange. Per Telefon setzte sie verzweifelt ihren Hilferuf ab: *„Ich halte es hier nicht mehr aus! Holt mich dringend ab! Mit jedem Flugzeug zittert mein Körper und es hört nicht auf.“* Brigitte war schreiend vor Schmerzen zusammengebrochen. Was tun? Kurzfristig wurde sie zu ihrer Freundin gebracht, wo sie nur eine Nacht verbrachte. Die Wohnung war auch nicht perfekt, aber in Bezug auf den Elektrosmog besser und sie lag nicht mehr in der Einflugschneise. Laut war es immer noch.

Am 23. Mai startete die Verlegung nach Hessen. Alles sah nett aus. Das Haus von außen schön, das Zimmer innen einfach, sauber, für Nichtkranke keine übermäßigen Gerüche. Doch welch ein Schock! Es wurde gebaut. Ein Teil der Baustelle lag direkt unter dem Zimmer und das wurde bei der Reservierung nicht erwähnt. Für Brigitte war es zu laut, der Schulweg und die Waldschule in unmittelbarer Nähe, der Bauer mähte und fuhr mit dem Trecker dauernd hin und her. Brigitte kam nicht mehr aus dem Zimmer, der total geschwächte Körper ließ nur wenige Schritte zu. Das Essen war auch nicht richtig, die Angestellten rochen nach Parfüm,... Wiederholte sich die Katastrophe?

Zweite Verlegung

Mit einem Wort – Ja! Zwei Tage brauchte es, um für Brigitte einen neuen Aufenthaltsort zu finden. Es gibt in Thüringen einen Platz, an dem sich Elektrosensible aufhalten können. Kein Strom auf dem Zimmer, nicht auf der Etage, nur in den Servicebereichen des Hauses. Damit auch: Kein Radio, kein Fernsehen. Noch wichtiger: Kein Radar und in unmittelbarer Nähe keine Landwirtschaft. Mobilfunkverbot im Haus, keine großen Straßen, kein Fluglärm, ein Naturschutzgebiet.

27. Juni 2009: Zum Glück liegt der neue Ort nur eine knappe Autostunde entfernt. Wieder hoffte Brigitte, dass diesmal alles klappen würde. Aber tief drinnen hatte sie

Zweifel, die sie ihrer Freundin im letzten Telefonat schilderte. Sie lebte mit einem immer schwächer werdenden Körper und der ständigen Zunahme der Empfindsamkeit.

Die letzten Tage

Jetzt war ihr Ehemann noch mehr gefordert. Kochen, einkaufen, sie nach draußen begleiten. Drei Wochen lang versuchte er alles für sie zu tun. Auf dem Zimmer lagen am ersten Tag kleine Seifenstückchen. Voller Verzweiflung forderte Brigitte, dass diese entfernt werden.

Dennoch hatte sie stundenlange Zitteranfälle, Sprach- und Schlafstörungen. Sie wurde gereizter und aggressiver. Brigitte war nicht mehr Herrin ihrer selbst. Vor allem nachts traten schreckliche Halluzinationen auf. Mehrfach konnte ihr Mann verhindern, dass sie sich aus dem Fenster stürzte.

Alle Mühen waren vergebens. Die Hypersensibilität schlug erbarmungslos zu.

Brigittes letzte Worte waren:

„Liebe Freundin!
Ich erleide Höllenqualen, ich bin verzweifelt, habe unendliche Schmerzen. Mein Körper richtet sich gegen sich selbst. Meine eigenen Berührungen lösen Schmerzen aus. [...] jedes Geräusch bedeutet Schmerzen. Selbst wenn ich esse, habe ich Schmerzen.

Ich habe Heimweh wie verrückt, aber ich habe kein Zuhause mehr, ich weiß nicht einmal wohin. Ohne Maske kann ich nicht raus. In den Wald kann ich nicht, soweit kann ich nicht gehen.

[...] Ich kann mit niemanden sprechen, tut auch schon weh und alle haben irgendeinen Duft an sich.

Nachts läuft die Hölle auf Hochtouren. Panik! Dann stehe ich im Fensterrahmen und will springen. Ich kann nichts dagegen tun, es läuft automatisch ab. Zittern ohne Ende und Schmerzen. Schreien ins Kissen, weil ich es nicht mehr aushalten kann. [...]“

Brigitte schied am 21. Juli 2009 gegen 11:00 Uhr aus dem Leben.

Autoren: Bea und Michael Muth für CSN – Chemical Sensitivity Network, 30. Juli 2009

Diese Fallgeschichte steht beispielhaft für ähnliche Lebenstragödien, die seit einigen Jahren gehäuft auftreten. Einige seien stichwortartig genannt:

- **Irene P**., schied aus dem Leben im Juni 2008 in Wiesbaden, MCS-krank als Folge von Schadstoffen, aus Polstermöbeln und Wohneinrichtungen (nachgewiesen u.a. Isocyanate, Organochlor-Pestizide);
- **Rudolf B**. schied aus dem Leben im Alter von 45 Jahren im Februar 2008, war als Maler jahrelang mit Lösungsmitteldämpfen belastet. Typische MCS-Symptome, u.a. heftige Reaktionen auf Desinfektions- und Reinigungsmittel in der Klinik.
- **Marie T.,** lebte zuletzt in einem unbehandelten Zelt, in dem ihr Leben am 8. Juli 1998 endete. Sie konnte sich wegen ihrer stetig zunehmenden Chemikalien-Überempfindlichkeit nicht mehr in Gebäuden aufhalten.
- **Angelika Schmitt** nahm sich am 29.10.2009 das Leben, weil sie aus ähnlichen Gründen wie die oben geschilderten Fälle keinen Ausweg mehr wusste. Da sie in ihrer Wohnung auf Chemikalien reagierte, lebte sie zuletzt wie ähnliche Fälle im Freien. Aufgrund der im Herbst sinkenden Temperaturen benötigte sie jedoch dringend eine verträgliche Unterkunft. Doch die vorübergehende Aufnahme durch

eine ebenfalls an MCS erkrankte Frau brachte keine Besserung, weil die Krankheit schon so weit fortgeschritten war, dass die Betroffene auch dort auf geringste Chemikalienspuren regierte. A. Schmitt starb, weil es in Deutschland keine Räume in medizinischen Einrichtungen mit Reinraum-Standard für Patienten mit Chemikalien-Überempfindlichkeit gibt (CSN-News 2009).

- Eine **Junge Frau aus Oldenburg,** stürzte sich am 6.5.1996 in Österreich von einer Brücke. Sie konnte die dramatischen Folgen einer Vergiftung durch Holzschutzmittel nicht mehr ertragen. Sie hatte wenige Jahre zuvor alte Möbel mit dem Holzschutzmittel „Xyladecor" der Firma Desowag gestrichen,

7.3. Soziale Ungleichheit bei der Schadstoffbelastung

Zusätzlich zur Nichtanerkennung umweltbedingter Krankheiten durch maßgebliche Institutionen des Gesundheitswesens kommt für Angehörige unterer Schichten der Gesellschaft noch eine zusätzliche Benachteiligung hinzu, nämlich eine höhere Schadstoffbelastung im Wohn- und Arbeitsumfeld im Vergleich zu Angehörigen der Mittel- und Oberschicht. Eine Studie von Jarre (1976) hat erstmals auf die ungleiche Verteilung von Umweltbelastungen auf verschiedene soziale Schichten hingewiesen. Danach weisen die Städte Duisburg, Oberhausen, Bottrop, Gelsenkirchen, Herne und Castrop-Rauxel starke Belastungen mit Luftschadstoffen im Stadtgebiet und zugleich besonders hohe Anteile an Arbeitern in der Bevölkerung auf. Eine kleinräumige Analyse einzelner Stadtgebiete von Duisburg hat ergeben, dass im südöstlichen Teil der Stadt, in dem die beste Luftqualität herrscht, der Anteil der Angestellten und Selbständigen überdurchschnittlich groß ist. In den typischen Arbeitervierteln sind die Belastungen dagegen fast doppelt so hoch. Ähnliche Verteilungsunterschiede sind auch in den übrigen Städten festzustellen.

Wegen der schichtspezifischen Unterschiede bei der Freizeitgestaltung kann die am stärksten durch Umweltschadstoffe belastete Gruppe, die Arbeiter, die Umweltbelastungen durch Freizeitaktivitäten nur unzureichend kompensieren. (Jarre, J., 1975). Auch neuere Studien wie Klöckler et al. (2008) zeigen, dass die Luftbelastung mit NO2 und Feinstaub (PM 10) bei Haushalten mit niedrigem Einkommen und mit Migrationshintergrund höher ist als bei deutschstämmigen Haushalten mit höherem Einkommen. (Klöckler, H., Katzschner, L., et al. (2008). Einkommensarmut ist ein ausschlaggebender Faktor für schlechte Wohnbedingungen, und diese wiederum sind Ursache für die Verschlechterung der Lebensqualität und des Gesundheitszustandes. Chronische Krankheiten stehen dabei in engem Zusammenhang mit der Qualität der Wohnung. Dies ist auch bei Angehörigen höherer sozialer Schichten der Fall. Weil aber mindere Wohnungsqualität häufiger bei unteren Schichten vorkommt, sind diese auch häufiger von chronischen Krankheiten betroffen (LARES-Studie, WHO, 2006). Somit steht abschließend die Vermutung im Raum, dass unter den genannten chronischen Krankheiten, die durch schlechte Wohnqualität bedingt sind und die bei unteren sozialen Schichten gehäuft vorkommen, die typischen Umweltkrankheiten MCS, CFS, Sick-Building-Syndrom und andere zu finden sind.

Vereinfacht gesagt, ist die „arbeitende Bevölkerung“ durch Umweltbelastungen und ihre gesundheitlichen Folgen weitaus stärker betroffen als Mittel- und Oberschicht. Dieser Befund sollte für verantwortliche Planungsinstitutionen in den Kommunen, Ländern und auf Bundesebene Anlass für eine vorsorgende Bau-, Verkehrs- und Städteplanung sein, die derartige schichtenspezifische Benachteiligungen ausschließt.

7.4. Rückschritt ins Mittelalter: der Einfluss komplementärer und Esoterik-Ideologien

Selbsthilfegruppen für Umweltkranke und Chemikaliengeschädigte müssen oft einen großen Teil ihrer Zeit mit Diskussionen über das Pro und Kontra komplementärer und esoterischer Therapiemethoden verbringen. Dies geschieht vor dem Hintergrund, dass Kranke mit umweltmedizinischen Indikationen im derzeit bestehenden Gesundheitswesen in der Regel nicht adäquat diagnostiziert, therapiert und beraten werden. Häufig sind die Mitglieder dieser Selbsthilfegruppen auf sich selbst zurückgeworfen, sofern sie nicht von qualifizierten Umweltmedizinern betreut werden. Diese Bedingungen fördern Subkulturen, die sich im Wesentlichen auf Theorien, Diagnose-Verfahren und Therapien der Komplementär- und Alternativmedizin beziehen.

Es gibt ein wesentliches Defizit der offiziellen Schulmedizin: Die immer weiter fortschreitende Spezialisierung der Fachärzte führt dazu, dass sie jeweils nur „ihr“ krankes Organ verstehen und eine ganzheitliche Sicht auf den Patienten und sein Krankheitsgeschehen häufig vermissen lassen. Diesen Mangel machen sich Alternativmediziner, aber auch viele selbsternannte Heiler und Therapeuten zu Nutze, indem sie sich dem „ganzen“ Patienten zuwenden, dies allerdings auf sehr unterschiedlichem Niveau. Unter dem Deckmantel einer ganzheitlichen Medizin werden Heilslehren und Theorien propagiert, die einer wissenschaftlichen Überprüfung und statistischen Validierung ihrer Methoden nicht standhalten. Mangels qualifizierter Umweltmediziner folgen Mitglieder von Selbsthilfegruppen häufig diesen Lehren und betreiben sie teilweise selbständig im Rahmen ihrer Mitgliedertreffen. Unterstützung finden sie bei Firmen, die angeblich wirksame Heilmittel und Heilverfahren anbieten, wie z.B. verschiedene Nahrungsergänzungsmittel, Entgiftungs-Öle, Wasserbehandlungsmethoden, Bioresonanz-Generatoren, „Biophotonen“-Strahler, Bachblüten, Aura-Generatoren, Gesundheitssteine, Orgonprodukte für die Bioresonanz-Diagnostik usw. (Paracelsus-Journal 2002). Dazu liefert ein umfangreiches Sortiment von Publikationen und Zeitschriften das nötige Theoriegebäude, mit dem die Patienten von der Wirksamkeit der Verfahren überzeugt werden sollen.

Unseriöse Publikationen aus diesem Bereich haben gewisse Merkmale gemeinsam, an denen man sie erkennen kann:

- Die Autoren schmücken sich oft mit einer Vielzahl von bisweilen seltsam klingenden akademischen Titeln (wie Dr. rer oec. troph.), die zumindest an Hochschulen in Deutschland nicht verliehen werden.
- Die in den Publikationen geäußerten Thesen werden fast nie mit Literaturzitaten belegt.

- Die Publikationen bauen auf einer Fülle von undefinierten wissenschaftlich klingenden Begriffen auf und täuschen damit ein wissenschaftlich fundiertes System vor, das aber in keiner Weise experimentell oder statistisch abgesichert ist.
- Inhaltlich ist häufig ein Wirrwarr von Begriffen aus verschiedenen wissenschaftlichen Fachdisziplinen festzustellen, mit denen physiologische Vorgänge beim Krankheitsgeschehen beschrieben und erklärt werden sollen.
- Tatsachen, Halbwahrheiten und Hypothesen aus unterschiedlichen Fachgebieten werden in unzulässiger Weise zu einem oberflächlich logisch erscheinenden Theoriegebäude verknüpft. Die so geschaffene Theorie ermöglicht dann eine angeblich plausible Begründung für die Wirksamkeit der einzelnen Therapieverfahren

Hier seien nur einige aus einer Fülle von Beispielen aufgeführt: U. Warnke bezeichnet den Menschen als „Quantenkonstruktion", der „zu 99,99% aus einem Vakuum besteht, in dem die energetischen Voraussetzungen für Kraftwechselwirkungen" bestehen (Warnke, 1999). Mit dieser Grundthese lassen sich dann schnell Krankheit und Psyche erklären: „Auch die Wirkung unserer Psyche auf die Materie des Körpers entsteht durch Steuerung der Vakuumenergie". Begriffe aus der physikalischen Quantentheorie müssen herhalten, um physiologische und biochemische Vorgänge zu beschreiben.

Oder: Das physikalische Phänomen des Thomson-Effektes wird bemüht, um mit einer elektromagnetischen Feldtherapie die „Körperspannungen" und den „Botenstoff-Status" neu einzustellen, um chronische Krankheiten zu behandeln. Dabei wird der Thomson-Effekt als „longitudinaler galvanomagnetischer Effekt" beschrieben, der „die Körperspannungen im Botenstoffsystem (Nervenstränge) durch eine Widerstandsänderung beeinflussen kann" (Seyfarth et al., 2002). In der Physik wird als Thomson-Effekt aber lediglich die Erhöhung des Widerstandes eines Leiters definiert, wenn er sich in einem Magnetfeld befindet, das senkrecht zur Richtung des im Leiter fließenden Stromes steht. Der Thomson-Effekt hat absolut nichts mit Wirkungen auf das Nerven- und Hormonsystem zu tun, da ein Nervenstrang eben keinen Stromleiter darstellt. Wer allerdings im Biologie- und Physikunterricht von Klasse 10 oder 11 nicht aufgepasst hat, mag diesen Unsinn umso leichter hinnehmen.

Die noch heute von Heilpraktikern und auch vielen Ärzten verbreitet praktizierte **Homöopathielehre** nach Samuel Hahnemann (1755-1843) geht grundsätzlich von der „Lebenskraft" als Lebensprinzip aus, die bei kranken Personen durch „Miasmen" (griechisch: Verunreinigungen) gestört oder geschwächt wird. Durch die homöopathische Therapie soll die Lebenskraft dazu gebracht werden, sich von den Miasmen abzuwenden. Medikamente und Methoden der Schulmedizin können gegen Krankheiten dagegen nichts ausrichten, weil sie lediglich Symptome vorübergehend beseitigen, bis die Lebenskraft aufgrund der Miasmen diese Symptome erneut verursacht. Die homöopathische Therapie beruht auf dem Ähnlichkeitsprinzip, nach dem eine Krankheit durch Medikamente bekämpft werden kann, die eine ähnliche, aber stärkere Krankheit erzeugen.

Einem vergleichbaren Muster folgt die Argumentation zur **Bioresonanz-Therapie**, deren Begründer, der Ingenieur Erich Rasche und der Arzt Franz Morell, sich eine passende Theorie ausgedacht haben: Der gesunde Körper sendet ständig „harmonische Schwingungen“ aus, die bei Krankheit „unharmonisch“ verändert werden. Der Ingenieur erfand nun ein Bioresonanzgerät, mit dem er diese Schwingungen empfangen und zusätzlich „krankhafte“ Schwingungen wahrnehmen und ausfiltern könne. Die übrig gebliebenen „gesunden“ Schwingungen könnten dem Patienten zurückgegeben werden. In der Weiterentwicklung entstand schließlich eine „biophysikalische Informationstheorie“ (BIT), nach der beispielsweise Allergiker „negative Informationen über Allergene“ gespeichert haben, und nach der auch die Art der Allergie diagnostisch erfasst werden könne. Wenn Patienten verschiedene Allergene und Gefäße mit Giftstoffen berühren und gleichzeitig ein Kontakt mit dem Bioresonanzgerät bestehe, könne die Art der Allergie sowie der Vergiftung bestimmt werden. Patienten mit einer chronischen Amalgam-Vergiftung könnten schnell diagnostiziert werden, indem sie lediglich ein Quecksilber-Gefäß berühren. Dann schlägt der Zeiger des Bioresonanzgerätes aus, die Krankheitsursache ist „aufgedeckt“. Derartige Diagnoseverfahren, die etwas behaupten, aber nicht beweisen können, machen das Anliegen der Umweltmedizin, nämlich Belastungen des Körpers mit toxischen Fremdstoffen exakt nachzuweisen, unglaubwürdig. Sie leisten den Betroffenen damit keinen Dienst.

Einige Therapeuten gehen noch weiter und behaupten, dass die Bioresonanzgeräte Umweltgifte sogar aus dem Körper hinaus treiben, die Abwehrkräfte stärken und chronische Krankheiten wie Asthma, Rheuma, Magen-Darm-Geschwüre behandeln könnten.

Die behauptete Wirkungsweise der Bioresonanzgeräte ist jedoch mit naturwissenschaftlichen Prinzipien nicht zu erklären. „Gute“ und „kranke“ Körperschwingungen sind subjektive Wertungen und keine wissenschaftlichen Tatsachen, sie sind nicht definiert und auch nicht in reproduzierbare Kategorien eingeteilt, sie können damit physikalisch nicht unterschieden werden. Es gibt somit kein physikalisches Prinzip, mit dem diese Schwingungen nachgewiesen, ausgefiltert und schon gar nicht als „gesunde Schwingungen“ in den Körper zurückgeführt werden können.

Dennoch kann die „internationale Ärztegesellschaft für Biophysikalische Informationstherapie“ ihre abwegigen Bioresonanz-Theorien in Ausbildungsprogrammen für Mediziner und Heilpraktiker gegen viel Geld verbreiten (Öko-Test, 2007). Aus der „Symbiose“ eines Ingenieurs mit einem Mediziner ist mit der Bioresonanztheorie ein lukratives Diagnosesystem entstanden, das nicht den betroffenen Patienten, sondern nur den Konten der Vertreter der Bioresonanz-Theorie nützt.

Den Patienten und Betroffenen wird insofern ein Schaden zugefügt, als ihnen suggeriert wird, dass Schadstoffbelastungen schnell und unkompliziert aufgedeckt werden könnten, und dass sie sich teure Laboranalysen zur Bestimmung einer Schadstoffbelastung sowohl in ihrem Körper (Biomonitoring) als auch in ihrer Arbeits- und Wohnumwelt ersparen könnten. Wichtige diagnostische Untersuchungen als Voraussetzung für wirksame Therapien und Schadstoffvermeidung unterbleiben damit.

Komplementäre Heilslehren haben gewisse Merkmale gemeinsam: sie bedienen sich wissenschaftlich klingender Wortschöpfungen mit undefinierter Begrifflichkeit zur Rechtfertigung ihrer Theorien. Kranke und Betroffene sind angesichts des Versagens der Schulmedizin schnell bereit, die plausibel formulierten Theoriegebäude der Esoterik als Wahrheit zu akzeptieren. Wenn zudem das Fundament der naturwissenschaftlichen Allgemeinbildung fehlt, um die Begriffe und deren Kontext in Frage stellen zu können, ist die Bereitschaft um so größer, das eigene Sparschwein für unwirksame Therapieverfahren und Geräte zu schlachten.

Um es offen zu sagen: Die meisten esoterischen Theorien und die daraus abgeleiteten Heilmethoden beruhen auf einer pseudowissenschaftlichen Begriffskonstruktion, die das Fundament der seriösen Wissenschaft (Reproduzierbarkeit und statistische Absicherung von Befunden) verlassen hat, und die letztlich die Errungenschaften der Aufklärung bezüglich des Bildungsstandes der Bevölkerung wieder auf den Stand der Wundergläubigkeit des Mittelalters zurückdrehen sollen.

Schon Friedrich Nietzsche hat diese Begriffsverwirrung durch pseudowissenschaftliche Theorien kritisiert: *„Und Schutz braucht er (der Wissenschaftler): denn es gibt furchtbare Mächte, die fortwährend auf ihn eindringen und die der wissenschaftlichen „Wahrheit" ganz anders geartete Wahrheiten mit den verschiedenartigsten Schildzeichen entgegenhalten. Jener Trieb zur Metapherbildung, jener Fundamentaltrieb des Menschen, ... ist dadurch, daß aus seinen verflüchtigten Erzeugnissen, den Begriffen, eine reguläre und starre neue Welt als eine Zwingburg für ihn gebaut wird, in Wahrheit nicht bezwungen und kaum gebändigt. Er sucht sich einen neuen Bereich seines Wirkens und ein anderes Flußbett und findet es im Mythos und überhaupt in der Kunst. Fortwährend verwirrt er Rubriken und Zellen der Begriffe dadurch, dass er neue Übertragungen, Metaphern, Metonymien hinstellt, fortwährend zeigt er die Begierde, die vorhandene Welt des wachen Menschen so bunt und unregelmäßig, folgenlos unzusammenhängend , reizvoll und ewig neu zu gestalten, wie es die Welt des Traumes ist ... Der Mensch selbst aber hat einen unbesiegbaren Hang, sich täuschen zu lassen, und ist wie bezaubert vor Glück, wenn die Rhapsode ihm epische Märchen wahr erzählt oder der Schauspieler im Schauspiel den König noch königlicher agiert, als ihm die Wirklichkeit zeigt"* (Nietzsche, Werke, Ed. 1966).

Das heißt nichts Anderes, als dass einige selbst behauptete „Wissenschaftler" sich häufig die Mühe einer Beschäftigung mit naturwissenschaftlichen Fakten ersparen und statt dessen ein nicht verifizierbares Gedankengebäude aus erfundenen Begriffen konstruieren, um ihre Theorien und Mythen auf dem Markt durchzusetzen.

Nach Horkheimer war demgegenüber *„das Programm der Aufklärung die Entzauberung der Welt. Die Aufklärung wollte die Mythen auflösen und Einbildung durch Wissen stürzen"*; und: *„Der Verstand, der den Aberglauben besiegt, soll über die entzauberte Natur gebieten... Die Entzauberung der Welt ist die Ausrottung des Animismus. Als Gebieter über Natur gleichen sich der schaffende Gott und der ordnende Geist. Die Gottesebenbildlichkeit des Menschen besteht in der Souveränität übers Dasein.... Der Mythos geht in die Aufklärung über und die Natur in bloße Objektivität"* (Horkheimer, Adorno, 1944). Schon Kant hatte 1784 die Aufklärung als „Ausgang des Menschen aus seiner selbst verschuldeten Unmündigkeit“ definiert. „*Unmündigkeit ist das Unvermögen, sich seines Verstandes ohne Leitung eines Anderen zu bedienen*“ (Kant, 1784).

Voraussetzung dafür ist allerdings ein Grundbestand an wissenschaftlicher Begrifflichkeit, der an allgemeinbildenden Schulen erworben werden und gegen die zunehmenden Bestrebungen gesellschaftlicher Verdummungsstrategien durchgesetzt werden muss. Dieses Problem hatte Kant schon 1784 erkannt, und es gilt heute noch unverändert.

Wenn es also in der Umweltmedizin bereits deutliche und wissenschaftlich begründete Hinweise für Ursachen und Wirkungen von Schadstoff-bedingten Krankheiten gibt, dann sind betroffene Patienten nicht mehr auf esoterisch-spiritistische Theorien, Methoden und Heilsversprechen angewiesen. Dann können sie das vorliegende Faktenmaterial benutzen, um rational zu argumentieren – auch gegenüber ihren Gegnern aus der Schulmedizin und der Chemiebranche. Es wäre fatal, die Errungenschaften der Aufklärung und das damit verbundene Selbstverständnis des Menschen aufzugeben und seine Gesundheit wieder, in einem Rückschritt ins Mittelalter, den Geistheilern und selbst ernannten Schamanen anzuvertrauen, nur weil man krank ist und die Schulmedizin – noch - keine wirksame Therapie anbieten kann. Denn nur mit der Begriffsverwirrung durch vereinfachende esoterische Theoriegebäude ist eine lukrative Vermarktung der daraus abgeleiteten Heilmethoden in breiten halbgebildeten Bevölkerungsschichten möglich.

Die negative Einschätzung der esoterischen Lehren gilt nicht nur für falsche und für den Patienten oft schädliche Behandlungsmethoden. Sie sind oft verbunden mit einer Weltanschauung, nach der die Natur nicht wissenschaftlich zu erfassen ist, sondern als mystische „Mutter Erde“ verklärt wird, der der Mensch sich bedingungslos unterzuordnen habe. Der seit nunmehr fast 200 Jahren überwunden geglaubte Vitalismus, der das Leben als Wunder unerklärbarer Lebenskräfte definiert, erlebt auf den Esoterik-Konkgressen eine Wiederauferstehung und zwingt den Selbsthilfegruppen stundenlange fruchtlose Diskussionen über sinnlose Theorien und Therapiemethoden auf.

Dazu kommen Auseinandersetzungen über weltanschauliche Bestrebungen, wie sie z.B. von so genannten „Arbeitskreisen für Bioregionalismus und spiritueller Ökologie“ vertreten werden, die ein Menschenbild eines degenerierten, domestizierten Menschen verbreiten, dem die wilde, unbezähmbare Natur gegenüberstehe (zit. nach Ditfurth, 1997). Danach sei der einzelne Mensch an seinem Schicksal, auch dem einer chronischen MCS, letztlich selbst Schuld, da er sein Leben nicht nach den Regeln entsprechender tiefenökologischer Naturlehren ausgerichtet habe. Damit kommt man unweigerlich in die Nähe von präfaschistischen naturphilosophischen Ideologien, die das Gesundheitsschicksal des Einzelnen der Natur überlassen. Menschen mit schwacher Konstitution haben in diesem System letztlich keine Lebensberechtigung, und wenn die esoterische Heilmethode versagt hat, dann hat man - leider - Pech gehabt. Eine derartige Regression in mitleidlose Sozialsysteme früh- und vorgeschichtlicher Kulturen ist grundsätzlich abzulehnen, da sie eine Abkehr von Errungenschaften menschlicher Zivilisation darstellen, die in Jahrtausenden mühsam erreicht wurden.

Um die auf dem Gesundheitsmarkt angebotenen Theorien beurteilen zu können, ist ein fundiertes naturwissenschaftliches Schulwissen notwendig, um dadurch eine Ausbeutung der materiellen Lebensgrundlage durch die vielen Vertreter falscher Heilslehren vermeiden zu können. Defizite in der naturwissenschaftlichen Grundbildung wirken sich hier fatal aus. Leider ist der größte Teil der chronisch Kranken aber damit überfordert. Davon lebt die pseudowissenschaftliche Esoterik-Industrie. Oder hat die epidemieartige Ausbreitung von Esoterik-Ideologien gar die gesellschaftlich gewünschte Funktion, eine wissenschaftlich fundierte Erfassung der Zusammenhänge zu verhindern und das Volk im Zustand einer herrschaftsfreundlichen Dummheit zu halten?

Eine fundierte natur- und geisteswissenschaftliche Grundbildung an Schulen, besonders in den Fächern Biologie und Chemie, erscheint unerlässlich, um exakte Begriffsdefinitionen zu vermitteln, und um damit später eine kritische Auseinandersetzung mit pseudowissenschaftlichen Theorien zu ermöglichen. Es gilt, die weitere Ausbreitung unseriöser Theorien und Ideologien zu verhindern und falsche oder schädliche Behandlungsmethoden auf dem Gesundheitsmarkt zumindest einzudämmen.

Andererseits könnte der Grundsatz: „Wer heilt, hat recht" zu einer gewissen Toleranz gegenüber denjenigen Heilpraktiker/-innen führen, die sich ernsthaft um ihre Patienten bemühen. Dabei muss aber weiterhin hinterfragt werden, welche Kriterien für die Beurteilung einer Heilungswirkung der jeweiligen Therapieverfahren angelegt werden. Auch die Therapieverfahren ganzheitlicher Ansätze müssen sich langfristig einer Evaluation ihrer Wirksamkeit unterziehen, im eigenen Interesse der Therapeuten.

Schwierig wird die Beurteilung von Heilmethoden in den Grenzbereichen der Alternativ-Medizin und Naturheilkunde: So scheint ein großer Teil der Verfahren der Traditionellen Chinesischen Medizin (TCM) durchaus geeignet zur Behandlung von Chemikalien-Geschädigten zu sein. In Selbsthilfegruppen gibt es Berichte über einige positive Erfahrungen mit Akupunktur bei MCS und CFS. Die TCM beruht auf einem seit Jahrtausenden überlieferten medizinischen Erfahrungswissen, mit dem die Wirkung einer Fülle von Therapiemethoden bei bestimmten Krankheitsbildern relativ genau eingeschätzt werden kann, auch wenn das Theoriegebäude der TCM nicht den Kriterien der westlichen exakten Naturwissenschaften entspricht. Auch stützen wissenschaftliche Befunde über positive Wirkungsmechanismen der Akupunktur z.B. auf das Nerven-, Hormon- und Immunsystem diese überwiegend positive Einschätzung.

Auch gibt es Heilpflanzen mit Wirkungsspektren, die für Umweltpatienten durchaus geeignet erscheinen. Schließlich werden viele antioxidativ wirkende Stoffe aus Heil- und Kulturpflanzen gewonnen und zu Nahrungsergänzungsmitteln verarbeitet, deren Einnahme sich bei MCS-Patienten in vielen Fällen bewährt hat. Diese naturheilkundlichen Therapien sollten stets ärztlich und labordiagnostisch kontrolliert und dokumentiert werden, um z.B. schädliche Wirkungen von Überdosierungen der Antioxidantien- und Vitamin-Therapie zu vermeiden. Letztlich muss jeder Patient aber selbst entscheiden und ausprobieren, welcher Arzt und welche Behandlungsmethode bei seiner Krankheit die beste Wirkung erzielt.

8. Umweltpolitische und juristische Aspekte

Das Krankheitsbild MCS bietet politischen Konfliktstoff, der von Interessengegensätzen geprägt ist. Auf der einen Seite stehen die Betroffenen, ihre Angehörigen und viele unabhängige Wissenschaftler und Mediziner, die sich den Stand der Wissenschaft unvoreingenommen zu Eigen gemacht haben. Auf der anderen Seite stehen die gesellschaftlichen Gruppen, die etwas zu verlieren haben: die Hersteller und Anwender von Chemikalien, und die von diesen über Drittmittel an den Universitäten abhängigen Wissenschaftler und Fachgutachter. Entsprechend gibt es unterschiedliche Auffassungen über die „wissenschaftliche Wahrheit" zu MCS, obwohl die Krankheit MCS bereits 1994 durch die WHO in den internationalen Diagnosekriterien (ICD 10) den „Verletzungen und immunologischen Erkrankungen" zugeordnet und somit als organische Erkrankung anerkannt hat (Schlüsselnummer T 78.4). Wie bereits mehrfach dargestellt, versuchen „industriefreundliche" oder auch –abhängige Wissenschaftler, Fachleute und Umweltmediziner diesen von der WHO festgelegten Stand der Wissenschaft zu ignorieren, die wissenschaftlichen Grundlagen zur Krankheit MCS und auch zu den übrigen umweltbedingten chronischen Krankheiten als „umstritten" darzustellen und die Frage einer psychischen Krankheitsursache als offen zu bezeichnen (siehe Kapitel 3.1). Der allgemeine wissenschaftlich anerkannte Erkenntnisstand zu MCS und anderen chronisch entzündlichen Multisystemerkrankungen stellt einen Minimalkompromiss zwischen den verschiedenen „Lagern" der Umweltmedizin dar und ist in seinem Inhalt um Jahrzehnte veraltet. Er bildet ein „Mittelmaß" verglichen mit dem aktuellen wissenschaftlichen Erkenntnisstand, dient aber dennoch als Grundlage für die Beurteilung von Krankheitsfällen durch Krankenkassen, Berufsgenossenschaften und die Gerichte (Krahn-Zembol, 2009a).

In Deutschland werden Patienten mit Umweltkrankheiten an den Umweltmedizinischen Ambulanzen der Universitätskliniken meist in dem Sinne behandelt, dass ein Bezug zu Umweltfaktoren, seien dies Chemikalien oder Strahlenwirkungen, kausal nicht abgeleitet werden könne. Dies geschieht entweder aus Unwissenheit über die Krankheit und ihre Ursachen, oder auch aus bewusstem Kalkül, mit dem eine Flut von teuren Regressforderungen an die Hersteller und Anwender von auslösenden Chemikalien verhindert werden soll. Krankenversicherer und Berufsgenossenschaften sind dankbar für Gutachter, die den Stand der Wissenschaft zu MCS und verwandte chronische Umweltkrankheiten falsch darstellen und eine psychische Krankheitsursache nahe legen (Wortberg, 2009). So landen diese Patienten nach einer Odyssee durch viele Arztpraxen, Behandlungen bei Heilpraktikern und in Reha- und Kurkliniken schließlich bei diesen Umweltambulanzen der Uni-Kliniken, die den genannten Stand der Wissenschaft nicht wahr haben wollen, und die einen großen Teil der Betroffenen in psychische und psychiatrische Behandlungen verweisen. Nach den dargelegten wissenschaftlichen Fakten zu MCS und verwandten Krankheiten ist dies dann als Fehldiagnose und Fehltherapie zu bezeichnen, wenn eine sorgfältige umweltmedizinische Anamnese und Labordiagnostik unterbleibt, und wenn ohne Abwägung möglicher auch längere Zeit zurückliegender Expositionssituationen eine psychische bzw. psychiatrische Diagnose-Festlegung erfolgt. Dies hat oft schwerwiegende Folgen für die Betroffenen, besonders wenn Psychopharmaka mit verabreicht werden, wobei auf die Patienten mehr oder weniger starker Druck zur Einnahme der Medikamente ausgeübt wird. Diese Medikamente, besonders Neuroleptika, verstärken oft Symptome und Krankheitsverlauf, indem sie in den Fremdstoffmetabolismus und in die Integrität des zentralen Nervensystems eingreifen.

8.1. Zur gesellschaftlichen (Nicht-)Anerkennung von MCS

Umweltbedingte chronische Krankheiten wie MCS oder CFS werden in aktuellen Publikationen häufig nur den „Gesundheitsstörungen“ („Illnesses“) und nicht den eigentlichen Krankheiten („Disease“) zugeordnet, oder die Frage der Zuordnung von MCS/CFS zu einer der beiden Kategorien wird offen gelassen (Spencer, Schur, 2008). Gesundheitsstörungen sind lediglich durch Unwohlsein und vorübergehende Symptome gekennzeichnet, während Krankheiten im eigentlichen Sinne auf wissenschaftlich fundierte Pathomechanismen zurück zu führen sind. Wenn im Falle von MCS eine eindeutige Zuordnung zu den Krankheiten i.e.S. von namhaften Wissenschaftlern verweigert wird (siehe Spencer, Schur, 2008), so wird absichtlich oder aus Unkenntnis geleugnet, dass der Pathomechanismus von MCS als aufgeklärt gelten kann, wie in Kapitel 6. dargelegt wurde. Und dies aus gutem Grund: MCS als anerkannte Krankheit würde die öffentliche Gesundheitsversorgung allgemein und die Umweltmedizin im Besonderen stark herausfordern hinsichtlich neuer Konzepte und Methoden in Forschung und medizinischer Praxis, es würde einen Paradigmenwechsel erfordern. Eingefahrene Systeme sind jedoch träge und tendieren zur Selbsterhaltung. Somit bleibt für Betroffene zunächst weiterhin die Stigmatisierung als „nicht anerkannte Patienten“, Simulanten, psychiatrische Fälle usw. bestehen, bis sich der Stand der Wissenschaft der Umweltmedizin im medizinischen Ausbildungs- und Praxisbetrieb nach Jahrzehnten des Verharrens auf etablierten Lehrmeinungen durchgesetzt hat.

Ein Fallbeispiel:

Der **Fall des Ehepaars Fischer** ist typisch für Patienten mit Multipler Chemikalien-Unverträglichkeit (MCS). Die Krankheit wurde bei beiden Ehepartnern gleichzeitig durch einen toxischen Schock ausgelöst, der nach der Anwendung von Haushalts-Insektiziden eintrat. Die Verwaltung der Wohnanlage, in der das Ehepaar Fischer lebte, schickte regelmäßig Kammerjäger ins Haus, die das – inzwischen verbotene – Organophosphat „Durbesan“ des Herstellers DOW Elanco mit dem Wirkstoff Chlorpyriphos versprühten. Gleichzeitig waren die Fischers einer Pyrethroid-Belastung u.a. mit dem Wirkstoff Permethrin im Hausstaub ausgesetzt, die vermutlich aus dem Mittel Advantix von Bayer gegen Hundeflöhe stammte. Die Kammerjäger hatten bewusst und gezielt eigene Mischungen verschiedener Pestizide angerührt, um eine Pestizid-Resistenz der potentiellen Schädlinge „nach guter Kammerjäger-Praxis“ zu vermeiden. Folge: Beide Partner leiden seitdem an chronischen Krankheitssymptomen wie Schlaflosigkeit und erhöhter unspezifischer Chemikalien-Überempfindlichkeit. Frau Fischer ist inzwischen andauernd bettlägerig und zeigt auf geringste Chemikalienspuren im Alltag schwere Reaktionen.

Versuche, in Deutschland eine geeignete medizinische Therapie zu erhalten, scheiterten an der Blockade der Schulmedizin im Zusammenwirken mit den industriellen Herstellern der Pestizide. Nach einem Antrag bei den Gesundheitsbehörden auf Finanzbeihilfen für eine giftfreie Wohnung reagierte diese mit der Diagnose „psychische Beschwerden" und leitete ein Entmündigungsverfahren gegen Frau Fischer ein. Herr Fischer zog vor das Amtsgericht, das im Urteil „schwere neurotoxische Schäden sämtlicher Organsysteme nach Vergiftung durch Organophosphate" bestätigte. Vor den Sozialgerichten läuft ferner seit 3 Jahren ein Verfahren gegen die Krankenkasse, die eine Höherstufung der Pflegestufe I zur Stufe II für Frau Fischer verweigerte und seitdem auf Zeit spielt. Seit 8 Jahren läuft außerdem in den USA ein Verfahren gegen die Kammerjäger-Berufsversicherung. Alle bisher benannten Gutachter bestätigten den Zusammenhang zwischen der Insektizid-Ausbringung und der Erkrankung - mit Ausnahme der deutschen Gutachter. In den USA haben nämlich die Behörde „US Department of Housing and Urban Development" sowie die Umweltbehörde EPA (Environmental Protection Agency) MCS offiziell anerkannt. In einer Stellungnahme der EPA heißt es: „Chlorpyriphos und andere Insektizide stehen ... in Zusammenhang mit chronischen Schädigungen beim Menschen wie periphere Neuropathie, chronischen Verhaltensstörungen nach Nervenschäden, sowie einer Überempfindlichkeit gegenüber vormals keinerlei negative Reaktionen hervorrufende Chemikalien". Mit dieser amtlichen Bestätigung der Ursachen von MCS gingen 70% der Klagen vor den Sozialgerichten in den USA zugunsten der Opfer aus. Dennoch arbeiten die Mühlen der Justiz für das Ehepaar Fischer auch in den USA zu langsam (Jan Pehrke, Stichwort Bayer 2, 2005, Rundschreiben info@CBGnetwork.org vom 21.6.05).

8.1.1. Interessenkonflikte beim Kausalitätsnachweis umweltbedingter Erkrankungen

Die Chemikalien-Produzenten handeln nach dem wirtschaftlichen Gewinnprinzip. Dieses beinhaltet ein grundlegendes Interesse daran, dass die Chemie-Produkte in der Öffentlichkeit als sicher und gesundheitlich unbedenklich präsentiert werden. Andererseits stellen Umweltmediziner und Rechtsanwälte in ihrer Praxis immer wieder deutliche Risiko-Erhöhungen für eine Chemikalien-Überempfindlichkeit bei Betroffenen nach langjährigem und vielfältigem Chemikalienkontakt fest (Krahn-Zembol, 2007). Die wissenschaftliche Bestätigung einer großen Häufigkeit von MCS-Fällen erscheint der Industrie in diesem Zusammenhang als Bedrohung des Produkt-Umsatzes und damit des wirtschaftlichen Wachstums und der Arbeitsplätze. MCS-Kranke sind per se eine Anklage gegen einen unkritischen Einsatz von Chemikalien wie Holzschutzmitteln, Bioziden, Formaldehyd, usw. (Zum Winkel, 2009). Ein mangelnder wissenschaftlicher Nachweis einer Kausalität zwischen der Exposition zu auslösenden Chemikalien und dem resultierenden Krankheitsbild MCS kommt daher den Interessen der wirtschaftlichen Verbände und der Industrie entgegen. So argumentieren viele Wissenschaftler und Gutachter häufig damit, dass Chemieprodukte solange als unbedenklich zu gelten haben, als ein strikt kausaler und epidemiologisch signifikanter Nachweis von Fremdstoff-Expositionen als Krankheitsursache noch nicht geführt worden ist. Sie verfahren damit nach einem grundsätzlich veralteten wissenschaftlichen Kenntnisstand (siehe z.B. Seidel, 2004).

Justiz-Entscheidungen auf der Seite wirtschaftlicher Interessen

Eingeklagte Ansprüche auf Entschädigung von chronisch kranken Arbeitnehmern nach Schadstoffexposition an Arbeitsplätzen werden häufig als unberechtigt zurückgewiesen, weil es angeblich keinen wissenschaftlichen Beweis gäbe. Berufsgenossenschaften werden durch derartige Gerichtsurteile von ihrer vertragsgemäßen Pflicht zur Versorgung und Rehabilitation von Betroffenen freigesprochen. Ähnlich wurde auch ein Fall eines Mitgliedes der Wiesbadener Selbsthilfegruppe behandelt, bei dem die Bundesversicherungsanstalt für Angestellte (BfA) die Berufsunfähigkeitsrente verweigerte, **obwohl** die Krankheit MCS in einem Gutachten des Umweltmedizinischen Instituts der Universität Freiburg bestätigt worden war (SHG Wiesbaden, 2010). Der Fall wurde in mehreren Gerichtsinstanzen bis hin zum Bundesgerichtshof mit ablehnenden Bescheiden behandelt. Die betroffene Patientin ist seitdem von Sozialhilfe (Hartz IV) abhängig, musste sämtliche Ersparnisse für ihren Unterhalt aufbrauchen, anstatt diese für eine Sanierung ihrer belasteten Wohnung verwenden zu können. 2010 lag sie fast ganztägig völlig entkräftet und weitgehend hilflos im Bett einer nach wie vor durch Schadstoffe belasteten Wohnung.

Gerade der letztgenannte beispielhafte Fall zeigt, dass die Rechtssprechung hinter der tatsächlichen Erkenntnis-Entwicklung hinterherhinkt oder sich sogar über den durch Experten begutachteten umweltmedizinischen Kenntnisstand zur Krankheit MCS stellt, mit dem Ziel, mögliche umweltbedingte Krankheitsursachen auch gegen vorhandenes Fachwissen zurückzuweisen. Es handele sich um „ein Recht ohne Menschlichkeit, das im Zweifel gegen den Geschädigten entscheidet" (Krahn-Zembol, 2009a).

Umweltschützer und Patientenorganisationen halten dieser Entwicklung eine Missachtung Verursacherprinzips durch die Justiz und die gesetzgebende Politik entgegen. Bislang werden nämlich Hersteller und Anwender von langzeitwirksamen toxischen Stoffen durch aktuelle Gerichtsurteile grundsätzlich aus ihrer Verantwortung für die dadurch ausgelösten chronisch entzündlichen und degenerativen Multisystem-Erkrankungen entlassen. Beispielhaft wurde dies mit den Holzschutzmittel-Prozessen deutlich (Zapke, 1996; Schöndorf, 1998). Nachdem das Landgericht Frankfurt den ursächlichen Zusammenhang der Erkrankungen von Anwendern der von der Firma Desowag hergestellten Holzschutzmittel anerkannt hatte, hob der 2. Strafsenat des Bundesgerichtshofs in Karlsruhe in einem Revisionsverfahren das Urteil des Landgerichts Frankfurt wieder auf. Das daraufhin erneut aufgerollte Verfahren vor einer anderen Abteilung des Landgerichts führte schließlich zu einem Vergleich, bei dem die Schuld der Herstellerfirma offen gelassen wurde.

Die Handlungsweise von Politik, Behörden und Gerichten führt darüber hinaus zu einer Aushöhlung und Missachtung des Vorsorgeprinzips. Dieses fordert grundsätzlich vorsorgliche Maßnahmen zum Schutz vor Chemikalien-Expositionen und auch dann, wenn es nur begründete Hinweise und noch keine endgültigen Beweise auf toxische Wirkungen durch bestimmte chemische Stoffe gibt. Da MCS-Patienten auf minimale Spuren von Fremdstoffen mit Symptomen reagieren, sollten Schadstoff-Grenzwerte neu definiert und stark herabgesetzt werden. Solange aber in den maßgeblichen Institutionen von Staat und Gesellschaft das

Verursacherprinzip bezüglich chronischer Chemikalienwirkungen noch nicht durchgesetzt ist, dürfte auch das Vorsorgeprinzip nicht beachtet werden.

Auseinandersetzungen innerhalb der medizinischen Wissenschaft

Die gesellschaftliche Auseinandersetzung zu Fragen der Umweltmedizin verläuft bisweilen in unsachlichen Formen. Wissenschaftler und Mediziner, die auf Befunde hinweisen, nach denen eine Chemikalienbelastung als Ursache zumindest in Betracht gezogen werden sollte, werden in maßgeblichen medizinischen Publikationen pauschal als „komplementär" und „alternativ denkend" der „rational denkenden Ärzteschaft" gegenübergestellt (Wolf, Barth, 2002).

Grundlegende Auffassungen der „Evidence based Medicine", also die „wissenschaftlich begründeten" Schulmedizin, scheint mit denen der „Komplementärmedizin" in einigen Aspekten der Umweltmedizin nicht vereinbar zu sein. Umweltbedingte Krankheiten gelten als „gewinnbringendes Betätigungsfeld – außerhalb der faktenorientierten Medizin". Erklärungsmodelle zu diesen Krankheiten werden „medizinischen Subkulturen" zugeordnet, die auf große Zustimmung der betroffenen Patienten treffe. Für diese Patienten sei es „attraktiver, vergiftet oder verstrahlt zu sein, als psychologische oder psychiatrische Überlegungen in die Kausalitätsbetrachtungen zur eigenen Krankheit einzubeziehen". Entsprechend groß sei der Zulauf zu Selbsthilfegruppen (Wolf, Barth, 2002).

Hier ersetzt Polemik den Erkenntnisgewinn in der Umweltmedizin. Betroffene Patienten stehen dann vor der grundsätzlichen Frage, ob sie ihr Schicksal einem Angehörigen der „Schul"- oder „Komplementärmedizin" anvertrauen sollen. Diagnose und Therapie einer Umweltkrankheit sind dann abhängig von der Zugehörigkeit des Arztes zu einer dieser „Subkulturen". Die Polemik der Schulmedizin-Vertreter beruht offenbar auf einem fundamentalen Mangel an sachlichen Erkenntnissen zu MCS und generell zu den chronischen Multisystemerkrankungen.

Viele industrienahe Institute bevorzugen ebenfalls das psychogene Modell der MCS-Auslösung. Eine 1996 in Berlin vom damaligen Bundesinstitut für gesundheitlichen Verbraucherschutz und Veterinärmedizin (BGVV) durchgeführte MCS-Konferenz erörterte im Schwerpunkt lediglich die Hypothese, dass MCS nur eine geistige bzw. psychogene Störung sei. Bis auf eine Vertreterin von Selbsthilfegruppen war das Gremium überwiegend mit NGO-Vertretern aus der Industrie besetzt (Scherrmann, 2003). Die oben erwähnte RKI-Studie (Umweltbundesamt, 2003) kommt im Grundsatz zu keiner wesentlich anderen Auffassung.

In den USA haben die staatlichen Gesundheitsbehörden zusammen mit industrienahen Instituten lange Zeit versucht, jegliche allgemein verbindliche Definition von MCS abzulehnen, mit dem Ziel, damit Forschungsprojekte zum Thema MCS von vornherein auszuschließen (Lipson, 2004). Man befürchtete, dass eine allgemeingültige Definition von MCS automatisch eine Vielzahl von Entschädigungsforderungen von Betroffenen gegen Hersteller und Anwender von Chemikalien nach sich ziehen würde – mit angeblich unabsehbaren Folgen für die Wirtschaft (Wilson, 2002).

So lehnte das industrienahe Umwelt-Empfindlichkeits-Forschungsinstitut (ESRI, Environmental Sensitivities Research Istitute) in den USA bis 2008 die Existenz der Krankheit MCS grundsätzlich ab und spricht sich lediglich für weitere Forschungen zur Chemikalien-Empfindlichkeit aus. Als Begründung wird angeführt, es gebe immer noch keine objektiven Beweise und Kriterien für die Krankheit, sodass auch Sammelklagen von Betroffenen wenig Erfolg haben würden (Spencer, Schur, 2008). Damit wird deutlich, wie sehr Wissenschaftler einer bestimmten Industrie-abhängigen Lehrmeinung bestrebt sind, juristische Konsequenzen aus den dargestellten Erkenntnissen über Chemikalien-bedingte chronische Krankheiten zu verhindern, indem schlicht der wissenschaftliche Erkenntnisstand dazu geleugnet wird.

Einige Wissenschaftler nehmen an, dass die Öffentlichkeitsarbeit der Industrie in Zusammenhang mit dem langsamen Fortschritt in der MCS-Forschung sowie auch dem Andauern der Debatte zu den Ursachen von MCS zu sehen sei (McCampbell, 2001; Afram, 2004). Die Folge davon ist, dass die umweltmedizinischen Forschungsschwerpunkte am Thema MCS vielfach vorbeigehen, sodass der Erkenntnisgewinn bislang noch weitaus geringer ist, als er bei entsprechender Forschungsförderung sein könnte. Dies dient wiederum als Argument dafür, dass wegen der angeblich fehlenden Erkenntnisse zur Krankheit MCS keine Aussagen über deren Ursachen gemacht werden können. Dieser Zirkelschluss unterstützt die Bestrebungen der etablierten Kreise der Wirtschaft und der Gesundheitspolitik, die Anerkennung der Krankheit MCS so lange wie möglich hinauszuzögern. Betroffene MCS-Patienten werden dadurch benachteiligt und als psychiatrische Fälle diskriminiert.

Berufsgenossenschaften und Rentenversicherungsträger in Deutschland schließen sich folglich bei Anerkennungsverfahren vor den Sozialgerichten gern der Auffassung an, dass MCS kein anerkanntes Krankheitsbild sei und demnach Ansprüche auf Entschädigung bzw. Rentengewährung auch bei erwiesener Chemikalien-Überempfindlichkeit zurückzuweisen seien (Krahn-Zembol, 2004). Auch lehnen Berufsgenossenschaften ein besonderes Risiko für Umweltkrankheiten bestimmter Berufsgruppen, wie z.B. Laboranten, Krankenschwestern und Pfleger, grundsätzlich ab mit der Begründung, dass es keine wissenschaftlichen Belege für gruppenspezifische Erhöhungen des Risikos für Umweltkrankheiten gebe. Andererseits wollen die Berufsgenossenschaften keine Berufsgruppen-spezifischen Risikoanalysen durchführen oder finanzieren (Krahn-Zembol, 2007). Mit gutem Grund: Derartige Studien würden signifikante Zusammenhänge aufzeigen, die den wirtschaftlichen Interessen der Versicherungen und der Hersteller toxischer Chemikalien zuwider laufen.

8.1.2. Das Gutachterwesen

Die Erfahrung hat gezeigt, dass Berufsgenossenschaften vor Gerichten Gutachter bestellen, um Entschädigungsansprüche von Chemikalien-Geschädigten zurückzuweisen. Diese Gutachter stehen häufig gleichzeitig in Diensten der Industrie, beispielsweise als Empfänger von Drittmitteln aus der Industrie für ihre Forschungsprojekte. Die Gerichte sehen bei diesen Gutachtern lediglich den wissenschaftlichen Sachverstand und ignorieren deren Interessenverflechtung. Die

Richter folgen offenbar in der Regel immer noch einem Dogma von der freien und unabhängigen Wissenschaft, die wertfreie wissenschaftliche Erkenntnisse liefert. Wenn man allerdings bedenkt, dass naturwissenschaftliche und medizinische Forschung allein aus Kostengründen ohne Drittmittel aus der Industrie praktisch nicht mehr auskommt, muss gefragt werden, ob der aktuelle wissenschaftliche Erkenntnisgewinn grundsätzlich „wertfrei" bzw. unabhängig von wirtschaftlichen Interessen erfolgen kann.

Nach rein wirtschaftlichen Kriterien betrachtet ist dieses Gutachterwesen erfolgreich, weil bislang eine Welle von Entschädigungsforderungen von Umweltkranken wie MCS-Patienten, Allergikern, Patienten mit Lösungsmittel-Polyneuropathien und Chronischem Erschöpfungssyndrom abgewendet werden konnte. Eine Anerkennung dieser Forderungen würde letztlich grundlegende Produktionsprozesse der Chemischen Industrie (z.B. die organische Chlorchemie) in Frage stellen.

Betroffene Patienten sehen sich als Opfer von rein wirtschaftlichen Erwägungen, bei denen die Belange der Umwelt und der Gesundheit der Bevölkerung weitgehend außer Acht gelassen würden. So fordern Selbsthilfegruppen und Umweltverbände ein unabhängiges Gutachterwesen sowie eine von Drittmitteln der Industrie unabhängige toxikologische Forschung (Cameron, 2005).

8.1.3. Zur Funktion des Staates (Gesetzgeber und Behörden)

Im Zeitalter der globalen Konkurrenz stellen Politiker bei der Erörterung der Probleme und Risiken durch Chemikalien häufig die Standortfrage: Eine weitgehende Umstellung chemischer Produktionsverfahren ist für die Industrie nur dann wirtschaftlich verlustfrei möglich, wenn diese auch an den Standorten der Konkurrenz oder auch im Ausland durchgeführt und das wirtschaftliche Risiko breit gestreut wird. Der staatliche Gesetzgeber folgt dieser Auffassung im Wesentlichen, indem er mit Verboten und Regelungen für die Anwendung toxischer Chemikalien solange wartet, bis eine internationale Rahmengesetzgebung, wie z.B. das REACH-Verfahren in der EU, abgeschlossen ist.

Für die von Chemikalien-Überempfindlichkeit betroffenen Patienten haben diese Bedingungen mehrere fatale Auswirkungen:

1. Eine Prävention durch wirksame Verminderung der Chemikalien-Exposition im Rahmen der staatlichen Umweltschutz-Politik wird bislang weiterhin verhindert oder verzögert, wenn auch das EU-Verfahren zur Verabschiedung der REACH-Verordnung erste schwache Ansätze zu einer Verbesserung aufzeigt (Zur REACH-Verordnung siehe Kapitel 8.4).
2. Gleichzeitig werden die Betroffenen mit dem Makel von psychisch bedingten Krankheiten versehen und entsprechend falsch therapiert.
3. Andere Krankheitsursachen und Diagnosen werden erst gar nicht erwogen.
4. Klinische Forschungen zu diesen Krankheiten werden meist nicht finanziert und gar nicht erst begonnen.

Zur Begründung liefert die offizielle Schulmedizin eine reflexartige Erklärung: „Unerklärliche" Krankheiten müssen psychisch bedingt sein. Andere Ursachen und Faktoren werden quasi automatisch ausgeschaltet. Damit schließt sich für die Betroffenen ein argumentativer „Teufelskreis": Ihre Krankheiten können nicht kausal begründet werden, weil dazu nötige Forschungsergebnisse und Kausalbeweise bislang angeblich nicht vorlägen, und andererseits wird notwendige Forschung zu diesem Thema für nicht notwendig erachtet, da es ja die psychische Erklärung gibt. Auch liegt die Annahme nahe, dass die Forschung bewusst oder unbewusst systematisch behindert wird, um die These von der psychischen Ursache dieser bislang „unerklärlichen" Krankheiten nicht zu erschüttern – und dies um so rigider, je stärker die Evidenz von physiologisch bedingten Krankheitsmechanismen und Ursachen auf internationaler Ebene wird.

Aufgrund der wissenschaftlichen Evidenz der umweltmedizinischen Krankheitsbilder fordern Betroffene vom Gesetzgeber eine stärkere Berücksichtigung des Vorsorgeprinzips, womit Restriktionen, wie z.B. die Herabsetzung von Grenzwerten, auch dann zu ergreifen seien, wenn lediglich Anhaltspunkte für eine auslösende Wirkung gegeben seien (siehe z.B. Cameron, 2005). Zum Vorsorgeprinzip gehört auch die Produkthaftung der Hersteller, die ein Mittel zur Gefahrenvorsorge und zur Risiko-Beherrschung darstellt (Schöndorf, 1989). Der Staat hätte danach eigentlich die Pflicht und Aufgabe, seine Bürger vor Gesundheitsgefahren aus der Umwelt und hier besonders durch Chemikalien zu schützen. Da MCS-Symptome bereits durch sehr geringe Konzentrationen vieler nicht miteinander verwandter Chemikalien ausgelöst werden, müsste die Prävention gegenüber Chemikalienbelastungen Priorität in der Gesundheits- und Umweltpolitik bekommen. Schadstoffgrenzwerte müssten radikal gesenkt, die Konzepte zur Risikoabschätzung sowie zur Regulierung der Chemikalienproduktion und –Anwendung müssten grundlegend geändert und angepasst werden (Spencer, Schur, 2008). Dies geschieht jedoch bislang (2009) nicht, und nötige Veränderungen sind nicht im Ansatz erkennbar, aus Gründen, die im reparierenden und präventionsfeindlichen Charakter des Gesundheitssystems zu suchen sind.

Es gibt dennoch eine erste Anhaltspunkte für eine gewisse Bewegung in der öffentlichen Einschätzung der Bedeutung der Krankheit MCS: Der Sachverständigenrat für Umweltfragen hat in seinem Umweltgutachten 2004 (SRU 2004) immerhin festgestellt, dass

- MCS im Wesentlichen eine schwere organische Erkrankung sei und nicht (nur) auf individueller Einbildung oder rein psychisch bedingten Ursachenfaktoren beruhe,
- ein Zusammenhang zwischen Umwelteinflüssen und dem Krankheitsbild MCS nicht ausgeschlossen werden kann,
- in den letzten Jahren ein deutlicher Anstieg in der Häufigkeit von MCS zu verzeichnen war,
- für die versicherungsrechtliche Anerkennung von MCS als Berufskrankheit derzeit noch die gesetzlichen Voraussetzungen fehlen, dass aber dennoch „das Vorliegen einer MCS-Symptomatik für die übrigen Sozialversicherungsbereiche durch angemessene Einschätzung des Schweregrades berücksichtigt werden" solle.

Dies stellt einen ersten Schritt der Würdigung des Krankheitsbildes MCS durch eine maßgebliche staatliche Institution dar, der den Betroffenen langfristig möglicherweise zu einer angemessenen Betreuung durch Sozialversicherungen, wie z.B. die Pflegeversicherung, verhelfen könnte. Dagegen scheint die Anerkennung als Berufskrankheit noch in weiter Ferne zu stehen.

8.2. Öffentlicher Schutz und Vorsorge für die Bevölkerung und für Betroffene mit Chemikalien-Überempfindlichkeit

Selbst gegenüber dem MCS-Konzept kritisch eingestellte Publikationen sehen mittlerweile schwerwiegende gesellschafts- und gesundheitspolitische Probleme auf Staat und Gesundheitswesen zukommen, wenn dem „Phänomen“ MCS zu wenig Beachtung geschenkt würde. Der Staat habe eine große Verpflichtung, seine Bürger zu schützen, wenn tatsächlich eine Vielfalt von miteinander nicht verwandten Chemikalien ein Krankheitsbild wie MCS auslösen würde (Spencer, Schur, 2009). Dies hätte gravierende Folgen für die bislang geübte Risikoabschätzung bezüglich Chemikalienwirkungen auf die Bevölkerung sowie auch für Gesetzgebungen und Regulierungen bezüglich Chemikalienbelastungen in der Umwelt. So müssten z.B. Schadstoff-Grenzwerte für Luft, Wasser und Lebensmittel drastisch gesenkt werden. Die Hersteller und Anwender von Chemikalien müssten an Betroffene Entschädigungen leisten. Die Industrie müsste ihre Produktpalette auf gesundheitlich unbedenkliche Stoffe umstellen. Die Landwirtschaft müsste Lebensmittel ohne den Einsatz gefährlicher Pestizide und Düngemittel produzieren, die Bio-Landwirtschaft würde zum Standard werden. Es geht also um nichts anderes als einen Systemwechsel in vielen Bereichen der Wirtschaft und Gesellschaft. Systeme haben aber die Tendenz, sich selbst zu stabilisieren. Sie entwickeln daher Methoden der Selbsterhaltung, die oft auf Kosten von gesellschaftlich benachteiligten Gruppen, hier der MCS-Patienten, gehen. Im Folgenden werden dafür einige Beispiele genannt.

Im Rahmen des öffentlichen Gesundheitswesens spielen die an fast allen Universitätskliniken bestehenden Umweltambulanzen eine wichtige Rolle. Hausärzte überweisen Patienten häufig dann quasi automatisch dorthin, wenn sie mit den Multisystem-Symptomen umweltbedingter Krankheiten nicht weiterkommen. Umwelterkrankte haben jedoch mit nahezu allen Umweltambulanzen extrem schlechte Erfahrungen gemacht. Dort wurden bis 2009 Umweltkranke häufig unbegründet als Hypochonder oder als Psychopathen deklariert und damit diffamiert. Toxikologische Aspekte der Krankheit wurden häufig abgelehnt oder nicht zur Kenntnis genommen. In der Öffentlichkeit läuft eine regelrechte Desinformationskampagne, wie z.B. die Fortbildungstagung der GSF München-Neuherberg für niedergelassene Ärzte in Frankfurt am 26.7.07, bei der umweltbedingte Erkrankungen wie MCS, CFS und andere als „trügerische Konzepte der klinischen Ökologie ohne kausale Beziehung“ abqualifiziert wurden.

In den offiziell anerkannten umweltmedizinischen Ambulanzen der Universitätskliniken wurde häufig nicht einmal eine Minimaldiagnostik vorgenommen. Dagegen wurden bisweilen irrelevante Untersuchungen durchgeführt, mit denen Patienten dann „bewiesen“ wird, sie hätten keine

„Vergiftung". Dazu gehört auch die Bestimmung von Chemikalien und Schadstoffen in Blut oder Urin, die in den meisten Fällen negativ ausfällt, obwohl schwere Krankheitssymptome vorliegen. Chronische Vergiftungen und die Chemikalien-Überempfindlichkeit (MCS) sind aber in der Regel nicht durch ein Biomonitoring von Schadstoffen im Blut nachweisbar, weil der Zeitpunkt der Schadstoffexposition meist lange vor dem ersten Auftreten von Symptomen eines andauernden chronischen Krankheitsverlaufs liegt, und weil die Schadstoffe zum Zeitpunkt der chronischen Symptome, wenn ärztliche Hilfe notwendig wird, meist abgebaut, ausgeschieden oder in bestimmten Organen, z.B. im Gehirn gespeichert sind. Teilweise werden an diesen Ambulanzen auch für Umweltpatienten gefährliche und schwer verträgliche Giftexpositions-Testungen oder Provokationstests vorgenommen.

Diese Tests sind häufig so angelegt, dass sie mit dem Ergebnis nur die Aussage zulassen, es läge keine umweltbedingte Erkrankung vor. Darauf folgt für die Betroffenen meist eine Fehlbehandlung, nämlich eine Psychotherapie und die Verabreichung von Psychopharmaka ohne weitere umweltmedizinische Therapie, die für die „offiziellen" Umweltambulanzen geradezu typisch erscheint. Die Annahme liegt nahe, dass dies vorsätzlich und zwar aus politischen Gründen geschieht (zit. nach Nowak, 2007).

An der umweltmedizinischen Ambulanz der Uniklinik Gießen wurden rund 70% aller „so genannten Umweltpatienten", die dort vorstellig wurden, nach internen Befragungen als psychiatrisch oder psychosomatisch bedingte Fälle deklariert, die einer entsprechenden Therapie zugeführt werden müssten. Diese 70% der Fälle gelten als eine Art „Richtwert" für die Behandlung aller zukünftigen „selbstbehaupteten MCS-Fälle" (Eikmann, 2002). Bedenkt man dabei, dass die Finanzierung des Instituts für Umweltmedizin an der Universität Gießen offenbar zum großen Teil aus Drittmitteln der Industrie bestritten wird, und dass einer der früheren Lehrstühle für Umweltmedizin (damals Mersch-Sundermann) nach einem Abkommen mit der Hessischen Landesregierung allein aus Industriemitteln bezahlt wurde, um damit angeblich überhaupt eine Professur für Umweltmedizin installieren zu können, so wird die ablehnende Haltung der Lehrstuhlinhaber gegenüber Patienten mit Chemikalien-Überempfindlichkeit erklärbar. Dieses Beispiel macht deutlich, was geschieht, wenn sich der Staat immer mehr aus der Finanzierung der Forschung zurückzieht und die Forschungsergebnisse somit dem Einfluss mächtiger Drittmittel-Geber überlassen werden.

Die Rolle der Krankenkassen

Die geschilderte Haltung der umweltmedizinischen Ambulanzen an den Universitätskliniken gegenüber chronischen umweltbedingten Krankheiten ist maßgebend für die Behandlung betroffener Patienten durch Berufsgenossenschaften und Krankenkassen. Diese Institutionen verleugnen systematisch die umweltbedingten Ursachen von MCS und verweigern folglich den Betroffenen eine adäquate Behandlung, indem sie sich auf Gutachten berufen, die aus den genannten Universitätsinstituten stammen (Schwark-Sobolewski, 2009). Selbst maßgebliche Gesundheitspolitiker wie Dr. Wolfgang Wodarg, SPD und MdB, geben zu, dass es in Deutschland ein ernstes Problem mit

„Hofgutachtern" der Kranken-, Pflege- und Rentenversicherungsträger gebe, deren Hauptaufgabe es sei, Zahlungsverpflichtungen abzuwimmeln, anstatt ein objektives Bild vom Betroffenen und seinen elementaren Bedürfnissen zu erstellen (Wodarg, 2009).

Besonders benachteiligt sind finanziell schwach gestellte Patienten, die auf die Hilfe der gesetzlichen Krankenkassen (GKV) angewiesen sind. GKV-versicherte Umwelterkrankte werden systematisch gezwungen, in psychosomatische Kliniken zu gehen und sich nutzlosen Psychotherapien auszusetzen, weil sie anders keine Kostenerstattung und kein Krankengeld von den Krankenkassen bekommen (Von Holt, 2009). Dr. Christoph Mai vom Fachkrankenhaus Nordfriesland berichtet, es komme auch vor, dass die Bezahlung von den Krankenkassen verweigert wird mit dem Argument, es seien keine Psychopharmaka verabreicht worden, und die Behandlung sei daher von vornherein „nicht aussichtsreich" gewesen (Mai, 2009). Die Krankenkassen missachten damit die Tatsache, dass die Verordnung von Psychopharmaka an Betroffene mit Chemikalien-Überempfindlichkeit, die häufig eine reduzierte Entgiftungskapazität besitzen, eine zusätzliche nicht vertretbare toxische Belastungssituation schafft.

Selbst aufgeklärte Umweltmediziner stehen unter Druck, Patienten mit MCS und anderen umweltbedingten Multisystemkrankheiten nicht adäquat behandeln zu können, weil sie mit Rückzahlungsforderungen der kassenärztlichen Vereinigungen rechnen müssen und daher das Behandlungsrisiko scheuen. Zitat von einer Kassenpatientin der Selbsthilfegruppe Wiesbaden: „Der Arzt meinte, lassen Sie sich psychosomatisch behandeln, da sind Sie wenigstens versorgt". Hintergrund für das beschriebene Verhalten der Krankenkassen ist die Tatsache, dass der wissenschaftliche Erkenntnisstand zur Diagnostik und Therapie umweltbedingter chronischer Multisystemerkrankungen wie MCS und CFS, der bereits seit den 1980-er Jahren in der Fachliteratur dokumentiert ist, in den Gegenstandskatalogen der Krankenkassen bis 2010 immer noch nicht aufgenommen war. Statt dessen arbeiten die Krankenkassen an Sparmaßnahmen und streichen Kassenleistungen für umweltmedizinische Behandlungen. So haben die Kassenärztliche Bundesvereinigung und die Spitzenverbände der Krankenkassen am 1.4.2008 sämtliche Parameter des Oxidativen Stresses als Kassenleistung gestrichen (Zum Winkel, 2009).

Als positive Ausnahme müssen die Betriebskrankenkassen (BKK) in Hamburg gewertet werden, die seit Jahren Umweltmediziner angemessen honorieren, die sich einer ständigen Fortbildung in ihrem Fach unterziehen, wie aus dem Qualitätszirkel Umweltmedizin in Hamburg mitgeteilt wurde. Die BKKs in Hamburg finanzieren auch bis zu 70 Prozent der Kosten für Begehung und Schadstoff-Analyse von Wohnungen, wenn ein Umweltmediziner die Notwendigkeit attestiert. Diese vorbildliche Handlungsweise sollte als Beispiel für alle anderen Krankenkassen dienen (Zum Winkel, 2009). Die BKK Höchst, in der viele Beschäftigte der Chemiefirmen von Frankfurt-Höchst versichert sind, hatte auch jahrelang die Tätigkeit der Selbsthilfegruppe Chemikaliengeschädigte Wiesbaden mit ansehnlichen Beiträgen gefördert.

Sozial benachteiligte Umweltpatienten: Klassenkampf von oben?

Die Folge der beschriebenen Verfahrensweise der gesetzlichen und auch der privaten Krankenkassen (außer den genannten BKKs) ist, dass finanziell schwach gestellte Patienten in der Regel nicht umweltmedizinisch versorgt werden können, da diese Behandlungen von Ärzten nur noch gegen private Zusatzleistungen („Igel-Leistungen") erbracht werden können. Umweltmedizin wird somit zum Zweig einer Luxusmedizin im Rahmen der Zwei-Klassen-Medizin. Hartz-IV-Empfänger müssen bei den umweltmedizinischen Labor- und Therapieleistungen abwinken (Zum Winkel, 2009). Dies bedeutet, dass den benachteiligten Patienten vom Gesundheitswesen lediglich der psychosomatische oder psychiatrische Behandlungsweg ermöglicht wird. Man könnte diesen Zustand auch als „Klassenkampf von oben" bezeichnen, da die benachteiligten Patienten durch psychische Behandlung selektiert werden, während zahlungskräftige Patienten mit den zur Verfügung stehenden modernen umweltmedizinischen Verfahren adäquat behandelt werden können.

Sozial benachteiligte Patienten mit Umweltkrankheiten müssen somit ihren Schutz vor Chemikalien-Expositionen weitgehend ohne gesellschaftliche Unterstützung selbst organisieren. Ab einem bestimmten Schweregrad der Erkrankung ist dies selbständig jedoch nicht mehr möglich, viele Betroffene sind dann hilflos den Pflegeeinrichtungen ausgeliefert, in denen keine Rücksicht auf die Überempfindlichkeit genommen wird: Sie werden Desinfektions- und Reinigungsmitteln, Insektiziden, Duftstoffen und organischen Innenraumschadstoffen , d.h. Ausdünstungen aus Kunststoffen, Möbeln, Teppichen, Farben und Bodenbelägen (Weichmacher, Flammschutzmittel, Formaldehyd) ausgesetzt. Die Folge sind häufig akute Überempfindlichkeitsreaktionen mit meist unerträglichem Ausmaß, viele Betroffene „rasten aus" und enden letztlich in der offenen oder geschlossenen Psychiatrie.

Zudem können finanziell schlecht gestellte MCS-Patienten die Gundvoraussetzung für ihre Genesung nicht schaffen: Die Bereitstellung eines emissionsfreien Lebensraumes und Arbeitsbereiches. Die finanziellen Mittel zur Ausstattung oder Renovierung einer Wohnung mit schadstofffreien Materialien fehlen. Selbst renommierte Umweltmediziner mussten MCS-Patienten mit dem Hinweis aus der Behandlung entlassen, dass sie erst einmal eine verträgliche Umgebung herstellen, bevor an eine weitere Therapie zu denken sei. Da aber in der Regel die Mittel dafür fehlen, entsteht eine ausweglose Situation: Die Betroffenen müssen mit schwersten Symptomen unter unerträglichen Verhältnissen in belasteten Wohnungen vegetieren. Meist fehlt die Kraft, sich mit einem Zelt, einem Wohnwagen oder einem Aluminium-Container in einem Gebiet ohne wesentliche Schadstoffbelastungen anzusiedeln. Hinzu kommt, dass viele dieser Betroffenen berichten, gleichzeitig heftig auf Mobilfunk-Strahlung zu reagieren (SHG Wiesbaden, 2010). Sie haben eine unspezifische Überempfindlichkeit gegen chemische und physikalische Reize erworben. Mit Messgeräten versuchen sie Funklöcher zu finden, um dort ihr Zelt oder ihren Container aufzustellen. Da die Mobilfunknetze sich jedoch immer mehr auch in entlegenen Gebieten ausbreiten, gibt es hier praktisch keine geschützten Flächen mehr. Immer häufiger wird berichtet, dass Personen im Endstadium von MCS nur noch den Ausweg im Selbstmord sehen.

VertreterInnen von Selbsthilfegruppen von Umwelterkrankten können und wollen die geschilderten Zustände nicht mehr ertragen und gehen in die Offensive: Was hiermit in Deutschland abläuft, komme eine Verhöhnung der Menschenrechte gleich. Wirtschaftliche Profitinteressen hätten einen höheren Stellenwert in der Gesellschaft als das Grundrecht auf körperliche Unversehrtheit. Wer das Pech habe, durch chemische oder physikalische Einflüsse organisch schwer krank zu werden, werde systematisch psychiatrisiert und entrechtet und stehe am Ende sozial deklassiert da, und das nur, weil die eigentlichen Ursachen ihrer Krankheit nicht öffentlich bekannt werden sollen (Otte, 2009). Warum sieht dieser angebliche Rechtsstaat nicht seine Aufgabe darin, diesen offensichtlichen Missstand aufzuklären und dann zu beseitigen?

Gefordert wird daher ein Bündel von Maßnahmen:

- Eine Erweiterung des Leistungskatalogs der Krankenkassen auf Verfahren der Umweltmedizin. Dazu muss ein Katalog von umweltmedizinischen Verfahren der Diagnostik und Therapie entsprechend dem seit Jahren bestehenden wissenschaftlichen Erkenntnisstand verbindlich festgelegt werden, damit deren Kosten-Erstattung umgehend möglich wird, und damit alle betroffenen Patienten – unabhängig von ihrem Einkommen – umweltmedizinisch adäquat versorgt werden können.
- Ein Fonds oder eine (vom Staat oder der Industrie finanzierte) Versicherung für finanziell bedürftige MCS-Patienten zur Herstellung einer tolerierbaren Lebens- und Arbeitsumgebung. Es darf nicht sein, das Hartz-IV-Empfänger mit MCS gezwungen sind, von Brücken zu springen oder sich auf Bahnschienen zu legen, während finanziell gut gestellte Schichten der Bevölkerung sich ihre MCS in noblen Wellness-Tempeln kurieren können.

Als politische Folge einer offiziellen Verweigerung der Anerkennung von Chemikalien-Überempfindlichkeit einschließlich MCS als Berufs- und Umweltkrankheit könnte in Zukunft zudem eine weitgehende Missachtung des Vorsorgeprinzips gegenüber umweltbedingten Erkrankungen drohen. Nach diesem Prinzip, wie es in der Erklärung von Rio 1992 formuliert wurde, sollen die Staaten zum allgemeinen Schutz der Umwelt den Vorsorgegrundsatz anwenden. Auch wenn es nur Hinweise und keinen strengen wissenschaftlichen Beweis für schwerwiegende und bleibende Schäden an Umwelt und Gesundheit der Bevölkerung durch Einwirkung von Chemikalien gäbe, dürfen Maßnahmen zur Vermeidung dieser Schäden nicht aufgeschoben werden (UN, 1992). In ähnlicher Weise hat die EU-Kommission im Jahr 2000 eine Anwendung des Vorsorgeprinzips auch bei einer vorläufigen Risikobewertung angemahnt (EU-Kommission, 2000). Die vielfältigen Hinweise für umweltbedingte Ursachen des Krankheitsbildes MCS erfordern gerade dann eine besondere Beachtung des Vorsorgeprinzips, wenn Fälle mit dem Krankheitsbild MCS in bestimmten Berufs-, Arbeits- und Lebensbereichen gehäuft auftreten und hinreichende Anhaltspunkte für chemische Belastungen und Expositionen vorliegen. So müssen in Betrieben schadstofffreie Arbeitsbereiche geschaffen und mit schadstofffreien Einrichtungen und Arbeitsmitteln ausgestattet werden, damit Betroffene ihre Arbeit fortführen können (Ziem, McTamney, 1997).

8.3. Umweltmedizin – ein Stiefkind der Schulmedizin und des Gesundheitswesens

Das Thema MCS hat zu einer Polarisierung in den Grundauffassungen zu den Ursachen chronisch-entzündlicher Krankheiten innerhalb der Medizin und der Fachwissenschaft geführt. Vorsorge, Diagnostik und Therapie von Chemikalien-Überempfindlichkeit einschließlich MCS und von umweltbedingten Krankheiten insgesamt werden von der so genannten „evidence-based medicine", zu Deutsch „Schulmedizin", meist nicht betrieben, vernachlässigt oder aus Unkenntnis falsch praktiziert. Verantwortlich dafür sind bestimmte Merkmale des aktuellen Gesundheitswesens:

- Das umweltmedizinische Wissen von Haus- und Fachärzten ist zumeist nahezu gleich Null, wie die die schmerzhafte Erfahrung von Hunderten von Betroffenen in Deutschland zeigt (Scherrmann, 2008).
- Das gesamte Gesundheitswesen einschließlich der Haus- und Fachärzte, Kliniken und Ambulanzen, Reha- und Pflegeeinrichtungen, Krankenkassen und Berufsgenossenschaften ist hauptsächlich auf **die Reparatur von bereits eingetretenen Schäden** ausgerichtet, anstatt Vorsorge und Ursachenbeseitigung zur Vermeidung chronischer Krankheiten in Betracht zu ziehen.

Die deutsche Medizin stellt einen perfekten Reparaturbetrieb dar. In kaum einem anderen Land funktionieren Infarkt- und Schlaganfall-Sofortmaßnahmen in den so genannten „Stroke-Units" so gut wie in Deutschland. Tausende von Medikamenten beseitigen oder lindern Symptome, ohne die Ursachen zu therapieren. Ziel ist die Wiederherstellung der Funktionsfähigkeit des Organismus, ähnlich wie die Militärmedizin verwundete Soldaten wieder kampffähig macht, ohne die Ursachen der Verletzungen, den Krieg, beenden zu können. Beispiele: Diabetes wird mit gentechnisch hergestelltem Insulin behandelt; Ziel: Der Blutzucker muss runter. Betablocker senken den Blutdruck effektiv, Statine senken den Blutfettgehalt und das Cholesterin. Für nahezu jede Stoffwechsel-Fehlfunktion gibt es einen chemischen Stoff, der eine Gegenregulation in Gang setzt. Doch die Faktoren, die erhöhten Blutdruck und Blutzucker, erhöhtes Cholesterin, oxidativen Stress und chronische Entzündungen verursachen, werden meist nicht behandelt. Das liegt nicht im Interesse des Medizinbetriebs und der Pharmaindustrie, die beide auf einen funktionierenden Reparaturbetrieb ausgerichtet sind und finanziell auch gut davon profitieren.

Das Gesundheitswesen lebt davon, eingetretene Schäden und Krankheiten zu reparieren, anstatt die Bedingungen zum Ausbruch der Krankheiten zu beseitigen oder zu verhindern. Ein effektiver Umweltschutz und ein Ersatz von langzeittoxischen Chemikalien aus vielfachen Verbrauchsgegenständen und aus derproduzierenden Industrie und der industriemäßig betriebenen Landwirtschaft würde die Grundlagen der Gewinnerzielung aus einer reparativen Medizin behindern. Somit sind Gesundheitsprävention und wirksame Vorsorgemaßnahmen im Bereich umweltbedingter Erkrankungen mit dem derzeitigen Gesundheits- und Wirtschaftssystem nicht vereinbar.

Würde sich in der Medizin ein stärker auf Prävention ausgerichteter Betrieb, also die Verminderung der auslösenden Krankheitsfaktoren wie Umweltschadstoffe,

Lärm oder elektromagnetische Mobilfunkstrahlung durchsetzen, würde der herkömmliche Reparaturbetrieb teilweise überflüssig. Dieser Reparaturbetrieb will sich als System aber selbst erhalten. So ist es zu verstehen, wenn schulmedizinisch ausgerichtete Praktiker den Ansatz der klinischen Umweltmedizin ablehnen, bei chronisch entzündlichen Krankheiten auch nach Ursachenfaktoren in der Lebens- und Arbeitsumwelt der betroffenen Patienten zu suchen. Sie schauen lieber in die von der Pharmaindustrie gelieferten Computerprogramme, die zu jedem Symptom das passende Medikament auswerfen. So erfüllen sie die Standards der „Zweiminuten-Medizin", schicken die Patienten mit dem Rezept in die Apotheke, ohne (in der Regel) nach sorgfältiger Anamnese ein Therapiekonzept zu entwickeln, das auch Ursachenfaktoren im Leben der Patienten einbezieht. Gleichzeitig werden diese Mediziner immer mehr abhängig von der Pharmaindustrie und deren „Betreuern", den Pharmareferenten. Die Pharmaindustrie konditioniert viele praktizierende Mediziner nach dem Pawlowschen Prinzip: Kleine Belohnungen verschönern den Alltag, wenn der Arzt artig Medikamente verschreibt und Symptome repariert.

Beispiele herzu: Die Pharmaindustrie belohnt in einem so genannten „Kick-Back-Verfahren" Ärzte, die Patienten zu bestimmten Fachkollegen schicken, die mit der Pharmaindustrie verbandelt sind. Das sei weit verbreitet, aber nicht beweisbar, sagte Christiane Körber von der Zentrale zur Bekämpfung unlauteren Wettbewerbs in Bad Homburg (laut dpa, 29.6.07). Außerdem: Bundesdeutsche Mediziner führten 2008 fast 2000 Anwendungsstudien mit Medikamenten des Pharmakonzerns Bayer durch. Dafür zahlt die Firma Bayer den Ärzten Geld, wenn diese ihre Patienten auf firmeneigene Medikamente umstellen und dabei einige Angaben zu deren Verträglichkeit machen. Das Ausfüllen der Fragebögen lohnt sich für Ärzte sehr. So soll Bayer einem Arzt 375 Euro dafür gezahlt haben, dass er fünf neue Patienten auf den Bayer-Blutdrucksenker „Bayotensin" umgestellt hatte (Angaben nach Stichwort Bayer, 2009).

Fehldiagnosen und Fehltherapien bei Umwelt-Krankheiten

Bestätigt wird der oben beschriebene Sachverhalt der Fehlbehandlungen von MCS-Patienten durch eine Studie von Bauer et al. (2009). Danach dauert es im Mittel 12,8 Jahre, bis Ärzte den Betroffenen die richtige Diagnose MCS stellen. Zuvor mussten die Patienten im Mittel 74,8 Arztbesuche und 2,2 Klinikaufenthalte absolvieren, bis sie ihre Beschwerden erklärt bekamen. Bei den meisten dieser Termine war das Verständnis des medizinischen Personals für die Intoleranzreaktionen der Betroffenen besonders gegenüber Duftstoffen, Medikamenten und Nahrungsmitteln gering. Entsprechend war die große Mehrzahl der Patienten weitgehend unzufrieden mit ihrer medizinischen Versorgung. Die Entfernung zu umweltmedizinischen Behandlungsmöglichkeiten betrug durchschnittlich 333 km. Die Studie ergab somit ein Bild einer erheblichen medizinischen und umweltmedizinischen Unterversorgung von MCS-Patienten (Bauer et al., 2009).

Die Ursachen für diese Missstände beginnen bereits bei der Mediziner-Ausbildung. Beispielsweise wurden in den 1990er Jahren Medizinstudenten noch folgendermaßen instruiert: „Wenn Leute über mehr als drei verschiedene

Symptome klagen, die nicht zusammenpassen, dann ist es psychisch bedingt“ (Bartens, 2005). Daran dürfte sich bis heute nichts geändert haben. So interpretiert der orthodoxe Mediziner etwa Symptome wie Kognitionsstörung, Schwindel, Muskelschmerzen, Atemwegsprobleme und Herzsensationen eines Patienten als psychogen, während sie für den Umweltmediziner deutlich in Richtung Umwelterkrankung weisen. Psychische Symptome lassen sich schnell, aber oberflächlich mit einer großen Palette Psychopharmaka behandeln.

Schwerkranke Umweltpatienten können drei Dutzend und mehr Symptome haben und sind somit für uninformierte Ärzte automatisch immer ein Fall für die Psychiatrie (Nowak, 2007). Dort werden Umweltpatienten falsch therapiert: Psychopharmaka verstärken häufig die Krankheitssymptome, indem sie in das geschädigte Nervensystem eingreifen, den Fremdstoffmetabolismus verstärken und damit Entzündungsprozesse fördern. Die häufig verordneten Antidepressiva vom Typ der Serotonin-Wiederaufnahmehemmer hemmen außerdem mindestens 5 verschiedene Enzyme des Cytochrom-P450-Entgiftungssystems (Gleiter, 1998), sodass sie den natürlichen Entgiftungsmechanismus hemmen und zur Anreicherung der Schadstoffe im Körper beitragen. Damit ist die Verabreichung dieser Psychopharmaka für Umwelt-Patienten kontraindiziert und somit als Kunstfehler zu betrachten.

Der Hintergrund für derartige Fehldiagnosen und Fehltherapien ist im gesamten Gesundheitssystem zu sehen: Die unzureichende ärztliche Grundausbildung in der Disziplin Umweltmedizin gehört dazu. Es ist offenbar unerwünscht, dass neben den Symptomen auch Ursachen und Hintergründe von Krankheiten behandelt werden. So kommt es bestimmten gesellschaftlichen Interessengruppen wie Unternehmerverbände, Krankenversicherungen und Berufsgenossenschaften gelegen, dass die Bundesärztekammer im Jahr 2003 die Weiterbildung zum Umweltmediziner abgeschafft hat. Zu Recht kritisierte der Deutsche Berufsverband der Umweltmediziner, die Bundesärztekammer handle dabei „explizit gegen den tatsächlichen Bedarf und entgegen dem überall erkennbaren Trend.“ Die 2006 wieder eingeführte umweltmedizinische „Fortbildung“ wurde auf das halbe Pensum der früheren „Weiterbildung“ reduziert und bietet damit nicht die in der Medizin gebotene Qualität. Es gibt außerdem in Deutschland praktisch keinen Lehrstuhl für Umweltmedizin (Zum Winkel, 2009). Die Lehre im Fach Umweltmedizin für Medizinstudenten wird von Hygienikern und Arbeitsmedizinern erteilt.

Zudem sind die Lehr- und Lerninhalte dieser Fortbildung teilweise höchst fragwürdig. So wird „zur Vorbereitung auf den Kurs und zum kursbegleitenden Gebrauch“ auch Literatur von Autoren empfohlen, die politisch-ökonomisch brisante Umweltschadstoffe grundsätzlich verharmlosen (siehe Empfehlungen der Bundesärztekammer, 2006). Beispielsweise enthält diese Literaturliste auch ein Buch, in dem die toxischen Wirkungen von Zahn-Amalgam abgestritten werden, was nicht mit dem wissenschaftlichen Erkenntnisstand zu vereinbaren ist. Der Herausgeber dieses Buches wurde bereits im Jahr 2000 als einer von mehreren Koautoren einer Schrift der Bundeszahnärztekammer in Sachen Amalgam der Wissenschaftsfälschung überführt (Wassermann et al., 2000). Es ist bezeichnend, dass ausgerechnet die Veröffentlichungen von Personen, die sich wissenschaftlich und ethisch disqualifiziert haben, Grundlage für die umweltmedizinische

Ausbildung sind. Die Bundesärztekammer steht demnach der Umweltmedizin grundsätzlich nicht positiv gegenüber. In ihrem Publikationsorgan Deutsches Ärzteblatt – eine Pflichtlektüre für jeden Arzt - werden Umweltpatienten nach wie vor als Psychopathen dargestellt (Röttgers, 2000).

Solange Ärzte nicht unabhängige, d.h. wissenschaftlich objektive Informationen erhalten, sind sie natürlich nicht in der Lage, (umwelt-)medizinische Zusammenhänge überhaupt zu erkennen und adäquat zu handeln. Damit entsteht der Eindruck, dass bestimmte gesellschaftliche Interessengruppen und Institutionen — einschließlich der Bundesärztekammer sowie Bundesbehörden und Forschungsinstitutionen wie Umweltbundesamt und Robert-Koch-Institut - wesentliche Anliegen der Umweltmedizin, hier die wissenschaftliche Fundierung umweltbedingter Erkrankungen wie MCS, CFS und anderer, leugnen, grundsätzlich ablehnen und sogar bekämpfen.

Fazit: Die umweltmedizinische Fortbildung ist vom Lehrumfang unzureichend und in den Lehrinhalten teilweise wissenschaftlich nicht objektiv. Das zeigt einmal mehr, dass sich die Weichensteller des Gesundheitswesens nicht nach den Gesundheitsinteressen der Bevölkerung richten, sondern eigene Ziele verfolgen. Die Abseitsstellung der Umweltmedizin beruht wohl kaum auf gesundheitspolitischer Nachlässigkeit, sondern auf Kalkül. Eine demokratische Kontrolle des Managements des Gesundheitswesens ist dringend geboten. Transparenz, vor allem hinsichtlich der Forschungsförderung durch Drittmittel, unabhängige Kontrollgremien für Forschung und Praxis der Umwelt- und Allgemeinmedizin, Mitbeteiligung von Patientenorganisationen bei gesundheitspolitischen Entscheidungen und bei Fragen der Entschädigung nicht selbst verschuldeter Umweltkrankheiten sollten selbstverständlich werden.

Die Hauptursachen der Erkrankungen in den westlichen Industrienationen sind Umweltschadstoffe, Fehlernährung und stressbelastete Arbeits- und Lebensbedingungen. Die derzeitige ärztliche Ausbildung in den Fächern Umweltmedizin und Ernährungswissenschaft (samt der dazugehörigen Biochemie) wird so stark vernachlässigt, dass die Mediziner in der Praxis meist nicht in der Lage sind, die Ursachenfaktoren chronischer Krankheiten zu erkennen und folglich zu behandeln. Wenn die stets von der Bundesregierung bekundete „verantwortungsvolle Politik“ nicht nur leeres Gerede sein soll, muss die umweltmedizinische und ernährungswissenschaftliche Grundausbildung von Ärzten – die in den Kompetenzbereich des Bundes fällt – umgehend erheblich verbessert werden. Ebenso sollten alle bereits approbierten Ärzte zu einer Fortbildung in den genannten Disziplinen verpflichtet werden – wofür die Länder bzw. die Landesärztekammern zuständig wären (zitiert und ergänzt nach Nowack, 2007).

Es gibt in der Medizin eine lange Geschichte von Irrtümern, mit denen Krankheiten auf psychische Ursachen zurückgeführt wurden. Die Irrtümer und Fehlentwicklungen mussten durch bessere Erkenntnisse revidiert werden. Beispiele: Das Magengeschwür wurde auf chronische Nervosität und Stressüberempfindlichkeit zurückgeführt, bis die Bakterienart Helicobacter pylori als Ursache bewiesen wurde. Oder: Umfangreiche Kenntnisse im Bereich der Allergologie gab es bereits zu Beginn des 20. Jahrhunderts, aber es sollte bis Mitte der 60er Jahre dauern, bis die Allergologie in der Medizin allgemeine

Anerkennung fand (Müller, 2007). Es waren wegweisende Pioniere der praktischen Medizin, die Prinzipien der Allergologie in Theorie und Praxis an Reha-Kliniken und ärztlichen Praxen entwickelten, und die den Entscheidungsträgern der Kranken- und Rentenversicherungen die Grundlagen für die Erkenntnis lieferten, dass viele der damals beobachteten Gesundheitsstörungen mit den Kenntnissen der damals etablierten Medizin nur unzureichend erfasst werden konnten. Gleichzeitig besaß die Allergologie in der Lehre an den Universitäten bis in die 70-er Jahre hinein praktisch keine Bedeutung (Müller, 2007). Parallelen zur Entwicklung von Theorie und Praxis der chronisch-entzündlichen Multisystem-Erkrankungen einschließlich MCS und CFS sind unverkennbar und offenbar auch unvermeidbar, aus Gründen politisch-ökonomischer Verhältnisse, die oben ausführlich dargelegt wurden.

8.4. Wandel bei der Gesetzgebung: Das REACH-Verfahren der EU

Die Reform des EU-Chemikalienrechts (REACH, Registrierung, Evaluation, und Autorisierung von Chemikalien) versucht den bisherigen Missstand zu beseitigen, dass Maßnahmen zum Risiko-Management und zur Vorsorge erst dann ergriffen wurden, wenn eine komplette Risiko-Analyse zu einer Chemikalie vorliegt. Dieses Prinzip hat sich offenbar nicht bewährt, denn bis heute liegen nur für wenige Einzelstoffe derartige Daten vor, obwohl es Anhaltspunkte für ein großes Risikopotential gibt, wie am Beispiel der so genannten „POPs" ersichtlich wird (POPs, persistant organic polluants, d.h. Stoffe mit chemischer Stabilität, hoher Umweltpersistenz, hoher Toxizität, und Anreicherung in der Nahrungskette, Zusammenfassung siehe bei Greenpeace Germany, 2003).

Nach den früheren Regelungen mussten die 100106 Altstoffe, die vor 1981 hergestellt wurden, nicht näher deklariert und auf Risiken untersucht werden. Nur von etwa 1 Prozent dieser Stoffe gibt es nur lückenhafte sicherheitsrelevante Daten über ihre Eigenschaften. Auch sind Maßnahmen zum Verbraucherschutz erst dann zu ergreifen, wenn eine komplette Risikoanalyse einer Chemikalie vorliegt. Nahezu 50% dieser Chemikalien wurden in Deutschland auf relativ kleinem Raum für den gesamten Weltmarkt produziert. Die Folge ist eine vielfältige und hohe Hintergrundbelastung der gesamten Bevölkerung, die z.B. über die Nahrung oder die Muttermilch erfolgt (Müller, Ohnsorge, 2005).

Nur 3% der 2465 Stoffe mit über 1000 Jahrestonnen Produktion in der EU waren bis 1999 vollständig, d.h. auch auf chronische Toxizität, Kanzerogenität, Teratogenität und Wirkungen auf die Fruchtbarkeit untersucht. Für nur 11% gibt es einen Basisdatensatz (akute Toxizität, Toxizität bei wiederholter Verabreichung, 28-Tage-Studie, Mutagenität, fortpflanzungsschädigende Wirkung), für weitere 15% ist der Basisdatensatz unvollständig, für 56% gibt es nur Daten für akute Toxizität, und für 15% keine Daten. Daraus folgt: Für mehr als 70% der Stoffe mit den höchsten Produktionsmengen gab es vor 2000 keine genauen Angaben über langfristige Wirkungen (Allanou et al., 1999).

Das von der EU-Kommission begonnene Gesetzgebungsverfahren für eine umfassende neue Chemikalien-Verordnung (REACH) will diesen Zustand ändern. Ein erster Gesetzesentwurf wurde im April 2003 veröffentlicht. Danach soll u.a.

die bisher gültige Unterscheidung von Alt- und Neustoffen aufgehoben und bis 2020 für alle 30 000 vor 1981 auf dem Markt befindlichen Altchemikalien Datenblätter über deren Eigenschaften vorgelegt werden. Die Stoffe werden dann bewertet und bei besonderer Gefährdung auch verboten, z.B. wenn es sich um sogenannte VHC-Chemikalien handelt (VHC = very high concern, d.h. Stoffe mit kanzerogenen, mutagenen oder reproduktiven Effekten, die gleichzeitig persistent, bioakkumulativ und toxisch sind). Man rechnet mit etwa 1400 VHC-Chemikalien, für die ein Zulassungsverfahren durchgeführt werden muss. Bis 2014 sollen alle 30 000 Altsubstanzen nachträglich registriert, bewertet und zugelassen sein. Die übrigen Stoffe sollen unter Auflagen zugelassen werden. Nur Chemikalien mit Produktionsvolumen von über 100 Tonnen pro Jahr sollen auch auf wenige Langzeiteffekte wie Allergie-auslösende Wirkungen (subchronische Toxizität im 90 Tage-Test), Schleimhaut-Verträglichkeit, Entwicklungstoxizität und Umweltschädlichkeit überwiegend mit Tierversuchen (darunter Fische und Kleinkrebse) getestet werden. Die Auslösung von Krebs wird hier nicht erfasst. Auch die Menge der Tests ist von der jährlich produzierten Stoffmenge abhängig. Erst ab einer Produktionsmenge über 1000 Tonnen werden umfassendere Langzeitstudien erforderlich (Langzeittoxizität im Säugetier über 12 Monate und bei Vögeln sowie Kleintieren in Boden und Wasser, Reproduktionstoxizizät und Karzinogenität). Angeblich soll dadurch die Zahl der verbrauchten Versuchstiere stark ansteigen, sodass die Industrie bereits jetzt unzumutbare Kosten beklagt (Spiegel 4, 24.1.2005, 101; Müller, Ohnsorge, 2005).

140 besonders problematische Altchemikalien sollen vordringlich untersucht werden. Davon wurden bis 2003 erst 20 Stoffe endgültig bewertet, darunter die hormonwirksamen Nonylphenole und Phthalate. Innerhalb von 10 Jahren sind in der EU nur etwa 100 Chemie-Altstoffe genauer auf Risiken und Eigenschaften untersucht worden (UBA, 2005).

Kritik am REACH-Verfahren

Kritikpunkte aus Sicht des Verbraucherschutzes sind folgende: Zunächst war auch eine Beweislast-Umkehr vorgesehen: Die Hersteller sollten bei den Behörden die Ungefährlichkeit der Stoffe bei bestimmten Verwendungen beweisen. Die Zulassung gelte dann nur noch für bestimmte Verwendungen. 2003 wurde nach längeren Diskussionen in Brüssel auf diese Beweislastumkehr verzichtet. Es gilt also grundsätzlich weiterhin das Verursacherprinzip anstelle des Vorsorgeprinzips: Ein Hersteller darf Chemikalien, insbesondere die rund 30 000 Altchemikalien, für die es nur Grunddatenblätter gibt, so lange auf den Markt bringen, bis ein Schaden tatsächlich eingetreten ist und ein Geschädigter vor Gericht bewiesen hat, dass seine Krankheit durch das Produkt des Herstellers verursacht worden ist (BGA 1993, zit. nach Müller-Mohnssen, 2008). In diesem Fall liegt also die Beweislast weiterhin beim Betroffenen. Ähnlich handelt seit einigen Jahren auch die Pharmaindustrie: Sie verzichtet auf einige der klinischen Tests am Patienten vor der offiziellen Zulassung, und nimmt nach Zulassung das Präparat wieder vom Markt, wenn sich Gesundheitsschäden beim Patienten zeigen. Damit zeigt sich ein Handlungsprinzip der Industrie: Chemikalien und Medikamente werden ohne notwendige Tests erst mal vermarktet, und der

Verbraucher bzw. die Bevölkerung wird zum „Versuchskaninchen", das Risiken und Folgen zu tragen hat. Damit spart die Industrie Geld für Tierversuche und klinische Tests.

Aus Sicht der Toxikologie ist es ferner wenig sinnvoll, die Art und Anzahl der toxikologischen Prüfungen von der produzierten Menge eines Stoffes abhängig zu machen, d.h. die produzierte Menge einer Substanz mit ihrem Gefährlichkeitspotenzial gleichzusetzen. Denn die Toxizität eines Stoffes richtet sich nicht nach der Tonnage seiner Produktion. Ein Chemiearbeiter, der jährlich einen toxischen Stoff mit einer Gesamtproduktionsmenge von 9,9 Tonnen produziert und damit unterhalb der Grenze von 10 Jahrestonnen bleibt, ist beim Umgang mit dieser Substanz trotzdem gefährdet, so Professor Heinz Thielmann vom Deutschen Krebsforschungszentrum Heidelberg in einer Stellungnahme (Thielmann, 2007). Etwa 17500 Stoffe mit einer Jahresproduktionsmenge zwischen 1 und 10 Tonnen werden nur registriert und nach wenigen Tests zur akuten Kurzzeit-Toxizität zugelassen. Das ursprünglich für diese Stoffgruppe vorgesehene Testprogramm wurde nach Intervention der Industrielobby in Brüssel zusammengestrichen; so kann auf Tierversuche gänzlich verzichtet werden. Damit sei eine Bewertung gesundheitlicher Effekte einer großen Zahl von Chemikalien unmöglich, so die Toxikologin Ulrike Reuter von der TU München (Reuter, 2007).

Ausgasungen aus chemisch behandeltem Holz, Bodenbelägen, Kunststoffgegenständen in Wohnungen oder Büros sind häufig auf Stoffe zurückzuführen, von denen jährlich weniger als 10 Tonnen produziert werden, sie können aber Bewohner und Angestellte gesundheitlich belasten und schädigen, wenn man an Personen mit Chemikalien-Überempfindlichkeit denkt.

Auch die krebserregende Wirkung von Chemikalien wird nur unzureichend erfasst. Erst bei Produktionsmengen über 1000 Tonnen jährlich sind Langzeitversuche zur krebserregenden Wirkung in Säugetieren vorgesehen. Bei geringeren Produktionsmengen soll lediglich der Ames-Test mit Salmonellen Aufschluss über eine mutagene Wirkung, d.h. eine Schädigung der Erbsubstanz DNA, ergeben. Nun zeigen aber nur 40 Prozent der Stoffe, die bei Tieren Tumoren auslösen, auch im Salmonellen-Test eine mutagene Wirkung. Die restlichen 60 Prozent der Stoffe verursachen Krebs durch eine Aktivierung von Genen, die die Zellvermehrung steigern und dabei keine mutagenen Veränderungen der Erbsubstanz DNA verursachen. Man spricht hier von epigenetischen Mechanismen der Krebsauslösung (Reuter, 2007).

Die Beschränkung der Untersuchungs- und Deklarationspflicht auf größere Produktionsmengen von mindestens 1 Tonne pro Jahr und Hersteller bietet der Industrie ferner ein Schlupfloch, indem man die Produktionsmengen auf verschiedene angebliche Hersteller verteilt, um so die Deklarationspflichten zumindest für die Langzeitwirkungen zu umgehen. Selbst die Bundesärztekammer fordert „ausreichende toxikologische Untersuchungen für alle Produktionsmengen", ferner die Erfassung von Kumulations- und Kombinationswirkungen verschiedener Stoffe im Endverbraucher einschließlich der Wirkung von Abbauprodukten und Metaboliten, sowie Vorschriften für Testverfahren für Langzeitwirkungen und Kennzeichnungssysteme für Inhaltsstoffe von Verbrauchsprodukten. All diese Forderungen sind im derzeitigen

REACH-Entwurf (2005) nicht oder nur unzureichend verwirklicht (Eckel H., 2005).

Weitere Ausnahmen zu Gunsten der herstellenden Industrie gelten für Stoffe, bei denen die zu erwartende Exposition bei den Anwendungen gering ist: Hier kann auf einen Teil der durchzuführenden Testverfahren verzichtet werden. Die Testverfahren müssen nur nachgewiesen werden, wenn die Exposition „relevant" ist. Die Erfassung und Beurteilung einer „relevanten" Exposition bleibt den Behörden überlassen, da der Begriff nicht quantitativ definiert ist.

Eine weitere Ausnahme von Prüfungen ihrer Toxizität gilt für polymere organische Kunststoffe, wie z.B. Polytetrafluorethylen, das als „Teflon" für Beschichtungen von Pfannen verwendet wird. Beim Erhitzen über 350°C, wie es im Haushalt aus Unachtsamkeit oder bei der Müllverbrennung häufig vorkommt, werden toxische Stoffe wie Perfluoroctonat (PFOA) freigesetzt, die zudem chemisch und thermisch äußerst stabil sind, sich im Fettgewebe und in der Nahrungskette anreichern und aufgrund ihrer Beständigkeit bereits von der Arktis bis zur Antarktis mit zunehmender Tendenz zu finden sind. Diese Stoffe sammeln sich in Leber, Gallenblase, Niere und Blut an, hemmen die körperliche Entwicklung des Menschen, stören das Hormon- und Immunsystem und können Krebs auslösen. Erst eine Sondergesetzgebung des EU-Parlaments konnte diese Lücke im REACH-System durch ein Verwendungsverbot perfluorierter Chemikalien beheben (Reuter, 2007).

Falls der bis 2005 vorliegende Gesetzentwurf ohne wesentliche Einschränkungen verabschiedet wird, besteht dennoch die Chance, dass viele von den 30 000 bislang noch nicht bewerteten Chemikalien hinsichtlich einiger ihrer toxikologischen Eigenschaften wenigstens überhaupt einmal untersucht werden, um dann dem Gesetzgeber endlich die Daten an die Hand zu geben, Grenzwerte im Sinne einer wirksamen Prävention festzulegen, allerdings mit den oben genannten Einschränkungen bei geringeren Produktionsmengen. Es ist nicht zu erwarten, dass dabei auch die Ergebnisse aus der aktuellen MCS-Forschung herangezogen werden. Für die zukünftige Gesetzgebung wäre jedoch dringend zu fordern, dass die drastisch verminderten Wirkungsschwellen von Fremdchemikalien bei MCS-Patienten berücksichtigt werden, um präventiv die Häufigkeit von umweltbedingten Erkrankungen wie MCS und auch anderer chronischer Umwelt-Krankheiten wie die Chemikalien-Allergien und toxischen Enzephalopathien drastisch zu vermindern.

8.5. Schadstoff-Grenzwerte und ihre Relevanz für Personen mit Chemikalien-Überempfindlichkeit

Nach den Ergebnissen mehrerer Studien liegen die Fremd- und Schadstoffkonzentrationen, die sowohl den chronischen Krankheitsverlauf als auch die akuten Sofortsymptome bei MCS verursachen, um Größenordnungen unter den geltenden MAK-Werten (Maximale Arbeitsplatz-Konzentrationen) für die meisten Luftschadstoffe sowie auch unter den Grenzwerten der WHO und anderer nationaler Umweltgesetze (Shinohara et al., 2004). In Tabelle 2 sind Expositions-Konzentrationen aus Studien zur MCS-Auslösung durch Chemikalien den entsprechenden MAK-Werten sowie dem Innenraum-Richtwert RW-II des UBA für VOC (Flüchtige organische Kohlenwasserstoff-Verbindungen) gegenübergestellt (Shinohara et al., 2004, und verschiedene andere Autoren, siehe Tabelle 2). Bei den genannten Expositionskonzentrationen aller Studien konnten bei betroffenen Personen Krankheitssymptome oder Veränderungen verschiedener medizinischer oder psychischer Parameter nachgewiesen werden. Auffallend ist, dass die Wirkungskonzentrationen zwischen den einzelnen Versuchspersonen um ein Vielfaches variieren können, was auf Versuchsbedingungen, individuelle Dispositionen und nicht zuletzt unterschiedliche genetische Empfindlichkeiten zurückzuführen ist.

Die Ergebnisse zeigen, dass die geltenden MAK-Grenzwerte für wichtige Schadstoffe deutlich zu hoch liegen, um Patienten mit Überempfindlichkeit vor negativen Auswirkungen auf die Gesundheit zu schützen. Als Beispiel sei Formaldehyd genannt: Mehrere Autoren geben eine Wirkungsschwelle um rund 80 ppb (parts per billion), an, der MAK-Wert liegt aber bei 0,5 ppm (parts per million), also rund 6-fach höher. Bei Acetaldehyd beträgt dieser Faktor sogar rund das 100-fache (Tab. 2). Außerdem liegen die experimentell ermittelten Reaktionsschwellen für Formaldehyd weitaus niedriger als die mittleren Expositionskonzentrationen in Wohn- und Arbeitsräumen mit indirekter Belastung durch Tabakrauch sowie direkter beruflicher Belastung in Arbeitsräumen (WHO, 2000). Lediglich die Innenraum-Richtwerte für flüchtige organische Verbindungen (VOC) der UBA-Kommission liegen etwa in dem Bereich, bei dem für MCS-Patienten Wirkungen zu erwarten sind. Wenn nach dem REACH-Verfahren viele Stoffe neu bewertet werden und dabei auch Wirkungen gegenüber überempfindlichen Personen berücksichtigt würden, müsste die Mehrzahl der MAK-Werte revidiert, d.h. stark gesenkt werden.

Tabelle 2: Symptom-auslösende Expositionskonzentrationen von MCS-Patienten bzw. bei Tierversuchen mit MCS-Modellen und entsprechende (bis 2004 gültige) MAK-Werte bzw. Grenzwerte nach WHO-Richtlinien für Innenräume

Stoff	**Autor, Datum**	**wirksame Expositions-Konz.**	**WHO-Richtl.**	**MAK bzw. Innen-raum-Richtwerte nach UBA***
Flüchtige organische Verbindungen (VOC)	Kimata, 2004	3,13 – 3,42 mg/m³		1-3 mg/m³ (Innenraum-RWII*)
VOC	Georgellis et al., 2003	1,0 mg/m³		1-3 mg/m³ (Innenraum-RWII*)
Formaldehyd	Sorg et al., 2004	2 ppm = 2,5 mg/m³	0,1mg/m³ = 80 ppb	0,5 ml/m³ = 0,5 ppm = 0,62 mg/m³
„	Sari, et al., 2004	80 ppb = 0,08 ppm = 0,1 mg/m³	0,1mg/m³ = 80 ppb	0,5 ml/m³ = 0,5 ppm = 0,62 mg/m³

Formaldehyd	Shinohara et al., 2004	11,9 -136 ppb		0,5 ml/m³ = 0,5 ppm = 0,62 mg/m³
Acetaldehyd	„	6,16-30,7 ppb		50 ml/m³ =91 mg/m³
Toluol	„	6,31 – 770 µg/m³	260 µg/m³	190 mg/m³ = 50 ppm
m/p-Xylol	„	13,8 – 208 µg/m³	870µg/m³	440 mg/m³ = 100 ppm
p-Dichlorbenzol	„	67,5 -314 µg/m³		3 ml/m³ = 20 mg/m³
Dekan	„	7,8 – 27,8 µg/m³		50 mg/m³ (TA-Luft)
Aceton	„	22,4 – 115 ppb		500 ml/m³ =1200 mg/m³

* Die RW I und RW II sind Richtwerte der Ad-Hoc-Arbeitsgruppe Innenraum-Schadstoffe beim Umweltbundesamt (UBA). Danach ist der RW II so definiert, dass aufgrund toxikologischer Erkenntnisse bei Überschreiten oder Erreichen unverzüglicher Handlungsbedarf besteht. (Roßkamp, 2003).

Die Frage, ob Grenzwerte Personen mit Chemikalien-Überempfindlichkeit vor Beschwerden durch Chemikalien-Expositionen schützen, stellt sich auch angesichts der Tatsache, dass fast alle gesetzlichen Grenzwerte Kombinationswirkungen mit anderen Stoffen nicht berücksichtigen, da sie nur auf Expositionen der jeweiligen **Einzelstoffe** bezogen sind. In der heutigen Umwelt sind Einzelstoff-Expositionen extrem selten, in der Regel gibt es Mischexpositionen, sodass von möglichen **Kombinationswirkungen** mehrerer Stoffe auszugehen ist. Aus den Erörterungen in Kapitel 6.8. geht hervor, dass additive und synergistische Kombinationswirkungen bei verschiedenen Stoffgemischen nachgewiesen sind und durchaus in alltäglichen Expositionssituationen in Frage kommen können. Zusammen mit den in Kapitel 6.7 beschriebenen internen Verstärkungsmechanismen ergibt sich hier ein Risikopotential bezüglich der Auslösung von Chemikalien-Überempfindlichkeit, das noch nicht abgeschätzt werden kann. Im Interesse der Betroffenen ist eine Revision der gültigen Grenzwerte zu fordern, die die Bedeutung von Kombinationswirkungen und Verstärkungsmechanismen für die Entstehung von Chemikalien-Überempfindlichkeit berücksichtigen. Im Sinne des Vorsorgeprinzips ist dies auch dann zu erwägen, wenn für die jeweiligen Stoffe noch keine wissenschaftlichen Erkenntnisse über Kombinationswirkungen vorliegen.

Viele Grenzwerte sind auch aus anderen Gründen fragwürdig. Beispiel: Die EU-Lebensmittelbehörde EFSA hat 2007 die Grenzwerte des hormonwirksamen Weichmachers Bisphenol-A (BPA) in Nahrungsmitteln drastisch von 10 auf 50 µg/kg KG angehoben. Die Grenzwerterhöhung erfolgte auf der Grundlage einer durch die US-Kunststoffindustrie finanzierten Studie. Nach Recherchen der "Süddeutschen Zeitung" vom 27. Juni 2007 ist die von der Biologin Rochelle Tyl durchgeführte Studie vom "American Plastic Council", einem Interessenverband der US-Kunststoffindustrie, finanziert worden. Die Studie, deren Ergebnis keine signifikanten hormonell-östrogenen Wirkungen von BPA im Niedrigdosisbereich nachwies, habe als Grundlage für die Erhöhung des Grenzwertes durch die EU gedient, so vermuten Kritiker. Es wird offenbar üblich, dass Studien, deren Ergebnisse zur Festlegung von Grenzwerten für zumutbare Chemikalienbelastungen dienen, durch Interessenverbände der betroffenen Industriezweige, hier der Chemie- Kunststoff- oder Pharmaindustrie, finanziert werden.

Hinzu kommt, dass Stoffuntersuchungen nahezu ausschließlich vom Hersteller, der ein Interesse an der Vermarktung des Stoffes hat, durchgeführt werden. Die Behörden prüfen lediglich auf Vollständigkeit und Konsistenz der Unterlagen. Vor allem für neue Stoffe sind keine Untersuchungen von freien Forschungsinstituten verfügbar (Greenpeace 2008, S. 26). Toxische Wirkungen der Stoffe werden dabei nur nach den standardisierten Grundsätzen der Toxikologie, also bei klarer Dosis-Wirkungs-Beziehung, gewertet. Dazu müssen sie in hohen Dosen am Versuchstier getestet werden, um Zielorgane und Wirkungsmechanismen zu identifizieren (Greenpeace, 2008). Pestizide wirken aber über Lebensmittel in niedrigen Konzentrationen über lange Zeiträume auf die Menschen ein. Derartige Wirkungszeiträume werden auch von den Langzeittests am Versuchstier, die maximal über 2 Jahre laufen, nicht erfasst. Es gibt bislang keine systematischen Untersuchungen mit Chemikalien, bei der die niedrigen Stoffkonzentrationen erfasst werden, die zur Auslösung von MCS am Versuchstier führen. Grenzwerte müssten aber die Möglichkeit einer Auslösung von MCS mit einbeziehen.

Von verschiedenen Pestizid-Wirkstoffen ist zudem bekannt, dass sie bei geringen Dosen einen stärkeren Effekt haben als bei hohen Dosen, und dass sie bei verschiedenen Konzentrationen verschiedene Wirkungsorte und Wirkungsmechanismen (Endpunkte) im Körper haben können. Mitunter werden für Pestizide U-förmige Dosis-Wirkungskurven beschrieben (Colborn, 2006). Diese Eigenschaften werden bei den üblichen Dosis-Wirkungs-Untersuchungen nicht berücksichtigt, sodass die üblichen Sicherheitsfaktoren 10 oder 100, die vom No-Effect-Level (NOEL) ausgehend zur Bestimmung von Grenzwerten wie dem ADI (Acceptable Daily Intake) für Lebensmittel angewendet werden, nicht ausreichen, um toxische Langzeiteffekte wie die Auslösung von MCS zu berücksichtigen.

Ferner: Die heute vorgeschriebenen Tests decken nicht alle relevanten Endpunkte (Wirkungsmechanismen und Wirkungsorte) ab. Die Giftigkeit gegenüber Entwicklungsvorgängen im Embryo, Fötus und Neugeborenen, wie z.B. beim Nerven-, Immun- oder Hormonsystem, oder Einflüsse auf das Verhalten, die Denk- und Lernleistung sind bis 2008 nie systematisch getestet worden (Greenpeace, 2008, S. 27).

Die Praxis der Festlegung von Grenzwerten orientiert sich zudem selten an den toxischen Wirkungen der Stoffe. Hierzu einige Beispiele und Stellungnahmen:

Zitat von Prof. Grimme, Toxikologe der Universität Bremen (2001): „Die willkürliche Festlegung von Sicherheitsfaktoren ist reine Spekulation, die jeder wissenschaftlichen Absicherung entbehrt und mit biologischer Realität nichts zu tun hat. Sie folgt aus rein zweckorientierten Gesichtspunkten, damit das Risiko für den Verbraucher in (dehnbaren) Grenzen gehalten wird, der Industrie aber gleichzeitig der Absatz ihrer Produkte ermöglicht wird. Die biologische Variabilität lässt es nicht zu, handhabbare Schwellenwerte für bestimmte Effekte im Sinne der toxikologischen Praxis (Risiko-Quantifizierung, Übertragbarkeit) zu definieren“ (Grimme, 2001). Damit wird auch der Wert von Tierversuchen, wie sie in der Toxikologie zur Feststellung von Wirkungsschwellen üblich sind, in Frage gestellt, ebenso wie die übliche lineare Extrapolation von No-Effect-Levels (NOEL) auf Umwelt-Konzentrationen der Schadstoffe.

In der Gefahrstoff-Fachliteratur wird offen darüber diskutiert, die Grenzwerte nur noch nach dem Stand der Technik zu orientieren, d.h. danach, welche Schadstoffkonzentrationen am Arbeitsplatz ohne besonderen Aufwand eingehalten werden können. Dazu sollen lediglich Daten über die Schadstoffkonzentrationen am Arbeitsplatz und in der Umwelt erhoben und damit der Grenzwert festgelegt werden. Begründung: Von der Mehrzahl der Stoffe seien die Stoffeigenschaften nur bruchstückhaft bekannt, weniger als 30 Stoffe seien europaweit umfassend untersucht (Rühl, 2000). Daher gebe es keine „wahren“, wissenschaftlich begründeten Grenzwerte, die sich auf die menschliche Gesundheit beziehen. Dabei müsse man notgedrungen ein gesundheitliches Risiko in Kauf nehmen.

Umweltstandards, darunter Grenzwerte, seien Ergebnis eines „mehrdimensionalen Entscheidungsprozesses“, bei dem auch die ökonomische und soziologische Dimension eine Rolle spielen. Es gehe daher um eine „Kosten-Nutzen-Abwägung“, bei der „Ermessensspielräume genutzt werden müssen“, um z.B. „ein verbleibendes Risiko akzeptabel“ erscheinen zu lassen. Aufgabe der Politik sei es dann, ein vorliegendes Risiko als „akzeptabel“ zu bewerten, um damit die Grundlage für die Grenzwert-Festlegung zu schaffen (GSF, 1993). So orientieren sich z.B. die Technischen-Richtkonzentrationen (TRK-Werte) bei krebserregenden Stoffen an den derzeit herrschenden Schadstoffkonzentrationen in der Umwelt, die derzeit technisch eingehalten werden können (Levi, 1998). In der Praxis könnte dies Folgen haben wie beispielsweise diese: Ein Chemiekonzern schafft in seinen Betrieben aus Kostengründen die Absauganlagen für Schadstoffe ab, und die Datenerhebung für die Grenzwertfestlegung ergibt dann weitaus höhere Expositionswerte, sodass der Grenzwert heraufgesetzt werden muss.

Außerdem: Da für viele Stoffe keine wissenschaftlichen Erkenntnisse über Wirkungsmechanismen im Körper von Tier und Mensch vorliegen, sei es notwendig „Grenzwerte auch ohne ausreichende wissenschaftliche Basis festzulegen, um den Schutz der Bevölkerung vor gesundheitlichen Gefahren zu gewährleisten“ (GSF, 1998).

Am Beispiel Benzol wird offen zugegeben, „dass bei Einhaltung des geltenden TRK-Wertes (Technische Richtkonzentration nach den VDI-Richtlinien) mit etwa 5 bis 10 Krebserkrankungen auf 1000 Exponierte gerechnet werden muss (Rühl, 2002). Dennoch werden Grenzwerte von Gutachtern der Berufsgenossenschaften wie Naturgesetze behandelt, die eine Wirkungsschwelle für schädliche Wirkungen darstellen, unterhalb derer keine Schäden zu erwarten seien.

Auf dem Kolloquium „produktionsintegrierter Umweltschutz“ in Bremen im Sept. 1995 äußerte ein Experte ganz offen, dass bei der Entwicklung von Grenzwertvorgaben einem Wunsch der Industrie gefolgt würde, um Zielgrößen zu erhalten (Hoffmann, 1996). Grenzwerte sind demnach Produkte eines Handels zwischen der Industrie als Hersteller und Verarbeiter von umweltbelastenden Stoffen einerseits und öffentlichen Institutionen andererseits, die wiederum indirekt von der Industrie abhängig sind.

Als Beispiel sei die Anpassung der Aromaverordnung der EU auf deutsche Verhältnisse aufgeführt: Das Bundesinstitut für Risikobewertung (BfR) hat im November 2006 neue Orientierungswerte und Verzehrobergrenzen für Cumarinhaltige Lebensmittel eingeführt, die um mehr als das 30-fache über den damals geltenden EU-Werten (nach Aromaverordnung) liegen. Begründung: Ein aktueller EU-Entwurf würde überhaupt keine Grenzwerte für Cumarin mehr enthalten. Zudem gebe es ein Versprechen der Lebensmittel-Industrie, den Cumarin-Zusatz zu minimieren. Hintergrund: Die bislang geltenden Cumarin-Werte waren niemals eingehalten worden (Spiegel 47, 20.11.06, S. 16). In vorauseilendem Gehorsam setzen Bundesbehörden Grenzwerte so fest, dass sie von der Industrie, hier die Lebensmittelindustrie, ohne Widerstand eingehalten werden können.

Ein weiteres Beispiel: Die EU-Lebensmittelbehörde EFSA hat 2007 die Grenzwerte des hormonwirksamen Bisphenol-A in Nahrungsmitteln drastisch von 10 auf 50 µg/kg KG angehoben und berief sich dabei auf eine Studie von US-Wissenschaftlern, die „beste Beziehungen zur Kunststoffindustrie" haben sollen (Stichwort Bayer, 2007).

Aus den obigen Darlegungen zur Ermittlung von Grenzwerten ist zu schließen, dass diese in vielen Bereichen nicht geeignet sind, schädliche Auswirkungen auf die Gesundheit des Menschen auszuschließen. Grenz- und Richtwerte wie die genannten TRK-Werte oder die Lebensmittel-Grenzwerte der EU orientieren sich in der Regel nicht an objektiv ermittelten Schwellenwerten für toxische Wirkungen von Stoffen, so wie dies oft in Gutachten vertreten wird. Sie stellen Kompromisse dar, die zwischen verschiedenen gesellschaftlichen Gruppen ausgehandelt werden, wobei diejenige Gruppe ihren Vorteil am effektivsten durchsetzen kann, die über die wirkungsvollsten finanziellen und politischen Mittel verfügt. Dies sind in der Regel nicht die Betroffenen und Verbraucher.

8.6. Die Wissenschaft und ihre Relevanz für Patienten mit Chemikalien-Überempfindlichkeit

Merkmale der (umwelt-)medizinischen Hochschul-Forschung

Die Forschung ist in ihren Zielen, Ergebnissen und Wertungen von Erkenntnissen nämlich nicht frei, sondern abhängig von gesellschaftlichen Einflüssen und Strukturen. Das Kriterium der wirtschaftlichen Verwertbarkeit von Erkenntnissen gewinnt immer größere Bedeutung für die Beurteilung von Zielen und Ergebnissen der Forschung. Universitäten und die an ihnen betriebene Wissenschaft sind immer mehr von Drittmittel-Zuwendungen der Industrie insbesondere im Gebiet der Medizin, Pharmazie und Biotechnologie abhängig. Nach Angaben des Statistischen Bundesamtes erhielten Hochschulprofessoren 2005 zusätzlich zu den Hochschuletats 3,66 Milliarden Euro von privaten und öffentlichen Einrichtungen, 5,6 Prozent mehr als 2004. Damit lagen die durchschnittlichen Drittmitteleinnahmen eines Professors pro Jahr bei über 100000 Euro. Hinzu kommen eingeworbene Gelder für Forschungsprojekte, die pro Professor bei durchschnittlich 165 500 Euro lagen, mit einer Zunahme um 6,6% gegenüber 2004. Lehrstühle für Medizin und Gesundheitswissenschaften hatten mit 334 100 Euro die größten Einahmen aus Drittmitteln mit einem Zuwachs von 12,1% gegenüber 2004. Danach folgten die Ingenieurwissenschaften mit 297900 Euro (Zunahme um 3,4%) und die Naturwissenschaften mit 157000 Euro (Zunahme um 3%). Die Sprach- und Kulturwissenschaften hatten nur geringe Drittmittel-Einnahmen von 46 000 Euro bei einer Zunahme um 9%. (31.8.07, dpa-Meldung).

Nach einer US-Studie haben persönliche Verbindungen zwischen Unternehmen und Hochschul-Professoren von 1985 bis 1999 um fast das Dreifache zugenommen. Das hat Folgen für die Inhalte von Veröffentlichungen: Negative Ergebnisse werden unterdrückt, positiv erscheinende Befunde, wie z.B. erwünschte Wirkungen von Medikamenten, überbetont. Beispiel: Bei einer vom Pharmakonzern Merck finanzierten Studie über Nebenwirkungen des Schmerz- und Rheumamittels Vioxx sollen Daten von 3 Patienten, die Herzinfarkte erlitten hatten, ignoriert, d.h. aus der Studie entfernt worden sein (Spiegel 2, 9.1.06, 157). Gerade die so genannten Elite-Universitäten in den USA wie Harvard, deren Forschungsergebnisse Weltgeltung haben, werden hauptsächlich durch Drittmittel aus der Industrie finanziert. Die Professoren müssen sogar ihr Gehalt aus Drittmitteln aufbringen. Dadurch sind sie gezwungen, Forschungsziele in kurzen Zeitabständen gemäß den Wünschen der Geldgeber zu formulieren und zu erreichen (Spiegel 25, 18.6.07, 164). In einer Befragung gaben Forscher zu, dass Unternehmen, die das betreffende Projekt gefördert hatten, Veröffentlichungen stoppten oder deren Inhalte veränderten. Wenn ein Forscher dennoch negative Ergebnisse veröffentlicht, kann er vom Sponsor zu Schadensersatz verklagt werden, wie an Beispielen dokumentiert wurde (Krüger, 2003). Was dies für die Pharma- und Toxikologie-Forschung bedeutet, kann man nur erahnen.

Verflechtung und Abhängigkeit der Forschung von den Drittmittelgebern sind offensichtlich, und Erkenntnisgewinn samt dessen Vermittlung sind an Vorgaben wirtschaftlicher Interessen gebunden. Nicht nur die Unabhängigkeit der Forschungsergebnisse ist gefährdet, sondern auch die Festlegung und Auswahl von Zielen und Inhalten der Forschung sind von privaten Interessen bestimmt (Krimsky, 2003). Eine wertfreie und unabhängige Wissenschaft und Forschung gibt es auch in Deutschland schon lange nicht mehr, viel mehr nimmt, gefördert von den Regierungen, die Verflechtung von Industrie und naturwissenschaftlicher Forschung immer weiter zu – mit ungeahnten Folgen für die Ziele von Forschung und Bildung. Hintergrund sind die immer geringer werdenden Finanzmittel des Staates, die für die Forschung zur Verfügung stehen. Man spricht neuerdings auch von „ergebnisoffener Forschung" als Nische außerhalb der Übermacht der Drittmittel-abhängigen Forschung, offenbar in der Annahme, dass ein großer Teil der Forschung bereits nicht mehr „ergebnisoffen" ist, sondern festgelegt ist hinsichtlich der von den Sponsoren erwarteten Ergebnisse (Bade, 2007).

Im Folgenden sind Beispiele aufgeführt für die Festlegung und Auswahl von Zielen und Inhalten der Forschung, die durch privaten Interessen bestimmt sind (Krimsky, 2003). So gibt es eine Kooperation zwischen dem Chemiekonzern Novartis/Syngenta und der University of California in Berkeley (UCB), Abteilung Biologie der Pflanzen und Mikroorganismen. Forschungsverträge wurden hinter verschlossenen Türen geschlossen, und der Konzern sicherte sich Rechte für die kommerzielle und patentrechtliche Verwertung von Forschungsergebnissen – und dies unabhängig davon, ob die konkrete Forschungsarbeit mit öffentlichem Geld finanziert worden war.

Selbst der renommierte Medizin-Nobelpreis ist vor den Einflüssen der Pharmaindustrie nicht mehr sicher. Der italienische Pharmakonzern Fidia hat angeblich der Forscherin Rita Levi-Montalcini zum Nobelpreis verholfen, um dem Medikament Cronassial Marktvorteile in Europa zu verschaffen. Die Firma knüpfte Kontakte zum Nobelpreiskomitee und besorgte dem dort verantwortlichen Neurologen Gefälligkeiten wie Reisen und Forschungspreise. Folge: Der Nervenforscher stimmte in einer entscheidenden Sitzung für die Vergabe des Preises an Levi-Montalcini, die ihn dann 1986 erhielt. Danach warb die Firma Fidia für das Medikament mit dem Hinweis, es beruhe auf Forschungsergebnissen der Nobelpreisträgerin. Diese hatte in den 50-er Jahren einen Nervenwachstumsfaktor entdeckt. In mehreren Ländern, darunter Deutschland, wurde das lange Zeit verpönte Medikament plötzlich zugelassen. Wenig später stellte sich allerdings heraus, dass Cronassial Nervenkrankheiten nicht heilen kann, sondern sogar verstärkt. Das Mittel wurde überall verboten, die Firma Fidia musste Insolvenz anmelden (Spiegel 38, 17.9.05, 140).

Eine Forschung, die ein bestimmtes gewünschtes Ergebnis finden muss, ist charakteristisch für totalitäre Systeme, wie z.B. die Kirchen und Kirchenstaaten des Mittelalters, als Galileo Galilei vor der Inquisition die Wahrheit von der Erde als Kugel abstreiten sollte. Heute müssen Wissenschaftler die Wirkungen von Pharmasubstanzen erforschen und dabei festgestellte Nebenwirkungen bei klinischen Tests abstreiten, um ihren Job zu behalten. In ähnlicher Weise leugnen offiziell bestellte Gutachter vor Gericht bei arbeitsrechtlichen Prozessen die Wirkung von Umweltfaktoren wie Chemikalien und Strahlung bei der Auslösung chronischer Krankheiten einschließlich Krebs und Chemikalien-Überempfindlichkeit. Patienten mit Symptomen einer Chemikalien-Überempfindlichkeit werden diffamiert als Hypochonder, eingebildete Kranke und psychiatrische Fälle, obwohl der Stand der Wissenschaft vielfache epidemiologisch und physiologisch-biochemisch begründete Hinweise für einen tatsächlichen Krankheitsmechanismus, ausgelöst durch Umwelteinflüsse, liefert. Es herrscht „eine Diktatur der Wirtschaft über staatliche und wissenschaftliche Institutionen hinsichtlich Zielen, Ergebnissen und Verwertung von Forschung", so Professor K. Richter auf einer Tagung der evangelischen Kirche zur Wissenschaftsethik im Oktober 2007 in Schwerte. Es herrsche ein Prinzip, nach dem Wissenschaftler „ein Geschlecht erfinderischer Zwerge sind, die für alles gemietet werden können" (zit. nach Bert Brecht). Nach Günter Altner, ebenfalls Teilnehmer der genannten Tagung, sind die Universitäten in einem System des „akademischen Kapitalismus" zu Kapitalunternehmen mutiert, deren Hauptziel in der Einwerbung von Drittmitteln gegen die Dienstleistung reiner Auftragsforschung bestehe. Damit entferne sich die deutsche Universität von ihrem gesellschaftlichen Auftrag, Wissen und Erkenntnisse unabhängig von kommerziellen Interessen und zum Nutzen für alle Gruppen der Gesellschaft gleichermaßen zu produzieren. Der so genannte Excellenzwettbewerb um staatliche Mittel für die so genannten Elite-Universitäten beschleunigt diesen Trend, da z.B. der Ruf einer Universität an der Menge und Art der eingeworbenen Drittmittel gemessen wird (Spiegel 42, 15.10.07, 153f.). Dieser Elite-Wettbewerb wird auch international ausgetragen.

Dabei gelten mittlerweile Joint Ventures zwischen privaten Firmen und Universitätsinstituten als Indikatoren für eine „fortschrittliche" Forschungsausrichtung.

Gemessen an der klassischen Auffassung über eine „wertfreie Wissenschaft" ergibt sich bei dem geschilderten Wissenschafts- und Bildungssystem ein wesentlicher Nachteil: Universitäten fungieren nicht mehr als Ideengeber zur Erkenntnis von grundlegenden wissenschaftlichen Zusammenhängen, denen sich die Wirtschaft je nach Bedarf bedienen kann und soll, sondern sie degenerieren zu Anstalten für anwendungsbezogene Detailforschung, in denen der Blick für übergeordnete Gesetzmäßigkeiten und Zusammenhänge immer mehr verloren geht. Die Anzahl der erhaltenen Patente für technische Anwendungen, Geräte und Methoden werden zum Qualitätsmaß für Forschung und Wissenschaft. Wissenschaftler an Universitätsinstituten orientieren ihre Forschungsprojekte nach wirtschaftlichen Verwertungskriterien und auch nach den Möglichkeiten für Ausgründungen von Unternehmen außerhalb der Universität. Die Universitäten verlieren damit diese notwendige Funktion der Aufrechterhaltung einer unabhängigen Grundlagenforschung als Dienstleister für alle Gruppen und Individuen der Gesellschaft, unabhängig von deren wirtschaftlichen und machtpolitischen Status.

Die negativen Auswirkungen für Medizin und Gesundheitswesen sind besonders im Bereich der Umweltmedizin offensichtlich. Mit Forschungsthemen der Umweltmedizin können nur wenige profitable Anwendungen entwickelt werden. Prävention im Bereich umweltbedingter Erkrankungen hat an unternehmensorientierten Universitäts-Fakultäten nur einen geringen Stellenwert, da kurzfristige Profite damit nicht zu erzielen sind.

Da die deutsche Forschungspolitik diese negative Entwicklung u.a. mit der Exzellenzinitiative für deutsche Eliteuniversitäten weiter fördert, ist eine weitere Spezialisierung der Fachrichtungen für profitable Anwendungen in der Wirtschaft vorgezeichnet. Dabei überwiegt ein Trend zur Vernachlässigung von Grundlagenforschung und Erkenntnisgewinn hinsichtlich übergeordneter und interdisziplinärer Zusammenhänge, die als Korrektiv von Fehlentwicklungen in Wissenschaft und Forschung dringend benötigt würden.

Die Auswirkungen dieser Interessenverflechtungen zwischen Wissenschaft und Wirtschaft führen zu Nachteilen für Verbraucher und Betroffene, die unter umweltbedingten Erkrankungen leiden. So werden Durchführung und Ergebnisse wissenschaftlicher Studien offenbar manipuliert: Eine an Multiper Chemikalien-Sensitivität (MCS) erkrankte Patientin, die an der so genannten RKI-Studie über MCS an der Umweltmedizin-Ambulanz der Uniklinik Gießen teilgenommen hatte, berichtete, dass das Personal während der Befragung massiven Einfluss auf die Beantwortung der Fragen nahm, und dass im Computer bei einigen kritischen Fragen bereits Antworten vorgegeben waren. Es sei offensichtlich gewesen, dass es Vorgaben bezüglich des Ziels der Studie gegeben habe (persönliche schriftliche Mitteilung 27.12.03). Das offensichtliche Ziel der Studie wurde dann auch erreicht: Ein Nachweis für ursächliche Umweltfaktoren der Krankheit MCS konnte angeblich nicht erbracht werden (RKI-Studie, Umweltbundesamt 2003, 2005).

Grenzwerte für Umweltschadstoffe sind ebenso wie Ziele und Ergebnisse von wissenschaftlicher Forschung abhängig von politischen Entscheidungsprozessen, die sich wiederum auf Forschungsergebnisse stützen, deren Aussage den Interessen der Geldgeber und Drittmittel-Spender nicht widersprechen.

Wie in Kapitel 8.1. bereits dargestellt wurde, sind die „wissenschaftlichen Kriterien“, mit denen Gutachter vor Gericht eingeklagte Ansprüche auf Entschädigung von chronisch kranken Patienten nach Schadstoffexposition an Arbeitsplätzen oder im Wohnbereich häufig als unberechtigt zurückweisen, nicht als unabhängig von bestimmten gesellschaftlichen Interessen zu sehen. Die Richter folgen bei ihrer Beurteilung der Ergebnisse von Gutachten offenbar immer noch dem Dogma von einer angeblich „freien und unabhängigen Wissenschaft“, die „wertfreie wissenschaftliche Erkenntnisse“ liefert. Sie achten in der Regel nicht darauf, welche Interessenverflechtungen bei den Gutachtern bestehen. Es gibt bei den Gerichten speziellen Listen von Gutachtern, die nahezu alle Verbindungen zur Industrie haben oder zumindest dafür bekannt sind, dass sie nicht gegen Interessen der Industrie aussagen (BBU, 2004).

Einer der häufig von Gerichten beauftragten Gutachter, ein bekannter Toxikologe, hatte der Firma Bayer-Desowag im Frankfurter Holzschutzmittel-Prozess als Gutachter beigestanden und dort dem Gericht bescheinigt, dass Pentachlorphenol unschädlich sei. In Genehmigungsverfahren für Müllverbrennungsanlagen spielte er die Gefahr von Dioxin herunter. Der betreffende Toxikologe saß gleichzeitig in der MAK-Kommission, die Grenzwerte für Schadstoffe am Arbeitsplatz festlegt. Er berät ferner das Umweltbundesamt und das Bundesumweltministerium. Er sitzt (bis 2009) ferner im 20-köpfigen Beirat des „European Centre for Ecotoxicology and Toxicology of Chemicals“ (ECETOC), das regelmäßig verharmlosende Gegengutachten bei Chemieunfällen oder chemischen Belastungen von Personen oder der Umwelt verfasst. Direktor des ECETOC ist seit Frühjahr 2006 Neil Carmichael, oberster Toxikologe der Fa. Bayer Cropscience.

Wie in Kapitel 8.1. bereits festgestellt, sei hier nochmals betont, dass naturwissenschaftliche und medizinische Forschung allein aus Kostengründen ohne Drittmittel aus der Industrie praktisch nicht mehr auskommt, und dass daher in Frage steht, ob der wissenschaftliche Erkenntnisgewinn, auf den sich diese Gutachter stützen, grundsätzlich „wertfrei“ bzw. unabhängig von wirtschaftlichen Interessen zu werten ist.

Dennoch gibt es umweltmedizinische Nischen an einigen ausländischen Universitäten, in denen die Erkenntnis gewonnen wurde, dass die wissenschaftlichen Befunde ausreichen, um Chemikalien in der Umwelt als auslösende Faktoren von MCS und anderen Umwelt-Krankheiten anzuerkennen. Mehrere Tausend wissenschaftliche Publikationen liegen zu Ursachen, Epidemiologie und Pathomechanismus von MCS und verwandten Krankheitsbildern vor (zusammengefasst z.B. in Pall, 2007). Sie werden von den „offiziellen“ Gutachtern und „maßgeblichen“ Vertretern der Umweltmedizin an den meisten deutschen Universitäten entweder nicht zur Kenntnis genommen oder ignoriert – aus den bekannten Gründen, die oben erläutert wurden. An deutschen Universitätsinstituten für Umweltmedizin ist dies bis 2010 abgesehen von der psychischen Theorie der Chemikalien-Überempfindlichkeit kein Thema.

9. Zusammenfassung und Diskussion

Nach den hier zusammengestellten wissenschaftlichen Befunden sowohl aus der Epidemiologie als auch zum molekularen und physiologischen Pathomechanismus muss bei MCS und verwandten Krankheiten von organisch bedingten und durch körperfremde Chemikalien ausgelösten Krankheitsformen ausgegangen werden. Die Krankheit MCS ist wie alle organisch bedingten chronischen Krankheiten durch „gestörte Wechselwirkungen zwischen vielen Elementen eines Systemganzen, nämlich des erkrankten Menschen" gekennzeichnet (Wuketits, 2009). Diese System-Elemente umfassen mehrere körperliche Funktionssysteme: das Nervensystem, das Immun- und das (Stress-)Hormonsystem, wobei die Schleimhäute der Atemwege sowie auch der gastro-intestinale Bereich einbezogen sind. Dabei unterscheiden sich die Krankheitssymptome verschiedener MCS-Patientengruppen, bei denen die Krankheit während der Sensibilisierungsphase I jeweils durch bestimmte andere Chemikalien (z.B. organische Baustoffe und Lösungsmittel, Organophosphat-, Organochlor- und Pyrethroid-Pestizide, Chlordioxid) ausgelöst worden sind, nur unwesentlich, während sie bei einer zufällig zusammengestellten Kontrollgruppe aus der Bevölkerung breit streuten. Wegen des teilweise unterschiedlichen Erscheinungsbildes der Krankheit gehen manche Forscher von bei MCS von einer ganzen Klasse von Krankheiten und nicht von einer einzigen Krankheit aus (Miller, 1997).

Dennoch gibt es wesentliche gemeinsame Merkmale. Als wichtigstes gemeinsames Symptom ist ein Verlust der Toleranz gegenüber flüchtigen und/ oder duftenden Fremdstoffen sowie auch gegenüber verschiedenen Nahrungsbestandteilen festzustellen (Davidoff, Keyl, 1996). Diese Befunde deuten auf ein besonderes und von anderen Krankheiten abgrenzbares Krankheitsbild hin, das sich eindeutig von ähnlichen Krankheitsbildern wie den Chemikalien-Allergien im engeren Sinne oder psychosomatischen Beschwerden abgrenzen lässt. Auch Fortschritte in der pathophysiologischen Forschung und der molekularen und zytologischen Diagnostik tragen zur besseren Charakterisierung von MCS und allgemeiner Chemikalien-Überempfindlichkeit als umweltbedingte Krankheitsbilder bei, wenn auch gewisse Variationsbreiten bei den Symptomen oder den diagnostischen Kenngrößen festzustellen sind. Die Hinweise für einen grundlegenden biochemischen Pathomechanismus, der nach Auslösung durch Chemikalien über positive Rückkopplungskreisläufe eine Erniedrigung der Empfindlichkeitschwelle und damit eine Steigerung der Chemikalien-Empfindlichkeit verursacht, sind nach Darlegung der Fakten nicht mehr zu leugnen.

9.1. Der Pathomechanismus von MCS

MCS erweist sich als eine komplexe, chronische neuro-endokrino-immunologische Entzündungskrankheit mit starker Beeinträchtigung der Funktionen des Nerven-, Hormon und Immunsystems (Ashford, Miller, 1998, Müller, 2003). Das Regulationssystem des menschlichen Organismus befindet sich bei MCS nicht mehr im Gleichgewicht, die Wechselwirkungen zwischen Nerven-,

Immun- und Hormonsystem sind gestört und durch sich selbst verstärkende Wirkungszyklen mit positiven Rückkopplungen gekennzeichnet. Das dadurch bedingte schwere Krankheitsbild hat für die Betroffenen sowie für die gesamte Gesellschaft erhebliche soziale, wirtschaftliche und umweltpolitische Auswirkungen.

Die Ätiologie der Krankheit ist zwischen den verschiedenen gesellschaftlichen Interessengruppen – wirtschaftliche, industrielle und staatliche Institutionen auf der einen Seite, Patienten- und Umweltorganisationen sowie Teile des Gesundheitswesens auf der anderen Seite – immer noch umstritten, obwohl die Befunde aus Epidemiologie und Pathophysiologie ausreichen, um den Umweltbezug zu beweisen. Je nach den angewandten wissenschaftlichen Kriterien bezweifelt die eine Seite weiterhin, dass es grundsätzlich eine kausal begründete Krankheitsursache für MCS sowie auch eindeutige oder einheitliche Biomarker für MCS gibt, und stellt damit das gesamte Krankheitsbild in Frage (zusammenfassende Darstellung siehe RKI-Studie, Umweltbundesamt 2003). Dagegen weist die andere Seite auf die ausreichenden wissenschaftlichen Befunde zur Begründung einer organischen Ätiologie von MCS hin, mit denen sie von anderen, ähnlichen Krankheiten diagnostisch eindeutig abgrenzbar ist.

Wenn auch verschiedene MCS-Varianten feststellbar seien, so haben diese doch gemeinsame Merkmale. Alle Varianten von MCS können gegenüber verwandten entzündlichen Multisystem-Erkrankungen durch die typischen zwei Phasen des Krankheitsverlaufs abgegrenzt werden: In der Phase I erfolgt eine unspezifische Sensibilisierung gegenüber Fremdstoffen durch eine einmalige Exposition von hohen Konzentrationen oder durch lang andauernde Expositionen niedriger Konzentrationen bestimmter Chemikalien, gefolgt von einer länger dauernden Phase II, in der unspezifische Symptome durch die alltäglichen akuten Expositionen mit niedrigen Konzentrationen von anderen Chemikalien ausgelöst werden. Die bei MCS-Patienten wirksamen Symptom-auslösenden Konzentrationen liegen um Größenordnungen, nach neueren Erkenntnissen bis zu 1000-fach niedriger als diejenigen, die bei nicht-sensibilisierten Personen Reizwirkungen auslösen. Dabei haben die Patienten eine unspezifische Überempfindlichkeit gegenüber einem großen Spektrum von Chemikalien erworben.

Die Kriterien zur Definition einer MCS nach Cullen (1987) wie auch die American-Consensus-Kriterien von 1999 können nach den Darstellungen in diesem Buch durch folgende Aspekte ergänzt werden:

- Eine Initialphase I, in der eine unspezifische Chemikalien-Überempfindlichkeit durch eine Chemikalien-Exposition ausgelöst wird, ist von einer chronisch andauernden Phase II zu unterscheiden, in der Schad- und Fremdstoffen über die Luft in so niedrigen Konzentrationen Akutsymptome auslösen, die von gesunden Personen nicht wahrgenommen werden.
- Die Chemikalien-Exposition der Phase I, die zur Auslösung einer unspezifischen Chemikalien-Überempfindlichkeit führt, ist sehr wahrscheinlich nicht unspezifisch, sondern konzentriert sich auf bestimmte neurotoxische Stoffklassen, deren Wirkungen wesentlich über die Aktivierung von Rezeptoren im ZNS (NMDA, GABA, Muscarin- und Vanilloid-Rezeptoren) ausgeübt werden: Es sind sieben verschiedene Chemikalien-Gruppen, die mit einer

Auslösung von MCS in Verbindung gebracht werden, nämlich Pestizide vom Typ der Organophosphate, der Organochlor-Verbindungen, der Pyrethroide, der flüchtigen organischen Kohlenwasserstoffe (VOC) und Lösungsmittel und ferner Quecksilber, Kohlenmonoxid und Formaldehyd (Pall, 2009). Die Wirkungen dieser Chemikalien führen zur Aktivierung des NMDA-Rezeptors und/oder des NO-Peroxynitrit-Zyklus sowie zum Oxidativen Stress.

- Die Überempfindlichkeit gegenüber geringsten Spuren von Chemikalien ist durch molekulare Verstärkungsmechanismen nach dem positiven Rückkopplungsprinzip zu erklären.
- Die Multiple Chemikalien-Überempfindlichkeit (MCS) beruht in der Ausprägung ihrer Symptome auf chronisch entzündlichen Mechanismen des Immun- und Nervensystems. Die Krankheit ist somit den chronischen Multisystem-Erkrankungen zuzuordnen.

Die chemische Sensibilisierung in der Phase I entwickelt sich innerhalb von Monaten nach der auslösenden Exposition und bleibt über Jahre bestehen. Nach der Initiationsphase kommt es zu einer grundlegenden Störung und Fehlfunktion in den neuronalen, endokrinen und immunologischen Informationssystemen des Organismus, und dies bereits bei Konzentrationen von Chemikalien, die 3 bis 6 Größenordnungen oder bis zu 1000-fach niedriger liegen als diejenigen, die klassische toxische Wirkungen bei gesunden Personen auslösen (Ashford, Miller, 1998). Typisch für MCS ist die unspezifische Sensibilität oder der Toleranz-Verlust gegenüber alltäglichen Chemikalien, Nahrungsbestandteilen und Medikamenten, mit der Folge, dass diese Personen auch gegenüber anderen Krankheiten, darunter auch Krebs, anfällig werden. Die unspezifische Überempfindlichkeit gegen ein großes Spektrum von körperfremden Stoffen unterscheidet das Krankheitbild MCS eindeutig von dem einer chronischen Chemikalien-Allergie, bei dem spezifisch reagierende Antikörper (IgE) oder Antigen-spezifische zytotoxische T-Zellen nachweisbar sind.

Der Pathomechanismus von MCS wird im Wesentlichen durch zwei sich ergänzende, durch wissenschaftliche Studien weitgehend bestätigte Konzepte dargestellt: Das Konzept der neurogenen und das der chemischen Entzündung. Gemeinsam ist beiden Konzepten, dass der Mechanismus nach Ablauf unterschiedlicher Signalketten in einen Entzündungsprozess mündet, der von aktivierten Zellen des Immunsystems ausgeführt wird und bei dem entzündungsfördernde Zytokine (Interleukine und Interferone) eine wesentliche Rolle spielen. Beide Konzepte unterscheiden sich jedoch im Auslösungsmechanismus. Beim Konzept der chemischen Entzündung haben reaktive Sauerstoffradikal-Verbindungen (ROS) eine zentrale Bedeutung. Sie entstehen u.a. im Verlaufe des Schadstoff-Metabolismus und lösen direkt durch Aktivierung des Transkriptionsfaktors NF-kB die Bildung von entzündungsfördernden Zytokinen, insbesondere von Interferon-γ (Ifn-γ), aus.

Nach dem Konzept der neurogenen Entzündung wird die Chemikalien-Überempfindlichkeit durch Bindung von Fremdstoffen oder deren Metaboliten an bestimmte Rezeptoren (Vanilloid- bzw. TRP- und GABA-Rezeptoren), an Natrium-Kanäle (Pyrethroide) sowie an ein wichtiges Enzym im zentralen Nervensystem, der Acetylcholin-Esterase, ausgelöst (siehe Abb. 2 in Kapitel

6.1.6.). Die dadurch ausgelösten Signalwege führen alle zur Aktivierung des NMDA-Rezeptors in bestimmten Bereichen des ZNS und als Folge zu einer verstärkten Bildung von Stickstoffmonoxid (NO) und Peroxynitrit ($ONOO^-$). Die NMDA-Rezeptor-Aktivierung stellt also eine zentrale Wirkungskomponente beim Pathomechanismus von MCS und verwandter Krankheiten dar.

Die als Folge gebildeten beiden Stoffe Stickstoffmonoxid (NO) und Peroxynitrit ($ONOO^-$) sind wesentlich am biochemischen Pathomechanismus der Krankheit beteiligt: sie verstärken die Bildung der reaktiven Sauerstoff-Verbindungen (ROS), die wiederum den Induktionsfaktor NF-kB aktivieren. Der Faktor NF-kB funktioniert gewissermaßen als ein zentraler Schalter bei der Auslösung der Krankheitsmechanismen aller zur Gruppe der chronischen Multisystem-Erkrankungen gehörenden Krankheiten (Abb. 1 und 4). Er induziert die Aktivität verschiedener Gene, die zur Synthese von Zytokinen und Enzymen der „Entzündungskaskade" führt, einer Kettenreaktion, mit der die entzündlichen Krankheitssymptome ausgeprägt werden. Diese Krankheitsmechanismen sind durch Tiermodelle vielfach bestätigt worden.

Die Chemikalien-Überempfindlichkeit prägt sich erst nach Ablauf einer bestimmten Latenzphase I aus, in der die verschiedenen Zwischenprodukte der Signalketten (NO, $ONOO^-$ und verschiedene Zytokine), die zu den pathologischen Veränderungen (Lipid-Peroxidation und die Entzündungsreaktionen) führen, eine bestimmte Wirkungskonzentration erreicht haben. Dabei genügen schon relativ geringe Erhöhungen der Konzentration von NO, um vielfältige Verstärkungsmechanismen durch positive Rückkopplungen auszulösen. Die chronische Natur der Krankheit besteht in der Aufrechterhaltung des „Teufelskreises" („vicious cycle" nach Pall, 2007) der Verstärkungsmechnismen durch positive Rückkopplungen über längere Zeiträume, die durch immer neue Schübe von Expositionen auch in niedrigsten Konzentrationen wie bei einem Schwungrad angetrieben werden. Am Ende entsteht eine bis zu 1000-fach erhöhte Chemikalienempfindlichkeit im Vergleich zu gesunden Personen.

Die dann entstandenen pathologisch hohen NO- und Peroxinitrit-Konzentrationen bewirken eine Hemmung der Mitochondrien-Atmung, des Zitronensäurezyklus und der oxidativen Phosphorylierung. Das daraus folgende Energiemangelsyndrom oder die „Mitochondrienkrankheit", ist typisch für chronisch entzündliche Multisystemerkrankungen. Damit sind wesentlich die mit der körperlichen Schwäche und Erschöpfung verbundenen Symptome bei MCS sowie bei dem häufig gleichzeitig auftretenden chronischen Erschöpfungssyndrom (CFS) zu erklären.

Es zeigt sich hier das Bild eines prinzipiellen biochemischen Pathomechanismus, der in wesentlichen Teilen bei allen chronisch entzündlichen Systemerkrankungen gleich oder ähnlich abläuft. Pall (2007) spricht hier sogar von einem **neuen Paradigma der chronischen Multisystemerkrankungen**, das letztlich auf dem zentralen Verstärkungsmechanismus des positiven Rückkoppungskreislaufs zwischen NMDA-Rezeptor, NO und Peroxynitrit beruht. Danach sind es nicht nur Chemikalien, sondern vielfältige Umweltreize, die im Zusammenwirken die chronische Krankheit auslösen.

Gleichzeitig wird die antientzündliche Gegenreaktion, die als negative Rückkopplung über Interleukin-10 gesteuert wird, über einen noch unbekannten

Mechanismus gehemmt, indem MCS-Patienten offenbar einen erniedrigten Il-10-Spiegel aufweisen. Damit kann die generalisierte Entzündung ungebremst ablaufen.

Das Konzept der neurogenen Entzündung fügt sich in das oben beschriebene Schema des Pathomechanismus ohne Weiteres ein: Die Ursache für die Auslösung sowohl der Überempfindlichkeit (Phase I) als auch der späteren Akutsymptome (Phase II) ist in der Bindung von Schad- bzw. Fremdstoffen an Chemo- und Nocirezeptoren, vorwiegend den Vanillod- bzw. TRP-Rezeptoren in Haut, Schleimhäuten, inneren Organen und im Zentral-Nervensytem zu sehen. Es kommt zunächst peripher zu neurogenen Entzündungen und Aktivierung von Mast-Zellen (Pall, 2007), die nachfolgend über Nervenbahnen des nociceptiven Systems (z.B. C-Fasern) Signalketten über das ZNS und das neuroendokrinologisch-immunologische Regelsystem unter Einbeziehung der Hypothalamus-Hypophysen-Nebennieren-Achse auslösen. Dabei wird offenbar die Sensitivität von Neuronen in einer postulierten olfaktorisch-limbischen Sensitivierungsachse nach wiederholten niedrigschwelligen Reizen gesteigert (Konzept des „Limbic Kindling"). Eine Beteiligung von Rezeptoren des ZNS, wie z.B. NMDA-, Muscarin- und GABA-Rezeptoren, ist erwiesen, wobei erhöhte NO-Konzentrationen bestimmte Nervenverknüpfungen fördern und Entzündungsmechanismen im Nervensystem verstärken.

Im weiteren Verlauf der Ausprägung der Krankheit kommt es möglicherweise zur Umschaltung von Nervenverknüpfungen auf andere Neurone wie z.B. diejenigen, die am Anfang der Hypothalamus-Hypophysen-Nebennieren-Achse stehen, oder die über adrenerge postganglionäre Fasern des Sympathicus mit Organen des Immunsystems wie Milz, Lymphknoten, Thymus oder dem Knochenmark in Verbindung stehen (Elenkov et al., 2000). Damit ähnelt die Reaktion des Körpers derjenigen, wie sie nach chronischen Stressreizen mit Aktivierung der Stressachse zu beobachten ist. Möglicherweise können beide Mechanismen bei einem MCS-Patienten gleichzeitig in unterschiedlichen Anteilen nebeneinander ablaufen, und dies abhängig vom Typ des MCS und der Art der auslösenden Chemikalien. Die besondere Rolle der neuro-hormonalen Stressachse beim Pathomechanismus von MCS macht auch verständlich, warum MCS-Patienten ausgeprägte Stress-Symptome zeigen und gegenüber Stresssituationen eine niedrige Toleranzschwelle besitzen.

In welchem Ausmaß beide Wege des Pathomechanismus, nämlich diejenigen der chemischen und der neurogenen Entzündung, bei einem Patienten mit MCS ablaufen, oder ob MCS-Patienten zukünftig in „chemische oder neurogene Entzündungstypen" untergliedert werden können, bleibt einer Weiterentwicklung der diagnostischen Möglichkeiten in der Zukunft vorbehalten. Pall (2007) unterscheidet hier zwischen peripher und zentral wirksamen Auslösungsmechanismen und spricht bei MCS vom peripheren oder zentralen Typ der Überempfindlichkeit. Peripher kann die Überempfindlichkeit unabhängig voneinander in verschiedenen Geweben und Organen ausgelöst werden und sich dann als synergistische Wirkung verschiedener Entzündungsherde in der systemischen Krankheit ausprägen. Die Auslösung über zentrale Mechanismen ist durch Verstärkungsprozesse im ZNS gekennzeichnet, bei denen nach Aktivierung entsprechender Rezeptoren, hauptsächlich des NMDA-Rezeptors, bestimmte

Nervenverbindungen wie bei normalen Lern- und Gedächtnisvorgängen verstärkt werden (Pall, 2007).

Zusammenfassend ist festzustellen, dass MCS

- eine chronische Entzündungskrankheit vom Typ der chronischen Multisystem-Erkrankungen (Chronic Multisystem Illnesses, CMI) darstellt, die sowohl über neurogene, als auch zytobiochemische Mechanismen zur entzündlichen Ausprägung führt,
- durch eine Kombination von mindestens 20 verschiedenen Verstärkungsmechanismen auf Grund von positiven Rückkopplungen zu erklären ist, wobei toxische Stoffwechselreaktionen im Metabolismus der Phase I, neurologische Wirkungen an C-Fasern mit Substanz P-Freisetzung, die Aktivierung verschiedener Rezeptoren im Zentralnervensystem sowie immunologische bzw. „pseudoallergische" Entzündungsprozesse zusammenwirken.

Durch diese Rückkopplungsprozesse wird die Empfindlichkeitsschwelle für Fremdstoffe herabgesetzt. Die pathologischen Symptome bei MCS werden durch entzündliche Reaktionen von Zellen des Immunsystems hervorgerufen, wobei TH1-vermittelte zelluläre Entzündungsreaktion eine Rolle spielen. Damit bestätigt sich die in früheren Publikationen geäußerte Vermutung, dass es sich bei MCS um eine Überlastung der Anpassungsfähigkeit des Immunsystems und damit des gesamten Organismus als Folge von chemischem Stress handelt (Kipen et al., 1992; Meggs, 1992; Meggs, 1999).

Eine besondere Bedeutung haben die über NF-kB gesteuerten Entzündungsvorgänge, die ursprünglich den Sinn haben, Infektionen durch Viren und Bakterien abzuwehren. Mit Hilfe von NF-kB entsteht auch bei permanenter Schadstoffexposition eine andauernde einseitige entzündliche Situation mit Überlastung durch Oxidativen und Nitrosativen Stress, die mit den bekannten Gegenregulationsmechanismen offenbar nicht mehr beherrscht werden kann. Dabei stehen die verschiedenen Komponenten des Krankheitsmechanismus durch positive Rückkopplungen miteinander in Verbindung. Eine chronisch-entzündliche Multisystemerkrankung unterscheidet sich somit vom gesunden Zustand durch ein „Umschalten" der Regulationssysteme des Körpers von negativen Rückkopplungen, die einen Gleichgewichtszustand erzeugen, zu positiven Rückkopplungen, die als Verstärkungsmechanismen ein Ungleichgewicht in Richtung eines pathologischen Zustandes bedingen. Dieser Zustand hat prinzipiell eine Tendenz zu weiterer Verstärkung der Krankheitssymptome, da bislang noch nicht geklärt ist, wie die Verstärkungsmechanismen gestoppt werden können.

Dieser komplexe Krankheitsmechanismus bei MCS unterliegt nicht der klassischen Dosis-Wirkungsbeziehung, wie sie die Toxikologie für einzelne Chemikalienwirkungen beschreibt, und mit der Schadstoffwirkungen toxikologisch charakterisiert werden (Bartram, 2005). Somit ist zu verstehen, dass die Krankheit MCS bislang in toxikologischen Fachkreisen nicht in dem Maße diskutiert wurde, wie es angesichts der Probleme und Beschwerden der Betroffenen notwendig erscheint.

Da bei anderen chronisch entzündlichen Krankheiten wie z.B. Asthma oder rheumatische und Autoimmun-Erkrankungen ebenfalls erhöhte Spiegel von NF-kB, NO, Peroxynitrit und ROS gebildet werden, verwundert es nicht, dass betroffene Patienten häufig neben MCS multimorbid mit diesen Krankheiten sind. Diese chronisch entzündlichen Krankheiten vermindern durch gegenseitige synergistischer Wirkung die Schwelle zur Auslösung der Symptome. Somit wird einsehbar, dass Allergien und Autoimmunkrankheiten MCS und CFS begünstigen, und dass umgekehrt MCS-Patienten sekundär leicht Allergien und Autoimmunerkrankungen bekommen können.

Das Krankheitsbild MCS einschließlich seiner Begleitkrankheiten ist bei verschiedenen Individuen allerdings nicht einheitlich; es gibt erhebliche Variationen bei der Ausprägung der Symptome und Begleitkrankheiten zwischen Individuen, die ähnlichen Expositionssituation oder Lebensbedingungen ausgesetzt sind. Insbesondere sind sehr schwere Krankheitsverläufe, die mit weitgehender Behinderung wesentlicher Lebensfunktionen bis hin zu völliger Pflegebedürftigkeit verbunden sind, von leichteren Verläufen zu unterscheiden, bei denen relativ schwache Überempfindlichkeitsreaktionen bei akuter Fremdstoffexposition auftreten.

Folgende Ursachen und Faktoren kommen hierfür in Frage (zitiert nach Pall, 2007):

1. eine unterschiedliche genetische Ausstattung bezüglich der Enzyme des Fremdstoff-Metabolismus und der Signalwege der Entzündungsmechanismen sowie der beteiligten Zytokine,
2. ein unterschiedlicher Zustand des Hormonsystems und der Hormonbalance, der teilweise von Umweltfaktoren abhängig, teilweise aber auch genetisch bedingt ist,
3. eine unterschiedliche Stärke der auslösenden Stressfaktoren (psychischer und umweltbedingter Stress),
4. eine unterschiedliche Ernährungssituation und gesundheitliche Ausgangslage der Betroffenen,
5. ein unterschiedlicher Status des Immunsystems, der teilweise auch durch genetisch bedingte Defekte gekennzeichnet ist,
6. unterschiedliche Eigenschaften und Funktionen des Nervensystems, bedingt durch unterschiedliche genetische und Umwelt-Faktoren.

Daraus folgt, dass für jedes betroffene Individuum und für jede chemische Exposition unterschiedliche Wirkungsschwellen anzunehmen sind. Die individuellen Unterschiede der Symptom-auslösenden Stoffkonzentrationen können mehrere Zehnerpotenzen betragen.

Gemeinsame Merkmale der chronisch-entzündlichen Multisystem-Erkrankungen

Die bei den meisten MCS-Patienten feststellbaren Begleiterkrankungen gehören zusammen mit MCS zur Gruppe der chronisch-entzündlichen Multisystem-Erkrankungen, deren Krankheitsmechanismus sich auf relativ wenige charakteristische biochemische Reaktionswege konzentriert. Diese Reaktionswege lassen sich zu einem gemeinsamen Schema zusammenfassen, bei dem positive Rückkopplungen als Verstärkungsmechanismen dominieren. Pall (2007) sieht hierin einen prinzipiellen Pathomechanismus, der die Stufe eines neuen wissenschaftlichen Paradigmas erreicht hat. Die Theorie des

Verstärkungskreislaufs zwischen NMDA-Rezeptor, Stickstoffmonoxid, Peroxynitrit und den Reaktiven Sauerstoffverbindungen (ROS), der nach dem Prinzip der positiven Rückkopplung zu einer ständig zunehmenden Aktivität der Entzündungsprozesse führt, die durch den Induktionsfaktor NF-kB ausgelöst werden, genügt den Kriterien für ein neues wissenschaftliches Paradigma nach Kuhn (1966):

- die (relative) Einfachheit des Modells,
- die Kausalität, Plausibilität und Schlüssigkeit der Theorie, die hier nachgewiesen ist durch Tiermodelle und den Zusammenhang zwischen Auslöser (Chemikalien) und den Symptomen bei den Patienten,
- die Generalisierbarkeit des Modells: Sie bezieht sich auf die typischen chronischen Multisystem-Erkrankungen sowie einen großen Teil der weiteren chronisch entzündlichen Erkrankungen,
- die Neuheit des dargestellten Mechanismus bezüglich bisher bekannter Erklärungsmodelle: Dies trifft auf den NO-Peroxynitrit-Verstärkungskreislauf zu.

Dieses pathophysiologische Modell schließt den Mechanismus der neuronalen Sensibilisierung („Limbic Kindling“) sowie die fortschreitende Sensibilisierung durch den biochemischen Verstärkungskreislauf des NO-Peroxynitrit-Kreislaufs ein. Die Wirkung der Chemikalien führt im Ergebnis des pathologischen Prozesses zu messbaren Veränderungen im Organismus: erhöhte Aktivität des NMDA-Rezeptors, erhöhte Konzentrationen von Stickoxid (NO), Peroxynitrit, Produkten des Oxidativen Stresses, entzündungsfördernden Zytokinen, intrazellulärem Calcium, zu neurogener Entzündung, Überempfindlichkeit der oberen Luftwege und zu einem Zusammenbruch der Blut-Hirnschranke. Diese Wirkungen sind sowohl am Patienten als auch in Studien mit Tiermodellen eindeutig belegt (Pall, 2008).

Tatsache ist eine unübersehbare Vielfalt von Belegen in der wissenschaftlichen Fachliteratur, nach denen Wissenschaftler weltweit und unabhängig voneinander die Details zum Krankheitsmechanismus erforscht haben, die sich nun wie in einem Puzzle zum Bild des Krankheitsmechanismus der Multisystem-Erkrankungen zusammenfügen. Nach Pall (2007) könne dieses neue medizinische Paradigma nicht mehr ignoriert werden. Wer dies dennoch tue und die hier beschriebenen Multisystemerkrankungen weiterhin als unerklärbar oder psychisch bzw. psychosomatisch bedingt bezeichne, begehe - nach Auffassung von Pall – als Wissenschaftler oder Gutachter einen wissenschaftlichen Offenbarungseid und als Mediziner einen Kunstfehler.

9.2. MCS ist ein toxikologisches Problem und hat keine psychiatrische Ursache

Was spricht für Chemikalien als Auslöser?

Die Ergebnisse vieler Studien zur Epidemiologie, Ätiologie und zum Pathomechanismus von MCS sprechen für eine wesentliche Beteiligung von Fremdstoffen an der Auslösung der MCS-Mechanismen. Pall (2009) hat in seiner zusammenfassenden Publikation, in der er mehrere Hundert Studien zu MCS und seinen auslösenden Mechanismen auswertete, sieben verschiedene chemische Stoffklassen genannt, die die Krankheit MCS auslösen. Gemeint ist hier der Mechanismus der Sensibilisierung, also die Auslösung des chronischen Krankheitsmechanismus, und nicht die Auslösung der Sofortreaktionen auf akute Chemikalieneinwirkungen, die typisch sind für MCS-Patienten.

Zu diesen sieben Stoffklassen gehören die große Klasse der organischen Lösungsmittel und der damit verwandten Verbindungen, darunter die flüchtigen organischen Kohlenwasserstoff-Verbindungen (VOC, volatile organic carbons), sowie drei Klassen von Pestiziden: die Organophosphor- und Carbamat-Pestizide, die Organochlor- und die Pyrethroid-Pestizide. Hinzu kommen als Einzelstoffe, die MCS auslösen können, noch Quecksilber, Schwefelwasserstoff und Kohlenmonoxid. Diese sieben Verbindungsklassen und Stoffe können über verschiedene Signalwege, an denen Rezeptoren des Nervensystems beteiligt sind, zu einem gemeinsamen Endpunkt, der erhöhten Aktivität der NMDA-Rezeptoren im Zentralnervensystem führen (siehe Abb. 2 in Kapitel 6.1.6). Studien mit MCS-Tiermodellen haben nachgewiesen, dass die toxischen Wirkungen dieser 7 Stoffklassen durch NMDA-Antagonisten wesentlich verringert werden können. Damit ist bewiesen, dass die Erhöhung der NMDA-Aktivität durch diese Chemikalien kausal mit dem Krankheitsbild MCS verbunden ist (Pall, 2009).

Epidemiologische Untersuchungen stützen die Erkenntnisse aus der Pathophysiologie, dass Chemikalien den Krankheitsmechanismus von MCS auslösen. Beispielsweise deuten die Daten von Maschewsky (2000) auf einen statistisch signifikanten Zusammenhang des MCS-Risikos mit bestimmten Berufen und deren spezifischen Expositionssituationen hin. Maschewski postuliert typische „MCS-Berufe“ wie Chemielaboranten, Technische Assistenten, Krankenschwestern, Chemie-Facharbeiter, Metallberufe, Drucker, Raumausstatter, Maler/Lackierer, verschiedene Gesundheitsberufe, Ingenieure und auch Lehrer. Die erhöhte Zahl von MCS-Kranken bei diesen Berufen lässt sich als Expositionseffekt und nicht als Zufalls-, Dispositions-, Selektions- oder Thematisierungseffekt erklären. Hohe Umweltbelastungen, besonders chemische Luftbelastungen und direkter Chemikalien-Kontakt, sind demnach noch vor speziellen psychosozialen Belastungen an der Auslösung von MCS beteiligt, wenn auch psychosoziale Belastungen, wie sie z.B. beim Lehrerberuf gegeben sind, den Krankheitsverlauf fördern können. Häufigkeit und Schwere der Krankheitssymptome korrelieren mit chemischer, arbeitshygienischer und schwach mit psychosozialer Belastung. Wenn eine rein psychogene Ursache für das Krankheitsbild MCS gegeben wäre, müsste die Verteilung der Krankheitshäufigkeit gleichmäßig über die Bevölkerung und unabhängig von den beruflichen Expositionssituationen erfolgen. Dies ist nach Maschewsky aber nicht der Fall.

Zusätzliche Argumente für Chemikalien als Auslöser der Krankheit MCS kommen aus der Genetik: Mutationen in Genen (Polymorphismen), die an der Metabolisierung der Fremdchemikalien beteiligt sind, erhöhen auch die Anfälligkeit für die Krankheit MCS. Betroffen sind hauptsächlich die Gene für die folgenden Enzyme des Fremdstoff-Metabolismus: PON1, CYP 2D6, NAT2, GSTM1, GSTT1, UGT 1A1. Es wurden statistisch signifikante Korrelationen zwischen dem Auftreten des Krankheitsbildes MCS und Trägern dieser Polymorphismen gefunden (McKeown-Eyssen et al., 2004; Schnakenberg et al., 2007; Müller und Schnakenberg, 2008, sowie weitere Arbeiten zitiert bei Pall, 2009). Damit wird deutlich, dass ein genetischer Defekt in den Genen für Enzyme, die dem Abbau von Fremdstoffen im Körper dienen, zu einer stärkeren Ansammlung dieser Stoffe führen als bei Personen mit intaktem Entgiftungssystem, und dass dadurch die Krankheit bei den Trägern der Polymorphismen häufiger ausgelöst wird.

Die angeblichen „Gegenargumente" der Vertreter der Psycho-These

Dagegen steht die Aussage einer Reihe von Studien, die die psychischen oder psychosomatischen Symptome der Krankheit in den Vordergrund stellen, und die diese Symptome im Umkehrschluss zur Ursache der Krankheit deklarieren, bis hin zur Einschätzung, dass eine Umweltpanik oder –Hysterie vorliege (Kofler, 1994; Röttgers, 2000; Bornschein, 2005).

So wird beispielsweise das Krankheitsbild der „Neurasthenie" nach ICD-10 (International Classification of Diseases, 10-th edition) mit MCS bzw. der IEI gleichgesetzt, weil dessen Symptome in auffälliger Weise übereinstimmen würden. Daraus folgern Staudenmayer et al. (2003), dass derartige Allgemeinsymptome keine Krankheit seien, sondern lediglich eine Beschreibung von „funktionalen Multisystem-Syndromen" darstellten, die zu einer niedrigen Schwelle für Schmerzen und Unwohlsein führen (Staudenmayer et al., 2003). Die Autoren werten eine angebliche Übereinstimmung der „IEI"- bzw. MCS-Symptome mit den nach ICD-10 definierten Symptomen der „Neurasthenie" als Beweis dafür, dass MCS identisch mit Neurasthenie sei, und halten damit eine psychiatrische Krankheitsursache für erwiesen. Sie berücksichtigen nicht die Vielzahl der dargelegten weiteren physiologischen und pathologischen Faktoren, die an der Ausprägung von MCS beteiligt sind. Nach Pall (2007) können fast alle derartigen Studien keinen Nachweis psychogener Ursachen der beschriebenen chronischen Krankheiten erbringen. Sie können auch nicht das Fehlen organischer oder physiologischer Ursachen für diese Krankheiten nachweisen und darüber hinaus nicht zwingend begründen, dass organische oder physiologische Krankheitsursachen prinzipiell ausgeschlossen werden können. Da diese Nachweise aufgrund der neueren wissenschaftlichen Erkenntnisse zu den Grundlagen der beschriebenen chronisch entzündlichen Multisystemerkrankungen grundsätzlich nicht erbracht werden können, stehen die Vertreter der psychogenen Hypothese vor einem unüberwindbaren Hindernis, ihre Lehre in der Fachwelt überzeugend zu verbreiten (Pall, 2008).

Die Versuche, dies dennoch zu tun, erscheinen vor diesem Hintergrund wenig überzeugend. Beispiel: So wird das Fehlen des Spezifitätskriteriums bei MCS als Beweis gegen die These von Chemikalien als Krankheitsursache von MCS gewertet, obwohl in der Fachliteratur vielfältige Befunde zum chronisch entzündlichen Pathomechanismus von MCS vorliegen. Das Spezifitätskriterium besagt, dass die Krankheit nur durch spezifische Schadstoffexpositionen in bestimmten Organen ausgelöst werden darf, um als Umweltkrankheit akzeptiert zu werden (Sullivan, Krieger, 1992). Dieses Kriterium schließt bei Krankheiten mit unspezifischen Allgemeinsymptomen organische Ursachen von vornherein aus und lenkt den behandelnden Arzt „automatisch" auf den psychiatrischen Weg. Angesichts der Erkenntnisse zum unspezifisch ausgelösten chronischen Entzündungsmechanismus müsste dieses Kriterium eigentlich als veraltetes Dogma verworfen werden.

MCS als „Somatisierung psychischer Einstellungen"

Ein häufig geäußertes Argument ist, dass die Symptome der genannten Multisystemkrankheiten durch „Somatisierung" psychisch bedingter Einstellungen und Haltungen, wie z.B. den Glauben, vergiftet zu sein, verursacht werden. MCS und andere Multisystemkrankheiten seien somit als Folgen der Somatisierung von rein psychisch bedingem Distress aufzufassen, der zu körperlichen Symptomen führe. Die Anhänger der Somatisierungsthese gehen dabei von der dualistischen Grundannahme aus, dass das menschliche Leben und somit auch Krankheiten durch zwei voneinander unabhängig wirkende Faktorenkomplexe bestimmt werden: von psychologischen, mentalen oder psychiatrischen Faktoren einerseits, und von biologisch-physiologischen oder physikalischen Faktoren andererseits. Die These von der Somatisierung beinhaltet also, dass alle Faktoren, die zur Auslösung der genannten Krankheiten beitragen, entweder ausschließlich zur psychischen oder ausschließlich zur biologisch-physiologischen Seite gehören. Dabei könnten beide Faktorenarten gleiche oder ähnliche somatische Folgewirkungen verursachen. Zudem stellt die Amerikanische Psychiatrische Gesellschaft (American Psychiatric Association, 1994) fest, dass es viele physische Faktoren in „mentalen" Krankheiten und viele „mentale" Faktoren in physischen Krankheiten gibt. Selbst Barocka weist in seinem Beitrag im Standardlehrbuch „Neurotoxikologie in der Arbeitsmedizin und in der Umweltmedizin" darauf hin, dass „Schädigungen oder Funktionsstörungen des Gehirns fast alle anderen psychischen Krankheitsbilder imitieren und wie endogene, neurotische oder psychopathische Störbilder imponieren" können. Das bedeutet, dass z.B. eine toxische Hirnschädigung die Symptome von psychischen Krankheiten so täuschend imitieren kann, dass auch der Facharzt sie nicht ohne entsprechende Zusatzuntersuchungen zu unterscheiden vermag.

Der Schluss, dass die „unerklärlichen Allgemeinsymptome" bei „Somatisierungs-störungen" Folge von „nicht bewältigten psychosozialen Stressbedingungen" sein könnten, lässt nämlich sowohl krankmachende Faktoren in der Umwelt als auch die damit verbundenen und mittlerweile wohl bekannten immunologischen, neuronalen und hormonalen Pathomechanismen außer Acht. Dies geschieht auch deshalb, weil die von Versicherungen und Gerichten bestellten

Gutachter meist Psychiater sind, lediglich die Diagnosekriterien ihres Fachgebietes Psychiatrie anwenden und aus Unkenntnis oder Kalkül auf eine umweltmedizinische Anamnese und Diagnostik verzichten. Dabei sind bildgebende Verfahren schon seit mehr als 20 Jahren verfügbar, mit denen organische funktionelle Hirnschädigungen nachweisbar sind, wie z.B. Hirn-SPECT und –PET, sowie eine Reihe von biometrischen Testmethoden zur Feststellung funktioneller Hirnschädigungen (Wortberg, 2009; Fabig, 2006). Damit wäre eine Unterscheidung zwischen organischen Hirnschäden und psychisch bedingten Krankheiten möglich. Warum geschieht dies nicht? Hierzu sei auf die Stichworte „Unkenntnis oder Kalkül" im Kapitel 8.1. zum Verhalten der Gutachter verwiesen.

Die Anhänger der psychogenen These bemerken ferner nicht, dass es Zusammenhänge gibt zwischen Chemikalien-Überempfindlichkeit und einer bestimmten genetischen Veranlagung (Suszeptibilität), die zumeist Gene für Enzyme des natürlichen Entgiftungssystems betrifft (Literatur siehe Kapitel 6.5.). Diese Befunde stellen starke Hinweise für die Bedeutung von Chemikalien bei der Auslösung der Krankheit MCS dar.

Die Pathomechanismen chronischer Entzündungskrankheiten hängen mit psychopathologischen Mechanismen zusammen.

Die im Kapitel 6 beschriebenen, für chronisch-entzündliche Multisystemerkrankungen vielfach nachgewiesenen neuro-immuno-hormonalen Pathomechanismen deuten darauf hin, dass Stress und damit verbundene psychische Symptome wie Depressionen, Schlaflosigkeit und Reizbarkeit keine primären auslösenden Krankheitsfaktoren sind, sondern kausal mit den Abläufen von chronischen Entzündungsprozessen und dort insbesondere mit einer Aktivierung der neuro-hormonalen Stressachse verbunden sind. Dabei führen zwei in den vorherigen Kapiteln ausführlich beschriebene biochemische Signalwege zur Chemikalien-Überempfindlichkeit und der damit verbundenen Aktivierung der Stressachse (Hypothalamus-Hypophysen-Nebennieren-Achse, HHN-Achse):

1. Die Aktivierung des Induktionsfaktors NF-kB durch ROS, mit anschließender Auslösung von Entzündungsvorgängen (Konzept der „Chemischen Entzündung"),
2. Aktivierung verschiedener chemikalienempfindlicher Rezeptoren und Nociceptoren durch Fremdstoffe, insbesondere verschiedene neurotoxische Pestizide, die mit der Aktivierung und Sekretion von Zytokinen und der darauf folgenden Aktivierung der Stressachse verbunden ist (Konzept der neurogenen Entzündung).

Beide Signalketten können zusammenwirken und sich gegenseitig verstärken. Sie lösen im Endeffekt die chronischen Krankheitssymptome von MCS aus und bewirken darüber hinaus die niedrige Empfindlichkeitsschwelle gegenüber Chemikalien als Folge von einer Vielfalt von sich gegenseitig verstärkenden Rückkopplungsprozessen. Die damit verbundenen psychischen Symptome sind somit als Folge der Signalketten zu verstehen, die von Chemikalien ausgelöst werden, und die im Wesentlichen über Veränderungen der Hormone der Stressachse (HHN-Achse) zu deuten sind.

Befunde, nach denen die Wirkungen der im Verlauf des Entzündungsprozesses freigesetzten Zytokine wie TNF-alpha, Interleukin-1, 2, 6 und verschiedener Interferone auch auf direktem Wege die Psyche, Verhalten und Befindlichkeit beeinflussen (Larson, Dunn, 2001), werden von den Vertretern der Psychogenese von MCS meist nicht zur Kenntnis genommen. Gleiches gilt auch für die Wirkung von Hormonen und verschiedener Neurotransmitter nach Aktivierung der Stressachse. Danach sind Angst und Depressionen Folgen von biochemischen Wirkungen, die z.B. durch erhöhte Konzentrationen von Stickstoffmonoxid (NO) ausgelöst werden. NO entsteht wiederum nach Induktion von Zytokinen im Verlauf von Entzündungsreaktionen sowie durch Aktivierung des NMDA-Rezeptors. Damit treten psychische Symptome als Folge von chronischen Entzündungen auf, und nicht umgekehrt, wie dies die psychosomatische Theorie annimmt. Psychische Faktoren allein sind somit nicht hinreichend zur Erklärung der Auslösung von MCS (Pall, 2008).

Psychische und Umwelt-Faktoren wirken synergistisch zusammen.

Daraus ergibt sich, dass psychische Faktoren beim Krankheitsgeschehen von MCS natürlich nicht grundsätzlich auszuschließen sind, sondern möglicherweise synergistisch mit den anderen umweltbedingten Faktoren bei der Auslösung von MCS zusammenwirken können. MCS stellt letztlich ein multifaktorielles Geschehen dar, bei dem eine Reihe weiterer Stressfaktoren neben den Fremdstoffen eine Rolle spielen können.

Die Tatsache, dass psychische und umweltbedingte Krankheitsfaktoren sich in ihrer Wirkung gegenseitig beeinflussen oder gar verstärken und oft nicht getrennt voneinander betrachtet werden können, ist nicht von der Hand zu weisen. Stressfaktoren im psychosozialen Bereich haben häufig eine besondere Bedeutung für eine Verstärkung der Krankheitsverläufe. Diese Feststellung schien lange die These von den rein psychischen Krankheitsursachen zu unterstützen. Erst in letzter Zeit wurde deutlich: Eine Person mit hoher psychosozialer Belastung z.B. in Beruf und Familie ist empfindlicher gegen Fremdstoff-Expositionen als Personen mit „normalem“ psychosozialem Umfeld.

So ist bei einem Teil der MCS-Patienten in ihrer Krankheitsgeschichte eine ungewöhnlich hohe psychosoziale Stressbelastung während der Kindheit nachzuweisen (Davidoff, Keyl, 1996). Der daraus oft gezogene Schluss, dass MCS also letztlich eine psychogene Ursache habe, geht jedoch fehl, wenn man berücksichtigt, dass im Pathomechanismus von MCS eine Aktivierung der hormonellen Stressachse (Hypothalamus-Hypophysen-Nebennieren-Achse, HHN-Achse) durch Fremdstoffeinwirkung eine zentrale Rolle spielt (siehe oben). Dann bewirkt eine übermäßig hohe psychosoziale Stressbelastung in der Jugendzeit lediglich eine erhöhte Anfälligkeit zum Erwerb einer Chemikalien-Überempfindlichkeit. Dies geschieht also im Sinne einer synergistischen Wirkung von psychischer Belastung und Schadstoff-Exposition.

Bei ausreichender umweltmedizinischer Anamnese, die eine genaue Betrachtung der Lebensumwelt des betroffenen Patienten einschließlich laboranalytischem Umwelt- und Biomonitoring umfasst, könnten im Falle einer rein psychisch bedingten Krankheit Umweltfaktoren ausgeschlossen und eine rein psychosomatische Krankheitsursache nachgewiesen werden. Auf die umweltmedizinische Anamnese und Laboranalytik wird aber erfahrungsgemäß aus Kostengründen auch dann häufig verzichtet, wenn der Patient klare Hinweise auf eine Fremdstoffexposition angibt. In der Regel ist aber immer dann von der Krankheit MCS oder einer verwandten Krankheit aus dem Bereich der chronisch entzündlichen Multisystem-Erkrankungen (CMI) auszugehen, wenn eine Expositionssituation und eine typische chronische Symptomatik vorliegt, die den Kriterien von Cullen (1987) bzw. den US-Konsensuskriterien für MCS von 1999 entspricht.

Man muss die Vielzahl von Faktoren der modernen Zivilisation, wie z.B. erhöhter Stress durch erhöhte berufliche Belastungen, Umweltschadstoffe und weitere belastende Umweltfaktoren wie z.B. elektromagnetische Hochfrequenzstrahlung durch die zunehmende Mobilfunk-Nutzung (Warnke, 2005) als synergistisch wirkende Faktoren bezüglich der Auslösung der chronischen Krankheit MCS auffassen. Das Zentralnervensystem wirkt nämlich als Übermittler und Koordinator biologischer, toxikologischer und psychischer Erfahrungen, die insgesamt zu neuen neuronalen Aktivitäten integriert werden. Die Folgen sind wiederum auf biologischer, psychologischer und sozialer Ebene zu suchen. Es gibt natürlich auch psychische Krankheiten, bei denen die Chemie der Neurotransmitter im Gehirn verändert ist. Die betroffenen Personen reagieren deshalb empfindlicher gegenüber Umweltchemikalien wie z.B. Organophosphat-Pestiziden. So ist auch sehr wahrscheinlich, dass die psychische Stressbelastung der Soldaten mit der vielfältigen Chemikalienbelastung bei der Ausprägung des Golfkriegssyndroms zusammenwirkt (Miller, Mitzel, 1995).

Das Zusammenwirken der verschiedenen Einflussfaktoren ist dafür verantwortlich, dass die Balance des neuro-immuno-endokrinologischen Systems gestört und dadurch der Symptomenkomplex von MCS ausgeprägt werden kann. Nicht zuletzt scheinen auch soziale Benachteiligungen wie niedriger sozialer Status und geringes Einkommen in bestimmten Bevölkerungsschichten eine fördernde Rolle bei der Auslösung von MCS zu spielen (siehe Rea, 1992 und folgende).

Am Beispiel des Posttraumatischen Stresssyndroms (PTSD) wird ferner deutlich, dass eine strikte Unterscheidung zwischen mental-psychisch ausgelösten und auf somatisch-physiologische Ursachen zurückzuführenden Krankheiten heute wissenschaftlich nicht mehr gerechtfertigt ist: PTSD zeigt im biochemischen Pathomechanismus viele Gemeinsamkeiten mit anderen chronisch-entzündlichen Multisystem-Erkrankungen. Am Beispiel von PTSD zeigt sich, dass unterschiedliche chronische Multisystem-Erkrankungen sich lediglich in den auslösenden Mechanismen unterscheiden, während der weitere biochemische Krankheitsmechanismus, der gekennzeichnet ist durch die erhöhten Parameter des NO- und Peroxynitrit-Kreislaufs, im Wesentlichen gleich oder ähnlich abläuft (Pall, 2007).

Die sachlichen Fehler der Vertreter der Psychothese

Das Argumentationsmuster in den Publikationen der Anhänger der psychischen Genese für MCS lassen sich auf wesentliche Merkmale und Fehleinschätzungen zusammenfassen (siehe auch Pall, 2007, S. 190 ff.):

- Unerklärliche Krankheitssymptome werden quasi automatisch den psychiatrischen Krankheitsbildern zugeschrieben. Vorhandene wissenschaftliche Erkenntnisse anderer Ätiologie außerhalb der psychischen und psychosomatischen Ursachenfaktoren werden ausgelassen oder auch bewusst ausgeblendet.
- Psychische Krankheitssymptome wie Angst, Übererregbarkeit, Schlaflosigkeit, Erschöpfung, Depressionen usw. werden automatisch als Anzeichen psychischer Erkrankungen gewertet, ohne zu berücksichtigen, dass diese Symptome auch Folge von chronisch-organischen Krankheitsprozessen sein können. Schwere chronische Krankheiten haben natürlich auch schwere psychische Symptome zur Folge. Entsprechende Publikationen konzentrieren sich bei den angewendeten Fragebögen nur auf die psychischen Symptome und lassen physiologische Mechanismen außer Acht (siehe z.B. Eis et al., 2005b; Eikmann, 2002; Greim, 1999).
- Da die These von psychischen und psychosomatischen Ursachen Priorität bei der weiteren Behandlung der Krankheit hat, halten die Anhänger dieser These es auch nicht für notwendig, die Unerklärbarkeit der festgestellten Symptome zu dokumentieren und zu beweisen, oder wenigstens zu belegen, dass es <u>keine</u> physiologische Erklärung für MCS gibt.
- Die Anhänger der psychogenen Ursache von MCS missachten folglich in allen ihren Publikationen die physiologischen und biochemischen Mechanismen, die durch Chemikalien im Organismus ausgelöst werden können, und die zum Krankheitsbild MCS führen. Sie klammern schlicht die Rolle der übermäßigen Aktivierung des NMDA-Rezeptors, des oxidativen und nitrosativen Stresses, der neuronalen Sensibilisierung, der neurogenen Entzündung, des erhöhten Peroxynitrit-Spiegels sowie der durch Zytokine ausgelösten Entzündungsmechanismen bei MCS/CFS aus.
- Sie ignorieren, dass die Chemikalienüberempfindlichkeit und die damit verbundene Absenkung der Empfindlichkeitsschwelle gegenüber Chemikalien durch sich selbst verstärkende „Teufelskreis"-Mechanismen wie den NO-Peroxynitrit-Zyklus sowie die damit verbundene Neuronale Sensibilisierung erklärt werden kann.
- Sie ignorieren zahlreiche Hinweise über die toxischen Langzeitwirkungen der sieben verschiedenen Chemikalien-Gruppen, die mit einer Auslösung von MCS in Verbindung gebracht werden, wie z.B. Pestizide vom Typ der Organophosphate, der Organochlor-Verbindungen, der Pyrethroide, der flüchtigen organischen Kohlenwasserstoffe (VOC) und Lösungsmittel und des Quecksilbers. Sie ignorieren, dass die Wirkungen dieser Chemikalien zur Aktivierung des NMDA-Rezeptors und/oder des NO-Peroxynitrit-Zyklus sowie zum Oxidativen Stress führen.

- Sie missachten ebenso die etablierten Tiermodelle für MCS, die durch Chemikalienwirkung erzeugt wurden, und mit denen Chemikalienwirkungen und Pathomechanismen bei MCS-Patienten erklärt werden können.
- Sie missachten die laboranalytisch messbaren Veränderungen bei MCS-Patienten: wie z.B. Parameter des Oxidativen Stresses und der Lipid-Peroxidation, der Sensibilisierung gegenüber Fremdchemikalien, der veränderten Aktivität von Zellen des Immunsystems, der veränderten Zytokin-Spiegel, der veränderten Stresshormonachse und andere.
- Sie missachten die überzeugenden **genetischen Daten** von MCS-Patienten, nach denen Gen-Polymorphismen, die die Metabolisierungsrate von (Fremd-) Chemikalien beeinflussen, statistisch signifikant gehäuft bei MCS-Patienten auftreten. Staudenmayer behauptete 1999 sogar, dass keine Daten für eine genetisch bedingte Chemikalien-Empfindlichkeit gefunden werden könnten. Diese Behauptung wurde kurze Zeit später durch mindestens 4 verschiedene Studien widerlegt (zit. bei Pall, 2009).
- Die Vertreter der Psychothese sind unfähig, relevante und leicht zugängliche wissenschaftliche Fachliteratur zum Pathomechanismus von MCS, CFS und anderen chronischen Multisystem-Erkrankungen zu berücksichtigen, beanspruchen aber gleichzeitig, wissenschaftlich zu arbeiten und andere wissenschaftliche Befunde, die für Chemikalien als Auslöser der Krankheit sprechen, als „unwissenschaftlich" abzuqualifizieren.
- Die These der **„Somatisierung"** geht davon aus, dass Patienten psychischen Distress erleiden, der zu physisch-organischen Symptomen führe. Dabei wird nicht zwischen diesen somatisierten Disstress-Symptomen und den vielfältigen Symptomen bei MCS und anderen chronisch entzündlichen Multisystemerkrankungen unterschieden. Außerdem können die Vertreter der Psychothese keine schlüssigen Beweise dafür vorlegen, dass MCS angeblich mindestens 13 medizinisch ungeklärte Symptome aufweist, die bei einer Somatisierung vorliegen müssen (Pall, 2009).
- MCS ist auch keine **„somatoforme Störung"**, weil der Nachweis eines fehlenden physiologischen Ätiologiemechanismus bei MCS nicht erbracht werden kann. Die gesamte Gruppe der chronisch-entzündlichen Multisystem-Erkrankungen kann einem zentralen biochemischen Mechanismus zugeordnet werden, nämlich dem NO-Peroxynitrit-Zyklus und allen damit verbundenen biochemischen Signalwegen.
- Die in Interviews und Fragebögen erhobenen Daten zu den Krankheitssymptomen werden von Psychologen oder Psychiatern ausgewertet, wie dies z.B. die Umweltmedizinische Ambulanz Gießen bei der Bewertung der Ergebnisse der RKI-Studie praktizierte. Die Angaben werden dann entsprechend den psychiatrischen Kriterien als „unplausibel" und „Selbstattribution" beurteilt. Ein Psychiater bzw. Psychologe kann aber die Plausibilität von Symptomen chronisch entzündlicher Multisystemerkrankungen nicht beurteilen. Nur weil ein Psychiater Krankheitssymptome für unerklärlich hält, muss eine Krankheit nicht automatisch psychischen Ursprungs sein.
- Die Anhänger der Psychothese zu MCS legen einen Dualismus zwischen rein psychischer oder mentaler (eingebildeter) Krankheitsursache einerseits und physiologisch-biochemischer Krankheitsursache andererseits zu Grunde und

ordnen die verschiedenen Krankheiten jeweils nur einer dieser Kategorien unter. Die unspezifischen Allgemeinsymptome, wie sie bei MCS und anderen chronisch-entzündlichen Multisystemerkrankungen auftreten, sind nach neuen Erkenntnissen aber oft nicht eindeutig von denen rein psychischer Ätiologie abgrenzbar. Einige der biochemischen Krankheitsmechanismen, die zu psychischen Symptomen führen, sind häufig gleich oder ähnlich denen, die bei chronischen Entzündungskrankheiten auftreten. So treten Symptome wie z.B. chronische Erschöpfung, Schlafstörungen, Depressionen, Müdigkeit und Stressgefühl sowohl bei psychischen als auch bei chronisch entzündlichen Erkrankungen auf. Sie beruhen u.a. auf einer chronischen Aktivierung der neurohormonalen Stressachse. Stand der Wissenschaft ist, dass „psychische" Störungen eine klare physiologische Komponente haben und umgekehrt (American Psychiatric Association, 1994). Der Dualismus zwischen rein psychischer und rein organischer Pathogenese von Krankheiten muss als überholt gelten.

- Die Erscheinung einer angeblichen „MCS-Massenhysterie", die durch Selbsthilfegruppen betrieben und verstärkt würde (Staudenmayer, 1999; Sirois, 1965; Habermann, 1999), stimmt in ihren Merkmalen nicht mit denen von dokumentierten Massenhysterie-Epidemien überein. MCS-Fälle treten einzeln und nicht gehäuft als Epidemie auf. Symptome einer Massenhysterie dauern von einem bis maximal 30 Tagen an. MCS-Krankheiten verlaufen über Jahre und bisweilen lebenslang.
- Die Unterstellung, selbst-behauptete MCS-Patienten würden ihre Krankheit nur vortäuschen, um einen persönlichen Gewinn aus dieser Behauptung zu ziehen, wie z.B. unberechtigte Entschädigungszahlungen und Renten oder Arbeitsbefreiung, ist unplausibel, wenn man berücksichtigt, dass die Lebensqualität vieler MCS-Patienten sich auf einem derart niedrigen Niveau befindet, dass die Betroffenen nicht mehr zur Wahrnehmung irgend eines positiven Gewinns bei ihrer Lebensführung in der Lage sind. Bei diesen in der Mehrzahl schweren Fällen ist eine angemessene Versorgung durch Renten und Entschädigungen unzweifelhaft erforderlich.
- Viele betroffene Patienten berichten, dass die schweren Symptome auftraten, ohne dass sie jemals an eine Auslösung durch Chemikalien gedacht oder sich bewusst damit beschäftigt haben. Erst die genaue Anamnese der Krankheitsursachen habe sie auf die Erklärung einer Auslösung durch Chemikalien gebracht. Die These von der Somatisierung oder vom Nocebo-Phänomen besagt dagegen, dass die Patienten sich intensiv und meist in Gruppen mit der Krankheitsauslösung durch Chemikalien beschäftigt haben müssen, damit sich die Symptome nach einem „fehlgeleiteten Lernprozess" manifestieren können (siehe z.B. Habermann, 1999). Hier liegt ein Widerspruch im Erklärungsansatz der Vertreter der Somatisierungs- und Nocebo-Theorie vor.
- Die Vertreter der Psychothese können keine Beweise dafür vorlegen, dass die neun angeblichen psychischen Faktoren für die Krankheit MCS (vgl. Staudenmayer, 1996 und 1999) tatsächlich gelten: Überzeugung, toxikogene Spekulation, iatrogener Einfluss, nicht belegte Diagnose- und Behandlungspraktiken, Patienten- und Beratungsnetzwerke, soziale Übertragung, künstliche Krankheitssimulierung, unbewusste Vorteile,

psychologische Verteidigungsmechanismen einschließlich Projektion. Da diese Faktoren nicht wie physiologische Faktoren exakt messbar sind, sind sie auch nicht kausal zu begründen.

- Die Publikationen der Vertreter der Psychothese enthalten häufig eine emotionsgeladene Rhetorik anstelle von gut strukturierten Theorien, die sich auf verfügbare Erkenntnisse und schlüssige Logik stützen, wie dies für wissenschaftliche Publikationen erforderlich ist (siehe als Beispiel Staudenmayer et al., 2003). Da wesentliche Fachliteratur zu den Ursachen von MCS nicht zitiert wird, erfüllen derartige Publikationen nicht die notwendigen Kriterien von Wissenschaftlichkeit.
- Hinzu kommt, dass eine Vortäuschung der Krankheit nicht zu den messbaren Laborbefunden führen kann, die bei chronischen Entzündungskrankheiten eindeutig vorliegen, wie zum Beispiel Veränderungen in den bildgebenden Verfahren der Hirnfunktionen (PET, SPECT), erhöhte Werte von NO, Peroxynitrit, NF-kB, oxidativem Stress, Malondialdehyd, Glutathion-Mangel, veränderte Hormone der Stressachse, erhöhte Zytokinprofile und veränderter Immunstatus.

Wie sind psychische Symptome bei MCS-Patienten zu erklären?

Hinweise auf schädliche Wirkungen von Chemikalien auf Funktionen des Gehirns mit der Folge von psychischen und kognitiven Störungen gibt es viele. MCS-Patienten berichten häufig von Lern- und Gedächtnisstörungen. Diese lassen sich ebenfalls mit den beschriebenen biochemischen Krankheitsmechanismen erklären, u.a. durch das Energie-Mangelsyndrom, wie es mit der Positronen-Emissions-Tomografie (PET) in bestimmten Hirnregionen sichtbar gemacht werden kann. Auch hierzu können biochemische Reaktionsketten von den Auslösungsmechanismen über ROS und die NMDA- und GABA-Rezeptoren bis zu den Wirksubstanzen wie die Zytokine, Stickoxid (NO) und Peroxynitrit festgestellt werden, mit denen schließlich die kognitiven Ausfallerscheinungen im Gehirn zu erklären sind.

Lern- und Gedächtnisfunktionen sind wesentlich mit den Funktionen des NMDA-Rezeptors und Stickstoffoxid (NO) verbunden. Beide Funktionen sind aber auch bei MCS und anderen Multisystem-Erkrankungen pathologisch verändert. Psychische Störungen als Ergebnis dieser biochemischen Wirkungsketten sind plausibel. Obwohl diese Erkenntnisse seit mehr als 10 Jahren in der Fachliteratur publiziert sind, spielen sie in den Aussagen der Vertreter der „psychosomatischen IEI-Theorie" zu MCS keine Rolle.

Fehler der Vertreter der Psycho-These beim Umgang mit Patienten und bei wissenschaftlichen Studien

Darüber hinaus werden nur selten in den Arbeiten zur psychogenen Ursache von IEI/MCS eine genaue Anamnese von Umweltfaktoren, ein Biomonitoring oder eine Abklärung der MCS-Diagnose durch spezifische labormedizinische Tests vorgenommen bzw. auch nur aus anderen Arbeiten zitiert. Auf eine gleichzeitige Erfassung der inneren und äußeren Fremdstoffbelastung (Umwelt- und

Biomonitoring) der befragten MCS-Patienten wird in der Regel verzichtet (Umweltbundesamt, 2003; Kraus et al., 1995; Schulze-Röbecke et al., 1999; Zilker, 2000; Bornschein et al., 2000; 2001).

Bisweilen wird einfach behauptet, dass es keinen wissenschaftlichen Beweis für Umweltexpositionen von MCS- bzw. IEI-Patienten gäbe (Staudenmayer, 2003). Ohne weitere umweltmedizinische Nachweise und Befunde werden psychiatrische Diagnosen wie „Persönlichkeitsstörung", „somatoforme Störung" und „idiopathische Umwelt-Unverträglichkeit" (IEI, Idiopathic Environmental Intolerance) als endgültiges Anamneseergebnis dargestellt. Somit kommen die Autoren oft nicht zu dem nahe liegenden Schluss, dass die psychischen Symptome auch als Wirkungsnachweis für Fremd- und Schadstoffe gewertet werden können, d.h. dass Fremdstoff-Expositionen die Ursache von psychischen Symptomen sein können. Offenbar wird hier Ursache mit Wirkung vertauscht.

Dass die grundsätzliche Einordnung von MCS-Patienten in psychosomatische Kategorien falsch ist, wurde auch durch eine Studie von Bauer et al. (2007) nachgewiesen: MCS-Patienten unterschieden sich in ihrer Symptomatik signifikant von einer psychosomatischen Vergleichsgruppe. Sie grenzen sich von den rein psychosomatischen Patienten unter anderem durch Intoleranzen von Alkohol, Tabak, Medikamenten, verschiedenen Nahrungsmitteln, flüchtigen organischen Stoffen und Parfumstoffen ab. Auch andere Autoren beschreiben MCS-Patientengruppen, die keine psychiatrischen Erkrankungen aufweisen. Dies bedeutet, dass die Theorie, MCS sei eine umweltbezogene Somatisierungsstörung, nicht aufrecht erhalten werden kann (Baur, 2009).

Beispielhaft stützt sich auch die so genannte RKI-Studie (Umweltbundesamt, 2003) wesentlich nur auf die Fragebogen-Auswertung zur Befindlichkeit und Symptomatik der Patienten ohne genauere Anamnese von Umweltbelastungen, offensichtlich aus Gründen, die in fehlenden Finanzierungsmöglichkeiten für notwendige und teure Laboranalysen zu suchen sind. Kritisch zu erwähnen ist auch, dass die Autoren der RKI-Studie trotz deutlicher Hinweise einen Umwelt-Zusammenhang der MCS-Krankheit in der Diskussion weitgehend als unbegründet ablehnen. So wird die Umweltambulanz Bredstedt, die eine Mehrzahl der MCS-Patienten als umweltbedingt krank einstufte, wegen ihres „besonderen Profils" als wissenschaftlich fragwürdig abgewertet, ohne genauere Kriterien für diese Beurteilung zu nennen.

Hinzu kommt, dass die Ausschlusskriterien („cut off") für Patienten, die zur Auswertung in der Phase II der RKI-Studie gelangten, so gewählt wurden, dass die „selbst bezeichneten MCS-Patienten" (sMCS) – und damit die Mehrheit der untersuchten Patienten - weitgehend für die abschließende Beurteilung der Ursachen von MCS ausgeschlossen wurden (Eis et al., 2005a). Begründung: Die sMCS-Kategorie „taugt zur Fallcharakterisierung unter klinischen Gesichtspunkten nicht wirklich". Statt dessen wurde ein neues Scoringsystem nachträglich zur Auswertung der Daten in der Phase II der Studie angewandt, bei dem neue Einordnungskategorien galten. Damit erscheint das gesamte Auswertungssystem der Phase II der RKI-Studie zumindest fraglich, wenn nicht gar undurchschaubar. Es erhebt sich ein Verdacht, dass die cut-off-Kriterien letztlich so gewählt wurden, dass ein bestimmtes „erwünschtes" Ergebnis erhalten wird: MCS soll nicht auf chemische Einflüsse zurückgeführt werden können.

Dabei gibt selbst die Auswertung der Ergebnisse zur Phase II der RKI-Studie Hinweise auf „Initialexpositionen“ bei MCS-Patienten, d.h. also auf Chemikalien als Krankheitsauslöser: 24% der Patienten der f2-MCS-Ebene hatten chemische Initialexpositionen gegenüber 6% exponierten Patienten der Nicht-MCS-Kontrollgruppe, und bei den cMCS-Patienten hatten 28% gegenüber 4% Initialexpositionen. Trotz dieser deutlichen Unterschiede wird in der Wertung der Ergebnisse jedoch das Gegenteil behauptet: Die Hypothese, dass MCS mit Initialexpositionen beginne, sei anhand der verfügbaren Daten für f2-MCS und cMCS „nicht sachgerecht zu prüfen“ (Eis et al., 2005a, S. 367). Es kann vermutet werden, dass diese Wertung und Interpretation die Ergebnisse in einem Licht erscheinen lassen soll, das der Grundlehrmeinung der an der Studie beteiligten Institute und Wissenschaftler nicht widerspricht.

Notwendig wäre letztlich eine unabhängige Wertung der Ergebnisse, die von Zugehörigkeiten zu bestimmten Lehrmeinungen, „Schulen“ und Drittmittel-Spendern unabhängig ist. Ob unter diesen Bedingungen die Schlussfolgerung zulässig ist, dass ein Nachweis von Chemikalienbelastungen als Ursache von MCS nicht möglich sei, muss in Frage gestellt werden.

Eine Verknüpfung von Expositionsdaten, Daten die Biomonitorings, d.h. Stoff- und Metaboliten-Nachweise in Körperflüssigkeiten und/oder Gewebsproben, und dem Symptomenkomplex der MCS-Krankheit fehlt in der RKI-Studie weitgehend, wäre für eine wissenschaftliche Beweisführung jedoch förderlich. Neuere Studien aus den USA und Japan versuchen diesen Mangel zu vermeiden und stellen statistisch signifikante Zusammenhänge zwischen Schadstoff- bzw. Fremdstoffexpositionen, internen Fremdstoff- und Metaboliten-Konzentrationen und MCS-Symptomen fest (z.B. Shinohara et al., 2004; Saito et al., 2005). Saito et al. verwenden beispielsweise aktive und passive Luftprobensammelgeräte, die von den Patienten am Körper getragen und beim Auftreten von Symptomen eingeschaltet werden. Somit können gleichzeitig Krankheitssymptome und die aktuelle Schadstoffbelastung erfasst werden. Die Autoren konnten eine umfangreiche Liste von luftbelastenden Chemikalien (VOC, volatile organic carbons) mit zugehörigen Expositionskonzentrationen aufstellen, bei denen MCS-Symptome akut ausgelöst wurden. Abschließend stellen sie fest, dass bei MCS-Patienten unter chemikalienfreien Umweltbedingungen die somatischen und psychischen Symptome sich deutlich vermindern, wie sie am Beispiel einiger ihrer Probanden aufzeigten. Danach waren die psychischen Symptome der untersuchten MCS-Patienten obligatorisch im Zusammenhang mit der Exposition durch Chemikalien zu erklären.

Dabei ist zu betonen, dass die Wirkung von Fremdstoffen beim Krankheitsbild MCS bei vielen Studien nicht dem Verständnis von Dosis-Wirkungsbeziehungen entspricht, wie es von der wissenschaftlichen Toxikologie gefordert wird. Dies beruht sehr wahrscheinlich darauf, dass in der Phase der Sensibilisierung, also der Auslösung der Krankheit (TILT-Phase, „toxicant induced loss of tolerance“), die auslösende Chemikalienexposition lange Zeit vor dem Auftreten von den chronischen Krankheitssymptomen liegt. Damit lässt sich die toxische Wirkung der Chemikalien nicht einem Dosis-Wirkungs-Schema zuordnen. Dennoch gibt es erste Anhaltspunkte auch für Dosis-Wirkungsbeziehungen bei der MCS-Ausprägung (Sari et al., 2004).

Neue Bezeichnungen und Einordnungen für MCS

Die Annahme, dass MCS eine auf psychischen Ursachen beruhende **„idiopathische Umwelt-Unverträglichkeit“ (IEI)** sei (Bornschein et al., 2001), wie sie insbesondere in der RKI-Studie (UBA, 2003) und von Staudenmayer et al. (2003) zusammenfassend dargestellt wird, wird auch von Maschewski (2000) grundsätzlich in Frage gestellt: Sie wäre mit einer statistisch gleichmäßigen Verteilung von MCS in der Bevölkerung unabhängig von Beruf und Exposition verbunden. Da dies aber nicht der Fall sei, sondern weil statt dessen die Häufigkeit des Krankheitsbildes mit bestimmten Berufs- und Expositionsgruppen signifikant korreliert, gilt die „IEI“ als „unwissenschaftliches, ideologisch geprägtes Konstrukt von Industrie-abhängigen Institutionen“ (Merz, 2004), die an der Verhinderung von Entschädigungsansprüchen der Betroffenen interessiert seien. Auch neuere Versuche, MCS als **„funktionales somatisches Syndrom“ (FSS)** einzuordnen (Kanaan et al., 2007; Barsky und Borus, 1999), müssen aus den gleichen Gründen abgelehnt werden. Derartige Umbenennungen und Einordnungen vermeiden in ihren Bezeichnungen den Begriff „Chemisch“ und sollen offenbar, in wessen Interesse auch immer, die Assoziation zwischen Chemie und Krankheit verhindern.

Auch Kipen und Fiedler (1999) stellen fest, dass „psychiatrische Erklärungsmodelle und Nomenklatur … in vielen Fällen ungeklärter somatischer Symptome nur unbefriedigende Lösungen liefern, obwohl zu Angstneurosen und Depressionen eine signifikante Komorbidität besteht“. Selbst viele Patienten mit unspezifischer umweltmedizinischer Symptomatik, denen eine „Somatisierungsstörung“ als psychiatrische Diagnose zugeordnet wurde, genügen nicht den gebräuchlichen Kriterien für diese Störung. Auch wenn bei einem Teil dieser Patienten eine „echte“ Somatisierungsstörung nachgewiesen werden könne, so bliebe dennoch die Frage übrig, wodurch die umweltbedingte Auslösung der Symptome zu erklären sei. Externe Auslösungsreize seien unstrittig, zumal bis zu 15 Prozent zufällig ausgewählter Personen sich als ungewöhnlich empfindlich gegenüber Chemikalien bezeichnen. Die schweren neurologischen und Verhaltens-Symptome der meisten MCS-Patienten stünden nicht in Zusammenhang mit „signifikanten neurologischen bzw. Verhaltensstörungen“ (Kipen, Fiedler, 1999).

Konflikte mit behandelnden Ärzten

Die immer mehr fachspezifisch ausgerichtete Diagnostik der Fachärzte führt zu Diagnosen aus Sicht der jeweiligen medizinischen Fachdisziplin. Dabei wäre bei umweltmedizinischen Fällen eine mehr auf den Patienten und seine jeweiligen Arbeits- und Lebensbedingungen gerichtete Sichtweise notwendig. Die abgehobene Objektivität der fachärztlichen Befunderhebung grenzt die subjektive Sicht des Patienten aus. Dadurch entsteht häufig eine Behandlung gegen den Patienten und seine Überzeugungen. Dabei wird die Tatsache missachtet, dass in der Umweltmedizin der Patient über sich und seine möglichen Schädigungen durch Umweltfaktoren besser informiert ist als der Arzt. Im Vergleich zur fachärztlichen Behandlung erscheint dies in der Umweltmedizin als das so genannte „Compliance Paradoxon“: Der umweltmedizinische Patient ist mit der rein fachärztlichen Behandlung seiner Krankheit beispielsweise durch Internisten, Neurologen oder gar Psychiater häufig nicht einverstanden, weil die Informationen, die der Patient mitteilt, missachtet oder zu wenig berücksichtigt werden (Baur, 2009).

Da traditionelle Schul- und Fachmediziner umweltbedingte Krankheiten als solche bislang wegen ihrer Komplexität nicht erklären konnten, weichen sie auf den einfacheren Fehlschluss aus, dass das, was man nicht versteht, nur rein psychisch bedingt sein müsse. Das Nichtwissen über umweltmedizinische Krankheitsbilder bringt praktische Ärzte in eine große Verlegenheit: Sie wollen Ihren Patienten helfen, können dies aber nicht, da sie die klinische Routinediagnostik im Stich lässt. Kein Arzt will aber völlig hilflos vor seinen Patienten stehen. Der einfachste Ausweg ist die psychische Erklärungstheorie für viele umweltbedingte Erkrankungen. Damit werden aber die möglichen Ursachenfaktoren aus der Umwelt ausgeklammert, deren Ausschaltung Voraussetzung und Bedingung für eine erfolgreiche Therapie sind. Dies ist von den Interessengruppen der Gesellschaft, die ursächlich mit dem Problem der Chemikalien-Überempfindlichkeit verbunden sind, durchaus so erwünscht. Es gehört zu den besonderen psychischen Belastungen vieler Ärzte, die Unsicherheit und Hilflosigkeit angesichts schwerer chronischer Erkrankungen und das Fehlen gängiger Erklärungsschemata nicht aushalten können und so zur Psychiatrisierung nicht psychiatrischer Fälle neigen. Zugespitzt formuliert handelt es sich vielfach nicht um ein psychisches Problem der betroffenen Patienten, sondern um eines der behandelnden Ärzte.

Eine Konfliktsituation zwischen Arzt und Patient entsteht häufig dann, wenn der Patient die Diagnose einer psychisch bedingten Krankheit bei Missachtung gegebener Umweltfaktoren ablehnt. Traditionelle Schul- und Fachmediziner sind mit diesem Compliance-Paradoxon, wie oben beschrieben, konfrontiert. Für den Arzt/ die Ärztin ist dieser Widerstand belastend, er/sie fasst ihn als Mangel an Kooperativität auf und bezieht das Verhalten des Patienten häufig auch auf eine angenommene persönliche Ebene. Er/sie reagiert dann gelegentlich mit abwertenden Zuweisungen, die den Konflikt vertiefen. Der eskalierende Konflikt mit Ärzten, Gutachtern und dem gesamten Gesundheitswesen, das derzeit (2010) den umweltbedingten Krankheiten ablehnend gegenübersteht, belastet den Patienten psychisch und setzt in neuem Dauerstress aus, wodurch der neuro-endokrino-immunologische Krankheitsprozess sogar verstärkt werden kann. Am Ende dieser Spirale steht häufig der unausweichliche Abbruch der therapeutischen Beziehung, ein Zustand, der den ethischen Grundsätzen ärztlicher Tätigkeit diametral widerspricht.

Schließlich sei noch darauf hingewiesen, dass eine rein psychiatrische Diagnose für MCS-Patienten fatale Folgen haben kann. Abgesehen von den sozialen Folgen einer Einweisung in psychiatrische oder psychosomatische Kliniken, die mit einer Stigmatisierung der Betroffenen als geistig Behinderte verbunden ist, kann die Therapie mit Psychopharmaka kontraindiziert sein. So hemmen die häufig verordneten Antidepressiva vom Typ der Serotonin-Wiederaufnahmehemmer (SSRI) mindestens 5 verschiedene Enzyme des Cytochrom-P450-Entgiftungssystems (Gleiter, 1998), sodass sie den natürlichen Entgiftungsmechanismus blockieren und zur Anreicherung der Schadstoffe im Körper beitragen. Beispielsweise hemmt der SSRI-Wirkstoff Paroxetin stark das Enzym CYP-2D6 (Durwen, 2009), das für den Metabolismus einer Reihe von

Arzneistoffen wie dem Betablocker Metoprolol, die Antidepressiva Imipramin und Amitriptylin und die Antiarrhythmika Lidocain und Flecainid verantwortlich ist. MCS-Patienten, die diese Arzneimittel einnehmen (müssen), können bei antidepressiver Therapie mit Paroxetin schwere Akutsymptome erleiden. Die angereicherten Schad- und Arzneistoffe können dann mit den Psychopharmaka bei den geschilderten Auslösungsmechanismen von MCS sogar synergistisch zusammenwirken. Damit ist eine auf derartige Psychopharmaka beschränkte Therapie von MCS-Patienten als medizinischer Kunstfehler zu werten.

9.3. Zum Begriff der „Kausalität" bei der wissenschaftlichen Beweisführung zur Frage der Auslösung von MCS

In vielen Publikationen, die toxische Wirkungen von Chemikalien in Frage stellen, wird die Beweisführung der toxikologischen Studien bezweifelt und das Vorliegen einer Kausalität des Zusammenhangs zwischen Exposition und den behaupteten Wirkungen abgelehnt. Dies betrifft hauptsächlich chronische und langzeitige Wirkungen von Chemikalien sowie die Frage nach den Ursachen der Auslösung von MCS.

Als Beispiel sei die Stellungnahme von Altenkirch zur Toxizität von Pyrethroiden aufgeführt (Altenkirch, 2000): Die neurotoxischen Symptome seien stets reversibel, für chronische und irreversible Schädigungen des peripheren und zentralen Nervensystems gäbe es auch nach 20 Jahren toxikologischer Forschung keinen „gültigen Beweis". Er stellt die auslösende Wirkung von neurotoxischen Stoffen bei MCS grundsätzlich in Frage mit der Begründung, dass diese Wirkung auf sehr spezifischen Mechanismen an Rezeptoren im peripheren und zentralen Nervensystem beruhe. Diese Mechanismen stünden in vollständigem Gegensatz zum Modell der unspezifischen Schädigung von Multiorgansystemen bei MCS. Er folgert daraus, dass MCS allen Regeln der klassischen Neurotoxikologie widerspräche (Altenkirch, 2000). Was Altenkirch noch nicht wissen konnte ist die Tatsache, dass MCS sehr wahrscheinlich durch genau diesen Mechanismus nach dem Modell von Pall (2007) ausgelöst wird, nämlich durch die Bindung verschiedener neurotoxischer Pestizide und flüchtiger organischer Stoffe an verschiedene Rezeptoren im Nervensytem und Gehirn, wie in den Kapiteln 6.1.3, 6.1.4, 6.1.6 ausführlich dargelegt wurde.

Die Formulierung „keinen gültigen Beweis" findet man häufig in Publikationen, die bemüht sind, keinen Verdacht auf toxische Wirkungen von Chemikalien aufkommen zulassen, in wessen Auftrag auch immer. Vielmehr deuten derartige Formulierungen darauf hin, dass es starke Hinweise für toxische Wirkungen gibt. Denn: Wer in wessen Interesse festlegt, was „gültige Beweise" sind, bleibt unklar. Die Aussagen sollen Unwirksamkeit einer Substanz suggerieren, machen sie aber gerade deshalb verdächtig.

In der klassischen Toxikologie gilt der Nachweis einer Dosis-Wirkung eines chemischen Stoffes als Beweis dafür, dass dieser Stoff ursächlich an der Ausprägung bestimmter Krankheitssymptome beteiligt ist. Je höher die Dosis bzw. die Konzentration des Stoffes in einer Körperflüssigkeit ist, desto stärker wird der schädigende Effekt ausgeprägt. Bei komplexen Multisystem-Erkrankungen, denen auch MCS zuzuordnen ist, muss dieses Dosis-Wirkungs-Dogma der Toxikologie in Frage gestellt werden. Selbst für das komplexe Funktionssystem des Gehirns wird die Dosis-Wirkungs-Kausalität nicht mehr allgemein akzeptiert (Cory-Slechta, 2007). So erweisen sich viele schädigende Wirkungen von Blei, wie z.B. Störungen der motorischen Funktionen, der Intelligenzleistungen oder der Lernfähigkeit und des Gedächtnisses, nicht linear korreliert mit den Blei-Konzentrationen im Blut. Um so weniger ergibt sich ein eindeutiger linearer Zusammenhang zwischen schädigenden Wirkungen von Stoffen mit ihrer Dosis, wenn Kombinationswirkungen mehrerer schädigender Faktoren, wie z.B. Stress und Schadstoffexpositionen, vorliegen.

Anstelle von Dosiswirkungen sollte bei Kausalitätsbetrachtungen zur Beurteilung von MCS-Fällen vielmehr die Tatsache einer qualitativ nachgewiesenen Chemikalienexposition gewertet werden, die bereits in niedrigsten Konzentrationen einen wissenschaftlich fundierten biochemischen Pathomechanismus mit eingebauten Verstärkungskreisläufen auslösen. Dieser durch weit über 1000 verschiedene wissenschaftliche Publikationen gestützte Mechanismus gilt in wesentlichen Teilen für alle chronisch entzündlichen Systemerkrankungen und kommt nach Pall (2007) einem neuen Paradigma der Pathophysiologie für Systemerkrankungen gleich. Dieser Umstand sollte zukünftig in rechtswirksamen Gutachten zur Beurteilung entsprechender Krankheitsfälle wie MCS oder CFS berücksichtigt werden.

Nicht zuletzt sollten auch die Lebensbedingungen, die als Folge eines niedrigen sozioökonomischen Status auftreten, wie z.B. schlechte Ernährung, ungesunde Lebensführung, Bewegungsmangel und erhöhte Stressbelastung, als Einflussfaktoren bei der Ausprägung von MCS mit berücksichtigt werden. So hat beispielsweise eine erhöhte Bleibelastung in Kombination mit einer erhöhten Stressbelastung in unteren Gesellschaftsschichten einen stärkeren gesundheitsschädigenden Effekt als in mittleren und höheren Gesellschaftsschichten, bei denen auch die sonstigen Lebensbedingungen günstiger gestaltet sind (Cory-Slechta, 2007). Die Gesamtheit der Risikofaktoren für MCS lässt sich nicht mehr mit dem eindimensionalen Modell der herkömmlichen Dosis-Wirkungs-Kausalität oder der direkten Kausalverknüpfung eines bestimmten Stoffes mit einer bestimmten toxischen Wirkung erfassen und begründen, wie dies in der klassischen Toxikologie und Arbeitsmedizin bis heute üblich ist.

Vielmehr muss der Kausalitätsbegriff auf Sachverhalte der biologischen Wissenschaften allgemein angepasst werden, was bis heute nur ungenügend erfolgt ist. Denn die gewöhnliche eindimensionale Auffassung von Kausalität ist die, dass auf eine Ursache eine Wirkung folgt: Auf A folgt B, und auf B folgt C, und so weiter. Dieses Kausalitätsverständnis wird auch heute noch bei gerichtlichen Auseinandersetzungen zu Gunde gelegt. Doch diese Auffassung wird komplexen Phänomenen in der Biologie und natürlich auch in der Medizin, was die Krankheitsmechanismen betrifft, nicht gerecht. Lebewesen sind komplexe Gebilde, hierarchisch organisiert, und ihre einzelnen Teile sind wechselseitig miteinander verknüpft. Das gesamte (Regel-)System eines Organismus bestimmt die Möglichkeiten der Veränderung seiner Teile. Das heißt, Kausalität wirkt nicht einfach „von unten nach oben“, sondern auch umgekehrt, nämlich durch regulatorische Rückkopplungsprozesse (Wuketits, 2008). Es liegt also keine lineare Kausalität vor, sondern eine Netzwerk-Kausalität, bei der Ursachen von Wirkungen über Rückwirkungen verändert werden. Als Beispiel sei auf den Verstärkungskreislauf bei chronisch entzündlichen Krankheiten nach Pall (2007) verwiesen, bei dem die Produkte der Reaktionswege, nämlich Sticktoffmonoxid (NO) und Peroxynitrit (ONOO-) die Wirkung der Ausgangsfunktionen, hier der NMDA-Rezeptor, verstärken. Hinzu kommt, dass im herkömmlichen Verständnis von Kausalität vorwiegend die nächstliegenden oder unmittelbaren (proximaten) Ursachen von Wirkungen berücksichtigt werden, während tiefer liegende und zeitlich entfernt stattgefundene Ursachen mit einer späteren Wirkung nicht mehr verknüpft werden (Wuketits, 2008, s.o.). Die trifft ganz besonders für chronische Krankheiten zu, die sich meist langsam und lange Zeit nach Eintritt des auslösenden Ereignisses entwickeln.

Der Alltagsverstand, wie er auch vor Gerichten zum Tragen kommt, betrachtet die Kausalität lediglich in ihrer Kettenform und missachtet die oben geschilderte Komplexität von Systemen, die auch zeitlich nicht direkt verknüpft ist. Dies ist ein altes stammesgeschichtliches Erbe, weil die prähistorischen Ahnen des Menschen in einer relativ einfachen Welt lebten, in der es zum Überleben nicht nötig war, in komplexen Systemen zu denken. So gesehen lebt die prähistorische Denkweise auch in den heutigen Gerichtsverfahren fort, bei denen häufig ein kausaler Zusammenhang zwischen der Einwirkung von Chemikalien und komplexen Krankheitsbildern wie MCS und CFS abgelehnt wird. Diese Denkweise ist sicher zum Überleben von Richtern, Herstellern und Anwendern von Chemikalien nützlich, sie schadet jedoch den Betroffenen, wenn eine komplexe Kausalität geleugnet wird.

Dass die Krankheitsursachen bei MCS besonders in Deutschland auch derzeit (2010) immer noch als „umstritten" und das Krankheitsbild MCS als „kontrovers" gelten, hat – neben der Unkenntnis maßgebender Fachkreise - etwas mit der finanziellen Interessenlage einflussreicher Wissenschaftler und Gesundheitspolitiker und deren Organisationen zu tun. Damit hängt auch zusammen, dass notwendige epidemiologische und biochemische Forschungen zu Ursachen und Mechanismus von MCS nicht gefördert werden. Andererseits wird gerade das angebliche Fehlen wissenschaftlicher Erkenntnisse und Daten zum Kausalitätsbeweis von MCS als Argument dafür verwendet, den Zusammenhang zwischen Chemikalienexposition und chronischen Krankheiten wie MCS und CFS als unbewiesen abzulehnen.

Mit diesem „Argument" wird dann die Diagnose „MCS" bei Klagen gegen Krankenkassen und Berufsgenossenschaften auf Berufsunfähigkeit oder auf Kostenerstattung abgelehnt – für Betroffene ein Teufelskreis von politisch-gesellschaftlichen Rahmenbedingungen, der sich fatal für deren Schicksal auswirkt.

Sicher sind weitere Forschungsarbeiten nützlich, um z.B. weitere Tiermodelle zum Krankheitsmechanismus von MCS zu demonstrieren, die dem menschlichen Krankheitsbild noch näher kommen als die bisher etablierten Tiermodelle, und mit denen beispielsweise die Funktion des NMDA-Rezeptors, des Stickstoffoxids (NO) und der Vanilloid-Rezeptoren (bzw. TRP-Rezeptoren) bei der Auslösung der unspezifischen Chemikalien-Überempfindlichkeit und der Ausprägung der Krankheitssymptome noch genauer dargestellt werden können. So ist beispielsweise der „Schalter", mit dem der fatale Verstärkungskreislauf beim NO-Peroxynitrit-Zyklus ausgelöst wird, noch nicht genau identifiziert, wenn es auch starke Hinweise dafür gibt, dass eine zunehmende Ansammlung reaktiver Sauerstoffverbindungen (ROS) zu vermehrter Bildung von Peroxynitrit führt, das schließlich im Zusammenhang mit der Aktivierung des Induktionsfaktors NF-kB eine Funktion dieses postulierten Schalters übernehmen könnte.

Andererseits liefert der von Pall (2007) zusammenfassend dargestellte Mechanismus des Verstärkungskreislaufs ein schlüssiges Konzept, um die Krankheiten als kausal begründbar darstellen zu können. Danach sind chronisch entzündliche Multisystem-Erkrankungen auf positive Rückkopplungen beim NO-Peroxynitrit-Zyklus sowie bei weiteren Mechanismen des Immunsystems und des Fremdstoffmetabolismus zurückzuführen. Die Mechanismen sind durch über 1000 wissenschaftliche Publikationen belegt.

Es gilt die Regel: Ein Ursache-Wirkungsverhältnis ist dann als kausal begründet anzusehen, wenn es einen wissenschaftlich belegten biologischen Mechanismus gibt, durch den eine Exposition gegenüber einem Umweltfaktor (z.B. Chemikalien) das Risiko der Auslösung einer Krankheit erhöht (Hennekens, Buring, 1989). Die Fülle an Fakten und Befunden zu MCS und den übrigen Multisystem-Erkrankungen lassen keinen Zweifel mehr an der Gültigkeit der kausalen Ursache-Wirkungsbeziehung bei der Auslösung dieser Krankheiten mehr zu. Wer diesen Zusammenhang weiterhin leugnet, tut dies wider besseres Wissen oder aus Unkenntnis der Sachlage.

Diese Erkenntnisse sollten es denjenigen „Experten" und Wissenschaftlern in Zukunft erschweren, die Theorie von der psychosomatischen Ätiologie der Chemikalien-Überempfindlichkeit weiterhin zu vertreten und die Anhänger der These von den Umweltfaktoren als Krankheitsursachen als unqualifiziert und „komplementär" zu diffamieren.

9.4. Schlussfolgerungen für die medizinische Praxis und Therapie

9.4.1 Zur Rolle der Psychotherapie

Die im Gesundheitswesen immer noch weit verbreitete Unkenntnis über Ätiologie und Mechanismus von MCS sowie die Nicht-Anerkennung des Krankheitsbildes durch Krankenkassen, Berufsgenossenschaften und das Gutachterwesen haben Auswirkungen auf die tägliche Praxis der Hausärzte, die in ihren Fachzeitschriften und Fortbildungen nur unzureichend und – nach den hier dargestellten Erkenntnissen – auch falsch über MCS informiert werden (s. z.B. Röttgers, 2000; Wolf, Barth, 2002). Viele Hausärzte verweisen bei unklaren Allgemeinsymptomen mit fehlendem Organbezug auf Neurologen, Psychiater und Psychotherapeuten, um ein psychosomatisches Syndrom nach ICD 10 zu therapieren. Die routinemäßig angewandten internistischen und labordiagnostischen Tests ergeben bei Patienten zumindest im Anfangs- und mittleren Stadium keinen Befund. Die Mediziner kommen dann zum Urteil, es liege nichts vor, der Patient sei klinisch gesund. Sie unterlassen dann häufig eine genauere Anamnese der täglichen Lebens- und Umweltbedingungen, um mögliche Schadstoffquellen im häuslichen Umfeld oder am Arbeitsplatz aufzudecken.

Wenn der Patient dennoch auf Chemikalienbelastungen hinweist, überweist sein Hausarzt ihn häufig an die von den Ärztekammern empfohlenen Umweltmedizinischen Ambulanzen, die sehr unterschiedlich weiter verfahren (siehe RKI-Studie, Umweltbundesamt, 2005). Einige dieser Ambulanzen, wie z.B. Gießen, übergeben die Patienten zu einem hohen Prozentsatz, in Gießen zu etwa 70 bis 90 Prozent, regelmäßig in eine alleinige psychiatrische oder psychotherapeutische Behandlung, die meist eine Therapie mit Psychopharmaka beinhaltet.

Einige der Wirksubstanzen der Psychopharmaka, wie z.B. viele Neuroleptika, interagieren mit den Bereichen des Nervensystems, die bei MCS und CFS vorrangig betroffen sind, wie z.B. mit den dopaminergen Neuronen des limbischen Systems. Die sedierende sowie Vigilanz-vermindernde Wirkung der Neuroleptika (Nieber, 2005) verstärkt außerdem die chronischen Erschöpfungssymptome von MCS-Patienten. Viele Patienten berichten dann von einer weiteren Verschlechterung des Krankheitsbildes (siehe Schiele, Eder-Stein, 2002, S.158f.). Antidepressiva vom Typ der Serotonin-Wiederaufnahmehemmer (SSRI) hemmen außerdem mindestens 5 verschiedene Enzyme des Cytochrom-P450-Entgiftungssystems (Gleiter, 1998), sodass der Fremdstoffmetabolismus und damit die natürliche Entgiftung von Schadstoffen möglicherweise erheblich gehemmt wird. Damit ist eine Therapie mit Antidepressiva vom Typ der SSRI bei Krankheiten wie MCS, die durch Fremdchemikalien ausgelöst werden, kontraindiziert.

Zusätzlich haben viele MCS-Patienten, die mit Psychopharmaka behandelt werden, genetische Polymorphismen bei den Genen für den Fremdstoff-Metabolismus, die zu einem verminderten Abbau der Psychopharmaka führen (Schnakenberg et al., 2008). Dadurch werden die Nebenwirkungen dieser Medikamente verstärkt, sodass das Krankheitsbild MCS und dessen Symptome ebenfalls verstärkt werden.

Eine alleinige psychiatrische Therapie von MCS-Patienten beruht somit auf einer Falschdiagnose, da die möglichen Krankheitsursachen in der Umwelt nicht erkannt und daher auch nicht beseitigt werden können. Letztlich ist das Erkennen und Beseitigen von krankheitsauslösenden Umweltfaktoren aber die Grundlage und Voraussetzung jeder umweltmedizinischen Therapie (Böse-O´Reilly, Kammerer, 1997). Die negativen Folgen einer reinen psychiatrischen Therapie von MCS können nicht abgeschätzt werden.

Man sollte allerdings das Verhalten der niedergelassenen Fach- und Hausärzte nicht verallgemeinern. Offenbar fällt den Medizinern die zunehmende Zahl von Patienten mit dem Krankeitsbild MCS immer mehr auf. "Tatsache ist doch, dass immer mehr Menschen mit diesem Krankheitsbild in unsere Praxen kommen", so die Neurologin Dr. Aschermann in einem Leserbeitrag zur MCS-Diskussion im Deutschen Ärzteblatt. Sie betont, dass „die Gefahr besteht, dass die Patienten in die psychiatrisch-psychotherapeutische Ecke abgeschoben werden zur Ruhigstellung und Beruhigung des ärztlichen Gewissens". Es komme darauf an, „dass diese Menschen, die oft „schwierig" sind und den „Fehler" haben, unserer chemiebelasteten Umwelt nicht mehr gewachsen zu sein, anders wahrgenommen werden“ (Aschermann, 2003). Eine Psychotherapie für MCS-Patienten empfiehlt sich somit durchaus als ergänzende Methode zur Stärkung und Verbesserung des Allgemeinbefindens sowie zur Schaffung einer verbesserten Stresstoleranz, aber nicht als alleinige Therapie zur Behandlung der Ursache der Krankheit.

Am Fachkrankenhaus Nordfriesland wird zusätzlich ein Schulungsprogramm zur Verbesserung des Copings, also des Umgangs mit der Krankheit, mit folgenden Inhalten praktiziert (Schwarz, Bauer, 2006 und 2007):

- Erarbeitung und Festigung von Verhaltensstrategien im sozialen und beruflichen Umfeld,
- Konfliktmanagement,
- Änderung des Lebensstils, hier insbesondere die Gestaltung der Ernährung und der körperlichen Aktivität,
- das Erkennen von Belastungs- und Gefährdungssituationen,
- Expositionsvermeidung,
- die Aufarbeitung von Zielkonflikten.

Mit „Zielkonflikten“ ist eine bei Patienten angeblich häufig festgestellte „nicht stimmige Einschätzung des Krankheitsmodells“ gemeint. Diese sei dann der Fall, wenn der Patient nicht bereit ist, bisherige Diagnosen, Behandlungs- und Coping-Erfahrungen kritisch zu hinterfragen, und gegebenenfalls ein entsprechend abgewandeltes neues Krankheitsmodell zu akzeptieren. Ein „stimmiges Krankheitsmodell“ gilt als Voraussetzung für Bewältigungsstrategien, die das Verhalten des Patienten im privaten und beruflichen Umfeld sowie bezüglich Ernährung, Konsum von Genussmitteln (Tabak, Alkohol, Koffein) betreffen. Letztlich müsse der gesamte Lebensstil des Patienten an das Krankheitsmodell angepasst werden, von dem der Patient selbst überzeugt ist.

Es besteht allerdings der Verdacht, dass dieses Programm auch zur „Umerziehung“ von umweltmedizinischen Patienten genutzt werden kann, um sie von einer angeblich falschen Einstellung bezüglich der umweltbedingten Ursachen ihrer Krankheit abzubringen. Wenn dies ohne ausführliche Anamnese und Diagnostik nach dem neuesten Stand der Umweltmedizin geschieht, dann muss dieser Ansatz - angesichts der geschilderten Mechanismen und der epidemiologischen Evidenz der Auslösung von MCS durch Chemikalien - als falsch und kontraproduktiv abgelehnt werden. Diese Behandlung wäre dann nicht als unterstützende Psychotherapie zu werten, sondern könnte von Ärzten, die eine rein psychische Genese von MCS vertreten, als eine therapeutisch getarnte Art von „Gehirnwäsche“ genutzt werden.

Therapieverfahren zur Stärkung der allgemeinen Verfassung der Patienten, wie Entspannungstherapie, Ergo- und Bewegungstherapie, Verhaltens-, Sozio- und Ernährungstherapie werden ergänzend empfohlen (Schwarz, Bauer, 2007). Nach neueren Erkenntnissen zu den biochemischen Krankheitsmechanismen bei umweltbedingten Multisystem-Erkrankungen sind psychische und somatisch-physiologische Krankheiten und deren Mechanismen nicht mehr eindeutig voneinander zu trennen. Der bislang herrschende Dualismus zwischen psychischen Krankheiten einerseits und somatischen Krankheiten andererseits muss demnach als überholt gelten. Daraus folgt, dass psychische oder psychiatrische Symptome nicht mehr getrennt von somatischen

Krankheitsmechanismen gesehen werden sollten. Die Auswirkungen auf die medizinische Praxis sind offensichtlich: Konsultationen und Abstimmung zwischen psychiatrischer und klinisch-internistischer Diagnostik und Therapie sind dringend zu fordern. Die Psychotherapie hat die organisch-biochemischen Krankheitsmechanismen zu berücksichtigen, ebenso wie eine umweltmedizinische Therapie die psychische Verfassung des Patienten berücksichtigen muss.

9.4.2. Expositionskarenz

Die Expositionskarenz ist Voraussetzung für jede weitere Therapie. Dieser Grundsatz sollte nach Kenntnisnahme des aktuellen Forschungsstandes zu MCS und den anderen Multisystem-Erkrankungen selbstverständlich sein. In der Praxis sieht es derzeit leider noch anders aus. Viele Patienten werden umweltmedizinisch behandelt, ohne dass in ihrer Arbeits- und Wohnumwelt nach Schadstoffquellen und krankmachenden Faktoren gesucht wird. Dies geschieht oft auch aus Gründen, die in der sozialen und ökonomischen Situation der Betroffenen zu suchen sind: Sie können sich weder eine chemisch-analytische Untersuchung von Schadstoffquellen in ihrem Wohn- und Arbeitsbereich, noch einen anschließenden Umzug oder eine Totalrenovierung der Wohnung mit schadstoffarmen Baustoffen leisten. Die Versicherungswirtschaft einschließlich der Krankenkassen sollten daher Planungen anstellen, um eine erschwingliche (Zusatz-)Versicherung für den Fall von Totalsanierungen von Wohnungen auf Grund des Eintritts einer Chemikalien-Überempfindlichkeit anbieten zu können.

Auch für die Praxis des Alltags in den Krankhäusern müssen einige Schlussfolgerungen gezogen werden. MCS-Patienten, aber auch Patienten mit den typischen Chemikalienallergien und -Überempfindlichkeiten, die nicht MCS zugeordnet werden können, reagieren in den Kliniken auf die verwendeten Desinfektions- und Reinigungsmittel mit akuten und chronischen Krankheitssymptomen, und dies oftmals so stark, dass der Klinikaufenthalt trotz medizinischer Notwendigkeit abgebrochen werden muss (zusammengefasst in Schiele, Eder-Stein, 2002, S. 162-168). In schlecht belüfteten Klinikräumen mit erhöhter CO_2-Konzentration entwickeln MCS-Patienten außerdem offenbar verstärkt Symptome des Chronischen Erschöpfungssyndroms (CFS) (Llamosas et al., 2006). Selbsthilfegruppen fordern daher die Einrichtung von speziellen Krankenzimmern und Behandlungsräumen, deren Einrichtung auf die Bedürfnisse der Patienten angepasst ist. Dort sollte auf die Verwendung von chemischen Desinfektions- und Reinigungsmitteln verzichtet und eine dennoch notwendige Desinfektion mit physikalischen Verfahren (Bestrahlung, Heißdampf) durchgeführt werden. Die behandelnden Ärzte sollten bei der Medikamenten- und Analgetika-Therapie auf die Chemikalien-Überempfindlichkeit Rücksicht nehmen und sich auf Unverträglichkeitsreaktionen einstellen.

Besonders bei chirurgischen Eingriffen muss der Anästhesist vorher prüfen, ob die vorgesehenen **Narkosemittel** vertragen werden. Es gibt in Selbsthilfegruppen mehrere Berichte von Betroffenen, dass die Verabreichung der Narkosemittel entweder zur Auslösung einer späteren MCS geführt hat, oder bei bereits ausgeprägter MCS die Krankheitssymptome wesentlich verstärkt und den Allgemeinzustand meist in unerträglicher Weise verschlimmert hat.

Die umweltmedizinische Klinik in Bredstedt und die Spezialklinik für Allergien, Haut- und Umweltkrankheiten in Neukirchen (Bayer. Wald) versuchen die Bedingungen für Patienten mit Chemikalien-Überempfindlichkeit in Ansätzen zu verbessern, nach Patientenberichten jedoch mit noch nicht vollständig akzeptiertem Erfolg.

Nicht zuletzt muss das Krankheitsbild MCS in die Aus- und Fortbildung der Ärzte Eingang finden. Umweltmedizin sollte daher im Gegenstandskatalog für das Medizinstudium eine größere Rolle spielen und prüfungsrelevant werden bzw. bleiben.

9.4.3. Zur Therapie von MCS und anderen chronischen Multisystem-Erkrankungen

9.4.3.1. Antioxidative Therapie

Für die Therapie von MCS-Patienten ergeben sich aus den beschriebenen biochemischen Krankheitsmechanismen einige Anhaltspunkte: Die zentrale Rolle der reaktiven Sauerstoffverbindungen (ROS) beim Krankheitsgeschehen legt eine Therapie nahe, bei der antioxidative und reduzierende Wirkstoffe verabreicht werden, die im Zellstoffwechsel das Redox-Gleichgewicht wieder mehr in Richtung reduzierender Stoffe verschieben und letztlich zu einer verstärkten Bildung von reduziertem Glutathion führen. Glutathion gilt als universelles körpereigenes Antioxidans, das im gesunden Zustand ein Gleichgewicht zwischen der Bildung von reaktiven Sauerstoffverbindungen (ROS) und deren Abbau gewährleistet.

Im Zustand chronischer Entzündungen sowie nach massiver Fremdstoff-Exposition ist dieses Gleichgewicht in Richtung der reaktiven Sauerstoffverbindungen verschoben, es herrscht Oxidativer Stress. Da ein enger Zusammenhang mit Entzündungen gegeben ist, spricht an auch von **Entzündungssyndrom**, bei dem ein Mangel an reduzierendem Cystein und Glutathion, den natürlichen Antioxidantien der Zelle, gegeben ist, was mit einer Verschiebung des zellulären Redoxpotentials hin zu positiven Werten bis zu +0,22 V verbunden ist (Huber, 2007; Messerschmitt, 1998). Damit bestätigt sich die schon lange in der „Komplementärmedizin“ ausgeübte Praxis, den Umweltpatienten pflanzliche Antioxidanzien und „Radikalfänger“ meist in Form von Nahrungsergänzungsmitteln zu verabreichen, darunter die Vitamine, E und C, reduziertes Cystein oder auch Acetylcystein (ein Baustein des Glutathions), Isoflavone, Flavonoide, Liponsäure, ß-Carotin (Provitamin A), Lycopin, der Hauptfarbstoff der Tomaten, sowie Phenol- und Polyphenol-Verbindungen, Phenylpropane, wie z.B. Hydroxyzimtsäure (Zusammenfassung in Hornberg et al., 2003).

Grundsätzliche Bemerkungen zur Therapie mit Antioxidantien

Bei der Therapie mit Antioxidantien ist zu bedenken, dass sie nach ihrer Reaktion mit Sauerstoffradikal-Verbindungen selbst zu Radikalen werden können, die eine Radikalkettenreaktion sogar fördern können. Daher schlägt Pall (2007) vor, stets eine Kombination aus verschiedenen Antioxidantien zu verwenden, die sich gegenseitig in ihrer Wirkung gegen die Reaktiven Sauerstoffverbindungen verstärken (Synergismus). Dieses Wirkungsprinzip wurde in Studien zur Therapie verschiedener degenerativer Erkrankungen bestätigt (Taylor et al., 2002; Packer, 1998).

Eine im Rahmen des „Aktionsprogramms Umwelt und Gesundheit (APUG)" des Bundesministeriums für Gesundheit durchgeführte Studie mit 24 MCS-Patientinnen kommt zu Ergebnissen, die eine positive Wirkung von antioxidativen Vitaminen und Spurenelementen bestätigen, wenn diese in Kombination mit Wärme, Bewegungsübungen, Lymphdrainage und Entspannungstechniken verabreicht werden. Der Gesundheitszustand der Therapiegruppe hatte sich im Hinblick auf Lebensqualität und allgemeiner Befindlichkeit im Vergleich zur Kontrollgruppe deutlich verbessert (APUG, 2005). Professor L.A. Plumlee, Bethesda, Maryland, befürwortet im Wesentlichen das gleiche Therapie-Programm für MCS-Patienten und empfiehlt zusätzlich eine Förderung der Schadstoff-Ausscheidung durch verstärkte Transpiration, beispielsweise eine Trinkkur in Kombination mit Sauna-Besuchen (Plumlee, 2006).

Auch Standardwerke der molekularen Neurobiologie und Neurologie propagieren inzwischen die kausale Therapie chronisch-entzündlicher Krankheiten mit natürlichen oder auch pharmazeutischen Antioxidantien, wie dies unter dem Stichwort „Neuroprotection" im Handbook of Neurochemistry (Lajtha et al., 2007) geschieht. Dort gelten die heilenden Wirkungen antioxidativ wirkender Vitamine und Wirkstoffe sowohl in Zellkulturen, in Tiermodellen der neurodegenerativen Krankheiten und am menschlichen Patienten als evident (Huber, A., 2007, S. 85). Auch bei anderen chronischen Krankheiten wie Diabetes, deren Mechanismus wesentlich auf oxidativem Stress beruht, wird eine erfolgreiche Therapie durch antioxidative Vitamine und Nahrungsergänzungsstoffe in vielen Studien berichtet (zitiert in Rahimi et al., 2005). Nebenbei bestätigt diese Tatsache die ähnlichen Krankheitsmechanismen bei diesen chronisch-entzündlichen Krankheiten.

Ferner kann eine angepasste Ernährung mit einem hohen Anteil an Antioxidantien das Redox-Gleichgewicht zugunsten der reduzierenden Bedingungen verschieben. So wirkt sich Brokkoli-Konsum positiv auf Patienten mit Entzündungskrankheiten wie Asthma aus. Bereits nach einer täglichen Aufnahme von 100 bis 200 Gramm Brokkoli war bei 65 Probanden einer Studie von Marc Riedl von der University of California in Los Angeles eine 2-bis 3-fach erhöhte Menge von antioxidativ wirkenden Enzymen in den Nasenwegen nachzuweisen. An dieser Wirkung beteiligt ist das Senföl Sulforaphan, das in vielen Kreuzblütler-Gemüsesorten vorkommt. Die Wirkung äußerte sich in einer Aktivierung der Phase-II-Enzyme des Entgiftungssystems, darunter die Glutathion-Transferasen GSTM1 und GSTP1 in den Zellen der Schleimhäute der oberen Luftwege (Riedl et al., 2009). Damit war gezeigt, dass antioxidativ wirkende und schwefelhaltige Nahrungsbestandteile einen positiven Effekt auf die Entgiftung von Fremdstoffen ausüben können.

Zu fordern ist allerdings, dass eine antioxidative Therapie nicht „ins Blaue“ erfolgt, sondern durch sorgfältiges laboranalytische Untersuchung des Redoxstatus kontrolliert werden sollte, um z.B. schädliche Vitamin-Überdosierungen zu vermeiden (Grimm, Zittlau, 2003). Bei der Therapie von chronisch entzündlichen Multisystem-Erkrankungen ist nicht die Wirkung als Vitamine, sondern die antioxidative Wirkung der Vitamine A, E und C entscheidend für den therapeutischen Effekt.

Es gibt viele Studien, die verschiedene Dosen und Kombinationen von Antioxidantien auf die Wirkung gegenüber Zellen, Versuchstieren und Menschen untersucht haben und die angeblich „keinen Durchbruch bei der Verhinderung von oxidativem Stress und der dadurch verursachten Schäden und Krankheiten erzielt“ haben. Untersucht wurde z.B. die Zugabe von N-Acetylcystein, Harnsäure, Ascorbinsäure und Buthionin-sulfoxim zu Kulturen verschiedener menschlicher Zellarten, darunter verschiedene Krebszellinien. Manche Behandlungen z.B. mit α-Tocopherol sollen sich als eher schädlich erwiesen haben. Als Erklärung für die mangelnde Wirkung zugeführter Antioxidantien wird angenommen, dass die Zelle eine Zunahme der Konzentration eines Antioxidans mit der Abnahme anderer Antioxidantien oder der Zunahme von ROS kompensiert. Die Kapazität der Zelle zur Neutralisation von ROS würde insgesamt über einen weiten Konzentrationsbereich nahezu konstant bleiben. Selbst bei hohen Ascorbinsäure-Konzentrationen im Zellinneren blieben die Antioxidationskapazitäten der Zellen im Wesentlichen unverändert, d.h. es gab keine signifikanten Veränderungen z.B. beim Verhältnis von reduziertem zu oxidiertem Glutathion (GSH/GSSG-Verhältnis). Bei den Leberkrebszellen bewirkte eine Zugabe von Ascorbinsäure-2-Phosphat dosisabhängig sogar eine Abnahme der Antioxidationskapazität. Bei Hautzellen ergab eine Erhöhung der Glutathion-Konzentration keine Erhöhung der Gesamt-Antioxidationskapazität (Koren et al., 2008). Kritisch ist hierzu anmerken, dass die zitierten Untersuchungen an isolierten Zellen durchgeführt wurden. Im gesamten Organismus spielen aber neurologische und hormonelle Einflüsse auf die Antioxidationskapazität eine Rolle, die hier nicht berücksichtigt sind. Dagegen gibt es Studien wie die oben genannten (APUG, 2005), die zumindest im langzeitigen Krankheitsverlauf deutliche Verbesserungen des Gesundheitszustandes nach Antioxidantien-Therapie belegen.

Zur Bedeutung einzelner Antioxidantien

Glutathion ist der wichtigste natürliche Abwehrstoff gegen Reaktive Sauerstoff-verbindungen (ROS), der als Antioxidans die ROS reduziert und damit deren toxische Wirkungen neutralisiert. Dabei wird Glutathion zu oxidertem Glutathion (Symbolformel GSSH) umgewandelt, das wiederum Ausgangsstoff für die Herstellung reduzierten Glutathions (GSH) darstellt. Die Regeneration von GSH erfolgt durch andere reduzierende Verbindungen, die als Produkt des Atmungsstoffwechsels bereitgestellt werden, wie z.B. NADH (reduziertes Nikotinamid-Adenin-Dinukleotid), das von den Mitochondrien abgegeben wird. Glutathion dient ferner zur Entgiftung von Schadstoffen, indem es durch das

Enzym Glutathion-S-Transferase (abgekürzt: GST) mit reaktiven oxidierten Metaboliten wasserunlöslicher organischer Schadstoffe verbunden wird. Die Metaboliten werden dadurch wasserlöslich und damit über den Harn in der Niere entgiftet. Glutathion ist somit wesentlicher Bestandteil der Phase II des Entgiftungssystems.

Im gesunden Organismus herrscht ein Gleichgewichtszustand zwischen reaktiven oxidierten Verbindungen und reduzierenden Verbindungen wie Glutathion oder NADH (reduziertes Nikotinamid-adenin-dinukleotid). Fremdstoffe verschieben dieses Gleichgewicht als Folge ihres Metabolismus in Richtung Reaktiver Sauerstoffverbindungen (ROS). Es kommt zu einem Verlust an Antioxidantien, darunter auch reduziertem Glutathion. Daher erscheint es sinnvoll, diesen Verlust durch Einnahme von Glutathion auszugleichen. Da Glutathion im Darm allerdings in seine drei Aminosäuren als Bausteine aufgespalten wird, empfiehlt sich eher eine Gabe dieser Vorstufen, um die Produktion von Glutathion in den Zellen zu fördern. Cystein ist ein Baustein oder eine Vorstufe des Glutathions, es wird bisweilen als Medikament bei MCS, CFS und anderen Systemerkrankungen verabreicht. Nachteil: Cystein kann den NMDA-Rezeptor aktivieren und dadurch den oxidativen Stress verstärken. Daher wird die Gabe von **N-Acetyl-Cystein (NAC)** empfohlen, das diese Wirkung nicht hat, weil Cystein nach Abspaltung des Acetylrestes offenbar sofort in Glutathion eingebaut wird.

NAC dient in der klinischen Toxikologie auch als Gegenmittel (Antidot) zur Behandlung von Paracetamol-Vergiftungen, das die dadurch verursachten Leberschäden teilweise wieder heilen kann. Dosierungsempfehlung: 150 mg pro kg Körpergewicht als Infusion über 20 Std. verteilt (nach Monografie BfArM; Huber, 2008).

Einige Ärzte in den USA verabreichen reduziertes Glutathion in Form von inhalierten Aerosolen, um den Abbau im Magen-Darm-Trakt zu vermeiden und hohe Wirkungskonzentration am Ort der Auslösung der Symptome, also in den oberen Luftwegen, zu erreichen, offenbar mit einigem Erfolg (Ziem, 2007).

Die therapeutische Wirkung von Glutathion ist auch bei neurodegenerativen Prozessen belegt. So hemmt reduziertes Glutathion in einem Parkinson-Zellkulturmodell mit speziellen Dopamin-Nervenzellen die durch Dopamin ausgelöste Apoptose (zit. in Huber, A., et al., 2007).

Vitamin E: Ein wichtiger antioxidativer Wirkstoff ist das Vitamin E (Tocopherol), das (in Kombination mit den Vitaminen A und C) u.a. die Oxidation von LDL-Cholesterin hemmt und damit der Arteriosklerose entgegenwirkt. Gleichzeitig wirken diese fettlöslichen Vitamine unmittelbar an oxidativ geschädigten Nervenzellmembranen und können neurotoxische Effekte teilweise aufheben, indem sie die Lipid-Peroxidation hemmen (Battran, 2002; Huber, A., et al., 2007). Vitamin E hemmt in Zellkulturen von aktivierten Mikrogliazellen die Bildung entzündlicher Botenstoffe wie Il-1α, TNF-α und NO. Auch hemmt es die Auslösung der Protein-Oxidation und der ROS-Bildung durch das ß-Amyloidprotein. Damit wird die besondere Schutzwirkung des Vitamin E gegenüber Nerven- und Gliazellen des Gehirns deutlich, sodass eine Vitamin-E-Therapie besonders bei neurodegenerativen Krankheiten wie die Alzheimer-Demenz und die Parkinson-Krankheit nahe liegt. Eine tägliche Einnahme von 15,5 mg Vitamin E kann das Risiko für eine Alzheimer-Krankheit um etwa 43% vermindern (Engelhart et al., 2002). Ähnliche Ergebnisse wurden für die Parkinson-Krankheit berichtet, bei der eine Schutzwirkung von Vitamin E dosisabhängig festgestellt wurde (siehe Review bei Huber, A., et al., 2007).

Vitamin C (Ascorbinsäure) ist ein wasserlösliches Vitamin, das neben seiner Funktion bei der Synthese der Aminosäure Hydroxyprolin und des Kollagens im Bindegewebe und Knochen als Antioxidans im wässrigen Zellplasma wirkt und dabei die Zelle gegen oxidativen Stress und insbesondere gegen Hydroxyl-Radikale, Superoxide und Peroxynitrit schützt. Es reduziert auch das oxidierte Radikal des Vitamins E und trägt so zum Schutz der Zellmembranen bei (Huber, A., et al., 2007). Da Nervenzellen im Gehirn einen stark erhöhten oxidativen Stoffwechsel haben, der durch Glutamat in Richtung einer ROS-Bildung umgesteuert werden kann, dient Vitamin C dort als wesentliches Mittel zum Abfangen der gebildeten Sauerstoffradikale. An isolierten menschlichen Gehirn-Nervenzellen wurde gezeigt, dass Vitamin C die durch Wasserstoffperoxid, Tumornekrosefaktor alfa (TNF-α), Dopamin und ß-Amyloidprotein ausgelöste Apoptose (programmierter Zelltod) hemmen kann (Medina et al., 2002). Damit stimmen Untersuchungen überein, die einen Schutzeffekt von Vitamin C gegenüber dem Risiko einer Alzheimer-Demenz aufzeigen (Engelhart et al., 2002). Bei Parkinson-Patienten sind die Plasma-Vitamin-C-Spiegel gegenüber Kontrollpersonen signifikant erniedrigt (Rebec et al., 2003). Es liegt somit nahe, den Vitamin-C-Spiegel im Blut von Patienten mit chronisch-degenerativen und entzündlichen Krankheiten durch Substitution mit mindestens 130 mg Vitamin C pro Tag zu erhöhen. Dabei sollte beachtet werden, dass keine zu hohen Konzentration von Eisenionen (Fe++) vorliegen, die zusammen mit Vitamin C die Lipid-Peroxidation fördern können. Dieser Effekt kann u.a. durch gleichzeitige Gabe von anderen Antioxidantien wie Anthocyanine (s.u.) verhindert werden (Huber, A., et al., 2007).

α-Liponsäure neutralisiert in ihrer reduzierten Form als Dihydro-Liponsäure ein großes Spektrum an reaktiven Sauerstoffverbindungen und hemmt besonders die Radikalkettenreaktion der Lipid-Peroxidation an biologischen Membranen, wie z.B. in den Mitochondrien oder an Nervenfasern. Degenerative Prozesse an diesen Membranen und Zellen, beispielsweise die durch das ß-Amyloidprotein und H_2O_2 ausgelöste Apoptose, werden dadurch gehemmt (Huber, A., et al., 2007). Dies konnte auch in Tierversuchen bestätigt werden: Bei so genannten SAMP8-Mäusen, einem Tiermodell für beschleunigte Alterung, bewirkte eine Therapie mit α-Liponsäure eine Verminderung des oxidativen Stresses im Gehirn, verbunden mit verbesserten Lernverhalten und Gedächtnisfunktionen, und einer teilweisen Wiederherstellung der Funktionen der oxidierten Proteine (zit. nach Butterfield, Sultana, 2007). Da Liponsäure wegen ihrer Fettlöslichkeit bevorzugt an Nervenfasern angreift, kann sie Funktionsstörungen peripherer und zentraler Nerven sowie neuropathische Symptome bei toxischer Polyneuropathie und Enzephalopathie vermindern. Liponsäure eignet sich daher besonders zur Therapie von degenerativen Erkrankungen des Nervensystems und Gehirns und zur Vorbeugung von Alterungsprozessen im Gehirn (Huber, 2008).

Riboflavin, = Flavin-Mononukleotid (FMN) (Vitamin B2), dient im Zellstoffwechsel als wasserstoffübertragendes Coenzym und dabei als Reduktionsmittel für das Wasserstoff- und Elektronen-übertragende Coenzym NAD, das dabei zu NADH reduziert wird. Auch das Enzym Glutathion-Reduktase enthält FMN als Baustein seines Coenzyms. Eine Gabe von Riboflavin fördert demnach die Regeneration von NADH und reduziertem Glutathion. Krankheitssymptome können dadurch deutlich vermindert werden, wie Studien gezeigt haben (Pall, 2007, S. 286).

Pyridoxin, Pyridoxal-Phosphat, Vitamin B6, sind Coenzyme des Enzyms Glutamat-Decarboxylase, das Glutamat in GABA (Gamma-Aminobuttersäure) umwandelt. GABA hemmt wiederum die Erregungsübertragung von Glutamat-Nerven auf den NMDA-Rezeptor und damit die Reaktionskette, die zur Bildung von NO und Peroxynitrit führt. Vitamin B6 dient also zur Wiederherstellung des Gleichgewichtes zwischen Hemmung und Aktivierung des NO-Peroxynitrit-Zyklus.

Folsäure regeneriert in ihrer reduzierten Form als Tetrahydro-Folsäure das Tetrahydrobiopterin, das als Coenzym der induzierbaren NO-Synthase (iNOS) dient. Damit wird die Reaktion der iNOS in Richtung der NO-Synthese umgelenkt und gleichzeitig die Bildung von organischen Superoxiden gehemmt. Der oxidative Stress wird vermindert, und damit die gesamten Kettenreaktionen, die u.a. zur Entzündung und zu den Symptomen führen. Folsäure hat auch (in Kombination mit den Vitaminen B6 und B12) eine wichtige Funktion bei der Beseitigung des Homocysteins, das bei chronischen Entzündungen als Abbauprodukt der Aminosäure Methionin angereichert wird. Homocystein steht in Verdacht, bereits bei leicht erhöhten Konzentrationen im Blut (über 14 µmol/l) das Risiko für Demenzerkrankungen zu verdoppeln (Deutsches Grünes Kreuz, 2008). Folsäure dient somit auch zur Prävention von Demenzerkrankungen.

Harnsäure ist ebenfalls eine antioxidativ wirkende Substanz, die als Abbauprodukt der DNA-Nukleotide in relativ hohen Konzentrationen im Blut des Menschen vorkommt. Bei gesunden Personen ist sie offenbar an der Aufrechterhaltung des Gleichgewichts zwischen antioxidativen und oxidierenden Verbindungen beteiligt. Harnsäure baut Peroxynitrit ab und verhindert die Schädigung der Blut-Hirnschranke durch Peroxynitrit (Hooper et al., 2000). Die Harnsäure vermindert ferner die Umwandlung der NO-Synthase (iNOS) in eine Peroxynitrit-Synthase, wobei Peroxynitrit das Tetrahydro-Biopterin oxidiert (Kuzkaya et al., 2005). Damit wird die Harnsäure zu einem wichtigen Mittel zur Hemmung des NO-Peroxynitrit-Verstärkungskreislaufs. Bei chronischen Entzündungskrankheiten ist oft der Harnsäurespiegel deutlich erniedrigt. So schließen sich die beiden Krankheiten Gicht und Multiple Sklerose offenbar gegenseitig aus, weil bei Gicht der Harnsäurespiegel erhöht ist. Nach Pall (2007) sollte Harnsäure jedoch nicht oral eingenommen werden, weil sie im Darm durch die Bakterien schnell abgebaut wird. Dagegen wird **Inosin**, eine Vorstufe der

Harnsäure, empfohlen, das intakt resorbiert und dann zu Harnsäure metabolisiert wird.

Coenzym Q10: Empfohlen wird ferner die Gabe von Coenzym Q10 (Ubichinon- oder Ubichinol-10) als eines der wirksamsten Medikamente zur Therapie der Multisystem-Erkrankungen. Dies ist mit mehrfach positiven Wirkungen zu begründen:

- Q 10 verstärkt den Energiestoffwechsel der geschädigten Mitochondrien, indem es dort selbst als Elektronenüberträger in der Elektronen-Transportkette wirkt,
- Q10 reguliert die übermäßige NMDA-Aktivität herunter,
- Q10 hat antioxidative Wirkungen und baut daher z.B. Peroxynitrit und seine Folgeprodukte (ROS) ab,
- Q10 reguliert den NO-Peroxynitrit-Verstärkungskreislauf herunter (Chow, 2004; Zeviani, Carelli, 2003; Lisdero et al., 2004).

Langkettige Omega-3-Fettsäuren, wie sie z.B. in Fischöl vorkommen, sind bekannt für ihre antioxidativen und antientzündlichen Wirkungen besonders an fettartigen Zellmembranen. Sie haben viele ungesättigte Doppelbindungen, die sehr anfällig für die Lipid-Peroxydation sind, und die daher bei den genannten Multisystem-Erkrankungen durch den oxidativen Stress schnell abgebaut werden. Sie sollten daher bei der Therapie ersetzt werden, besonders weil sie im Gehirn in den Membranen der Nervenzellen wichtige Funktionen ausüben. Zusätzlich bewirkt eine Therapie mit einer durch Omega-3-Fettsäuren angereicherten Ernährung zu verminderter Induktion der NO-Synthase (iNOS) durch verminderte NF-kB-Aktivierung. Tatsächlich hat eine Substitution mit Omega-3-Fettsäuren bei CFS-Patienten zu einer Verminderung der Krankheitssymptome geführt, wie mehrere Studien berichteten (zit. in Pall, 2007, S. 295).

Cucurmin, ein Farbstoff, der die gelbe Farbe des Curry-Gewürzes ausmacht, gehört zu den polyphenolischen Antioxidantien und ist mit den Flavonoiden verwandt. Es vermindert ähnlich den anderen Antioxidantien die NF-kB-Aktivität, unterstützt die Synthese des reduzierten Glutathions, baut Peroxynitrit ab und bildet mit Kupfer und Mangan einen Komplex mit den Eigenschaften einer Superoxid-Dismutase-Aktivität (SOD), durch die schädliche organische Superoxide abgebaut werden. Mehrere Studien (zit. in Pall, 2007, S. 296) haben die positiven Wirkungen von Cucurmin bestätigt und sprechen für eine breite Anwendung bei Patienten mit den genannten Multisystem-Erkrankungen.

Epicatechin: ein Flavonoid aus der Gruppe der Catechine, das in Kakao, Tee und Wein enthalten ist, und nach neueren Untersuchungen nachhaltig vorbeugend gegen chronische und degenerative Krankheiten wie Schlaganfall, Arteriosklerose, Herzinsuffizienz, Diabetes, Demenz und Krebs wirkt. Möglicherweise trifft dies wegen des antioxidativen Effektes auch für schadstoffinduzierte Krankheiten wie MCS und CFS zu. Dieser Pflanzennährstoff könnte somit zu einem der wichtigsten vitaminähnlichen Vorbeugungsmittel gegen die meisten typischen degenerativen Alterskrankheiten werden, so Prof. N. Hollenberg von der Harvard Medical School

(Deutsches Grünes Kreuz 2, 2008; und: Bayard et al., 2007). Catechine kommen in erhöhter Menge in Grünem Tee vor. Biochemische Untersuchungen an isolierten Zellen haben ergeben, dass die Catechine die Aktivität der Glutathion-Peroxidase und Glutathion-Reduktase erhöhen und gleichzeitig die Konzentrationen der Lipid-Hydroperoxidasen, von 4-Hydroxynonenal und Malondialdehyd erniedrigen (Review in Huber, A., et al., 2007). Damit ist erwiesen, dass die Catechine wesentlich zur Stabilisierung der antioxidativen und antientzündlichen Kapazität von Zellen beitragen können.

Anthocyanine sind Bestandteile der natürlichen roten und blauen Farben von Pflanzen und Früchten. Ihre Schutzwirkungen gegenüber neurodegenerativen und entzündlichen Prozessen sind erwiesen, sie beruhen u.a. auf der Neutralisation von Radikalen und der Hemmung der Lipid-Peroxidation. Bei Versuchstieren wie Mäusen können Anthocyanine die kognitive Leistungsfähigkeit und Gedächtnisleistung erhöhen. Blaubeeren, die hohe Konzentrationen von Anthocyaninen enthalten, sind bekannt dafür, dass sie degenerative Alterungsprozesse im Gehirn vermindern sowie die Biomarker von oxidativem Stress und von Entzündungen erniedrigen können (zit. in Huber, A., et al., 2007).

Weitere nicht-antioxidative Wirkstoffe und Therapieverfahren

Vitamin B12, Hydroxycobalamin: ist am Abbau von NO beteiligt. Da MCS häufig von schweren Symptomen des chronischen Erschöpfungssyndroms (CFS) begleitet wird, erscheinen hier auch Anwendungen von Therapieverfahren sinnvoll, die für CFS empfohlen werden, wie beispielsweise die intramuskuläre Injektion von Vitamin B12 in der Form von Hydroxy-Cobalamin in Dosen zwischen 1 und 20 mg. Damit liegt die Dosis deutlich höher als diejenige zur Substitution des Vitamin-B12-Mangels. Der Wirkstoff Hydroxy-Cobalamin führt bei den genannten hohen Konzentrationen in den Zellen zur Beseitigung hoher NO-Konzentrationen und unterbricht damit die Signalketten der Entzündungsreaktionen. In Studien und Fallberichten wurden Erfolge dieser Therapie dokumentiert (Ellis, Nasser, 1973; Pall, 2001a).

Die Wirkung von Vitamin B12 gegenüber NO, die sowohl im Organismus (in vivo) als auch in Zellkulturen (in vitro) nachgewiesen ist, gilt als weiterer Beweis dafür, dass Stickstoffoxid (NO) ein wesentlicher Faktor beim biochemischen Krankheitsmechanismus der chronisch entzündlichen Systemerkrankungen darstellt. Gleichzeitig wird hier deutlich, dass eine Vitamin-Therapie bei MCS und CFS – auch in Form von Nahrungsergänzungsmitteln - nichts mit einer Vitaminmangel-Substitution zu tun hat, sondern eher eine echte therapeutische Wirkung besitzt. In Ländern wie USA, Kanada, Australien und England zahlen daher die Krankenkassen eine Vitamin-B12-Therapie auch dann, wenn kein Vitamin -B12-Mangel nachgewiesen ist (Pall, 2007), in Deutschland war dies bis 2010 nicht der Fall. Da Vitamin-B12 nur begrenzt über den Darm aufgenommen wird, empfiehlt Pall (2007, S. 283) die Gabe als Nasenspray oder als IM-Injektion.

Eine Kombination aus den Vitaminen B12, B6 und Folsäure wird ferner zur Vorbeugung und Therapie von Osteoporose, Herz-Kreislauf-Erkrankungen und zur

Senkung des Homocystein-Spiegels im Blut empfohlen (Deutsches Grünes Kreuz, 2006).

Vitamin D hat vielfältige Funktionen im Stoffwechsel, von denen die wichtigsten hier nur genannt seien: Es fördert die Calcium-Resorption aus dem Darm, die Zelldifferenzierung, die Regulation des Zytokin- und Hormonsystems, das Knochenwachstum und die Muskelfunktionen. Vitamin-D-Mangel führt außerdem zur Insulinresistenz und verstärkt daher das Krankheitsbild des Diabetes mellitus. Es gibt auch einen Zusammenhang zwischen Vitamin-D3-Mangel, vermindertem Serotoninspiegel und chronischen Entzündungen. Bei chronischen Entzündungskrankheiten sinkt der Vitamin-D3-Spiegel häufig unter 25 µg/l, sodass mit 2000 IE Vitamin D3 substituiert werden muss. Die monatliche Dosierung beträgt bis zu 60 000 IE (zit. nach Huber, 2008; Schmidt-Gayk und Roth, 2007).

Paroxetin: In einigen Fällen scheint auch eine Therapie mit dem selektiven Serotonin-Wiederaufnahme-Hemmer (SSRI) Paroxetin Erfolg zu versprechen. Paroxetin wirkt als Antidepressivum und gleichzeitig als Hemmstoff der NO-Synthase, der den NO-Spiegel senkt. Die positive Wirkung wurde in einigen Studien belegt (Finkel et al., 1996; Wegener et al., 2003). Bei MCS-Patienten mit ausgeprägter Fremdstoff-Überempfindlichkeit ist jedoch Vorsicht geboten, um beim Metabolismus nicht eine Zunahme von schädlichen ROS zu verursachen.

NMDA-Antagonisten: Da der NMDA-Rezeptor an zentraler Stelle im Signalweg der Auslösung chronisch entzündlicher Systemerkrankungen steht, müssten NMDA-Antagonisten wie Dextrometorphan, Memantin, Ketamin und Flupirtin auch bei MCS eine deutliche Wirkung zeigen. Memantin wird u.a. bei Alzheimer-Patienten, und Ketamin als Narkotikum eingesetzt. Einige Studien berichten über Symptombesserungen hauptsächlich bei Fibromyalgie und in letzter Zeit auch bei MCS (zusammenfassend zitiert bei Pall, 2007).

In einem Tiermodell für die Alzheimer-Krankheit mit Ratten wurde gezeigt, dass Memantin das Ausmaß der Degeneration von Nervenzellen, die durch das ß-Amyloidprotein ausgelöst worden war, signifikant vermindern konnte. Memantin konnte auch die toxischen Wirkungen von Glutamat in einem Ratten-Modell für die Parkinson-Krankheit verhindern (zit. in Huber, A., et al., 2007). Beide Befunde zeigen nebenbei, dass Glutamat und der NMDA-Rezeptor auch bei neurodegenerativen Krankheiten eine große Rolle spielt, und dass somit eine biochemische Verwandtschaft mit den übrigen Multisystemerkrankungen wie MCS und CFS plausibel begründbar ist.

Bei einer Therapie mit NMDA-Antagonisten treten jedoch besonders bei Dextrometorphan Unverträglichkeitsreaktionen bei einem Teil der MCS-Patienten auf. Häufig ist die Behandlung dann erfolgreich, wenn die Dosis auf die Hälfte oder ein Viertel der empfohlenen Ausgangsdosis vermindert wird. Empfohlen wird auch eine Kombination mit Lithium oder Magnesium, die beide die NMDA-Aktivität zusätzlich hemmen.

Das Medikament Flupirtin, das bisher unter dem Namen Katadolon als zentral wirkendes Nichtopiat-Analgetikum eingesetzt wird, hat eine NMDAantagonistische Wirkung, ohne an den Rezeptor zu binden. Es beeinflusst statt dessen den intrazellulären Calcium- und ATP-Stoffwechsel und erhöht die Konzentration von Glutathion und des Anti-Apoptose-Proteins Bcl-2. Glutathion hemmt bekanntlich zytotoxische Oxidationsreaktionen. Somit kann Flupirtin u.a. den zytotoxischen Effekt des Proteins PrP106-126 bei BSE stark hemmen. Flupirtin scheint ein vielversprechendes Medikament zur Behandlung von neurodegenerativen Erkrankungen zu sein (Müller, W.E.G., et al., 1996).

Weitere NMDA-Antagonisten sind Trizyklische Antidepressiva wie Amitriptylin, Imipramin, Desipramin und andere. Sie werden in der Praxis häufig als Mittel gegen chronische neuropathische Schmerzen eingesetzt. Bekannt ist auch ihre Wirkung gegen die Schmerzüberempfindlichkeit, die bereits bei sehr geringfügigen physikalischen Reizen (Temperatur, Druck) zu starken Schmerzen führt (Briani et al., 2007). Es zeigen sich beim Mechanismus der Entstehung der Schmerzüberempfindlichkeit grundsätzliche Ähnlichkeiten zu MCS, was nicht verwundert, da der NMDA-Rezeptor hier eine zentrale Rolle spielt. Wenn auch die trizyklischen Antidepressiva in Einzelfällen zu Symptomverbesserungen bei MCS-Patienten geführt haben, so stehen sie doch nicht im Mittelpunkt der Therapie, da es hier wirksamere Mittel gibt.

Vanilloid-Antagonisten: Der Wirkstoff Capsazepin hemmt die Schmerzauslösung am Vanilloid-Rezeptor, der sich an nozizeptiven Nervenfasern befindet (Firner, 2005). Da der Vanilloid-Rezeptor auch eine wesentliche Rolle bei der Auslösung von MCS durch Chemikalien spielt, haben Vanilloid-Antagonisten wie Capsazepin eine Option für ein Medikament gegen MCS- und Fibomyalgie-Symptome. Bisher gibt es nur wenige wissenschaftliche Untersuchungen zur klinischen Anwendung von Vanilloid-Antagonisten (Pall, 2007, S. 302).

GABA-Agonisten, wie z.B. Gabapentin (das allerdings nicht direkt am GABA-Rezeptor angreift), können positive Wirkungen auf Symptome der MCS-Patienten haben. Das ist verständlich, weil sie die hemmende Funktion der GABA-Rezeptoren auf die Erregungsleitung von Glutamat-Nervenfasern auslösen, die bei MCS-Patienten übererregt sind und zur Ausschüttung von Glutamat führen. GABA bzw. GABA-Agonisten hemmen also die übermäßige Glutamat-Ausschüttung im Gehirn (Briani et al., 2007) und damit den über den NMDA-Rezeptor verlaufenden Krankheitsmechanismus bei MCS. Es gibt aber außer einigen positiven Fallschilderungen in Selbsthilfegruppen noch keine genaueren wissenschaftlichen Erkenntnisse zur GABA-Therapie bei MCS-Patienten.

Taurin, chemische Bezeichnung: 2-Amino-ethansulfonsäure, wirkt im ZNS ähnlich GABA als hemmender Neurotransmitter, hemmt die NF-kB-Aktivität und die Induktion der NO-Synthasse iNOS, aktiviert außerdem die hemmenden GABA- und Glycinrezeptoren (Hilgier et al., 2005; Pall, 2007, S. 239) und bewirkt dadurch eine Verminderung der Aktivität des NMDA-Rezeptors. Die damit zusammenhängende verminderte Calcium-Konzentration in den Zellen des Nervensystems führt zu einer verminderten NO- und Peroxynitrit-Synthese. Da die Taurin-Konzentrationen bei MCS, CFS und Fibromyalgie nachweislich vermindert sind, scheint eine Taurin-Substitution wegen seines hemmenden

Einflusses auf den NO-Peroxynitrit-Verstärkungskreislauf bei den genannten Multisystem-Erkrankungen einschließlich MCS sehr sinnvoll zu sein. Größere kontrollierte Studien zur therapeutischen Wirkung von Taurin bei den verschiedenen Multisystem-Erkrankungen fehlten bis 2010 noch weitgehend.

Ebselen ist eine organische Selen-Verbindung, die erst kürzlich als mögliches Medikament gegen neurodegenerative und andere entzündliche Erkrankungen untersucht wurde (Literatur siehe Pall, 2007, S. 301). Die Substanz wirkt wie das Enzym Glutathion-Peroxidase, das organische Peroxide mit Hilfe von Glutathion unschädlich macht. Ebenso baut Ebselen freie Radikale ab, lindert Schmerzen, die durch den Vanilloid-Rezeptor verursacht werden, und vermindert die Aktivität des NMDA-Rezeptors. Es wirkt neuroprotektiv, d.h. es regeneriert Membranen von Nervenzellen, die durch Lipid-Peroxidation bereits geschädigt sind. Seine geplante Zulassung vorausgesetzt, gilt es als ein viel versprechendes Medikament zur Behandlung der genannten Multisystem-Erkrankungen, da es den NO-Peroxynitrit-Verstärkungskreislauf wirksam unterbricht. Allerdings gibt es Hinweise auf toxische Nebenwirkungen: es reizt die Schleimhäute der oberen Luftwege und auch die Haut bei Berührung; eine Schädigung des Magen-Darm-Systems ist nicht ausgeschlossen. Die toxikologischen Eigenschaften sind bis 2007 noch nicht vollständig untersucht (Angaben nach Cayman Chemical, 2007).

Selen ist Bestandteil des Enzyms Glutathion-Peroxidase, das organische Peroxide reduziert und damit unschädlich macht. Bei nachgewiesenem Selenmangel sollte Selen substituiert werden, um die vollständige Entgiftungsfunktion des reduzierten Glutathions zu gewährleisten. Bei erwiesener Quecksilberbelastung z.B. durch Amalgamfüllungen der Zähne sollte Selen jedoch nicht künstlich zugeführt werden, weil Selen mit Quecksilber toxische Verbindungen (Quecksilberselenid) eingehen kann.

Oxindol-Alkaloide aus der peruanischen Heilpflanze **Uncaria tomentosa** hemmen sowohl als Pflanzenextrakt als auch in gereinigter Form die Neopterin-Ausscheidung und den Tryptophan-Abbau aktivierter Makrophagen im Zellkultur-Ansatz („in vitro“), und dies dosisabhängig (Winkler et al., 2004). Möglicherweise können damit die durch Interferon-Gamma ausgelösten Entzündungsprozesse wirkungsvoll gehemmt und die Krankheitssymptome chronisch entzündlicher Multisystemerkrankungen einschließlich MCS gelindert werden. Es gibt allerdings noch keine größeren Studien zur therapeutischen Wirkung bei MCS.

Grundsätzliche Bemerkungen zur Substitutionstherapie und Ernährung

Es gibt einschließlich der Antioxidantien insgesamt etwa 30 Substanzen, deren Wirksamkeit bei der Therapie von chronischen Multisystem-Erkrankungen einschließlich MCS in mehreren klinischen Studien sowie in einigen Arztberichten bestätigt wurde (zusammengefasst in Pall, 2007, S. 304f.), wobei diese Wirkung in Übereinstimmung mit dem beschriebenen biochemischen Pathomechanismus, dem NO-Peroxynitrit-Verstärkungskreislauf, zu erklären ist. Die Substanzen greifen jeweils an bestimmten Stellen der Signalwege dieses Kreislaufes hemmend ein und behindern dabei die Verstärkungsmechanismen der positiven Rückkopplung, sodass der Organismus die Chance auf Wiederherstellung eines Gleichgewichtszustandes der Stoffwechselvorgänge bekommt. Die meisten der zitierten Studien beziehen sich auf gleichzeitige Anwendungen von mehreren dieser Wirkstoffe, während Studien zur Wirkung der Einzelsubstanzen bis 2007 noch weitgehend fehlten. Pall (2008) berichtet von Fällen schwerer MCS-Krankheiten, die bereits über 20 oder mehr Jahre andauerten, die aber innerhalb von 3 bis 4 Wochen nach Beginn einer systematischer Therapie mit Gemischen von Antioxidantien und Hemmstoffen des NO-Peroxynitrit-Zyklus mit einer deutlichen und schnellen Verbesserung der Symptome reagierten.

Wirkstoffgemische bzw. Kombinationstherapien mit den genannten Substanzen können offenbar durch synergistische Wirkungen zu einer erfolgreichen Unterbrechung der pathologischen Signalketten führen, sodass sich die Entzündungsvorgänge nicht mehr ausprägen können. Eine besondere Bedeutung haben dabei, wie bereits dargestellt, die antioxidativ wirkenden, also reduzierenden Substanzen. Damit ergibt sich ein weiterer indirekter Beweis für die beschriebenen biochemischen Krankheitsmechanismen bei MCS, die auf dem NO-Peroxynitrit-Kreislauf und der Bildung von oxidativem Stress beruhen. Weitere sytematische Therapiestudien mit größeren Patientenzahlen wären allerdings zur Bestätigung dieser Befunde noch nützlich.

Die US-amerikanische Ärztin Grace Ziem berichtet, dass bis auf Ausnahmen alle Ihrer MCS- und CFS-Patienten deutliche bis weitgehende Verbesserungen ihrer Symptome zeigten, wenn sie gemäß einem Standardprotokoll mit 15 der oben genannten Wirkstoffe, darunter Glutathion als Inhalations-Aerosol sowie die Vitamine B12, B6, C, Folsäure, Riboflavin, Coenzym Q10, einem Ginkgo-Biloba-Extrakt, Magnesium und Selen, behandelt wurden. Zwei von diesen so behandelten CFS-Patienten waren danach sogar völlig symptomfrei. Andere US-Ärzte berichteten ebenfalls von vollständiger Genesung einiger ähnlich behandelter CFS- und Fibromyalgie-Patienten. Sie stellten außerdem fest, dass das Ausmaß der Symptom-Verbesserung von der Menge der Substanzen aus dem Behandlungsprotokoll abhängt, die regelmäßig eingenommen wurden. Viele der Patienten waren aus finanziellen Gründen nicht in der Lage, alle verschriebenen Wirkstoffe regelmäßig einzunehmen. Entsprechend geringer war offenbar der Behandlungserfolg. Für MCS gab es allerdings bis 2007 trotz erreichter Symptom-Verbesserungen noch keinen wissenschaftlich belegten Nachweis für eine völlige Genesung. Die Wirkung der Therapie ist außerdem abhängig von Zeitspanne, die zwischen dem Beginn der Krankheit und dem Beginn der Therapie liegt. Je länger ein Patient unter der chronischen Multisystem-Erkrankung leidet, desto geringer ist der Therapieerfolg – offenbar weil die beschriebenen Verstärkungsmechanismen einen quasi irreversiblen pathologischen Zustand erzeugt haben (zit. nach Pall, 2007, S. 313ff.).

Vor Beginn der Therapie empfiehlt sich die laboranalytische Feststellung des Vitaminstatus bezüglich derjenigen Vitamine, die als Antioxidantien und Kofaktoren des Atmungsstoffwechsels in Frage kommen (Coenzym Q10, Vitamine B6, B12, C, E, Liponsäure, Riboflavin, Folsäure, sowie die Spurenelemente Magnesium, Selen, Kupfer, Mangan und Zink). Entsprechend sollte die Dosierung der einzelnen Wirkstoffe angepasst werden. Betroffene Patienten haben nämlich in der Regel deutlich erniedrigte Spiegel dieser Substanzen und damit ein andauerndes Defizit an reduzierendem Potential, d.h. an reduziertem Glutathion. Eine Vollwert-Ernährung mit hohem Anteil an Gemüse und Obst ist zwar sinnvoll, genügt aber nicht zur Substitution dieses Vitamin- und Antioxidans-Defizits. Pall (2007) hält daher zusätzlich eine Zufuhr einer auf den jeweiligen Fall angepassten Kombination von Antioxidantien und weiteren Substanzen, die den NO-Peroxynitrit-Zyklus hemmen (z.B. NMDA-Antagonisten), für erforderlich. Selbst mit diesen Stoffen angereicherte Nahrungsmittel, so genanntes „functional food", reichen für die schwer erkrankten Patienten nicht aus, weil die nötige hohe Dosierung nicht erreicht wird.

Auch bezüglich der Ernährung ist zu beachten, dass MCS-Patienten unbedingt Nahrungsmittel aus ökologischem Anbau bevorzugen sollten. Grund dafür sind die bis 2007 festgestellten zunehmenden Konzentrationen von Pestiziden in den konventionell erzeugten Nahrungsmitteln. Ferner ist Fleisch aus Geweben mit hohem Energieumsatz, z.B. Herzmuskel, zu empfehlen, auch wegen seines hohen Gehalts an RNA und DNA, aus denen Purin-Verbindungen freigesetzt werden, die wiederum zur nützlichen Harnsäure abgebaut werden.

Trotz der Einschränkung, dass die oben beschriebene Kombinationstherapie für MCS-Patienten bislang noch nicht zu nachgewiesener völliger Genesung geführt hat, zeigen die dokumentierten positiven Ergebnisse der Behandlungsprotokolle, dass die Wirkungsmechanismen der angewendeten Substanzen mit den physiologischen Krankheitsmechanismen der hier betrachteten Multisystem-Erkrankungen übereinstimmen, und dass damit die Plausibilität der beschriebenen Krankheitsmechanismen nochmals bestätigt wird. Ferner betont Pall (2007): Es gibt keine andere wirksame und so gut verträgliche Therapie für die betroffenen Patientengruppen als die hier beschriebene Kombinationstherapie mit den Wirksubstanzen, die in den NO-Peroxynitrit-Verstärkungsmechanismus hemmend eingreifen, um das schwere Leiden wesentlich zu lindern.

Als Konsequenz für das deutsche Gesundheitswesen bedeutet dies, dass das Arzneimittelgesetz die bisher als Nahrungsergänzungsmittel geltenden Wirksubstanzen auch als Medikamente zulassen sollte, und dass der Staat die Finanzmittel für eventuell noch notwendige und ergänzende klinische Doppelblindstudien zum Nachweis der Wirksamkeit bereitstellen sollte. Bei genügend großer Patientenzahl ist dieser Nachweis mit großer Wahrscheinlichkeit zu erbringen. Ferner sollten die Krankenkassen die Anwendung dieser Wirksubstanzen für alle Patienten, also auch die Kassenpatienten, erstatten.

Abschließend wird nochmals betont, dass alle hier aufgeführten therapeutisch angewendeten Substanzen keinen Ersatz darstellen können für eine Vermeidung der Exposition gegenüber den auslösenden Chemikalien. Die Wirkstoffe sollten stets im Zusammenhang mit einer umfassenden Kontrolle der Lebensumwelt der betroffenen Patienten verabreicht werden. Auch hierzu müssen Krankenkassen und Berufsgenossenschaften ihren gesetzlich verpflichteten finanziellen Beitrag erbringen, und dies auch ohne dass der betroffene Patient die Beweislast für die Chemikalienbelastung als Ursache seiner Krankheit zu tragen hat.

9.4.3.2. Entgiftung

Doppelmembranfiltrations-Apherese: Hier werden spezielle Filtermembranen verwendet. Das gereinigte Blutplasma wird dem Patienten wieder zurückgeführt. Studien haben eine deutliche Verminderung verschiedener Schadstoffe im Blut nachgewiesen (Straube, 2005). Am INUS Medical Center, Furth im Wald, wird als Variante die so genannte „therapeutische Apherese" durchgeführt, ebenfalls eine Doppelmembran-Filtrationsapherese mit speziellen Chemofiltern, die das Plasma von pathogenen Proteinen und anderen pathologisch wirksamen Stoffen befreien können. Dabei verfärben sich die Fasern des Filters bei vorhandenen pathogenen Eiweißen, und der Druck in den Fasern steigt an. Bei einem bestimmten Druck werden die abgetrennten Eiweiße und anderen Stoffe in einem Beutel aufgefangen und können im Labor analysiert werden. Dieses so genannte Eluat enthielt nach einer Untersuchung Stoffe wie Immunkomplexe, Toxine, Haptene, Tumorproteine, Cholesterin, Phytansäure, sowie abgetrennte toxische Stoffe wie die Schwermetalle Kupfer, Zinn, Molybdän, Palladium, Silber, Quecksilber, Titan, Uran, ferner auch organische Chemikalien wie Benzol, Toluol, Phenol. Während der Apherese wird dem System Heparin als Gerinnungshemmer zugesetzt. Das gereinigte Plasma wird dem Patienten in einem geschlossenen Kreislauf zurückgeführt (Donate, 2007).

Entgiftung von Schwermetallen

Schwermetalle können mit so genannten Chelatbildnern aus ihren Bindungen an Eiweiße gelöst und als Komplex mit dem Chelatbildner über die Niere oder auch über den enterohepatischen Kreislauf (Leber-Galle-Dünndarmweg) ausgeschieden werden. Ein als Medikament zur Quecksilberentgiftung häufig verschriebener Chelatbildner ist **DMPS (2,3-Dimercaptopropan-1-sulfonat)** (Ruprecht, 1997). DMPS wird mit einer Dosierung von beispielsweise 3 mg pro kg Körpergewicht langsam intravenös injiziert. Anschließend wird ein 24-Stunden-Sammelurin auf Schwermetalle und Spurenelemente untersucht. Diese Injektion wird i.d.R. monatlich wiederholt (Klinghardt, 1996).

Die mit DMPS freigesetzten Quecksilbermengen gelangen sowohl über das Blut und die Niere, als auch über den Leber/Galle/Dünndarm-Kreislauf und das Darmlumen nach außen. Der ausgeschiedene Stuhl enthält allerdings oft weniger Quecksilber als der untere Dünndarm und der obere Dickdarm (Klinghardt, 1996). Sehr wahrscheinlich kommt es zur Wiederaufnahme des Quecksilbers auf seinem Weg durch den unteren Dünndarm und den Dickdarm. Dabei wird der DMPS-Quecksilber-Komplex nach Aufnahme im unteren Dünndarm über die Portalvene wieder zur Leber zurück transportiert (enterohepatischer Kreislauf).

Um nun die Quecksilberausscheidung über den Stuhl zu erhöhen, empfiehlt sich eine Ergänzung der Nahrung mit ballaststoffreichen Bestandteilen, die Schwermetalle binden und damit deren Ausscheidung über den Darm fördern können. In der Naturheilkunde werden hierzu Algenpräparate wie Chlorella in hoher Dosierung empfohlen (bis zu 18 Tabletten täglich). Die Algen-Therapie soll bereits vor Beginn der Sanierung der Amalgamfüllungen in Zähnen beginnen und bis zur anschließenden DMPS-Therapie fortgesetzt werden (Klinghardt, 1996).

Offenbar enthalten die Zellwände der Algen eine starke Bindungsfähigkeit für Schwermetallionen wie Blei, Cadmium, Quecksilber, Nickel und Chrom (Kraft, 1998). Dabei gehen die Schwermetallionen von ihrer Bindung an DMPS in eine Bindung an die Algen-Bestandteile über, die mit dem Darm ausgeschieden werden. Somit kann die Wiederaufnahme im Dickdarm weitgehend verhindert werden, und aus dem Quecksilber-Kreislauf zwischen Leber, Galle und Darm wird eine „Einbahnstraße" zum Darm und von da nach außen.

Ein weiterer Wirkstoff, der zur Entgiftung von Schwermetallen eingesetzt wird, ist **α-Mercapto-propionyl-glycin (Tiopronin)**. In einem Fall hat die regelmäßige Anwendung dieses Stoffes den Schwermetallgehalt in Blut und Urin innerhalb eines Jahres um 30% gesenkt (Lyttek, 2004). Der betroffene Patient, ein Metallschleifer, beschreibt eine geringe Besserung seines Allgemeinzustandes (MCS) im gleichen Zeitraum. Angegebene Indikationen zur Anwendung von Tiopronin sind: Cystinurie, Strahlenschäden, Hepatitis, Leberzirrhose, Schwermetallvergiftungen durch Hg, Cu, Fe, Zn, Po-210, Cd. – Der Wirkstoff komplexiert diese Schwermetalle und ermöglicht die Ausscheidung über die Niere. Tiopronin ist ferner ein „guter Radikalfänger", womit die positive Wirkung bei Strahlenschäden und Lebererkrankungen erklärt wird (MIT-Gesundheit GmbH, 2005). Wie bei jedem Medikament sind bestimmte Nebenwirkungen besonders bei MCS-Patienten zu beachten.

Darmsanierung

Die Nahrungsmittel-Unverträglichkeit ist bei Patienten mit umweltbedingten Erkrankungen wie MCS-, CFS- und Allergien ein häufiges Begleitsyndrom, das letztlich durch eine entzündungsbedingte Schädigung der Darmschleimhaut hervorgerufen wird. Eine Darmreinigung und –Sanierung soll daher sowohl die Symptome der Darmschädigung lindern, als auch durch eine Wiederherstellung der Darmschleimhaut die Verdauungs- und Immun-Fuktionen des Darmes verbessern, um so den Gesamtverlauf der chronisch-entzündlichen Erkrankung aufzuhalten und die Genesung zu unterstützen (Runow, 2008). Runow empfiehlt dazu ein sanft laxierend wirkendes örtliches Heilwasser. Die Klinik Obertal, Schwarzwald, bevorzugt die „Colon-Hydro-Therapie", zu Deutsch: der „Einlauf" von Heilwasser in den Dickdarm. Zusätzlich können milde, natürliche Laxantien (Abführmittel), z.B. gequollene Leinsamen, verabreicht werden. Gleichzeitig sollte eine auf das Krankheitsbild abgestimmte Ernährungsumstellung und ggf. auch eine Heilfasten-Periode eingeplant werden. Allgemein üblich ist die anschließende Gabe von Probiotika, das sind Bakterien, die eine neue natürliche Darmflora aufbauen, wie z.B. Laktobazillen, Bifidobakterien und Escherichia Coli Stamm Nissle. Diese Bakterien siedeln an der Oberfläche der Darmschleimhaut und bilden eine Barriere gegen Fremdkeime. Sie fördern die Regeneration der Darmschleimhaut und haben ausgesprochen antientzündliche Eigenschaften. Außerdem „trainieren" sie das Immunsystem des Darmes, indem sie eine Toleranz gegenüber nicht-pathogenen, nützlichen Darmkeimen sowie die Abwehr pathogener Keime fördern. Die Voraussetzung ist, dass die angewendeten Bakterienarten selbst keine Toxine und Enzyme bilden, wie z.B. Enterotoxine und Hämolysine, mit denen sie das Darmgewebe schädigen können.

9.5. Konsequenzen für Umweltschutz, Politik, Gesundheitswesen und Patienten-Organisationen

9.5.1. Umwelt und Gesundheit: Die Systemfrage ist gestellt.

Die Darstellung des Krankheitsbildes MCS und verwandter chronisch-entzündlicher Multisystem-Erkrankungen und deren soziale Folgen in diesem Buch weist auf grundsätzliche Missstände in Politik, Gesundheitswesen und in der Umwelt hin. Politiker, Ärzte und Institutionen des Gesundheitswesens haben bis heute nicht begriffen, dass es sich beim Menschen – wie beim Regenwald auch - um ein geregeltes System eines lebenden Organismus, vergleichbar einem durch Rückkopplungen geregelten Ökosystem handelt, das in seiner Funktion äußerst komplexen Einflüssen durch die Umwelt unterliegt (Müller, 2009). Die schädlichen Einflüsse der Umwelt haben dazu geführt, dass es den Menschen in jüngster Zeit praktisch nicht mehr gelingt, das Ausmaß störender Einflüsse auf ihren Organismus zu kontrollieren und deren Auswirkungen durch ihre Lebensweise zu steuern. Der Mensch bezahlt den Fortschritt (in Wissenschaft und Technologie) mit einem bisher nie gekannten Verlust der Hoheit über seine biologische, physiologische und genetische Integrität.

Mit der Tatsache, dass chronische Multisystemerkrankungen wie MCS und andere, aber auch Krebs und chronisch degenerative Demenzerkrankungen des Gehirns wie Alzheimer und Parkinson, unter anderem durch Umweltchemikalien ausgelöst oder verstärkt werden, ergibt sich ein verfassungswidriger Eingriff in die Unversehrtheit der menschlichen Gesundheit durch nicht gewünschte äußere Einflüsse, und dies ungehindert und beständig. Dieser Sachverhalt wird aber weder unter ethischen und juristischen, noch unter umwelt- und gesundheitspolitischen Gesichtspunkten diskutiert. Die Auseinandersetzung mit dieser Problematik wird ignorant umgangen. Selbst Parteien wie die Grünen, die ökologische Themen zu ihren Grundsätzen zählen, zeigen zu diesen Fragen nur wenig Interesse. So wurde bislang (bis 2009) in der Politik für die Umweltmedizin kaum ein Fortschritt erreicht.

Der Gedanke der Gesundheitsvorsorge und Umweltprävention sollte angesichts der dargestellten Erkenntnisse zur Auslösung und zum Mechanismus der Chemikalien-Überempfindlichkeit wieder eine größere Rolle spielen. Die Gesundheits- und Umweltpolitik sollte die Voraussetzungen dafür schaffen, dass weitgehend chemikalienfreie Umweltbedingungen geschaffen werden, damit Patienten mit Chemikalien-Überempfindlichkeit, aber auch die übrigen an umweltbedingten Krankheiten leidenden Menschen (Allergiker, kardiovaskuläre Krankheiten, Krebspatienten, und andere chronische Systemerkrankungen) wieder genesen und beschwerdefrei leben können. Nicht zuletzt besteht bei den rasant zunehmenden Fällen von Demenzkrankheiten wie die Alzheimer- und Parkinson-Krankheit der Verdacht, dass Umweltchemikalien an ihrer Auslösung wesentlich beteiligt sind (Hill, 2009). Umweltschutz wird somit auch zur Vorsorge gegen Demenzkrankheiten.

Umweltmedizin hat in diesem Kontext eine doppelte Aufgabe: Als ganzheitlich orientierte medizinische Disziplin erfasst und beschreibt sie mit ihrer speziellen Diagnostik die krankmachenden Einflüsse der Umwelt auf den menschlichen

Organismus und entwickelt gleichzeitig Verfahren zur Therapie umweltbedingter Krankheiten. Nur mit einer gut funktionierenden Umweltmedizin ist ein wirksames Risikomanagement bei den zunehmenden schädlichen Umwelteinflüssen zu leisten und eine effektive präventiv ausgerichtete Medizin zu etablieren. Denn durch Krankheitsvermeidung könnten dem Gesundheitswesen erhebliche Kosten erspart werden. Gleichzeitig würde eine funktionierende Umweltmedizin Tausenden von Patienten sinnlose Fehltherapien bei Internisten und Psychiatern und sinnloses „Doctor-Hopping“ ersparen. Trotz gestiegener Lebenserwartung gibt es einen zunehmenden Trend zu chronischer Multimorbidität in der Bevölkerung, an dem schädliche Umwelteinflüsse ihren Anteil haben. Dabei sind die ärmeren Schichten der Bevölkerung besonders benachteiligt, es gibt einen Zusammenhang zwischen Armut, sozialer Ungleichheit, schlechteren Umwelt- und Lebensbedingungen und häufigerer und schwererer Krankheit (RKI, 2005 und 2006).

Diese Themen aus dem Bereich Prävention, Umweltschutz und Umweltmedizin sind jedoch nicht maßgebend für Wissenschaft, Forschung und Politik. Dort geht es mit einseitigem Schwergewicht um den ökonomischen und technischen Nutzen der Anwendung von Wissenschaft, wie der Boom in der Nano- , Gen- und Mobilfunk-Technologie zeigt. Die Forschung zu Risiken der neuen Technologien fristet ein Rand- und Alibi-Dasein, sie wird weder gefördert noch finanziert. Die Anwendungen neuer Technologien werden vermarktet, ohne dass die Risiken für Umwelt und Gesundheit annähernd eingeschätzt werden können. Damit sind die umweltmedizinischen Probleme der Zukunft schon vorprogrammiert. Man hat aus den schweren Fehlern der Asbestverwendung im Bauwesen, des Gebrauchs der Holzschutzmittel, der Hintergrundbelastung mit Dioxinen und Furanen durch die Stahlindustrie und die Müll- und Kohleverbrennung, durch die Anwendung von Polychlorierten Biphenylen im Bauwesen nichts gelernt, obwohl dadurch die Gesundheit der lebenden Menschen direkt und die der nachfolgenden Generationen durch genetische und epigenetische Wirkungen indirekt geschädigt wird.

Es besteht offensichtlich in der herrschenden Politik ein breiter Konsens, an der gegenwärtigen Situation nichts zu ändern. Die betrifft vor allem die gesetzlichen Regelungen, die sich zum Nachteil der Betroffenen auswirken, wie z.B. das Berufskrankheitenrecht, nach dem die Beweisführung den durch berufliche Schadstoffexposition Betroffenen aufgebürdet wird, die dazu aber keine praktischen Mittel besitzen. Eine unabhängige Dokumentation der individuellen Schädigung an Arbeitsplätzen unterbleibt somit. Entsprechend gibt es eine absurde Diskrepanz zwischen der Häufigkeit von Meldungen beruflicher Erkrankungen und der tatsächlichen juristischen Anerkennung dieser Krankheiten. Der Mensch darf nämlich nicht zum Kostenfaktor wirtschaftlicher Unternehmen werden. Somit wird Recht zur Konvention, durch die Unrecht auch in einem Rechtsstaat legalisiert sein kann (Müller, 2009).

Das Unrecht gegenüber den Betroffenen zeigt sich auch in der Praxis der offiziellen umweltmedizinischen Ambulanzen an den deutschen Universitätskliniken: In den meisten Fällen werden die chronischen Krankheitssymptome dem psychosomatischen oder psychiatrischen Formenkreis der Krankheiten zugeordnet, ohne eine fachgerechte umweltmedizinische Anamnese und Diagnostik nach dem aktuellen Stand der Wissenschaft durchzufuhren und damit mögliche umweltbedingte Krankheitsursachen abzuklären. Wie in früheren Kapiteln geschildert, versteifen sich diese Institute in der Auffassung, es handele sich überwiegend um Patienten mit übertriebener Umweltangst und Hypochondrie, die folglich zu den psychosomatischen Symptomen führe. Ein anderer Teil der Patienten sei ursächlich psychiatrisch zu behandeln. Dass psychisch abnormes Verhalten auch Folge einer umweltbedingten Krankheitsgeschichte sein kann, wird nicht zur Kenntnis genommen.

Hier drängt sich der Verdacht auf, dass das Handeln dieser Institute in dieser Form politisch erwünscht oder zumindest wohlwollend geduldet wird. Der ehemalige Staatsanwalt Erich Schöndorf, der den Holzschutzmittelprozess auf Seiten der Betroffenen geführt hatte, bemerkt hierzu: „Es besteht die Gefahr, dass der Fortschritt in der psychosomatischen Medizin missbraucht wird, indem man die Psyche benutzt, um somatische Ursachen als Folge der Wirkung von giftigen Chemikalien zu leugnen und berechtigte Forderungen an die Industrie (an die Verursacher?) zurückzuweisen und einen jahrelangen Prozesskrieg zu verursachen“ (Schöndorf, 1998).

Umweltbezogene Interpretationen von Krankheiten sollen deshalb nicht toxikologisch gedeutet werden, weil sie umfangreiche Schadensersatzansprüche nach sich ziehen würden. Es geht letztlich um die Bedrohung der Interessen von Teilen eines Wirtschaftssystems, die bislang ohne wesentliche Restriktionen gesundheitsschädliche Produkte vermarktet haben. Würden umweltbedingte chronische Krankheiten wie MCS einschließlich ihrer auslösenden Ursachen in juristischen Präzedenzfällen endlich als solche anerkannt, müssten wesentliche Teile der Chemie- und Pharmaindustrie umstrukturiert und große Summen für Entschädigungen bereitgestellt werden. Es handelt sich also um eine Systemfrage, und der Widerstand des Gesundheitswesens und von maßgeblichen Teilen der Politik und Wirtschaft gegen eine Anerkennung umweltbedingter Erkrankungen als solche ist zu verstehen als Mechanismus einer politischen Systemstabilisierung.

Offenbar erfüllen die – meist von Drittmitteln aus der Industrie abhängigen – Universitätsinstitute für Umweltmedizin eine wichtige systemerhaltende Funktion: Sie schieben „gefährliche“ Patienten mit offensichtlich umweltbedingten Krankheitsbildern in die psychosomatische oder psychiatrische Therapie ab, wo sie häufig mit Psychopharmaka fehlbehandelt werden. Dort können sie, so glaubt man, keinen Schaden mehr anrichten. Dies verstößt, wie oben schon angedeutet, gegen mehrere Grundrechte und verdeutlicht, dass auch in einem angeblichen Rechtsstaat Unrecht durch staatliche Institutionen geschützt und gefördert wird. Darin zeigt sich, wie eine angebliche Demokratie zum Interessensverwalter mächtiger gesellschaftlicher Gruppen verwandelt oder besser degeneriert wurde, mit der Folge, dass lebensnotwendige Bedürfnisse der betroffenen Bevölkerung entgegen dem Verfassungsauftrag oder der „Europäischen Charta Umwelt und Gesundheit“ von 1989 missachtet werden, nämlich eine fachgerechte Prävention, Diagnostik und Therapie umweltbedingter Krankheiten zu gewährleisten (siehe Kasten).

Europäische Charta Umwelt und Gesundheit (1989, Auszug):
„Jeder Mensch hat einen Anspruch auf eine Umwelt, die ein höchstmögliches Maß an Gesundheit und Wohlbefinden ermöglicht.“

Die Folge ist, dass enorme Kosten auf das Gesundheitswesen abgewälzt werden, die politisch so gewollt oder zumindest akzeptiert sind, und die allerdings weder durch Ärzte noch durch Erkrankte verursacht oder zu verantworten sind. Umweltmediziner und Patienten als Lobbyisten der biologischen, physiologischen und gesundheitlichen Integrität der Menschen sind in der heutigen politischen Landschaft in Deutschland ohne Resonanz.

Konsequenzen müssen für einen grundlegenden Wandel in der Gesundheits- und Umweltpolitik gezogen werden, im einem Bewusstsein, dass Prävention und Umweltschutz Priorität haben müssen, um z.B. die Wirkungen geringster Spuren von Umweltchemikalien bei der Auslösung chronischer Krankheiten auszuschließen.

9.5.2. Beispiele: Was ist möglich?

In den USA und Japan ist die Situation im Sinne der Betroffenen im Vergleich zu Deutschland zumindest in Ansätzen fortschrittlicher: Dort gibt es bereits eine öffentliche Diskussion sowohl über umweltbedingte Erkrankungen und deren gesellschaftliche Folgen, als auch über Schutzmaßnahmen für Personen mit Chemikalien-Überempfindlichkeit. So werden Überlegungen erörtert, wie Wohnungen, Kliniken, Arbeitsplätze, Universitätswohnheime, Kindertagesstätten, Schulen, Hotels und Pensionen für MCS-Betroffene beschaffen sein müssen (Brown, 1999).

In verschiedenen Bundesstaaten der USA gibt es gesetzliche Regelungen, nach denen Firmen, die Pestizide im Freien ausbringen, verpflichtet werden, Personen mit MCS oder Chemikalien-Überempfindlichkeit in einem bestimmten Umkreis vorher zu warnen. Dazu haben die Behörden Benachrichtigungsregister für Personen mit MCS eingerichtet. (Louisiana, 2003; Washington State, 2007; CSN Blog, 2008). Damit akzeptieren die Behörden indirekt die Tatsache, dass verschiedene Pestizid-Wirkstoffe kausal mit der Auslösung der Krankheit MCS zu tun haben.

An der Universität Maryland gibt es beispielsweise einen Kranken-Unterstützungsdienst, der sich z.B. um geeignete Unterkünfte für Studenten und Personal mit Chemikalien-Überempfindlichkeit kümmert. Die Betroffenen werden registriert, um sie telefonisch zu informieren, wenn auf dem Universitätscampus ein Pestizid-Einsatz geplant ist. Besondere Probleme entstehen allerdings immer noch durch die regelmäßige Anwendung von Insektiziden in öffentlichen Institutionen wie z.B. Universitäten („pest control"). Um die Belastung von Betroffenen durch „Problemstoffe" zu minimieren, werden besondere Managementpläne für die Pestizid-Anwendung („Integrated Pest Management") erstellt. Danach dürfen bestimmte Bereiche nicht mit chemischen Pestizid-Wirkstoffen behandelt werden (Pesticide-Free Areas). Sicherheitsdatenblätter über viele genutzte Materialien im Bereich der Universität werden systematisch an Betroffene und verantwortliche Mitarbeiter verteilt. Die Einhaltung von Sicherheitsbestimmungen in Labors und Forschungsstätten wird strenger überwacht. Nachteil dieser Maßnahmen ist der hohe bürokratische Aufwand, der im Gegensatz zu Verhältnissen in Deutschland dennoch nicht gescheut wird.

Brown (1999) fordert stellvertretend für das Gesundheitsmanagement in den USA eine allgemeine Gesundheitspolitik, die Schutzmaßnahmen für Personen mit Chemikalien-Überempfindlichkeit vorsieht, wie z.B. die allgemeine Verminderung der Möglichkeit einer Exposition gegenüber Pestiziden und anderen MCS-auslösenden Stoffen, und dies sowohl für MCS-Betroffene als auch für die gesamte übrige Bevölkerung. Darüber hinaus sei ein Notfall-Management für akute Fälle von Chemikalienbelastungen zu installieren.

9.5.3. Allgemeine Gesundheitsvorsorge: Chemikalienbelastungen des Alltags beenden!

Eine wirksame Vorsorgepolitik umfasst verschiedene konkrete Maßnahmen, die auf politischer Ebene vorbereitet und durch die Verwaltungen umgesetzt werden müssen. Dabei sollte der Grundsatz gelten, dass Expositionsvermeidung die Grundlage jeder umweltmedizinischen Therapie ist und gleichzeitig die Voraussetzung für die Verhinderung der Auslösung neuer chronischer Krankheiten darstellt.

Wirtschaft und Industrie sollten sich daher um **schadstoffarme Konsumprodukte** bemühen. Von den Herstellern und Anwendern von Chemieprodukten ist zu fordern, dass sie ihre Produktionsverfahren und ihre Produktangebote entsprechend der REACH-Verordnung der EU nach Stoffen mit Potential zur Auslösung von Chemikalien-Überempfindlichkeit überprüfen und ihre Produktion gegebenenfalls umstellen, einstellen oder neu entwickeln. Dazu muss die Politik die Voraussetzungen in Form neuer oder ergänzter Verordnungen und Gesetze schaffen. Betroffen ist hier u.a. das Chemikaliengesetz.

Als konkrete Präventionsmaßnahmen seien hier nur Beispiele genannt: Allgemeine Rauchverbote in öffentlichen Räumen, Verbote von Pestizideinsätzen innerhalb und außerhalb von Gebäuden und in allen öffentlich zugänglichen Bereichen, sowie die Einrichtung von schadstofffreien Bereichen in Gebäuden, am Arbeitsplatz und in allen öffentlichen Einrichtungen, wobei nicht-toxische Materialien zu verwenden sind. Diese Maßnahmen erscheinen angesichts der Erkenntnisse zu MCS und den übrigen chronischen Umweltkrankheiten unerlässlich. Neubauten und Inneneinrichtungen sollten vorwiegend mit schadstofffreien Baustoffen und Materialien errichtet werden. Schadstoffbelastungen in öffentlichen Gebäuden, darunter die über 4000 betroffenen Schulen der Bundesrepublik, die mit Polychlorierten Biphenylen (PCB), Pestiziden wie Lindan und Pentachlorphenol, Flammschutzmitteln, Formaldehyd und verschiedenen Lösungsmitteln belastet sind, müssen durch Sanierung beseitigt werden. Der kindliche Organismus muss vor diesen Belastungen wegen seiner höheren Empfindlichkeit besonders geschützt werden.

Pestizide und Flammschutzmittel, die aus Organophosphaten und Pyrethroiden bestehen, sollten nicht mehr verwendet werden. Die Gründe dafür sind in ihrem hohen neurotoxischen Potential und ihrer Beteiligung am Mechanismus der Auslösung von MCS zu suchen.

Die bedenkenlose Verwendung von Chemikalien mit einem besonderen toxischen oder hormonwirksamen Potential muss grundsätzlich eingeschränkt werden. Dies gilt insbesondere für die Gruppe der Organophosphate wegen ihres Potentials zur Auslösung von MCS und anderen chronischen Multisystem-Erkrankungen. Phorphorsäureester wie Tris(-chlorpropyl)-phosphat (TCPP), die eine weit verbreitete Anwendung als Flammschutzmittel und Weichmacher in verschiedenen Bauprodukten aus Kunststoff, wie Schallschutz- und Wärmedämmplatten, in Polster- und Montageschäumen sowie in elektronischen Geräten (Computer, TV-Geräte, usw.) haben, sind angesichts ihrer möglichen Funktion bei der Auslösung von MCS aus den Produkten im Bau- und Einrichtungsbereich zu entfernen. Infolge dieser verbreiteten Anwendung kommen sie in der Luft von Innenräumen und im Hausstaub vor und gelangen von da in den Körper des Menschen (Zwiener, Mötzl, 2006). Diese breite und vielfältige Anwendung von Organophosphaten in vielen Bereichen des Alltags findet statt, ohne dass sie toxikologisch ausreichend, d.h. hinsichtlich ihrer Langzeitwirkungen überprüft sind. Außerdem ist seit langer Zeit bekannt, dass diese Stoffe in biochemische Mechanismen im Nervensystem, nämlich am Enzym Acetylcholin-Esterase hemmend eingreifen und dadurch vielfältige neurotoxische Reaktionen auslösen können. Eine Verpflichtung zu einer genaueren toxikologische Prüfung derartiger Stoffe ergab sich erst mit den Vorschriften der REACH-Verordnung der EU, die seit 2006 in Kraft ist, die für die Altstoffe aber nicht gilt. Öffentlich organisierte Prävention muss auch dazu führen, dass die breite Anwendung von Insektiziden wie Permethrin oder Chlorpyriphos im Haushalt oder in Hausgärten zukünftig unterbleibt. Der freie Verkauf dieser Mittel über die Drogeriemärkte an jeder Straßenecke muss reglementiert werden.

Ein erster politischer Erfolg ist zu melden: Das EU-Parlament hat in 1. Lesung am 23.10.07 eine **neue Verordnung zur Pestizid-Zulassung** beschlossen, nach der ein Zulassungsverbot für krebserregende, erbgut- und fortpflanzungsschädigende, immun-, neurotoxische und hormonartig wirksame Pestizide gelten soll. Für Verbraucherprodukte aus der Landwirtschaft soll ein „Pestizidpass" eingeführt werden, in dem Art und Menge der eingesetzten Pestizide vermerkt sein werden. Diese Maßnahmen sollen den Ersatz der bislang breit eingesetzten gefährlichen Pestizide durch ungefährlichere Alternativen fördern (Breyer, Hiltrud, MEP, Presseerklärung 23.10.07).

Diese EU-Maßnahmen ändern nichts daran, dass weit über 1000 Pestizid-Wirkstoffe weiterhin im Handel sind, ohne dass deren Langzeit-toxische Wirkungen ausreichend dokumentiert sind. Die Weltgesundheitsorganisation WHO hat 2004 eine Liste mit 870 Pestizidwirkstoffen aufgestellt und diese Stoffe verschiedenen Gefährdungsklassen zugeordnet. Die Einordnung von Stoffen in diese Gefährdungsklassen, wie z.B. Ia, „extrem gefährlich" oder Ib, „hoch gefährlich", erfolgt jedoch lediglich nach der bei Ratten ermittelten LD 50 (Letale Dosis, bei der 50% der exponierten Ratten sterben). Chronische Langzeitwirkungen, hormonwirksames und entwicklungstoxisches Potential sowie Krebsauslösung sind unvollständig dokumentiert.

Kritisch anzumerken ist hierzu, dass Belange von Personen mit Chemikalien-Überempfindlichkeit bei den Bewertungen der Stoffe immer noch zu kurz kommen. Auch angeblich „ungefährlichere" Pestizide können als Fremdstoffe in den Mechanismus der Auslösung von MCS eingreifen. Letztlich hilft nur ein Verbot der Herstellung und Anwendung derjenigen synthetisch hergestellten

Pestizide für Zwecke der Landwirtschaft, für deren Wirkstoffklasse ein hohes Langzeit-toxisches und neurotoxisches Potential bekannt ist, wie z.B. Organophosphate, Carbamate, synthetische Pyrethroide und Organochlor- und Brom-Verbindungen. Unklar war bis Ende 2009 auch noch, ob die bisher zugelassenen gefährlichen Pestizide, vor allem die Organophosphate, weiter im bisherigen Umfang in der Landwirtschaft eingesetzt werden können. Ein Verbot wäre notwendig, um diesen wesentlichen Auslösungsfaktor für MCS endlich zu beseitigen.

9.5.4. Das Prinzip Prävention: Niedrigere Vorsorge-Grenzwerte

Auf politischer Ebene ist ferner eine drastische Herabsetzung von Belastungsgrenzwerten für die Umweltbereiche Luft einschließlich Innenräume, sowie Wasser, Boden und Lebensmittel zu fordern. Dabei müssten die gesetzlichen Grenzwerte für Schadstoffe in allen Umweltbereichen auf das Niveau abgesenkt werden, das für Betroffene mit MCS bei Exposition nicht mehr zu Krankheitssymptomen führt. Dabei sind auch die bis zu 1000-fach verminderten Reaktionsschwellen von Personen zu berücksichtigen, die auf Grund von genetischen Polymorphismen des biochemischen Entgiftungssystems eine besonders hohe Chemikalien-Empfindlichkeit besitzen. Der mit bis zu 50 Prozent hohe Anteil der Bevölkerung mit Polymorphismen der wichtigsten Enzyme dieses Entgiftungssystems (GSTM1, GSTP1, CYP 2D6, usw.) ist hier zu berücksichtigen. Anzustreben ist die Ermittlung eines neuen „No Effect Levels" (NOEL) aller industriell hergestellten und vermarkteten Chemikalien für Personen mit Chemikalien-Überempfindlichkeit.

Damit könnte einer Verminderung der Häufigkeit umweltbedingter Krankheiten erreicht und vielen Menschen eine „Karriere" als chronisch kranke Patienten erspart werden, was nicht zuletzt auch die Kosten im Gesundheitswesen senkt. Grenzwerte dürften demnach nicht mehr wie bisher nach den technischen Voraussetzungen zu ihrer Einhaltung festgelegt werden (Siehe Kapitel 8.5.). In Deutschland sind derartige Erwägungen leider noch weit von der Realität entfernt, weil führende Persönlichkeiten in der Medizin und der toxikologischen Wissenschaft immer noch auf einen „wissenschaftlichen Kausalbeweis" für die Existenz der Krankheit MCS und grundsätzlich auch für die Berechtigung der Umweltmedizin warten, wobei sie die Kriterien dafür so definieren, dass dieser Beweis möglichst nicht erbracht werden kann.

Ziel der Umweltmedizin bleibt es dagegen in diesem Zusammenhang, „das Ausmaß nicht kausaler symptomatischer Behandlung erkrankter Menschen zu reduzieren". „Praktische Umweltmedizin ist keine ökologische und schon gar keine politische Bewegung, sondern eine wissenschaftlich ausgerichtete effiziente Disziplin der Medizin. Ihr Nutzen übersteigt ihre Kosten in einem Maße wie in keinem weiteren Gebiet des Gesundheitswesens" (Müller, 2007). Sie liefert die Grundlagen für integrative Konzepte von Gesundheits- und Gesellschaftspolitik, in denen das Präventionsprinzip mit dem kurativen Prinzip der Medizin vereint wird. Dazu gehört auch die wesentliche Senkung von Schadstoff-Grenzwerten für alle

Umweltbereiche auf ein niedriges Niveau, das die niedrigen Reaktionsschwellen von Patienten mit Chemikalien-Überempfindlichkeit berücksichtigt.

9.5.5. Gerechtigkeit für die Patienten - Forderungskatalog

Die Rahmenbedingungen für eine fachgerechte Diagnostik und Therapie der betroffenen Patienten mit chronischen Umweltkrankheiten wie MCS, CFS, Toxische Enzephalopathie und andere müssen grundsätzlich verbessert werden. Dazu müssen überhaupt die Voraussetzungen geschaffen werden:

- **Beseitigung der Unwissenheit über die genannten Krankheiten** bei den verantwortlichen Institutionen des Gesundheitswesens und der Justiz, wie beispielsweise Gutachter der Versicherungen (Berufsgenossenschaften) und Krankenkassen, Rechtsanwälte, Richter, Hausärzte, umweltmedizinische Ambulanzen der Kliniken, Personal von Reha- und umweltmedizinischen Kliniken. Sie müssen wissen, dass MCS seit 1994 unter der WHO-Bezeichnung nach ICD 10, T 78.4 als organische Krankheit anerkannt ist und nicht als psychische Erkrankung (ICD 10-Kategorie F00 bis F99) eingeordnet werden kann, wenn eine adäquate Anamnese und Diagnostik Krankheitsmerkmale ergeben, die den MCS-Kriterien des American Consensus von 1999 entsprechen. Hinzu kommen fachliche Defizite bei Allgemeinmedizinern, Internisten und begutachtenden Ärzten, die umweltmedizinische Nachweisverfahren und Diagnosemethoden nicht kennen, wie z.B. Nachweise von genetischen Störungen des Entgiftungssystems (Genpolymorphismen bei Enzymen der Phasen I und II des Entgiftungssystems), bildgebende Verfahren zum Nachweis neurotoxischer funktioneller Hirnschäden wie PET und SPECT, Biometrische Testverfahren zum Nachweis organischer Hirnfunktionsstörungen wie z.B. verschiedene Lern- und Gedächtnistests oder den cerebralen Insuffizienztest (Wortberg, 2009). Gefordert wird somit das Recht auf eine Medizin mit Therapieverfahren, die die Mechanismen chronisch entzündlicher Multisystem-Erkrankungen, wie den NO-Peroxynitrit-Zyklus nach Pall (2007), abschwächen, herunterregulieren oder unterbinden (Lennert, 2010).

- Einrichtung von **Kliniken oder Klinik-Abteilungen und Notfall-Ambulanzen** mit speziellen für MCS-Patienten verträglichen Einrichtungen, d.h. emissionsfreie Bodenbeläge, Möbel, Geräte, Reinigungs- und Desinfektionsmittel ohne Duftstoffe und Lösungsmittel, sowie mit umweltmedizinisch ausgebildetem Fachpersonal. Notwendige Narkosemittel und Medikamente müssen vor Einsatz individuell getestet werden.

- Einrichtung von für MCS-Patienten geeigneten, also **emissionsfreien Reha-, Pflege- und Hospizplätzen** mit fachlich qualifiziertem Pflegepersonal, um den häufig heimatlos umherziehenden schweren MCS-Betroffenen ein menschenwürdiges Leben mit ausreichender Versorgung in einer Unterkunft zu ermöglichen.

- Fachlich qualifizierte Pflege- und Hilfsdienste für MCS-Patienten, die noch selbständig zu Hause leben können, und die bei MCS-typischen Notfallsituationen die richtigen Maßnahmen ergreifen können.

- **Kostenübernahme durch die gesetzlichen Krankenkassen und/oder die Berufsgenossenschaften.** Die Kosten für die oben genannten Diagnoseverfahren und andere umweltmedizinische Untersuchungs- und Behandlungsverfahren werden nur dann übernommen, wenn sie von einem fachlich anerkannten Arzt verordnet werden. Das ist aber meist nicht der Fall. Der Patient ist dann nur in den seltensten Fällen finanziell in der Lage, diese Untersuchungen als „Igel-Leistung“ zu bezahlen. Dies ist aber unmöglich, wenn der Patient als Folge einer toxischen Belastung chronisch erkrankt und arbeitsunfähig ist. Dies kommt bei MCS- CFS-Patienten oder bei Toxischer Enzephalopathie häufig vor, wie vielfältige Erfahrungen von Selbsthilfegruppen zeigen (siehe Schiele, Eder-Stein, 2002). Andererseits obliegt aber dem Patienten die Beweislast, wenn er bei Krankenkassen, Berufsgenossenschaften oder Gerichten seine Krankheit und deren Ursachen anerkannt bekommen und einen Anspruch auf Entschädigung geltend machen muss, um z.B. eine Rente zu erhalten. Diese Patienten haben somit keine Möglichkeit, den von Gutachtern und Richtern geforderten kausalgenetischen Zusammenhang zwischen toxischen Stoffen oder Stoffgemischen und der chronischen Erkrankung nachzuweisen. Hier muss politisch kurzfristig eine Kostenerstattung für umweltmedizinische Verfahren bei den Krankenkassen und langfristig eine Beweislastumkehr zu Gunsten der Betroffenen und zu Lasten der Hersteller und Anwender von toxischen Chemikalien auch bei chronischen Krankheiten durchgesetzt werden.

- **Eine Stiftung oder ein Entschädigungsfonds für betroffene Umweltkranke.** Für finanziell benachteiligte MCS-Patienten (Hartz-IV und Kassenpatienten) besteht das Problem der Kostendeckung für eine fachgerechte Diagnostik und Therapie chronischer umweltbedingter Erkrankungen sowie für eine Sanierung von belasteten Wohnungen und Arbeitslätzen oder für den Bezug spezieller Wohnprojekte für MCS-Patienten. Dafür könnte z.B. ein Entschädigungsfonds oder eine Stiftung gegründet werden, in die Unternehmen, Versicherungen, Industrieverbände, Sponsoren und andere Partner vorsorglich einzahlen, und die derartige Entschädigungen finanziell regeln könnte, ohne dass eine ursächliche Schuldzuweisung für die Umweltkrankheiten damit verbunden wäre.

- Einen **rechtlichen Anspruch auf schadstoffarme / schadstoffreie Wohnungen und Arbeitsplätze** als Grundvoraussetzung für medizinische Therapien. Wegen des in der Regel niedrigen Besitzstandes der Mehrzahl der MCS-Kranken müssen entsprechend geeignete Mietwohnungen bereitgestellt werden. Arbeitgeber müssen in ihren Unternehmen spezielle Arbeitsplätze für Personen mit Chemikalien-Überempfindlichkeit mit schadstofffreien Materialien und Arbeitsmitteln ausstatten.

- **Anerkennung einer Schwerbehinderung** für Fälle mit schwerer MCS durch die Versorgungsämter.

- **Gerechte Gutachten ohne Rücksicht auf mögliche Regressforderungen.** Eine Bestätigung einer umweltbedingten Erkrankung durch Gutachter darf nicht deshalb verweigert werden, weil diese Anerkennung einen Präzedenzfall für eine mögliche Flut von späteren Regressforderungen durch weitere Betroffene darstellen könnte. Gutachter müssen bei ihrer wissenschaftlichen Tätigkeit grundsätzlich unabhängig von Drittmitteln aus der Industrie sein. Sie dürfen auch nicht durch Mitgliedschaft in Fachverbänden an bestimmte wissenschaftliche Auffassungen und Regeln zu Interpretation von Labor- und Diagnosebefunden gebunden sein.

- **Umweltmedizin muss wieder ein eigenes Lehr- und Forschungsfach an Universitäten und Medizinischen Hochschulen werden**. Dies war bis 2010 in Deutschland und in den meisten Industrienländern nicht der Fall. Eine Folge davon ist, dass es zu wenige qualifizierte Umweltmediziner gibt. Versicherungen und Gerichte bestellen daher Gutachter aus fachfremden Medizin-Disziplinen (Internisten, Neurologen, Psychiater), die bei Anamnese und Diagnostik die notwendigen umweltmedizinischen Untersuchungen aus Unkenntnis oder Kalkül unterlassen und meist psychische oder psychiatrische Diagnosen als Krankheitsursache abgeben und damit meist ein Fehlurteil leisten.

- **Fachkooperationen im Rahmen der Umweltmedizin.** Zu fordern ist auch die Nutzung der Erkenntnisse verwandter medizinischer und naturwissenschaftlicher Fächer wie Arbeitsmedizin, Hygiene, Baubiologie, Umweltchemie und Ökologie und ihre Integration in den Erkenntnisbestand der Umweltmedizin. Somit wird eine Kooperation von Umweltmedizinern mit Chemikern, Arbeitsmedizinern, Sozialmedizinern, Hygienikern, Allergologen, Baubiologen, Ingenieuren und auch Neuropsychologen notwendig, um das theoretische Fundament zu umweltbedingten Erkrankungen wie MCS, CFS, Sick-Building-Syndrom und andere zu vertiefen und gemeinsame Lösungen für Prävention, Diagnostik und Therapie dieser Krankheiten zu finden (Zum Winkel, 2009). Anzustreben ist in der täglichen Praxis unbedingt eine Kooperation zwischen Hausärzten, Umweltmedizinern, Analyse-Labors und Baubiologen. Während die Ärzte sich um Diagnostik und Therapie der Patienten kümmern, liefern Baubiologen als Experten für Umweltbelastungen in der häuslichen (und beruflichen) Umgebung die Daten für Belastungen durch Umweltfaktoren wie Chemikalien, Strahlung und Lärm. Mit diesem integrativen Behandlungskonzept würde für betroffene Patienten endlich eine adäquate umweltmedizinische Behandlung mit einer Präventionsstrategie, d.h. einem Sanierungskonzept, kombiniert und zur Verfügung gestellt.

9.5.6. Aufgaben für Patienten und Betroffene

Wesentliche Verbesserungen der Lebensbedingungen von MCS-Kranken sind nur in einem gemeinsam abgestimmten Vorgehen der Betroffenen in der Öffentlichkeit zu erreichen. Dies betrifft auch politische Ziele, die in gesellschaftlichen Prozessen umzusetzen sind, wie sie z.B. mit den oben formulierten Forderungen gekennzeichnet sind. Beispielsweise müssen die Bedürfnisse der Betroffenen bei Reformen im Gesundheitswesen berücksichtigt und durchgesetzt werden. An vorderster Stelle steht die Anerkennung umweltbedingter Krankheitsbilder durch alle Institutionen des Gesundheitswesens: Ärzteschaft, Kliniken, Krankenkassen, Versicherungen und Berufsgenossenschaften. Dachverbände der Umweltmediziner, Baubiologen und Umweltingenieure, Patientenorganisationen und Selbsthilfegruppen arbeiten daran. Es fehlte bis 2010 allerdings noch eine inhaltliche und organisatorische Koordination in wesentlichen Fragen der theoretischen Grundlagen und des praktischen Vorgehens. Dies hat wiederum Gründe, die in den bestehenden Verhältnissen des Gesundheitswesens und der politischen Gegebenheiten, d.h. dem Lobbyismus einflussreicher gesellschaftlicher Gruppen, zu suchen sind.

Im Alltag der Selbsthilfegruppen zeigt sich folglich immer mehr eine inhaltliche Spaltung in zwei Gruppen von Patienten und Betroffenen: solche mit Vertrauen in den nachweisbaren Fortschritt einer wissenschaftsorientierten Umweltmedizin, und solche, die sich aus Enttäuschung über das Versagen der Schulmedizin den verschiedenen Lehren bestimmter Richtungen der Komplementärmedizin zuwenden, mit denen sie in einen mittelalterlichen Wunder- und Aberglauben zurückfallen. Sie verzichten damit auf einen Wissensstand, der seit der Aufklärung im 17.Jahrhundert gegen die Dogmen der damaligen Kirche durchgesetzt werden musste. So müssen Selbsthilfegruppen einen großen Teil ihrer Zeit mit Diskussionen über das Pro und Kontra komplementärer und esoterischer Auffassungen, Theorien und Therapiemethoden verbringen. Weil es hier keine Kompromisslösungen gibt, führt dies häufig zu völligen Zerwürfnissen, Konkurrenz und Gegnerschaft innerhalb und zwischen den Gruppen bzw. deren Führungspersonen. Komplementärmedizin muss nicht grundsätzlich schlecht sein, sie ist es aber dann, wenn ihre Lehren auf wissenschaftlich nicht abgesicherten Glaubenssystemen aufbauen.

Hinzu kommen persönliches Misstrauen und Rivalitäten zwischen verschiedenen Gruppen und Personen, die jeweils ihre eigene Sicht bezüglich Ursachen, Mechanismen, Diagnostik und Therapie von MCS/CFS als verbindlich für alle anderen Betroffenen und Gruppen betrachten. Einige Selbsthilfeorganisationen fordern von allen MCS-Patienten und Betroffenen die Anerkennung ihres bundesweiten Alleinvertretungsanspruchs für die Patienten-Interessen gegenüber Politik, Gesundheitswesen und der gesamten Öffentlichkeit, ohne diesen Anspruch durch demokratische Verfahrensweisen legitimieren zu lassen. Sie drohen sogar denjenigen, die diesen Anspruch in Frage stellen, mit Sanktionen und Ausschluss von den Dienstleistungen ihrer Organisation.

Betroffene Patienten mit MCS und anderen Umweltkrankheiten, können diese Missstände langfristig überwinden, indem sie

- sich wissenschaftlich fundierte Informationen über das Krankheitsgeschehen aneignen und vertiefen,
- die so erworbenen Kenntnisse dazu benutzen, in einem demokratisch legitimierten Prozess diejenigen Vertreter für ihre Anliegen auswählen, die mit fundamentalen Kenntnissen über Ursachen, Mechanismen, Diagnostik und Therapie von MCS/CFS und verwandten Krankheiten ihre Interessen gegenüber Politik und Gesundheitswesen wirksam vertreten können.

Dazu wollte das Buch beitragen.

Anhang

MCS – Multiple Chemical Sensitivity – WHO ICD 10 T78.4

Chemikalien – Sensitivität, international in der Medizin und von Behörden als "Multiple Chemical Sensitivity" oder abgekürzt als MCS bezeichnet, wird seit den 80er Jahren auch in Deutschland von Ärzten vermehrt festgestellt.

MCS ist im WHO Register für Krankheiten, dem ICD -10, im Kapitel 19 unter "Verletzungen, Vergiftungen" einklassifiziert (T78.4). In Deutschland wird diese rechtsverbindliche Klassifizierung vom Deutschen Institut für Medizinische Dokumentation und Information (DIMDI) vorgenommen. Ärzte und Dokumentare in den Krankenhäusern sind nach dem Sozialgesetzbuch V verpflichtet, die Diagnosen zu kodieren. Die Verschlüsselung erfolgt auf der Basis des Systematischen Verzeichnisses der ICD-10-GM. (4)

Verbreitung von Verunsicherung über den MCS ICD 10 T78.4
In jüngster Zeit kam es wiederholt zu Aussagen, der Diagnosecode für MCS sei nicht mehr im ICD 10 enthalten, MCS sei dort psychisch einklassifiziert, etc. Diese Behauptungen wurden von interessenabhängigen Medizinern, einigen Selbsthilfegruppenleitern und Einzelaktivisten aufgestellt. Einige dieser Personen fühlten sich sogar berufen, ihre unwahren Behauptungen auch im Ausland, insbesondere in den USA, zu streuen. Auch versuchten sie zu erwirken, dass der international anerkannte und verwendete Krankheitsbegriff MCS von den Erkrankten selbst nicht mehr benutzt werden solle.

Umweltmedizinische Fachverbände beziehen Position für MCS
Von den beiden umweltmedizinischen Fachverbänden, der dbu (Deutsche Berufsverband der Umweltmediziner) und der Europeam (European Academy for Environmental Medicine), war ein Jahr zuvor in einer Stellungnahme mitgeteilt worden, dass man eine Namensänderung entschieden ablehne, denn MCS sei seit 1994 von der WHO als Verletzung und Überempfindlichkeit definiert (ICD-10, unter Ziffer T78.4), was laut dieser beiden umweltmedizinischen Standesorganisationen den Stand der Wissenschaft darstelle. MCS sei eine gültige Diagnose und stelle eine organische Erkrankung dar, und dieser Stand der Wissenschaft sei rechtlich die alles entscheidende Größe, war der gemeinsamen, öffentlich einsehbaren Erklärung der beiden Fachgesellschaften gegenüber CSN zu entnehmen. (5)

Die weiterhin aggressiv durchgeführte Streuung der Falschaussagen (z.B. MCS sei eine psychische Krankheit; der Name MCS sei abgeschafft worden; MCS sei nicht mehr im ICD-10 aufgeführt; etc., etc.) führte letztendlich zu einer eklatanten Verunsicherung und starker Verängstigung bei den MCS Erkrankten und bei einigen Patientenvertretern.

Abklärung der Fakten
Um der Verunsicherung der MCS Patienten ein Ende zu bereiten, traten drei MCS Organisationen unabhängig voneinander an das Deutsche Institut für Medizinische Dokumentation und Information (DIMDI) heran und klärten verschiedene diesbezügliche Fragen ab. (1,2,3) Eine Organisation holte beim Bundesministerium für Gesundheit (BGM) zusätzliche Informationen ein. (3)

DIMDI - Klassifizierung von Krankheiten (ICD)
Die Weltgesundheitsorganisation (WHO) ernannte das Deutsche Institut für Medizinische Dokumentation und Information (DIMDI) als WHO-Kooperationszentrum für das System Internationaler Klassifikationen.

Die internationale Klassifikation der Krankheiten (ICD) dient der Verschlüsselung von Diagnosen. In Deutschland werden zwei deutschsprachige Ausgaben angewendet, die ICD-10-WHO zur Mortalitätsverschlüsselung und die ICD-10-GM zur Verschlüsselung von Diagnosen in der ambulanten und stationären Versorgung.

Nach § 295 des Fünften Buches des Sozialgesetzbuches sind die an der vertragsärztlichen Versorgung teilnehmenden Ärzte und ärztlich geleiteten Einrichtungen verpflichtet, in den Abrechnungsunterlagen für die vertragsärztlichen Leistungen und in dem Abschnitt der Arbeitsunfähigkeitsbescheinigungen, den die Krankenkasse erhält, die Diagnosen anzugeben.

MCS im ICD 10
Aus den beiden Schreiben des DIMDI ist zu entnehmen, dass der ICD – 10 für MCS existiert, und es wurde darin ausdrücklich hervorgehoben, dass die Erkrankung nicht in das Register „Psychische Krankheiten" einklassifiziert sei. Weiterhin wurde unmissverständlich mitgeteilt, dass eine Einordnung in ein anderes Register auch zukünftig nicht vorgesehen sei. (1,2,3)

Auszug aus dem Schreiben des DIMDI an CSN vom 4. September 2008:

MCS (Multiple Chemical Sens-itivity) wird klassifiziert unter:
T78.4…Allergie, nicht näher bezeichnet;
Kapitel 19 (Verletzungen, Ver-giftungen und bestimmte andere Folgen äußerer Ursachen), Abschnitt T66-T78 (Sonstige und nicht näher bezeichnete Schäden durch äußere Ursachen)

Eine Zuordnung der o. g. Erkrankungen zum Kapitel 5 (Psychische und Verhaltens-störungen) ist seitens der ICD-10-GM nicht vorgesehen.

Die ICD-10-GM ist die deutsche Adaption (GM= „German Modification") der von der WHO (Weltgesundheitsorganisation) erstellten internationalen ICD-10, die in vielen Staaten dieser Welt verwendet wird. Es ist daher davon auszugehen, dass die o. g. Erkrankungen auch in anderen Staaten gleichermaßen klassifiziert sind.

Die ICD-10-GM ist die nach dem Sozialgesetzbuch V in der Bundesrepublik Deutschland vorgeschriebene Diagnoseklassifikation. Es ist nach meiner Kenntnis nicht vorgesehen, die ICD-10-GM durch ein anderes Register zu ersetzen.

Dr. Ursula Küppers
Arbeitsgruppe Medizinische Klassifikation
Im Geschäftsbereich des Bundesministeriums für Gesundheit
DIMDI, Deutsches Institut für Medizinische Dokumentation und Information

Fazit
Der Begriff MCS ist im ICD-10 als physische Krankheit in das Kapitel 19 - Verletzungen, Vergiftungen und bestimmte andere Folgen äußerer Ursachen -

einklassifiziert. Es bestehen von Seiten des DIMDI und des BMG keine Bestrebungen, die Krankheit in ein anderes Register, bspw. unter psychiatrische Krankheiten, abzulegen oder gänzlich aus dem ICD-10 zu entfernen. Es liegen auch keine Anträge hierzu vor. (1,2,3)

Der Krankheitsbegriff MCS ist somit der von DIMDI/ WHO und dem BGM anerkannte Krankheitsbegriff in Deutschland. Dem stimmen auch die beiden umweltmedizinischen Fachgesellschaften und die größten Organisationen für MCS Patienten in Deutschland übereinstimmend zu. (5,7)

Autor:

Silvia K. Müller, CSN – Chemical Sensitivity Network, Oktober 2008

Literatur:

1. DIMDI Schreiben an CSN, MCS ICD-10, 04.09.2008
2. DIMDI Schreiben, 04.09.2008
3. DGMCS, Persönliche Konversation mit CSN, 15.09.2009
4. Bundesministerium für Gesundheit, Anwendung der ICD-10 in der vertragsärztlichen Versorgung nach § 295 des Fünften Buches Sozialgesetzbuch, 18.12.1995
5. Dr. Tino Merz, autorisierte Stellungnahme für dbu, europeam zum Thema „Soll der Name MCS erhalten bleiben oder nicht", CSN Forum, 18. Juli 2007
6. Silvia K. Müller, Die europäische Debatte um den Namen MCS, CSN, Juli 2007
7. Dr. Donate, Kommentar zu „Analyse neuer Wortschöpfungen die den etablierten Fachausdruck MCS ersetzen sollen", CSN Blog, 28.05.2008

(Auszug aus: http://www.csn-deutschland.de/blog/2008/10/10/mcs-multiple-chemical-sensitivity-who-icd-10-t748/ , Autorin: Silvia Müller, Chemical Sensitivity Network Deutschland)

Wichtige Adressen

Verbände und Selbsthilfe-Organisationen

- **Chemical Sensitivity Network (CSN)**, Silvia K. Müller, Mühlwiesenstr. 2, 55743 Kirschweiler,
  Tel. 06784-983 99 13 (nur noch in Notfällen), Fax: 06784-983 99 19
  csn.deutschland@gmail.de , http://www.csn-deutschland.de
- **Deutscher Allergie- und Asthmabund e.V. (DAAB)**, Fliethstr. 114, 41061 Mönchengladbach, Tel.: 02161-81494-0 (viele Broschüren, Einkaufsratgeber)
  info@daab.de
- **Allergie-Verein Europa e.V.** – Hauptsitz – Petersgasse 27, 36037 Fulda, Teil.: 0661-71003, Fax: 71019, E-Mail: Umweltberatug.Fulda@t-online.de
- **Arbeitskreis CFS Aktuell**, Postanschrift: Postfach 1220, 65002 Wiesbaden, info@cfs-aktuell.de , http://www.cfs-aktuell.de ,
  Hier gibt es auch eine informative Broschüre zum **Chronischen Erschöpfungssyndrom** (CFS): „Chronic-Fatigue-Syndrom, CFS/ME – Ein Leitfaden zu Forschung, Diagnose und Behandlung" von Charles Shepherd, 3. Auflage 2007, auch als PDF-Download.
- **Deutscher Berufsverband der Umweltmediziner e.V. (dbu)**, Geschäftsstelle: Siemensstr. 26 A, 12247 Berlin, Tel./Fax: 030-7715-484
  dbu@dbu-online.de; http://www.dbu-online.de
- **Deutsche Gesellschaft für Umwelt- und Humantoxikologie (DGUHT) e.V.**, Infocenter: Mausbergstr. 9, 97267 Himmelstadt, Tel. 09364-8139747, Fax: -896002
  info@deguht.de , http://www.dguht.de
- **EUROPAEM**, European Academy for Environmental Medicine e.V., Juliuspromenade 54, 97070 Würzburg, Tel. 0931-3534830, Fax: -573131, europaem@europaem.de
- **Interdisziplinäre Gesellschaft für Umweltmedizin e.V. (IGUMED)**, Geschäftsstelle: Frielinger Str. 31, 28215 Bremen, Tel. 0421-498 4251, Fax: -498 4252
  http://www.igumed.de , info@igumed.de
- **Ökologischer Ärztebund,** Bundesgeschäftsstelle: Adresse wie IGUMED
  http://www.oekologischer-aerztebund.de , oekologischer-aerztebund@t-online.de
- **Interessengemeinschaft Tonergeschädigter** im Bundesverband Bürgerinitiativen Umweltschutz e.V., Arbeitsgemeinschaft Innenraumschadstoffe und Gesundheit
  c/o Hans-Joachim Stelting, Meiendorfer Weg 2, 22145 Hamburg, Tel. 040-67 998 110, Fax: -115, E-mail: info@krank-durch-toner.de , http://www.krank-durch-toner.de , http://www.bbu-online.de
- **Safer World**, Internet-Informations-Netzwerk zum Thema Schadstoffe und Krankheiten: http://www.safer-world.org
- **Bundesverband Bürgerinitiativen Umweltschutz e.V**, Prinz-Albert-Str.73, 53113 Bonn, AG Innenraumschadstoffe und Gesundheit und AG Schadstoffe an Schulen
  Tel.:0228-21 40 32, Fax: -21 40 23, BBU-Bonn@t-online.de
- **Arbeitsgemeinschaft Ökologischer Forschungsinstitute (AGÖF),** im Energie und Umweltzentrum, 31832 Springe/ Eldagsen, Tel. 05044-97575, Fax: -97577,
  E-Mail: agoef@t-online.de, http://www.agoef.de
- **AnBUS e.V.**, Analyse und Bewertung von Umweltschadstoffen e.V., Mathildenstr. 48, 90762 Fürth (Bay.),
  Tel. 0911-770762, Fax: -770764, E-Mail: anbus@t-online.de, http://www.anbus.de
- **Unabhängige Patienteninformation**, Rohrbachstr. 29, 60389 Frankfurt/M, Tel.: 069-94548964 (Vermittlung von Behandlungsangeboten für best.

Krankheitsbilder, Patientenrechte gegenüber Ärzten, allgemeine Hilfsangebote)

- Allgemeines Internet-Portal für **Hilfsorganisationen** mit Suchfunktion: http://www.hilfsorganisationen.de

Kliniken, Reha-Einrichtungen für Umweltmedizin:

- **Fachkrankenhaus Nordfriesland**, Krankenhausweg 3, 25821 Bredstedt. Älteste deutsche Klinik für Umweltmedizin mit ambulanter und stationärer MCS-Diagnostik u. Therapie; ab 2007 Neubau speziell für Umweltkranke. E-Mail: info@fachkrankenhausnf.de
- **Diagnostik- u. Therapiezentrum** für umweltmedzinische Erkrankungen, Doz. Dr. SC. Bodo Kuklinski, Wielandstr. 7, 18055 Rostock, Tel. 0381-490 7470
- **INUS Medical Center GmbH**, Dr. Adam Voll-Str.1, 93437 Furth im Wald, Tel. 09973-500 5412, Dr. H.P. Donate, therapeutische Chemo-Apherese als Entgiftungsverfahren
- **Runow GmbH, Diagnostic Center**, Klaus Dieter Runow, Institut für Functional Medicine und Umweltmedizin (IFU), Buttlarstr. 4a, 34466 Wolfhagen, Tel. 05692-994555, Fax -995 556
- **Spezialklinik für Allergien, Haut- und Umweltkrankheiten**, Prof. Dr. John G. Ionescu, Krankenhausstr. 9, 93453 Neukirchen (bei Heiligblut, Bayer. Wald), Tel. 09947-280, Fax: -28109 , E-Mail: info@allergieklinik.de
  Neben Allergien auch MCS, CFS, Polyneuropathie, Fibromyalgie, integratives Diagnose- und Behandlungskonzept.
- **Sanatorium Winterstein**, Pfaffstr. 1-11, 97688 Bad Kissingen., Schmerztherapie, Schallwellen-Therapie, Fibromyalgie, neuroakustische Forschung durch Prof. Claussen, Dr. Kersebaum, Kurhausstr. 12, 97688 Bad Kissingen, Tel. 0971-64832, Fax: -68637, Forschungen zu Schwindel, Geschmacksveränderungen, „Neurootologie, http://www.vertigo-dizziness.com
- **Sanitas Dr.-Köhler Parkkliniken**, Prof. Paul Köhler-Str. 3, 08645 Bad Elster Tel.: 037 437-75 -0, Fax: -75-1000. - Chronisches Erschöpfungssyndrom, Funktionelle Darmbeschwerden, Akupunktur

Adressen und Telefonnummern ändern sich häufig. Für die Richtigkeit, aktuelle Gültigkeit und Vollständigkeit der angegebenen Adressen sowie auch für die von den genannten Organisationen vertretenen Lehrmeinungen und Inhalte wird keine Gewähr übernommen.

SPENDENAUFRUF
FÜR MCS-WOHNPROJEKT

Für die Planung und Realisierung eines MCS-Wohnprojektes für Menschen, die schwer an multipler Chemikaliensensitivität (MCS) erkrankt sind und für die es überlebensnotwendig ist, aus ihrem schadstoffbelasteten Wohnraum/Wohnumfeld herauszukommen, dies aber nicht aus eigener Kraft/eigenen Mitteln schaffen können, werden dringend Spenden benötigt.

Jede Spende zählt, auch Ihre!
(Spendenbescheinigungen fürs Finanzamt ab 100 €)

Spenden über den
gemeinnützigen Verein:

IGUMED e.V.
Frielinger Str. 31, 28215 Bremen
Konto Nr.: 39006275, BLZ 684 522 90, Sparkasse Hochrhein
Kennwort für Verwendungszweck: **"MCS-Wohnprojekt"**

MCS Patienten-Initiative
Tel. 02305 442037

Literaturverzeichnis

Aaron, L.A., Herrell, R., Ashton, S., et al.: Comorbid clinical conditions in chronic fatigue: a co-twin study. J. Gen. Intern. Med 16, 24-31

Aarsland, D., Ballard, C., Larsen, J.P., McKeith, I., O´Brien, J., et al. (2003): Marked neuroleptic sensitivity in dementia with Lewy bodies and Parkinson´s Disease. Nordic J. Psychiatry 57, 94f.

Abbott-Immunology: Broschüre: Rheumatoide Arthritis, 2003, S. 22.

Abdel-Rahman, A., Shetty, A. K, Abou-Donia, M.B. (2002): Disruption of the blood-brain barrier and neuronal cell death in cingulated cortex, dentate gyrus, thalamus and Hypothalamus in a rat model of gulf-war syndrome. Neurobiol. Dis. 10, 306-326

Abdel-Rahman A., Abou-Donia S., El-Masry E., Shetty A., Abou-Donia M. (2004): Stress and combined exposure to low doses of pyridostigmine bromide, DEET, and permethrin produce neurochemical and neuropathological alterations in cerebral cortex, hippocampus, and cerebellum. J Toxicol Environ Health A **67**,163-192.

Abou-Donia, M.B., Goldstein, L.B., Dechovskaja, A., Bullman, S., Jone, K.H., Herrick, E.A., Abdel-Rahman, A.A., Khan, W.A. (2001): Effects of daily dermal application of DEET and permethrin alone and in combination, on sensorimotor performance, blood brain barrier, and blood-testis barrier in rats. J. Toxicol. Environ. Health A, 62, 523-541

Abou-Donia M.B., Dechkovskaia A.M., Goldstein L.B., Shah D.U., Bullman S.L., Khan W.A. (2002a) Uranyl acetate-induced sensorimotor deficit and increased nitric oxide generation in the central nervous system in rats. Pharmacol Biochem Behav **72**,881-890.

Abou-Donia M.B., Dechkovskaia A.M., Goldstein L.B., Bullman S.L., Khan W.A. (2002b) Sensorimotor deficit and cholinergic changes following coexposure with pyridostigmine bromide and sarin in rats. Toxicol Sci **66**,148-158.

Abou-Donia M.B. (2003): Organophosphorus ester-induced chronic neurotoxicity. Arch Environ Health. **58**, 484-497.

Abou-Donia, MB, et al., (2003): Testicular germ-cell apoptosis in stressed rats following combined exposure to pyridostigmine bromide, N,N-Diethyl-m-toluamide (Deet), and Permethrin. J. Toxicol. Env. Health Part A, 66, 2003, 57-73, zit. in Schmidt, D. (2003): Golfkriegssyndrom kein Phantom. Zeitschrift f. Umweltmedizin 3, 2003, 118-120

Abou-Donia M.B., Dechkovskaia A.M., Goldstein L.B., Abdel-Rahman A., Bullman S.L., Khan W.A. (2004): Co-exposure to pyridostigmine bromide, DEET, and/or permethrin causes sensorimotor deficit and alterations in brain acetylcholinesterase activity. Pharmacol Biochem Behav **77**,253-262.

Abu-Qare A.W., Abou-Donia M.B. (2001a): Combined exposure to sarin and pyridostigmine bromide increased levels of rat urinary 3-nitrotyrosine and 8-hydroxy-2'-deoxyguanosine, biomarkers of oxidative stress. Toxicol Lett **123**,51-58.

Abu-Qare A.W., Abou-Donia M.B. (2001b): Biomarkers of apoptosis: release of cytochrome c, activation of caspase-3, induction of 8-hydroxy-2'-deoxyguanosine, increased 3-nitrotyrosine, and alteration of p53 gene. J Toxicol Environ Health B Crit Rev **4**,313-332.

Abu-Qare A.W., Abou-Donia M.B. (2003): Combined exposure to DEET (N,N-diethyl-m-toluamide) and permethrin: pharmacokinetics and toxicological effects. J Toxicol Environ Health B Crit Rev **6**,41-53.

Abu-Qare A.W., Abou-Donia M.B. (2008) In vitro metabolism and interactions of pyridostigmine bromide, N,N-diethyl-m-toluamide, and permethrin in human plasma and liver microsomal enzymes. Xenobiotica **38**,294-313.

Adamec, R.E., Burton, P., Shallow, T., Budgell, J. (1999): Unilateral block of NMDA receptors in the amygdala prevents predator-induced lasting increases in anxiety-like behavior and unconditioned startle-effective hemisphere depends on behavior. Physiol. Behav. 65, 739-751

Afram, R. (2004): New diagnoses and the ADA: A case study of fibromyalgia and Multiple Chemical Sensitivity. Yale Journal of Health Policy, Law and Ethics IV, 1, 2004, 85-121, p. 104

Ahlrot-Westerlund, B. (1989): Mercury in cersbrospinal fluid in MS. Swed. J. Biol. Med. 1, 6-7

Ajuwon, K., Spurlock, M. (2004): Direct regulation of lipolysis by interleukin 15 in primary pig adipocytes. Am. J. Physiol. Regul. Integr. Comp. Physiol. 287 (3), 608- 611, zit. nach Bericht in Naturwiss. Rdsch., 2004, S.693f: „Vielseitige Fettzellen".

Aktas, O., Ullrich, O., Infante-Duarte, C., Nitsch, R., Zipp, F. (2007): Neuronal Damage in Brain Inflammation. Arch Neurol. 64, 185-189

Alberts, B., Johnson, A., Lewis, J., Raff, M., Roberts, K., Walter, P.: Molekularbiologie der Zelle, 4. Aufl. 2004, Wiley - VCH, S. 1174: 17.4 Programmierter Zelltod (Apoptose)

Albrecht, W.J. (1987), Central nervous system toxicity of some common environment residues in the mouse. J. Toxicol. Environ. Health 21, 405-421

Allanou, R., Hansen, B.G., Van der Bilt, Y.(1999): Public availability of data on EU high production volume chemicals. European Commission Joint Research Centre, Bericht EUR 18996 EN; Ispra (Italien), zit. in Umwelt-Medizin-Gesellschaft 18 (3), 2005, 199)

Altenkirch, H. (1995): Multiple Chemical Sensitivity (MCS)-Syndrom. Gesundheitswesen 57, 661-666; Müller-Mohnssen, H. (1996): Stellungnahme zu H. Altenkirch, in Gesundheitswesen 58, 415-416

Altenkirch, H. (2000): Multiple Chemical Sensitivity (MCS) – Differential diagnosis in clinical neurotoxicology: A German perspective. NeuroToxicology 21(4), 589-598

American Psychiatric Association (1994): Diagnostic and Statistical Manual of Mental Disorder.4th ed. DSM-IV, Washington, DC. American Psychiatric Press.

Anderson R.C., Anderson J.H. (2003): Sensory irritation testing. J Occup Environ Med **45**,467-468.

Anderson, I.M., Parry-Billings, M., Newsholme, E.A, Poortmans, J.R., Cowen, P.J. (1990): Decreased plasma tryptophan concentration in major depression: relationship to melancholia and weight loss. J. Affect. Disord. 20, 185-191

Andersson D.A., Gentry C., Moss S., Bevan S. (2008) Transient receptor potential A1 is a sensory receptor for multiple products of oxidative stress. J Neurosci **28**,2485-2494.

Andreas, K., Ray, D.E. (2004): Nervensystem. In: Marquardt, H., Schäfer, S.: Lehrbuch der Toxikologie. Wiss. Verlagsgesellschaft Stuttgart, 2004, 461f.

Angulo, J., Peiro, C., Sanchez-Ferrer, C.F., et al. (2001): Differential effects of serotonin reuptake inhibitors on erective responses, NO-production, and neuronal NO synthase expression in rat corpus cavernosum tissue. Br. J. Pharmacol. 134, 1190-1194

Antox GmbH, Neuroscience Guide 2006, Bezugsadresse: Goethestr. 4, 80336 München

Antox GmbH, Information No. 4, 6/2005: Immunkompetenzmarker Glutathion- und TCRzeta-Expression von T-Zellen. Bezugsadresse: Goethestr. 4, 80336 München

Anway, M.D., Skinner, M.K. (2008): Epigenetic programming of the germ line: effects of endocrine disruptors on the development of transgenerational disease. Reprod Biomed Online, 16 (1), 23-25

Apfelbach, R., Engelhart, A., Behnisch, P., Hagenmaier, H. (1998): The olfactory system as a portal of entry for airborne polychlorinated biphenyls (PCB) to the brain? Arch. Toxicol. 72 (1998), 314-317

APUG, Aktionsprogramm Umwelt und Gesundheit, Hrsg.: Bundesministerium für Gesundheit, Bundesministerium für Umwelt, Naturschutz und Reaktorsicherheit, 2005, S.59

Arancio, O., Kiebler, M., Lee, C.J., Lev-Ram, V., Tsien, R.Y., Kandel, E.R., Hawkins, R.D. (1996): Cell 87, 1025-1035, zit. nach Mattson (1998).

Arand, M., Oesch, F.: Fremdstoffmetabolismus. In: Marquardt, H., Schäfer, S.: Lehrbuch der Toxikologie. Wiss. Verlagsgesellschaft Stuttgart, 2004, 89f.

Arendt, Th. (2005): P.-Flechsig-Institut für Hirnforschung, Jahnallee 59, 04109 Leipzig, Vorlesungsskript Postgradualstudium Toxikologie, Uni Leipzig, Nov. 2005

Aschermann, C. (2003): Wenig hilfreich. Diskussionsbeitrag zu MCS im Deutschen Ärzteblatt 100/17, A1141 (Erwiderung zum Artikel von Nasterlack et al., 2002)

Ashford, N.A., Miller, C.S. (1991): Chemical exposures: low levels and high stakes. Van Nostrand Reinhold, New York, 1991

Ashford, N.A., Miller, C.S.: Low-Level Chemical Exposures: A Challenge for Science and Policy. Environmental Science & Technology, Nov.1, 1998, 32, 508A – 509A, Copyright Chemical Society 1998, zit. In Berufskrankheiten aktuell, abeKra-Verlag Altenstadt, 28/29, Nov./Dez. 2000, 38ff.

Ashford, N.A., Miller, C. (1998): Chemical exposures: Low levels and high stakes. John Wiley and Sons, New York.

Assadi, S.M., Yücel, M., Pantelis, C. (2009): Dopamine modulates neural networks involved in effort based decision-making. Neurosci. Biobehav. Rev. 33, 383-393

Autrup, H.: Genetic polymorphisms in human xenobiotica metabolizing enzymes as susceptibility factors in toxic response. Mutat. Res. 464: 65-76 (2000)

Ayata, A., Mollaoglu, H., Yilmaz, H.R., Akturk, O., Ozguner, F., Altunas, I. (2004): Oxidative stress-mediated skin damage in an experimental mobile phone model can be prevented by melatonin. J. Dermatol. 31 (11), 878-838

Bade, H. (2007): Medizinethik: Überlegungen zur Forschung an embryonalen Stammzellen. Umwelt, Medizin, Gesellschaft 20 (2), 142-143

Bailer, J., Witthoft, M., Rist, F. (2006): The chemical odor sensitivity scale: reliability and validity of a screening instrument for idiopathic environmental intolerance. J. Psychosomatic Research 61 (1), 71-79

Baines, C.J., McKeown-Eyssen, G.E., Riley, N., Cole, D.E.C., Marshall, L., Loescher, B., Jazmaji, V. (2004): Case control study of multiple chemical sensitivity, comparing haematology, biochemistry, vitamins and serum volatile organic compound measures. Occupational Medicine Oxford 54 (6), 408-418.

Balakirev, M., Zimmer, G. (1998): Gradual changes of the inner mitochondrial membrane precede the mitochondrial permeability transition. Arch. Biochem. Biophys. 356, 46-54

Baniyash, M. (2004): TCRz-chain downregulation: curtailing an excessive inflammatory immune response. Nature Reviews 4, 675-687, Sept. 2004

Barbara G.; Stanghellini, V.; De Giorgio, R.; et al. (2004): Activated mast cells in proximity to colonic nerves correlate with abdominal pain in irritable bowel syndrome. Gastroenterology 126, 693-702

Barger, S.W., Mattson, M.P. (1995): Biochem. J. 311, 45-47, zit. in: Mattson, 1998

Barger, S.W., Mattson, M.P. (1995): Mol. Brain Res. 40, 116-126, zit. in: Mattson, 1998

Barnig, C., Kopferschmitt, M.C., De Blay, F. (2007): Multiple chemical sensitivities: Pathophysiology and clinical aspects. Revue Francaise d´Allergologie et d´Immunologie Clinique 47 (3): 250-252

Barocka, A. (1998): Psychiatrische Aspekte neurotoxisch bedingter Erkrankungen im ZNS. In: Triebig, G., und Lehnert, G. (Hrsg.): Neurotoxikologie in derArbeitsmedizin und in der Umweltmedizin. 1. Aufl., Gentner-Verlag Stuttgart, 273-286

Barsky, A.J., Borus, J.F. (1999): Functional somatic syndromes. Ann. Intern. Med. 130, 910-921

Bartens, W.: Die Krankmacher, Knaur, München 2005, S. 210

Bartenstein, P., et al. (1999): Rolle der Positronen-Emissions-Tomographie (PET) und Single-Photon-Emissions-Tomographie (SPECT) bei der sogenannten „Multiple Chemical Sensitivity" (MCS). Nuklearmedizin 38 (1999), 297-301

Barteri, M. (2005): Structural and kinetic effects of mobile phone microwaves on acetylcholinesterase activity. Biophysical Chemistry 113, 245-253

Barth, A. (2005): Lebertoxizität. Vorlesung Postgradualstudium Toxikologie und Umweltschutz, Universität Leipzig, 2.2.05, siehe Vorlesungsskript

Bartram, F.(2007): Titanunverträglichkeit: Analytik und Diagnostik. Umwelt, Medizin, Gesellschaft 20 (2), 114-118

Bartram, F. (2005): Immuninduzierte Entzündungsprozesse durch chronische Chemikalienbelastung. Umwelt-Medizin-Gesellschaft 18 (3), 202-208

Bartram, F.(2007): Wissenschaftliche Methoden und Arbeitsweisen im Fachbereich „Kurative Umweltmedizin". Umwelt, Medizin, Gesellschaft 20/1, 2007, 63

Bartram, F. (2009): Ein Fachgespräch und seine Folgen. Bericht vom Fachgespräch Umweltmedizin beim Bundesministerium für Gesundheit, Berlin, 25.3.09. Umwelt, Medizin, Gesellschaft 22 (2), 182-183

Battran, M. (2002): Stichwort Oxidantien und Antioxidantien. Naturwissenschaftliche Rundschau 55 (9), 513-514

Bauer, A., Alsen-Hinrichs, C., Wassermann, O. (2001): Case study of 916 environmentally related disorders during the period of 1995-1999 in Schleswig-Holstein. Gesundheitswesen 63, 231-237

Bauer A., Schwarz, E., Martens U (2003): Untersuchung über die Prädiktoren von Krankheitsentstehung und Langzeitverlauf bei ambulanten und stationären patienten der Umweltmedizin am Fachkrankenhaus Nordfriesland. Forschungsbericht Nr. F 297 des BMGS, Berlin (http://www.bmgs.bund.de/cln_040/nn_600122/DE/Publikationen/Forschungsberichte)

Bauer, A., Martens, U., Schwarz, E. (2004):Vergleich umweltmedizinischer Patienten mit und ohne MCS am Fachkrankenhaus Nordfriesland (FKH-NF). Exposition und Vulnerabilität als Risikofakturen für MCS. Umwelt – Medizin – Gesellschaft 17/2, 2004, 151-157.

Bauer, A., Schwarz, E., Martens, U. (2007): Patienten mit multiplen Chemikalienintoleranzen – Umweltmedizin oder Psychosomatik? Z. Allg. Med. 83 (11), 442-446

Bauer, A., Mai, C., Hauf, O. (2009): Pilotstudie zur medizinischen Versorgungslage chronisch kranker Patienten mit MCS (Multiple Chemical Sensitivity). Umwelt, Medizin, Gesellschaft 22 (3), 31-37

Bauer, S. (2008): Multi-Gen-Umwelt-Interaktionen. Zum aktuellen Stand der genomischen Epidemiologie. Gen-Ethischer Informationsdienst (GID), GID-Spezial 8, Beilage zu GID 191, Berlin, Dez. 2008; 35-41

Baur, W. (2000): Zum Stellenwert psychologischer Testverfahren in der Umweltmedizin. Umwelt, Medizin, Gesellschaft 13 (2), 160-162

Baur, W. (2009); Zur Rolle der Patienten-Arzt-Beziehung im Kontext von Umwelt, Medizin und Gesellschaft. Umwelt, Medizin, Gesellschaft 22 (4), 319-322

BBU, Bundesverband Bürgerinitiativen Umweltschutz, Arbeitsgruppe Innenraum-Schadstoffe, persönliche Mitteilung 2004

Becker, W., Kaiser, B., Luther, S., Otremba, H. (2008): Kleinräumige Gesundheitsberichterstattung: Feuchteschäden in Wohnräumen und soziale Lage . Umweltmedizinischer Informationsdienst 2 (2008), 43-45

Beckman, J.S., Koppenol, W.H. (1996): Nitric oxide, superoxide and peroxynitrite: the good, the bad and the ugly. Am. J. Physiol. 271, C1424-C1437

Behan, P.O., Bakheit, A.M.O. (1991): Clinical spectrum of postviral fatigue syndrome. Br. Med. Bull. 47, 793-808;

Bell, D.S. (1995): The doctor´s guide to chronic fatigue syndrome. Addison Wesley Reading, Publishing Co., Massachusetts.

Bell, I.R., Miller, C.S., Schwartz, G.E. (1992): An olfactoric-limbic model of multiple chemical sensitivity syndrome: possible relationships to kindling and affective spectrum disorders. Biol. Psychiatry 32, 218-242

Bell, I.R., Schwartz, G.E., Baldwin, C.M., Hardin, E.E. (1996): neural sensitation and physiological markers in multiple chemical sensitivity. Regul. Toxicol. Pharmacol. 24 (1 Pt 2), S39-S47

Bell, I.R., Walsh, M.E., Gross, A., et al. (1997): Cognitive dysfunctions and disabilities in geriatric veterans with self reported intolerance to environmental chemicals. J. Chron. Fatigue Syndrome 2, 5-42

Bell, I.R., Warg-Damiani, L., Baldwin, C.M., Walsh, M., Schwartz, G.E. (1998): Self reported chemical sensitivity and wartime chemical exposures in gulf war veterans with and without decreased global health ratings. Military. Med. 163, 725-732

Bell, I.R., Baldwin, C.M., Schwartz, G.E.W. (1998): Illness from low levels of environmental chemical: relevance to chronic fatigue syndrome and fibromyalgia. Am. J. Med. 105 (3A), 74S-82S

Bell I.R., Patarca R., Baldwin C.M., Klimas N.G., Schwartz G.E., Hardin E.E. (1998c): Serum neopterin and somatization in women with chemical intolerance, depressives, and normals. Neuropsychobiology **38**,13-18.

Bell, I.R., Baldwin, C.M., Russek, L.G., Schwartz, G.E., Hardin, E.E. (1998d): Early life stress, negative paternal relationships, and chemical intolerance in middle-aged women: support for a neural sensitization model. J. Women's Health 7, 1135-1147

Bell I.R., Baldwin C.M., Fernandez M., Schwartz G.E. (1999a) Neural sensitization model for multiple chemical sensitivity: overview of theory and empirical evidence. Toxicol Ind Health **15**,295-304.

Bell, I.R., Patarca, R., Baldwin, C.M., Klimas, N., Schwartz G.L., Hardin, E.E. (1999b): Serum Neopterin and somatization im women with chemical intolerance, depressives, and normals. Neuropsychobiology 38, 13-18

Bell, I.R., Brooks, A.J., Baldwin, C.M., Fernandez, M.,Figueredo, A.J., Witten, M.L. (2005): JP-8 jet fuel exposure and divided attention test performance in 1991 Gulf War veterans. Aviation Space and Environmental Medicine 76 (12), 1136-1144

Berg, P.A. (2003): Chronisches Müdigkeits- und Fibromyalgiesyndrom. 2. Aufl., Springer-Verlag

Berg, D., Krüger, R., Rieß, O., Riederer, P. (2007): Parkinson´s Disease. In: Lajtha, A. et al. (Hrsg.): Handbook of Neurochemistry and Molecular Neurobiology, 3rd. Edition: Degenerative Diseases of the Nervous System. Springer-Verlag Berlin, Heidelberg, 2007, S.9f.

Berkowicz, D.A., Trombley, P.Q. (1999): Dopaminergic modulation of the olfactory nerve synapse. Brain Research 855, 90-99

Bericht Naturwiss. Rundsch. (2007), 60 (6), 319: Was verbindet scharfe Gewürze und Kälte?

Bernstein, A.F. (2005): In One Arizona Community, an Oasis in a Toxic World. The New York Times
July 10, 2005

Besedovsky, H.O., und Del Rey, A. (2006): Zytokine des Gehirns sind Integrationsfaktoren des neuroendokrin-immunen Netzwerks. In: Straub, R.H. (Hrsg.): Lehrbuch der klinischen Pathophysiologie komplexer chronischer Erkrankungen. Bd. 1: Physiologische Grundlagen. Vandenhoek & Ruprecht, Göttingen, 2006, S. 171-182

Bessac, B.F., Jordt, S.E. (2008): Breathtaking TRP Channels: TRPA1 and TRPV1 in airway chemosensation and reflex control. Physiology 23, 360-370

Betarbet, R., Sherer, T.B., Mac Kenzie, G., Garcia-Osuna, M. Panov, A. et al. (2000): Chronic systemic pesticide exposure reproduces features of Parkinson´s disease. Nat. Neurosci. 3, 1301-1306

Betarbet, R., Sherer, T.B., Di Monte, D.A., Greenamyre, J.T. (2002): Mechanistic approaches to Parkinson´s Disease pathogenesis. Brain Pathol. 12, 499-510

Bieger, W.P., Brand, G.: Psychoneuroendokrinologie: Stresshormone. Naturheilpraxis 1, 2004, 5-9

Bieger, W.P. (2006): Neuroscience Guide. Broschüre der Fa. Antox GmbH, Goethestr. 4, 80336 München

Bieger, W.P. (2007): Anwendungen des zellulären Immunstatus (LYMS, Lymphozytentypisierung). Informationsschrift Fa. Ant-Ox GmbH 9/2007, zu beziehen über Fa. Lab4more GmbH, Paul-Heyse Str. 6, 80336 München, Tel. 089 543217-0

Bieger, W.P., Bartram, F., Knabenschuh, B., Penz, M., Neuner-Kritikos, A., Mayer, W. (2002): Die Rolle von oxidativem Stress in der Pathogenese von MCS. Zeitschrift f. Umweltmedizin 4, 2002, 198-205

Binkley, K.E., Kutcher, S. (1997): Panic response to sodium lactate infusion to patients with multiple chemical sensitivity syndrome. J. Allergy Clin. Immunol. 99, 570-574

Binz, P., (2006), persönliche Mitteilung. Dr. Peter Binz, Neurologe mit Praxis in Trier, behandelte Hunderte von Fällen von Moselwinzern, die Organophosphosphat-Pestiziden und organischen Lösungsmitteln exponiert waren.

Binz, P. (2009): Zerstörung von familiären und sozialen Strukturen als Folge von Hirnschäden. Vortrag auf der Studientagung „Gewissenhafte Forschung. Diagnose und Handlungsmöglichkeiten bei Vergiftungen in der Arbeitswelt. Katholische Akademie Trier, 15.-17.5.2009

Biol. unserer Zeit 1/39, 2009, S.8, Bericht

Bischoff, E.W., Soetekouw, P.M., De Vries, M., Scheepers, P.T., Bleijenberg, G., Van der Meer, J.W. (2003): Chemical sensitivity in symptomatic Cambodia veterans. Arch. Environ. Health 58 (12), 740-745

Bläser-Kiel, G.: Für erholsamen Schlaf zählt Qualität, nicht Quantität. NeuroGeriatrie 6 (1), 2009, 38-39

BMBF, Bundesministerium für Bildung und Forschung (Hrsg.) (2001): Broschüre: Es ist, als ob die Seele unwohl wäre. Depressionen – Wege aus der Schwermut. BMBF, Referat Öffentlichkeitsarbeit, 53170 Bonn, 2001, S. 33, 34

BMBF, Bundesministerium für Bildung und Forschung (Hrsg): Rheuma. Broschüre, Sept. 2001

Bolt, H.M., Thier, R. (2004): Halogenierte Kohlenwasserstoffe. In: Marquardt, H., Schäfer, S. (2004): Lehrbuch der Toxikologie. Wissenschaftliche Verlagsgesellschaft Stuttgart, S. 621f.

Bolte, G. und Fromme, H. (2008): Umweltgerechtigkeit als Schwerpunkt der Gesundheits-Monitoring-Einheiten (GME) in Bayern. Umweltmedizinischer Informationsdienst 2 (2008), 39-42

Bornschein, S., Haunsteiner, C., Zilker, T., Bickel, H., Förstl, H. (2000): Psychiatrische und somatische Morbidität bei Patienten mit vermuteter Multiple Chemical Sensitivity (MCS). Der Nervenarzt 71, 737-744

Bornschein, S., Forstl, H., Zilker, T. (2001): Idiopathic environmental intolerances (formerly multiple chemical sensitivity). Psychiatric perspectives. J. Intern. Med. 250, 309

Bornschein, S., Hausteiner, C., Zilker, T., Bickel, H., Förstl, H. (2000): Psychiatrische und somatische Morbidität bei Patienten mit vermuteter Multiple Chemical Sensitivity (MCS). Nervenarzt 71, 737 - 744

Bornschein, S., Hausteiner, C., Förstl, H., Zilker, Th. (2005): 50 Jahre MCS – Alte Theorien und neuere Erfahrungen an einer universitären Umweltambulanz. Umweltmed. Forsch. Prax. 10 (6), 389 - 396

Böse-O´Reilly, S., Kammerer, S.: Leitfaden Umweltmedizin. G. Fischer-Verlag, 1997

Bottiglieri, T., Laundy, M., Crellin, R., Toone, B.K., Carney, M.W., Reynolds, E.H. (2000): Homocystein, folate, methylation, and monoamine metabolism in depression. J. Neurol. Neurosurg. Psychiatry 69, 228-232.

Boykoff N, Moieni M, Subramanian S (2009). Confronting chemobrain: an in-depth look at survivors' reports of impact on work, social networks, and health care response. Journal of Cancer Survivorship; DOI: 10.1007/s11764-009-0098-x, zit. in www.csn-deutschland/blog, Okt. 2009

Brack, A.; Stein, C.; Schaible, H.G. (2006): Periphere und zentrale Mechanismen des Entzündungsschmerzes. In: Straub, R.H. (Hrsg.): Lehrbuch der klinischen Pathophysiologie komplexer chronischer Erkrankungen. Bd. 1: Physiologische Grundlagen. Vandenhoek & Ruprecht, Göttingen, 2006, S. 183-192

Braus, D.F. (2007), Prof. Dr., Leiter Neurologie d. Dr. Horst-Schmidt-Klinik Wiesbaden, Vortrag am 5.12.07, Rathaus Wiesbaden

Bremner, J. (1999): Does stress damage the brain? Biol. Psychiatry 45, 797-804

Breyer, Hiltrud: in EU-Öko-News 4/2004, zit. in Umwelt-Medizin-Gesellschaft 17/4, 2004, S. 277

Breyer, Hiltrud, MEP, Presseerklärung vom 23.7.07, zit. im Internet-Netzwerk „Safer World": http://www.safer-world.org/d/newsletter/2007111.htm, siehe auch unter http://www.hiltrud-breyer.eu

Briani, C., Padua, L., Pazzaglia, C., Battistin, L. (2007): Neuropathic Pain. In: Lajtha, A. et al. (Ed.): Handbook of Neurochemistry and Molecular Neurobiology. 3rd Edition, Degenerative Diseases of the Nervous System. Springer-Verlag Berlin, Heidelberg, 2007, 407-432

Brookes, N. (1992): In vitro evidence fort the role of glutamate in the CNS toxicity of mercury. Toxicology 76, 245-256

Brown G.C., Bal-Price A. (2003) Inflammatory neurodegeneration mediated by nitric oxide, glutamate, and mitochondria. Mol Neurobiol **27**,325-355.

Brückner, Florian (2004), Frankfurter Rundschau, 28.8.04

BUND-Studie „Endstation Mensch“, Schadstoffe in der Muttermilch, 2005, S.32.; und dpa-Meldung vom 16.12.05: Weichmacher in Speiseölen.

Burdo, J., Schubert, D. , Maher, P. (2007): Glutathione production is regulated via distinct pathways in stressed and non-stressed cortical neurons. Brain Res. 2007, Nov 4 [Epub ahead of print – im Internet vorab publiziert)

Burn, D.J., Lees, A.J. (2002): Progressive supranuclear palsy: Where are we now? Lancet neurol. 1 (6), 359-369

Butala, J.H., Raymond, M.D., Gans, G., McKee, R.H., Guo, T. L., Peachee, V.L., White, K.L. Jr. (2004): Phthalate treatment does not influence levels of IgE or Th2-cytokines in B6C3F1 mice. Toxicology 201 (1-3), 77-85

Butterfield, D.A. (2000): Alzheimer´s amyloid ß-Peptide associated oxidative stress: brain membrane lipid peroxidation and protein oxidation. In: Zimmer, G. (Ed.): Membrane structure in disease and drug therapy. Marcel Dekker Inc., New York, Basel, 2000, S. 335-352

Butterfield, D.A., Griffin, S., Münch, G., Pasinetti, D.M. (2002): Amyloid beta-peptide and amyloid pathology are central to oxidative stress and inflammatory cascades under which Alzheimer´s disease brain exists. J. Alzheimers Dis. 4, 193-201

Butterfield, D.A., und Sultana, R. (2007): Proteomics analysis in Alzheimer´s Disease: New insights into mechanisms of neurodegeneration. In: Lajtha, A. et al. (Ed.): Handbook of Neurochemistry and Molecular Neurobiology. 3rd Edition, Degenerative Diseases of the Nervous System. Springer-Verlag Berlin, Heidelberg, 2007, 234-268

Buttgereit, F., Straub, R.H., Wehling, M., Burmester G.R. (2004): Glucocorticoids in the treatment of rheumatic diseases. An update on mechanisms of action. Arthritis Rheum. 50, 3408-3417

Buttgereit, F., und Burmedter, G.R. (2006): Molekulare Wirkungsmechanismen von Glukokortikoiden. In: Straub, R.H. (Hrsg.): Lehrbuch der klinischen Pathophysiologie komplexer chronischer Erkrankungen. Bd. 1: Physiologische Gundlagen. Vandenhoek & Ruprecht, Göttingen, 2006, S. 69-76

Cameron, P. (2005): Die Reform der EU-Chemikalienpolitik – eine Lösung? Umwelt-Medizin-Gesellschaft 18 (3), 186-192

Cannon, J.G., Angel, J.B., Ball, R.W., et al. (1999): Acute phase responses and cytokine secretion in chronic fatigue syndrome. J. Clin. Immunol. 19, 414-421

Capuron, L., Dantzer, R. (2003): Cytokines and depression: the need for a new paradigm. Brain Behav. Immun. 17 (Suppl. 1), S119-S124

Capuron, L., Ravaud, A., Neveau, P.J., Maes, M., Dantzer, R. (2002): Association between decreased serum tryptophhan concentrations and depressive symptoms in cancer patients undergoing cytokine therapy. Molecular Psychiatry 7, 468-473.

Caress, S.M., Steinemann, A.C. (2003): A Review of a two-phase population study of multiple chemical sensitivities. Env. Health Perspect. 111/12, 2003, 1490-1497.

Caress, S.M., Steinemann, A.C., Waddick, C. (2002): Symptomatology and etiology of multiple chemical sensitivities in the southeastern United States. Arch. Environ. Health 57 (5), 429-436, zit. in Umwelt-Medizin-Gesellschaft 17, 1, 2004, 6

Caress, S.M., Steinemann, A.C. (2004a): Prevalence of multiple chemical sensitivities: A population based study in the southeastern United States. Am. J. Publ. Health 94/5, 746-747

Caress, S.M., Steinemann, A.C. (2004b): A national population study of the prevalence of Multiple Chemical Sensitivity. Arch. Environ. Health 59, 300-305

Carruthers, B.M., Anil Kumar Jain, Kenny L. De Meirleir, Daniel L. Peterson, Nancy G. Klimas, A. Martin Lerner, Alison C. Bested, Pierre Flor-Henry, Pradip Joshi, A. C. Peter Powles, Jeffrey A. Sherkey, Marjorie I. van de Sande (2003): Myalgic Encephalomyelitis/Chronic Fatigue Syndrome: Clinical Working Case Definition, Diagnostic and Treatment Protocols. J. Chron. Fatigue Syndrome 11/1, 7-116

Carvajal, F., Lopez-Grancha, M., Navarro, M., Sanchez-Amate, M., Cobero, I. (2006): Long-lasting reductions of ethanol drinking, enhanced ethanol-induced sedation, and decreased c-fos expression in the Erdinger-Westphal Nucleus in Wistar Rats exposed to the organophosphate chlorpyriphos. Toxicol. Sci. Dec. 2006 (in press).

Casellas, F., Mourelle, M., papo, M., et al. (1996): Bile acid induced colonic irritation stimulates intracolonic nitric oxide release in humans. Gut 38, 719-723

Cayman Chemical Company (2007), Ann Arbor, Michigan, USA, http://www.caymanchem.com , Hersteller des in Deutschland noch nicht zugelassenen Medikaments "Ebselen".

Cemerski, S., Van Meerwijk, J.P., Romagnoli, P. (2003): Oxidative-stress-induced T-lymphocyte hyporesponsiveness is caused by structural modification rather than proteasomal degradation of crucial TCR signalling molecules. Eur. J. Immunol. 33(8), 2178-2185, Aug. 2003

Cervilla, J.A., Molina, E., Rivera, M., et al. (2007): The risk for depression conferred by stressful life events is modified by variation at the serotonin transporter 5HTTLPR genotype: evidence from the Spanish PREDICT-gene cohort. Mol. Psychiatry 12, 748-755

Chakraborti, T., Das, S., Mondal, M., Roychoudhury, S., Chakraborti, S.(1999): Oxidant, Mitochondria and Calcium: an overview. Cell Signal. 11/2, 77-85

Chao, C.C., De La Hunt, M., Hu, S., Close, K., Peterson, P.K. (1992): Immunologhically mediated fatigue: a murine model. Clin. Immunol. Immunopathol. 64, 161-165.

Chaudhuri, A., O´Behan, P. (2004): Fatigue in neurological disorders. Review, Lancet 363, 978-988

Chen, J.X., Berry, L.C., Tanner, M., et al. (2001): Nitric oxide donors regulate nitric oxide synthase in bovine pulmonary artery endothelium. J. Cell Physiol. 186, 116-123

Choi, Y.B., Tenneti, L., Le, D.A., Ortiz, J., Bai, G., Chen, H.S., Lipton, S.A. (2000): Molecular basis of NMDA receptor-coupled ion channel modulation by S-nitrosylation. Nat. Neurosci. 3 (1), 15-21

Chow, C.K. (2004): Dietary Coenzyme Q10 and mitochondrial status. Methods Enzymol. 382, 105-112

Cirillo, P., et al. (2006): Neopterin induces pro-atherothrombotic phenotype in human coronary entdothelial cells. J. Thromb. Haemost. 4, 2248-2255

Colborn, T. (2006): A case for revisiting the safety of pesticides: A closer look at neurodevelopment. Env. Health Perspect. 1, 114

Cometto-Muniz, J.E., Cain, W.S., Abraham, M.H. (1998): Nasal pungency and odor of homologous aldehydes and carboxylic acids. Exp. Brain Res. 118 (2), 180-188

Cone, J.E., Sult, T.A. (1992): Acquired intolerance to solvents following pesticide/solvent exposure in a building: a new group of workers at risk for multiple chemical sensitivities? Toxicol. Ind. Health 8, 29-39

Cooke, C.L., Davidge, S.T.(2002): Peroxynitrite increases iNOS through NF-kB and decreases prostacyclin synthase in endothelial cells. Am. J. Physiol. Cell Physiol. 282, C395-C402

Coppen, A., Bolander-Gouaille, C. (2005): Treatment of depression: time to consider folic acid and vitamin B12. J. Psychopharmacology 19, 59-65

Corrigan, F.M., MacDonald, S., Brown, A., Armstrong, K., Armstrong, E.M. (1994): Neurasthenic fatigue, chemical sensitivity and GABAa receptor toxins. Med. Hypotheses 43 (4), 195-200

Coronas, V., Krantic, S., Jourdan, F., Moyse, E. (1999): Dopamine receptor coupling to adenyl cyclase in rat olfactory pathway: a combined pharmacological-radioautographic approach. Neuroscience 90, 69-78

Cory-Slechta, D.A. (2005): Studying toxicants as single chemicals: Does this strategy adequately identify neurotoxic risk? NeuroToxicology 26, 491-510

Costa, L.H., Cole, T.B., Furlong, C.E. (2003): Polymorphisms of paraoxonase (PON1) and their significance in clinical toxicology of organophosphates. J. Toxicol. Clin. Toxicol. 41 (1), 37-45

Crellin, R., Bottiglieri, T., Reynolds, E.H. (1993): Folates and psychiatric disorders. Clinical potential. Drugs 45, 623-636

Crofford, L.J. (2002): The hypothalamic-pituitary-adrenal axis in the pathogenesis of rheumatic diseases. Endocrinol. Metab. Clin. North Am. 31 (1), 1-13

CSN Blog (2008): Chemical-Sensitivity-Network, Internet-Blog Mai 2008: Widerlegt – Die Lüge "Chemikalien-Sensitivität sei nicht anerkannt" Teil III, http://www.csn-deutschland.de/blog/2008/05/26

CSN-News (2009): www.csn-deutschland.de, News vom 1.11.09, zit. in Umwelt-Medizin-Gesellschaft 22 (4), 2009, 300

Cullen, M.R. (1987): Multiple chemical sensitivities: summary and directions for future investigators. In: Cullen, M. (Hrsg.): Workers with multiple chemical sensitivities. Occupational Medicine: State of the Art Reviews, Vol 2, No 4, Hanley and Belfus, Philadelphia. 801-804

CSN-Blog, 2009: Internetseite des Chemical Sensitivity Network, Sektion Deutschland: http://www.csn-deutschland.de, Blog April 2009: Neue Studie erbringt Beweise, dass Golfkriegsveteranen durch Chemikalien im Niedrigdosisbereich krank wurden. Autorin: Silvia Müller.

Damasio, Antonio R.: Descartes´ Irrtum. Fühlen, Denken und das menschliche Gehirn. List-Verlag München, Leipzig, 2. Aufl. 1996

Daniel, V., Huber, W., Bauer, K.D., Suesal, C., Conradt, C., Opelz, G. (2001): Assoziationen von PVB, HCH, und HCB Blutspiegeln mit zellulären und humoralen Immunfunktionen. Zeitschrift für Umweltmedizin, 9/4, 232-235

Daoud, K.F., Barkhuizen, A. (2002): Rheumatic mimics and selected triggers of fibromyalgia. Curr. Pain Headache Rep. 6, 284-288

Davidoff, A.L., Keyl, P.M (1996): Symptoms and health status in individuals with Multiple Chemical Sensitivities Syndrome from four reported sensitizing exposures and a general population comparison group Arch . Environ. Health 51, 201-213

Davidoff, A.L., Keyl, P.M., Meggs, W. (1998): Development of multiple chemical sensitivities in laborers after acute gasoline fume exposure in an underground tunnelling operation. Arch. Environ. Health 53, 183-189

Delgado-Esteban, M., Almeida, A., Medina, J.M. (2002): Tetrahydrobiopterin deficiency increases neuronal vulnerability to hypoxia. J. Neurochem. 82, 1148-1159

Dellinger, B., Pryor, W.A., Cueto, R., et al. (2001): Role of free radicals in the toxicity of airborne fine particular matter. Chem. Res. Toxicol. 14, 1371-1377

Del Tredici, K., Rub, U., De Vos, R.A., Bohl, J.R., Braak, H. (2002): Where does Parkinson Disease pathology begin in the brain?. J. Neuropathol. Exp. Neurol. 61, 413-426

Del Rey, A., Voigt, K., Besedovsky, H.O. (2006): Bidirektionale Kommuikation zwischen Hormonachsen und dem Immunsystem. In: Straub, R.H. (Hrsg.): Lehrbuch der klinischen Pathophysiologie komplexer chronischer Erkrankungen. Bd. 1: Physiologische Grundlagen. Vandenhoek & Ruprecht, Göttingen, 2006, S. 77-90

Deutsche Rheuma-Liga Hessen, Pressemitteilung zum 34. Kongress der Deutschen Gesellschaft für Rheumatologie (DGRh), Wiesbaden, 21.10.2006, in Wiesbadener Kurier, 19.10.2006

Deutscher Bundestag, Presseerklärung vom 14.11.07, zit. im Internet-Netzwerk „Safer World“: http://www.safer-world.org/d/newsletter/2007111.htm, siehe auch unter http://www.dip.bundestag.de/btd/16/069/1606958.pdf

Dexter et al. (1994): Increased level of lipid hydroperoxides in the parkinson substantia nigra: a HPLC and ESR study. Movement Disorders 9 (1), 92-97

Dias-Ferreira, E., Sousa, J.C., Melo, I., Morgado, P., Mesquita, A.R., Cerqueira, J.J., Costa, R.M., Sousa, N. (2009): Chronic stress causes frontostriatal reorganization and affects decision-making. Science 325, 621-625

Diestel, A., Aktas, O., Hackel, D., et al. (2003): Activation of microglial poly(ADP-Ribose)-polymerase-1 by cholesterol breakdown products during neuroinflammation. J. Exp. Med. 198, 1729-1740

DIMDI (2004): Deutsches Institut für Medizinische Dokumentation und Information: Internationale Klassifikation der Funktionsfähigkeit, Behinderung und Gesundheit (ICF). DIMDI-WHO-Kooperationszentrum für die Familie Internationaler Klassifikationen. Final Draft.

Ding Z., Gomez T., Werkheiser J.L., Cowan A., Rawls S.M. (2008) Icilin induces a hyperthermia in rats that is dependent on nitric oxide production and NMDA receptor activation. Eur J Pharmacol **578**,201-208.

Dinkel, K., Ogle, W.O., Sapolsky, R.M. (2002): Glucocorticoids and central nervous system. J. NeuroVirol. 8, 513-528

Dinkel, K., und Sapolsky, R.M. (2006): Glukokortikoide und Gehirn. In: Straub, R.H. (Hrsg.): Lehrbuch der klinischen Pathophysiologie komplexer chronischer Erkrankungen. Bd. 1: Physiologische Grundlagen. Vandenhoek & Ruprecht, Göttingen, 2006, S. 160-170

Donate, H.P., Straube, R. (2008): Beitrag zur Stellungnahme des Deutschen Berufsverbandes für Umweltmedizin zum Artikel „Umweltmedizin in Deutschland“ im

Deutschen Ärzteblatt 105, 2008. Beilage zu Umwelt, Medizin, Gesellschaft 21 (4), 2008, S. VII

Donnay, A., Ziem, G.E. (1995): Protocol for evaluating disorders of porphyrin metabolism in chemical sensitive patients. MCS Referral & Resources, Baltimore, zit. in Maschewski, W., Handbuch Chemikalien-Unverträglichkeit, Medi Verlagsgesellschaft Hamburg, 1996, S. 108f.

Donnay, A. (2007): Studies of Tibetans Cast Doubt on Pall's NO Hypothesis. Personal communication per E-Mail, November 2007

Doty, R.L., Deems, D.A., Frye, R.E., Pelberg, R., Shapiro, A. (1988): Olfactory sensitivity, nasal resistance and autonomic function in patients with multiple chemical sensitivity. Arch. Otolanryngol. Head. Neck Surg. 114, 1422-1427

Dörner G (1973): Zur Bedeutung prä- und postnataler Umweltbedingungen für die postnatale Regelung neuroendokriner Systeme. Endokrinologie 61: 107-124.

Dörner G (1973): Die mögliche Bedeutung der prä- und/oder perinatalen Ernährung für die Pathogenese der Obesitas. Acta boil. et med. Germ. 30: K19-K22.

Dörner G (1974): Environmental dependent brain differentiation and fundamental processes of life. Acta boil. et med. Germ. 33: 129-148.

Du, T., Ciccotosto, G.D., Cranston, G.A., Kocak, G., Masters, C.L., Crouch, P.J., Cappai, R., White, A.R. (2007): Neurotoxicity from glutathione depletion is mediated by Cu-dependent p53 activation. Free Radic. Biol. Med. 44 (1), 44-55

Duhr, E., et al. (1991): Hg^{2+} induces GTP-tubulin interactions in rat brain similar to those observed in Alzheimer´s disease. FASEB J. 5, A456 Abst. 493 (zit. nach Mutter, 2006, S. 42)

Duman, R. (2003): zit. nach Rigos, A.: Finsternis und Seelenqual. Spiegel Spezial 4, 2003, 112-116

Dünschede, F., Zwicker, K., Ackermann, H., Zimmer, G. (2003): ADP and oligomycin sensitive redox behavior of Fob-thiol in ADP-synthase depends on neighbored primary structure: Investigations using alpha lipoic acid. Biofactors 19, 19-32

Dürr, K. (2009): Fatigue und Depression: Genetische und biochemische Faktoren können die Entwicklung und Ausprägung der Symptomatik beeinflussen. Umwelt, Medizin, Gesellschaft 22 (2), 148-151

Durwen, H.F. (2009: Depressionen im Alter. NeuroGeriatrie 6 (1), 3-8

Dybing, E., Soderlund, E.J. (1999): Situations with enhanced chemical risks due to toxicokinetic and toxicodynamic factors. Regul. Toxicol. Pharmacol. 30, 527-530

Ebert, Vince (2008), in Berndorff, J.: Die Comedian Scientists. Natur u. Kosmos 3, 2008, 46-51

EC 2004a: Monitoring of Pesticide Residues in Products of Plant Origin in the European Union, Norway, Iceland and Liechtenstein. Report 2002. European Commission, Health and Consumer Protection Directorate - General

Eckel, H. (2005): Position der Bundesärztekammer zu REACH. Umwelt-Medizin-Gesellschaft 18 (3), 175

Eger, H., Neppe, F. (2009): Krebsinzidenz von Anwohnern im Umkreis einer Mobilfunksendeanlage in Westfalen. Umwelt, Medizin, Gesellschaft 22/1, 55-60

Eger, H., Hagen, K.U., Lucas, B., Vogel, P., Voit, H. (2004): Einfluss der räumlichen Nähe von Mobilfunksendeanlagen auf die Krebsinzidenz. Umwelt, Medizin, Gesellschaft 17/4, 326-332.

Eggermann, T., Zerres, K., Dott, W., Wiesmüller, G.A. (2003): Multiple chemische Sensitivität (MCS): Strategien zur Aufklärung genetischer Prädispositionen. Allergologie 7, 280-286

Eikmann, T. (2002): Sind Umweltkranke wirklich krank? – Erkenntnisse aus neuen Studien. Vortrag 1. umweltmedizinischer Kongress des internationalen Vereins für Umwelterkrankte „Haut Selbsthilfe“ e.V., Bad Homburg-Obererlenbach, 13.10.02 (s. auch Broschüre des Selbsthilfe-Vereins)

Eis, D., Mühlinghaus, T., Birkner, N., et al.(2005a): Multizentrische Studie zur Multiplen Chemikalien-Sensitivität (MCS) – Phase II der deutschen MCS-Verbundstudie („RKI-Studie“). Umweltmed. Forsch. Prax. 10 (6), 359 – 576

Eis, D., Birkner, N., Dietel, A., Eikmann, Th., Herr, C., Mühlinghaus, T., Nowak, D., Schwarz, E., Tönnies, R., Wiesmüller, G.A. (2005b): Das MCS-Scoringsystem der deutschen MCS-Verbundstudie. Umweltmed. Forsch. Prax. 10 (6), 377-385

Elenkov, I.J., Papanicolaou, D.A., Wilder, R.L., Chrousos, G.P. (1996): Modulatory effects of glucocorticoids and catecholamins on human interleukin-12 and interleukin-10-production: Clinical implications. Proc. Assoc. Am. Physicians 108, 374-381

Elenkov, I.J., Wilder, R.I., Chrousos, G.P., Vizi, E.S. (2000): The sympathetic nerve – an integrative interface between two supersystems: the brain and the immune system. Pharmacol. Reviews 52 (4), 596-631

Ellis, F.R., Nasser, S. (1973): A pilot study of Vitamin B12 in the treatment of tiredness. Br. J. Nutr. 30, 277-283

Ellithorpe, R.R., Settinery, R.A., Nicholson, G.L. (2003): Pilot study: reduction of fatigue by use of a supplement containing dietary glycophospholipids. J. Am. Nutraceutical Assoc. 6, 23-28

Empfehlungen der Bundesärztekammer, 2006, pdf-Datei im Internet unter http://www.bundesaerztekammer.de/30/Richtlinien/Empfidx/EmpfFortb.pdf , und: Umwelt, Medizin, Gesellschaft 19/3, 2006, S. 217

Engelhardt, B. (2006): Physiologie der Blut-Hirn-Schranke – Bedeutung für die Neuroimmunmodulation. In: Straub, R.H. (Hrsg.): Lehrbuch der klinischen Pathophysiologie komplexer chronischer Erkrankungen. Bd. 1: Physiologische Grundlagen. Vandenhoek & Ruprecht, Göttingen, 2006, S. 150-159

Engelhart, M.J., Geerlings, M.I., Riutenberg, A., Van Swieten, J.C., Hofman, A., et al. (2002): Dietary intake of antioxidants and risk of Alzheimer Disease. JAMA 287, 3223-3229

Englebienne, P., DeMeirleir, K. (Hrsg. 2002): Chronic Fatigue Syndrome: A Biological Approach. CRC-Press, Boca Raton

Engler, H.; Niemi, M.B.; Pacheco-Lopez, G.; Schedlowski, M. (2006): Klassische Konditionierung von Immunfunktionen. In: Straub, R.H. (Hrsg.): Lehrbuch der klinischen Pathophysiologie komplexer chronischer Erkrankungen. Bd. 1: Physiologische Grundlagen. Vandenhoek & Ruprecht, Göttingen, 2006, S. 234-244

EPA (Hg.) (1989): Indoor air quality and work environment study of EPA headquarter buildings. Vol. 1: Employee survey. Eigenverlag. Washington D.C., zit. nach Maschewsky, 1996

Erzurum SC, Ghosh S, Janocha AJ, Xu W, Bauer S, Bryan NS, Tejero J, Hemann C, Hille R, Stuehr DJ, Feelisch M, Beall CM. (2007): Higher blood flow and circulating NO products offset
high-altitude hypoxia among Tibetans. Proc. Natl. Acad. Sci. U S A. Nov 6; 104(45): 17593-17598.

EU-Kommission (1999): European-Commission: Study on the prioritisation of substances dangerous to the aquatic environment (COMMPS Procedure). http://europa.eu.int/comm/environment/water/water-dangersub/

EU-Kommission (2000): Mitteilung über die Anwendbarkeit des Vorsorgeprinzips. KOM (2000) 1, eng vom 2.2.2000: „Das Vorsorgeprinzip ist in konkreten Fällen anwendbar, in denen die wissenschaftlichen Beweise nicht ausreichen, keine eindeutigen Schlüsse zulassen oder unklar sind, in denen jedoch aufgrund einer vorläufigen und objektiven wissenschaftlichen Risikobewertung begründeter Anlass zu der Besorgnis besteht, dass die möglicherweise gefährlichen Folgen für die Umwelt und Gesundheit von Menschen, Tieren oder Pflanzen mit dem hohen Schutzniveau der Gemeinschaft unvereinbar sein könnten". (zit. nach Gen-ethischer Informationsdienst 173, Dez. 2005/ Jan. 2006, S. 10).

Eyer, P., Klimmek, R., Blut und Blutbildende Organe. In Marquardt, Schäfer: Lehrbuch der Toxikologie, Wiss. Verlagsgesellschaft Stuttgart, 2004, S. 389

Fabig, K.R. (1988): Aspekte der Neurotoxizität von Holzschutzmitteln. Vortrag auf der Jahrestagung der Interessengemeinschaft der Holzschutzmittel-Geschädigten (IHG), November 1988, IHG-Broschüre Best. Nr. 2/0012

Fabig, K.R. (1990): ZNS-Schäden durch Umweltgifte: SPECT. In: Daunderer: Handbuch der Umweltgifte, II-3.3.4: 4-24. Ecomed-Verlag Landsberg, 1990

Fabig, K.R.: MCS-Symptomatik und Glutathion-S-Tansferase T1. Vortrag 3. Frankfurter Kolloquium Umweltmedizin, 1998.

Fabig, K.R. (2000): Das Multiple Chemikalien-Sensitivität-Syndrom (MCS). Können Fragebögen, IgE und SPECT zur Diagnostik beitragen? Hamburger Ärzteblatt 12, 600-603

Farrer, M., Gwinn-Hardy, K., Hutton, M., Hardy, J. (1999): The genetics of disorders with synuclein pathology and parkinsonism. Hum. Mol. Genet. 8, 1901-1905

Farrer, M., Kachergus, J., Forno, L. Lincoln, S., Wang, D.S. et al. (2004): Comparison of kindreds with parkinsonism and alpha-synuclein genimic multiplications . Ann. Neurol. 55, 174-179. Epub 2004, Jan. 22

Fernandez-Sola J., Lluis Padierna, M., Nogue Xarau, S., Munne Mas, P. (2005): Chronic fatigue syndrome and multiple chemical hypersensitivity after insecticide exposition. Medicina Clinica (Barcelona), Apr. 2, No. 124 (12), 451-453.

Fiebich, B.L., Herpfer, I., Lieb, K. (2006): Signaltransduktion der Substanz-P-vermittelten Geninduktion von IL-6. In: Straub, R.H.: Lehrbuch der klinischen Pathophysiologie komplexer chronischer Erkrankungen, Bd. 1, Physiologische Grundlagen. Vandenhoek & Ruprecht, Göttingen, 2006

Fiedler, N., Kipen, H. (1997): Chemical sensitivity: the scientific literature. Environ. Health Perspect. 105, Suppl. 2, 409-415

Fiedler N, Kipen HM (2001) Controlled exposures to volatile organic compounds in sensitive groups. Ann N Y Acad Sci 933:24-37.

Finkel, M.S., Laghrissi-Thode, F., Pollock, B.G., Rong, J. (1996): Paroxetine is a novel nitric oxide synthase inhibitor. Psychopharmacol. Bull. 32, 653-658

Fiocchi, C. (1997): Intestinal inflammation: a complex interplay of immune and non immune cell interactions. Am. J. Physiol. 273, G769-G775

Firner, M. (2005): Sensibilisierung hitzeevozierter Ionenströme an nozizeptiven Spinanganglienneuronen der Ratte. Dissertation, Fachbereich Medizin, Institut für Physiologie und Pathophysiologie der Joh.-Gutenberg-Universität Mainz

Fischer, Siegfried, 2008: im Internet-Blog des Chemical Sensitivity Network (CSN-Deutschland) vom Donnerstag, den 16. Oktober 2008 um 15:14 (http://www.csn-deutschland.de).

Fisher, M., Rose, M. (2008): Anaesthesia for patients with idiopathic environmental intolerance and chronic fatigue syndrome. Brit. J. Anaesthesia 101 (4), 486-491

Fokken, U. (2004): Wie giftig sind Obst und Gemüse? Natur u. Kosmos 3, 25-31

Fong, T.M. (1996): Molecular Biology of Tachykinins. In: Geppetti, P., Holzer, P. (Ed., 1996): Neurogenic Inflammation. CRC Press LLC, Boca Raton (Florida), S. 3-11

Forfia, P.R., Hinze, T.H., Wolin, M.S., Kaley, G. (1999): Role of nitric oxide in the control of mitochondrial function. Adv. Exp. Med. Biol. 471, 381-388

Foxenberg, R.J., McGarriggle, B.P., Knaak, J.B., Kostyniak, P.J., Olson, J.R. (2007): Human hepatic cytochrome p450-specific metabolism of parathion and chlorpyriphos. Drug Metab. Sispos. 35, 189-193

Frankenberger, M. (2005): Die Lunge im Visier – Partikelforschung in Kliniknähe. Broschüre „Aerosolforschung in der GSF", GSF-Forschungszentrum für Umwelt und Gesundheit, Neuherberg, S. 29-33

Frémont, M., Vaeyens, F., Herst, C.V., De Meirleir, K., Englebienne, P. (2006): Antiviral pathway deregulation of Chronic Fatigue Syndrome induces nitric oxide production in immune cells that precludes a resolution of the inflammatory response. J. Chron. Fatigue Syndrome 13 (4), 17-28

Frentzel-Beyme, R. (2009): Athermische Wirkungen elektromagnetischer Felder und Strahlungen auf die menschliche Gesundheit – eine Zusammenfassung relevanter Studien. Umwelt-Medizin-Gesellschaft 22 (3), 210-213

Friedmann, J., Kraus, S., Hauptmann, Y., et al. (2007): Mechanism of short term ERK activation by magnetic fields at mobile phone frequency. Biochem. J. 450 (3): 559-563

Friedmann, W.M., et al. (2005); Proc. Nat. Acad. Sci. (PNAS) 102, 18757, zit. in Naturwiss. Rdsch. 59/ 5, 2006, 280, Kurzmitteilungen

Fuchs, D. (2008): Neopterin. Den Aktivierungsgrad des Immunsystems erfassen. Im Internet publiziert unter http://www.neopterin.net/neopterin_de.pdf

Fuchs, D., Weiss, G., Waechter, H.I. (1993): Neopterin Biochemistry and clinical use as a marker for cellular immune reactions. Int. Arch. Allergy Immunol. 101, 1-6

Fujimaki H., Ui N., Endo T. (2001) Induction of inflammatory response of mice exposed to diesel exhaust is modulated by CD4(+) and CD8(+) T cells. Am J Respir Crit Care Med **164**,1867-1873.

Fujimaki H., Kurokawa Y., Kunugita N., Kikuchi M., Sato F., Arashidani K. (2004) Differential immunogenic and neurogenic inflammatory responses in an allergic mouse model exposed to low levels of formaldehyde. Toxicology **197**,1-13.

Fujimaki H., Kurokawa Y., Yamamoto S., Satoh M. (2006) Distinct requirements for interleukin-6 in airway inflammation induced by diesel exhaust in mice. Immunopharmacol Immunotoxicol **28**,703-714.

Fujimaki, H., Yamamoto, S., Tin-Tin-Win-Shwe, Hojo, R., Sato, F., Kunugita, N., Arashidani, K. (2007):Effect of long-term exposure to low level toluene on airway inflammatory response in mice. Toxicology Letters 168 (2), 132-139

Fukuyama, T., Ueda, H., Hayashi, K., et al. (2008): Identifying low dose chemical induced respiratory allergic responses in mice. Toxicol. Lett. Jul. 30, 2008 (Vorab-Publikation im Internet)

Furlong, CE, Cole, TB, Richter, RJ, Yee, NK, Costa, LG, MacCoss, MJ (2005): BIOMARKERS FOR EXPOSURE AND OF SENSITIVITY TO ORGANOPHOSPHORUS(OP) COMPOUNDS. Proceedings of the Contaminated Air Protection Conference : Proceedings of a Conference, held at Imperial College,London, 20-21 April 2005, Winder, C., editor, University of New South Wales, Sydney, 2005.

Furlong, C.E., Cole, T.B., Jarvik, G.P., Pettan-Brewer, C., Geiss, G.K., Richter, R.J., Shih, D.M., Tward, A.D., Lusis, A.J., Costa, L.G. (2005): Role of paraoxonase (PON1) status in pesticide sensitivity: genetic and temporal determinants. Neurotoxicology 26 (4), 651-659

Ganzimmun Diagnostics AG (2008): Fachbroschüre 0032: Zelluläre Immunologie. Sowie: Fachbroschüre 0028: Stresshormone und Neurotransmitter. Autoren: Drs. R. Kirkamm, A. Dörrschuck, A. Lennerz, J. Mayer. Ganzimmun Diagnostics AG, Hans-Böckler-Str. 109, 55128 Mainz

Garland, E.M., Winkler, R., Williams, S.M., et al. (2005): Endothelial NO-synthase polymorphisms and postural tachycardia syndrome. Hypertension 46, 1103-1110

Geppetti, P., Holzer, P. (Ed., 1996): Neurogenic Inflammation. CRC Press LLC, Boca Raton (Florida), S. 1-338

Georgellis, A., Lindelof, B., Lundin, A., Arnetz, B., Hillert, L. (2003): Multiple chemical sensitivity in male painters; a controlled provocation study. Int. J. of Hygiene and Environmental Health 206 (6), 531-538

Gertz, M., Fischer, F., Wolters, D., Steegborn, C. (2008): Activation of the lifespan regulator p66Shc through reversible disulfide bond formation. In: PNAS, April 15, 2008 vol. 105, no. 15, 5705-5709

Geser, F., Scholz, S.W., Wenning, G.K. (2007): Progressive supranuclear palsy and corticobasal degeneration. In: Lajtha, A. et al. (Ed.): Handbook of Neurochemistry and Molecular Neurobiology. 3rd Edition, Degenerative Diseases of the Nervous System. Springer-Verlag Berlin, Heidelberg, 2007, 124-137

Gibson, P.R., Elms, A.N., Ruding, L.A. (2003): Perceived treatment efficiacy for conventional and alternative therapies reported by persons with multiple chemical sensitivity. Environ. Health Perspect. 111, 1498-1504

Gibson, P.R., Vogel, V.M. (2009): Sickness-related dysfunction in persons with self-reported multiple chemical sensitivity at four levels of severity. J Clin Nurs. 18(1):72-81.

Gilbert, M.E. (1994): The phenomenology of limbic kindling: symposium on low level chemical sensitivity. Toxicol. Ind. Health 10, 343-358

Gilbert, M.E. (2001): Does the kindling model of epilepsy contribute to our understanding of Multiple Chemical Sensitivity? Ann. N.Y. Acad. Sci. 933, 68-91

Gilmour,P.S., Ziesenis, A., Morrison, E.R., et al. (2004): Pulmonary and systemic effects of short-term inhalation exposure to ultrafine carbon black particles. Toxicol. Appl. Pharmacol. 195 (1), 35-44

Gleiter, C.H.: Pharmakokinetik. In: Gleiter, H. Volz, H.P., Möller, H.J. (1998): Selektive Serotoninwiederaufnahmehemmer. Wissenschaftliche Verlagsanstalt, Stuttgart. Zit. In Arzneiverordnung in der Praxis 1, 1999, April, S. 11 (http://www.akdae.de/es/25/Archiv/199901.pdf)

Golbe, L.I. (2000): Progressive supranuclear palsy in the molecular age. Lancet 356 (9233), 870-871

Gould, E., Cameron, H.A. (1997): Early NMDA blockade impairs defensive behaviour and increases cell proliferation in the dentate gyrus of developing rats. Behav. Neurosci. 111 , 49-56

Green, G.J., Kipen, H.M. (2002): The vomeronasal organ an chemical sensitivity: A hypothesis. Environ. Health Perspectives 110 (Suppl. 4), 655-661

Greenamyre, J.T., Porter, R.H. (1994): Anatomy and physiology of glutamate in the CNS (Review). Neurology 44, S7-S13

Greenpeace Germany (Hrsg. , 2003): Chemicals out of control. The systematic failure of EU chemicals policy in the last 20 years. Broschüre Greenpeace e.V., 22745 Hamburg

Greenpeace-Einkaufsnetz 3, 2004 (Informationsblatt)

Greenpeace, Chemie außer Kontrolle, Broschüre, 2003, Seite 22

Greenpeace-Studie "Pestizide außer Kontrolle" II, 2006, aus http://www.greenpeace.de/einkaufsnetz

Greenpeace-Studie (2008): Die Schwarze Liste der Pestizide, Hamburg, 7.2.2008, S. 26

Greim, H. (1999): MCS aus toxikologischer Sicht. In Mücke, W. (Hrsg.): Chemikalien-Syndrome – Fiktion oder Wirklichkeit. Institut für Toxikologie und Umwelthygiene der TU München, Tagungsband zur Tagung am 22.3.1999

Griggs, R.C., Karpati, G. (1999): Muscle pain, fatigue and mitochondriopathies. New Eng. J. Med. 341, 1077-1078

Grimm, H.U., Zittlau, J.: Vitaminschock. Droemer-Verlag. 2003,

Grimme, H. (2001): Univ. Bremen, Studie „Projekt Herbizide: Die Problematik von Wirkungsschwellenwerten in Pharmakologie und Toxikologie", zit. nach Stichwort Bayer 2, 2001, 22

Grohmann, U., Fallarino, F., Puccetti, P. (2003): Tolerance, DCs and tryptophan: Much ado about IDO. Trends Immunol. 24 (5), 242-248

Groten, J.P., Cassee, F.R., Van Bladeren, P.J., De Rosa, C.T., Feron, V. J., Sühnel, J. (2004): Mischungen chemischer Stoffe. In: Marquardt, H., Schäfer, S. (2004): Lehrbuch der Toxikologie. Wissenschaftliche Verlagsgesellschaft mbH. Stuttgart, 287-302

Groves, J.T.(1999): Peroxinitrite: reactive, invasive and enigmatic. Curr. Opin. Chem. Biol. 3, 226-235

GSF-Forschungszentrum für Umwelt und Gesundheit, Neuherberg b. München (Hrsg.): Broschüre „mensch + umwelt", Nr. 8, „Risiko", März 1993, S. 62

GSF, Broschüre mensch + umwelt 12, 1998, Themenheft „Krank durch die Umwelt?", S. 41f.

GSF (a) (Hrsg, 2005): Gene im Visier der Partikelforscher: Die persönliche Last. Broschüre: Aerosolforschung in der GSF. GSF-Forschungszentrum für Umwelt und Gesundheit, Neuherberg b. München, S. 44-48

GSF (b) (2005): Gefährliches Duo: Partikel und Allergene bringen das Immunsystem durcheinander. Broschüre: Aerosolforschung in der GSF. GSF-Forschungszentrum für Umwelt und Gesundheit, Neuherberg b. München, S. 38- 43

GSF (c) (2005): Zusammenspiel und Abwehr. Partikel auf ihrem Weg durch den Körper. . Broschüre: Aerosolforschung in der GSF. GSF-Forschungszentrum für Umwelt und Gesundheit, Neuherberg b. München, S. 25-28

GSF (d) (2005): Von der Quelle zum Menschen: Die individuelle Exposition mit Partikeln. Broschüre: Aerosolforschung in der GSF. GSF-Forschungszentrum für Umwelt und Gesundheit, Neuherberg b. München, S. 20-24

GSF (2006): Langzeitstudie zum Risiko von Herz- und Lungenkrankheiten an stark befahrenen Hauptstraßen. Zit. in Spiegel 40, 2.10.06

GSF (2008): Bericht zum GSF-Forschungszentrum Umwelt und Gesundheit, in Naturwiss. Rundschau 61/4, 203

Guerrini, L., Blasi, F., Denis-Donini, S. (1995): Prac. Nat. Acad. Sci. USA 92, 9077-9081

Gupta, A., Nigam, D., Gupta, A., Shukla G.S., Agarwai A.K. (1999): Effect of pyrethroid-based liquid moskito-repellent inhalation on the blood-brain barrier function and oxidative damage in selected organs of developing rats. J. Appl. Toxicol. 19, 67-72.

Gyntelberg, F., Vesterhauge, S., Fog, P., Isager, H., Zillstorff, K. (1986): Acquired intolerance to organic solvents and results of vestibular testing. Am. J. Ind. Med. 9, 363-370

Haas, C. (2009): Alzheimer – Mechanismen und therapeutische Ansätze. Biol. Unserer Zeit 39 (2), 92-100

Habermann, E. (1999): Gift und Nocebo: Zwei Aspekte der Toxikologie. In: Mücke, W.: Chemikalien-Syndrome – Fiktion oder Wirklichkeit. Tagungsband der Projektgruppe

„Umwelt und Gesundheit" von der gleichnamigen Tagung am 22.3.1999, Institut für Toxikologie und Umwelthygiene der TU München, ISBN 3-932108-07-8, S. 23-43

Haga, S., Haga, C., Aizawa, T., Ikeda, K. (2002): Neuronal degeneration and glia cell responses following trimethyltin intoxication in the rat. Acta Neuropathol. 103 (6), 575-582

Hahn, Marion (2001): Umweltkrank durch NATO-Treibstoff? Verlag Hardy Kohl, Heidelberg

Haider, M., Kindi, M., Knasmüller, S., Haider, T., Groll-Knapp, E., Obermeier, G. (1993): Medizinisch-hygienische Untersuchungen und Beurteilungen der Kurzwellensendeanlage Moosbrunn. Gutachten. Institut für Umwelthygiene, Universität Wien.

Haley, R.W., Billecke, S., La Du, B.N. (1999): Association of low PON 1 type Q (type A) arylesterase activity with neurologic symptom complexes in Gulf War veterans. Toxicol. Appl. Pharmacol 157 (3), 227-233

Haley, R.W., Kurt, Th. L., Hom, J. (1997): Is there a Gulf War Syndrome? Searching for syndromes by factor analysis of symptoms. JAMA 277, 215-222

Haley, R.W. (2009): Gulf War veterans display abnormal brain response to specific chemicals, Press Release UT Southwestern, March 20, 2009

Hallberg, Ö., Johansson, O. (2002): Melanoma incidence and frequency of modulation (FM) broadcasting. Arch. Environm. Health 57 (1), 32-40

Halliwell, B., Gutteridge, M.M.C. (1989): Free radicals in biology and medicine. Oxford, Clarendon Press 1989

Hamblin, D.L., Wood, A.W. (2002): Effects of mobile phone emissions on human brain activity and sleep variables. Int. J.Radiat. Biol. 78, 659-669

Harry, G.J., Tyler, K., Lefevre d´Hellencourt, C., Tilson, H.A., Maier, W.E. (2002): Morphological alterations and elevations in tumor necrosis factor-α, Interleukin(IL-)-1α, and IL-6 in mixed glia cultures following exposure to trimethyltin: Modulation by proinflammatory cytokine recombinant proteins and neutralizing antibodies. Toxicol. Appl. Pharmacol. 180/3, 205-218

Hartzler, A.W., Zhu, X., Siedlak, S.L., Castellani, R.J., Avila, J., et al. (2002): The p38 pathway is activated in Pick disease and progressive supranucear palsy: A mechanistic link between mitogenic pathways, oxidative stress and tau. Neurobiol. Aging 23 (5), 855-859

Hauger, R.L., Thrivikraman, K.V., Plotsky, P.M. (1994): Age-related alterations of the hypothalamic-pituitary-adrenal axis function in male Fischer 344 rats. Endocrinology 134, 1528-1536.

Haumann, K., Kiesswetter, E., Van Thriel, C., Blaskewicz, M., Golka, K., Seeber, A. (2002): Breathing and heart rate during experimental solvent exposure of young adults with self-reported Multiple Chemical Sensitivity (sMCS). NeuroToxicology 24, 179-186

Hausteiner, C., Bornschein, S., Hansen, J., Zilker, T., Förstl, H. (2005): Self-reported chemical sensitivity in Germany: A population-based survey. Int. J. Hyg. Environ. Health 208 (4), 271-278

Hausteiner, C., Bornschein, S., Förstl, H., Zilker, T., (2007): Multiple Chemical Sensitivity (MCS). Case of a 13 year old girl. Monatsschrift Kinderheilkunde 155, S27-S30 (Supplement)

Hayakawa, M., Hattori, K., Sugiyama, S., Ozawa, T. (1992): Age related oxygen damage and mutations in mitochondrial DNA in human hearts. Biochem. Biophy. Res. Commun. 189, 979-985

Heinrich, J., Wichmann, H.E. (2005): Gesundheitliche Auswirkungen von partikelförmigen Schadstoffen in der Außenluft. Handbuch für Bioklima und Lufthygiene 12, 2005, 16. Ergänzungslieferung, Kap. III – 3.3.1, S. 1 - 20

Hengstler, J.G. (2005): Polymorphismen fremdstoffmetabolisierender Enzyme. Vorlesung Postgradualstudium Toxikologie Universität Leipzig, 4.2.2005, Vorlesungsskript.

Hennekens, C.H., Buring, J.E. (1989): In Mayrent, S.L.,(Ed.): Epidemiology in Medicine. Boston: Little Brown and Co. (Zit. nach Pall, 2007).

Henrichs, Kathrin (2007): Mechanismen der Wechselwirkungen von oxidativem Stress und unspezifisch wirkenden Umweltchemikalien. Promotionsarbeit an der Carl von Ossietzky-Universität Oldenburg, vorläufige Ergebnisse, publiziert in Witte, I., Beyersmann, D., Filser, J., Berthe-Corti, L., Butte, W., Backhaus, Th. (Hrsg., 2007): Toxische Kombinationswirkungen. Komplexe Wirkungen chemischer und physikalischer Stressoren auf Mensch und Umwelt. BIS-Verlag der Carl von Ossietzky-Universität , Oldenburg, 2007

Heresco-Levy, U., Javitt, D.C. (1998): The role of N-methyl-D-aspartate (NMDA) receptor-mediated neurotransmission in the pathophysiology and therapeutics of psychiatric syndromes. Neuropharmacol. 8, 141-152

Hernández A.F., Casado I., Pena G., Gil F., Villanueva E., Pla A. (2008): Low level of exposure to pesticides leads to lung dysfunction in occupationally exposed subjects. Inhal Toxicol **20**,839-849.

Herr, C., Otterbach, I., Nowak, D., Hornberg, C., Eikmann, T., Wiesmüller, G.A. (2008): Klinische Umweltmedizin. Dtsch. Ärztebl. 105 (30), 523-531

Hess, D.T., Patterson, S.I., Smith, D.s., Skeene, J.H. (1993): Nature 366, 562-565, zit. in Mattson, 1998 (a.a.O.)

Heuser, G. , Mena, I. (1998): Neurospect in Neurotoxic Chemicals Exposure Demonstration of Longterm Functional Abnormalities. Toxicology and Industrial Health

14, No.6 (Deutsche Übersetzung Bundessprachenamt - Referat SM II 2, Auftragsnummer E2556)

Heuser, G., Vojdani,A. (1997): Enhancement of natural killer cell activity and T and B cell function by buffered vitamin C in patients exposed to toxic chemicals: The role of protein kinase C. Immunopharmacol. Immunotoxicol. 19, 291-312

Heuser, G., Vojdani, A., Heuser, S. (1992): Diagnostic Markers in Multiple Chemical Sensitivity. In: Multiple Chemical Sensitivities: Addendum to Biologic Markers in Immunotoxicology. Washington, National Academic Press, 1992, 117-138

Heuser, G., Vojdani, A., Heuser, S.(1995): Diagnostic Markers of Multiple Chemical Sensitivity. In: Mitchell, F.L.: Multiple Chemical Sensitivity: A Scientific Overview. U.S. Department of Health and Human Services, Washington 1995.

Hilgier, W., Oja, S.S., Sansaari, P., Albrecht, J. (2005): Taurine prevents ammonia induced accumulation ofcyclic GMP in rat striatum by interaction with GABAA- and glycine-receptors. Brain Res. 1043, 242-246

Hill. A.B. (1965): The environment and disease: association or causation. Proc. R. Soc. Med. 58, 295-300

Hill, H.U. (2009): Umweltschdstoffe und neurodegenerative Erkrankungen des Gehirns (Demenzkrankheiten). Shaker-Verlag, Aachen, 2009

Hillert, L., Musabasic, V., Berglund, H., Ciumas, C., Savic, I. (2007): Odor processing in Multiple Chemical Sensitivity. Human Brain Mapping 28 (3), 172-182

Hinman A., Chuang H.H., Bautista D.M., Julius D. (2006) TRP channel activation by reversible covalent modification. Proc Natl Acad Sci U S A **103**,19564-19568.

Hirche, F., et al. (2006): Methionine-induced elevation of plasma homocysteine concentration is associated with an increase of plasma cholesterol in adult rats. Ann. Nutr. Metab. 50, 139-146

Hirvonen M.R., Ruotsalainen M., Savolainen K., Nevalainen A. (1997b): Effect of viability of actinomycete spores on their ability to stimulate production of nitric oxide and reactive oxygen species in RAW264.7 macrophages. Toxicology **124**, 105-114.

Hirvonen M.R., Ruotsalainen M., Roponen M., Hyvärinen A., Husman T., Kosma V.M., Komulainen H., Savolainen K., Nevalainen A. (1999): Nitric oxide and proinflammatory cytokines in nasal lavage fluid associated with symptoms and exposure to moldy building microbes. Am J Respir Crit Care Med **160**, 1943-1946.

Hoch, M., Jackle, H. (1993): Curr. Opin. Genet. Dev. 3, 566-573, zit. in Mattson, 1998

Hock, C., Drasch, G., Golombowski, S., Muller-Spahn, F.,et al. (1998): Increases of blood mercury levels in patients with Alzheimer´s disease. J. Neural Transm. 105 (1), 59-68

Hofer, T.P., Bitterle, E., Beck-Speier, I., et al. (2004): Diesel exhaust particles increase LPS-stimulated COX-2 expression and PGE2-production in human monocytes. J. Leukoc. Biol.

Hoffmann, H.J., ehemaliges Mitglied der Bund-Länder-Komission zur Novellierung des Wasser-Haushaltsgesetzes (WHG), in: Chemie Ingenieur Technik 68/5, 1996, 475-476

Höhne, L. (2009): Die Medizin in der Zahnmedizin. Umwelt, Medizin, Gesellschaft 22 (4), 368-369

Hooper, D.C., Scott, G.S., Zborek, A., et al. (2000): Uric acid, a peroxynitrite scavenger, inhibits CNS inflammation, blood-CNS barrier permeability changes, and tissue damage in a mouse model of multiple sclerosis. FASEB J. 14, 691-698

Horkheimer, M., Adorno, T.W.: Dialektik der Aufklärung - Philosophische Fragmente. Fischer Wissenschaft, Franfurt/M, 1994, Original 1944, Social Studies Association Inc., New York

Horkko, S., Miller, E., Dudl, E., et al. (1996): Antiphospholipid Antibodies are directed against epitopes of oxidized phospholipids. Recognition of cardiolipin by monoclonal antibodies to epitopes of oxidized low density lipoproteins. J. Clin. Invest. 98, 815-825

Hornberg, C. (1999): Multiple Chemical Sensitivity (MCS). Allergologie 22, 527-537

Hornberg, C., Pauli, A., Wiesmüller, G.A.(2003): Multiple Chemical Sensitivity (MCS) – eine Herausforderung interdisziplinärer Patientenversorgung und Forschung. Umwelt, Medizin Gesellschaft 16/4, 2003, 274- 285.

Hoyer, S., Frölich, L. (2007): Dementia: The significance of cerebral metabolic disturbances in Alzheimer´s Disease. Relation to Parkinson´s Diesease. In: Lajtha, A. et al. (Ed.): Handbook of Neurochemistry and Molecular Neurobiology. 3rd Edition, Degenerative Diseases of the Nervous System. Springer-Verlag Berlin, Heidelberg, 2007, 191-232

Huber, A., Bürkle, A., Münch, G. (2007): Neuroprotective mechanisms: oxidative stress as a target for neuroprotective therapies in Alzheimer´s Disease and Parkinson´s Disease. In: Lajtha, A. et al. (Ed.): Handbook of Neurochemistry and Molecular Neurobiology. 3rd Edition, Degenerative Diseases of the Nervous System. Springer-Verlag Berlin, Heidelberg, 2007, 79-102

Huber, W.: Bisherige Defizite und zukünftige Schwerpunkte in der Umweltmedizin. Umwelt, Medizin, Gesellschaft 15/4, 2002, 309-312.

Huber, W. (2007): Die chronische Entzündung. Skript zum Vortrag Therapiewoche Baden-Baden, 2007

Huber, W. (2008): Zur Diagnostik und Therapie des CFS. CFS-Forum, Zeitschrift des Bundesverbandes Chronisches Erschöpfungssyndrom CFS/ME, Nr. 25, 13-19

Hummel, T., Roscher, S., Jaumann, M.P., Kobal, G. (1996): Intranasal chemoreception in patients with multiple chemical sensitivities: A double blind investigation. Regul. Toxicol. Pharmacol. 24, 97-86

Hüppe, M., Ohnsorge, P., Krauß, B., Schmucker, P. (2000): Der MCS-Fragebogen: Erste Befunde eines neuen Verfahrens zur Beschreibung MCS-auslösender Stoffe und Symptome.
Umweltmed. Forsch. Prax. 5 (3), 143-153

Hustveldt, Siri: Die zitternde Frau. Die Geschichte meiner Nerven. Rowohlt Verlag, Reinbek, 2009, 240S., 18,95

Idaghdour, Y., Czika, W., Shianna, K.V., et al. (2009): Geographical genomics of human leukocyte gene expression variation in southern Morocco. Nature Genetics, advanced online publication, 6.Dec.2009, doi: 10.1038/ng.495.

Ilhan, A., Gurel, A., Armutcu, F., Kamisli, S., Iraz, M., Akyol, O., Ozen, S. (2004): Ginkgo biloba prevents mobile phone-induced oxidative stress in rat brain. Clin. Chim. Acta 340
(1-2), 153-162

Infante-Rivard, C., Labuda, D., Krajinovic, M., Sinett, D. (1999): Risk of childhood leukemia associated with exposure to pesticides and with gene polymorphisms. Epidemiology 10, 481-487

Infante-Rivard, C., Krajinovic, M., Labuda, D., Sinett, D. (2000): Parental smoking, CYP1A1 genetic polymorphisms and childhood leukemia (Quebec, Canada). Cancer Causes Control 11, 547-535

Ionescu, J.G. (2006): Die Kausalitätstriade allergischer Erkrankungen. OM & Ernährung, Nr. 117, 2006, Sonderdruck

Iranyl, J., Orevecz, B., Somogyi, E. (1960): Störungen des vegetativen Nervensystems bei Arbeitern von Rundfunksendern. MMW 3, 140-144

Irle, H. (2002): Unklare körperliche Syndrome - sozialmedizinisch betrachtet. Deutsche Angestellten-Versicherung, Zeitschrift der BfA, 7, 2002, 258-262

Irmak, M.K., Fallidioglu, E., Gulec, M., et al. (2002): Effects of electromagnetic radiationfrom cellular telephone on the oxidant and antioxidant levels in rabbits. Cell. Biochem. Funct. 20, 279-283

Irvine, D.G.: Hydroxy-hemopyrrolenone, not kryptopyrrole, in the urine of schizophrenics and porphyrics, Clinical Chemistry 24/11, 2069-2070, 1978

Ishibashi, M., Tonori, H., Miki, T., Miyajima, E., Kudo, Y., Tsunoda, M., Sakabe, K., Aizawa, Y. (2007): Classification of patients complaining of sick house syndrome and/or multiple chemical sensitivity. Tohoku Jounal of Experimental Medicine 211 (3): 223-233

Ivins, M. (1998): Allergies: The rodney dangerfield of disease. Buffalo News, Sept. 25, 1998

Iuliano, L. Practoco, D., Ferro, D., et al. (1997): Enhanced lipid peroxidation in patients positive for antiphospholipid antibodies. Blood 90, 3931-3935

Izzo, A.A., Capasso, R., Pinto, L., et al. (2001): Effect of vanilloid drugs on gastrointestinal transit in mice. Br. J. Pharmacol. 132, 1411-1416

Jahn, S., Pfeiffer, B. (2009): Immunologie verstehen – Grundlagen des Immunsystems. Nervenheilkunde 28 (7), 463-467

Janowsky, D.S., Overstreet, D.H., Nurnberger, J.I. (1994): Is cholinergic sensitivity a genetic marker for the affective disorders? Am. J. Med. Genet. Neuropsychiatr. Genet. 54, 335-344

Jansen, P., Giehl, K., Nyengaard, J.R.et al. (2007): Distinct apoptotic roles for the proneurotrophin receptor sortilin in neuronal development, ageing and brain injury. Nature Neuroscience 14, Oct. 2007, in press, (zit. nach www.vdbiol.de/content/e5/e224/index_print_ger.html?news...)

Jayanthi, S., McCoy, M.T., Cadet, J.L. (2007): Molecular mechanisms of methamphetamine-induced neurotoxicity: Insights obtained through cDNA array analyses. In: Lajtha, A. et al. (Ed.): Handbook of Neurochemistry and Molecular Neurobiology. 3rd Edition, Degenerative Diseases of the Nervous System. Springer-Verlag Berlin, Heidelberg, 2007, 152-165

Jarre, J. (1975): Umweltbelastungen und ihre Verteilung auf soziale Schichten, Otto Schwartz Co, Göttingen

Jellinger, K.A. (2007): Lewy body disorders. In: Lajtha, A. et al. (Ed.): Handbook of Neurochemistry and Molecular Neurobiology. 3rd Edition, Degenerative Diseases of the Nervous System. Springer-Verlag Berlin, Heidelberg, 2007, 270-343

Jenner, P.,et al. (1992): Oxidative stress as a cause of nigral cell death in Parkinson´s disease and incidental Lewy body disease. Ann. Neurol. 32, Suppl. 82-87

Jennrich, P. (2009): Schwermetalle: Die toxische Bedeutung für den Menschen. Vortrag auf der 9. Umweltmedizinischen Jahrestagung, Hamburg, 2.10.09

Jennrich, P. (2007): Schwermetalle – Ursache für Zivilisationskrankheiten? Edition CO'Med 10/2007

Jeyaratnam (1985): Occupational health in developing countries. In: Scand. J. Work. Environ. Health 11, 229-234

Ji, R.R., Strichartz, G. (2004): Cell signalling and the genesis of neuropathic pain. Science Signaling, 28. Sept. 2004 (Online-Artikel DOI: 10.11.26/stke.2522004re14)

Johansson A., Löwhagen O., Millqvist E., Bende M. (2002): Capsaicin inhalation test for identification of sensory hyperreactivity. Respir Med **96**,731-735.

Johnson, Alison (2005): MCS – Multiple Chemical Sensitivity – How chemical exposures can affect your health. Filmdokumentation. Regie u. Produktion: Alison Johnson, PO. Box 213, Brunswick, ME 04011, USA (Übersetzung: Chemical Sensitivity Network (CSN), Kirschweiler).

Kaltschmidt, C., Kaltschmidt, B., Baeuerle, P.A. (1995): Proc. Nat. Acad. Sci. USA 92, 9618-9622, zit. in Mattson, 1998

Kanaan, R.A., Lepine, J.P., Wessely, S.C. (2007): The association or otherwise of the functional somatic syndromes. Psychosom. Med. 69, 855-859

Kant, Immanuel (1784): Was ist Aufklärung? Aufsatz in der „Berlinischen Monatsschrift", Jahrgang 1784,
in Immanuel Kant, Werkausgabe von Wilhelm Weischedel (Hg.), Suhrkamp-V. Frankfurt/M.

Kappos, A.D. (2009): Das Mobilfunk-Risiko aus ärztlicher Sicht. Umwelt-Medizin-Gesellschaft 22 (3), 205-209

Karstedt, C., Worm, T. (2006): Grün macht gesund. Natur u. Kosmos 5, 2006, 58-61

Kezic, S., Calkoen, F., Wenker, M.A.M., Jacobs, J.J.L., Verberk, M.M. (2006): Genetic polymorphism of metabolic enzymes modifies the risk of chronic solvent-induced encephalopathy. Toxicol. Ind. Health 22, 281-289

Kennedy, M.B. (1989): Cell 59, 777-787, zit. in Mattson, 1998 (a.a.O.)

Khare, S.S., et al.(1990): Trace element imbalances in amyotrophic lateral sclerosis. Neurotoxicol. 11, 521-532

Kilburn KH (2009): Neurobehavioral and pulmonary impairment in 105 adults with indoor exposure to molds compared to 100 exposed to chemicals. Toxicol Ind Health. 2009 Sep 30. (In press, University of Southern California, Keck School of Medicine (ret.), Pasadena, CA, USA.,, zit. in www.csn-deutschland.de/blog)

Kim, P.K., Zamora, R., Petrosko, P., Billiar, T.R. (2001): The regulatory role of nitric oxide in apoptosis. Int. Immunopharmacol. 1, 1421-1441

Kim, S.S., Shin, H.J., Eom, D.W., et al. (2002): Enhanced expression of neuronal nitric oxide synthase and phospholipase C-γ in regenerating murine neuronal cells by pulsed electromagnetical fields. Exp. Mol. Med. 34, 53-59

Kimata, H. (2004): Effect of exposure to volatile organic compounds on plasma levels of neuropeptides, nerve growth factor and histamine in patients with self reported multiple chemical sensitivity. Int. J. Hygiene and Environmental Health 207 (2), 159-163

Kipen, H.M., Fiedler, N.L. (1999): MCS, unerklärte Symptome und die Umwelt. Umweltmed. Forsch. Prax. 4 (3), 126-132

Kipen, H.M., Fiedler, N.L. (1999): The role of environmental factors in medically unexplained symptoms and related syndromes: conference summary and recommendations. Environ. Health Perspect. 110, Suppl. 4, 591-595

Kipen, H.M., Fiedler, N., Maccia, C., Yurkow, E., Todaro, J., Laskin, D. (1992): Immunologic evaluation of chemically sensitive patients. Toxicol. Ind. Health 8, 125-135 (1992).

Kipen, H.M., Hallman, W., Kang, H., Fiedler, N., Natelson, B. (1999): Prevalence of chronic fatigue and chemical sensitivities in Gulf registry veterans. Arch. Environ. Health 54, 313-318

Kitazawa, M., Anantharam, V., Kanthasamy, A.G. (2001): Dieldrin-induced oxidative stress and neurochemical changes contribute to apoptotic cell death in dopaminergic cells. Free Radic. Biol. Med.31, 1473-1485

Klein, T. A., Neumann, J., Reuter, M., Hennig. J., von Cramon, D. Y., & Ullsperger, M. (2007): Genetically Determined Differences in Learning from Errors Science, 7. Dezember 2007 (zit. nach www.mpg.de/instituteProjekteEinrichtungen/institutsauswahl/kognition_neuro/index.html

Klinghardt, D. (1996): Amalgam- / Quecksilberentgiftung als Behandlung für chronische Virus-, Bakterien- und Pilzerkrankungen. Vortrag anläßlich des Jahrestreffens der International and American Acadamy of Clinical Nutrition, San Diego, Kalifornien (USA), September 1996

Klimek, L., Pfaar, O. (2008): Anaphylaxie. Status Quo der Versorgung von Patienten. Eine kritische Bestandsaufnahme für Ärzte und medizinisches Personal. Info-Broschüre, Zentrum für Rhinologie und Allergologie, An den Quellen 10, 65183 Wiesbaden

Klöckler, H., Katzschner, L., et al. (2008): Umweltbezogene Gerechtigkeit un Immissionsbelastungen am Beispiel der Stadt Kassel. CESR-Paper 1. Kassel-University Press, Kassel. Zit. in. Umweltbundesamt (Hrsg.). Umwelt, Gesundheit und soziale Lage, Nr. 2, 2009, Dessau-Roßlau

Knabenschuh, B., Bartram, F., Bieger, W.P. (2003): Einfluss neuroinflammatorscher und neuroendokriner Mechanismen bei MCS. Zeitschrift f. Umweltmedizin 11/1, 2003, 30-35

Kochen, Walter (2009): Hürden für die Anerkennung von Berufskrankheiten am Beispiel Parkinson. Erfahrungen eines Gutachters. Vortrag auf der Studientagung „Diagnose und Handlungsmöglichkeiten bei Vergiftungen in der Arbeitswelt". Kath. Akademie Trier, 15.5.09.

Kofler, W. (1994): Toxikopie: Vergiftung ohne Gift. BSW-Report Nr. 1 (zit. in Merz, 2004)

König, W., Hoffmeister, A., Khuseyinova, N., Imhof, A. (2003): Atherosklerose als inflammatorischer Prozess. Deutsches Ärzteblatt 100 (3), Al 17-Al-26

Koren H.S., Devlin R.B. (1992): Human upper respiratory tract responses to inhaled pollutants with emphasis on nasal lavage. Ann N Y Acad Sci. **641**, 215-224.

Koren H.S., Hatch G.E., Graham D.E. (1990): Nasal lavage as a tool in assessing acute inflammation in response to inhaled pollutants. Toxicology **60**,15-25.

Koren H.S., Graham D.E., Devlin R.B. (1992): Exposure of humans to a volatile organic mixture. III. Inflammatory response. Arch Environ Health. **47**,39-44.

Koren, E., Zverev, I., Ginsburg, I., and Kohen, R. (2008): Supplementation with antioxidants fails to increase the total antioxidant capacity of several cell lines in culture. Biomed. Pharmacother. 62/3, 179-188

Koylu, H., Mollaoglu, H., Ozguner, F., Nazyroglu, M., Delibab, N. (2006): Melatonin modulates 900 MHz microwave induced lipid peroxidation changes in rat brain. Toxicol. Ind. Health 22 (5), 211-216

Kraft, M. (1998): Bindungsverhalten von Arsen, Cadmium, Chrom, Quecksilber, Nickel und Blei an schwerverdaulichen Lebensmittelkomponenten in künstlichemMagen-Darm-Saft. Dissertation, Bochum 1998.

Krahn-Zembol., W. (2004): Den Menschen ihre Würde wiedergeben. Gutachter-Geschädigte und ihre Unrechts-Behandlung. Umwelt-Medizin-Gesellschaft 17/3, 245-250

Krahn-Zembol, W. (2009): Expositionstestungen in rechtlichen Verfahren zum Nachweis von Gesundheitsschädigungen. Umwelt, Medizin, Gesellschaft 22/1, 63-66

Krahn-Zembol, W. (2009a): Rechtsberatung in der Umweltmedizin. Vortrag auf der 9. Umweltmedizinischen Jahrestagung, Hamburg, 3.10.2009.

Krammer, P.H.: Apoptose im Immunsystem: Mord oder Selbstmord. Vortrag Tagung Bio-Perspectives, Dechema, Wiesbaden, 11.5.2005, Tagungshandbuch S. 38.

Krapf, F.E., Bieger, W.P., Tiller, F.W. (1995): Labor-Daten-Buch. Urban u. Schwarzenberg, München, Wien, Baltimore, S. 257

Kraus, T., Anders, M., Weber, A., Hermer, P., Ziesche, W. (1995): Zur Häufigkeit umweltbezogener Somatisierungsstörungen. Ergebnisse einer interdisziplinären Querschnittsstudie. Arbeitsmedizin, Sozialmedizin, Umweltmedizin (ASU) 30, 152-157

Kreuger, J.M., Obal, F.J., Fang, J., Kubota, T., Taishi, P. (2001): The role of cytokines in physiological sleep regulation. Ann. N. Y. Acad. Sci. 933, 211-221.

Kreuzter, R., Neutra, R., Lashuay, N. (1999): Prevalence of People Reporting Sensitivities to Chemicals in a Population Based Survey. Am. J. Epidemiol. 150, 1-12

Krimsky, Sheldon: Science in the private interest: Rowman & Littlefield 2003, ISBN 0-7425-1479-X , s.o., zit. in GenEthischer-Infodienst (GID) 161, Dez. 2003/Jan. 2004, 44

Krüger, K. (2003): Die Nachfrage nach Wissenschaft. GenEthischer Infodienst (GID) 159, Aug./Sept. 2003, S. 10-13

Krüger, R., Berg, D., Riess, O., Riederer, P. (2007): Update on Parkinson´s Disease. In: Lajtha, A., et al. (Ed.): Handbook of Neurochemistry and Molecular Neurobiology. Springer-Verlag Berlin, Heidelberg, 2007, S. 32f (Review mit vielen Literaturzitaten zur Parkinson-Krankheit)

Kruman, I., Bruce-Keller, A.J., Bredesen, D.E., Waeg, G., Mattson, M.P. (1997): J. Neurosci. 17, 5089-5100, zit. in Mattson, 1998

Kudicke, S., et al. (1996): Melatonin - ein potentes Hormon, aber keine Wunderdroge. Bundesgesundheitsblatt 5, 170-174

Kuhn, D.M., Aretha, C.W., Geddes, T.J. (1999): Peroxynitrite inactivation of tyrosine-hydroxylase: mediation by sulfhydryloxidation, not tyrosine nitration. J. Neurosci. 19, 10289-10294

Kuhn, T. (1966): The Structure of Scientific Revolutions. 3rd Ed. Chicago, University of Chicago Press

Kuklinski, B., Bleyer, H . (2002): Neurogene Entzündung und Xenobiotika-Suszeptibilität – eine Literaturübersicht und erste eigene Ergebnisse. Zeitschrift f. Umweltmedizin, 10, 2002, 29-35

Kuklinski, B. (2003): Substanz P, neurogene Entzündung und Xenobiotika-Suszeptibilität. Umwelt – Medizin - Gesellschaft 16/3, 196- 200

Kuklinski B., Schiefer, R., Bleyer, H. (2003): S-100 bei Hirnschrankenschädigung erhöht (Review). Zeitschrift f. Umweltmedizin 1, 2003, 16-19

Kuklinski, B., Schiefer, R., Bleyer, H. (2003): Hirnschrankenprotein S-100 und Xenobiotika-Suszeptibilität. Umwelt – Medizin - Gesellschaft 16/2, 2003, 112-120

Kuklinski, B. (2005): Zur Praxisrelevanz von nitrosativem Stress. Umwelt – Medizin - Gesellschaft 18/2, 98 (2005)

Kulmatycki, K.M., Fakhreddin, J. (2006): Drug disease interactions: Role of inflammatory mediators in depression and variability in antidepressant drug response. J. Pharm. Pharmaceut. Sci. 9 (3), 292-306

Kutsogiannis, D.J., Davidoff, A.L. (2001): A multiple center study of multiple chemical sensitivity syndrome. Arch. Environ. Health 56 (3), 196-207

Kuzkaya, N., Weissmann, N., Harrison, D.G., Dikalov, S. (2003): Interactions of peroxynitrite, tetrahydrobiopterin, ascorbic acid, and thiols: implications for uncoupling endothelial nitric oxide synthase. J. Biol. Chem. 278 (25), 22546-22554

Kuzkaya, N., Weissmann, N., Harrison, D.G., Dikalov, S. (2005): Interactions of peroxynitrite with uric acid in the presence of ascorbate and thiols: implications for uncoupling endothelial nitric oxide synthase. Biochem. Pharmacol. 70, 343-345

Lacour, M., Zunder,T., Schmidtke, K., Vaith, P., Scheidt, C. (2005): Multiple chemical sensitivity syndrome (MCS) – Suggestions for an extension of the U.S. MCS-case definition. Int. J. Hyg. Environ. Health 208 (3), 141-151

Lai, H., Singh, N.P. (1996): Single and double stranded DNA-breaks in rat brain cells after acute exposure to radiofrequency electromagnetic radiation. Int. J. Radiation Biol. 69 (9), 513-521

LARES-Studie, WHO (2006): Large Analysis and Review of European housing ans health Status (LARES). Preliminary overview, zit in Umweltbundesamt, 2009, a.a.O., S. 31f.

Larson, S.J., Dunn, A.J. (2001): Behavioural effects of cytokines. Brain Behaviour Immunity 15, 371-387.

Lassmann, H. (2007): Multiple sclerosis and autoimmune encephalomyelitis.
In: Lajtha, A. et al. (Ed.): Handbook of Neurochemistry and Molecular Neurobiology. 3rd Edition, Degenerative Diseases of the Nervous System. Springer-Verlag Berlin, Heidelberg, 2007, 373-403

Lebowitz, M.D.(1995): Key concepts chemical sensitizations. In Mitchell, F.L. (Ed.): Multipe Chemical Sensitivity. A scientific overview. US Department of Health and Human Services. Washington

Lee, B.W., London, L., Paulauskis, J., Myers, J., Christiani, D.C. (2003): Association between human paraoxonase gene polymorphism and chronic symptoms in pesticide-exposed workers. J. Occup. Environ. Med. 45, 118-122

Lee, Y.L., Pai, M.C., Chen, J.H., Guo, Y.L. (2003): Central neurological abnormalities and multiple chemical sensitivity caused by chronic toluene exposure. Occupational Medicine 53 (7), 479-482.

Lee, H.S., Hong, S.Y., Hong, Z.R., Gil, H.O., Yang, J.O., Lee, E.Y., Han, M.J., Jang, N.W., Hong, S.Y. (2007): Pesticide-initiated idiopathic environmental intolerance in south Korean farmers. Inhalation Toxicology 19 (6-7), 577-585

Lennert, Elisanna (2010): Erfahrungsbericht als MCS-Patientin. Persönliche Mitteilung über E-mail

Levi, H. W.: Spannungsfeld Umweltforschung. mensch + umwelt, GSF, 12, 1998, 5-13

Lewen, A., Matz, P., Chan, P.H. (2000): Free radical pathways in CNS injury. J.Neurotraumata 17, 871-890

Li, L., Shou, Y., Borowitz, J.L., Isom, G.E. (2001): Reactive oxygen species mediate pyridostigmin-induced neuronal apoptosis: Involvement of muscarinic- and NMDA-receptor. Toxicol. Appli. Pharmacol. 177, 17-25

Li, T., Jahan, A., Chiang, J.Y (2006): Bile acids and cytokines inhibit the human cholesterol 7 alpha-hydroxylase gene via the JNK/c-jun pathway in human liver cells. Hepatology 43 (6), 1202-1210

Liang, S.M., Liang, C.M., Hargrove, M.E., Ting, C.C. (1991): Regulation by glutathione of the effect of lymphokines on differentiation of primary activated lymphocytes. Influence of glutathione on cytotoxic activity of CD3-AK. J. Immunol. 146 (6), 1909-1913, Mar. 15, 1991

Libby, P. (2003): Arteriosklerose als Entzündung. Spektrum d. Wiss. Dossier 3/2003: Moderne Medizin, 11 ff

Liebermann, D.N., Mody, I. (1995): Kindling-induced long lasting prolongation of single NMDA channel openings occludes the effect of phosphatase inhibition. Soc. Neurosci. Abstr. 21, 1113

Linford, N., Schriner, S.E., Rabinovitch, P.S. (2006): Oxidative damage and aging: spotlight on mitochondria. Cancer Res. 66 (5), 2497-2499

Lipson, J.G. (2004): Multiple Chemical Sensitivities: Stigma and Social Experiences. Medical Anthropology Quarterly 18/2, 200-213.

Lisdero, C.L., Carreras, M.C., Meulmans,A., et al. (2004): The mitochondrial interplay of ubiquinol and nitric oxide in endotoxemia. Meth. Enzymol. 382, 67-81

Litvan, I. (2005): Progressive supranuclear palsy. Scientific basis for treatment of Parkinson´s Disease. In: Galvez-Jimenez, N., (Ed.), London, New York: Taylor and Francis, S. 267-278

Liu, Z.G., Hsu, H., Goeddel, D.V., Karin, M. (1996): Cell 87, 565-576

Llamosas, P.A.A., Clemente, P.A., Agusti, M.B., Brull, X.D.F. (2006): Multiple Chemical Sensitivity under Sick Building Syndrome. Medicina Clinica 126 (20), 774-778 (in Spanisch)

Llorens, J., Tussell, J.M., Sunol, C., Rodriguez-Farre, E. (1990): On the effects of lindane on the plus-maze model of anxiety. Neurotoxicol Teratol. 12, 643-647

Lodish, H., Berk, A., Zipursky, S.L., Matsudaira, P., Baltimore, D., Darnell, J.E. (2001): Molekulare Zellbiologie. Spektrum-Verlag, Heidelberg, Berlin, 2001

Lodish, Harvey (2003): Molecular Cell Biology. 5. Ed. W.H. Freeman and Co., NY.

Lohmann, K., Prohl, A., Schwarz, E. (1996): Multiple chemical sensitivity disorder in patients with neurotoxic illnesses. Gesundheitswesen 58/6, 322-331

Lombardi, V.C., Redelman, D., White, D.C., Fremont, M., DeMeirleir, K., Peterson, D., Mikovits, J.A. (2008): Serum Cytokine and chemokine profiles of individuals with myalgic encephalomyelitis (ME) reveal distinct pathogen associated signatures. Cytokine 43/3, 245f.

Lopez-Grancha, M., Sanchez-Amate, C., Navarro, M., Carjaval, F., Sanchez-Santed, F., Cubero, I. (2006): Lateral parabrachial lesions disrupt paraoxon-induced conditioned flavour avoidance. Toxicological Sciences 91 (1), 210-217

Lopez-Leon, S., Croes, E.A., Sayed-Tabatabaei, F.A., Claes, S., Van Broekhoven, C., Van Duijn, C.M. (2005): The dopamine D4 rezeptor gene 48-base-pair-repeat polymorphism and mood disorders: a meta-analysis. Biol. Psychiatry 57, 999-1003

Lopez-Leon, S., Janssens, A.C., Gonzalez-Zuloeta Ladd, A.M., et al. (2008): Meta-analyses of genetic studies on major depression disorder. Mol. Psychiatry 13, 772-785

Louisiana (2003): Pesticide Registration Registries: Descriptive summary of a survey of state pesticide sensitivity registries and evaluation of Louisianas registry for pesticide sensitive individuals. Louisiana Dept. of Health and Hospitals. December 2003.

Luckenbach, T., Epel, D. (2005). Nitromusc and polycyclic musk compounds as long-term inhibitors of cellular xenobiotic defense systems mediated by multidrug transporters. Environm. Health Persp. 113, 17-24.

Lyttek, E., persönliche Mitteilung vom vom 19.5.04

Ma, B., et al. (2007): Immunhistochemical study of the blood and lymphatic vasculature and the innervation of the mouse gut and the gut-associated lymphoid tissue. Anat. Histol. Embryol. 36, issue 1 (2007).

MacPhail, R.C. (2001): Episodic exposures to chemicals. What relevance to chemical intolerance? Annals N. Y. Acad. Sci. 933, 103-111

Macpherson, L.J., Dubin, A.E., Evans, M.J., Marr, F., Schultz, P.G., Cravatt, B.F., Patapoutian, A. (2007): Noxious compounds activate TRPA1 ion channels through covalent modification of cysteines. Nature 445 (7127), 541-545

Maes, M., Song, C., Lin, A., Jongh, R.D., Gastel, A.V., Kenis, G., Bosmans, E., Meester, IbD., Benoy, I., Neels, H., Demedts, P., Janca, A., Scharpe, S., Smith, R.S. (1998): The effects of psychological stress on humans: increased production of pro-inflammatory cytokines and a TH1-like response in stress-induced anxiety. Cytokine 10 (4), 313-318

Magnus, T., et al.(2005), J. Neuroscience 25, 2537; zit. in Nat. Rdsch. 58 (6), 2005, Bericht S. 334

Mai, Christoph, Dr., Chefarzt und Geschäftsführer des Fachkrankenhauses Nordfriesland GmbH, Bredstedt: Vortrag auf der Tagung: „Krank durch die Umwelt – Wie ist die Situation und was tut die Politik?“ Verein für Umweltkranke e.V., Bredstedt, 21.8.2009 in Bad Bramstedt

Mark, R.J., Lovell, M.A., Markesbery, W.R., Uchida, K., Mattson, M.P. (1997): J.Neurochem. 68, 255-264, zit. in Mattson, 1998

Marquardt, H., Schäfer, S. (Hrsg.): Lehrbuch der Toxikologie. Wiss. Verlagsgesellschaft mbH. Stuttgart, 2003.

Martin, M., Gröber, U., Ploss, O. Marschall, A. (2007): Komplementäre Verfahren in der Diabetologie: Labordiagnostik, Mikronährstoffe, Phytotherapie. Wissenschaftliche Verlagsgesellschaft mbH. Stuttgart.

Maschewsky, W. (1996): Handbuch Chemikalien-Unverträglichkeit, Medi Verlagsgesellschaft Hamburg, 1996

Maschewsky, W. (2000): MCS – Überempfindlichkeit oder Überexposition. Berufskrankheiten aktuell 28/29, 2000, 25-38

Maschewski, W. (2008): Umweltgerechtigkeit als Thema für Public Health-Ethik. Bundesgesundheitsblatt – Gesundheitsforschung – Gesundheitsschutz 2 (2008), 200-210

Massarotti, E.M. (2002): Lyme arthritis. Med. Clin. North Am. 86, 297-309

Mattson, M.P., Guthrie, P.B., Hayes, B.C. Kater, S.B. (1989): J. Neurosci. 9, 1223-1230, zit. in Mattson, 1998 (s.u.)

Mattson, M.P., Cheng, B., Smith-Swintosky, V.L. (1993): Seminars Neurosci. 5, 295-307, zit. in Mattson, 1998

Mattson, M.P., Lovell, M.A., Furukawa, K., Markesbery, W.R. (1995): J. Neurochem 65, 1740-1751, zit. in Mattson, 1998

Mattson, M.P. (1998): Free Radicals, Calcium, and the synaptic plasticity-cell death continuum: emerging roles of the transcription factor NFkB. International Review of Neurobiology 42, 103-168 (umfassende Zusammenfasung der wiss. Literatur zum Thema freie Radikale, NO, Oxidativer Stress, NF-κB und Apoptose bis 1998).

Mattson, M.P. (2003), Nature 422, 2003, 385, und: Takasugi, N., et al.: The role of presenilin cofactors in the γ-Secretase-Complex. Nature 422 (2003), 438-441, zit. in Naturwiss. Rundschau 9, 2005, 507

Mayer, W.R. (2001): Kongress Umwelterkrankungen der Haut-Selbsthilfe Saarbrücken, 3./4.3.2001, Tagungsband S. 44

Mayer, W.R., Bartram, F., Bieger, W.P. (2002): MCS – eine chronische Entzündung? Zeitschrift f. Umweltmedizin 10 (3), 141- 149

Mayer, W.R., Bieger, W.B. (2003): Diagnostik von chronischen Multisystemerkrankungen/ Chronic Multisystem Illnesses. J. Orthomolekulare Medizin 11 (4). (über http://www.immumed.de)

McCampbell, A. (2001): Multiple Chemical Sensitivities under siege. Townsend Letter for Doctors and Patients. Jan. 1., 2001, p.20

McCarty, M.F. (2005): Supplemental arginine and high-dose folate may promote bone health by supporting the activity of endothelial-type nitric oxide synthase in bone. Med. Hypoth. 64, 1030-1033

McGill Headway (2006), Zeitschrift der McGill University Montreal, Vol. 2, Nr. 1, 2006, Online-Ausgabe, http://www.mcgill.ca/headway/fall2006/indepth1/, The Nurture of Things, by Neale McDevitt.

McKeith, I.G., Galasko, D., Kosaka, K., Perry, E.K., Dickson, D.W., et al. (1996): Consensus guidelines for the clinical and pathologic diagnosis of dementia with Lewy bodies (DLB): Report of the consortium on DLB international workshop. Neurology 47, 1113-1124

McKeown-Eyssen, G., Baines, C., Cole, D.E., Riley, N., Tyndale, R.F., Marshall, L., Jazmaji, V. (2004): Case-contol study of genotypes in multiple chemical sensitivity: CYP 2D6, NAT1, NAT2, PON1, PON2 and MTHFR. Int. J. Epidemiol. 33 (5), 971-978.

McLeod, Z.M., Lopez-Figueroa, A.L., Lopez-Figueroa, M.O. (2001): Nitric oxide, stress and depression. Psychophalmacol. Bull. 35, 24-41

McNamara C.R., Mandel-Brehm J., Bautista D.M., Siemens J., Deranian K.L., et al. (2007) TRPA1 mediates formalin-induced pain. Proc Natl Acad Sci U S A. **104**,13525-13530.

MCS Consensus Conference. (1999) Multiple chemical sensitivity: a 1999 consensus. Arch Environ Health **54**,147-149.

Meberg, P.J., Kinney, W.R., Valcourt, E.G., Routtenberg, A. (1996): Mol. Brain Res. 38, 179-190, zit. in Mattson, 1998

Medina, S., Martinez, M., Hernandez,A. (2002): Antioxidants inhibit the human cortical neuron apoptosis induced by hydrogen peroxide, tumor necrosis factor alpha, dopamine and beta amyloid peptide 1-42. Free Radic. Res. 36, 1179-1184

Medizinisches Labor Bremen, Infoblatt: Biochemisches Effektmonitoring bei Belastung mit Umweltschadstoffen. Adresse: Haferwende 12, 28357 Bremen, Tel. 0421-2072-0 www.mlhb.de

Medow, M. (2009): zit. in: Forschungsinitiative der größten amerikanischen Patientenorganisation CFIDS. CFS/ME-Forum, Zeitschrift des Bundesverbandes Chronisches Erschöpfungssyndrom, Nr. 26, 2009, 24-26

Meggs, W.J. (1992): Multiple chemical sensitivities and the immune system. Toxicol. Ind. Health 8, 203-214.

Meggs, W.J., Cleveland, C. (1993): Rhinolaryngoscopic examination of patients with multiple chemical sensitivity syndrome. Archives of Environmental Health 48, 14-18

Meggs, W.J. (1993): Neurogenic Inflammation and Sensitivity to Environmental Chemicals, in: Environmental Health Perspectives 101 (3): 234-238

Meggs, W.J. (1994):RADS and RUDS –The toxic induction of asthma and rhinitis. Clin. Toxicol. 32, 487-501

Meggs, W.J. (1995): Multiple chemical sensitivities –Chemical sensitivity as a symptom of airway inflammation. Clin. Toxicol. 33, 107-110

Meggs, W.J. (1995): Immunological Mechanisms of Disease and the Multiple Chemical Sensitivity Syndrom, in: Mitchell, F.L., Multiple Chemical Sensitivity: A Scientific Overview, U.S.Department of Health and Human Services, Washington

Meggs, W.J., Elsheik, T., Metzger, W.J., Albernaz, M., Bloch, R.M. (1996a): Nasal pathology and ultrastructure in patients with chronic airways inflammation (RADS and RUDS) following irritant exposure. Clin. Toxicol. 34, 383-396

Meggs, W.J., Dunn, K.A., Bloch, R.M., Goodman, P.E., Davidoff, A.L. (1996b): Prevalence and nature of allergy and chemical sensitivity in a general population. Arch. Environ. Health 51, 275-282

Meggs, W.J. (1999): Mechanisms of allergy and chemical sensitivity. Toxicol. Ind. Health 15, 331-338

Menk, H.(2003): Haut. Kapitel in Marquardt, H., Schäfer, S.: Lehrbuch der Toxikologie. Wiss. Verlagsgesellschaft Stuttgart, 2003

Merkblatt Nr. 33, BG Chemie, Tris(2-Chlorethyl)-phosphat, Ausgabe 12/95

Merz, T. (2004): VOC – komplexe Krankheitsbilder durch zelluläre Multifunktionsstörungen. Umwelt – Medizin - Gesellschaft 17 (1), 2004, 46-56

Merz, Tino, Internetseite 2002 unter: http://www.dr-merz.com

Merz, T. (2007): Objektivierung von MCS, Version 4/2007, http://www.dr-merz.com

Merz, T., Huber, W., Messerschmitt, T.M., Remmers, V., Bohl, J. (2004): Objektivierung von Erkrankungen in Folge von chronischen Intoxikationen. Umwelt – Medizin – Gesellschaft 17 (4), 307-315

Messerschmitt, T.M (2004): Stoffwechsel bei Entzündungsvorgängen. Umwelt – Medizin – Gesellschaft 17/4 (2004), 302-306

Messerschmitt, T.M. (2007): Entzündungssyndrom: Oxidativer Stress ist ein gemeinsamer Nenner systemischer Erkrankungen – Folgen für den Schwefelstoffwechsel. Umwelt – Medizin – Gesellschaft 20/1 (2007), 19-23

Miguel-Hidalgo, J.J., Alvarez, X.A., Cacabelos, R., Quack,G. (2002): Neuroprotection by memantine against neurodegeneration induced by beta-amyloid (1-40). Brain-Research 958, 210-221

Milab GmbH (Hg., 2001): Oxidativer Stress. Informationsbroschüre, Bayerstr. 53, 80335 München

Miller, C.S. (1997): Toxicant induced loss of tolerance – an emerging theory of disease? Environ. Health Perspect. 105 (2), 445-452

Miller, C.S. (1999): Are we on the threshold of a new theory of disease? Toxicant-induced loss of tolerance and its relationship to addiction and abdiction. Toxicol. Ind. Health 15, 284-294

Miller, C.S. (2000): Mechanisms of action of addictive stimuli. Addiction 96, 115-139

Miller, C.S. (2001): The compelling anomaly of chemical intolerance. Ann. N. Y. Acad. Sci. 933, 1-23

Miller, C.S., Gammage, R.B., Jankovic, J.T. (1999): Exacerbation of chemical sensitivity: a case study. Toxicology Ind. Health 15 (3-4), 398-401

Miller, C.S., Mitzel, H.C. (1995): Chemical sensitivity attributed to pesticide exposure versus remodelling. Arch. Environ. Health 50 (2), 119-129

Miller, C., Prihoda, T. (1999): A controlled comparison of symptoms and chemical intolerances reported by gulf war veterans, implant recipients and persons with multiple chemical sensitivity. Toxicol. Ind. Health 15, 386-397

Millqvist E. (2000): Cough provocation with capsaicin is an objective way to test sensory hyperreactivity in patients with asthma-like symptoms. Allergy **55**, 546-550.

Millqvist E., Ternesten-Hasséus E., Ståhl A., Bende M. (2005): Changes in levels of nerve growth factor in nasal secretions after capsaicin inhalation in patients with airway symptoms from scents and chemicals. Environ Health Perspect **113**,849-852.

Milutinovic, S., D`Alessio, A.C., Detich, N., Szyf, M. (2007): Valproate induces widespread epigenetic reprogramming which involves demethylation of specific genes. Carcinogenesis 28 (3), 560-571

MIT Gesundheit GmbH (2005): Beipackzettel zum Medikament "Captimer®"

Miura, M., Takayama, K., Okada, J. (1993): Increase in nitric oxide and cyclic GMP in rat cerebellum by radio frequency burst-type electromagnetic field radiation. J. Physiol. 461, 513-524

Mody, I. (1998): Ion channels in epilepsy. Int. Rev. Neurobiol. 42, 199-226

Moen, B., Hollund, B., Riise, T. (2008): Neurological symptoms among dental assistants: a cross-sectional study. J. Occup. Med. Toxicol. 18, 10-.

Mogi, M., Harada, M., Kondo, T., Riederer, P., Inagaki, H., et al. (1994): Interleukin-1 beta, Interleukin-6, epidermal growth factor and transforming growth factor-alpha are revealed in the brain from parkinson patients. Neurosci. Lett. 180, 147-150

Moncada S., Bolaños J.P. (2006): Nitric oxide, cell bioenergetics and neurodegeneration. J Neurochem **97**,1676-1689.

Morton, W.E. (1995): Redefinition of abnormal susceptibility to environmental chemicals. Paper at the Second International Congress on Hazardous Waste, Atlanta, 1995; zit. in Maschewski, 1996, S. 108 f.

Muhl, H., Pfeilschifter, J. (1995): Amplification of nitric oxide synthase expression by nitric oxide in interleukin 1 beta-stimulated rat mesangial cells. J. Clin. Invest. 95, 1941-1946

Muller, C.M., Scierka, A., Stiller, R.L., Kim, Y.M., Cook, D.R., Lancaster, J.R.Jr., Buffington, C.W., Watkins, W.D. (1996): Nitric oxide mediates hepatic cytochrome P450 dysfunction induced by endotoxin. Anesthesiology 84 (6), 1435-1442

Müller, K.E. (2003): Leptinresistenz des hypothalamischen Sättigungszentrums bei adipösen MCS-Kranken. Zeitschrift f. Umweltmedizin 11/4, 2003, 176.

Müller, K.E., Ohnsorge, P. (2005) REACH: Die neue Chemikalienbewertung in der EU. Umwelt – Medizin – Gesellschaft 18 (3), 181-185

Müller, K.E. (2007): Umweltmedizin und Gesundheitswesen. In: Fabig, A., Otte, K.: Umwelt, Macht und Medizin. Zur Würdigung des Lebenswerks von Karl-Rainer Fabig. Verlag Winfried Jenior, Kassel, 2007, S. 136-144

Müller, K.E. (2007a): Genetische Polymorphismen der Catechol-O-Methyltransferase (COMT). Umwelt, Medizin, Gesellschaft 20 (4), 282-288

Müller, K.E. (2008), persönliche Mitteilung, Umwelt-Medizin-Gesellschaft 2008, Publikation in Vorbereitung

Müller, K.E. (2008a), persönliche Mitteilung

Müller, K.E., Schnakenberg, E. (2008): Die Bedeutung der Glukuronidierung bei umweltmedizinischen Erkrankungen am Beispiel der UDP-Glukoronosyltransferase 1A1. Umwelt-Medizin-Gesellschaft 21/4, 295-300.

Müller, K.E. (2009): Von rechts nach links nach rechts. Umwelt, Medizin, Gesellschaft 22 (3), 276-277 (Grundsätzliche Bemerkungen im Namen des dbu (Deutscher Berufsverband für Umweltmedizin) zur Rolle der Umweltmedizin.)

Muller, P., und Martin, L. (1984): The 2-deoxyglucose uptake method as a first screen for neurotoxic compounds. Can. J. Physiol. Pharmacol. 62, 998-1009

Müller, Silvia (2008): MCS – Multiple Chemical Sensitivity – WHO ICD 10 T78.4, in: http://www.csn-deutschland.de/blog/2008/10/10/mcs-multiple-chemical-sensitivity-who-icd-10-t748/ , Internetseite des Chemical Sensitivity Network (CSN) Deutschland

Müller, S. (2009): CSN (Chemical Sensitivity Network)-Blog Archiv: "Pestizide verstärken das Risiko, an Parkinson zu erkranken, um 75 Prozent", vom 26. April 2009, unter http://www.csn-deutschland.de, Blog

Müller, W.E.G., et al.: Neuronaler Zelltod. In: Forschungsmagazin der Joh. Gutenberg-Universität Mainz, Nov. 1996, S. 24-37

Müller-Mohnssen, H. (2008): Zur Unterscheidung zwischen Multipler Chemikalien-Sensitivität (MCS) und erworbener Chemikalienintoleranz (AIC) – am Beispiel der Insektizidintoxikation. Umwelt, Medizin, Gesellschaft 21/4, 2008, 301-310

Münzel, T., Hink, U., Heitzer, T., Meinertz, T. (1999): Role for NADPH/NADH-Oxidase in the modulation of vascular tone. Ann. NY. Acad. Sci. 874, 386-400

Murgatroyd, C., Patchev, A.V., Wu, Y., Micale, V., Bockmuhl, Y., Fischer, D., Holsboer, F., Wotjak, C.T., Osborne, F., Spengler, A., Spengler D. (2009): Dynamic DNA-methylation programs persistent adverse effects of early-life stress. Nature Neurosci. 12, 1559-1566 (doi:10.1038/nn.2436)

Mutter, J. (2006): Amalgam – Risiko für die Menschheit. Fit fürs Leben Verlag, NaturaViva Verlags GmbH, Weil der Stadt 2006, S. 41f.

Mutter, J., Naumann, R., Schneider, H., Walach, H.(2007): Quecksilber und Alzheimer-Erkrankung. Fortschr. Neurol. Psychiatr. 75, 528-538

Mutter, J., Naumann, J., Sadaghiani, C., Schneider, R., Walach, H. (2005): Die Alzheimer Krankheit: Quecksilber als pathogener Faktor und Apolipoprotein E als Moderator. Umwelt, Medizin, Gesellschaft 18/4, 294-301

Nakamura, A., Johns, E.J., Imaizumi, A., Abe, T., Kohsaka, T. (1998): Regulation of tumour necrosis factor and interleukin-6-gene transcription by beta-2-adrenoreceptor in the rat astrocytes. J. Neuroimmunol. 88, 144-153

Nakamura, K., Matsunaga, K. (1998): Susceptibility of natural killer (NK) cells to reactive oxygen species (ROS) and their restoration by the mimics of superoxide dismutase (SOD). Cancer Biothe. Ratiopharm. 13, 275-290

Nasterlack, M., Kraus, T., Wrbitzky, R. (2002): Multiple Chemical Sensitivity. Eine Darstellung des wissenschaftlichen Kenntnisstandes aus arbeitsmedizinischer und umweltmedizinischer Sicht. Deutsches Ärzteblatt 38, 2002

Natelson, B.H., Lange, G. (2002): A status report on chronic fatigue syndrome. Environ. Health Perspect. 110 (Suppl. 4), 673-677

National Research Council (1981): Indoor Polluants. Washington, D.C., National Academy Press.

Naturwiss. Rundschau 2, 2003, 94, Bericht

Ndengele, M.M., Muscoli, C., Wang, Z.Q., Doyle, T.M., Matuschak, G.M., Salvemini, D. (2005): Superoxide potentiates NF-kappaB activation and modulates endotoxin induced cytokine production in alveolar macrophages. Shock 23 (2), 186-193

Nemery B. (1996) Late consequences of accidental exposure to inhaled irritants: RADS and the Bhopal disaster. Eur Respir J **9**,1973-1976.

Nethercott, J.R., Davidoff, L.L., Curbow, B., Abbey, H. (1993): Multiple chemical sensitivities syndrome: toward a working case definition. Arch. Environ. Health 48, 19-26

Nieber, K. (2005): Arzneimittel-Kategorien. Vorlesung Postgradualstudium Toxikologie, 1.2.2005 (s. Skript)

Nielsen, G.D. (1991): Mechanisms of activation of the sensory irritant receptor by airborne chemicals. CRC Crit Revs Toxicol 21,183-208.

Nielsen, M.S., Vorum, H., Lindersson, E., Jensen, P.H. (2001): Ca2+-Binding to alpha-synuclein regulates ligand binding and oligomerization. J. Biol.Chem. 276, 22680-22684

Nietzsche, Friedrich: Begriff, Wissenschaft, Dichtung. Aus: Über Wahrheit und Lüge im außermoralischen Sinne. Werke, Hrsg. Karl Schlechta, Bd. 3, Hanser-Verlag München, 1966, S. 319 - 321

Nijs, J., De Meirleir, K., Meeus, M., McGregor, N.R., Englebienne, P. (2004): Chronic fatigue syndrome: intracellular immune deregulations as a possible etiology for abnormal exercise response. Med Hypoth. 62, 759-765

Novelli, A., Reilly, J.A., Lysko, P.G., Henneberry, R.C. (1988): Glutamate becomes neurotoxic via the N-methyl-D-aspartate receptor when intracellular energy levels are reduced. Brain Res. 451, 205-212

Nowack, R. (2007): Replik von Organisationen Umwelterkrankter auf die Antwort der Bundesregierung (Bundesministerium für Gesundheit) vom 28.03.2007, Drucksache 16/4848, auf die Kleine Anfrage von Bündnis 90/Die Grünen vom 08.03.2007, Drucksache 16/4657 zum Stand der umweltmedizinischen Versorgung in Deutschland (http://dip.bundestag.de/btd/16/046/1604657.pdf)
zu beziehen über: Selbsthilfegruppe Amalgam, c/o Selbsthilfe- Kontakt- und Beratungsstelle Mitte Perleberger Str. 44, 10559 Berlin

Oberdörster, G., Sharp Z, Adutorei V, Elder A, Gelein R, Kreyling W, et al. (2004): Translocatrion of inhaled ultrafine particles to the brain. Inhal. Toxicol. 16, 437-445; zit. in UMG 20/3, 2007, 200).).

Ojima, M., Tonori, H., Sato, T., Sakabe, K., Miyata, M., Ishikawa, S., Aizawa, Y. (2002): Odor perception in patients with multiple chemical sensitivity. Tohoku J. Exp. Med. 198, 163-173.

Ohnsorge, P. (1999), Vortrag: Das olfaktorische System und MCS, gehalten auf dem norddeutschen Umweltsymposium, Kiel 1999

Öko-Test (2007): Bioresonanztherapie. Zeitschrift der Öko-Test-Verlags GmbH, Nr. 8, 2007, 68-69

Orriols R, Costa R, Cuberas G, Jacas C, Castell J, Sunyer J. (2009): Brain dysfunction in multiple chemical sensitivity. J Neurol Sci. 287 (1-2), 72-78; (zit. in www.csn-deutschland.de/blog, Okt. 2009)

OSPAR Fact sheets on substances of possible concern: http://www.ospar.org

Otte, K. (2007): Umwelt(gift)kranke als Zivilisationsopfer. In: Fabig, A., Otte, K.: Umwelt, Macht und Medizin. Zur Würdigung des Lebenswerks von Karl-Rainer Fabig. Verlag Winfried Jenior, Kassel, 2007, S. 136-144

Otte, Kathrin, MCS-Selbsthilfegruppe Hamburg: Vortrag auf der Tagung: „Krank durch die Umwelt – Wie ist die Situation und was tut die Politik?“ Verein für Umweltkranke e.V., Bredstedt, 21.8.2009 in Bad Bramstedt

Ottenweiler, J.E., Sisto, S.A., McCarthy, R.C., Natelson, B.H. (2001): Hormonal responses to exercise in chronic fatigue syndrome. Neuropsychobiology 43, 34-41

Overstreet, D.H., Russell, R.W., Helps, S.C., Messenger, M. (1979): Selective breeding for sensitivity to the anticholinesterase, DFP. Psychopharmacology 65, 15-20

Overstreet, D.H., Russell, R.W., Crocker, A.D., Schiller, G.D. (1984): Selective breeding for differences in cholinergic function: pre- and post-synaptic mechanisms involved in sensitivity to the anticholinesterase, DFP. Brain Res. 294, 327-332

Overstreet, D.H., Miller, C., Janowsky, D., Russell, R. (1996): Potential animal model of multiple chemical sensitivity with cholinergic supersensitivity. Toxicology 111, 119-134

Overstreet, D.H., Djuric, V. (2001): A genetic rat model of cholinergic hypersensitivity: implications for chemical intolerance, chronic fatigue, and asthma. Ann N Y Acad Sci 933, 92-102.

Pacheco-Lopez, G.; Niemi, M.B.; Kou, W.; Härtling, M.; Del Rey, A.; Besedowsky, H.O.; Schedlowsky, M. (2004): Behavioural endocrine immune-conditioned response is induced by taste and superantigen pairing. Neuroscience 129, 555-562

Pacher, P, Beckman, J.S., Liaudet, L. (2007): Nitric oxide and peroxynitrite in health and disease. J. Physiol. Rev. 87: 315-424.

Packer, L.(1998): α-Lipoic acid: a metabolic antioxidant which regulates NF-kB signal transduction and protects against oxidative injury. Drug Metab. Rev. 30, 245-275

Pall, M.L. (2000): Elevated sustained peroxinitrite levels as a cause of chronic fatigue syndrome. Department of Biochemistry/Biophysics, Washington State University. Zit. nach Bartram, 2005

Pall, M.L. (2001): Common etiology of posttraumatic stress disorder, fibromyalgia, chronic fatigue syndrome and multiple chemical sensitivity via elevated nitric oxide/peroxinitrite. Medical Hypotheses, 57 (2), 139-145

Pall M.L., Satterlee J.D. (2001): Elevated nitric oxide/peroxynitrite mechanism for the common etiology of multiple chemical sensitivity, chronic fatigue syndrome, and posttraumatic stress disorder. Ann N Y Acad Sci **933**, 323-329.

Pall, M.L. (2001a): Cobalamin used in chronic fatigue syndrome therapy is a nitric oxide scavenger. J. Chronic Fatigue Syndr. 8 (2), 39-44

Pall, M.L. (2002): NMDA sensitation and stimulation by peroxynitrite, nitric oxide, and organic compounds. FASEB J. 16, 1407-1417

Pall, M.L. (2003): Elevated nitric oxide/ peroxynitrite theory of multiple chemical sensitivity: Central role of N-methyl-D-aspartate receptors in the sensitivity mechanism. Env. Health Perspect. 111 (12), 1461-1464.

Pall, M.L., Anderson, J.H. (2004): The vanilloid receptor as a putative target of diverse chemicals in multiple chemical sensitivity. Arch. Environ. Health 59, 363-375

Pall, M.L., Fukunaga, M. (2007): Elevated nitric oxide/peroxynitrite neurochemical mechanism of multiple chemical sensitivity. Neurochemistry, in press.

Pall, M.L. (2007): Explaining Unexplained Illnesses. Disease paradigm for Chronic Fatigue Syndrome, Multiple Chemical Sensitivity, Fibromyalgia, Post-Traumatic Stress Disorder, Gulf War Syndrome, and Others. Harrington Park Press, New York, London, 2007; doi: 10.1300/5139-a.
Dieses Buch stellt eine wichtige Übersichtsarbeit zu den bis 2007 aktuellen Befunden zum Krankheitmechanismus bei Multisystemerkrankungen mit Schwerpunkt MCS dar. Es enthält weit über 1000 Literaturzitate. Viele Aspekte des hier vorliegenden Buches sind daraus entnommen.

Pall, M.L. (2009): Multiple Chemical Sensitivity: Toxicological Questions and Mechanisms. In: Timothy C. Marrs, Tore Syversen (Eds.): General and Applied Toxicology. Chapter XX John Wiley & Sons, London, 2009

Pall, M.L. (2009b): Multiple Chemikaliensensitivität: Toxikologie- und Sensitivitätsmechanismen. http://www.martinpall.info. Broschüre, DeltaStar Nutrients, Venlo, NL und Chemical Sensitivity-Network Deutschland (www.csn-deutschland.de)

Panov, A., Dikalov, S., Shalbuyeva, N., Taylor, G., Sherer, T., Greenamyre, J.T. (2005): Rotenone model of Parkinson Disease – multiple brain mitochondria dysfunctions after short term systemic rotenone intoxication. J. Biol. Chem. 280 (51), 42026-42035

Paracelsus Journal - Die Welt der Gesundheit. Prospekt zur Paracelsus-Messe Wiesbaden 18. - 20.1.2002

Park, S.K., Lin, H.L., Murphy, S. (1994): Nitric oxide limits transcriptional induction of nitric oxide synthase in CNS glial cells. Biochem. Biophys. Res. Commun. 201, 762-768

Patarca, R. (2001): Cytokines and Chronic Fatigue Syndrome. Ann. NY Acad. Sci. 933, March 2001, 185-200

Paul, I.A., Skolnik, P. (2003): Glutamate and depression: clinical and preclinical studies. Ann. N.Y. Acad. Sci. 1003, 250-272

Pasparakis, M. (2007): Homepage: http://www.genetik.uni-koeln.de/groups/Pasparakis/PasparakisResearch.html, dort: Research Topics: NF-kB-Pathway

Pavlovic, S., Daniltchenko, M., Tobin, D.J., Hagen, E., Hunt, S.P., Klapp, B.F., Arck,P.C., Peters, E.M. (2008): Further exploiting the brain-skin connection: stress worsens dermatitis via substance P-depedent neurogenic inflammation in mice. J.Invest. Dermatol. 128 (2), 260-261

Peeples, E.S., Schopfer, L.M., Duysen, E.G., Spaulding, R., Voelker, T., Thompson,C.M., Lockridge, O. (2005): Albumin, a new biomarker of organophosphorus toxicant exposure, identified by mass spectrometry. Toxicological Sciences 2005, 83: 303-312.

Pehrke, J. (2005): Stichwort Bayer 2, Rundschreiben info@CBGnetwork.org vom 21.6.05.

Pekkanen, J., Peters, A., Hoek, G., Tiittanen, P., Brunekreef, B., De Hartog, J., Heinrich, J., Ibald-Mulli, A., Kreyling, W.G., Lanki, T., Timonen, K.L., Vanninen, E. (2002): Particulate air pollution and risk of ST-segment depression during repeated submaximal exercise tests among subjects with coronary heart disease: the exposure and risk assessment for fine and ultrafine particles in ambient air (ULTRA) study. Circulation 106 (8), 890-892

Peter, H., et al. (1989): Metabolism of methyl chloride by human erythrocytes. Arch. Toxicol. 63, 351-355.

Phillips, P.C., Dhawan, V., Strother, S.C., Didtis, J.J., Evans, A.C., Allen, J.C., et al. (1987): Reduced cerebral glucose metabolism and increased brain capillary permeability following high dose methothrexate chemotherapy: a positron emission tomographic study. Annals of Neurology 21 (1), 59-63

Pichler, W.J., Tilch, J. (2004): The lymphocyte transformation test in the diagnosis of drug hypersensitivity. Allergy 59, 809-820

Plagemann A et al. (2000): Zur funktionellen neuroendokrinen Teratogenese erhöhter Diabetes- und Adipositasdisposition infolge eines perinatalen Hyperinsulismus. Zeitsch. f. Humanontogenetik 1 u 2: 125131.

Plumlee, L.A. (2006): Vortrag “Chemical Sensitivity and Pesticides”, Frankfurt-Höchst, 15.6.06, Manuskript: L.A. Plumlee, M.D., 5717 Beech Avenue, Bethesda, MD 20817-2563, USA

Polhuijs, M., Landenberg, J.P, Benschop, H.P. (1997): New method for retrospective detection of exposure to organophosphorus anticholinesterases: application to alleged sarin victims of Japanese terrorists. Toxicology and Applied Pharmacology 1997, 146: 156-161.

Poonai, N., Antony, M.M., Binkley, K.E., Stenn, P., Swinson, R.P., Corey, P., Silverman, F.S., Tarlo, S. (2000): Carbon dioxide inhalation challenges in idiopathic environmental intolerance. J. Allergy Clin. Immunol. 105, 358-363

Pope, C.A., Burnett, R.T., Thurston, G.D., Thun, M.J., Calle, E.E., Krewski, D., Godleski, J.J. (2004): Cardiovascular mortality and long-term exposure to particulate air pollution: epidemiological evidence of general pathophysiological pathways of disease. Circulation 109 (1), Jan. 6, 71-77

Prang, N., W.R. Mayer, F. Bartram, und W.P. Bieger: MCS ein NF-κB-getriggerter Entzündungsprozess. Zeitschrift für Umweltmedizin 11/2, 2003, 80-86

Proudfoot A.T. (2005): Poisoning due to pyrethrins. Toxicol Rev **24**,107-113.

Rachmilewitz, D., Stamler, J.S., Karmeli, F., et al. (1993): Peroxynitrite-induced rat colitis – a new model of colonic inflammation. Gastroenterol. 105, 1681-1688

Rahimi, R., Nikfar, S., Larijani, B., Abdollahi, M. (2005): A review on the role of antioxidants in the management of diabetes and its complications. Biomed. Pharmacother. 59, 365-373;

Rauchfuß, K., Hoffmann, B., Kolahgar, B., Eberwein, G., Kraft, M., Franzen-Reuter, I. (2008): Umweltgerechtigkeit: Die soziale Verteilung von Umweltbelastungen und gesundheitlichen Folgen an industriellen Belastungsschwerpunkten in Nordrhein-Westfalen. Umwelt-medizinischer Informationsdienst 2, 2008, 35-38

Ray, D.E. (1991): Pesticides derived from plants and other organisms. In: Hayes, W.L., Laws, E.R. (Eds.): Handbook of Pesticide Toxicity, Classes of Pesticides. Vol. 2. San Diego, Academic Press, 585-636

Rea, W.J. (1992): Chemical Sensitivity. Vol. 1., Lewis Publishers Boca Raton, 1992, S. 4f.

Rea, T., Russo, J., Katon, W., Ashley, R.L., Buchwald, D.(1999): A prospect study of tender points and fibromyalgia during and after an acute viral infection. Arch Intern. Med. 159, 865-870.

Rea, W.J.: Chemical Sensitivity. Boca Raton, Florida 33431, Lewis Publishers, Vol.1 1992, Vol.2 1994, Vol.3, 1995, Vol.4, 1997.

Rea, W.J., Johnson, A.R., Ross, G.H., Butler, J.R., Fenyves, E.J., Griffiths, B., Laseter, J. (1995): Consideration for the Diagnosis of Chemical Sensitivity, in: Mitchell, F.L., Multiple Chemical Sensitivity: A Scientific Overview, U.S. Department of Health and Human Services,Washington

Rea, W.J. (1996): Chemical Sensitivity. Vol. III: Clinical manifestation of pollutant overload. Boca Raton, Fl., Lewis Publishers

Rea, W.L., Fenyves, E.J., Deba, D., Pan, Y. (2001): Organochlorine pesticides and chlorinated hydrocarbons solvents in the blood of chemical sensitive plants. A statistical comparison with therapeutic medication and natural hormones. J. Envoron. Biol. 22 (3), 163-169

Reamon-Buettner, S.M., Mutschler, V., Borlak, J. (2008): The next innovation cycle in toxicogenomics: environmental epigenetics. Mutat. Res. 659 (1-2), 158-165

Rebec, G.V., Barton, S.J., Marseilles, A.M., Collins, K. (2003): Ascorbate treatment attenuates the Huntington behavioural phenotype in mice. Neuroreport 14, 1263-1265

Reid, S., Hotopf, M., Hull, L., Ismail, K., Unwin, C., Wessely, S. (2001): Multiple chemical sensitivity and chronic fatigue syndrome in British gulf war veterans. Am. J. Epidemiol. 153, 604-609

Reineke, E.K., Johnson. M.J., Ling, C., Karman, J., Lee, J., Weinstock, J.V., Sandor, M., Fabry, Z.(2006): Substance P rezeptormeiated maintenance of chronic inflammation in EAE. J. Neuroimmunol. 180 (1-2), 117-125

Reiter, R.J. (1998): Inconsistent suppression of nocturnal pineal melatonin synthesis and serum melatonin levels in rats exposed to pulsed DC magnetic fields. Bioelectromagnetism 19 (1998), 318-329

Renner, B. (2000): Sachbericht: Untersuchungen von Reaktionen der Nasenschleimhaut und des sensorischen Apparates nach niedrigdosierter chemischer Stimulation bei Patienten mit MCS. Teilvorhaben der multizentrischen Studie „Untersuchungen zur Aufklärung des MCS-Syndroms (Multiple Chemikalien-Überempfindlichkeit) bzw. der IEI (Idiopathische umweltbezogene Unverträglichkeiten)….Umweltbundesamt, Berlin, 2000.

Rensing, L. (2006): Krank durch Stress. Biologie in Unserer Zeit 36/5 (2006), 284-292

Rensing, L., Ruoff, P. (2009): Funktionsprinzipien der Entscheidungsfindung auf zellulärer, neuronaler und sozialer Ebene. Naturwiss. Rundschau 62 (11), 565-573

Renz-Polster, H., Krautzig, S., Braun, J. (2004): Basislehrbuch Innere Medizin. 3. Auflage, Urban & Fischer 2006, S. 374 f. und 479 f.

Reuter, K. (2007): Schlupflöcher im Chemikalienrecht. Einblick 2, 2007, Zeitschrift des Deutsches Krebsforschungszentrums Heidelberg, S. 8-11

Reuter, U. (2007), zit. in: Reuter, K.: Schlupflöcher im Chemikalienrecht. Einblick 2, 2007, Zeitschrift des Deutsches Krebsforschungszentrums Heidelberg, S. 8-11

Rhede, O., Pleva, J. (1994): Recovery from amyotrophic lateral sclerosis and from allergy after removal of dental amalgam fillings. Int. J. Risk. Safety Med. 4, 229-236

Rieber, P., Baeuerle, P.A. (1991): Reactive oxygen intermediates as apparently widely used messengers in the activation of the NF-kappa B transcription factor and HIV-1. EMBO-J. 10, 2247-2258

Riedel, W., Neek, G. (2001): Nociception, Pain and antinociception: current concepts. Z. Rheumatol. 60 (6), 404-415

Riedl, M.A., Saxon, A., Diaz-Sanchez, D. (2009): Oral sulforaphane increases phase II antioxidant enzymes in the human upper airway. Clin. Immunol. 130 (3), 244-251

Riemann, D., Voderholzer, U., Spiegelhalder, K., Hornyak, M., Buysee, D.J., Nissen, C., Hennig, J., Perlis, M.L., Van Elst, L.T., Feige, B. (2007): Chronic insomnia and MRI-measured hippocampal volumes: a pilot study. Sleep 30 (8), 955-958

Ritter, Malcolm, AP (2002): New Yorks Helden in Atemnot. In Wiesbadener Kurier vom 16.1.02

RKI-Studie (2003): Umweltbundesamt (Hrsg.): Sachbericht „Untersuchungen zur Aufklärung des MCS-Syndroms bzw. der IEI unter besonderer Berücksichtigung des Beitrags von Umweltchemikalien", WaBoLu-Hefte 02/03, Berlin, Februar 2003.

RKI-Studie (2005): Umweltbundesamt (Hrsg.): Studie zum Verlauf und zur Prognose des MCS-Syndroms. – Erweiterung der Basisstichprobe und Nachuntersuchung. Abschlussbericht. WaBoLu-Hefte 01/05, Berlin, März 2005

RKI (2005): Armut, soziale Ungleichheit und Gesundheit. Beiträge zur Gesundheitsberichtserstattung des Bundes. Robert-Koch-Institut (Hrsg.), Berlin 2005

RKI (2006): Gesundheit in Deutschland. Gesundheitsberichtserstattung des Bundes. Robert-Koch-Institut, Statistisches Bundesamt (Hrsg.), Berlin, Juli 2006

Rojas, M., Cascorbi, I., Alexandrov, K., Kriek, E., Auburtin, G., Mayer, L., Kopp-Schneider, A., Roots, I., Bartsch, H.: Modulation of benzo(a)pyrene diolepoxide-DNA adduct levels in human white blood cells by CYP 1A1, GSTM1 and GSTT1 polymorphism. Carcinogenesis 21: 35-41, 2000

Ross, G.H. (2000) Environmental chemical exposures and chemical sensitivity: Tragedies and triumphs, choices and challenges. J Nutr Environ Med **10**,5-9.

Rossi-George, A., and Gow, A. (2009): Nitric oxide biochemistry: Pathophysiology of nitric oxide-mediated protein modification. In: Veasey, S.C. (Ed.): Oxidative Neural Injury. Humana Press/ Springer, Dordrecht, Heidelberg, London, New York, 29-44

Rosskamp, E. (2003): Regelungen zu Schadstoffen in der Innenraumluft. Umweltmedizinischer Informationsdienst (UMID), Hrsg. Umweltbundesamt (UBA), BfS, BfR, BgVV, RKI; Nr. 2, 2003, 23-25

Rothe, C., Koszycki, D., Bradwejn, J., et al., (2006): Association of the VAL158Met catechol-O methyltransferase genetic polymorphism with panic disorder. Neuropsychopharmacology 31, 2237-2242

Röttgers, H.D. (2000): Psychisch Kranke in der Umweltmedizin. Deutsches Ärzteblatt 97 (13), 835-837

Rühl, R. (2000): Sind die Prioritäten und Vorgehensweisen bei der Altstoffbewertung noch zielführend? Gefahrstoffe - Reinhaltung der Luft 60 (2000), Nr. 5, 201-204

Rühl, R. (2002): Grenzwerte und Minimierungsgebot für alle Stoffe. Gefahrstoffe - Reinhaltung der Luft 62 (2002), Nr. 4, 165 - 171

Runow, K.D. (2008): Wenn Gifte auf die Nerven gehen. Verlagsgruppe Random House, Düdwest-Verlag, ISBN 978-3-517-08387-2.

Ruprecht, J. (1997): Dimaval® (DMPS). Wissenschaftliche Produktmonografie. Infoschrift der Fa. Heyl Chem.-Pharm. Fabrik GmbH & Co. KG, Goerzallee 253, 14167 Berlin

Russell, R.W., Overstreet, D.H., Messenger, M., Hepls, S.C.(1982): Selective breeding for sensitivity to DFP. Generalization of effects beyond criterion variables. Pharmacol. Biochem. Behav. 17, 885-891

Russo, S., Kema, I.P., Bosker, F., Haavik, J., Korf, J. (2007): Tryptophan as an evolutionarily conserved signal to brain serotonin: molecular evidence and psychiatric implications. World J. Biol. Psychiatry 13, 1-11

Saban, R., Fröhlich, J.C. (2004): Institut für klinische Pharmakologie der TU Hannover: Tabelle der Substrate, Hemmstoffe, Induktoren der Cytochrom-P450-Isoenzyme

Sacks, Oliver (1991): Awakenings – Zeit des Erwachens. Rowohlt Taschenbuch Verlag GmbH, Reinbek bei Hamburg, S. 307, 317, 369 und 406f.

Saito, M., Kumano, H., Yoshiuchi, K., Kokubo, N., Ohashi, K., Yamamoto, Y., Shinohara, N., Yanagisawa, Y., Sakabe, K., Miyata, M., Ishikawa, S., Kuboki, T. (2005): Symptom profile of multiple chemical sensitivity in actual life. Psychosomatic Medicine 67 (2), 318-325.

Samson, Y., Baron, J., Feline, A., Bories, J., Crouzel, C. (1986): Local cerebral glucose utilization in chronic alcoholics: a positron tomographic study. J. Neurol. Neurosurgery et Psychiatry 49 (10), 1165-1170

Sandler, H.M. (1993): Multiple Chemical Sensitivity: Myth or reality? Occupational Hazards, Apr. 1993, 53

Sanico, A.M., Stanisz, A.M., Gleeson, T.D., et al. (2000): Nerve growth factor expression an release in allergic inflammatory disease of the upper airways. Am. J. Respir. Crit. Care Med. 161, 1631-1635

Santoni, G., Amantini, C., Lucciarini, R., Pompei, P., Perfumi, M., Nabissi, M., Morrone, S., Piccoli, M. (2002-2003): Expression of substance P and its neurokinin-1-receptor on thymocytes: functional relevance in the regulation of thymocyte apoptosis and proliferation. Neuroimmunomodulation 10 (4), 232-246

Sapolsky, R.M. (2000): Glucocorticoids and hippocampal atrophy in neuropsychiatric disorders. Arch. Gen. Psychiatry 57, 925-935

Sari, D.K., Kuwahara, S., Tsukamoto, Y., Hori, H., Kunugita, N., Arashidani, K., Fujimaki, H., Sasaki, F. (2004): Effect of prolonged exposure to low concentrations of formaldehyde on the corticotrophin releasing hormone neurons in the hypothalamus and the adrenocorticotropic hormone cells in the pituitary gland in female mice. Brain Research 1013 (1), 107-116

Sauerbrey, U. (2008): Aufmerksamkeitdefizit-/ Hyperaktivitätsstörung (ADHS) durch Umweltgifte. Umwelt, Medizin, Gesellschaft 21/4, 314-319

Sayre, L.M., Zelasko, D.A., Harris, P.L., Perry, G., Salomon, R.G., et al. (1997): 4-Hydroxynonenal-derived advanced lipid peroxidation end products are increased in Alzheimer´s disease. J. Neurochem. 68, 2092-2097

Schafer, F. Q., Büttner, G.R. (2001): Redox environment of the cell as viewed through the redox state of glutathion-disulfide / glutathione couple. Free Radic. Biol. Med. 30 (11), 1191 -1212

Schauenstein, K., und Liebmann, P.(2006): Regulation von Immunfunktionen durch Katecholamine. In: Straub, R.H. (Hrsg.): Lehrbuch der klinischen Pathophysiologie komplexer chronischer Erkrankungen. Bd. 1: Physiologische Grundlagen. Vandenhoek & Ruprecht, Göttingen, 2006, S. 77-90

Schemann, M. und Rühl, A. (2006): Neuroimmune Interaktionen im Darm. In: Straub, R.H. (Hrsg.): Lehrbuch der klinischen Pathophysiologie komplexer chronischer Erkrankungen. Bd. 1: Physiologische Grundlagen. Vandenhoek & Ruprecht, Göttingen, 2006, S. 140-149

Scherrmann, I., 2003: http://www.safer-world.org

Scherrmann, I., 2008: Vortrag: „Schadstoffinduzierte Krankheiten (SIKs), Herausforderungen für Patient, Medizin, Politik und Gesellschaft". Fachtagung: Schadstoffinduzierte Krankheiten: Erkennen – Vermeiden – Therapieren, 21.6.2008, Heusenstamm b. Frankfurt, SHG Chemikaliengeschädigte im Rhein-Main-Gebiet. http://www.safer-world.org/d/Scherrmann/skript/SIK.htm

Scherrmann, I. (2005), http://www.safer-world.org, pdf-Datei: Gesundheitsrisiko Duft- und Riechstoffe

Schiele, B.M., Eder-Stein, I. (2002): Leben mit MCS. Betroffene berichten und raten. Books on Demand GmbH 2002

Schikowski, T., Vierkötter, A., Ranft, U., Sugiri, D., Krämer, U. (2009): Chronic exposure to traffic related air pollution and self reported rheumatoid arthritis. Vortrag auf der 3. Jahrestagung der Gesellschaft für Hygiene, Umweltmedizin und Präventivmedizin (GHUP), 8.-10.10.2009, Stuttgart, zit. in Moshammer, H.: Gesundheit, Umwelt und Wohnen, Tagungsbericht, in: Umwelt, Medizin, Gesellschaft 22 (4), 2009, 358-359

Schmidt, D. (2003): Golfkriegssyndrom kein Phantom. Zeitschrift f. Umweltmedizin 3, 2003, 118-120

Schmidt-Gayk, H., Roth, H.J. (2007): Bedeutung von Vitamin D. MTA Dialog Nr. 8, 2007, 690

Schnakenberg, E., Fabig, K.R. (2005): Suszeptibilität: ein unkalkulierter Faktor bei Umweltbelasteten. Umwelt –Medizin- Gesellschaft 18 (3), 2005, 209-212

Schnakenberg, E., Fabig, K.R., Stanulla, M., Strobl, N., Lustig, M., Fabig, N., Schloot, W.: A cross-sectional study of self reported chemical-related sensitivity is associated with gene variants of drug metabolizing enzymes. Environmental Health 6/6, 2007 Aus http://www.ehjournal.net/content/6/1/6

Schnakenberg, E., Fabig, K.R., Stanulla, M., Strobl, N., Lustig, M., Fabig, N., Schloot, W. (2008): Eine Querschnittstudie zur selbstberichteten Chemikalienempfindlichkeit im

Zusammenhang mit Genvarianten Fremdstoff-metabolisierender Enzyme. Umwelt-Medizin-Gesellschaft 21/4, 286-294

Schnakenberg, E. (2009): Pharmako- und Toxikogenetik: Genetische Disposition in der Entgiftung von Fremdstoffen. Vortrag Studientagung „Diagnose und Handlungsmöglichkeiten bei Vergiftungen in der Arbeitswelt". Katholische Akademie Trier, 15.-17.5.09

Schöndorf, E. (1998): Von Menschen und Ratten. Verlag Die Werkstatt, Göttingen (S.231f.: Holzschutzmittel-Urteil; S. 201f.: psychosomatische Krankheiten)

Schriner, S.E., et al. (2005): Extension of murine life span by overexpression of catalase targeted to mitochondria. Science 308, 1909-1911

Schultz, H.D., Ustinova, E.E. (1998): Capsaicin receptors mediate free radical induced activation of cardiac afferent endings. Cardiovascular Res. 38, 348-355

Schulz, H., Peters, A. (2005): Verstaubte Gefäße: Wenn ultrafeine Partikel Herz und Adern schädigen. Broschüre: Aerosolforschung in der GSF. GSF-Forschungszentrum für Umwelt und Gesundheit, Neuherberg b. München, S. 34-37

Schulze-Röbbekcke, R., et al. (1999): Interdisziplinäre Diagnostik bei Patienten mit umweltbezogenen Gesundheitsstörungen. Zentralblatt für Hygiene und Umweltmedizin 202, 165-178

Schütz, B. (2009): Chronischer Stress und seine Folgen. Vortrag, Veranstaltung der Fa. Biovis Diagnostik/Kyberg Vital, Wiesbaden, 13.5.09, im Hotel Oranien

Schwaier, A. (2003): P-Glykoproteindefekt als Ursache von MCS? Zeitschrift für Umweltmedizin 11/4, 170

Schwark-Sobolewski, R. (2009): Krank durch die Umwelt – Wie ist die Situation und was tut die Politik? Bericht von der gleichnamigen Tagung des Vereins für Umweltkranke e.V., Bredstedt, 21.8.2009 in Bad Bramstedt. Umwelt, Medizin, Gesellschaft 22 (4), 350-351

Schwartz, G.E., Bell, I.R., Dikman, Z.V., Fernandez, M., Kline, J.P.,Peterson, J.M., Wright, K.P. (1994): EEG responses to low-level chemicals in normals and cacosmics. Toxicol. Ind. Health 10, 633-643

Schwarz, E., Bauer, A. (2006):Therapeutische Optionen bei Patienten mit Multiple Chemical sensitivity (MCS) und anderen chronischen umweltmedizinischen Erkrankungen. Umwelt –Medizin – Gesellschaft 19/2, 2006, 111-116

Schwarz, E., Bauer, A. (2007): Medizinische Rehabilitation als weiterführender therapeutischer Ansatz bei "Multiple Chemical Sensitivity (MCS)" und anderen chronischen umweltmedizinischen Gesundheitsstörungen. Umwelt, Medizin, Gesellschaft 20(2), 126-131

Schwertassek, U., Balmer, Y., Gutscher, M., Weingarten, L., Preuss, M., Engelhard, J., Winkler, M., Dick, T.P. (2007): Selective redox regulation of cytokine receptor signaling by extracellular thioredoxin-1. The EMBO Journal (2007) 26, 3086–3097

Scott, L.V., Dinan, T.G. (1999): The neuroendocrinology of chronic fatigue syndrome: focus on the hypothalamic-pituary-adrenal axis. Funct. Neurol. 14, 3-11

Seidegard, J., Ekström, G. (1997): The Role of Human Glutathione Transferases and Epoxide Hydrolases in the Metabolism of Xenobiotics. Environmental Health Perspectives 105/Supplement 4, June 1997, 791-799.

Seidegard, J., Pero, R.W. (1985): The hereditary transmission of high glutathione transferase activity towards trans-stilbene oxide in human mononuclear leukocytes. Human Genet. 69, 66-68.

Seidel, H.J. (2004): Wissenschaftliches umweltmedizinisches Gutachten in der Rechtssache K.J. Werz gegen Land Baden-Württemberg. Landgericht Tübingen, 16.8.04

Seidler, A., et al. (1996): Possible environmental, occupational and other etiologic factors für Parkinson´s disease: A case control study in Germany. Neurology 46, 1275-1284

Seiwert, M., Becker, K., Corad, A., Hümken, A., Schulz, C., Kolossa-Gehring, M. (2008): Schadstoffbelastung und Sozialstatus – Ausgewählte Ergebnisse aus den Umwelt-Surveys. Umweltmedizinischer Informationsdienst 2 (2008), 10-13

Seyfarth, Wolfram, Möllenkamp, F. W., Eberhardt, M.: Die Abwehrkräfte des Humansystems. CO`MED 03, 2002, 60 - 63

Shayevitz, M.B. (1993): Statement of Myra B. Shayevitz, M.D., FACP. Veterans Affairs Medical Center, Northampton, Maryland; zit. nach Maschewsky, 1996

Sheng, W.S., Lin, J.C., Apple, F., Hu, S., Peterson, P.K., Chao, C.C. (1999): Brain energy stores in C57/BL/6 mice after C. parvum injection. Neuroreport 10, 177-181

Sheng, W.S., Hu, S., Ding, J.M., Chao, C.C., Peterson, P.K. (2001): Cytokine expression in the mouse brain in response to immune activation by Corynebacterium parvum. Clin. Diagn. Lab. Immunol. 8, 446-448

Shepherd, Ch. (2007): Chronic Fatigue Syndrom. CFS/ME – Ein Leitfaden zu Forschung, Diagnose und Behandlung. Reihe „Daten, Fakten, Hintergrundinformationen". Broschüre, 3. Auflage 2007, Hrsg.: Arbeitskreis CFS Aktuell, Postanschrift: Postfach 1220, 65002 Wiesbaden, info@cfs-aktuell.de , http://www.cfs-aktuell.de (auch als PDF-Download)

Sherer, T.B., Kim, J.H., Betarbet, R., Greenamyre, J.T. (2003): Subcutaneous rotenone exposure causes highly selective dopaminergic degeneration and α-synuclein aggregation. Exp. Neurol. 179, 9-16

Sherer, T.B., Richardson, J.R., Testa, C.M., Seo, B.B., Panov, A.V., Yagi, T., Matsono-Yagi, A., Miller, G., Greenamyre, J.T. (2007): Mechanism of toxicity of pesticides acting at complex I: relevance to environmental etiologies to Parkinson´s disease. J. Neurochem. 100 (6), 1469-1479

Shetzline, S.E., Martinand-Mari, C., Reichenbach, N.L. , et al. (2002): Structural and functional features of the 37 kDa 2-5A-dependent RNase L in chronic fatigue syndrome. J. Interferone Cytokine Res. 22, 443-456.

SHG Wiesbaden, 2005: Selbsthilfegruppe für Chemikaliengeschädigte Wiesbaden, persönliche Mitteilungen und Schreiben durch Betroffene

SHG Wiesbaden, 2010: Selbsthilfegruppe für Chemikaliengeschädigte Wiesbaden, Bericht der MCS-Patientin Heidemarie H. am 27.1.10 über ihre schweren Symptome in Zusammenhang mit Chemikalien-Expositionen

Shi, G., Chen, D., Zhai G., Marina S. Chen, M.S., Cui, Q.C., Zhou, Q., Bin He, Q. Ping Dou, P., and Jiang1, G. (2009): The Proteasome Is a Molecular Target of Environmental Toxic Organotins. Environmental Health Perspectives 117/ 3, 2009, 379-386

Shinohara, N., Mizukoshi, A., Yanagisawa, Y. (2004): Identification of responsible volatile chemicals that induce hypersensitive reactions to multiple chemical sensitivity patients. J. of Exposure Analysis and Environmental Epidemiology 14 (1), 84-91.

Shintani, N., Ogita, K., Hashimoto, H., Baba, A.(2007): Recent studies on Trimethyltin actions in the central nervous system. Yakugaku Zasshi 127 (3), 451-461 (in Japanisch)

Shugu, D. (2009): zit. in: Forschungsinitiative der größten amerikanischen Patientenorganisation CFIDS. CFS/ME-Forum, Zeitschrift des Bundesverbandes Chronisches Erschöpfungssyndrom, Nr. 26, 2009, 24-26

Shukla, A., et al. (2000): Inhaled particulate matter causes expression on NF-kappa-B-related genes and oxidant dependent NF-kappa-B-activation in vitro. Am J. Respir. Cell. Mol. Biol. 23, 182-187 (zit. nach Bartram, 2005)

Shukla, S. (2009): zit. in: Forschungsinitiative der größten amerikanischen Patientenorganisation CFIDS. CFS/ME-Forum, Zeitschrift des Bundesverbandes Chronisches Erschöpfungssyndrom, Nr. 26, 2009, 24-26

Siegel, S., Kreutzer, R. (1997): Pavlovian conditioning and Multiple Chemical Sensitivity. Env. Health Perspect. 105 (2), 521-526

Siegmund-Schulze, Nicola (2003): "Operation Wüstensturm" machte Soldaten krank. Frankfurter Rundschau 9.4.2003

Silberlund, R.L. (1992): A comparison of mental health of multiple sclerosis patients with silver/ mercury dental fillings and those with fillings removed. Psychol. Reports 70, 1139-1151

Silberlund, R.L., Kienholz, E. (1994): Evidence that mercury from dental fillings may be an etiological factor in MS. Sci. Tot. Environ. 142, 191-205

Sinha, S., Papp, L.A., Gorman, J.M. (2000): How study of respiratory physiology aided our understanding of abnormal brain function in panic disorder. J. Affect. Disorders 61, 191-200

Sizemore, N., et al. (2002), J. Biol. Chem. 277, 3863-3869.

Sommer, Heike (2007): Zyto- bzw. gentoxische Wirkschwellen von Gemischen aus 2 – 8 Umweltchemikalien in Abhängigkeit von der Lipophilität der Komponenten. Dissertation, an der Carl von Ossietzky-Universität Oldenburg, vorläufige Ergebnisse, publiziert in Witte, I., Beyersmann, D., Filser, J., Berthe-Corti, L., Butte, W., Backhaus, Th. (Hrsg., 2007): Toxische Kombinationswirkungen. Komplexe Wirkungen chemischer und physikalischer Stressoren auf Mensch und Umwelt. BIS-Verlag der Carl von Ossietzky-Universität , Oldenburg, 2007

Sorg, B.A. (1996): Proposed animal model for multiple chemical sensitivity in studies with formalin. Toxicology 111, 135-145

Sorg, B.A. (1999): Multiple chemical sensitivity: potential role for neural sensitization. Crit. Rev. Neurobiol. 13, 283-316

Sorg, B.A., Newlin, D.B. (2003): Sensitation as a mechanism for multiple chemical sensitivity: Relationship to evolutionary theory. Scand J. Psych 43/2, 161f.

Sorg, B.A., Swindell, S., Tschirgi, M.L. (2004): Repeated low level formaldehyde exposure produces enhanced fear conditioning to odor in male, but not female rats. Brain Research 1008, 11-19

Spektrum d. Wiss. (2003), Spektrum der Wissenschaft, Dossier Moderne Medizin, Nr. 3, 2003, 73 ff

Spencer, T.R., Schur, P.M. (2008): The challenge of Multiple Chemical Sensitivity. J. Environ. Health 70 (10), 24-27

Der Spiegel 10, 1.3.04, S. 170

Der Spiegel, 35, 28.8.07, 84-89: „Die Tote im Wahlkampf“

Der Spiegel 19, 9.5.05, S. 166

Der Spiegel 53, 28.12.09, Seite 40f.: Gefährliches Chili-Gemisch. Deutsche Polizisten bändigen Randalierer oft mit Pfefferspray…

Spork, Peter (2009): In der depressiven Falle. Gewalt oder Missbrauch in der Kindheit verstellen dauerhaft die Genregulation in Gehirnzellen. Berliner Zeitung 21.11.09

SRU 2004, Sachverständigenrat für Umweltfragen: Umweltgutachten 2004. S. 822-835: Multiple Chemikalien-Sensitivität. Bundestagsdrucksache, Bundesanzeiger Verlagsgesellschaft mbH., Postfach 1320, 53003 Bonn. Vertrieb: Nomos Verlagsgesellschaft, 76520 Baden-Baden

Stamler, J.S. (1994): Redox signaling: Nitrosylation and related target interactions of nitric oxide. Cell 78, 931-936

Stanulla, M., Meissner, B., Bartels, D.B. (2007): Genetische Variation im Kontext von Ätiologie und Therapie kindlicher akuter lymphoblastischer Leukämie. Umwelt, Medizin, Gesellschaft 20 (4), 273-279

Staudenmayer, H., Selner, J.C., Buhr, M.P. (1993): Double-blind provocation chamber challenges in 20 patients presenting with "multiple chemical sensitivity". Regul. Toxicol. Pharmacol. 18, 44

Staudenmayer, H. (1996): Clinical consequences of the EI/MCS "diagnosis": two paths. Regul. Toxicol. Pharmacol. 24, S96-S110

Staudenmayer, H. (1999): Environmental Illness: Myth and Reality. Lewis Publishers, Boca Raton, Fl.

Staudenmayer, H., Binkley, K.E., Leznoff, A., Phillips, S. (2003): Idiopathic environmental intolerance. Part 2: A causation analysis applying Bradford Hill´s criteria to the psychogenic theory. Toxicol. Rev. 22 (4), 247-261

Steenland H.W., Ko S.W., Wu L.J, Zhuo M. (2006): Hot receptors in the brain. Mol Pain **2**, 34.

Stefanski, V., Sachser, N., Von Holst, D. (2006): Sozialer Stress, Verhalten, Immunsystem und Krankheit. In: Straub, R.H. (Hrsg.): Lehrbuch der klinischen Pathophysiologie komplexer chronischer Erkrankungen. Bd. 1: Physiologische Gundlagen.
Vandenhoek & Ruprecht, Göttingen, 2006, 221-233

Stein, M.B., Schork, N.J., Gelernter, J. (2008): Gene-by-environment (serotonin transporter and childhood maltreatment) interaction for anxiety sensitivity, an intermediate phenotype for anxiety disorders. Neuropsychopharmacology 33,312-319

Stewart, P., Reihmann, J., Lonky, E. (2000): Prenatal PCB exposure and neonatal behavioral assessment scale (NBAS) performance. Neurotoxicology and Teratology 22 (1), 21-29

Stewart, P., Fitzgerald, S., Reihmann, J., et al. (2003): Prenatal PCB exposure, the corpus callosum, and response inhibition. Env. Health Perspect. 111, 1670-1677

Stewart, P., Reihmann, J., Gump, B., et al. (2005): Response inhibition at 8 and 9 ½ years of age in children prenatally exposed to PCBs. Neurotoxicology and Teratology 6, 771-780

Stewart, P., Sargent, D.M., Reihmann, J., et al. (2006): Response inhibition during different reinforcement of low rates (DRL) schedules may be sensitive to low-level Polychlorinated Biphenyl, Methylmercury, and Lead exposure in children. Env.Health Perspect. 114 (12), 1923-1929

Stichwort Bayer 1, 2004, S. 23f.

Stichwort Bayer 1, 2007, Beilage „Ticker", S. 7

Stichwort Bayer 4, 2008, Beilage Ticker, S. 9

Stichwort Bayer 2, 2009, S. 6: Bericht: Betaferon-Beobachtungsstudie

Stoll, G., Jander, S., Schroeter, M. (2002): Detrimental and benefical effects of injury induced inflammation and cytokine expression in the nervous system. Adv. Exp.Med. Biol. 513, 87-113

Straub, R.H. (2006): Einfluss inflammatorischer Mediatoren auf das autonome Nervensystem. In: Straub, R.H. (Hrsg.): Lehrbuch der klinischen Pathophysiologie komplexer chronischer Erkrankungen. Bd. 1: Physiologische Gundlagen. Vandenhoek & Ruprecht, Göttingen, 2006, 110-118

Straub, R.H., Besedovsky, H., Del Rey, A. (2006): Allgmeine Konzepte der Psychoneuroendokrino-Immunologie. In: Straub, R.H. (Hrsg.): Lehrbuch der klinischen Pathophysiologie komplexer chronischer Erkrankungen. Bd. 1: Physiologische Gundlagen.
Vandenhoek & Ruprecht, Göttingen, 2006, 11-34

Straub, R.H., und Schauenstein, K. (2006): Das neuroendokrin-immune Netzwerk während des Alterungsprozesses. In: Straub, R.H. (Hrsg.): Lehrbuch der klinischen Pathophysiologie komplexer chronischer Erkrankungen. Bd. 1: Physiologische Gundlagen. Vandenhoek & Ruprecht, Göttingen, 2006, 245-256

Straube, R. (2005): Doppelmembranfiltrations-Apherese. Vortrag Tagung „Berufskrankheiten", DGB Rhein-Neckar, Heidelberg, 16./17.9.2005

Suhadolnik, R.J., Peterson, D.L., O´Brien, K., et al. (1997): Biochemical evidence for a novel low molecular weight 2-5-A-dependent RNase L in chronic fatigue syndrome. J. Interferon Cytokine Res. 17, 377-385.

Sullivan (Jr), J.B., Krieger, G.R. (1992): Hazardous materials toxicology: clinical priciples of environmental health. Williams & Wilkins, Baltimore (MD)

Sultana, R., Sowell, R.A., Butterfield, D.A. (2009): Nitrated proteins in the progression of Alzheimer's disease: A proteomics comparison of Mild Cognitive Impairment and Alzheimer's disease. In: Veasey, S.C. (Ed.): Oxidative Neural Injury. Humana Press/ Springer, Dordrecht, Heidelberg, London, New York, 2009, 137-157

Sunol, C., Vale, C., Rodriguez,-Farre, E.(1998): Polychlorocycloalkane insecticide action on GABA-and glycine-dependent chloride flux. Neurotoxicology 19, 573-580.

Sutton, N.M., Bates, N., Campbell, A. (2007): Clinical effects and outcome of feline permethrin spot-on poisonings reported to the Veterinary Poisons Information Service. Journal of Feline Medicine and Surgery 9, 335-339

Suzuki, J., Nikko, H., Kaiho, F., Yamaguchi, K., Wada, H., Suzuki, M. (2004): The problems of multiple chemical sensitivity patients in using medical drugs. Yakugaku Zasshi-Journal of the Pharmaceutical Society of Japan 124 (8), 561-570.

Szyf, M. (2007): The dynamic epigenome and its implications in toxicology. Toxicol. Sci. 100 (1), 7-23

Szyf, M., Weaver, I., Meaney, M. (2007): Maternal care, the epigenome and phenotypic differences of behaviour. Reprod. Toxicol. 24 (1), 9-19

Szyf, M., McGowan, P., Meaney, M.J. (2008): The social environment and the epigenome. Environ. Mol. Mutagen. 49 (1), 46-60

Tabershaw, I.R., Cooper, W.C. (1966): Sequelae of acute organic phosphate poisoning. J. Occup. Med. 8,
5-20

Taylor, H.R., Tikellis, G., Robman, L.D., et al. (2002): Vitamin E supplementation and macular degeneration: randomized controlled trial. BMJ 325, 11-16

Takemura, S., Minamiyama, Y., Imaoka, S., Funae, Y., Hirohashi, K., Inoue, M., Kinoshita, H. (1999): Hepatic cytochrome P450 is directly inactivated by nitric oxide, not by inflammatory cytokines, in the early phase of endotoxemia. J.Hepatol. 30 (6), 1035-1044

Ternesten-Hasseus, E., Bende, M., Millqvist, E. (2002): Increased capsaicin cough sensitivity in patients with multiple chemical sensitivity. J. Occup. Environ. Med. 44, 1012-1017

Ternesten-Hasseus, E., Lowhagen, O., Milleqvist, E. (2007): Qualityof life and capsaicin sensitivity in patients with airway symptoms induced by chemicals and scents: a longitudinal study. Env. Health. Perspect. 115 (3), 425-429

Teixeira, J.P., Gaspar, J., Silva, S., et al.: Occupational exposure to styrene: modulation of cytogenetic damage and levels of urinary metabolites of styrene by polymorphisms in genes CYP 2E1, EPHX1, GSTM1, GSTT1 and GSTP1. Toxicology 195: 231-242, 2004

Thielmann, H. (2007), Deutsches Krebsforschungszentrum Heidelberg, zit. in Reuter, K.: Schlupflöcher im Chemikalienrecht. Einblick 2, 2007, Zeitschrift des Deutsches Krebsforschungszentrums Heidelberg, S. 8-11

Thiruchelvam, M.J., Powers, J.M., Cory-Slechta, D.A., Richfield, E.K. (2004): Risk factors for dopaminergic neuron loss in human alpha-synuclein transgenic mice. Eur. J. Neurosci. 19, 845-854

Thomas, H.V., Stimpson, N.J., Weightman, A.L., Dunstan, F., Lewis, G. (2006a): Systematic review of multi-symptom conditions in Gulf War veterans. Psychological Medicine 36 (6), 735-747

Thomas, H.V., Stimpson, N.J., Weightman, A.L., Dunstan, F., Lewis, G. (2006b): Pain in veterans of the Gulf War of 1991: a systematic review. BMC Musculoskeletal Disorders 7, Art. No. No.74

Toft, M., Farrer, M.J., Aasly, J.O., Dickson, D.W., Wszolek, Z.K. (2007): LRRK2-associated Parkinsonism. In: Lajtha, A., et al. (Ed.): Handbook of Neurochemistry and Molecular Neurobiology: Degenerative Diseases of the Nervous System. Springer Verlag Berlin, Heidelberg, 2007, S. 46-59 (Review)

Toloso, E., Valldeoriola, F., Pastor, P. (2002): Progressive supranuclear palsy. Parkinson´s disease and movement disorders. In: Jankovic, J., Tolosa, E. (Ed.), 4th edition. Philadelphia, Lippincott Williams & Wilkins, S. 152-169

Thompson, C.M., et al. (1988): Regional trace-element studies in Alzheimer´s disease. Neurotoxicology 9 (1), 1-8

Trappeser, B., und Hoffmann, A.K. (2006): Das überholte Paradigma der Gentechnik. Umwelt-Medizin-Gesellschaft 19/1, 17-21

Treede, R.D. (2001): Physiologische Grundlagen der Schmerzentstehung und der Schmerztherapie. In: Zenz, M., Jurna, I. (Hg.): Lehrbuch der Schmerztherapie. 2. Aufl., Kapitel 3. Wissenschaftliche Verlagsgesellschaft mbH., S. 39-63

Trevisani, M., Siemens, J., Materazzi, S., Bautista, D.M., Nassini, R., Campi, B., Imamachi, N., Adré, E., Patacchini, R., Cottrell, G.S., Gatti, R., Basbaum, A.I., Bunnett, N.W., Julius, D., Gepetti, G. (2007): 4-Hydroxinonenal, an endogenous aldehyde, causes pain and neurogenic inflammation through activation of the irritant receptor TRPA1. Proc. Natl. Acad. Sci. USA 104 (33), 13519-13524

Tsai-Turton, M., Nakamura, B.N., Luderer, U. (2007): Induction of apoptosis by 9,10-dimethyl-1,2-benzantracene in cultured preovulatory rat follicles is preceded by a rise in reactive oxygen species and is prevented by glutathione. Biol. Reprod. 77 (3), 442-451

Tsalik, J.B. (2006): Die neurogene Entzündung bei rheumatischen Erkrankungen unter besonderer Berücksichtigung der Substanz P. Dissertation, Rheinische Friedrich-Wilhelm-Universität Bonn, Med. Fakultät, Medizinische Poliklinik

Tsubaki, M., Hiwatashi, A., Ichikawa, Y., Fujimoto, Y., Ikekawa, N., Hori, H. (1988): Electron paramagnetic resonance study of ferrous cytochrome P-450scc-nitric oxide complexes: effects of 20(R)-22(R)-dihydroxycholesterol and reduced adrenodoxin. Biochemistry 27 (13), 4856-4862

Vineis, P., Bartsch, H., Caporaso, N., Harrington, A.M., Kadlubar, F.F., Landi, M.T., Malaveille, C., Shields, P.G., Skipper, P., Talaska, G.: Genetically based N-acetyltransferase metabolic polymorphism and low level environmental exposure to carcinogens. Nature 369: 154-156, 1994

UBA, Umweltbundesamt, Umweltmedizinischer Info-Dienst (UMID) Nr. 2, 2005, 22.

Umweltbundesamt: Sachbericht „Untersuchungen von Reaktionen der Nasenschleimhaut und des sensorischen Apparates nach niedrig dosierter chemischer Stimulation bei Patienten mit MCS." Berlin, 2000.

Umweltbundesamt (Hrsg., 2003): Sachbericht „Untersuchungen zur Aufklärung des MCS-Syndroms bzw. der IEI unter besonderer Berücksichtigung des Beitrags von Umweltchemikalien", WaBoLu-Hefte 02/03, Berlin, 2003. (RKI-Studie)

Umweltbundesamt (Hrsg., 2005): Studie zum Verlauf und zur Prognose des MCS-Syndroms. Erweiterung der Basisstichprobe und Nachuntersuchung. Abschlussbericht („RKI-Studie"). WaBoLu-Hefte, Berlin 2005

Umweltbundesamt (Hrsg.): Broschüre: Umwelt, Gesundheit und soziale Lage, Nr. 2, 2009, Dessau-Roßlau

UN (1992): UN-Konferenz zu Umwelt und Entwicklung, Rio de Janeiro, 1992, Grundsatz 15 zum Vorsorgeprinzip: „Zum Schutz der Umwelt wenden die Staaten im Rahmen ihrer Möglichkeiten allgemein den Vorsorgegrundsatz an. Drohen schwerwiegende oder bleibende Schäden, so darf ein Mangel an vollständiger wissenschaftlicher Gewissheit kein Grund dafür sein, kostenwirksame Maßnahmen zu Vermeidung von Umweltverschlechterungen aufzuschieben". (Zit. nach Gen-ethischer Informationsdienst Nr. 173, Dez. 2005/Jan. 2006, S. 10).

Uni Marburg (2008): Neopterin. Analyt-Informationen http://labinfo.med.uni-marburg.de/

Valentine, W.M. 1990, Pyrethrins and pyrethroid insecticides. Veterinary Clinics of North America: Small Animal Practices 20, 375e-382

Van Holst, D. (2009): Liebe bei den Tupajas. Biol. Unserer Zeit 39 (6), 399-408

Van Loo, G., De Lorenzi, R., Schmidt, H., Huth, M., Mildner, A., Schmidt-Supprian, M., Lassmann, H., Prinz, M.R., Pasparakis, M. (2006): Inhibition of transcription-factor NF-kappaB in the central nervous system ameliorates autoimmune encephalmyelitis in mice. Nat. Immunol. 7, 954-961

Van Thriel, C., Kiesswetter, E., Schäper, M., Juran, S.A., Blaskiewicz, M., Kleinbeck, S. (2008): Odor annoyance of environmental chemicals: sensory and cognitive influences. J. Toxicol. Environ. Health A 71, 776-785

Vecchiet, L., Monanari, G., Pizzigally, E., et al. (1996): Sensory characterization of somatic parietal tissues in humans with chronic fatigue syndrome. Neurosci. Lett.208, 117- 120

Vergopoulos, A., Schütt, S., Von Baehr, V. (2007): Das Verhältnis von Interleukin-1 und seinem Gegenspieler Interleukin-1-Rezeptorantagonist bestimmt die individuelle Entzündungsdisposition. Umwelt, Medizin, Gesellschaft 20 (2), 123-125

Vernon, S.D., Unger, E.R., Dimulescu, I.M., Rajeevan, M., Reeves, W.C. (2002): Utility of the blood for gene expression profiling and biomarker discovery in chronic fatigue. Dis. Markers 18, 193-199

Vgontzas, A.N. und Bixler, E.O. (2008): Short sleep and obesity: are poor sleep, chronic stress, and unhealthy behaviors the link? Sleep 31 (9), 1203

Vollmar, A., Dingermann, T. (2005): Immunologie – Grundlagen und Wirkstoffe. Lehrbuch Wissenschaftliche Verlagsgesellschaft Stuttgart, 2005 (S. 144)

Von Baehr, V. (2006): Zytokindiagnostik – Praktischer Stellenwert in der kurativen Umweltmedizin. Umwelt – Medizin - Gesellschaft 19 (1), 67-68

Von Baehr, V. (2009): Immunologische Grundlagen der Implantatunverträglichkeit unter besonderer Berücksichtigung des Titans (Umwelt-Medizin-Gesellschaft 22/1, 18-24).
Von Baehr, V. (2009a): Immunologische Efekte als Verursacher umweltmedizinischer Krankheiten. Vortrag auf der Umweltmedizinischen Jahrestagung, Hamburg, 2.10.09

Von Holt, Barbara, Dr., Vortrag auf der Tagung: „Krank durch die Umwelt – Wie ist die Situation und was tut die Politik?“ Verein für Umweltkranke e.V., Bredstedt, 21.8.2009 in Bad Bramstedt

Wada, K., Chatzipanteli, K., Busto, R., Dietrich, W.D. (1998): Role of nitric oxide in traumatic brain injury in the rat. J. Neurosurg 89, 807-818

Wahlstedt, C., Golanov, E., Yamamoto, S., Yee, F., Ericson, H., Yoo, H., Inturrisi, C.E., Reis, D.J. (1993): Antisense oligodexynucleotides to NMDA-R1 receptor channel protect cortical neurons from excitotoxicity and reduce focal ischemic infarctions. Nature 363, 260-263.

Walston, J., et al. (2006), Am. J. Epidem. 163, 18; zit. in Naturwiss. Rdsch. 59/ 5, 2006, 280, Kurzmitteilungen

Warnke, Ulrich, Dr. rer. nat.: Gefährdung durch elektromagnetische Felder? CO´Med 7 + 8, 1999, 10 - 16

Warnke, U. (2004): Es gibt nach allen vorliegenden wissenschaftlichen Erkenntnissen Hinweise darauf, dass elektromagnetische Felder gesundheitliche Beeinträchtigungen hervorrufen. – Eine Entgegnung. Umwelt- Medizin-Gesellschaft 17 (1), 15-22

Warnke, U. (2005): Pathologische Wirkungsmechanismen der Schädigung durch Hochfrequenzsender –ein plausibles Modell. Umwelt-Medizin-Gesellschaft 18/2, (2005), 107- 117).

Washington State (2007): Pesticide Sensitivity Registry, 16.07.2007 (zit. in CSN Blog, Mai 2008)

Wassermann, O. et al.: Replik der Autoren des „Kieler Amalgam-Gutachtens 1997“ zu der
„Stellungnahme zum ´Kieler Amalgam-Gutachten`“ der Autoren Prof. Dr. S. Halbach et al., im Jahre 1999 veröffentlicht als Buch unter dem Titel „Amalgam im Spiegel kritischer Auseinandersetzungen“,
Köln 1999, Schriftenreihe des Instituts für Toxikologie, Universitätsklinikum Kiel, Heft 44, 2000

Waterland, R.A. (2006) Assessing the effects of high methionine intake on DNA methylation. Journal of Nutrition 136 (Suppl. 6), 1706S-1710S

Waterland, R.A., Jirtle, R.L. (2003): Transposable elements: Targets for early nutritional effects on epigenetic gene regulation. Mol. Cell. Biol. 23, 5293-5300

Waterland, R.A., Michels, K.B. (2007): Epigenetic epidemiology of the developmental origins hypothesis. Ann. Rev. Nutrit. 27, 363-388

Weaver, I.C.G., Cervoni, N., Champagne, F.A., D´Alessio, A.C., Sharma, S., Seckl, J.R., Dymov, S., Szyf, M., Meaney, M.J. (2004): Epigenetic programming by maternal behavior. Nature Neurosci. 7, 847-854

Wegener, G., Volke, V., Harvey, B.H., Rosenberg, R. (2003): Local, but not systemic, administration of serotonergic antidepressants decreases hippocampal nitric oxide synthase activity. Brain Res. 959, 128-134

Weihe, E., Nohr, D., Michel, S., Muller, S., Zentel, H.J., Fink, T., Krekel, J. (1991): Molecular anatomy of the neuro-immune connection. Int. J. Neurosci. 59, 1-23

Weihe, E., Schäfer, M.K.H., Bette, M., Westermann, J.(2006): Kommunikation zwischen Nervensystem und Immunsystem – Anatomische Grundlagen. In: Straub, R.H. (Hrsg.): Lehrbuch der klinischen Pathophysiologie komplexer chronischer Erkrankungen. Bd. 1: Physiologische Gundlagen.Vandenhoek & Ruprecht, Göttingen, 2006, S. 35-46

Weinreb, O., Amit, T., Grünblatt, E., Riederer, P., Youdim, M., Mandel,S. (2007): Gene and protein expression profiling in Parkinson´s Disease: Quest for neuroprotective drugs. In: Lajtha, A., et al. (Ed.): Handbook of Neurochemistry and Molecular Neurobiology. Springer-Verlag Berlin, Heidelberg, 2007, S. 62-76 (Review mit vielen Literaturzitaten zur Parkinson-Krankheit)

Wenstrup et al. (1990): Trace element imbalances in isolated subcellular fractions of Alzheimer´s disease brains. Brain Res. 533, 125-131

Wenzel, K.P. (1967): Zur Problematik des Einflusses von Mikrowellen auf den Gesundheitszustand des Funkmesspersonals der Nationalen Volksarmee. Inaugural-Dissertation der Militärmedizinischen Sektion an der Ernst-Moritz-Arndt-Universität Greifswald.

Wheeler, M. (2009): Pesticide exposure found to increase risk of Parkinson's disease, UCLA (University of California, Los Angeles), Press Release 4/20/2009

Wiesmüller, G.A., Niggemann, H., Weißbach, W., Riley, F., Maarouf, Z., Dott, W., Kunert, H.J., Zerres, K., Eggermann, T., Blömeke, H. (2008): Sequence variations in subjects with self-reported multiple chemical sensitivity (sMCS): a case-control study. J. Toxicol. Environ. Health A 71, 786-794

Wiesner, G., Pedrosa Gil F., Nowak, D. (2005): Multiple Chemikalienüberempfindlichkeit (MCS) – eine Fallserie. Dtsch. Med. Wochenschr. 130, 329-332

Winblad, B., Poritis, N. (1999): Memantine in severe dementia: results of the 9M-Best Study (Benefit and efficiacy in severely demented patients during treatment with memantine). Int. J. Geriatr. Psychiatry 14, 135-146

Winkler, C., et al. (2004): In vitro effects of two extracts and two pure alkaloid preparations of Uncaria tomentosa on peripheral blood mononuclear cells. Planta Med. 70, 205-210

WHO (1990): Public health impact of pesticides used in agriculture. Weltgesundheitsorganisation (WHO), Genf , ISBN 92-4-156139-4

WHO, World Health Organization: Air Guidelines for Europe. Copenhagen, WHO Regional Office for Europe, 2000

Wildführ, W. (1999), in Magazin UFZ-Umweltforschungszentrum Leipzig-Halle GmbH, Ausg. 4, Dez. 1999, S. 11

Wilson, C. (2002): An Overview of Multiple Chemical Sensitivity: Our Toxic Times - Chemical Injury Information Network, USA 13/9, 5-9

Winblad, B., Poritis, N. (1999): Memantine in severe dementia: results of the 9M-Best-Study (Benefit and efficiacy in severely demented patients during treatment with memantine). Int. J. Geriatr. Psychiatry 14, 135-146

WINTER, Deena, For the Bismarck Tribune
Wednesday, June 30, 1999,
http://www.ndonline.com/TribWebPage/jun1999/630199972230.htm

Wirleitner, B., et al. (2003): Interferon-gamma-induced conversion of tryptophan: immunologic and neuropsychiatric aspects.Curr. Med. Chem. 10, 1581-1591

Witte, I. (2001): Synergistische Kombinationswirkungen zwischen kanzerogenen und nicht-kanzerogenen Umweltchemikalien. Zeitschrift für Umweltmedizin 9 (2), 95-102

Witte, I. (2009): Kombinationswirkungen von Umweltgiften. Vortrag Studientagung „Diagnose und Handlungsmöglichkeiten bei Vergiftungen in der Arbeitswelt". Katholische Akademie Trier, 15.-17.5.09

Witthoft, M., Gerlach, A.L., Bailer, J. (2006): Selective attention, memory bias, and symptom perception in idiopathic environmental intolerance and somatoform disorders. Journal of Abnormal Psychology 115 (3), 397-407

Wodarg, Wolfgang, Dr., MdB., Vortrag auf der Tagung: „Krank durch die Umwelt – Wie ist die Situation und was tut die Politik?" Verein für Umweltkranke e.V., Bredstedt, 21.8.2009 in Bad Bramstedt

Wolf, C., Barth, A. (2002): Befindlichkeitsstörungen ohne Befund – moderne Syndrome. Der Internist 7, 833-839

Wolf, K. (2009: Erholsamer Schlaf: Voraussetzung für die Gesundheit. NeuroGeriatrie 6 (1), 19-23

Wolfe, Marti F., PhD (2007), Dept. of Biological Sciences, California State University, Chico, California: persönliche Mitteilung über Chemical Sensitivity Network (CSN), Mühlwiesenstr. 2, 55743 Kirschweiler

Wong, P.S., Eiserich, J.P., Reddy, S., et al. (2001): Inactivation of glutathione-S-transferases by nitric oxide derived oxidants: exploring a role for tyrosine nitration. Arch Biochem. Biophys. 394, 216-228

Wortberg, W. (2009): Nach 12 Jahren: Anerkennung einer toxischen Hirnschädigung durch Umweltgifte. Umwelt – medizin – gesellschaft 22 (2), 139-147

Wuketits, F.M. (2008): Stichwort Kausalität. Naturwiss. Rundschau 61/5, 269-270

Wuketits, F.M. (2009): Stichwort Holismus. Naturwiss. Rundschau 62/10, 557-558

Younes, M.: Freie Radikale und reaktive Sauerstoffspecies. In: Marquardt, H., Schäfer, S.: Lehrbuch der Toxikologie. Wiss. Verlagsgesellschaft Stuttgart, 2004, 117f.

Young, P. (2008): Die Biologie des Schlafes – Teil II. CFS-Forum, Zeitschrift des Bundesverbandes Chronisches Erschöpfungssyndrom (CFS/CFIDS/ME), Nr. 25, 31-34

Yu, I.T., Lee, N.L., Zhang, X.H., Chen, W.Q., Lam, Y.T., Wong, T.W. (2004): Occupational exposure to mixtures of organic solvents increases the risk of neurological symptoms among printing workers in Hong Kong. J. Occup. Environ. Med. 46, 323-330

Yuhanna, I.S., MacRitchie, A.N., Lantin-Hermoso, R.L., Wells, L.B., Shaul, P.W. (1999): Nitric oxide (NO) upregulates NO synthase expression in fetal intrapulmonary artery endothelial cells. Am. J. Respir. Cell Mol. Biol. 21, 629-636

Zapke, V.: Das schmutzige Geschäft mit den Holzschutzmitteln. In: Bultmann, A. (Hrsg.): Vergiftet und allein gelassen. Die Opfer von Giftstoffen in den Mühlen von Wissenschaft und Justiz. Droemersche Verlagsgesellschaft Knaur, München, 1996. S. 67-118

Zayed, J., Ducic, S., Campanella, G., Andre, P., Masson, H., et al. (1990): Facteurs environnementaux dans la maladie de Parkinson. Can. J. Neurol. Sci. 17, 286-291

Zeviani, M., Carelli, V. (2003): Mitochondrial disorders. Curr. Opin. Neurol. 16, 585-594

Zhang, G., Lin, R.L., Wiggers, M., Snow, D.M., Lee, L.Y. (2009): Altered expression of TRPV1 and sensitivity to capsaicin in pulmonary myelinated afferents following chronic airway inflammation in the rat. J. Physiol. (2009 noch in press; zit. nach Bessac und Jordt, 2008).

Zhang, X., Gainetidov, R.R., Beaulieu, J.M., et al. (2005): Loss-of-function mutation in tryptophan hydroxylase- 2 indentified in unipolar major depression. Neuron 45, 1-16

Zbrowski, E.M., Robertson, J.M. (2006): Olfactory sensitivity in medical laboratory workers occupationally exposed to organic solvent mixtures. Occup. Med. (London) 56, 51-54

Ziem, G., McTamney, J. (1997): Profile of patients with chemical injury and sensitivity. Environ. Health Perspect. 105/2, 417-436

Ziem, G. (2007): http://www.chemicalinjury.net/

Zilker, T. (1999): Multiple Chemical Sensitivity (MCS) – Psychiatrische Aspekte. In Mücke, W. (Hrsg.): Chemikalien-Syndrome – Fiktion oder Wirklichkeit. Institut für Toxikologie und Umwelthygiene der TU München, Tagungsband zur Tagung am 22.3.1999

Zilker, T. (2000): Psychiatrische Hilfe ist wichtig. Diskussion zum Beitrag „Psychisch Kranke in der Umweltmedizin". Deutsches Ärzteblatt 97 (39): A 2537

Zmyslony, M., Politanski, P., Rajkowskaja, E., Szymczak, Jajte W. (2004): Acute exposure to 930 MHz CW electromegnetic radiation in vitro affects reactive oxygen species level in rat lymphocytes treated by iron ions. Bioelectromagnetics 25 (5), 324-328

Zum Winkel, A. (2009): Grußwort zur Eröffnung der 9. Umweltmedizinischen Jahrestagung am 2.10.2009 in Hamburg. Umwelt, Medizin, Gesellschaft 22 (4), 370-371

Zwiener, G., Mötzl, H. (2006): Ökologisches Baustofflexikon. C.F. Müller-Verlag, Heidelberg, S. 358-361

Glossar

Acetylcholin: Neurotransmitter, der von Nervenenden des Parasympathicus sowie auch von motorischen Nerven an Muskelzellen und in bestimmten Bereichen des Gehirns an Muskarin-Synapsen freigesetzt wird. A. wird durch das Enzym Acetylcholinesterase abgebaut. Bestimmte Schadstoffe wie Organophosphat-Pestizide hemmen das Enzym Acetylcholin-Esterase und führen dadurch zu einer Anreicherung von Acetylcholin u.a. im Gehirn und an den Muskeln. Folgen können krampfartige epileptische Anfälle, langfristig aber auch über die Aktivierung Glutamat-haltiger Nerven und den NMDA-Rezeptor eine Auslösung chronisch entzündlicher Krankheiten wie MCS oder CFS sein.

Acetylcholinesterase: Enzym, das zum Abbau des Neurotransmitters *Acetylcholin dient und so die *Synapsen an den Enden von Acetylcholin-Nerven wieder reaktionsfähig für eine neue Erregung durch Acetylcholin macht. *Organophosphate hemmen die A., sodass die postsynaptischen Rezeptoren in den Synapsen wegen des Acetylcholin-Überschusses übererregt werden, was zu Funktionsstörungen im Gehirn und zu Muskelkrämpfen führen kann.

Acetylierung: Übertragung eines Essigsäure-Restes (Acetylrestes) auf einen *Metaboliten der Phase I der Entgiftungsreaktion oder direkt auf bestimmte Fremdstoffe, wie z.B. aromatische Amine, mit Hilfe des Enzyms *N-Acetyl-Transferase (NAT). Dadurch wird die hohe Toxizität der aromatischen Amine deutlich vermindert.

ACTH, Adrenocorticotropes Hormon, Bestandteil der so genannten Stresshormon-Achse, die mit der Ausschüttung des Corticotropin Releasing-Hormons (CRH) im Hypothalamus, einem Teil des Stammhirns, beginnt. CRH löst in der Hirnanhangdrüse die Ausschüttung des ACTH aus, das über das Blut zur Nebennierenrinde gelangt und dort die Ausschüttung des Stresshormons Cortisol aktiviert.

Adenosin-Triphosphat (ATP): energiereiche Verbindung aus dem Nukleosid Adenosin und drei Molekülen Phosphorsäure, die zur Übertragung chemischer Energie bei allen Energie-verbrauchenden Prozessen in der Zelle dient. ATP wird hauptsächlich bei der Verwertung energiereicher Nahrungsstoffe (Zucker, Fettsäuren) in den *Mitochondrien und dort durch die so genannte Atmungskette gebildet. Beim so genannten „Energie-Mangelsyndrom" herrscht als Folge von toxischen Schädigungen der Mitochondrienmembran ein Mangel an verwertbarem ATP.

ADI-Wert, Acceptable Daily Intake: ein für die Beurteilung der Toxizität von Schadstoffen häufig verwendeter Grenzwert, der die auf einen Tag bezogene mit der Nahrung aufgenommene maximal zulässige Schadstoffmenge angibt. Er wird in der Regel mit Hilfe bei Tierversuchen ermittelten LD 50 festgelegt. Die LD 50 ist die Dosis des Stoffes, bei der 50% der Versuchstiere nach Verabreichung streben.

Adrenalin: Stresshormon, das in Stress- oder Belastungssituationen auf ein Signal des Sympathicus im Nebennierenmark ins Blut ausgeschüttet wird. Es verengt die Blutgefäße und erhöht dadurch den Blutdruck, es steigert die Herzschlagfrequenz und das Herzschlagvolumen, fördert den Abbau von Glykogen zu Glukose in der Leber und im Muskel und erweitert die Bronchien.
Adrenalin kommt auch als Transmitter in adrenergen Synapsen in einigen Gehirnteilen vor (Nucleus paraventricularis sowie einigen Teilen des Stammhirns, die an der Regulation des Blutdrucks, der Atmung und der Nahrungsaufnahme beteiligt sind).

afferente Nervenfasern: von der Peripherie zum Zentralnervensystem führende Nervenfasern. Sie sind meist auch mit den sensiblen Nerven identisch.

Ah-Rezeptor, Aryl-hydrocarbon-Rezeptor: ein im Zellplasma vor allem der Leber vorkommender Proteinkomplex, der bevorzugt halogenierte aromatische Kohlenwasserstoffe wie Tetrachlor-Dibenzo-Dioxin (TCDD) oder *Polychlorierte Biphenyle (PCB) bindet und anschließend nach einer Kette von weiteren Aktivierungsschritten im Zellkern die Aktivierung einer Reihe von Genen auslöst, darunter diejenigen für einige Enzyme des Entgiftungssystems der Phase I, der Cytochrom-P450-Monooxygenasen. Die Folge ist eine Anreicherung von oxidierten Metaboliten und reaktiven Sauerstoff-Verbindungen (ROS), die - besonders bei Glutathion-Mangel – über den Induktionsfaktor NF-kB Entzündungsreaktionen auslösen, die wiederum chronische Krankheitsverläufe (wie z.B. MCS, CFS) begünstigen können.

Aktionspotential: Nach einem Reiz an einer Nervenzellmembran oder nach Bindung eines *Neurotransmitters an den *postsynaptischen Rezeptor ausgelöstes elektrochemisches Potential, das an der Nervenfaser entlang wandert und damit die Erregung weiterleitet. Das A. entsteht durch Öffnung bestimmter Ionenkanäle in der Membran und den dadurch ermöglichten Einstrom von Natrium-Ionen (Na+).

Akute-Phase-Proteine: Proteine, die als Marker für Diagnostik und zur Verlaufbeurteilung von Infektionskrankheiten sowie auch teilweise für Entzündungskrankheiten dienen. Ihre Produktion wird in der Leber durch *Zytokine ausgelöst. Beispiele: *CRP, Komplementfaktoren wie C3, Proteaseinhibitoren, Metall-bindende Proteine wie Haptoglobin, Pro-Calcitonin und Fibrinogen.

Allodynie, auch: Hyperalgesie: Schmerzüberempfindlichkeit, die durch wiederholte Einwirkung bestimmter Reize, darunter auch Chemikalien, entstehen kann, wobei der Mechanismus offenbar ähnlich dem bei der Auslösung von MCS und Fibromyalgie verläuft.

Amygdala, Mandelkern: Bestandteil der Basalganglien im Gehirn, die wiederum wie der Thalamus und das *„Limbische System“ zum entwicklungsgeschichtlich alten Teil der Großhirnrinde gehören. Die Amygdala hat Funktionen im Rahmen des *Limbischen Systems, nämlich bei der affektiven Bewertung von Gedächtnis- und Erlebnisinhalten und der Auslösung von emotionalen Reaktionen.

Amyotrophe Lateralsklerose: Degeneration der vom Rückenmark ausgehenden motorischen Nerven mit Verschmälerung der Pyramidenbahnen und des Vorderhorns. Häufigkeit: 1,5 pro 100 000, Ausbruch 40. bis 70. Lebensjahr. Ursachenfaktoren: u.a. Familiäre Häufung in 2-5% der Fälle, Korrelation der Häufigkeit mit Mutationen und Polymorphismen u.a. des Superoxid-Dismutase-Gens. Dies kann als Hinweis auf Chemikalien als einer der weiteren Ursachenfaktoren gedeutet werden. Der Nachweis von Anti-Gangliosid- sowie T3-, T4-Antikörpern im Blut und Bence-Jones-Proteinen im Urin deutet auf Autoimmun-Mechanismen hin.
Symptome: Muskelzuckungen u.a. an Hand und Unterarm, gesteigerte Reflexe, erhöhter Muskeltonus, mimische Enthemmung (übertriebenes Weinen und Lachen), im Spätstadium ab 1 bis 2 Jahren spinale Muskelatrophie, Spinalparalyse,
Diagnostik: Elektromyogramm (EMG) zeigt generalisierte neurogene Veränderungen, pathologische Spontanaktivität der Muskeln, MRT: vaskuläre oder entzündliche

Veränderungen Gehirn und in der Halswirbelsäule. Bisweilen von motorischer Polyneuropathie schwer abzugrenzen Eiweiß und Zellzahl im Liquor erhöht (Angaben u.a. nach Klinghöfer, Rentrop, 2003).

Anamnese: ärztliche Befunderhebung bei einem Patienten. Dies kann auch mit Hilfe eines Fragebogens geschehen, mit dem möglichst sämtliche für das Krankheitgeschehen relevanten Lebensumstände des Patienten erfasst werden sollen. Eine gute Anamnese ist Voraussetzung für die Aufklärung von Krankheitsursachen und damit auch für eine wirkungsvolle Therapie.

Antagonisten: Stoffe, die an einem Rezeptor oder einem Enzym eine gegenteilige Wirkung auslösen als der natürliche Ligand des Rezeptors oder Enzyms.

Antigen: Ein Makromolekül meist auf der Oberfläche von Zellmembranen, das eine spezifische Immunabwehrreaktion auslöst. Beispiel: Die Blutgruppen-Antigene A und B. Wenn eine Person die Blutgruppe A hat, dann werden die Blutzellen mit dem Antigen A nach Übertragung in Personen mit der Blutgruppe B durch deren Anti-A-Antikörper zerstört. Ein Antigen besteht immer aus einer die Immunreaktion auslösenden Molekülgruppe von begrenzter Größe, das so genannte „Hapten", sowie einem Makromolekül, meist ein Eiweiß, an das das Hapten gebunden ist. Antigene sind typische Auslöser von Allergien. Schwermetall-Ionen haben nur eine scheinbare Antigen-Funktion, da sie als Antigen-Hapten zu klein sind. Sie können aber körpereigene Eiweiße nach Bindung in ihrer Struktur so verändern, dass diese vom Immunsystem als Fremdantigene erkannt werden und eine entzündliche Immunreaktion auslösen.

Antiinflammatorisch: Gegen die Entzündung gerichtet.

Antikörper: von den *B-Lymphozyten produzierte Eiweißmoleküle, die sich spezifisch mit den *Antigenen von fremden Zellen oder Krankheitserregern, z.B. Viren, verbinden und danach eine komplizierte Immunabwehr-Reaktionskette auslösen, die in der Regel zur Abtötung oder Zerstörung der Fremdzellen oder Krankheitserreger führt. Ein Antikörpermolekül vom Typ *IgG besteht aus 4 Eiweißketten, 2 leichten und 2 schweren Ketten, jeweils mit variablen und konstanten Sequenzen von Aminosäuren. Die variablen Abschnitte von je einer leichten und schweren Kette bilden eine Bindungsstelle für ein bestimmtes spezifisches *Epitop eines Antigens. Ein Antikörper vom Typ IgG, IgA und IgE besitzt somit 2 Bindungsstellen für ein bestimmtes Epitop. Wenn diese Bindungsstelle des Antikörpers zum Epitop räumlich wie ein Schlüssel zum Schloss passt, kommt es zur Bildung von Antigen-Antikörper-Komplexen, die schließlich die Immunreaktion auslösen.

Antioxidantien: chemische Stoffe in der Nahrung oder in Arzneimitteln, die leicht Elektronen abgeben können, und die dadurch oxidierte *Metaboliten und Reaktive Sauerstoff-Verbindungen (ROS) reduzieren und damit unschädlich machen können (durch Reduktion, d.h. Elektronen-Übertragung).

Apoptose: „Programmierter" Zelltod, d.h. ein durch bestimmte Gene über verschiedene Signalketten ausgelöster und gesteuerter Selbstmord-Mechanismus lebender Zellen. Die A. ist sinnvoll, um nicht mehr benötigte Zellen, z.B. Leukozyten oder Krebszellen, zu beseitigen, um dem Organismus damit Energie und Nahrungsstoffe einzusparen. *Polymorphismen bei Apoptose-Genen erhöhen daher das Krebsrisiko. Die A. ist jedoch schädlich, wenn sie durch biochemische Pathomechanismen, wie z.B. den NO-

Peroxynitrit-Verstärkungskreislauf, in lebensnotwendigen Zellen und Geweben z.B. im Gehirn ausgelöst wird.

Arteriosklerose: Ablagerungen von oxidiertem LDL-Cholesterin in den Blutgefäßen, die durch Zellen des Immunsystems infiltriert werden und in einen chronisch-entzündlichen Zustand übergehen können, wodurch das Risiko von Infarkt und Schlaganfall erhöht wird.

Arthritis: Entzündliche Gelenkerkrankung

Arthrose: degenerative Gelenkerkrankung

Atmungskette: Multienzymsystem auf den inneren Membranen der *Mitochondrien, das den Transport von Elektronen, die von NADH + H^+ aus der Oxidation von Glukose angeliefert werden, auf Sauerstoff katalysiert. Einige Cytochrom-Enzyme sind Bestandteil der A. Mit dem Elektronentransport verbunden ist ein Protonengradient (H^+-Gradient) zwischen beiden Seiten der Mitochondrienmembran, der zur Bildung des energiereichen *ATP genutzt wird. Die Enzyme der A. sind in vier Multienzym-Komplexe gegliedert:
- Komplex I: die NADH-Ubichinon-Oxidoreduktase,
- Komplex II: die Succcinat-Ubichinon-Oxidoreduktase,
- Komplex III: die Ubichinol-Cytochrom-C-Oxidoreduktase,
- Komplex IV: die Cytochrom-C-Oxidase.

Die Elektronen „wandern“ von Komplex I über die Komplexe II und III zu Komplex IV, wo sie auf Sauerstoff übertragen werden, wobei Wasser entsteht:

$$\frac{1}{2} O_2 + 2 e^- + 2 H^+ \dashrightarrow H_2O + \text{Energie.}$$

Die dabei frei werdende Energie dient zum Transport der H+-Ionen (Protonen) durch die Mitochondrien-Membran zum Aufbau eines H+-Ionengradienten (Protonengradienten). Die Protonen (H+) strömen schließlich durch einen Ionenkanal in der Membran wieder zurück in Richtung der geringeren H+-Konzentration, wobei gleichzeitig durch das Enzym ATP-Synthase das energiereiche *ATP gebildet wird. Dieser gesamte Mechanismus der Energiegewinnung kann durch viele Chemikalien gestört werden, wobei die Elektronen vorzeitig auf den Sauerstoff umgelenkt werden und dabei Sauerstoffradikale (O_{2*}^-) bilden.

ATP: siehe *Adenosin-triphosphat

Atrophie: Degeneration, Schrumpfung, Verkleinerung, z.B. die Gehirn-Atrophie bei neurodegenerativen Erkrankungen

Autoimmun-Erkrankungen: Krankheiten, bei denen das *Immunsystem sich gegen die eigenen Gewebe und Organe wendet und dabei akute und chronische Entzündungen erzeugt, die sich als Allergien manifestieren. A. können durch Schadstoffe ausgelöst werden, die die Oberflächenstrukturen der Zellen verändern und dabei das Immunsystem in seiner Reaktion „irreführen“.

Ausschluss-Diagnostik: Diagnostische Verfahren, mit denen anhand von Laborwerten alle in Betracht kommenden Krankheitsursachen bis auf eine ausgeschlossen werden können.

Aromatische Kohlenwasserstoffe: zyklische *Kohlenwasserstoffe mit einem System aus konjugierten Doppelbindungen (Doppel- und Einfachbindungen wechseln sich ab). Einfachster Vertreter dieser Stoffe ist *Benzol.

Benzol: Zyklischer *aromatischer Kohlenwasserstoff mit der Summenformel C_6H_6. Kommt im Erdöl und im Steinkohleteer vor und dient als Ausgangsstoff für viele organische Stoffe, wie z.B. die Chlor-aromatischen Pestizide *Pentachlorphenol (PCP), *Polychlorierte Biphenyle (PCB) und *DDT.
Strukturformel:

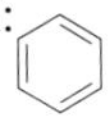

B-Lymphozyten: zu den weißen Blutkörperchen gehörende Zellen des Immunabwehrsystems, die aus dem Knochenmark stammen und nach Aktivierung durch die *T-Helferzellen spezifisch reagierende *Antikörper produzieren und damit wesentliche Immunabwehrreaktionen einleiten.

Biomonitoring: Laboranalytischer Nachweis von Fremd- oder Schadstoffen und deren Metaboliten (Abbauprodukten) in Körperflüssigkeiten (Blut, Serum, Urin, Speichel, Lymphe, Gehirnwasser) oder in Biopsieproben.

Biopsie: Gewebsentnahme

Biozid: Auf lebende Zellen in relativ niedrigen Konzentrationen tödlich wirkende Substanz. Überbegriff für Pestizide, Desinfektionsmittel, Antibiotika u.a.

Blut-Hirn-Schranke (BHS): Dichte Schichten von Zellen innerhalb und außerhalb der Wände der Blutkapillaren des Gehirns, die als Barriere gegen den Durchtritt von Stoffen dienen und damit die Nervenzellen des Gehirns vor toxischen Wirkungen schützen. So ist das Endothel der Blutkapillaren im Gehirn besonders dicht, und außen befindet sich ferner eine Schicht von Astrozyten, das sind *Gliazellen, die über Zellfortsätze einerseits mit Nervenzellen, andererseits mit den Blutkapillaren in Kontakt stehen. Sie kontrollieren den Stoffaustausch zwischen den Blutgefäßen und den Nervenzellen. *Hydrophile Stoffe können die BHS. nicht durchdringen. Daher muss die Versorgung des Gehirns mit energiereicher Glukose über spezielle Transportsysteme (Glukose-Carrier) erfolgen. Die BHS. ist dennoch empfindlich gegenüber oxidativem Stress einschließlich Peroxynitrit, sodass dadurch eine toxische Schädigung des Gehirns erleichtert und verstärkt werden kann.

Capsaicin: 8-Methyl-trans-6-nonensäure-(4-hydroxy-3-methoxybenzylamid), gilt in der Toxikologie als Modellsubstanz für die aktivierenden Wirkungen von Chemikalien an den *TRP-Rezeptoren. Capsaicin ist z.B. auch in Alkohol gelöst im Pfefferspray enthalten, das von der Polizei eingesetzt wird. Wenn beispielsweise drogenabhängige Personen mit Pfefferspray traktiert werden, um sie „ruhig zu stellen", kann es im Zusammenwirken mit den Drogensubstanzen zu starken Überempfindlichkeitsreaktionen kommen, die teilweise sogar zum Tod geführt haben. Daher ist ein Einsatz von Pfefferspray gegen Personen, die durch Chemikalien oder Drogen bereits sensibilisiert sind, als Körperverletzung mit Todesgefahr zu werten (siehe Kapitel 6.1.2). Formel von Capsaicin:

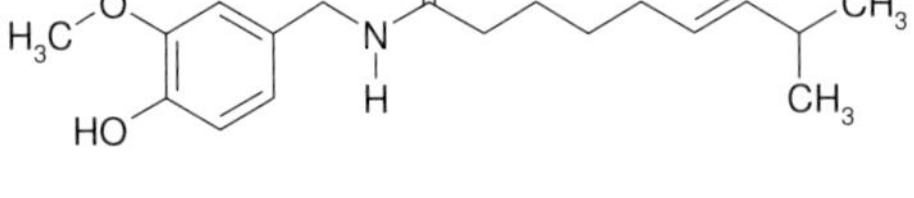

O
H_3C O N CH_3
H
HO CH_3

Formel von Capsaicin

Catecholamine: Hormone und Neurotransmitter, deren Biosynthese von der Aminosäure Tyrosin ausgeht. Zu den C. gehören Adrenalin, Noradrenalin und Dopamin. Sie sind u.a. Bestandteile des adrenergen Nervensystems, zu dem der Sympathicus gehört, und das allgemein zur Mobilisierung der Energiereserven des Körpers bei physischer und psychischer Belastung (z.B. Stress) dient.

Chlorierte Kohlenwasserstoffe (CKW): organische Verbindungen mit einem Grundgerüst aus *Kohlenwasserstoffen und daran gebundenen Chloratomen. Sie sind fettlöslich, in Wasser wenig oder nicht löslich, chemisch sehr stabil und meist giftig, besonders für das Nervensystem. Ihre ökologische Schädlichkeit äußert sich in der typischen Anreicherung in der *Nahrungskette, die auf eine stabile Einlagerung in die Zellmembranen insbesondere im Nervensystem und Fettgewebe der Organismen zurückzuführen ist (Siehe auch *Organochlor-Verbindungen).

CD4-T-Zellen: Regulatorische T-Lymphozyten, darunter T-Helfer- und T-Suppressor-Zellen, die das CD4-Antigen tragen.

CD8-T-Zellen: Effektorische T-Lymphozyten, darunter die T-Killerzellen, die das CD8-Antigen tragen.

CFS, Chronic Fatigue Syndrome, Chronisches Erschöpfungs-Syndrom. Eine durch verschiedene Ursachen (Krebserkrankungen, Virus-Infektionen, chronische Allergien und - nicht zuletzt - chronische Schadstoffbelastungen) ausgelöste allgemeine Störung und Schwächung vieler Körperfunktionen mit schwerwiegenden Auswirkungen insbesondere auf den Schlafrhythmus und andere Funktionen des Nervensystems. Nähere Erläuterungen im Text sowie in der Broschüre „Chronic Fatigue Syndrome“ (Shepherd, 2007).

Coenzym: Wirkungsgruppe eines Enzyms, meist eine nicht-Eiweiß-Struktur.

Computer-Tomografie (CT): Bildgebendes Verfahren, bei dem Körperteile mit verschiedenen Strahlungsarten (Röntgenstrahlen, Elektromagnetische Felder) durchstrahlt werden, und bei dem ferner Kontrastmittel oder selbst strahlende Substanzen zur Markierung ins Blut gespritzt werden. Die Stärke der vom Körper absorbierten oder von ihm abgegebenen Strahlung wird gemessen und in ein Computerbild umgerechnet.

COMT, Catechol-O-Methyltransferase: Enzym, das eine Methylgruppe (CH_3-) auf ein Sauerstoffatom, z.B. das einer OH-Gruppe eines *Catecholamins, überträgt. Diese Reaktion steht am Anfang der biochemischen Abbauwege der Catecholamine, wie z.B. des Adrenalins. Ist die Funktion der COMT gehemmt, z.B. durch eine genetische Veranlagung oder durch die Wirkung des oxidativen und nitrosativen Stresses, dann können hohe Konzentrationen von Catecholaminen im Gehirn pathologische Veränderungen auslösen, die zu psychischen Verhaltensstörungen führen können.

Cortex: Rinde, meist ist die Großhirn-Rinde gemeint.

Corticoide: Hormone der Nebennierenrinde, die an der Regulation des Glukosestoffwechsels, der Hemmung von Entzündungen und an der Stressreaktion beteiligt sind. Chemisch gehören diese Hormone zu den Steroiden, die aus Cholesterin über Pregnenolon und Progesteron gebildet werden.

Cortisol: Hormon der Nebennierenrinde, zu den *Corticoiden gehörend, mit vielfältigen Wirkungen im Stoffwechsel:
- in der Leber: Glukose-Neusynthese (Gluconeogenese),
- in Muskel, Haut, Bindegewebe: Proteinabbau,

- Fettgewebe: Steigerung des Fettabbaus,
- Immunsystem: Hemmung der Entzündungen und Immun-Abwehrmechnismen, speziell der durch B-Lymphozyten und Antikörper vermittelten. Im Gehirn jedoch auch Förderung von Entzündungs- und Degenerationsprozessen.
- Regulation des Tagesrhythmus und des davon abhängigen Energiestoffwechsels,
- Mobilisierung der Energiereserven bei Stresssituationen (zusammen mit Adrenalin).

Covalent: chemische Bindung zwischen 2 Atomen, die durch ein Elektronenpaar gebildet wird und nur durch erheblichen Energieaufwand wieder gelöst werden kann. Beispiel: Die covalente Bindung bestimmter Chemikalien an *Nozizeptoren, z.B. den TRPA1-Rezeptor, die zu einer lang anhaltenden Aktivierung dieser Rezeptoren und damit zur Überempfindlichkeit gegen Schmerzreize führt.

CRH: Corticotropin-Releasing Hormone, übergeordnetes Hormon der Stressachse, das im Hypothalamus z.B. bei chronischen Entzündungen unter dem Einfluss von Il-1ß (Interleukin-1-beta) gebildet wird.

CRP, C-reaktives Protein: zu den so genannten *Akute-Phase-Proteinen gehörendes Protein, das im Blutserum als Indikator für Infektions- und Entzündungskrankheiten dient. Es wird in der Leber nach Induktion durch Interleukin-6 (Il-6) gebildet. CRP bindet als so genanntes Opsonin an Bakterien-Zellwände und aktiviert als Folge den klassischen Weg der Komplementkaskade über C1q. Es gewinnt in letzter Zeit als Marker für akute und chronische Entzündungen und deren zeitlichem Verlauf zunehmend an Bedeutung (siehe Renz-Polster et al., 2006, S. 1084).

Cytochrome sind Nicht-Eiweiß-Bestandteile („Prosthetische Gruppen“) von oxidierenden Enzymen des Atmungsstoffwechsels, bestehend aus einem kompliziert aufgebauten Häm-Ringsystem, wie es auch im Blutfarbstoff Hämoglobin vorkommt. In diesem Häm-System ist ein Eisenatom zentral gebunden, das bei den Oxidationsreaktionen des Stoffwechsels seine Wertigkeit verändert. Cytochrome sind lebenswichtig bei den Reaktionen der Zellatmung in den *Mitochondrien, mit denen die Energie für die Lebensvorgänge gewonnen wird, sie dienen ferner zur Oxidation von Fremd- und Giftstoffen im Rahmen der Phase I des Entgiftungssystems (siehe Text). Die Bezeichnung „Cytochrom P 450“ bezieht sich auf das Lichtabsorptionsmaximum des Häm-Ringsystems bei 450 Nanometern.

Cytochrom-P450-Monooxigenasen (CYP): Enzyme der Phase I des Entgiftungssystems der Säugetiere einschließlich des Menschen. In der Phase I werden fettlösliche Fremdstoffe durch oxidative Reaktionen mit Sauerstoff in eine wasserlösliche Form, den Phase-I-Metaboliten, umgewandelt, um diesen – ggf. nach Verbindung mit einem weiteren Hilfsmolekül in der Phase II, z.B. Glutathion, – mit dem Urin über die Niere ausscheiden zu können. Es gibt vermutlich bis zu 100 verschiedene CYP-Enzyme mit unterschiedlicher Fremdstoff-Spezifität. So dient u.a. das Enzym CYP 1A1 zum Metabolismus von Benzo(a)-pyren, einem krebserregenden Bestandteil des Steinkohleteers und der Diesel-Abgase. Genetische Defekte bei den CYP-Enzymen können zu einer verminderten Entgiftungsfunktion und damit zu einer erhöhten Schadstoff-Empfindlichkeit führen.

D2-Rezeptor: Bestimmter Typ eines Dopamin-Rezeptors im Gehirn.

Dendritische Zellen: phagozytierende Zellen des Immunsystems mit dendritenartigen Verzweigungen, die im Knochenmark produziert werden und dann über die Blutbahn hauptsächlich in die Haut, aber auch in andere Gewebe wandern. In der Haut werden sie auch als „Langerhans-Zellen“ bezeichnet. Ihre Hauptfunktion besteht in der Aufnahme von Antigenen durch Phagozytose und anschließender Präsentation dieser Antigene zu den T-Lymphozyten. Dazu wandern sie - meist nach Stimulation durch bestimmte Zytokine – in benachbarte Lymphknoten, wo anschließend die Proliferation der so aktivierten T-Zellen stattfindet.

Detergentien: seifenähnliche organische Verbindungen mit einem fettlöslichen Kohlenwasserstoff-Teil und einem wasserlöslichen, aus ionisierten Molekülgruppen bestehenden Teil, z.B. Sulfonaten. Synthetische Detergentien sind in der Natur sehr stabil und schädigen die Zellmembranen von Wassertieren. Sie gelten daher als ökologisch sehr bedenklich.

DDT, Dichlor-diphenyl-trichlorethan, Summenformel: $C_{14}H_9Cl_5$, gehört zu den zyklischen aromatischen Chlor-Kohlenwasserstoff-Verbindungen, ein breit wirksames *Insektizid mit lang anhaltender Kontakt- und Fraßgift-Wirkung. Eigenschaften: fettlöslich, chemisch stabil, neurotoxisch, reichert sich im Fettgewebe und in der Nahrungskette an, in westlichen Industriestaaten seit einigen Jahren verboten, wird aber in den östlichen Staaten und in Asien weiter als weltweit gegen die Malaria-Mücken eingesetztes Insektizid produziert.

DEET, N,N-Diethyl-m-toluamid: Ein Insekten-Repellent mit breitem Wirkungsspektrum auf Insekten und Zecken. Wirkungsmechanismus: Blockierung des Duftrezeptors OR83B bei Drosophila, sodass die Insekten Blut und Schweiß weniger gut riechen können. Bestandteil von Autan. DEET wurde in den Golfkriegen bei den Soldaten zusammen mit Physostigmin-Bromid breit eingesetzt und ist möglicherweise an der Auslösung des Golfkriegssyndroms beteiligt (Quelle: u.a. Wikipedia).

Toxikologie: DEET ist als “gesundheitsschädlich” (Xn) eingestuft (R22, R 36/39, R 52/53), kann also in Gewässern längerfristig schädliche Wirkungen haben.

DHEA, DHEAS: Dihydroepiandrosteron (-Sulfat), ein männliches Geschlechtshormon, das neben der Steuerung und Ausprägung von Geschlechtsfunktionen auch wesentlich an der Aufrechterhaltung des Gleichgewichts zwischen oxidativen und reduzierenden Stoffen im inneren Milieu des Organismus beteiligt ist. Im Alter nimmt der DHEA-Spiegel ab, während gleichzeitig der Spiegel von entzündungsfördernden Zytokinen wie Interleukin-6 (IL-6) zunimmt. Das innere Milieu verschiebt sich im Alter in Richtung oxidierender Faktoren. DHEA wird daher in der Anti-Aging-Medizin als „Verjüngungshormon“ angewendet.

Diastole: Erschlaffungsphase der Herzmuskulatur.

Disposition: Grad der Bereitschaft einer Person oder eines Organismus gegenüber einer möglichen (toxischen) Wirkung von Umwelteinflüssen wie z.B. Chemikalien. Die Disposition zur Reaktion gegenüber bestimmten Konzentrationen von Chemikalien ist genetisch bedingt und mit *Polymorphismen zu erklären.

DNA (deutsch: DNS, Desoxiribonukleinsäure): kettenförmig als „Doppelhelix“ aus 4 variablen Bausteinen aufgebautes Molekül, das in Abhängigkeit von der Reihenfolge der 4 Bausteine (Adenin, Thymin, Guanin, Cytosin) eine erbliche Information für die Herstellung von Eiweißmolekülen, den „genetischen Code“ (und anderen Funktionen) enthält. Die DNS ist sehr empfindlich gegenüber Angriffen durch reaktionsfähige

Metaboliten, wie sie durch Reaktion des Entgiftungssystems I (Cytochrom P 450) mit Schadstoffen gebildet werden. Folge sind Mutationen, d.h. Veränderungen des genetischen Codes der DNS, die wiederum zu Krebs und Missbildungen führen können.

Dopamin: zu den Katecholaminen zählendes biogenes Amin, das aus der Aminosäure Tryptophan über L-Dopa gebildet wird und Vorstufe von Noradrenalin und Adrenalin darstellt. Dopamin spielt eine große Rolle in den Teilen des Gehirns mit dopaminergen Nervenzellen: im Limbischen System bei der (positiven) Gefühlsausprägung, bei affektiven Reaktionen und bei Lernprozessen, in der Substantia nigra bei der Kontrolle motorischer Funktionen (Mangel verursacht die Parkinson-Krankheit). Viele Drogenwirkstoffe wie Ethanol, Nikotin und Morphin steigern im Limbischen System die Freisetzung von Dopamin und bewirken somit Lustgefühle. Dopamin wird in den Nervenzellen durch die Enzyme MAO-B (eine Monoamin-Oxidase) und COMT (*Catecholamin-O-Methyltransferase) inaktiviert. Dopamin bindet an 5 verschiedene Dopamin-Rezeptoren an Nervenzellen des Gehirns (D1 – D5), die teilweise aktivierend oder auch hemmend wirken.

Dosis-Wirkungsbeziehung: Beschreibt den Zusammenhang zwischen der Dosis bzw. Konzentration eines Schadstoffs oder Pharma-Wirkstoffs und der Wirkung im lebenden Organismus. Die Dosis-Wirkungskurve ist meist S-förmig ansteigend bis zu einem Maximum. Die D. gilt in der Toxikologie als monokausaler Nachweis einer toxischen Wirkung und wird von Gutachtern häufig als Gegenargument gegen Chemikalien als Auslöser chronischer Krankheiten angeführt.

Drüse: Organ, das zur *Sekretion von Enzymen oder Hormonen ins Blut (endokrine Drüse) oder in den Gastro-Intestinaltrakt (exokine Drüse) dient.

EEG, Elektroenzephalografie: Verfahren zur Diagnose von Hirnerkrankungen durch Ableitung von Hirnströmen an der Schädeloberfläche.

Effektmonitoring: im Unterschied zum *Biomonitoring der Nachweis von Wirkungsparametern des Immun-, Hormon- und Nervensystems in der klinischen Labordiagnostik nach akuter oder chronischer Fremdstoffexposition, beispielsweise das Zytokin-Muster nach Aktivierung des Immunsystems durch Fremdstoff-Metaboliten im *ITT (Immun-Toleranztest). Viele Fremdstoffe sind nämlich im direkten Umweltmonitorig nicht mehr nachweisbar, wenn chronisch-toxische Langzeitwirkungen dieser Stoffe sich ausprägen. Das Effektmonitoring wird jedoch von den Gerichten als Nachweis chronischer Schadstoffwirkungen meist immer noch nicht anerkannt (Stand 2010).

Efferente Nervenfasern: führen vom Zentralnervensystem in die Peripherie und leiten oft Informationen vom Gehirn zu den Skelettmuskeln, inneren Organen und Hormondrüsen. So gehören sowohl motorische Nerven als auch die Nerven des autonomen Nervensystems (Sympathicus und Parasympathicus) zu den efferenten Nervenfasern. So kann beispielsweise in Stresssituationen der Sympathicus Funktionen des Immunsystems hemmen, indem er z.B. in Lymphknoten (Nor-)Adrenalin ausschüttet.

Eiweiß: Aus Aminosäuren aufgebauter polymerer Stoff. Siehe *Proteine.

Elektromyografie, EMG: Verfahren zur Diagnose von Erkrankungen des peripheren Nervensystems (z.B. *Polyneuropathie) und der Muskulatur durch Aufzeichnung elektronisch verstärkter Muskel-Aktionspotentiale.

Elektrophil: Elektronen-anziehende Molekülgruppen oder Moleküle/Atome, die häufig in oxidierten Verbindungen vorkommen und selbst oxidierende Eigenschaften haben. Organische Verbindungen werden durch Oxidation mit Sauerstoff elektrophil. Sie können mit nucleophilen Stoffen (Reduktionsmitteln) wie Glutathion reduziert und damit „entgiftet" werden.

ELISA: Enzyme Linked Immuno Sorbent Assay. Hochempfindliches immunologisches Testverfahren zum Nachweis von *Antigenen oder *Antikörpern im Patienten-Serum. Prinzip: Zugabe von spezifisch mit dem Antigen reagierenden und mit einem Enzym markierten Antikörpern zum Serum. Die anschließende Enzymreaktion bildet einen Farbstoff, dessen Lichtabsorption ein Maß für die Menge des Antigens ist.

Embryo: Aus der befruchteten Eizelle sich bis zum 2. Schwangerschaftsmonat entwickelnder Keim.

Emission: Abgabe eines Schadstoffes durch einen Verursacher (Emittent) an die Umwelt.

Endoplasmatisches Retikulum (ER): Membransystem im Zellplasma, das u.a. zur Proteinsynthese und zum Stofftransport innerhalb der Zelle dient und verschiedene Bereiche des Zellplasmas voneinander abgrenzt.

Endothel: Zellschicht, die die Blut- und Lymphgefäße innen auskleidet.

Energie-Mangelsyndrom: Als Folge von toxischen Schädigungen der Mitochondrienmembran kann die Atmungskette in den *Mitochondrien nicht mehr geordnet ablaufen, es entsteht ein Mangel an verwertbarem *Adenosintriphosphat (ATP).

Energiestoffwechsel: Die Gesamtheit aller Stoffwechselreaktionen in lebenden Zellen, die zur Energiegewinnung in Form der Energieüberträger Substanz *ATP dienen. Ausgangsstoffe des E. sind energiereiche organische Nährstoffe wie Fette oder Kohlenhydrate, die über verschiedene Abbauwege oxidiert werden und dabei ihre Energie zur Bildung von ATP abgeben. Wichtige Wege des E. sind die Glykolyse (Abbau von *Glukose zu Brenztraubensäure), der Zitronensäurezyklus und die *Atmungskette in den *Mitochondrien. Toxische Wirkungen von Fremdstoff-Metaboliten und *ROS können den E. hemmen und dadurch zu Energie-Defiziten (ATP-Mangel) und damit zu Krankheitssymptomen führen.

Entgiftungssystem: Biochemisches System des *Metabolismus von Fremdstoffen im Organismus. Es besteht aus 3 Phasen:
Phase I: Oxidation oder Hydrolyse von organischen Fremdstoffen und Bildung von meist wasserlöslichen Phase-I-Metaboliten,
Phase II: Verknüpfung (Konjugation) des Phase-I-Metaboliten mit *Glutathion, Glukuronsäure, Acetat oder Sulfat, und damit Bildung einer wasserlöslichen über die Niere ausscheidbaren Verbindung,
Phase III: Aktiver Transport der verknüpften Metaboliten z.B. aus der Leber in die Galle oder aus Nierengewebe in den Harnkanal, damit ist die eigentliche „Entgiftung" erreicht.

Viele Phase-I-Metaboliten sind toxischer als der Ausgangsstoff. Dann spricht man auch von „Giftung" für die Phase I.

Entzündung: Eine als Folge der Aktivierung des Immunsystems oder einer direkten Reizung der *Nozirezeptoren von C-Fasern des Nervensystems auftretende Kettenreaktion von Zellen des Blutgefäß- und Immunsystems, die zu einer Ausschüttung von gefäßerweiternden und schmerzerregenden Substanzen (Histamin, Serotonin, Prostaglandine) aus diesen Zellen sowie zu einer Bildung von reaktiven Sauerstoffverbindungen (ROS) führt (*Oxidativer Stress). Die Folge können akute oder chronische Entzündungsverläufe sein (siehe auch die verschiedenen Typen allergischer Reaktionen des Immunsystems).

Enzyme: Eiweißmoleküle mit beschleunigender Wirkung auf chemische Reaktionen im Rahmen des Stoffwechsels (Biokatalysator-Effekt). Jedes Enzym bindet in der Regel nur ein ganz bestimmtes Substrat (den umzusetzenden Stoff) in einer speziell geformten, auf das Substrat angepassten Molekültasche, die so genannte Substrat-Bindungsstelle (Substrat-Spezifität, Schlüssel-Schloss-Prinzip). In dieser befindet sich das aktive Zentrum des Enzyms, das die eigentliche Katalyse-Reaktion durchführt. Die Information für die Synthese eines Enzyms ist in jeweils einem oder mehreren zugehörigen *Genen enthalten. Von den etwa 25 000 verschiedenen Genen des Menschen sind etwa 18 000 bis 20 000 Gene für die Herstellung von Enzymen verantwortlich.

Epidemiologie: Lehre vom Krankheitsgeschehen in der Bevölkerung, die sich um Aufklärung der Ursachen und der Verteilung menschlicher Krankheiten bemüht. Anhand von statistischen Daten wird z.B. ein möglicher Zusammenhang zwischen dem Vorkommen und den Konzentrationen von Schadstoffen und bestimmten Krankheitsbildern überprüft. Mit statistischen Rechenformeln wird schließlich nachgewiesen, ob ein gefundener Zusammenhang als „signifikant" bewertet wird. Viele Vertreter der klassischen „Schulmedizin", der Arbeitgeber und der in ihren Diensten stehenden Berufsgenossenschaften lehnen die von umweltmedizinischen Untersuchungen behauptete Signifikanz des Zusammenhangs zwischen Schadstoffbelastung und Häufigkeit von MCS-Fällen oder anderen Umweltkrankheiten als „unwissenschaftlich" ab. Es kommt eben darauf an, welche Definition für „Signifikanz" angewendet wird, ein oft von bestimmten gesellschaftlichen Interessen abhängiger Vorgang.

Epiphyse: Zirbeldrüse, eine Ausstülpung an der Hinterseite des Zwischenhirns, in der das neurosekretorische Hormon *Melatonin gebildet wird, das bei der Regulation des Tag-Nacht-Rhythmus sowie als Antioxidans eine Rolle spielt.

Epithel: Zellgewebe zur äußeren Begrenzung von Organen. Man unterscheidet nach ihrer Funktion: Deck-, Drüsen-, Sinnesepithel.

Epitop: eine spezifische räumlich begrenzte chemische Molekülstruktur an der Oberfläche eines Antigens, an die die Antikörper und/oder die Antigen-Rezeptoren der T-Lymphozyten entsprechend dem Schlüssel-Schloss-Prinzip binden, um danach die Immunreaktion auszulösen.

Erythrozyten: Rote Blutkörperchen, die den roten Blutfarbstoff *Hämoglobin enthalten.

Explizites Gedächtnis: Es enthält Gedächtnisinhalte, die dem Bewusstsein zugänglich sind. Dazu gehören Inhalte, die im Kurzzeit- und Langzeitgedächtnis gespeichert werden.

Exposition: Kontakt einer Person zu Umwelteinflüssen wie Chemikalien, Lärm, Strahlung, Temperatur, Krankheitserreger, der längerfristig zu einer „Belastung" (Aufnahme, Anreicherung) und nachfolgend zu einer Wirkung im Organismus führen kann. Zur Unterscheidung siehe auch *Disposition.

Fettsäuren: kettenförmige Monocarbonsäuren (mit einer COOH-Gruppe), deren Kohlenwasserstoffketten entweder gesättigt (ohne Doppelbindungen) oder einfach oder mehrfach ungesättigt (eine oder mehrere Doppelbindungen) sein können. Ungesättigte Fettsäuren können leicht durch Reaktive Sauerstoffverbindungen (ROS) oxidiert werden. F. sind durch Verbindung mit Glycerin Bestandteile von Fetten und Membranlipiden.

Fibromyalgie: eine das Muskelsystem betreffende Schmerzkrankheit, die in der Schulmedizin dem rheumatischen Formenkreis zugerechnet wird. Nach Pall (2007) zählt sie zu den chronisch-entzündlichen Multisystem-Krankheiten, bei der als zentraler biochemischer Mechanismus ebenso wie bei MCS der NO-Peroxynitrit-Verstärkungszyklus abläuft. Die Krankheit kann durch Virus- oder Bakterien-Infektionen, schweren psychosozialen Stress, traumatische Verletzungen an Kopf und Wirbelsäule oder durch Autoimmunreaktionen ausgelöst werden oder sich zumindest als Langzeitfolge dieser Vorfälle entwickeln. Typisch ist die ausgeprägte Schmerzüberempfindlichkeit in großen Teilen des Körpers, die nach Pall (2007) auf eine gestörte Herunterregulierung der Schmerzverarbeitung zurückzuführen ist. Dies wiederum beruht nach Pall auf der pathologischen Wirkung des NO-Peroxynitrit-Zyklus im Thalamus.

Flavin-abhängige Monooxigenasen (FMO): Zum Entgiftungssystem der Phase I gehörende oxidierende Enzyme, die hauptsächlich organische Stickstoffverbindungen (azyklische und zyklische, wie z.B. N-alkyl-amine und zyklische Amine) in N-Oxide umwandelt. Weitere Substrate sind organische Schwefelfverbindungen, z.B. Mercaptopurine.

Folsäure hat als Vitamin eine wichtige Bedeutung für den Catecholamin-Stoffwechsel und für die chronischen Multisystem-Krankheiten. So sind niedrige Folsäurespiegel mit Depressionen assoziiert. Dies ist mit der Funktion der 5-Methyl tetrahydro-folsäure (5-MTHF) zusammen mit Vitamin B12 bei der Umwandlung von Homocystein zu Methionin zu erklären. Diese Reaktion ist bei Folsäuremangel blockiert und Homocystein reichert sich an. Das benötigte 5-MTHF muss hierzu vorher aus Folsäure unter Beteiligung von Vitamin C und dem Reduktionsmitteln NADH gebildet werden:

$$\text{Folsäure} \xrightarrow{\text{Vitamin C, NADH, MTHFR}} \text{5- Methyl-tetrahydro-folsäure (5-MTHF)}$$

Für das dazu benötigte Enzym Methyl-tetrahydrofolat-Reduktase (MTHFR) gibt es eine genetische Variante mit verminderter Aktivität (Lopez-Leon et al., 2008). Die Träger dieser Variante haben daher höhere Homocystein-Spiegel im Blut zeigen häufiger Symptome von Depressionen und des chronischen Erschöpfungssyndroms (CFS) (Dürr, 2009).

Bei hoher Belastung durch Oxidativen Stress herrscht ein Mangel an Vitamin C und an reduzierender Kapazität (NADH), sodass die Bildung der 5-MTHF zusätzlich blockiert ist. Dadurch wird die Umwandlung von Homocystein in Methionin ebenfalls gehemmt. Träger des genetisch bedingten Defektes des Enzyms MTHFR sind somit besonders empfindlich gegenüber den Wirkungen des Oxidativen Stresses. Für MCS-Patienten empfiehlt sich daher die Abklärung des Genpolymorphismus für MTHFR durch eine geeignete genetische Labordiagnostik.

Formaldehyd: Zur Gruppe der Aldehyde gehörender gasförmiger organischer Stoff. Summenformel: CH_2O. Eigenschaften: farblos, stechend riechend, Schleimhäute reizend, Krebs erregend, Allergien auslösend, Auslösung von MCS wurde in epidemiologischen Studien berichtet (s. Text).

GABA, Gamma-amino-buttersäure: Ein hemmender *Neurotransmitter im *ZNS. Er dient u.a. zur Regulation der über Muskarin-Rezeptoren durch *Acetylcholin ausgelösten Nervenerregungen durch negative Rückkopplung. Fällt diese Rückkopplung durch Hemmung der GABA-Rezeptoren durch *Organochlor-Verbindungen aus, können die durch Acetylcholin ausgelösten Nervenerregungen ungehindert über die Glutamat-Ausschüttung an den NMDA-Rezeptor weitergegeben werden. Die Folgen können u.a. zur Chemikalien-Überempfindlichkeit führen. Siehe Text.

GABA-Rezeptor: Rezeptor an Nervenzellen, der durch Bindung des Neurotransmitters *GABA zu einer Erhöhung des Schwellenwertes für die Erregung der Nervenzelle führt und somit deren Erregung hemmt.
Er kann durch verschiedene Chemikalien gehemmt werden, z.B. zyklische *Organochlor-Verbindungen. Folge ist ein Ausfall der Hemmwirkung auf Glutamat-Nerven, die daraufhin übermäßig Glutamat ausschütten und den NMDA-Rezeptor aktivieren. Die Hemmung des GABA-R. durch best. Schadstoffe trägt wesentlich zur Auslösung von MCS bei.

Gastro-Intestinal-Trakt: Magen-Darm-System

Gedächtniszellen: Inaktive T- und B-Lymphozyten, die zuvor durch Kontakt mit einem zu ihren Oberflächenrezeptoren passenden Antigen selektiert worden waren und nun in einem Ruhezustand verharren, bis sie erneut mit dem passenden Antigen in Kontakt kommen und dann eine schnelle Immunreaktion auslösen.

Gen: eine Erbanlage, bestehend aus der in den Chromosomen „aufgewickelten" Desoxiribonukleinsäure (DNS), die für eine der folgenden Funktionen zuständig ist: die Herstellung eines Eiweißmoleküls, meist eines *Enzyms, die Regulation von Genfunktionen (An- und Abschaltung von Genaktivitäten), und die Herstellung von sog. "Transfer-RNA"-Molekülen.

Gliazellen: Begleitende Zellen der Nervenzellen im Gehirn und im peripheren Nervensystem mit mehreren wichtigen Funktionen:
- Hüll-und Stützfunktion,
- Isolierungs- und Schutzfunktion (siehe *Blut-Hirn-Schranke),
- Kontrolle des Extrazellulärraumes (Liquor) im Gehirn,
- Stoffwechselfunktion, z.B. Versorgung der Nervenzellen mit Glukose, Vitaminen und Aminosäuren.

Glucuronidierung: Enzymreaktion der Phase II des Entgiftungssystems, bei der durch ein spezielles Enzym, eine UDP-Glucuronosyl-Transferase (UGT), Glukuronsäure auf einen oxidierten Metaboliten der Phase I übertragen wird. Damit wird der metabolisierte Fremdstoff transportfähig und kann u.a. über die Niere oder Galle ausgeschieden werden (Vergleiche *Glutathion-S-Transferasen).

Glukose: Traubenzucker, Summenformel: $C_6H_{12}O_6$, wichtigster Ausgangsstoff des Energiestoffwechsels der Zelle, bei dem die G. zu CO2 und Wasser abgebaut wird und *ATP als Energieüberträger gebildet wird.

Glukokortikoide: Steroidhormone, die im mittleren Abschnitt der Nebennierenrinde (Zona fasciculata) gebildet werden, und die den Glukosehaushalt regulieren und Funktionen des Immunsystems sowie Entzündungen hemmen, in wenigen Fällen (Cortisol im Gehirn) auch aktivieren können. *Cortisol ist als Stresshormon der wichtigste Vertreter der G., ferner gehören dazu noch Cortison und Corticosteron.

Glutamat: das Salz der Glutaminsäure, einer als *Neurotransmitter wirkenden Aminosäure. Sie bindet u.a. an den *NMDA-Rezeptor und aktiviert diesen. Glutamat spielt bei der Langzeitpotenzierung von Nervenverknüpfungen bei Lernprozessen eine positive Rolle, kann aber auch bei Übererregung der Glutamat-ausscheidenden Nervenzellen (z.B. nach Aktivierung von Muskarin-Rezeptoren durch Acetylcholin als Folge der Wirkung von organischen Phosphorsäureestern) pathologische Wirkungsketten und Entzündungen im Gehirn auslösen, darunter die Aktivierung von NO-Synthasen und die Bildung von Peroxynitrit. Glutamat wird eine Rolle beim Mechanismus chronischer und degenerativer Krankheiten im Gehirn zugesprochen.

Glutathion: dient als Bestandteil (Coenzym) von reduzierenden Enzymen (Reduktasen) zur Entgiftung toxischer Hydroperoxide, die u.a. bei der Reaktion von reaktiven Sauerstoffverbindungen (ROS) mit den ungesättigten Fettsäuren der Zellmembran entstanden sind. Glutathion ist also ein wesentliches *Antioxidans zum Schutz der Zellmembranen (besonders in Nervenzellen) und zur Entgiftung von ROS.
Glutathion dient ferner als Cosubstrat für Enzyme der Phase II des Entgiftungssystems der Säugetiere (und des Menschen), der *Glutathion-Transferasen (GST). Diese Enzyme verknüpfen Metaboliten der Phase I des Entgiftungssystems mit Glutathion, um dadurch die Ausscheidung der Metaboliten als Mercaptursäure über die Niere zu fördern.

Glutathion-S-Transferasen (GST): Enzyme, die *Glutathion auf *lipophile und *elektrophile Metaboliten der Phase I des Entgiftungssystems übertragen. Es gibt vermutlich etwa 100 verschiedene GST-Enzyme. Die bekanntesten sind GSTM1 und GSTT1. Sie besitzen eine unterschiedliche Spezifität für die Sauerstoff-Metaboliten der Fremdstoffe. So hat GSTM1 eine hohe Aktivität gegenüber den Epoxid-Metaboliten der polyzyklischen aromatischen Kohlenwasserstoffe, die ein sehr hohes krebserregendes Potential besitzen, und GSTT1 reagiert bevorzugt mit halogenierten Kohlenwasserstoffen wie 1,2-Dibromethan (Seidegard, Ekström, 1997). Genetische Defekte bei GST-Enzymen sind häufig, allein bei GSTM1 gibt es bei 50 Prozent der Europäer einen Defekt. Schlussfolgerung: Die Entgiftungskapazität und damit die Empfindlichkeit gegenüber Schadstoffen ist in der Bevölkerung sehr unterschiedlich.

G-Proteine: Von GTP (Guanosin-Triphosphat) abhängige Kopplungsproteine, die zwischen der Aktivierung eines Rezeptors durch ein Hormon und der Bildung eines nachgeschalteten Botenstoffes (Second Messenger) in der Zelle, wie z.B. cyclisches Adenosin-Monophosphat (cAMP), vermitteln. So wird das Enzym Adenylat-Cyclase u.a. durch Bindung von Adrenalin an den Adrenalin-Rezeptor durch Vermittlung eines G-Proteins aktiviert. Folge ist die Bildung von cAMP, das wiederum weitere Reaktionen der Zelle auslöst. Näheres siehe Lehrbücher der Biochemie.

Granulozyten: Weiße Blutkörperchen mit mehrfach segmentiertem Zellkern und meist vielen Körnchen („Granula") oder Enzymvakuolen im Zellplasma. Funktion: Fresszellen des unspezifischen Immunsystems und Beteiligung an allergischen und entzündlichen Reaktionen.

Hämoglobin: Roter Blutfarbstoff in den *Erythrozyten, bestehend aus 4 Untereinheiten, die jeweils aus einem Häm-Molekül und einem Eiweißanteil zusammengesetzt sind. Das Häm-Molekül ist ein Porphyrin, in dessen Zentrum ein Eisenion komplexartig gebunden ist. Funktion: Transport von Sauerstoff von der Lunge in die Gewebe.

Hämolyse: Das Austreten des Roten Blutfarbstoffs aus den *Erythrozyten, ein pathologischer Vorgang, der auch bei Entzündungs- und Infektionskrankheiten vorkommt.

Hapten: Teil eines Antigens von begrenzter Größe, der an die Antigen-Bindungsstelle eines Antikörpers oder einer T-Zelle bindet. Das Hapten kann nur nach Bindung an ein hochmolekulares Trägermolekül (Eiweiß, Kohlenhydrat, Lipopolysaccharid) eine spezifische Immunreaktion auslösen.

HHN-Achse, Hypothylymus-Hypophysen-Nebennierenrinden-Achse, ein neuro-endokrines Signalsystem, das bei Stresssituationen im *Hypothalamus ausgelöst wird und zu einer „Alarmreaktion" im Organismus führt, die über das Nebenierenrinden-Hormon Cortisol sowie über Adrenalin an die Organe vermittelt wird.
Dabei ist Cortisol für andauernde Stresssituationen zuständig (so genannter „Langzeit-Stress"), während Adrenalin zur Mobilisierung der Energiereserven beim so genannten „Kurzzeit-Stress" zuständig ist. Die HHN-Achse kann u.a. auch bei Entzündungen durch Zytokine des Immunsystems, wie z.B. IL-1, aktiviert werden. Umgekehrt beeinflussen die Endprodukte der HHN-Achse, wie z.B. das *Cortisol, die Funktionen des Immunsystems. Es gibt somit Regelkreise, die aus dem Immunsystem und der HHN-Achse bestehen.

Hippokampus: Teil des entwicklungsgeschichtlich alten Großhirns, der funktionell zum *Limbischen System gehört. Der H. ist über eine Nervenbahn mit dem *Hypothalamus verbunden.

Hirnanhangdrüse: siehe *Hypophyse

Histamin: Gewebshormon, das eine wichtige Rolle bei allergischen Reaktionen des Soforttyps (Typ 1) und bei akuten Entzündungen spielt und dann aus Mastzellen freigesetzt wird. Es bewirkt eine Kontraktion der glatten Muskulatur, eine Steigerung der Gefäßdurchlässigkeit und eine Kapillarerweiterung. Es wird in den Granula der Mastzellen gespeichert und von diesen nach Bindung von Antikörpern des Typs IgE ausgeschüttet.

Histologie: Lehre von den Körpergeweben.

HLA-Antigene: Humane Leukozyten-Antigene, das sind Gewebsantigene (Transplantations-, Histokompatibilitäts-Antigene), die beim Menschen in tausendfachen genetisch festgelegten Varianten vorkommen und u.a. für die Gewebsabstoßung durch das Immunsystem nach Transplantationen oder Transfusionen verantwortlich sind.

Holzschutzmittel: Substanzen, die Holz gegen Insektenfraß und Schimmelpilze schützen sollen. Bis in die 90-er Jahre waren die Organochlor-Substanzen Pentachlorphenol (PCP) und Lindan gebräuchlich, nach dem Verbot von PCP wurde Dichlofluanid (DCF), ein Sulfonamid-Derivat, eingeführt, das ebenfalls wie PCP ein sensibilisierendes Potential gegenüber verschiedenen Zellen des Immunsystems besitzt.

Holzschutzmittel-Syndrom: Gsundheitsstörungen nach Holzschutzmittel-Exposition auftretend, verbunden mit meist unspezifischen Allgemein-Symptomen wie Müdigkeit, Depressionen, Reizbarkeit, Gedächtnisstörungen, Infekt-Anfälligkeit, Magen-Darm-Beschwerden, Atem- und HNO-Beschwerden, Kopfschmerzen, Schwindel.

Homocystein: eine Aminosäure, die bei chronischen Entzündungskrankheiten durch Abbau von Methionin angereichert wird und selbst an schädlichen Entzündungsreaktionen beteiligt ist. H. gilt in der Diagnostik als Marker für chronische Entzündungskrankheiten. Ein Mangel an *Folsäure bzw. Tetrahydrofolsäure fördert die Anreicherung von Homocystein, weil deren Umwandlung zu Methionin blockiert ist.

Homozygot: Das Vorliegen zweier gleicher Erbanlagen (Allele) für ein bestimmtes Merkmal, im Gegensatz zu heterozygot, wo zwei verschiedene Varianten (Allele) vorliegen.

Hormone: chemische Wirkstoffe, die in einer speziellen Hormondrüse oder einem speziellen Gewebe gebildet und dann ins Blut abgegeben werden, um an einem Zielorgan nach erfolgter Bindung an Rezeptoren der Zellmembranen oder auch im Zytoplasma eine spezifische physiologische Wirkung, beispielsweise die Verengung von Blutgefäßen mit nachfolgender Erhöhung des Blutdrucks, auszulösen.

Humoral: Die Körperflüssigkeiten betrefend.

HWS-Instabilität: Durch Verschleiß oder rheumatische Entzündungen bedingte Instabilität der Halswirbelsäule.

Hydrophil: wasserlösliche Eigenschaft von Stoffen, die durch die chemische Zusammensetzung aus Atomen bedingt ist, die weitgehend polare Atombindungen oder Ionenbindungen miteinander eingehen. Beispiel: Anorganische Salze, die beim Auflösen in Wasser in Ionen zerfallen, oder organische Moleküle, die polare Atombindungen enthalten. Beispiel: Ethanol. Derartige Stoffe sind in Lösungsmitteln löslich, die selbst polar sind, wie z.B. Wasser. Hydrophile Stoffe können die *lipophile Zellmembran meist nicht durchdringen. Sie benötigen dafür spezielle Transportsysteme („Poren“).

Hyperästhesie: Gesteigerte Empfindlichkeit gegenüber Sinnesreizen, die oft als Schmerz empfunden werden. Auch: gesteigerte affektive Erregbarkeit.

Hypertonie: Bluthochdruck.

Hypochonder: Person, die gesundheitliche Beschwerden unrealistisch, zumeist übertreibend als Anzeichen einer schweren Krankheit interpretiert. Die Hypochondrie zählt zu den so genannten somatoformen Störungen, zu denen ein Teil der deutschen Umweltmediziner (fälschlicherweise) auch MCS und CFS zählen. Eine fachgerechte Anamnese und Diagnose kann jedoch MCS/CFS von H. unterscheiden.

Hypothalamus: Teil des Zwischenhirns, das wiederum zum Stammhirn gehört und funktionell zur Steuerung vegetativer Funktionen dient. Im H. liegen die übergeordneten

Zentren des vegetativen Nervensystems. Bestimmte Kerne des H. sind über spezielle Bahnen mit der Hirnanhangdrüse (*Hypophyse) verbunden. Mit diesen Bahnen wird in Stresssituationen CRH, das Corticotropin Releasing Hormone, zum Vorderlappen der Hypophyse geleitet und damit die Wirkungskette der so genannten *„Stressachse" ausgelöst. Damit hat der H. eine große Bedeutung für die Ausprägung der Krankheitssymptome von chronischen Multisystem-Erkrankungen.

Hypophyse, Hirnanhangdrüse: Sie ist über den Hypophysenstiel (Infundibulum) mit dem *Hypothalamus verbunden. Sie besteht aus zwei Teilen, dem Vorderlappen (Adenohypophyse) und dem Hinterlappen (Neurohypophyse). Die H. ist ein endokrines Organ, also eine Hormondrüse, die verschiedene übergeordnete (glandotrope) Hormone ins Blut abgibt. Zu diesen gehört das das *ACTH, Adrenocorticotropes Hormon (Corticotropin), das vom Hypophysen-Vorderlappen (Adenohypophyse) abgegeben wird. ACTH gehört zur so genannten „Stressachse" und ist für chronische Multisystemerkrankungen von besonderer Bedeutung, weil es in der Nebennierenrinde die Ausschüttung von Cortisol und damit eine dauerhafte Stressreaktion auslöst. Über die Adenohypophyse werden noch weitere übergeordnete (glandotrope) Hormone abgegeben: TSH (Thyreotropin), FSH (Follikel-stimulierendes Hormon), LH (Luteinisierendes Hormon), sowie auch einige effektorische Hormone: das Wachstumshormon Somatotropin, das Melanozyten-stimulierende Hormon und Prolactin.

Idiopathisch: Ohne erkennbare Krankheitsursache.

IEI, Idiopathic Environmental Intolerance: Andere Bezeichnung für *Multiple Chemikalien-Sensitivität (MCS), mit der die angeblch fehlende Ursache der Krankheit betont werden soll.

IgG, Immunglobulin G: Die häufigste im Blutserum vorkommende Klasse von *Antikörper-Molekülen, die sich in der Struktur ihrer schweren Kette von den übrigen Immunglobulinen IgA, IgD, IgM und IgE unterscheiden. Von IgG gibt es 4 Unterklassen (IgG1 bis IgG4), von denen das IgG3 das Komplementsystem nach Bindung eines Antiigens stark aktiviert und dabei eine starke Entzündungsreaktion auslöst. Ferner greifen Makrophagen und andere Immunzellen IgG gebundene Antigene an und zerstören diese teilweise oder machen diese funktionsunfähig.

IgE, Immunglobulin E: Eine Klasse von Antikörper-Molekülen, die eine entscheidende Rolle bei den allergischen Reaktionen vom Soforttyp (Typ 1) spielt. Dabei heften sich die IgE-Antikörper an Mastzellen und lösen die Ausschüttung des Histamins aus.

Il: Abkürzung für Interleukine, das sind wichtige *Zytokine des Immunsystems.

Immunfluoreszenz-Test: Immunologische Methode zum Nachweis von Antigenen oder Antikörpern, bei denen mit einem Fluoreszenz-Farbstoff markierte Antikörper oder Antigene verwendet werden. Wird oft zum Antigen-Nachweis in Gewebsschnitten verwendet.

Immunsystem: Körpereigenes auf die Funktion weißer Blutzellen (Leukozyten) gestütztes Abwehrsystem der Wirbeltiere gegen Fremdstoffe oder Fremdorganismen (Krankheitserreger), das nach einer Kaskade von Aktivierungsreaktionen, die über Makrophagen und Lymphozyten vermittelt sind, zu den eigentlichen Abwehrreaktionen durch *Antikörper und/oder Killerzellen, T-Lymphozyten und Makrophagen führt. Die

Aktivierung der Zellen des Immunsystems erfolgt über spezielle hormonartige Wirkstoffe, die Zytokine und Lymphokine, zu denen die Interleukine und Interferone gehören.

Immunkomplex: Verbindung von Antigen und Antikörper, die durch Aktivierung von *Komplement Entzündungen und Gewebsschäden verursachen können. Spielen bei Allergien vom Typ III eine Rolle.

Immunkonditionierung: Nach dem Prinzip der klassischen Konditionierung ablaufender Lernprozess im ZNS, bei dem zwei gleichzeitig einwirkende Reize auf das Immunsystem, z.B. durch zwei verschiedene Chemikalien, einen Effekt im Immunsystem auslösen, der anschließend bei Wiederholung auch durch einen einzigen Stoff erneut ausgelöst werden kann. Diese Konditionierung wird ermöglicht durch Nervenzellen, die Rezeptoren für Zytokine des Immunsystems besitzen, und die die dadurch ausgelösten Erregungen zum Gehirn leiten können. Möglicherweise kann damit eine unspezifische Empfindlichkeit des Immunsystems gegenüber verschiedenen Chemikalien erklärt werden (Engler et al., 2006).

Immuntoxische Wirkungen: Toxische Wirkungen von Chemikalien, die Strukturen und Funktionen des Immunsystems schädigen.

Induktion: Auslösung der Synthese von Proteinen und Enzymen durch so genannte Induktionsfaktoren, wie z.B. NF-kB, die als Protein-Komplex an die Promotor-Region einer Gensequenz auf der DNA binden und dadurch die Bindung und Aktivierung der *RNA-Polymerase einleiten. Folge davon ist die Synthese einer Messenger-RNA (mRNA, Boten-RNA), die schließlich die Synthese eines oder mehrerer *Proteine steuert.

Induktionsfaktor: Komplex aus mehreren *Proteinen, der nach Aktivierung durch andere Proteine oder Hormone an einen *Promotor auf der DNA bindet und dadurch die Synthese einer *RNA auslöst. Damit werden mehrere Gene aktiviert, die zur Synthese von Proteinen oder Enzymen führen. Beispiel: Der Induktionsfaktor NF-kB (gesprochen: NF-kappa-B). Siehe auch *Transkriptionsfaktor.

Inflammation: *Entzündung

Insuffizienz: Unzureichende Funktion eines Organs oder eines Lebensmechanismus.

Intestinal: Den Darm betreffend.

Interferone: siehe *Interleukine. Von besonderer Bedeutung für die Ausprägung von MCS-Symptomen ist das Interferon-γ, das von den *TH1-Zellen nach einer durch Schadstoffe ausgelösten Reaktionskaskade ausgeschüttet wird, verschiedene Zellen des Immunsystems aktiviert und chronische Entzündungssymptome auslöst.

Interferon-γ: Ein *Zytokin, das von *TH1-Helferzellen und *Makrophagen nach Auslösung einer zellulären Immunreaktion vom TH1-Typ gebildet wird und bei chronischen Entzündungen sowie Typ IV-Allergien eine wesentliche Rolle spielt.

Interleukine: Eine bestimmte Art von Zytokinen, d.h. hormonartige Wirkstoffe des Immunsystems, die von Lymphozyten, Makrophagen u.a. Zellen des Immunsystems nach entsprechender Aktivierung ausgeschüttet werden und bestimmte Funktionen des Immunsystems auslösen, wie z.B. die Aktivierung von B-Zellen und zytotoxischen T-

Zellen. Es gibt mindestens 13 verschiedene Interleukine mit unterschiedlichen, teilweise entgegengesetzten Funktionen (abgekürzt IL-1 bis IL-13).

Intrazellulär: Innerhalb der Zellen.

Ischämie: Mangeldurchblutung.

Ionen: Elektrisch geladene Atome oder Moleküle. Man unterscheidet positiv geladene Ionen (Kationen), das sind meist Metall-Ionen wie Natrium (Na^+) oder Calcium (Ca^{++}), und negativ geladene Ionen (Anionen), wie diejenigen von Nichtmetallen, wie Chlorid (Cl^-). Ionen und deren Transport durch Membranen von Nervenzellen spielen für die Erregungsleitung der Nervenfasern eine entscheidende Rolle.

Ionenkanäle: Öffnungen in den Zellmembranen, die für bestimmte *Ionen wie z.B. für Natrium, Calcium und Chlorid durchlässig sind. Die Öffnung der Ionenkanäle kann durch Änderungen des elektrischen Potentials an den Membranen sowie durch *Neurotransmitter und *Hormone gesteuert werden. Die Erregungsleitung von Nervenfasern erfolgt durch kontrollierte und an der Membran fortlaufende Öffnung und Schließung der Ionenkanäle. Bestimmte chemische Giftstoffe können die Funktion der Ionenkanäle und damit des gesamten Nervensystems blockieren.

Kapillaren: Feine Blutgefäße, „Haargefäße“, die dem Stoffaustausch zwischen dem Blut und den Geweben und Organen dienen.

Katabolismus: Abbau-Stoffwechsel

Katalysator: Stoff, der die *Katalyse einer chemischen Reaktion ermöglicht, dabei aber selbst nicht verändert wird. In der lebenden Zelle haben *Enzyme die Funktion von Katalysatoren der Stoffwechsel-Reaktionen.

Katalyse: Erleichterung einer chemischen Reaktion (Synthese oder Spaltung eines Stoffes) durch die Wirkung eines zusätzlichen Stoffes, des *Katalysators, der dabei chemisch nicht verändert wird. Physikochemisch wird durch die Katalyse die Aktivierungsenergie der Ausgangsstoffe erniedrigt, sodass die Reaktion spontan einsetzt.

Katecholamine: siehe Catecholamine

Kernspin-Tomografie (auch: Magnetresonanz-Tomografie, NMR): Bildgebendes Verfahren zur Darstellung von Strukturen im Inneren des Körpers. Durch Einwirkung starker elektromagnetischer Felder können die Atomkern-Schwingungen in den Geweben in Resonanz zu dem von außen einwirkenden Feld geraten. Dies wird zur Darstellung eines Bildes benutzt. Nach Abschalten der äußeren Magnetfelder schwingen die Atome des Körpers noch in der Resonanzfrequenz nach und können durch elektromagnetische Spulen registriert werden. Dies macht man sich zur Konstruktion von Schichtbildern des Körpers zu Nutze. Viele Schichtbilder ergeben übereinander gestapelt ein dreidimensionales Bild von Körperstrukturen, z.B. Organen. Grundlage für den Bildkontrast ist die unterschiedliche Empfindlichkeit der verschiedenen Gewebe des Körpers gegenüber der Veränderung des Kernspins durch äußere elektromagnetische Felder (nach Wikipedia, 2007, verändert)

Kindling: Fortschreitende und dauerhafte Senkung der Auslöseschwellen für die Bildung postsynaptischer Erregungen in bestimmten Gehirnstrukturen, verursacht durch Lern- und Gewöhnungsprozesse oder Dauererregungen bestimmter Nervenbahnen, die u.a. nach Bindung von Fremdstoffen an bestimmte Rezeptoren im Nervensystem ausgelöst werden.

Kohlenwasserstoffe: organisch-chemische Verbindungen, die aus den Elementen Kohlenstoff und Wasserstoff zusammengesetzt sind und ausgesprochen fettlösliche bzw. wasserunlösliche Eigenschaften besitzen. Zu ihnen gehören die Bestandteile des Erdöls und des Benzins, darunter auch stark toxische und krebserregende Verbindungen wie Benzol und Benzpyren. Man unterscheidet zwischen kettenförmigen (aliphatischen), zyklischen und *aromatischen Kohlenwasserstoffen.

Komplement: Enzyme des Blutserums, die durch *Immunkomplexe (Antigen-Antikörper-Komplexe) oder auch durch bestimmte Zellwand-Bestandteile von Bakterien, wie z.B. Lipopolysaccharide, aktiviert werden und in einer Kettenreaktion zur Abtötung von Zellen (z.B. von Krankheitserregern) oder zur *Opsonierung von Antigen-Strukturen führen können.

Kongenere: verschiedene Strukturen einer bestimmten Klasse von organisch-chemischen Stoffen wie z.B. *PCB-Verbindungen, die zwar ein gleiches chemisches Grundgerüst aufweisen, aber eine unterschiedliche Zahl von Atomen oder Molekülgruppen gebunden haben (streng zu unterscheiden von den Isomeren, d.h. Verbindungen gleicher Summenformel, die eine gleiche Zahl von Atomen oder Molekülgruppen an unterschiedlichen Stellen gebunden haben).

Koronargefäße: Herzkranzgefäße

Kortisol: siehe Cortisol

Laktat: Salz der Milchsäure, wird im Stoffwechsel bei Sauerstoffmangel u.a. nach Überbeanspruchung von Muskeln oder auch bei Funktionsstörungen der Mitochondrien gebildet.

Langzeitpotenzierung (LTP): die Verfestigung von Nervenverknüpfungen an *Synapsen durch wiederholte Erregungsleitung über diese Verknüpfungen. Im Gehirn ist bei diesem Lernprozess hauptsächlich der *NMDA-Rezeptor und der dazu gehörige *Neurotransmitter Glutamat beteiligt.

Latenzzeit: Zeitraum zwischen der Auslösung und dem Auftreten nachweisbarer Symptome einer Krankheit. Bei MCS handelt es sich um die Zeit zwischen der auslösenden Fremdstoff-Exposition (Phase I) und dem ersten Auftreten der unspezifischen Überempfindlichkeitsreaktionen gegenüber Chemikalien (Phase II). Sie kann Monate bis zu mehrere Jahre dauern.

Leptin: Ein Hormon, das im Fettgewebe in Abhängigkeit von der vorhandenen Fettmenge produziert wird, und das im *Hypothalamus über das Appetit- und Sättigungszentrum eine Verminderung des Hungergefühls und damit der Nahrungsaufnahme veranlasst. Bei MCS-Patienten ist offenbar diese Regulation gestört, weil der Leptin-Rezeptor durch Fremdstoffe oder deren Folgeprodukte (Peroxynitrit?) geschädigt ist.

Leukozyten: Weiße Blutzellen, zu denen Lymphozyten, Makrophagen und Granulozyten gehören.

Limbisches System, ein entwicklungsgeschichtlich alter Teil der Großhirnrinde, der aus dem Archicortex besteht. Dieser ist unterteilt in *Hippocampus und Gyrus dentatus. Beide sind über Nervenfasern mit dem *Hypothalamus, einem Teil des Zwischenhirns, verbunden. Funktion: affektive Bewertung von Gedächtnis- und Erlebnisinhalten und Auslösung von emotionalen Reaktionen. Das L. hat auch besondere Bedeutung für Lernvorgänge, indem es die Überführung von expliziten Gedächtnisinhalten vom Kurz- ins Langzeitgedächtnis fördert. Bei Dauerstress-Situationen kommt es durch Wirkung des Cortisols, das den Abbau der Lipid-Membranen fördert, im L. zu Degenerationserscheinungen und damit teilweise zur irreversiblen Zerstörung der Hirnzentren, die für Lernvorgänge benötigt werden.

Lindan: Gamma-Hexachlor-Cyclohexan, ein zyklischer chlorierter Kohlenwasserstoff mit der Summenformel $C_6H_6Cl_6$. Verwendung: Insektizid, Holzschutzmittel (Xyladecor), in der Medizin auch gegen Kopfläuse. Eigenschaften: Fettlöslich, daher im Fettgewebe und in der Nahrungskette anreichernd, chemisch stabil (persistent), neurotoxisch. Zusammen mit Pentachlorphenol Auslöser des Holzschutzmittel-Syndroms.

Lipide: Stoffe biologischen Ursprungs, die sich in organischen Lösungsmitteln lösen und meist nur eine geringe Wasserlöslichkeit besitzen. Sie enthalten häufig eine lange Kohlenwasserstoff-Kette sowie einen polaren Molekülteil. Wichtige biologische Lipide sind die Fette und *Phospholipide.

Lipid-Peroxidation: Durch freie Radikale und reaktive Sauerstoffverbindungen ausgelöste radikalische Kettenreaktion an den ungesättigten Fettsäuren der biologischen Membranlipide. Sie kann zur völligen Degeneration von Zellen und Nervenfasern führen und gehört zum Pathomechanismus der toxischen Enzephalopathie. Die L. ist oft eine Folge der Ansammlung von Metaboliten des Fremdstoff-Metabolismus nach massiver Fremdstoff-Exposition und ein Indikator für das Ausmaß einer Schadstoffbelastung des Körpers.

Lipophil: fettlösliche Eigenschaft von Stoffen, die durch die chemische Zusammensetzung aus Atomen bedingt ist, die weitgehend unpolare Atombindungen miteinander eingehen. Beispiel: organische *Kohlenwasserstoffe, die aus unpolaren C-C-und C-H-Bindungen bestehen. Derartige Stoffe sind nur in Lösungsmitteln löslich, die selbst unpolar sind, wie z.B. flüssige Chlor-Kohlenwasserstoffe. Biologische Membranen sind im Inneren lipophil, weil sich dort die unpolaren langen Kohlenwasserstoff-Ketten der Fettsäuren befinden. Sie lassen daher *hydrophile, polare Stoffe meist nicht hindurch.

Lipoxigenase: Enzym, das mehrfach ungesättigte Fettsäuren mit Sauerstoff zu Hydroperoxiden umwandelt und damit die Lipid-Peroxidation auslöst, die unter bestimmten Bedingungen zur Degeneration von biologischen Membranen führen kann.

Liquor: Flüssigkeit, speziell ist oft die Hirn-Rückenmarks-Flüssigkeit gemeint.

Lösungsmittel: neben Wasser in der Regel organisch-chemische Flüssigkeiten, die zum Auflösen fester (meist ebenfalls organischer) Stoffe dienen. Die Dämpfe vieler organischer Lösungsmittel stehen im Verdacht, über den Vanilloid-Rezeptor eine Chemikalien-Überempfindlichkeit auszulösen.

Lymphokine: hormonartige Wirkstoffe des Immunsystems, die von Lymphozyten nach entsprechender Aktivierung ausgeschüttet werden und bestimmte Funktionen des Immunsystems auslösen, wie z.B. die Aktivierung von B-Zellen und zytotoxischen T-Zellen.

Lymphom: Bösartiger Krebs von lymphatischen Zellen oder auch gutartige Schwellung von Lymphknoten.

Lymphozyten: Eine Klasse weißer Blutkörperchen, die ursprünglich im Knochenmark entstehen und dann in der Thymus-Drüse weiter differenziert werden, um ihre spezielle Funktion bei der Immunabwehr ausüben zu können. Merkmale: nahezu kreisrunde Zellen mit großem rundem Zellkern und schmalem Plasmasaum. Nach ihrer Funktion unterscheidet man *T-, TH-Zellen (Helfer-Lymphozyten), Killerzellen (TK-Zellen) und B-Lymphozyten.

Makrophagen: ähnlich wie Amöben bewegliche Zellen des Immunsystems, die Antigene und kleine Teilchen (z.B. Viren, Bakterien) auffressen, chemisch zerlegen und die Spaltprodukte der Antigene (Epitope) anderen Immunzellen „präsentieren", um deren Reaktionen zu aktivieren.

MAP-Kinase (MAPK)**:** Das Enzym MAPK ist eine Proteinkinase, die nach einer Stimulierung der Zelle durch verschiedene Wachstumsfaktoren spezifische Zielproteine phosphoryliert, d.h. ein Molekül Phosphorsäure an die Zielproteine anheftet. Die MAPK aktiviert dadurch u.a. die Mitose (Zellteilung), führt also zu einer Reaktivierung des Zellzyklus bei Nervenzellen und damit zu einer Reversion der Zelldifferenzierung in das frühere Stadium der Nerven-Stammzellen (Arendt, T., 2005).

Mastzellen: kleine, wie Amöben bewegliche Zellen des Immunsystems, deren Zellplasma reich an Speicherbläschen (Granula) ist. Die Granula enthalten u.a. Histamin und Heparin, die nach Kontakt mit Antigen-gebundenen IgE-Antikörpern ausgeschüttet werden. Folge ist u.a. eine lokale Gefäßerweiterung, die mit allergischen Symptomen verbunden ist.

MCS, Multiple Chemikalien-Sensitivität: Nach langandauernder Belastung mit meist mehreren Chemikalien entstehendes chronisches Krankheitsbild, das durch eine „pseudoallergische" Überempfindlichkeit gegenüber geringste und analytisch oft kaum nachweisbare Spuren von Schadstoffen oder Geruchsstoffen gekennzeichnet ist. Die betroffenen Personen reagieren auf die chemischen Reize mit allgemeinen Akut-Symptomen wie Übelkeit, Schwindel, rasenden Kopfschmerzen, starken Hautrötungen, Hitzewallungen, Konzentrationsstörungen, bisweilen auch Bewusstlosigkeit. MCS wird ausgelöst vorwiegend durch neurotoxisch wirkende Chemikalien, die auf Rezeptoren und ein Enzym (Acetylcholin-Esterase) im zentralen und peripheren Nervensystem einwirken (Phase I), bevor nach Monaten oder Jahren in der Phase II ein Zustand andauernder und unspezifischer Überempfindlichkeit gegenüber einer Vielzahl von Chemikalien erreicht wird. Weitere Erläuterungen siehe im Text.

MDR: Multidrug-Resistance-Proteine, Transportproteine in Zellmembranen z.B. an Gallenkanälchen in der Leber, die zum Transport von Fremdstoffen u. deren Metaboliten aus der Zelle dienen. Sie sind wesentliche Bestandteile des Entgiftungssystems der Phase III.

Medulla: Mark, speziell: Rückenmark

Melatonin: Neurosekretorisches Hormon, das in der *Epiphyse (Zirbeldrüse) gebildet wird, und das bei der Regulation des Tag-Nacht-Rhythmus sowie als Antioxidans eine Rolle spielt.

Metabolismus: Anderer Begriff für Stoffwechsel, d.h. Aufbau, Abbau und Umwandlung von Stoffen im lebenden Organismus. Die dabei gebildeten Zwischen- und Endprodukte heißen *Metaboliten.

Metaboliten: Zwischenprodukte des Stoffwechsels oder des so genannten Fremdstoff-Metabolismus, bei dem z.B. bestimmte Enzyme der Phase 1 des Entgiftungssystems, die so genannten Cytochrom-P450 Monoxigenasen (CYP), Sauerstoffatome an die Fremdstoffmoleküle binden und sie dadurch besonders reaktionsfähig machen. Dabei entstehen u.a. radikalische Sauerstoffverbindungen, die wesentlich zum so genannten „Oxidativen Stress" beitragen. Diese Metaboliten aktivieren ihrerseits bestimmte Reaktionswege, die im Endeffekt zur Chemikalien-Überempfindlichkeit führen können.

5-Methyl-tetrahydro-folsäure: siehe unter Folsäure

Methyl-tetrahydrofolat-Reduktase (MTHFR): ein Enzym, das Folsäure zu Methyl-tetrahydrofolsäure mit Hilfe von Vitamin C und dem Reduktionsmitteln NADH reduziert. Die 5-Methyl-tetrahydrofolsäure ist die biologisch aktive Form der Folsäure, die u.a. zur Umwandlung von Homocystein zu Methionin dient. Für die Methyl-tetrahydrofolat-Reduktase (MTHFR) gibt es eine genetische Variante mit verminderter Aktivität (Lopez-Leon et al., 2008). Die Träger dieser Variante haben daher höhere Homocystein-Spiegel im Blut zeigen häufiger Symptome von Depressionen und des chronischen Erschöpfungssyndroms (CFS) (Dürr, 2009). Siehe auch unter „Folsäure".

Mikroglia: auch „Hortega-Zellen" genannt, sind Teil des Retikuloendothelialen Systems (RES) des Zentralen Nervensystems (*ZNS). Es besteht aus Zellen mit der Hauptfunktion der Phagozytose und der Speicherung. Die Mikroglia-Zellen sind mit den Makrophagen verwandt und üben Funktionen des Immunsystems aus, indem sie von Zytokinen aktiviert werden können und auch selbst Zytokine produzieren und somit an entzündlichen Reaktionen im Gehirn beteiligt sind. Bei neurodegenerativen Erkrankungen wie Alzheimer, Parkinson, Multiple Sklerose werden die M. durch Produkte der Lipid-Peroxidation, z.B. 7-Keto-Cholesterol, aktiviert und bilden danach über die induzierbare NO-Synthase iNOS vermehrt NO, das wiederum die Entzündungsreaktion und letztlich die Neurodegeneration verstärkt (Aktas et al., 2007).

Mitochondrien: Zellorganellen, die aus biologischen Membranen bestehen, an denen die Enzyme des Atmungsstoffwechsels, die so genannte „Atmungskette", entsprechend ihrer Funktion hintereinander angeordnet sind. In dieser Atmungskette wird reduzierter Wasserstoff, der aus den Oxidationsreaktionen des Traubenzucker-Abbaus stammt, in Form von NADH (reduziertes Nikotinamid-Adenin-Dinukleotid) angeliefert und mit Sauerstoff oxidiert. Endprodukte dieses wichtigen biochemischen Prozesses sind Wasser und das energiereiche Adenosin-Triphosphat (ATP), das bei allen Energie-verbrauchenden Reaktionen und Prozessen des Zellstoffwechsels (wie z.B. Eiweiß-, Fett-, Nukleinsäuresynthese, sowie Zellteilung und Bewegungsvorgänge) als universelle Energiequelle zur Verfügung steht. Die Mitochondrien werden daher auch als „Kraftwerke der Zelle" bezeichnet.

Mitose: Zellteilung

Motorisch: Die (Muskel-)Bewegung betreffend. Motorische Nerven steuern die Muskelbewegung.

mRNA, Messenger-RNA: Zu Deutsch: Boten-Ribonukleinsäure, eine Nukleinsäure, die ähnlich wie die *DNA aus einer langen Kette von einzelnen Nukleotiden besteht, deren Reihenfolge die genetische Information von einem oder wenigen Genen enthält. Die Funktion der mRNA besteht in der Übertragung der genetischen Information von der DNA zu den Orten der Proteinsynthese im Zellplasma, den Ribosomen. Dort dient die mRNA als Matrize zur Synthese von Proteinen. Näheres siehe Lehrbücher der Biochemie.

Mucosa: Schleimhaut

Multiple Chemikalien-Sensitivität: siehe unter "MCS"

Muscarin-Rezeptor: Rezeptor an Nerven, Muskeln und anderen Geweben, der durch *Acetylcholin aktiviert wird. Im ZNS ist der M-R. wesentlich an der Auslösung von *MCS durch einen Überschuß an Acetylcholin beteiligt, der u.a. durch die Hemmwirkung von *Organophosphaten auf die *Acetylcholin-Esterase verursacht wurde.

Mutagen: Die Erbanlagen-schädigende Eigenschaft von Stoffen oder anderen Umwelteinwirkungen.

Mutation: Veränderung. Hier ist die Veränderung oder Schädigung der Erbsubstanz DNA z.B. durch *mutagene Chemikalien oder Strahlen gemeint, die zu einer erblichen Veränderung der Ausprägung bestimmter Merkmale führt.

Myeloisch: Das Knochenmark betreffend

N-Acetyl-Transferase (NAT): Enzym des Entgiftungssystems der Phase I, das einen Acetylrest (Essigsäurerest) auf einen Fremdstoff überträgt und diesen damit „entgiftet". Geeignete Substrate für die NAT sind die besonders toxischen aromatischen Aminoverbindungen wie Benzidin, Naphthylamin. *Polymorphismen der NAT sind oft mit einer erhöhten Empfindlichkeit gegenüber toxischen Wirkungen von Chemikalien und mit einem erhöhten Krebsrisiko verbunden. „Langsame Acetylierer" haben ein erhöhtes Risiko für Blasenkarzinom.

Nahrungskette: beschreibt den Weg eines umweltstabilen Schadstoffs durch die Kette von Organismen, die in einem Ökosystem in Nahrungsbeziehungen zueinander stehen. So wird z.B. ein in Spuren im Wasser gelöster chlorierter Kohlenwasserstoff wie PCB vom Algenplankton gebunden, das wiederum von Kleinkrebsen gefressen wird. Die Kleinkrebse dienen als Nahrung von Kleinfischen, diese sind wiederum Nahrung von Großfischen. Der Fisch-verzehrende Mensch kann den Endpunkt der Nahrungskette darstellen, in dem sich die höchste Konzentration des fettlöslichen Schadstoffs PCB z.B. im Gehirn ansammelt.

Neopterin dient als Indikator für den Zusammenhang zwischen chronischen Entzündungskrankheiten und Depressionen angesehen. Eine Studie von Bell et al. (1999) hat ergeben, dass der Serum-Neopterin-Spiegel signifikant erhöht ist bei Patienten mit

Chemikalien-Intoleranz und mit somatischen Symptomkomplexen, die mit dem Limbischen System assoziiert sind.

Neuroendokrines System: Ein Signalsystem des Körpers, bei dem bestimmte Nervenfasern meist des *vegetativen Nervensystems mit dem Immunsystem mit Hilfe von Zytokinen und Neurotransmittern als Botenstoffen zusammenarbeiten. So wurden auf Nervenzellen Rezeptoren für Zytokine des Immunsystems wie TNF und IL-1 nachgewiesen, und umgekehrt besitzen Zellen des Immusystems Rezeproren für Transmitter und Neuropeptide des Nervensystems (Substanz P, Noradrenalin). Über *afferente Nervenfasern kann somit das Gehirn über den aktuellen Zustand des Immunsystems informiert werden und anschließend über *efferente Nervenfasern das Immunsystem beeinflussen.

Neurogen: in Nerven entstehend oder durch Nerven verursacht, z.B. neurogene Entzündung.

Neurohormon (auch: Neurosekretorisches Hormon): An Nervenenden bei Nervenerregung freigesetzter hormonartig wirkender Stoff, wie z.B. *Substanz P, Endorphine, CRH (Corticotropin Releasing Hormone), *Melatonin.

Neuronen: Nervenzellen

Neuropeptide: Botenstoffe des Nervensystems, die wie *Neurotransmitter freigesetzt werden, aber längere Wirkungsdauer besitzen (siehe *Neurohormone).

Neurotoxische Wirkungen: Schädigende Wirkungen von Stoffen auf Struktur und Funktionen von Nervenzellen.

Neurotransmitter: Ein Botenstoff, der in Synapsen von einer vorgeschalteten (präsynaptischen) Nervenzelle ausgeschüttet und dann an die *Rezeptoren der nachgeschalteten (postsynaptischen) Nervenzelle gebunden wird. Dabei verändert er den Ionenfluss und damit Potential an der Membran der postsynaptischen Zelle und ermöglicht so die Informationsübertragung zwischen Nervenzellen.

Neutrophile Granulozyten: Auch Segmentkernige Granulozyten, Zellen des Immunsystems, die u.a. Erreger und Zelltrümmer durch Phagozytose aufnehmen und im Zellplasma mit Hilfe von lysosomalen Enzymen verdauen.

NMDA-Rezeptor: N-Methyl-D-Aspartat-Rezeptor, der außer NMDA auch Glutamat bindet und im *ZNS pathologische Reaktionen, wie z.B. die Synthese von *NO und Peroxynitrit, auslösen kann. Wenn u.a. durch Ausfall der Hemmung über GABA-Nerven zu viel Glutamat von Muskarin-Nervenzellen ausgeschüttet wird, kommt es zur Aktivierung des NMDA-Rezeptors, der die Öffnung von Calcium-Kanälen in den betroffenen Nervenzellen auslöst, die daraufhin zur Erhöhung der Calciumionen-Konzentration in den Zellen und eine anschließende Aktivierung der *NO-Synthase (iNOS) führt. Über diese Mechanismen ist der NMDA-R. am Krankheitsmechanismus der Chemikalien-Überempfindlichkeit beteiligt (vergleiche *NMDA-Rezeptor).

NO, Stickstoffmonoxid: Eigentlich ein farbloses Gas, im lebenden Organismus aber als Hormon wirksam (Gefäßerweiterung und Förderung von Entzündungen). NO aktiviert das Enzym Guanylat-Synthase, die daraufhin das Hormon cGMP bildet, welches verschiedene

Signalketten in den Zellen auslöst, die u.a. zur Gefäßerweiterung führen. NO wird durch verschiedene *NO-Synthasen gebildet. Das durch die induzierbare *NO-Synthase iNOS gebildete NO reagiert mit Wasserstoffperoxid zu dem toxischen Peroxynitrit, das die Schädigung von Zell- und Nervenmembranen durch Lipid-Peroxidation und damit die Neurodegeneration sowie Entzündungskaskaden auslöst.

N. olfactorius: Geruchsnerv

NOEL, No Effect Level: die Konzentration eines Stoffes, bei der gerade noch kein physiologischer Effekt auf den lebenden Organismus nachzuweisen ist. Er dient als Grundlage für die Festlegung von Grenzwerten.

Noradrenalin: zu den Katecholaminen zählender Neurotransmitter, der hauptsächlich von Nervenzellen des Sympathicus-Nerven ausgeschüttet wird, die von den Ganglien zu den Organen verlaufen (postganglionäre Fasern). Ferner kommt Noradrenalin als Neurotransmitter in bestimmten Hirnregionen vor, darunter im Hypothalamus, Thalamus, im Limbischen System, in der Brücke und in der Medulla oblongata. Für die Synthese aus der Aminosäure Tyrosin wird das Coenzym Tetrahydrobiopterin benötigt, das bei oxidativem Stress oxidiert und damit inaktiviert wird. Der folgende Noradrenalin-Mangel ist mit verschiedenen Funktionsstörungen des Organismus und der psychischen Befindlickeit verbunden.

NO-Synthasen (NOS): Enzyme, die – auch nach Induktion durch verschiedene Hormone - *NO (Stickstoffmonoxid) bilden. Für entzündliche Pathomechanismen von besonderer Bedeutung ist die induzierbare NO-Synthetase (iNOS) im Gehirn.

Nozizeptoren : Schmerzrezeptoren, d.h. bestimmte Eiweißstrukturen, u.a. der so genannte Vanilloid-Rezeptor oder der TRPA1-Rezeptor, in den Membranen von freien Nervenendigungen und bestimmter sensorischer Nervenfasern, den so genannten C-Fasern des Schmerz-wahrnehmenden Systems, die besonders gehäuft in Sinnesorganen und schmerzempfindlichen Geweben, vor allem in der Haut und in Schleimhäuten, vorkommen. Sie haben eine wichtige Funktion bei der Schmerzauslösung: Bei Schädigung von Zellen - z.B. nach mechanischer, thermischer oder chemischer Einwirkung - werden aus diesen körpereigene Substanzen wie Histamin, Serotonin und verschiedene Peptide freigesetzt, die zu einer Erregung der Nozirezeptoren führen. Anstelle der körpereigenen Substanzen können auch verschiedene körperfremde Stoffe direkt mit bestimmten Nozirezeptoren reagieren und den Ablauf der „neurogenen Entzündung" in Gang setzen. Näheres siehe Lehrbücher der Physiologie und Pharmakologie.

Nucleophil: Eigenschaft von Stoffen, die leicht Elektronen abgeben können (Reduktionsmittel). Beispiel: *Glutathion.

Nucleus: Zellkern

Ödem: Ansammlung von wässriger Flüssigkeit in den Gewebszwischenräumen von Haut, Schleimhaut oder Nervengewebe mit meist schmerzloser Schwellung, oft als Folge von Entzündungen.

Olfaktorisch: das Geruchssystem betreffend, einschließlich der Geruchssinneszellen in der Riechschleimhaut und der Riechnerven (N. olfaktorius).

Opsonierung: Markierung und Einhüllung von Fremdstrukturen (Zellen, Viren) durch eigene Abwehr-Eiweiße (Antikörper, Komplement-Proteine), um sie für Zellen des Immunsystems (z.B. Makrophagen) als Abwehrziel zu kennzeichnen.

Oral: Den Mund betreffend, durch den Mund (z.B. verabreichte Medikamente)

Organische Stoffe: Kohlenstoff-Verbindungen, die ursprünglich aus „organischen" Stoffen versteinerter Pflanzen (Stein- und Braunkohle) oder aus Erdöl abgeleitet sind, aus Kohlenstoffketten und –Ringen als Grundgerüst bestehen und als weitere Elemente noch Wasserstoff, Sauerstoff, Stickstoff und Schwefel enthalten können. Durch die „organische Chemie" wurden auch „unnatürliche" Elemente wie Chlor und Brom mit den organischen Molekülen verbunden, sodass neue „unnatürliche" organische Stoffe mit vielen nützlichen Eigenschaften (Lösungsmittel, Pestizide) entstanden, die aber gleichzeitig meistens toxische Eigenschaften besitzen. Siehe *Organochlor-Verbindungen.

Organochlor-Verbindungen: *Organische Stoffe, die neben Kohlenstoff und Wasserstoff noch Chlor-Atome gebunden enthalten. Viele kettenförmige (aliphatische) *Chlor-Kohlenwasserstoffe dienen als leicht flüchtige Lösungs-, Reinigungs- und Extraktionsmittel, sind aber vielfach toxisch, fettlöslich, chemisch stabil und reichern sich im Fettgewebe und in der Nahrungskette an. Zyklische Chlor-Kohlenwasserstoffe (CKW) dienen häufig als Insektizide (DDT, Lindan) und haben neurotoxische Eigenschaften.

Organophosphate: Organisch-chemische Ester der Phosphorsäure und ihrer Derivate, z.B. die Insektizide Parathion, Malathion und die Kampfgase Tabun, Sarin.

Beispiel: Formel von Fenamiphos:

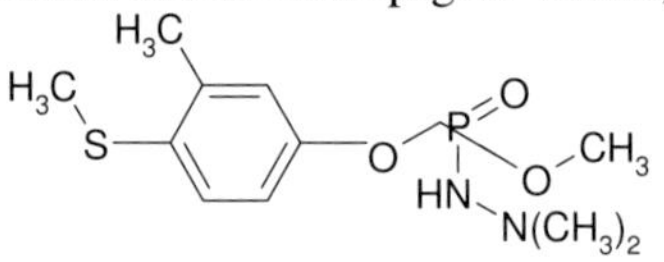

Wirkung: Häufig hohe Neurotoxizität. Grund: Nicht-kompetitive Hemmung des Enzyms *Acetylcholin-Esterase. Folge: Acetylcholin-Überschuss an Synapsen des peripheren und zentralen Nervensystems. Dadurch im ZNS verstärkte Aktivierung von Muskarin-Rezeptoren, die zur Aktivierung weiterer u.a. Glutamat-bildender Nervenfasern führt. Dies kann zu chronischen neurotoxischen Krankheitsverläufen führen.
Akute Organophosphat-Vergiftungen kommen u.a. durch Pestizid-Anwendungen in der Landwirtschaft vor.
Symptome: Nervosität, Angst, Kreislauf-Zusammenbruch, Krämpfe, Durchfall, Erbrechen, Atemlähmung.

Osteoblasten: Knochenbildungszellen

Osteoklasten: amöboid bewegliche, mehrkernige Riesenzellen, die die Knochensubstanz abbauen. Bei Osteoporose herrscht ein Ungleichgewicht zwischen Osteoblasten und Osteoklasten zu Gunsten der letzteren, sodass der Abbau der Knochensubstanz überwiegt.

Oxidation: chemische Reaktion, bei der ein Stoff Elektronen an einen anderen Stoff, das sog. Oxidationsmittel, abgibt. Häufig ist Sauerstoff das Oxidationsmittel, da er eine hohe Anziehungskraft auf Elektronen hat. Produkte einer Oxidation sind daher häufig Sauerstoff-Verbindungen, die z.B. als Schadstoff-Metaboliten in den Zellen toxisch wirken können (*oxidativer Stress).

Oxidoreduktasen: Enzyme, die ein bestimmtes *Substrat oxidieren und ein anderes Substrat danach sofort wieder reduzieren. Sie übertragen dabei Elektronen von einem Substrat auf das Andere. Derartige Reaktionen spielen bei der Entgiftung von Schadstoffen eine große Rolle.

Oxidativer Stress: Häufig durch chemische Fremd- oder Reizstoffe ausgelöste *Oxidationsreaktionen in der Zelle, bei der reaktive Sauerstoffverbindungen (ROS) entstehen, die wiederum eine Kaskade von Entzündungsreaktionen sowie eine Radikal-Kettenreaktion an biologischen Membranen auslösen, die zur Zerstörung der Membranen führen können. Die ausgelösten Entzündungsmechanismen sind wiederum an der Ausprägung chronischer Multisystem-Erkrankungen einschließlich MCS, CFS u.a. beteiligt.

Oxigenasen: Enzyme, die zum Entgiftungssystem I gehören, und die Sauerstoff an Fremdstoffe anlagern und dabei oxidierte Metaboliten erzeugen, deren Giftigkeit oft noch größer als die des ursprünglichen Fremdstoffes ist.

Parasympathicus: Teil des *vegetativen bzw. autonomen Nervensystems, der im Hirnstamm und im Kreuzbein-Mark entspringt, und dessen Erregungen (wie beim *Sympathicus) von Acetylcholin auf postganglionäre Fasern übertragen werden. Im Unterschied zum Sympathicus erfolgt aber die Übertragung der Erregungen auf die Erfolgsorgane ebenfalls durch Acetylcholin auf die Muscarin-Rezeptoren der Organe. Allgemein fördert der Parasympathicus die Verdauungstätigkeit (Magen, Darm, Leberstoffwechsel) und hemmt die „Leistungsorgane" (z.B. die Herztätigkeit). Alle inneren Organe sind durch beide Teile des Veg. NS. innerviert, der Parasympathicus wirkt dabei als Antagonist des Sympathicus.

Parasympathomimetika: Substanzen oder Pharma-Wirkstoffe, die die Wirkung von Acetylcholin an den Muscarin-Rezeptoren an inneren Organen fördern oder imitieren. Nebenwirkungen an Muscarin-Rezeptoren des ZNS sind häufig und können zu (chronischen) Krankheitssymptomen führen.

Parasympatholytika: Stoffe, die parasympathische (Muscarin-) Rezeptoren blockieren.

Parästhesie: Gefühlslosigkeit, Taubheit (z.B. einer Hautregion bei *Polyneuropathie)

Pathogen: Krankheitserregend

Pathogenese: Entstehungsweise von Krankheiten oder krankhaften Veränderungen

Pathomechanismus: Folge oder Netzwerk von biochemischen Reaktionen, die zu Gewebsschäden und Funktionsstörungen in Zellen und Organen führen. Beispiel: Die von Rezeptoren im *ZNS ausgehenden Signalketten, die zu chronischen Entzündungsreaktionen führen.

Pentachlorphenol (PCP): Zu den aromatischen chlorierten Kohlenwasserstoffen gehörendes Fungizid und Desinfektionsmittel, bis in die 90-er Jahre zusammen mit Lindan Bestandteil von Holzschutzmitteln und Auslöser des *Holzschutzmittel-Syndroms. Eigenschaften: Chemisch relativ stabil (persistent), biologisch schwer abbaubar, fettlöslich, Anreicherung im Fett- und Nervengewebe sowie in der Nahrungskette, neurotoxisch, hemmt Funktionen der Atmungskette in den Mitochondrien, verursacht Leber- und Nierenschäden bei Langzeit-Exposition.

Peptide: Kettenförmige Verbindung aus wenigen Aminosäuren.

Peptidasen: Enzyme, die *Eiweiße in Peptide oder einzelne Aminosäuren durch Hydrolyse spalten.

Peripheres Nervensystem: Teil des Nervensystems außerhalb von Gehirn und Rückenmark (ZNS), bestehend aus sensorischen und motorischen Bahnen sowie den Bahnen des Vegetativen Nervensystems.

Peroxidasen: Enzyme, die an ungesättigten organischen Molekülen durch Oxidation Radikale erzeugen und anschließend durch Anlagerung von Sauerstoff daraus organische Peroxide bilden, die danach durch Glutathion entgiftet werden können. Die P. sind also – neben den *Cytochrom-P450-Monooxigenasen - Bestandteile des Entgiftungssystems der Phase I, erzeugen aber dabei *reaktive Sauerstoffverbindungen (ROS), die toxische Wirkungen haben.

Peroxynitrit: toxisches Reaktionsprodukt, das bei Entzündungsreaktionen aus NO und Wasserstoffperoxid sowie *ROS gebildet wird und vielfältige Schädigungswirkungen u.a. an Zell- und Nervenmembranen (*Lipid-Peroxidation) bis hin zur Auslösung der *Apoptose ausübt.

Peristaltik: Wellenförmige Kontraktionsbewegungen der Eingeweide-Muskulatur

Permeabilität: Durchlässigkeit

Pestizide: Oberbegriff für alle „Pflanzenschutzmittel", die u.a. in der Landwirtschaft dem Landwirt die Arbeit erleichtern sollen, in Lebensmitteln aber zu erheblichen toxischen Belastungen führen können. Dazu gehören Insektizide, Herbizide, Fungizide, Nematocide, Rodentizide u.a. P. sollen möglichst nur für die Schädlinge und nicht für den Menschen toxische Wirkungen besitzen. Diese hohe Spezifität der toxischen Wirkungen ist aber in der Praxis selten zu erreichen. Beispiel: siehe *Organophosphate.

PET: Positronen-Emissions-Tomografie, ein bildgebendes Verfahren, um im Gehirn Stoffwechselprozesse sowie deren Defekte darzustellen. Dazu wird dem Patienten radioaktiv markierte Glukose injiziert, die im Gehirn diejenigen Regionen anzeigt, die gerade besonders aktiv sind. Bei chronischen Multisystem-Erkrankungen weicht das Aktivitätsmuster verschiedener Gehirnzentren unter Standard-Bedingungen von demjenigen unbelasteter Personen deutlich ab.

Phagozytose: Aufnahme von festen Teilchen (z.B. Viren, Bakterien u.a. Krankheitserreger, Feinstaubteilchen) durch Fresszellen wie z.B. *Makrophagen, *Neutrophile Granulozyten.

Phospholipide: Mit den natürlichen Fetten, den dreifachen Fettsäureestern des Glycerins, verwandte Lipide, bei denen eine Hydroxi-Gruppe des Glycerins mit Phosphorsäure verestert ist. An die zweite freie Säurefunktion der Phorphorsäute ist häufig ein Aminoalkohol wie z.B. Cholin gebunden. Die P. sind unentbehrlich als Bestandteile biologischer Membranen.

Phosphorylierung: die Anlagerung eines Phosphorsäurerestes an ein Protein mit Hilfe von speziellen Enzymen, die *Proteinkinasen.

PH-Wert: Maßzahl für den Säuregehalt (genauer: die Wasserstoffionen-Konzentration) einer wässrigen Flüssigkeit, nämlich der negative dekadische Logarithmus der Wasserstoffionen-Konzentration.

Plasma: Blutflüssigkeit ohne Blutzellen, aber mit Gerinnungseiweißen (u.a. Fibrinogen), im Gegensatz zum Serum.

Polyneuropathie: Krankheitsbild, das durch symmetrische sensomotorische Ausfälle der Funktionen an Armen und Beinen gekennzeichnet ist und diagnostisch anhand von Reflexabschwächungen und fehlenden oder verminderten Hautempfindungen (Parästhesien) nachzuweisen ist. Motorische Ausfälle treten erst in fortgeschrittenen Stadien auf. Als Ursachen kommen organische Lösungsmittel, Pestizide, Holzschutzmittel u.a. fettlösliche Schadstoffe meist aus der Gruppe der chlorierten Kohlenwasserstoffe in Frage. Als schädigender Mechanismus sind Störungen der Struktur und Funktion der Lipidhülle (Myelinscheiden) sensorischer und motorischer Nervenfasern sowie eine Verstärkung der Aktivität der mischfunktionellen Oxigenasen (Cytochrom P 450) mit Bildung radikalischer Stoffwechselprodukte anzunehmen (Berufskrankheiten aktuell Nr. 26/27, Dez. 1999, AbeKra-Verlag, S.10)

Polychlorierte Biphenyle (PCB) : ein Gemisch aus ähnlich zusammengesetzten chlorierten Kohlenwasserstoffen, die aus 2 miteinander verknüpften Benzolringen mit einer unterschiedlichen Zahl von daran gebundenen Chloratomen bestehen. Die verschiedenen PCB-Verbindungen mit unterschiedlichen Anteilen an gebundenen Chloratomen werden „Kongenere" genannt. Sie werden nach der Stellung der an die Benzolringe gebundenen Chloratome benannt (siehe Beispiel unten). Die einzelnen PCB-Kongenere unterscheiden sich in ihrer chemischen Stabilität und Toxizität je nach Anzahl der gebundenen Chloratome. Sie haben insgesamt eine relativ geringe akute, dafür aber eine ausgesprochen hohe chronische Toxizität.

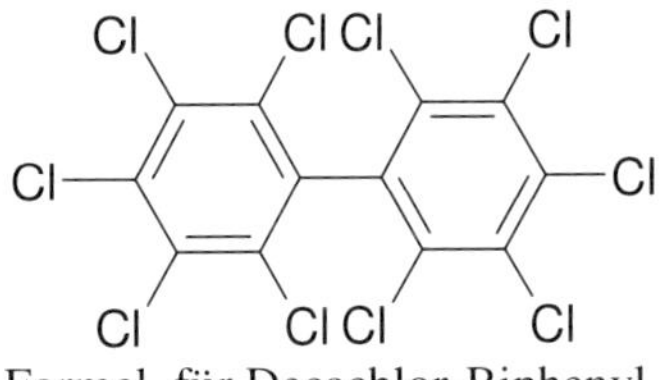

Formel für Decachlor-Biphenyl

Polymorphismus: Das Vorkommen verschiedener Varianten bzw. Mutanten eines Gens mit hoher Häufigkeit in der Bevölkerung. In der Umweltmedizin betrifft dies hauptsächlich die Gene für Enzyme des Fremdstoff-Metabolismus der Phase I (z.B. die Cytochrom-P450-Monnooxigenasen, CYP) sowie der Phase II (z.B. die Glutathion-Transferasen, GST). So gibt es bei etwa 50% der europäischen Bevölkerung einen Defekt-Polymorphismus für die Glutathion-Transferase GSTM1 und damit eine verminderte Entgiftungsfähigkeit für bestimmte Fremdstoffe.

Porphyrie: Erbliche Störung der Porphyrin-Synthese mit der Folge, dass Porphyrine, das sind Vorstufen und Abbauprodukte des Häms, mit dem Urin ausgeschieden werden, sodass der Urin braun gefärbt ist. Folge sind Pigmentablagerungen in der Haut und neurologische Störungen. Einige Formen der Porphyrie sind latent und können durch Chemikalien, so genannte porphyrinogene Substanzen, ausgelöst werden.

Porphyrinurie: Ausscheidung von Porphyrinen, Vorstufen der Häm-Synthese, mit dem Urin, sodass dieser braun gefärbt ist.

Positive Rückkopplung: Siehe *Rückkopplung.

Positronen-Emissions-Tomografie: Bildgebendes Verfahren zur Funktionsdiagnose des Gehirns, siehe unter *PET.

Postsynaptisch: bezieht sich auf Strukturen einer *Synapse, die zur Erregungs-aufnehmenden Zelle gehören, wie z.B. *Rezeptoren für *Neurotransmitter an der postsynaptischen Membran.

Posttraumatisches Stresssyndrom (PTSD, Posttraumatic Stress-Disease): Psychische Krankheit mit starken Stress-Symptomen, die durch anfangs andauernd erhöhte Cortisol-Konzentration gekennzeichnet ist, und bei der die Tagesrhythmik völlig außer Kontrolle ist. Symptome: Schwere Erschöpfungszustände bei gleichzeitiger nächtlicher Schlaflosigkeit, Verhaltensstörungen, Gedächtnisstörungen, allgemeine Arbeitsunfähigkeit, verminderte Anteilnahme an alltäglichen Vorgängen, vielfältige vegetative und kognitive Störungen und Fehlleistungen. Ursache: Auslösung durch schwere psychische Traumata. Oft auftretend als Begleitsyndrom beim so genannten Golfkriegssyndrom.

ppm: Parts per million, Massenteile pro 1 Million Massenteile eines Stoffgemisches, Maß für die Massenkonzentration eines Stoffes, z.B. 1 ppm = 1mg/kg.

Proliferation: Zellvermehrung

Promotor: Region auf der DNA, die nach Markierung durch Induktionsfaktoren zur Bindung des Enzyms *RNA-Polymerase dient und somit die Gene eines bestimmten DNA-Abschnittes aktiviert. Beispiel: Die Aktivierung der Synthese verschiedener *Zytokine durch den *Induktionsfaktor NF-kB.

Prostaglandine: Aus Arachidonsäure, einer mehrfach ungesättigten Fettsäure, hergestellte zyklische Sauerstoffverbindung. Funktion: Gewebshormone, die u.a. bei Entzündungsprozessen, der Regulation des Blutgefäß-Durchmessers und der Blutgerinnung eine Rolle spielen.

Proteine: Eiweiße, d.h. aus 21 verschiedenen Aminosäuren aufgebaute Kettenmoleküle (Polymere, Polypeptide), die sich auf Grund der chemischen Eigenschaften der Seitenketten der Aminosäuren zu bestimmten dreidimensionalen Strukturen zusammenlagern (Sekundär-, Tertiärstruktur). Die für jedes Protein charakteristische Tertiärstruktur ist für dessen biologische Funktion z.B. als *Enzym, *Hormon oder *Induktionsfaktor verantwortlich.

Proteinkinasen: Enzyme, die ein Phosphat-Molekül an ein anderes Enzym oder Eiweiß (*Protein) anheften und dieses dadurch aktivieren. P. sind oft Bestandteile von

Signalketten, die von Rezeptoren an Zellmembranen ausgehen und die zur Aktivierung bestimmter Zellvorgänge wie z.B. die Zellteilung führen.

Pseudoallergie: Krankheitsbild, das einer Allergie ähnelt, weil es durch Umweltfaktoren wie z.B. Chemikalien ausgelöst wird, bei dem aber keine der für eine echte Allergie typischen immunologischen Reaktionen nachweisbar sind, wie z.B. die Bildung allergenspezifischer Antikörper (IgE, IgG, IgM) oder T-Lymphozyten.

Psychiatrisierung: Fehlinterpretation körperlicher Krankheiten als durch psychische oder psychiatrische Ursachenfaktoren bedingt.

Psychoneuroimmunologie: Medizinische Fachdisziplin, die sich mit dem Zusammenwirken von psychischen Vorgängen und dem Immun- und Nervensystem beschäftigt. Derartige Vorgänge spielen bei vielen umweltbedingten Erkrankungen eine große Rolle.

Psychosomatisch: Eigenschaft bestimmter Krankheiten, bei denen psychische Ursachen für somatische Beschwerden, z.B. im Darm, angenommen werden. Bestimmte körperliche Umweltkrankheiten wie MCS werden oft als psychosomatische Störungen fehlinterpretiert.

Pyrethroide: als Insektizide wirksame, synthetisch hergestellte Stoffe, die dem in Chrysanthemen vorkommenden Pyrethrum ähnlich, aber chemisch viel stabiler als dieses sind. Die neueren synthetischen Pyrethroide wie Permethrin, Cypermethrin, Deltamethrin und Cyfluthrin sind nicht nur langlebiger, sondern auch vielfach giftiger als alle bisher verwendeten Insektizide (Daunderer, Handbuch der Umweltgifte, 25. Erg.-Lfg 10/96). In Deutschland werden Pyrethroide trotz der vielfachen Berichte über Nervenschäden beim Menschen nach wie vor in Insektensprays für den häuslichen Bereich sowie in Wollteppichen, Kleidungsstücken aus Wolle und Polstermöbeln eingesetzt. Der zentrale Angriffspunkt der Pyrethroide ist das Nervensystem nicht nur bei Insekten, sondern auch bei Säugetieren einschließlich des Menschen.

Radikale: Besonders reaktionsfähige Moleküle mit Atomen, in deren Elektronenhülle sich einzelne ungepaarte Elektronen befinden, die stark dazu tendieren, durch chemische Reaktionen dieses einzelne Elektron abzugeben oder ein weiteres Elektron aufzunehmen, um ein energieärmeres Elektronenpaar zu bilden. Besonders reaktionsfähig sind Sauerstoff-Radikale, die Bestandteile der *Reaktiven Sauerstoffverbindungen sind.

Radikalfänger: Chemische Stoffe, die leicht Elektronen abgeben und dabei *Radikale „entschärfen".
Solche Stoffe mit reduzierenden Eigenschaften, die auch als *Antioxidantien bezeichnet werden, sind lebensnotwendig, um die Stoffwechselvorgänge in der Zelle aufrecht zu erhalten. Dazu dient hauptsächlich das *Glutathion.

Raphé-Kerne: An der Oberfläche des mittleren Hirnstamms angeordnete Strukturen, die über Serotonin-Nerven einen hemmenden Einfluss auf die spinalen Beugereflexe ausüben.

Reaktive Sauerstoffverbindungen (ROS, Reactive Oxygenized Substances): ROS sowie freie Sauerstoff-*Radikale entstehen u.a. als Zwischenprodukte beim Fremdstoff-Metabolismus sowie als Nebenweg beim Atmungsstoffwechsel in den *Mitochondrien. Sie entstehen u.a. durch die Wirkung der Enzyme der Phase I der Entgiftungsreaktionen, den *Cytochrom-P450-Monooxigenasen und *Peroxidasen. Wegen ihrer hohen

Reaktionsfähigkeit greifen die ROS empfindliche Strukturen in der Zelle, wie z.B. Zellmembranen und Enzyme an und führen zu deren Funktionsverlust.

Redox-Status: Das Verhältnis von reaktiven Sauerstoffverbindungen (ROS) zu reduzierenden Verbindungen in einer Zelle. In entzündeten Geweben oder bei degenerierenden Zellen ist der R. zu Gunsten der ROS verschoben. Diagnostik: Bestimmung des elektrochemischen Redox-Potentials eines Zellextraktes.

Resistenz: Widerstandsfähigkeit

Resorption: Aufnahme von Stoffen über Körperoberflächen wie z.B. Schleimhäute, Lungenepithel oder Darm.

Reversibilität: Umkehrbarkeit einer Wirkung oder chemischen Reaktion.

Rezeptor: Ein spezialisiertes Eiweißmolekül in oder auf der Zellmembran oder auch im Zellplasma, das bestimmte chemische Stoffe entsprechend dem Schlüssel-Schlossprinzip spezifisch bindet und dann ein chemisches Signal im Inneren der Zelle auslöst. Beispiel: Die Bindung der *Neurotransmitter an der Nervenzellmembran bei der Informationsübertragung zwischen Nervenzellen.

Rheumatoide Arthritis: Entzündliche Autoimmunkrankheit der Gelenke.

Ribosomen: Große Komplexe aus *RNA und Proteinen, die im Zellplasma als Enzyme zur Proteinsynthese dienen.

RNA: Ribonukleinsäure, ein polymeres Molekül aus einer Kette von Ribonukleotiden, die mit Hilfe des Enzyms RNA-Polymerase an der *DNA als Matrize synthetisiert wird. Die RNA dient u.a. als Botenmolekül (Messenger-RNA), um den genetischen Code vom Zellkern zu den Orten der Proteinsynthese im Zellplasma zu übertragen. Die RNA ist dann selbst Matrize für die Synthese von Eiweißen an den *Ribosomen im Zellplasma.

RNA-Polymerase: Enzymkomplex zur Synthese der RNA aus einzelnen von 4 verschiedenen Ribonukleotiden mit Hilfe einer DNA als Matrize. Die Funktion der R. ist essentiell für die Aktivität der Gene in der DNA, d.h. aktivierte Gene sind durch RNA-Synthese mit Hilfe der R. gekennzeichnet. Näheres siehe Lehrbücher der Biochemie und Molekulargenetik.

ROS: Abkürzung für *reaktive Sauerstoff-Verbindungen (Reactive Oxigenized Substances).

Rückkopplung: Das Rückwirken eines Vorgangs auf die auslösenden Faktoren. Beispiel in der Biochemie: Hemmung oder Förderung einer biochemischen Reaktion durch die Endprodukte. Man unterscheidet:
Positive R.: Die Endprodukte fördern eine Reaktion z.B. durch Aktivierung oder Induktion von Enzymen;
Negative R.: Die Endprodukte hemmen eine Reaktion z.B. durch Hemmung von Enzymen.

Schadstoffe: Meist industriell hergestellte körperfremde chemische Stoffe mit toxikologisch nachgewiesenen Wirkungen auf lebende Organismen. Diese Wirkungen sind auch bei den in der Umwelt üblicherweise verbreiteten Stoffkonzentrationen nachweisbar.

Sekretion: Abgabe von bestimmten Stoffen durch ein *Epithel oder eine *Drüse, z.B. *Enzyme, Schleime, *Hormone.

Sensorisch: Die Sinne oder Sinnesorgane betreffend. Z.B. sensorische Nerven führen vom Sinnesorgan zum *ZNS.

Serotonin (5-Hydroxytryptamin, 5-HT): hat als Hormon und Neurotransmitter vielfältige Wirkungen im Organismus, nachdem es an einen der zahlreichen 5-HT-Rezeptoren in verschiedenen Geweben des Körpers gebunden wurde:

- im Darm Steigerung der Peristaltik (Eigenbewegungen des Darms),
- in Lunge, Aorta usw. Kontraktion der glatten Muskulatur,
- Arterien und Venen: Vasodilatation (Gefäßerweiterung),
- im ZNS vielfältige Wirkungen (je nach Rezeptortyp): angstlösend, antidepressiv, Förderung der Nahrungsaufnahme, Erhöhung der Lernfähigkeit, Beteiligung am Lernprozess, motivationsfördernd, Temperaturregulation, Regulation des Tag-Nacht-Rhythmus

Nach Bindung an einen der 5HT-Rezeptoren löst S. eine Signalkette in den Zellen aus, bei der Na- und K-Ionenkanäle geöffnet, G-Proteine aktiviert und Botenstoffe wie cAMP gebildet werden. S. wird aus der Aminosäure *Tryptophan synthetisiert.

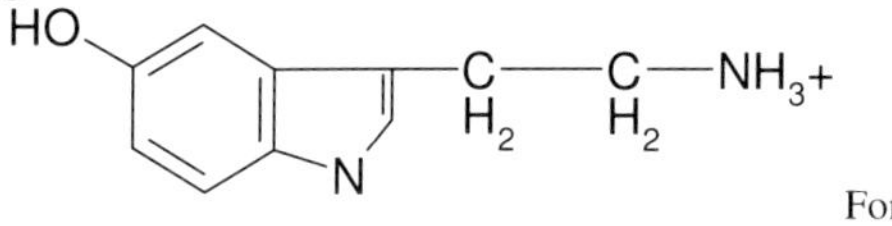

HO
C — C — NH_3+
H_2 H_2
N

Formel von Serotonin

Serum: Teil der Blutflüssigkeit ohne Blutzellen und ohne die Enzyme des Gerinnungssystems. Das Serum ist daher nicht gerinnungsfähig (im Gegensatz zum Plasma).

Sick Building Syndrom (SBS): Krankheitsbild mit unspezifischen Symptomen, die durch eine belastete Innenraumluft in Gebäuden ausgelöst werden. Symptome: Kopfschmerzen, Müdigkeit, Augenreizung, Stirnhöhlenbeschwerden, Reizung der oberen Luftwege, Infektanfälligkeit. Das SBS wurde bisweilen als Vorstufe von MCS beschrieben.

Somatisch: Den Körper betreffend.

SPECT: Single Photon Emission Computerized Tomography. Bildgebendes Verfahren zur Messung des regionalen cerebralen Blutflusses (rCBF), sowie des Hirnvolumens, sowie weiterer Hirnfunktionen. Verwendet wird eine Tracer-Substanz, Technetcium-99, das Photonen emittiert und an die lipophile Substanz d,l-Hexamethyl-propylen-aminoxim (HMPAO) gebunden ist und somit die Blut-Hirn-Schranke passieren kann. Die SPECT gilt als Standard-Verfahren zur Diagnostik von cerebro-vaskulären Erkrankungen. Die vom Computer registrierten Photonen-Emissionen bei der SPECT entsprechen halbquantitativ oder prozentual dem regionalen cerebralen Blutfluss. (Fabig, K.R.: SPECT in der Umweltmedizin. Umwelt-Medizin-Gesellschaft 19/3, 2006, 200-206).

Spezifität: Bezogen auf Krankheitsursachen ist damit die Bandbreite der verschiedenen pathogenen Faktoren (bei MCS die Anzahl verschiedener Fremdstoffe) gemeint, die zur Auslösung der Krankheit in Frage kommen. Wenn demnach relativ viele Chemikalien MCS auslösen, wäre die Ursachen-Spezifität der Krankheit gering. Bezogen auf die Wirkung der pathogenen Faktoren bezeichnet „Spezifität“ die Anzahl möglicher

Krankheiten sowie die Zahl der verschiedenen Symptome und betroffenen Organe, die durch die pathogenen Faktoren (hier: Chemikalien) ausgelöst werden. Bei MCS ist diese Wirkungsspezifität als relativ gering zu bezeichnen.

Stoffwechsel: Stoffumsatz in lebenden Organismen oder Zellen. Man unterscheidet zwischen Baustoffwechsel (Anabolismus), Abbau- und Energie-Stoffwechsel (Katabolismus), und allgemeinen Stoffumwandlungen (Metabolismus). Die Einzelreaktionen des Stoffwechsels lebender Organismen werden durch Enzyme, und der Stoffwechsel insgesamt durch Hormone sowie das vegetative Nervensystem gesteuert.

Stressachse: siehe *HHN-Achse, Hypothalamus-Hypophysen-Nebennierenrinden-Achse.

Subkutan: Unter die Haut, abgekürzt: s.c., z.B. Injektion s.c.

Substanz P: Ein Neuropeptid, das von Schmerz-wahrnehmenden C-Fasern (Nozizeptoren) im Rückenmark und in der Peripherie freigesetzt wird und sowohl zur Erregungsübertragung auf nachfolgende Nervenfasern als auch zur Auslösung von Entzündungsreaktionen dient. Die S.P fördert die so genannte neurogene Entzündung, die an der Auslösung der Syptome bei MCS, CFS und anderen chronischen Multisystem-Erkrankungen beteiligt ist. S.P. wirkt u.a. als Geninduktor, indem es Gene für die Synthese verschiedener Entzündungswirkstoffe (Prostaglandine, Zytokine wie IL-6, IL-8 und TNF) aktiviert (Fiebich et al., 2006).

Substrate: Stoffe, die spezifisch an die Bindungsstelle eines ganz bestimmten *Enzyms gebunden und dann chemisch umgewandelt werden.

Substrat-Spezifität: Je höher die Anzahl möglicher *Substrate, die von einem Enzym umgesetzt werden, desto geringer die Substratspezifität. Ein Maß für die Substrat-Spezifität eines Enzyms ist die so genannte Michaelis-Konstante Km (Siehe Lehrbücher der Biochemie).

Superoxid-Dismutase (SOD): Enzym, das das Superoxid-Radikal ($O_2^{\cdot-}$) mit Wasser zu Wasserstoffperoxid (H_2O_2) umsetzt. Die SOD hat eine wichtige Funktion bei der Beseitigung reaktiver Sauerstoffradikale, die u.a. beim Fremdstoff-Metabolismus sowie bei gestörter Mitochondrienfunktion durch Peroxynitrit gebildet werden. Polymorphismen der SOD führen zu erhöhtem oxidativem Stress und zu chronisch entzündlichen Krankheiten wie die *Amyotrophe Lateralsklerose.

Sulfotransferasen (SULT): Enzyme der Phase I des Entgiftungssystems, die eine Sulfogruppe (SO_3-Gruppe) auf einen lipophilen und gleichzeitig *nucleophilen Fremdstoff übertragen und diesen dadurch wasserlöslich machen. Substrate der SULT sind u.a. aromatische Amine wie Anilin, Phenole, Alkohole und Thiole.

Sympathicus: Teil des vegetativen/ autonomen Nervensystems, bestehend aus segmental beiderseits der Wirbelsäule gelegenen Ganglien, die durch je einen parallel zur Wirbelsäule verlaufenden Grenzstrang verbunden sind. Von den Ganglien verlaufen sympathische Fasern zu den inneren Organen. In den Ganglien werden die Erregungen von den präganglionären zu den postganglionären Fasern des S. mit dem *Transmitter *Acetylcholin übertragen. Die Erregungsübertragung auf die Erfolgsorgane wird durch Noradrenalin vermittelt. Allgemein werden Organe und Funktionen, die die

Leistungsfähigkeit des Körpers steigern (Herztätigkeit, Blutdruck, Lungenatmung) gefördert und gleichzeitig Verdauungsfunktionen (z.B. Enzymsekretion) gehemmt.

Sympathomimetika: Stoffe, die ähnlich wie Noradrenalin und Adrenalin wirken: Erhöhung der Blutdrucks und der Herzfrequenz, periphere Gefäßverengung, Erschlaffung der glatten Darm- und Bronchial-Muskulatur, Steigerung des Glykogen- und Fettabbaus in der Leber bzw. im Fettgewebe.

Synapse: Verknüpfungsstelle zwischen zwei Nervenzellen, an der eine Erregung von der präsynaptischen Zelle auf die andere postsynaptische Zelle übertragen wird. Dazu schüttet die präsynaptische Zelle – ausgelöst durch eine Änderung des Membranpotentials – einen bestimmten Neurotransmitter wie z.B. Acetylcholin oder Glutamat aus, der dann an Rezeptoren der postsynaptischen Membran bindet und dort eine Veränderung des Membranpotentials auslöst. Diese Potentialänderung wandert dann als Erregung die Nervenfaser der postsynaptischen Zelle entlang. Damit weitere Erregungen an der Synapse übertragen werden können, muss der Neurotransmitter immer wieder durch Enzyme wie die Acetylcholin-Esterase abgebaut und beseitigt werden. Neurotoxische Stoffe können an Synapsen verschiedene Funktionen hemmen, wie z.B. die postsynaptischen Rezeptoren oder die Enzyme zum Abbau der Neurotransmitter.

Tachykardie: Beschleunigte Herzschlagfrequenz

Teratogen: Missbildungen verursachende Wirkung von Umwelteinflüssen wie Chemikalien oder Strahlung.

T-Helferzellen (TH-Zellen) : T-Lymphozyten, die mit Hilfe von Zytokinen an der Aktivierung verschiedener Funktionen des Immunsystems beteiligt sind: So verbinden sie sich z.B. mit der Antigen-Bindungsstelle an der Oberfläche einer B-Zelle, an die ein Antigen gebunden ist, und schütten dann Immunwirkstoffe, sogenannte *Zytokine aus, die wiederum die Vermehrung und Differenzierung der B-Zellen auslösen. Die B-Zellen produzieren dann am Ende die spezifischen Antikörper, die gegen das auslösende Antigen gerichtet sind. Es gibt 2 verschiedene Typen von TH-Zellen: TH1 und TH2 mit unterschiedlichen Funktionen:

TH1-Zellen: fördern die so genannte zelluläre Immunreaktion, z.B. Typ IV-Allergien.

- Freisetzung Zytokine IL-2, IFN-γ, und TNF-α,
- Aktivierung von B-Zellen, zytotoxischen T-Zellen und TH-Zellen,
- Hemmung der Funktionen der TH2-Zellen,
- Steigerung der zellvermittelten Immunreaktionen.

TH2-Zellen: fördern die Antikörper-vermittelte Immunreaktion und die Aktivierung der B-Zellen.

- Freisetzung der Zytokine IL-4, IL-5, IL-6, IL-10, IL-13,
- Umwandlung und Vermehrung der B-Zellen,
- Hemmung der Funktionen der TH1-Zellen,
- Steigerung der Produktion von Antikörpern durch die B-Zellen.

Beim Krankheitsbild MCS spielen offenbar vor allem TH1-Zellen mit ihrer Ausscheidung von Interferon-γ eine wesentliche Rolle.

TH-1-Helferzellen: gehören zu den CD-4-positiven T-Zellen (T-Zellen, die das CD4-Antigen tragen), die durch bestimmte Antigene zur Ausscheidung von verschiedenen Zytokinen, darunter *Interferon-Gamma (Ifn-γ) aktiviert worden sind. TH1-Zellen aktivieren dadurch u.a. *Makrophagen, die daraufhin Bakterien, Viren oder andere

Antigene „auffressen“. TH1-Zellen verursachen auch Typ-IV-Allergien und sind an Entzóndungen z.B. bei Autoimmun-Krankheiten beteiligt.

Thrombozyten: Blutplättchen. Funktion: Blutgerinnung

Thymus-Drüse: Ein primäres lymphatisches Organ im oberen Brustbereich, das zur Bildung, Entwicklung und Reifung von Immunzellen, hauptsächlich der *T-Lymphozyten, dient.

T-Killerzellen: T-Zellen, die sich spezifisch gegen virusinfizierte und Krebszellen richten, an diese binden und sie daraufhin abtöten.

T-Lymphozyten (*T-Zellen): Eine Klasse weißer Blutkörperchen, die ursprünglich im Knochenmark entstehen und dann in der Thymus-Drüse weiter differenziert werden, um ihre spezielle Funktion bei der Immunabwehr ausüben zu können. Eine reife T-Zelle kann zwischen körpereigenen und fremden Zellen unterscheiden und gegen letztere durch Vermittlung des T-Zell-Rezeptors verschiedene Abwehrreaktionen einleiten. Man unterscheidet zwischen zytotoxischen und Helfer-T-Zellen. Zytotoxische T-Zellen binden an die Oberflächenstrukturen von virusinfizierten Zellen oder fremden Zellen und töten diese Zellen dann. An der Abstoßung von Transplantaten und Krebsgeweben sind die sogenannten „Killer-T-Zellen“ beteiligt.

TNF-α: Tumornekrosefaktor alfa, ein *Zytokin, das von verschiedenen Leukozyten des Immunsystems nach Antigen-Aktivierung gebildet wird und bei der Auslösung von Entzündungen eine große Rolle spielt.

Tonus: Spannungszustand, z.B. Muskeltonus

Toxisch: Giftige Eigenschaft eines Stoffes oder Stoffgemisches. Siehe *Toxizität.

Toxizität: Giftigkeit. Die T. ist abhängig von der Konzentration der Stoffe und ihren toxikokinetischen und toxikodynamischen Eigenschaften, sowie von der Suszeptibilität (Empfindlichkeit) und genetischen Ausstattung der betroffenen Personen (siehe *Entgiftungssystem).

Toxikokinetik: Lehre von zeitabhängigen Vorgängen im Körper, denen ein chemischer Stoff vor der Auslösung der eigentlichen toxischen Wirkungen ausgesetzt ist. Diese Vorgänge umfassen die Stoffaufnahme, Verteilung im Körper, Wechselwirkungen mit anderen Stoffen, den *Metabolismus (Biotransformation) und die Ausscheidung.

Toxikodynamik: Beschreibt die konzentrationsabhängigen Wirkungen von Stoffen auf physiologischer und biochemischer Ebene. Beispiel: *Dosis-Wirkungs-Beziehungen bezüglich bestimmter physiologischer Parameter, wie z.B. Blutdruck, Herzfrequenz, Hemmung der Zellproliferation.

Transkriptionsfaktor: ein meist sehr komplexes Protein, das zur Aktivierung bestimmter Gene auf der DNA, also zur Auslösung der Transkription dient. Entweder bindet der T. an einen bestimmten Abschnitt der DNA in der Promotorregion, oder er tritt direkt mit dem Enzymkomplex der Transkription, der RNA-Polymerase II, in Wechselwirkung und aktiviert diesen. Beispiel: NF-κB ist ein wichtiger Transkriptionsfaktor, der an der

Auslösung von Entzündungsreaktionen beteiligt ist und beim Mechanismus chronisch-entzündlcher Multisystem-Erkrankungen eine große Rolle spielt.

Tryptophan: eine heterozyklisch-aromatische Aminosäure, die als Vorstufe zur Synthese des Neurotransmitters und Neurohormons Serotonin dient.

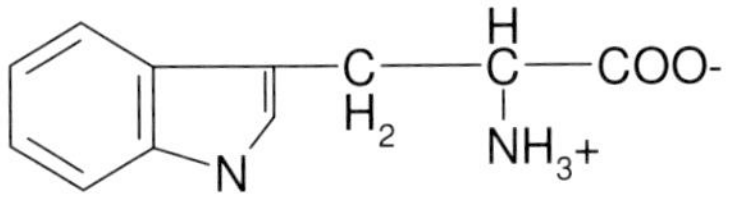

H
C — C — COO-
H_2 NH_3+
N

Tryptophan-hydroxylase: Enzym, das im ersten Reaktionsschritt der Umwandlung der Aminosäure Tryptophan zu Serotonin eine Hydroxylgruppe (OH-) an den Benzolring des Tryptophans anlagert. Bei chronisch entzündlichen Krankheiten ist die T. häufig gehemmt, und damit auch die Serotonin-Synthese, mit weitreichenden Folgen für die psychische Befindlichkeit (Depressionen bei Serotonin-Mangel).

T-Suppressorzellen: T-Zellen, die die Auslösung oder Weiterführung einer Immunreaktion gegen ein spezifisches Antigen mit Hilfe spezieller *Zytokine verhindern oder abschwächen.

Tumor: Allgemein: jede Schwellung oder Geschwulst von Körpergeweben. T. können gutartig oder bösartig sein, im letzteren Fall spricht man von Krebs i.e.S.

T-Zellen (auch: T-Lymphozyten): Zu den *Lymphozyten gehörende Zellfraktion, die Antigene mit Hilfe eines Antigen-spezifischen T-Zellrezeptors „erkennen" und nach Kontakt mit diesem Antigen proliferieren und unterschiedliche Immunreaktionen oder auch deren Hemmung auslösen können. Je nach Funktion unterscheidet man verschiedene Arten von T-Zellen: *T-Helferzellen, *T-Suppressorzellen, *T-Killerzellen, oder auch Effektor- und Gedächtniszellen.

T-Zellrezeptor: Strukturspezifische Rezeptoren an der Oberfläche von *T-Zellen, die Antigene erkennen und binden können. Ihre Struktur ähnelt denen der Antikörper mit variablen und konstanten Proteinketten, die sowohl das spezifische Antigen als auch die passende *HLA-Determinante der Zelle erkennen.

Umweltmonitoring: die Gesamtheit der Verfahren der Laboranalytik zum Nachweis von Fremd- und Schadstoffen in der Wohn- und Arbeitsumwelt. Das U. ist vor den Gerichten zum Kausalitätsnachweis einer Chemikalienbelastung als Ursache einer Krankheit notwendig.

Vanilloid-Rezeptoren: Eine Gruppe von Chemorezeptoren, neuerdings auch als TRP-Rezeptoren bezeichnet, die durch ein relativ breites Spektrum verschiedener chemischer Stoffe sowie durch niedrigen pH und Hitze aktiviert werden können. Folge davon ist u.a. die Öffnung von Calcium-Kanälen in den betroffenen Nervenzellen, die darauf folgende Erhöhung der Calciumionen-Konzentration in den Zellen und eine anschließende Aktivierung der *NO-Synthase (iNOS). Über diese Mechanismen ist der V. am Krankheitsmechanismus der Chemikalien-Überempfindlichkeit beteiligt (vergleiche *NMDA-Rezeptor).

Vegetatives Nervensystem: Teile des peripheren und zentralen Nervensystems, die zur Regelung unbewusster und weitgehend willensunabhängiger innerer Lebensvorgänge dient und diese an veränderte Bedingungen in der Umwelt anpasst. Das V. NS. gliedert sich in den *Sympathicus, den *Parasympathicus und das gastroenterale Nervensystem (Darm-Nervensystem).

Ventrikel: Flüssigkeitsgefüllte Hohlräume in verschiedenen Organen, wie z.B. Gehirn, Herz, Magen.

VOC, Volatile Organic Carbons: Flüchtige organische Verbindungen, häufig für Chemikalienbelastungen in Innenräumen verantwortlich, die durch Ausgasung organischer Materialien wie Kunststoffe, Möbel, Wandfarben, Bodenbeläge, Textilien entstehen und wesentlich an der Auslösung akuter und chronischer Symptome der Chemikalien-Überempfindlichkeit beteiligt sind. Auch Lösungsmittel, Flammschutzmittel, Weichmacher und Holzschutzmittel tragen zur VOC-Belastung in Innenräumen bei.

Xyladecor: Bekanntes in Deutschland häufig verwendetes Holzschutzmittel der Fa. Desowag, das zusammen mit Xylamon beim Frankfurter Holzschutzmittel-Prozess eine wesentliche Rolle spielte. Enthielt bis zum Verbot Ende der 80-er Jahre das Biozid *Pentachlorphenol.

Zelluläre Immunität: Durch Zellen des Immunsystems (*T-Zellen, Natürliche Killerzellen, Makrophagen und Granulozyten) vermittelte Immunreaktionen gegen Antigene.

Zerebral: Das Gehirn betreffend.

ZNS: Zentrales Nervensystem, umfasst das Gehirn und das Rückenmark.

Zytokine (= Lymphokine): hormonartige Wirkstoffe des Immunsystems, die von Lymphozyten, Makrophagen u.a. Zellen des Immunsystems nach entsprechender Aktivierung durch Antigene ausgeschüttet werden und bestimmte Funktionen des Immunsystems auslösen, wie z.B. die Aktivierung und Vermehrung von B-Zellen und zytotoxischen T-Zellen. Dazu gehören die Interleukine (Il) und Interferone (Ifn).